Geburtshilfliche Operationslehre

Handbuch der Geburtshilfe

Bearbeitet von

K. Baisch, Stuttgart; **A. Döderlein,** München; **O. Eisenreich,** München; **M. Hofmeier,** München; **Ph. Jung †,** Göttingen; **J. Ibrahim,** Jena; **R. Kockel,** Leipzig; **O. Küstner,** Breslau; **M. Neu,** Heidelberg; **M. von Pfaundler,** München; **O. Sarwey,** Rostock; **L. Seitz,** Frankfurt a. M.; **H. Sellheim,** Halle a. S.; **E. Siemerling,** Kiel; **P. W. Siegel,** Gießen; **F. Graf Spee,** Kiel; **W. Stoeckel,** Leipzig; **J. Veit †,** Halle; **F. Weber,** München; **W. Zangemeister,** Marburg; **P. Zweifel,** Leipzig

in drei Bänden und Ergänzungsband

herausgegeben von

A. Döderlein, München

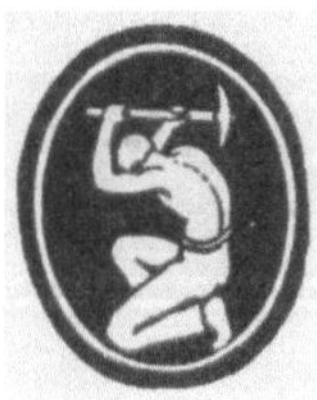

Zweite Auflage

SPRINGER-VERLAG BERLIN HEIDELBERG GMBH 1925

Geburtshilfliche Operationslehre

Ergänzungsband
zum Handbuch der Geburtshilfe

Herausgegeben von

A. Döderlein, München

Mit 132 Abbildungen

Inhalt: Die Narkose in der Geburtshilfe. Von **K. Baisch**, Stuttgart. **Die künstliche Unterbrechung der Schwangerschaft.** Von **M. Hofmeier**, München. **Künstliche Erweiterung der Weichteile. Die Wendung. Künstliche Veränderung der Kindeshaltung. Störungen und Operationen der Nachgeburtsperiode.** Von **W. Zangemeister**, Marburg. **Expression, Zangenoperation und Extraktion am Beckenende.** Von **M. Hofmeier**, München. **Die zerstückelnden Operationen. Die beckenerweiternden Operationen. Der Kaiserschnitt.** Von **A. Döderlein**, München.

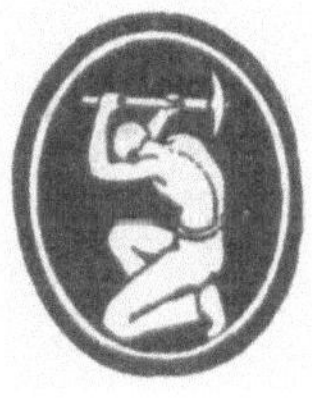

Zweite Auflage

SPRINGER-VERLAG BERLIN HEIDELBERG GMBH 1925

ISBN 978-3-642-50352-8   ISBN 978-3-642-50661-1 (eBook)
DOI 10.1007/978-3-642-50661-1

Inhaltsverzeichnis.

Operationslehre.

Operationslehre.

I. Die Narkose in der Geburtshilfe.

Von

K. Baisch, Stuttgart.

Die Geburt ist der einzige physiologische Vorgang, der unter Schmerzen, „Wehen" genannt, erfolgt. Dies erschien selbst den ältesten Menschen so auffallend, daß es sich schon der Verfasser des Pentateuchs nur als eine Strafe Gottes erklären konnte: „mit Schmerzen sollst du fortan Kinder gebären". Da es aber von jeher als eine der schönsten Aufgaben des Arztes galt, Schmerzen zu lindern, sind auch die Bestrebungen, die Geburt schmerzlos, wenigstens mit beträchtlicher Minderung der Schmerzen verlaufen zu lassen, sicherlich uralt. Die unvollkommenen Versuche der Ärzte des 15. Jahrhunderts, die übrigens, wie uns G. Klein[1]) erzählt, merkwürdigerweise dazu schon das Bilsenkraut, die Droge des Skopolamins verwendeten, sind heute zu solcher Vollkommenheit erhoben worden, daß das Idealziel, die Geburt schmerzlos erfolgen zu lassen, als nahezu erreicht betrachtet werden darf.

Vor allem drängt sich die Notwendigkeit der Anästhesierung in allen den Fällen auf, wo ärztliche Eingriffe zur Beschleunigung und Beendigung der Geburt notwendig werden. Es sind daher diese beiden Indikationen, die Schmerzlinderung bei normalen Geburten und die Anästhesie bei geburtshilflichen Eingriffen, gesondert zu betrachten.

Die Schmerzlinderung bei normalen Geburten.

Für diesen Zweck steht uns eine Reihe von Methoden zur Verfügung, von denen allerdings nur wenige sich zur allgemeineren Verwendung eignen. Als die älteste und bis vor wenigen Jahren einzige Methode ist die Inhalationsnarkose zu nennen.

1. Die Inhalationsnarkose mit Chloroform und Äther. Mit der Einführung dieser Anästhesierung in die Chirurgie kam auch bald die Anwendung in der Geburtshilfe und verschaffte sich hier rascheste Verbreitung, als im Jahr 1853 die Königin von England in Chloroformnarkose schmerzlos entbunden wurde. Auch heute noch ist diese Narkose à la reine während der ganzen oder wenigstens während des größeren schmerzhafteren Teiles der Geburt besonders im Ausland sehr beliebt. Man läßt nur während der Wehen Chloroform oder Äther aus einer Maske einatmen. Trotzdem wird bei langer Dauer der Geburt die Zuführung von relativ großen Mengen von Chloroform und Äther notwendig. Auch ist die Unbequemlichkeit für den Arzt, der über die ganze Dauer der

---

[1]) G. Klein, Narkose in alten Zeiten. Münchn. med. Wochenschr. 1907. Nr. 22 und Münch. Neueste Nachr. 1907. Nr. 43.

Entbindung zugegen sein muß, nicht gering. Infolge der großen Mengen Chloroform und Äther, die zur Einatmung gelangen, kann das Kind notleiden. Diese Gefahr und der abschwächende Einfluß der Narkose auf die Wehentätigkeit, der auch in der Nachgeburtsperiode als Atonie des Uterus zur Geltung kommen kann, sind Mängel des Verfahrens, die schwer ins Gewicht fallen.

Anders dagegen ist es zu beurteilen, wenn nur beim Durchschneiden des Kopfes, also während der letzten Wehen, Chloroform oder Äther verabreicht wird. Dies ist in der Tat als ein vortreffliches Mittel zu bezeichnen, um der Frau gerade über die schmerzhaftesten Augenblicke hinwegzuhelfen. Der Schmerz wird dadurch fast völlig kupiert, jedenfalls beträchtlich herabgesetzt. Auch hat diese Methode den weiteren Vorteil, daß die Kreißenden nicht unwillkürlich und reflektorisch allzu stark mitpressen. Der Kopf tritt allmählich und langsam über den in der Narkose erschlafften Damm. Dadurch wird der Dammschutz wesentlich unterstützt und die Zahl und Größe der Dammrisse zweifellos verringert.

Statt des Chloroforms oder Äthers ist es noch zweckmäßiger, das harmlosere, in kleinen Dosen bis zu 10 ccm ungefährliche Chloräthyl zu verwenden, das von Flourens 1847 als Anästhetikum entdeckt, aber erst 1894 von dem Zahnarzt Carlson in ausgedehntere Anwendung gezogen wurde. In die Geburtshilfe wurde es von Maurette, Lop, Krönig u. a. eingeführt. Man träufelt es entweder auf eine kleine Maske oder auf ein achtfach zusammengelegtes Stück Gaze auf, das man der Kreißenden auf Mund und Nase auflegt. In der Regel kommt man mit wenigen Kubikzentimetern aus. Die Wirkung tritt sehr rasch ein und verfliegt ebenso rasch wieder, nachdem der Kopf durchgetreten ist. Auch kurz dauernde Operationen, typische Beckenausgangszange, Extraktion am Steiß, Expression der Plazenta, Naht einfacher Dammrisse, lassen sich bequem im Chloräthylrausch ausführen. Unangenehme Nachwirkungen fehlen fast vollständig, die Patienten wachen in der Regel rasch und ohne Beschwerden wieder auf.

Eine beachtenswerte Modifikation der Äthernarkose stellen die von Thaler und Hübel[1]) empfohlenen rektalen Ätheröleinläufe bei Kreißenden dar, die sie in Anlehnung an günstige Erfahrungen der Chirurgen in 100 Fällen angewendet haben. Sie benutzten eine frisch hergestellte, gut geschüttelte Mischung von 90 g Narkosenäther mit 120 g Olivenöl. Es werden zuerst 100 ccm der Mischung langsam injiziert und wenn nötig weitere Mengen von je 50 ccm nachgegeben. Nur ausnahmsweise stellte sich danach eine längerdauernde Vollnarkose ein, in der großen Mehrzahl der Fälle jedoch nur ein dämmerschlafartiger Zustand, in dem sich die Frauen in der Wehenpause mit geschlossenen Augen wie schlafend verhielten, während der Wehe aber Schmerzempfindungen in Form einer leichten Unruhe oder des Ächzens kundgaben. Bei 88 Frauen bestand nach der Geburt vollkommene, bei 8 teilweise Amnesie, in 4 Fällen traten Versager ein. Nachteile für die Mütter stellten sich nicht ein, in 80 Fällen blieb die Wehentätigkeit unvermindert, in 20 wurde sie abgeschwächt und mußte durch Chinin oder Pituglandol wieder gehoben werden. Von den Kindern wurden 84 lebensfrisch geboren, 14 waren kurze Zeit apnoisch, 2 asphyktisch, davon konnte eines nicht wiederbelebt werden. Die Verfasser, die ihre Methode unbedingt für die Klinik vorbehalten wissen wollen, empfehlen weitere Nachprüfung.

2. Die Lachgasnarkose. Das Stickstoffoxydul (NO_2) oder Lachgas, das 1863 von Colton in die zahnärztliche Praxis eingeführt wurde, aber erst

---

[1]) Thaler u. Hübel, Über Versuche betreffend die Hervorrufung dämmerschlafartiger Zustände bei Gebärenden durch rektale Äther-Öleinläufe. Zentralbl. f. Gyn. 1923. Nr. 9.

in Verbindung mit Sauerstoff (L. Hermann 1868 und P. Bert 1878) größere
Anwendung fand, wurde von Klikowitsch in St. Petersburg 1881 zur Schmerzlinderung bei Kreißenden zuerst verwendet. Ausgedehnte und sehr befriedigende
Versuche stellte dann Döderlein damit an, der insbesondere hervorhob, daß
die Geburt nicht verzögert, im Gegenteil in manchen Fällen augenscheinlich
beschleunigt werde. Dennoch konnte sich diese ungefährliche und für die Patientin angenehme Methode nicht einbürgern, da die Narkose selbst in Kliniken
sehr umständlich und im Privathause überhaupt nicht durchführbar ist. In
jüngster Zeit hat Neu einen eigenen Apparat angegeben (konstruiert von den
Deutschen Rotawerken in Aachen), der ähnlich wie der Roth-Drägersche
Apparat eine bequeme Anwendung erlaubt. Größere Erfahrungen bei Kreißenden stehen jedoch noch aus, auch ist der hohe Preis der Einführung im Weg.

3. Die Biersche Lumbal-Anästhesie hat für die Geburtshilfe keine
Bedeutung gewinnen können. Versuche mit Kokain, Stovain, Tropakokain
sind von verschiedener Seite gemacht (Bumm, Dupaigne, Westermann,
Stolz u. a.), aber bald wieder aufgegeben worden. Was ihrer Allgemeinanwendung
im Wege steht, ist vor allem die kurze Dauer der Schmerzlosigkeit, die nur
1—2 Stunden anhält. Die Wiederholung der an sich bei Kreißenden schwierigen
Injektion verbietet sich aber wegen ihrer Gefährlichkeit von selbst.

4. Die Sakral-Anästhesie nach Stöckel. Auch diese Methode, die
vor der Lumbal-Anästhesie den Vorteil der geringeren Gefahr besitzt, eignet
sich nicht als Allgemeinmethode bei Gebärenden. Da auch ihre Wirkung
von kurzer, etwa $1\frac{1}{2}$ stündiger Dauer ist, kann sie gegen Ende der Geburt
angewendet werden, wird aber auch da besser durch ein anderes Verfahren
ersetzt.

Stöckel injiziert 0,05 Novokain + 0,0003 Suprarenin in 30 ccm physio-
logischer Kochsalzlösung in den Hiatus sacralis und berichtete anfänglich über
günstige Erfolge, die auch Ilmer[1]) bestätigte. Von anderer Seite jedoch
[Baumm[2]), Tobiaszek[3])] wurde über unvollkommene Resultate geklagt und
Abschwächung der Wehen konstatiert. Auch bei Anwendung von Alypin (0,1)
statt Novokain und gleichzeitiger Pinselung der Nasenschleimhaut mit Kokain
nach Koblanck waren die Resultate nicht wesentlich besser. Die Schmerzlosigkeit, die Rieländer[4]) mit dieser Modifikation anstrebte, war bei 32 Fällen
nur viermal vollkommen, in 14 Fällen wurde überhaupt keine Wirkung erzielt.
Unsere eigenen Erfahrungen mit der ursprünglichen Stöckelschen Methode,
die wir in 30 Fällen angewendet haben, haben uns gleichfalls nicht vollkommen
befriedigt. Zwar war die Wirkung bei 15 Frauen eine sehr gute, die Wehen
ließen nach der Injektion nicht nach und die Schmerzen hörten auf, in der
anderen Hälfte der Fälle aber stellte sich zunächst Wehenlosigkeit von 20 bis
30 Minuten Dauer ein und die Abschwächung der Schmerzen war nicht sehr
beträchtlich, in einigen Fällen blieb sie sogar vollständig aus. Bei 2 Frauen
trat in der Nachgeburtszeit eine Atonie des Uterus auf, die so stark war, daß
sie wegen beträchtlicher Blutung zur manuellen Plazentarlösung zwang. Da
wir sonst nur äußerst selten zu diesem Eingriff uns genötigt sahen, scheint uns
hier doch kein bloß zufälliges Zusammentreffen vorzuliegen. Man wird daher

---

[1]) Ilmer, Beiträge zur Sakralanästhesie nach Stöckel. Österr. Ärztezeitung.
1910. Nr. 9.

[2]) Baumm, Über Schmerzlinderung während der Geburt durch die Stöckel-
Koblancksche Methode. Inaug.-Diss. Leipzig 1909.

[3]) Tobiaszek, Über den Wert der epiduralen Injektionen bei den Gebärenden.
Zentralbl. f. Gyn. Bd. 33. S. 1665.

[4]) Rieländer, Weitere Versuche über die sakrale Anästhesie. Zentralbl. f. Gyn.
1910. Nr. 13.

weitere Verbesserungen und Vervollkommnungen der Methode abwarten müssen, ehe man sie allgemein empfehlen kann.

5. Die Leitungs-Anästhesie. Durch Anästhesierung des Nervus pudendus, der den untersten Teil der Scheide und den Damm versorgt, gelingt es, die Schmerzhaftigkeit bei dem Durchtritt des Kopfes während der Austreibungsperiode beträchtlich herabzusetzen. Ilmer und Sellheim[1]) haben eine Technik angegeben, mittels der es gelingt, durch doppelseitige Injektion von 10 ccm einer 5%igen Kokainlösung in die Gegend der Spina ischiadica vom Tuber ischii aus den Pudendus leitungsunfähig zu machen. Weitere Nachprüfungen hat die Methode nicht erfahren und sie eignet sich wegen der beschränkten Wirkung auf den untersten Abschnitt des Geburtskanals jedenfalls nicht zu einer allgemeinen Anästhesierung während der ganzen Dauer der Entbindung. Auch ist die komplizierte Technik ein Hindernis für die ausgedehntere Anwendung bei physiologischen Geburten, obwohl der der Methode zugrunde liegende Gedanke, die sensible Leitung des Nerven zu blockieren, an sich als ein sehr guter bezeichnet werden muß, der weiterer Versuche wohl wert ist.

6. Die Skopolaminnarkose in Verbindung mit Morphium, Narkophin und Amnesin. Skopolamin, das im Bilsenkraut enthaltene Alkaloid, von den Psychiatern längst als Sedativum viel verwendet, vermag in Verbindung mit anderen Narkotizis, wie Morphium, Pantopon, Narkophin, Laudopan, die zentrale Schmerzempfindung bedeutend herabzusetzen und wurde zu diesem Zweck von v. Steinbichl in die Geburtshilfe eingeführt.

Aber erst Krönig[2]) und Gauß[3]) haben im Jahr 1905 eine Methode ausgearbeitet, mit der es durch geeignete Dosierung der Injektionen gelingt, die Kreißende in einen künstlichen Schlafzustand, den sog. Dämmerschlaf, zu versetzen, in dem sie Sinneseindrücke und Schmerzen zwar gerade noch empfindet, aber nicht mehr ins Bewußtsein aufnimmt. Es fehlt ihr nach der Geburt die Erinnerung an alles, was mit ihr vorgegangen ist.

Um diesen Zustand herbeizuführen und während der ganzen Dauer der Geburt aufrechtzuerhalten, bedarf es einer in regelmäßigen Intervallen vorgenommenen Prüfung der Kreißenden auf ihre Merk- und Erinnerungsfähigkeit. Je nach dem Ausfall dieser Prüfung wird die Injektion von Skopolamin wiederholt. Man beginnt mit 0,0003 g Skopolamin + 0,01 Morphium und gibt nach Abklingen der Wirkung so oft als nötig jedesmal weitere 0,00015 g Skopolamin.

Während Krönig und Gauß, die mehrere tausend Geburten im Dämmerschlaf verlaufen ließen, keine Schädigungen der Mütter und eine Verminderung der Sterblichkeit der Kinder konstatierten, welch letztere sie auf Vermeidung vorzeitiger Atmung und Fruchtwasser-Aspiration zurückführten, wurden von anderer Seite, so von Hocheisen[4]) aus der Bummschen Klinik, Abschwächung der Wehen, Störung der Plazentarperiode und schwere Asphyxien beobachtet. Heß an der Chrobakschen Klinik verlor ein Kind durch Skopolaminvergiftung.

---

[1]) Sellheim, Anästhesierung des Pudendus. Zentralbl. f. Gyn. 1910. Nr. 27.

[2]) Krönig, Über Rückenmarksanästhesie und Skopolamin-Dämmerschlaf. Deutsche med. Wochenschr. 1906. Nr. 26. — Schmerzlose Entbindungen im Dämmerschlaf. Deutsche med. Wochenschr. 1908. Nr. 23.

[3]) Gauß, Bericht über das erste Tausend Geburten im Skopolamin-Dämmerschlaf. Münch. med. Wochenschr. 1907. Nr. 4. Ferner: Zentralbl. f. Gyn. 1907. Nr. 2. Arch. f. Gyn. Bd. 78. S. 579.

[4]) Hocheisen, Geburten mit Skopolamin-Morphium. Münch. med. Wochenschr. 1907. Nr. 37. — Ders., Tausend schmerzlose Entbindungen im schematischen Dämmerschlaf. Monatsschr. f. Geburtshilfe u. Gyn. S. 490. — Ders., Schematisierung und Dosierung des geburtshilflichen Dämmerschlafes. Zentralbl. f. Gyn. 1921. Nr. 22.

Einen nicht geringen Anteil an den ungünstigen Erfahrungen trägt zweifellos das Skopolamin, das nicht immer in einwandfreier Reinheit und Haltbarkeit zur Verfügung stand und auf der anderen Seite das Morphium, dessen schädlicher Einfluß auf die Stärke der Wehen sowohl wie auf das Wohlbefinden des Kindes nicht geleugnet werden kann.

Neuerdings steht uns nun ein zuverlässigeres Skopolamin, das Mannit-Skopolamin Straub, das sog. Skopolamin „Haltbar" der Firma Hoffmann-La Roche zur Verfügung. Der zweite Nachteil, die Schädigung des Kindes durch Morphium, läßt sich bis zu einem hohen Grade durch Substituierung anderer Narkotika, Pantopon oder Narkophin, vermeiden. Bei der Benutzung dieser Präparate, des Mannit-Skopolamin und des Pantopons oder Narkophins, gewinnt man den weiteren Vorteil, daß die Prüfung der Merkfähigkeit, die die ganze Methode für den Arzt sehr kompliziert gestaltet, sich erheblich einschränken läßt. Gerade dieser letztere Vorteil ist als ein erheblicher Gewinn zu bezeichnen, insofern damit die ununterbrochene Kontrolle durch den Arzt wesentlich erleichtert wird.

Um den Ausbau einer vereinfachten Dauerschlafmethode hat sich besonders Siegel[1] bemüht. Statt des nicht unbedenklichen Morphins wurde zuerst Narkophin und später Amnesin verwendet. Das von der Firma Böhringer & Sohn hergestellte Amnesin ist eine Zusammenstellung von milchsaurem Morphin-Narkotin und Chinin. bihydrochlor. carbamid. und zwar enthält 1 ccm Amnesin 0,012 g Morphin-Narkotin = 0,015 Narkophin = 0,005 Morphin und 0,2 g des Chininsalzes. Damit soll einerseits die Schädigung des Kindes vermieden, andererseits die Abschwächung der Wehen aufgehoben werden. Siegel verzichtet völlig auf die Prüfung der Merkfähigkeit und empfiehlt in bestimmten Zwischenräumen die Skopolamin-Amnesin-Injektionen schematisch anzuwenden. Er gibt für diesen „schematischen Dämmerschlaf" folgende Vorschriften:

im Beginn:		$1\frac{1}{2}$ ccm Skopolamin	$+$ $1\frac{1}{2}$ ccm Amnesin			
nach	$^3/_4$ Std.	$1\frac{1}{2}$,,	,,	$+$ $\frac{1}{2}$,,	,,	
,,	$1\frac{1}{2}$,,	$\frac{1}{2}$,,	,,	$+$ $\frac{1}{2}$,,	,,	
,,	$2\frac{1}{2}$,,	$\frac{1}{2}$,,	,,			
,,	$3\frac{1}{2}$,,	$\frac{1}{2}$,,	,,			
,,	$4\frac{1}{2}$,,	$\frac{1}{2}$,,	,,	$+$ $\frac{1}{2}$,,	,,	
,,	$5\frac{1}{2}$,,	$\frac{1}{2}$,,	,,			
,,	$6\frac{1}{2}$,,	$\frac{1}{2}$,,	,,			
,,	$7\frac{1}{2}$,,	$\frac{1}{2}$,,	,,	$+$ $\frac{1}{2}$,,	,,	

und so fort, jede Stunde $\frac{1}{2}$ ccm Skopolamin. Jede 3. Skopolamindosis wird mit $\frac{1}{2}$ ccm Amnesin kombiniert.

So willkommen es sein müßte, mit einem derartigen Schema unter Wegfall jeder Kontrolle der Kreißenden lediglich nach der Uhr die Injektionen verabreichen und damit einen genügend tiefen Dämmerschlaf erzeugen zu können, so haben uns die eigenen Beobachtungen doch gelehrt, daß diese schematische Verabreichung im einen Fall zu viel, im anderen zu wenig erreicht.

Wir selbst halten uns daher nicht streng an ein derartiges Schema, sondern richten uns nach der Wirkung der Injektionen auf die Kreißenden, die je nach Individualität verschieden reagieren. Immerhin ist das Siegelsche Schema als eine zweckmäßige Grundlage für Zahl und Stärke der Injektionen anzu-

---

[1] Siegel, Der Dämmerschlaf in der Geburtshilfe mit konstanter Skopolaminlösung. Münchn. med. Wochenschr. 1913. Nr. 41. — Ders., Schmerzlose Entbindung im Dämmerschlafe unter Verwendung einer vereinfachten Methode. Deutsche med. Wochenschr. 1914, Nr. 21.

erkennen, von der aus es leicht fällt, im einzelnen Fall zu individualisieren. Im allgemeinen ist zu empfehlen, die Pausen nicht länger als $1\frac{1}{2}$ Stunden werden zu lassen, wenn man die Patientin in einen wirklich schmerzfreien Zustand versetzen will. Eher noch wird man die 2. und 3. Dosis etwas verstärken können.

Auch bei sehr langer Geburtsdauer und vielen Injektionen erreicht man nicht leicht die Maximaldosis, die bei Skopolamin 0,0015 g pro die beträgt.

Technik. Mit dem Beginn der Injektionen wartet man zweckmäßig, bis die Geburt richtig im Gange ist und kräftige regelmäßige Wehen im Abstand von 4—5 Minuten eingesetzt haben. Eine innere Untersuchung zur Feststellung der Eröffnung des Muttermundes ist überflüssig, da es viel mehr auf den tatsächlich erfolgten Geburtsbeginn, wie er sich in regelmäßiger Wehenfolge dokumentiert, ankommt, als auf den Grad der Eröffnung des Uterus. Da in den ersten Stunden die Wehen in der Regel nicht besonders schmerzhaft sind, tut man gut daran, mit den Injektionen nicht zu früh zu beginnen. Andererseits darf man auch nicht zu spät beginnen, wenn man eine volle Wirkung erzielen will, da der Dämmerschlaf im Durchschnitt zwischen der 2. und 3., spätestens eine Viertelstunde nach der 3. Injektion eintritt. Es dauert somit durchschnittlich $1\frac{1}{2}$—2 Stunden bis zum völligen Eintritt des Dämmerschlafes. Beginnt man also erst in der Austreibungsperiode, so wird man in der Regel zu spät kommen. Zur Beschleunigung der Wirkung sorgt man für möglichste Ruhe im Kreißzimmer und verdunkelt das Zimmer. Weitere Maßnahmen, wie das Tragenlassen einer blauen Brille, Auflegung eines Tuches über die Augen, Verwendung von Antiphonen sind dagegen unnötig. Sobald die Wehen regelmäßig in Gang gekommen sind, gibt man die 1. Dosis Skopolamin und Amnesin und wiederholt nun die Injektionen je nach Bedarf, wobei man sich im allgemeinen zweckmäßig des Siegelschen Schemas bedienen kann. Gegen Ende der Austreibungsperiode, wenn der vorangehende Teil anfängt, sichtbar zu werden, läßt man außerdem während jeder Wehe Chloroform, Äther oder Chloräthyl einatmen. Siegel rühmt dem Amnesindämmerschlaf allerdings nach, daß er die Zugabe von Chloräthyl überflüssig mache. Treten im Verlauf des Dämmerschlafes starke Erregungszustände auf, so kann man versuchen, sie durch eine eingeschaltete weitere Dosis von 0,01 Morphium zu beseitigen. Unter Umständen ist man genötigt, das Skopolamin für einige Stunden wegzulassen, vor allem wenn lästige Trockenheit im Hals und brennender Durst eine Idiosynkrasie gegen Skopolamin anzeigen.

Vorteile und Nachteile des Skopolamin-Dämmerschlafs.

Nach den übereinstimmenden Berichten der Kliniken in Freiburg (Krönig, Gauß, Schlimpert, Siegel) und München [E. Zweifel[1])] ist mit der Skopolamin-Narkophin- und Skopolamin-Amnesin-Narkose eine Gefahr für Mutter und Kind nicht vorhanden. Die Wehen, die von den Kreißenden und ihrer Umgebung sehr häufig nach den Injektionen als abgeschwächt bezeichnet werden, sind es in Wirklichkeit bei objektiver Prüfung mittels der aufgelegten Hand nur in geringem Grade und eine mäßige Verlängerung der Geburtsdauer bei der einen Kreißenden wird durch eine Verkürzung bei anderen Frauen, die bei aufgehobener Schmerzhaftigkeit kräftiger mitzupressen vermögen, so weit ausgeglichen, daß durchschnittlich bei sämtlichen in Dämmerschlaf versetzten Patientinnen nur eine Verlängerung der Geburtsdauer um $\frac{1}{2}$—1 Stunde resul-

---

[1]) E. Zweifel, Über den Dämmerschlaf in der Geburtshilfe. Monatsschr. f. Geburtshilfe u. Gyn. Bd. 36. Ergänz.-Heft.

tiert. Da den Kreißenden während des Dämmerschlafes das Zeitbewußtsein
fehlt, kommt diese Verlängerung subjektiv nicht nachteilig in Betracht. Die
Operationsfrequenz ist nach Gauß und Siegel eher kleiner als ohne Verwendung
des Dämmerschlafes. Sie berichten aus dem Material von mehreren tausend
Geburten 5% operative Entbindungen gegen 8% bei nicht narkotisierten
Kreißenden. Zweifel hebt allerdings hervor und wie uns scheint mit Recht,
daß diese Verringerung der Operationsfrequenz sich erst dann einstellt, wenn
der Geburtshelfer über eine reiche Erfahrung verfügt. Wer nur selten oder
nur gelegentlich einmal den Dämmerschlaf einleitet oder wer sich erst in die
Methode einarbeiten muß, wird im Gegenteil relativ häufig zur Zange greifen
müssen, insbesondere im Privathause, wo die Verlängerung der Austreibungsperiode Ungeduld und Unruhe zu erwecken pflegt.

Der Blutverlust der Nachgeburtsperiode wird durch die Skopolaminnarkose nicht vermehrt, die Plazentarlösung und der Verlauf des Wochenbettes
nicht gestört. Auch das Kind leidet, insbesondere bei Verwendung von Amnesin
an Stelle des Morphiums, nicht in nachweisbarem Grade. Wenn auch vielleicht
das eine oder andere Neugeborene apnoisch oder leicht asphyktisch geboren
wird, so läßt sich dieser geringe Grad von Atmungsstörung doch immer rasch
durch kräftige Hautreize beseitigen. Wie schon erwähnt, glaubt Krönig sogar
eine Verminderung der Kindersterblichkeit unter der Geburt konstatieren zu
können und er erklärt dies durch die herabgesetzte Empfindlichkeit des kindlichen Atmungszentrums gegen Kohlensäureansammlung.

Vermögen wir somit die von anderen Autoren Hocheisen, v. Bardeleben,
Gminder u. a., zum Teil allerdings auch bei anderer Technik beobachteten
Schädigungen gegenüber dem viel größeren Erfahrungs- und Beobachtungs-
material von Gauß, E. Zweifel u. a. nicht anzuerkennen, so ist damit doch
nicht gesagt, daß nicht im Verlauf des Dämmerschlafes gewisse Nachteile auftreten können, die zwar nicht lebensgefährlich oder bedrohlich sind, die aber
doch nicht verschwiegen werden dürfen, wenn man ein objektives Bild von
der Leistungsfähigkeit des Skopolaminverfahrens geben will.

Wir selbst haben den Dämmerschlaf mit Skopolamin-Amnesin bei 475 Geburten angewendet. Die Wirkung war

in 27% der Fälle sehr gut (in der Wehenpause Schlaf, während der Wehe
keine Schmerzempfindung),
in 50% der Fälle gut (in der Wehenpause Schlaf, während der Wehe
geringe Schmerzen),
in 10% der Fälle genügend (in der Wehenpause ruhig, während der Wehe
Abschwächung der Schmerzen),
in 12% der Fälle ungenügend (in der Wehenpause unruhig, keine Schmerzlinderung der Wehen).

Der Einfluß auf die Wehentätigkeit war verschieden:

keine Abschwächung der Wehen . . . . in 89%
deutliche Abschwächung in der Eröffnungsperiode . „ 7%
„ „ „ „ Austreibungsperiode „ 4%.

Gleichzeitig mit diesen 475 im Dämmerschlaf verlaufenden Geburten
haben wir 482 Geburten ohne ihn geleitet. Die Geburtsdauer betrug

mit Dämmerschlaf bei Erstgebärenden 19, Mehrgebärenden $13^1/_2$ Std.
ohne „ „ „ 15, „ $9^3/_4$ „

Es wurde also die Geburtsdauer durch den Dämmerschlaf entschieden
verlängert, wenn auch nicht sehr erheblich.

Von den Müttern ist in beiden Reihen keine gestorben. Abgesehen von Erregungszuständen und gewissen unangenehmen Nachwirkungen haben die Mütter keinerlei Nachteile erlitten. Von den Kindern starben in der Dämmerschlafsreihe 14, ohne Dämmerschlaf 20. Bei den 14 toten Kindern der Dämmerschlafmütter war in 13 Fällen der Dämmerschlaf nicht an dem Tod schuld. In einem Fall ist die Möglichkeit einer Mitschuld des Dämmerschlafes nicht völlig auszuschließen, aber sehr unwahrscheinlich. Das Kind wurde nach 15stündiger Geburt spontan, aber schwer asphyktisch geboren. Die Nabelschnur war fest um den Hals geschlungen. Die Wiederbelebungsversuche blieben erfolglos.

Von den Kindern waren	bei Dämmerschlaf	ohne Dämmerschlaf
lebensfrisch und schrien sofort	79 %	92 %
apnoisch und oligopnoisch	13 %	2,7%
asphyktisch 1. Grades	2,7%	1,9%
asphyktisch 2. Grades	2 %	0,6%
von letzteren gestorben	1 = 0,2%	1 = 0,2%
(Nabelschnurumschlingung s. o.)		

Eine geringe, jedoch vorübergehende Schädigung der Kinder mußte also in einem Teile der Fälle mit in Kauf genommen werden.

Die Geburten erfolgten	bei Dämmerschlaf	ohne Dämmerschlaf
spontan in	79%	83%
durch Kunsthilfe in	21%	17%
Die Kunsthilfe geschah mit Zange	18%	4%.

Es machte sich also sehr viel häufiger die Notwendigkeit geltend, bei den in Dämmerschlaf befindlichen Frauen die Geburt mit der Zange zu beendigen und zwar als Folge des Nachlassens der Wehen während der Austreibungsperiode. Es handelte sich stets um typische Beckenausgangszangen, die für Mutter und Kind keine weiteren Nachteile brachten.

Nicht selten beobachtet man (bei unseren eigenen Fällen in 12%, nach Zweifel in 6%) Erregungszustände der Kreißenden, die bald schwächer, bald stärker auftreten und bei höheren Graden besonders auf die Umgebung der Kreißenden einen ungünstigen Eindruck machen. Die Patientinnen werfen sich im Bett umher, erheben sich bei jeder Wehe, schreien, wollen das Bett verlassen und sind zum Teil nur mit Mühe von mehreren Personen zu halten. Es ist dies besonders beim nahenden Durchschneiden des Kopfes sehr unangenehm, insofern dadurch die Durchführung eines ordentlichen Dammschutzes und die Wahrung der Asepsis vollkommen unmöglich gemacht wird. Manche dieser erregten Kreißenden sind nervös oder neurasthenisch, andere dem Alkoholgenuß ergeben. In manchen Fällen handelt es sich auch um nicht ganz einwandfreie Präparate von Skopolamin. Man sieht aber auch unangenehme Erregungszustände bei Frauen, wo sicherlich keine dieser Erklärungen zutrifft. Wenn diese Exzitationszustände auch innerhalb des Kreißsaales der Klinik nicht viel zu sagen haben, so sind sie doch im Privathause recht peinlich und pflegen die Angehörigen meist sehr zu beunruhigen. Natürlich wird dem Geburtshelfer die Schuld an diesen aufregenden Situationen zugeschoben.

Weisen diese Erregungszustände auf eine Intoxikation des zentralen Nervensystems hin, so sieht man in anderen Fällen Symptome, die auf eine Schädigung der vasomotorischen Nerven und der Verdauungsorgane hindeuten. Fast alle Kreißenden bekommen im Dämmerschlaf eine kongestionierte, blaurote, nicht selten zyanotische Gesichtsfarbe, andere klagen über fortwährenden, auch durch beständiges Trinken nicht zu stillenden Durst und Trockenheit im Hals, wieder andere über Erbrechen und Übelkeit (nach E. Zweifel 8%). Das Erbrechen kann mehrere Male wiederkehren, wird aber zuweilen durch eine weitere Injektion von Pantopon oder Narkophin unterdrückt.

Sehr wenig liest man in der Literatur von unangenehmen Nachwirkungen des Dämmerschlafes und doch sind sie nach unseren Beobachtungen nicht ganz selten. Manche Wöchnerinnen klagen über große Abgeschlagenheit und Mattigkeit, schweres und dumpfes Gefühl im Kopf und ähnliches. Die Mehrzahl allerdings hat keine Nachwirkung zu verspüren und selbst die Aufregungszustände, die Übelkeiten, die Trockenheit im Hals usw. sind völlig aus dem Gedächtnis verschwunden. Es ist aber doch bemerkenswert, daß gar nicht selten Kreißende, die bei einer früheren Entbindung einen regelrechten Dämmerschlaf mit voller Amnesie durchgemacht haben, bei einer zweiten Geburt davon nichts mehr wissen wollen und die Wiedereinleitung der Skopolaminnarkose ausdrücklich ablehnen, und zwar gerade wegen dieser unangenehmen Nachwirkungen, die sie im Wochenbett durchzumachen hatten.

Es ist somit keine Frage, daß auch der Skopolamindämmerschlaf, so vortreffliche Dienste er in vielen Fällen leistet und so fraglos er die zur Zeit beste Methode der Anästhesierung Kreißender darstellt, doch nicht als restlose Erfüllung des Ideals schmerzloser Entbindung bezeichnet werden kann.

Es ist daher nicht ratsam und nicht angezeigt, ihn wahllos bei jeder Kreißenden anzuwenden. Auch hier müssen, wie bei anderen ärztlichen Verordnungen, bestimmte Indikationen den Ausschlag geben.

Krönig und Gauß heben hervor, daß die Geburt nicht selten bei schwächlichen, nervösen und neurasthenischen Frauen schwere Schädigungen des psychischen Gleichgewichtes nach sich ziehe und erinnern an Fälle, wo ausgesprochene Psychosen sich an schwere Entbindungen angeschlossen haben. Sie empfehlen daher den Dämmerschlaf allgemein als Prophylaktikum gegen die Folgen des psychischen Traumas, das die Geburt für die Frau darstellt. Es wäre aber zweifellos eine Übertreibung, wegen der immerhin seltenen Gefahr einer postpartalen Psychose unterschiedslos alle Kreißenden in einen Dämmerschlaf mit den sehr differenten Mitteln des Skopolamins und Morphiums zu versetzen. Eher würde die Schmerzhaftigkeit des Gebärens allein schon, unter der ja manche Frauen sehr schwer zu leiden haben, es dem Arzt nahe legen, schmerzlindernde Mittel in ausreichender Menge zu verwenden und es ist wohl nicht nötig, auf die psychischen Schädigungen zu verweisen, um in solchen Fällen, wo die Frau gegen Schmerzen wenig tolerant ist, die Halbnarkose zu empfehlen.

Die Schmerzhaftigkeit der Geburt ist nun tatsächlich bei den einzelnen Kreißenden sehr verschieden. Verständlicherweise ist die erste Entbindung wegen der erstmaligen Dehnung der weichen Geburtswege mit besonders starken Schmerzen verknüpft. Unter den Primiparen leiden wieder die alten Erstgebärenden wegen der Starrheit des Geburtskanales und der langen Dauer der Entbindung erheblich mehr als die jugendlichen Frauen. Bei späteren Geburten ist die Schmerzhaftigkeit oft auffallend gering und tritt nur gegen Ende der Geburt in höherem Grade auf. Besonders gering sollen die Schmerzen nach manchen Autoren dann ausfallen, wenn die Geburten sehr rasch aufeinander folgen. Im wesentlichen ist es nur die zweite Geburtsperiode, die eigentliche Austreibungszeit, die unter stärkeren Schmerzen verläuft, während die Eröffnungswehen, von Ausnahmen abgesehen, zwar auch schmerzhaft sind, aber doch in erträglichem Grade. Besonders solange die Blase noch steht, pflegen die Schmerzen nicht allzu heftig zu sein, während sie allerdings bei vorzeitigem Blasensprung und lange sich hinziehender Eröffnungsperiode erheblich stärker auftreten.

Es darf endlich nicht vergessen werden, daß die Menschen sehr verschiedene Toleranz gegen Schmerzen besitzen. Was die eine Frau, ohne Klagen zu äußern, geduldig hinnimmt, erscheint der anderen völlig unerträglich. Während manche Frauen über die ganze Geburtsdauer keine Klage von sich geben oder höchstens nur durch leises Stöhnen ihre Leiden verraten, schreien und jammern andere von den ersten Wehen an in übertriebener, für die Umgebung kaum erträglicher Weise.

Auf alle diese Punkte muß man bei der Frage, ob man eine Geburt schmerzlos gestalten will, Rücksicht nehmen und es erscheint verkehrt, prinzipiell in allen Fällen bei dem an sich physiologischen Akt der Geburt, den wir auch sonst möglichst naturgemäß verlaufen lassen wollen, mit größeren Dosen schwerer Narkotika vorzugehen. Man tut vielmehr gut, auch für den Dämmerschlaf bestimmte Indikationen einzuhalten und nicht wahllos bei jeder Kreißenden sofort zur Injektionsspritze zu greifen. Solche Indikationen sind allerdings recht häufig gegeben. Die Frauen, die sehr empfindlich sind und Schmerzen nicht zu ertragen vermögen, sind zahlreich. Nervösen und körperlich zarten und schwächlichen Frauen ist vor allem die Wohltat der Schmerzbetäubung zuzuführen, da sie sich im Wochenbett rascher zu erholen pflegen, wenn sie nicht durch die Schmerzen der Geburt allzu sehr erschöpft wurden. Ein großes Kontingent stellen natürlich die Erstgebärenden, bei denen zu den Schmerzen noch die Angst vor dem unbekannten Ereignis der Geburt sich hinzugesellt, unter ihnen wieder besonders die älteren und alten Erstgebärenden. Aber auch Mehrgebärende, die bei der ersten Entbindung unangenehme Erfahrungen gemacht haben, sind sehr dankbar für die Skopolaminnarkose.

Endlich ist nicht zu leugnen, daß durch die Kenntnis von der Möglichkeit schmerzloser Entbindung, die in die weitesten Kreise gedrungen ist, der Arzt heutzutage sehr häufig von vornherein dazu gedrängt wird, die Mittel zur schmerzlosen Entbindung anzuwenden und daß er sich diesem Verlangen in der Regel kaum entziehen kann.

Dennoch halten wir es wegen der oben bezeichneten Nachteile und Störungen, die während des Dämmerschlafes auftreten können und deren Nichteintreten man mit Sicherheit nie voraussehen kann, für richtiger, kräftige, gesunde Frauen, besonders Mehrgebärende, nicht von vornherein in den Dämmerschlaf zu versetzen, sondern im allgemeinen den Verlauf der Geburt abzuwarten und erst wenn eine geringe Toleranz gegen Schmerzen sich bemerkbar macht, zum Skopolamin zu greifen.

Der Dämmerschlaf in der Privatpraxis. Bei der Schwierigkeit der Beobachtung der halbnarkotisierten Kreißenden ist es natürlich, daß die ständige Überwachung, die dabei nötig ist, in der Klinik am besten durchgeführt werden kann. Krönig selbst empfiehlt daher den Dämmerschlaf nicht für die Privatpraxis. Selbstverständlich kann man auch im Privathaus die Schmerzen der Kreißenden durch eine oder mehrere Injektionen von Skopolamin und Amnesin herabsetzen, allein ein anhaltender Dämmerschlaf läßt sich damit allein nicht erzielen. Auch das Schema von Siegel kann daran nicht sehr viel ändern, da es eben doch nicht für alle Fälle paßt und bei einer mechanischen Durchführung bald zu viel, bald zu wenig verabreicht wird. Auch hat der praktische Arzt, der nicht jeden Tag Gelegenheit hat, den Dämmerschlaf anzuwenden, nicht die nötige Übung und Erfahrung, um bei beängstigenden Nebenerscheinungen des Dämmerschlafes stets das Richtige zu tun und unnötige Eingriffe zu vermeiden. Etwas anderes ist es, wenn der Spezialist für Geburtshilfe im Privathaus unter Beihilfe einer erprobten Hebamme oder Wärterin den Dämmerschlaf vornimmt. Gerade im Hinblick auf die oben geschilderten Störungen: zyanotisches Aussehen, Aufregungszustände, scheinbare oder wirkliche Abschwächung der Wehen, können wir daher einer allgemeinen Empfehlung des Dämmerschlafes im Privathause nicht das Wort reden. Nur ausnahmsweise würde der Arzt sich den Dank der Kreißenden und ihrer Angehörigen erwerben und der beträchtliche Zeitverlust, mit dem er rechnen muß, stünde in keinem Verhältnis zu dem Erfolg. Für die Geburtshilfe im Privathause tut der praktische Arzt am besten, wenn er, ohne auf eine konsequente und lückenlose Durchführung der Halbnarkose sich zu kaprizieren, lediglich dann, wenn die Wehen allzu schmerzhaft werden, eine Skopolamin- oder Amnesininjektion macht und gegen Schluß der Geburt während der einzelnen Wehen, besonders während des Durchtritts des Kopfes vorsichtig etwas Chloräthyl gibt. Damit ist man imstande, die größten Schmerzen der Kreißenden wesentlich zu lindern, insbesondere den schmerzhaftesten Teil der Entbindung erträglich zu gestalten, ohne der Mutter und dem Kinde irgendwie zu schaden und ohne den Eintritt von Aufregungszuständen befürchten zu müssen. In der Klinik dagegen, wo genügend ärztliches Personal zur Verfügung steht, wird man in geeigneten Fällen die volle Durchführung des Dämmerschlafes vornehmen. Auf alle Fälle ist auch der Skopolamindämmerschlaf als eine Anästhesierungsmethode zu bezeichnen, die an den Arzt und das Personal der Klinik hohe Anforderungen stellt und eine beständige Überwachung und Beobachtung der Mutter und der Frucht zur unbedingten Pflicht macht.

Die Narkose bei operativen Eingriffen.

Wenn auch zweifellos selbst größere geburtshilfliche Operationen ohne Narkose durchgeführt werden können, so raten wir doch dringend, die Standhaftigkeit der Patientin nicht auf eine solch harte Probe zu stellen, sondern ihr stets die Schmerzen und den psychischen Schock eines geburtshilflichen Eingriffes zu ersparen. Merkwürdigerweise wird von den praktischen Ärzten von der Narkose bei geburtshilflichen Eingriffen nur sehr selten und ungern Gebrauch gemacht und es werden die schwierigsten Zangen, Wendungen, manuellen Plazentarlösungen bei vollem Bewußtsein der Kreißenden ausgeführt. Es ist dies aus verschiedenen Gründen dringend zu widerraten. Einmal läßt sich die Asepsis bei einem geburtshilflichen Eingriff nur dann mit Sicherheit von Anfang bis zum Ende der Operation wahren, wenn die Patientin während des Eingriffes absolut ruhig ist und nicht durch unberechenbare Abwehrbewegungen sie stört und zunichte macht.

Zweitens ist die Sicherheit der technischen Durchführung der Operation bei der narkotisierten Frau ungleich höher; der Arzt kann, ohne von dem Jammern und Klagen der Patientin zu unangebrachter Eile getrieben zu werden, in Ruhe die technischen Handgriffe vornehmen. Ein Hereinfassen der Kranken mit den Händen in die Instrumente des Arztes und dadurch entstehende Nebenverletzungen sind ausgeschlossen.

Vor allem aber wird manche Operation durch die Narkose eines großen Teiles ihrer Gefahren entkleidet. Das gilt vor allem für die Wendung auf die Füße, wo in der Narkose die Entspannung der Bauchdecken und die Erschlaffung des Uterus die Umdrehung des Kindes ganz wesentlich erleichtern und so die Gefahr einer Uterusruptur vermindern. Aber auch bei schwierigen Zangenentbindungen und bei der manuellen Plazentarlösung ist die reflektorische Anspannung der Muskeln ein störender, die Operation erschwerender und verlängernder Faktor.

Endlich ist nachdrücklich zu betonen, daß gerade Kreißende außerordentlich leicht und rasch zu narkotisieren sind und die Narkose sehr gut vertragen.

Sie sind durch die vorausgegangenen Wehen bereits so ermüdet, daß es oft nur einiger Züge Chloroform oder Äther bedarf, um sie vollends bewußtlos zu machen. Das geringe Quantum der Narkotika, das nötig ist, wird so rasch ausgeschieden, daß nur höchst selten unangenehme Nachwirkungen in Gestalt von Übelkeit und Erbrechen auftreten. Dieser Umstand allein schon rechtfertigt die allgemeine Anwendung der Narkose bei geburtshilflichen Operationen. Mancher praktische Arzt scheut sich wohl auch vor der Narkose, weil nicht die genügende Assistenz zur Verfügung steht. Wenn er die Narkose nicht der Hebamme anvertrauen kann, nachdem er selbst sie vielleicht eingeleitet hat, so bleibt nichts anderes übrig, als einen zweiten Arzt hinzuzuziehen. Der große Gewinn, der den Kreißenden aus der Narkose erwächst, rechtfertigt dies ohne weiteres. Daß schwere, besonders unkompensierte Herzfehler oder ernste, akute Lungenaffektionen, eine große Struma und ähnliches die Narkose kontraindizieren und evtl. unmöglich machen, ist selbstverständlich. Sind bei solchen Patientinnen, die aber zu den seltenen Ausnahmen gehören, eingreifendere Operationen erforderlich, so tritt die Sakral- oder Lumbalanästhesie in ihr Recht.

Von der Lokalanästhesie kann sehr häufig mit Vorteil Gebrauch gemacht werden, insbesondere bei der Naht von Dammrissen. Sofort nach der Geburt des Kindes wird die Dammgegend nach der üblichen Methode mit einer 1proz. Novokain-Suprarenin-Lösung infiltriert. Man erhält die Lösung in sehr bequemer Weise durch Verwendung der fertigen Tabletten der Höchster Farbwerke. Man kann nun ruhig zunächst die Ausstoßung der Plazenta abwarten, um dann die Dammnaht bei voller Anästhesie der Patientin auszuführen [Krömer[1])].

Bei größeren Eingriffen, die aber in relativ kurzer Zeit zu erledigen sind, Naht komplizierterer Scheidendammrisse, Episiotomie, typische Beckenausgangszange, Manualhilfe bei Steißlagen usw., ist besonders bei schon vorher durch Skopolamin-Narkophin beeinflußten Patientinnen die Äthylchlorid-Inhalationsnarkose oder der Chloräthylrausch sehr zu empfehlen. Die Narkose tritt sehr rasch und ohne Störung ein und verflüchtigt sich ebenso rasch wieder. Man legt der Patientin einen achtfach zusammengelegten Gazestreifen über Mund und Nase und läßt langsam das Äthylchlorid auftropfen. 10—20 ccm genügen, um die einfacheren der oben genannten Operationen auszuführen und sind ohne Nachteil für die Kranken. Wir haben bei vielen Hunderten von Äthylchloridanwendungen bisher keine Störungen erlebt. Daß freilich auch das Chloräthyl wie alle Inhalationsnarkotika in seltenen Ausnahmefällen selbst im allerersten Beginn der Narkose tödlich wirken kann, ist eine nicht zu bestreitende Tatsache[2]).

Bei noch größeren Eingriffen: atypische Zange, Wendung, Plazentarlösung, vor allem bei den chirurgischen Eingriffen: Kaiserschnitt und Hebosteotomie genügt allerdings die Äthylchloridnarkose nicht, hier muß man dann zu Äther oder Chloroform greifen. Insbesondere möchten wir nochmals auf die Notwendigkeit einer tiefen Narkose bei allen diesen Eingriffen hinweisen.

Im allgemeinen ziehen wir den Äther dem Chloroform vor und verzichten auf ihn nur bei Lungenaffektionen. Das Chloroform ist speziell bei Eklamptischen wegen der Schädigung der Niere kontraindiziert, hier darf nur Äther gegeben werden.

---

[1]) Krömer, Über die Anwendungsbreite der Lokalanästhesie in der Gynäkologie und Geburtshilfe. Berliner med. Wochenschr. 1911. Nr. 38.
[2]) Hofmann, Todesfall bei Chloräthylnarkose. Münchn. med. Wochenschr. 1922. S. 159.

Die Schmerzlinderung durch Hypnose.

Das Bestreben, die Geburt schmerzlos zu gestalten, hat in den letzten Jahren dazu geführt, auch die Hypnose dazu wieder in ausgedehnterem Maße zu verwenden, nachdem schon früher teils einzelne Versuche damit gemacht wurden (Dumontpellier, Voisin, v. Schrenck-Notzing, Pritzel), teils in größeren Reihen das Verfahren angewendet worden war [Auvard und Secheyron 1898 13 Fälle, Lichtscheu 1898 46 Fälle, Mattjew 1902 28 Fälle[1])]. Moll[2]) berichtete 1907 eingehend über die Verwertung der Hypnose in der Geburtshilfe. Bei dem wechselnden Interesse, dem der Hypnotismus im Laufe der Jahre unter verschiedenen Namen begegnete (Mesmerismus, Somnambulismus) ist es erklärlich, daß Zeiten der Vernachlässigung mit solchen der gesteigerten Empfehlung und Anwendung abwechseln.

Es waren v. Oettingen, Schultze-Rhonhof und Räfler aus der Mengeschen Klinik, die der Hypnose zur Auferstehung in der Geburtshilfe verhalfen. Durch sie angeregt, haben dann Heberer, Hallauer, Kirstein u. a. sich um die weitere Anwendung und Ausbildung des Verfahrens bemüht.

Hypnose ist Suggestion und es besteht zwischen Wachsuggestion und der Hypnose kein wesentlicher Unterschied [Siemerling[3])]. Der ruhige Zuspruch eines erfahrenen Arztes, zu dem die Patientin Vertrauen hat, vermag bekanntlich allein schon der Kreißenden erhebliche Erleichterung unter der Geburt zu schaffen und ihre Schmerzen bedeutend zu lindern. Es ist nur eine Steigerung dieser suggestiven Einwirkung, wenn der Arzt unter Anwendung bestimmter Methoden, die an sich sehr verschiedener Art sein können, sich der Hypnose bedient, um der Kreißenden die Geburtsschmerzen auszureden.

Im Beginn und vollends während der Geburt selbst gelingt es allerdings in der Regel nicht, eine Kreißende in Hypnose zu versetzen. Die fortwährende Unterbrechung durch die Wehen und ihre Schmerzen stellt eine zu schlagende Entkräftung der Worte des hypnotisierenden Arztes dar. Die Frauen müssen vielmehr unbedingt schon einige, wenn auch kurze Zeit vor der Geburt in hypnotische Behandlung genommen werden. Darin liegt an sich schon eine bedeutende Einschränkung des praktischen Wertes der ganzen Methode.

Schultze-Rhonhof verlangt etwa 4, Heberer sogar 12—15 Vorhypnosen, die in den letzten Monaten, nötigenfalls auch erst in den letzten Tagen vor der Geburt vorzunehmen sind. In der Klinik kann man gleichzeitig mit mehreren Frauen diese Sitzungen abhalten. Die erste Sitzung, in der man zunächst nur Müdigkeit, Schlaf und Schwere der Glieder suggeriert, dient zur Ermittlung und Erweckung der Suggestibilität. In den folgenden Sitzungen werden Anästhesie und Amnesie für den Geburtsschmerz suggeriert. Als Abschluß wird der Hypnotiseur den Schwangeren befehlen, auf den Kreißsaal zu kommen, wenn sie alle 10—15 Minuten regelmäßig Wehen haben. Sie erhalten also einen posthypnotischen Auftrag.

Erscheint die Kreißende zur Geburt, so spielt sich das weitere nach Schultze-Rhonhoff folgendermaßen ab. In einer Wehenpause wird die Frau eingeschläfert, dann wird ihr die früher erteilte Suggestion noch einmal energisch eingeprägt und das Haften kurz nachgeprüft. Das Gehör der Kreißenden wird nur auf die Stimme des Arztes und der diensthabenden Hebamme ein-

---

[1]) Zitiert nach Schultze-Rhonhof, „Der hypnotische Geburten-Dämmerschlaf". Zentralbl. f. Gyn. 1922. S. 247.

[2]) Moll, „Der Hypnotismus". 4. Auflage 1907.

[3]) Siemerling, Hypnose in der Geburtshilfe und Gynäkologie. Zentralbl. f. Gyn. 1922. S. 834.

gestellt und so jeder von außen kommenden Einwirkung entzogen. Ruhig
atmend liegt die Gebärende da und bietet das Bild friedlichen Schlafes. Nur
ein leichtes Seufzen und Stöhnen gibt Kunde vom Ablauf einer Wehe. Ja im
Beginn der Geburt wird manchmal nur durch das Auflegen der Hand auf den
Uterus das Vorhandensein einer Wehe erkannt. Immer rascher wird die Wehenfolge und gegen Ende der Eröffnungszeit steigert sich zeitweise das Stöhnen.
Bald setzen die Preßwehen ein. Die Gebärende folgt außerordentlich exakt
allen Anordnungen, legt z. B. während des Mitpressens ihre Hände in die Knie-
kehlen der angezogenen und gespreizten Beine, oder faßt in die Griffe der Bett-
stricke. Lagerungsschwierigkeiten bestehen nicht. Ebenso wie die Kreißende
auf Befehl anhaltend und kräftig mitpreßt, ebenso atmet sie tief und regelmäßig mit offenem Mund, wenn dies zur Ausschaltung der Bauchpresse beim
Dammschutz geboten erscheint. Der Geburtshelfer hat die hypnotisierte Frau
ganz in der Hand, ja sie gehorcht seinen Anforderungen besser als eine nicht-
hypnotisierte. Sind Kind und Plazenta geboren, so läßt man die Mutter für
kurze Zeit die Augen öffnen und zeigt ihr das Kind. Jetzt suggeriert man Erinnerung an das gezeigte Kind, Rückkehr des Gefühls und des Gehörs und
Frische und Wohlbefinden nach dem Schlaf. Dann wird die Frau entweder
nach rascher Desuggerierung von Müdigkeit und Gliederschwere sofort erweckt,
oder ihr anbefohlen, in 2 Stunden frisch und munter wieder zu erwachen.

Ebenso verfahren mit geringen Abänderungen auch die anderen Autoren,
die sich der Hypnose unter der Geburt bedienen. Freilich verläuft die hypnotische
Geburt nicht immer so ideal. Der hypnotische Dämmerschlaf teilt mit dem
arzneilichen die Tatsache, daß auch weniger glatt verlaufende Fälle und ausgesprochene Versager mit unterlaufen. Dann muß man wieder und wieder die
Suggestion einprägen und erneuern. Mit dem Fortschreiten der Geburt wächst
die Unruhe und lautes Wimmern, das sich zuweilen zu einem Schrei steigert,
begleitet den Wehenverlauf. Es ist einleuchtend, daß der Arzt, der eine Frau
in Hypnose entbinden will, sie während der ganzen Dauer der Geburt nicht
verlassen kann. Heberer, selbst ein warmer Anhänger der Methode, sagt
deshalb mit Recht, daß das Verfahren ungewöhnlich hohe Anforderungen an
den hypnotisierenden Arzt stellt.

Schultze-Rhonhof verzeichnet bei 79 Kreißenden vollen Erfolg in
88,6%, Heberer bei 50 Frauen sogar 100%. Andere Autoren haben jedoch
keine so günstigen Erfolge aufzuweisen. Kirstein hatte bei 30 Kreißenden
nur 10 volle Erfolge, 9 teilweise und 11 fast vollkommene Versager.

Kirstein und Hallauer empfehlen daher eine Verbindung der Hypnose
mit der Narkose, die von Friedländer[1]) angegebene Hypno-Narkose.
Bei jeder Wehe läßt man die Kreißende eine geringe Menge Chloroform, etwa
5 Tropfen, einatmen und suggeriert dabei gleichzeitig Schläfrigkeit und Schmerzlosigkeit. Hegewald[2]) bezeichnet die Methode als Psycho-Narkose. Hallauer
steigert bei wenig suggestiblen Patientinnen die Chloroformgabe bis zur leichten
Betäubung. Trotz des Widerspruches von Hallauer muß man Latzko bei-
pflichten, der diese Hypno- oder Psycho-Narkose für eine Narkose „à la reine"
erklärt. Ein wesentlicher Unterschied ist in der Tat nicht vorhanden. Auch
bei der alten, heute verlassenen Narkose „à la reine" gab man nicht so viel
Chloroform oder Äther, daß die Patientin voll narkotisiert wurde, sondern nur
wenige Tropfen bei jeder Wehe, die eben nur eine Herabsetzung der Wehen-
schmerzen bewirkten.

---

[1]) Münchner med. Wochenschrift 1919, S. 1198 und 1922, S. 161.
[2]) Hegewald, Die Psychonarkose bei geburtshilflichen und gynäkologischen Eingriffen. Bruns' Beiträge Bd. 128, Nr. 3.

Demgegenüber legt Schultze-Rhonhof gerade darauf besonderen Wert, jede Schädigung durch medikamentöse Hypnotika auszuschalten, wie sie sich insbesondere in einer Verlängerung der Geburtsdauer ausprägt. Nach seinen Beobachtungen, die sich allerdings nur auf eine kleine Zahl von Fällen erstrecken, ist die Geburtsdauer bei Erstgebärenden in reiner Hypnose 7 Stunden, bei Mehrgebärenden $2^1/_2$ Stunden kürzer, als in Hypno-Narkose.

Auch kleine chirurgische Eingriffe lassen sich mit der Geburtshypnose ausführen, so die Naht von Dammrissen und von Episiotomiewunden. Meist wird man jedoch dabei, ebenso wie bei entbindenden Eingriffen, Zange, Extraktion, etwas Chloroform oder Äther zu Hilfe nehmen müssen.

Wendet man die Hypnose in der vorsichtigen und sorgfältigen Form an, wie dies Schultze-Rhonhof, v. Oettingen und Räfler empfohlen haben, so darf man sie auch vom psychiatrischen Standpunkt aus als eine ungefährliche Methode bezeichnen (Siemerling). Weder für die Mutter noch für das Kind werden daraus Nachteile entstehen können. Zur Methode der allgemeinen Praxis und der Hausgeburtshilfe eignet sie sich jedoch trotzdem nicht. Das erfolgreiche Gelingen der Hypnose ist an das ganze Drum und Dran einer Klinik gebunden. Auch die glänzenden Erfolge, die man mit der Hypnose bei Kriegsneurosen erzielt hat, sind im wesentlichen nur in Krankenhäusern und auch da nur von einzelnen besonders befähigten Hypnotiseuren erreicht worden. Ganz dieselbe Methode kann in anderen Krankenhäusern und von anderen Ärzten vorgenommen völlig versagen. Die Schmerzlinderung in der Geburt durch Hypnose wird daher keine allgemeine Bedeutung für die praktische Geburtshilfe außerhalb der Anstalten gewinnen und auch in den Anstalten selbst nur da in größerem Umfang ausgeübt werden können, wo sich einzelne Ärzte besonders intensiv mit ihr beschäftigen.

Außer für die Geburt selbst ist die Hypnose in der Geburtshilfe noch für die Hyperemesis gravidarum als Heilmittel empfohlen worden. Auch wenn man, wie wir dies tun, die Hyperemesis als eine echte Schwangerschaftstoxikose auffaßt, ist es dennoch wohl denkbar, daß man bei suggestiblen Personen mit der Hypnose gute Erfolge zu erzielen vermag. Dem durch die Schwangerschaftstoxine ausgelösten Brechreiz erliegen nervöse, neurasthenische oder sonstwie in ihrer psychischen Energie geschwächte Menschen zweifellos besonders leicht. Die verlorengegangene seelische Widerstandskraft zu kräftigen, zu steigern oder wiederherzustellen ist aber die Hypnose besonders geeignet. Es ist eine bekannte Tatsache, daß auch das gewöhnliche Erbrechen durch äußerste Willensanstrengung mindestens eine Zeitlang unterdrückt werden kann. Die fehlende oder irgendwie verlorengegangene Energie wird bei der Hypnose durch den Willen des Hypnotiseurs ersetzt. Bei schweren Toxikosen freilich muß auch die Hypnose ebenso wie viele andere Mittel versagen. Wenn vollends die Schwangerschaft in hohem Grade unerwünscht ist, so wird man auch mit der Hypnose nichts erreichen, da bei diesen Frauen der innere Widerstand jeden hypnotischen Einfluß aufhebt.

II. Die künstliche Unterbrechung der Schwangerschaft.

Von

M. Hofmeier, Würzburg.

Mit 7 Abbildungen im Text.

Der künstliche Abort[1]).

Die Unterbrechung der Schwangerschaft vor der 24. bis 28. Woche bezeichnet man von alters her als Abort und unterscheidet ihn mit vollem Recht insofern von der vorzeitigen Unterbrechung der Schwangerschaft in den späteren Monaten, als erstens vor dieser Zeit niemals lebensfähige Kinder geboren werden, zweitens aber auch die ganze Art der Ausstoßung des Schwangerschaftsproduktes sich ganz wesentlich von der der späteren Monate zu unterscheiden pflegt.

Daß der Arzt gelegentlich das ethische Recht und die ärztliche Pflicht hat, auch bei lebender und entwicklungsfähiger Frucht die Schwangerschaft künstlich zu unterbrechen und damit natürlich das kindliche Leben zu vernichten, kann nicht wohl bestritten werden, obgleich bekanntlich das deutsche Strafgesetzbuch ausnahmslos alle mit Zuchthausstrafe bedroht, welche derartige Handlungen bei einer Schwangeren vornehmen.

Anmerkung: Deutsches R.Str.G., § 218—220:

§ 218. Dieselben Strafvorschriften (Zuchthaus bis zu 5 Jahren) finden auf denjenigen Anwendung, welcher mit Einwilligung der Schwangeren die Mittel zu der Abtreibung oder Tötung bei ihr angewendet oder ihr beigebracht hat.

§ 219. Mit Zuchthaus bis zu 10 Jahren wird bestraft, wer einer Schwangeren, welche ihre Frucht abgetrieben oder getötet hat, gegen Entgelt die Mittel hierzu verschafft, bei ihr angewendet oder ihr beigebracht hat.

§ 220. Wer die Leibesfrucht einer Schwangeren ohne deren Wissen oder Willen vorsätzlich abtreibt oder tötet, wird mit Zuchthaus nicht unter 2 Jahren bestraft. Ist durch die Handlung der Tod der Schwangeren verursacht worden, so tritt Zuchthausstrafe nicht unter 10 Jahren oder lebenslängliche Zuchthausstrafe ein.

Bekannt ist ferner, daß auch nach den Lehren der katholischen Kirche[2]) ebenso wie die Perforation des lebenden Kindes auch der künstliche Abort zum Zweck der Erhaltung des mütterlichen Lebens durchaus unerlaubt ist.

Da nun andererseits nach § 222 des deutschen Strafgesetzbuches derjenige mit hoher Gefängnisstrafe bedroht wird, welcher durch Fahrlässigkeit den Tod eines Menschen verursacht, und um so mehr, wenn er vermöge seines

---

[1]) Die ausführlichste Darstellung aller Indikationen zur künstlichen Unterbrechung der Schwangerschaft in Einzelbearbeitungen s. in dem schon angeführten Werke v. Winter. S. a. Grotjahn, Geburtenrückgang usw., bei Coblentz, Berlin 1921.

[2]) Knapp, Klin. Vortr. N.-F., Gyn. Nr. 208. „Non occides".

Berufes zu besonderer Aufmerksamkeit verpflichtet war, so könnte der Arzt ebenso in Fällen der Unterlassung der Schwangerschaftsunterbrechung bestraft werden, wenn die Mutter eben infolge dieser Unterlassung sterben sollte (Fritsch).

Es ist also nicht zu verkennen, daß hier in den Bestimmungen des Reichsstrafgesetzbuches eine sehr bedauerliche Lücke klafft und ein Widerspruch besteht. Wenn es nun tatsächlich wohl sehr selten vorkommt, daß ein Arzt wegen eines aus rein ärztlichen Gründen ausgeführten Abortes gerichtlich zur Verantwortung gezogen wird (wo kein Kläger ist, da ist auch kein Richter), so wäre es bei den so vielfachen, böswilligen Mißdeutungen, denen die Handlungen des Arztes so oft ausgesetzt sind, und bei der nicht selten wenig freundlichen Gesinnung der Richter und der Staatsanwälte gegen den Arzt im höchsten Maße erwünscht, wenn klare gesetzliche Bestimmungen das ärztliche Handeln schützten.

Nicht weiter untersucht soll hier die Frage werden, wieweit überhaupt die Bestimmungen des Strafgesetzes über die Einleitung des Abortes dem rechtlichen Empfinden des Volkes entsprechen. Die Anschauungen hierüber sind ja bekanntlich durchaus nicht immer — auch unter hochgebildeten und ethisch fein empfindenden Völkern — die gleichen gewesen und sind ja auch jetzt in den verschiedenen Gesetzgebungen nicht die gleichen[1]). Die Anschauung, daß das befruchtete Ei der ersten Monate einen Teil des mütterlichen Körpers bildet, und demgemäß der Mutter das Recht zusteht, über ihren Körper selbst zu verfügen, oder daß es sich nur um die „zurückgebliebene Periode" handelt, die man wieder hervorrufen müsse, wurzelt nach meiner Meinung tief in dem Rechtsbewußtsein sehr vieler, durchaus rechtlich denkender Frauen. Daß dieses Empfinden sich in den letzten Jahren etwas mehr an die Oberfläche drängt und wahrnehmbarer wird wie früher, hat wohl sehr verschiedene Gründe, auf die hier nicht näher eingegangen werden kann. Ob mit der völligen Umänderung oder Aufhebung dieser Gesetzesparagraphen in unserem Strafgesetz die tatsächlichen Verhältnisse viel anders werden würden, als sie jetzt sind, möchte ich bezweifeln. Wie wenig wirksam vom nationalökonomischen Standpunkt aus selbst die jetzt bestehenden, fast drakonischen Gesetzesbestimmungen tatsächlich sind, zeigt ja in Deutschland die seit Jahren und besonders in den großen Städten andauernd sinkende Geburtenziffer, zeigen besonders ja auch die allbekannten Bevölkerungsverhältnisse Frankreichs. Kein Einsichtiger kann glauben, daß diese Erscheinungen auf einer Abnahme der Zeugungskraft oder -lust der einzelnen oder der Völker beruhe. Die Frauen wissen eben auch jetzt unter Beihilfe der Männer unwillkommene Schwangerschaften zu verhüten oder zu beseitigen. Nur werden sie aber jetzt in letzterem Falle den schrecklichsten Gewissensqualen ausgesetzt oder den Pfuscherinnen in die Arme getrieben und dadurch den größten körperlichen Gebrechen und Erpressungen ausgesetzt[2]).

---

[1]) Ehinger und Kimmig, Ursprung und Entwicklung der Bestrafung der Fruchtabtreibung etc. München 1910. E. Reinhardt. Nach diesen Untersuchungen ist sogar „die eigentliche Ursache der Bestrafung und all der Qualen, die sie im Laufe der letzten 1300 Jahre zeitigte, nur Folge eines Fehlers in der ersten griechischen Bibelübersetzung". (Ref. Zeitschr. f. Geburtsh. u. Gyn. Bd. 65.)

[2]) Anmerkung: Was hat es überhaupt für einen Zweck, solche Gesetze zu geben, von denen jeder im praktischen Leben Stehende weiß, daß sie nicht gehalten werden? Sollten wirklich alle, die gegen diese Paragraphen verstoßen, dennoch bestraft werden, so könnte man die Zahl der Zuchthäuser in Deutschland ruhig verzehnfachen Die Wenigen, die gelegentlich überwiesen werden, büßen damit gleichsam für die Allgemeinheit. Nutzen tut es aber doch nichts — S. Verhandlungen d. geburtshilfl. Gesellschaft in Berlin. Zeitschr. f. Geburtsh. u. Gyn. Bd. 84.

Der Arzt darf sich aber selbstverständlich — ganz abgesehen von religiösen und ethischen Momenten — über die Schranke des bestehenden Gesetzes nur dann hinwegsetzen, wenn er die feste ärztliche, auf Erfahrung beruhende Überzeugung hat, daß durch den Fortbestand der Schwangerschaft entweder direkt das mütterliche Leben in die höchste Gefahr kommt, oder daß die Gesundheit der Mutter so schwer und hochgradig gestört wird, daß die Schädigung später nicht wieder ausgeglichen werden könnte oder daß damit eben auch die Weiterentwicklung des Kindes von selbst ihr Ende finden würde.

Es ist freilich nicht zu verkennen, daß auch bei einer solchen Fassung der Indikationen dem subjektiven Ermessen des einzelnen Arztes ein weiter Spielraum gelassen ist, und daß verschiedene Ärzte je nach ihrer Erfahrung und Überzeugung denselben Fall verschieden beurteilen werden. Wenn nun auch keine gesetzliche Verpflichtung besteht, in solchen Fällen sein eigenes Urteil durch das eines hinzugezogenen Kollegen stützen zu lassen, so dürfte es sich doch aus Gründen der ärztlichen Politik empfehlen, einen so folgenschweren Eingriff möglichst nicht allein auf sein eigenes oder alleiniges Urteil hin zu unternehmen.

1. Indikationen[1]).

Prüfen wir nun die Indikationen für den künstlichen Abort im einzelnen, so sind solche Zustände, die durch den Weiterbestand der Schwangerschaft unterhalten werden und zugleich eine augenblickliche Lebensgefahr bedingen, im ganzen selten, da schwere Nierenstörungen, Eklampsie usw. entweder nicht eine augenblickliche Lebensgefahr bedeuten oder erst in der zweiten Hälfte der Schwangerschaft auftreten. Am häufigsten kommen noch Blutungen in Frage; und wenn es auch ganz richtig ist, wie Seitz[2]) hervorhebt, daß es sich hier eigentlich nicht um eine Unterbrechung der Schwangerschaft, sondern meist nur um eine Beschleunigung des bereits in Vorbereitung begriffenen Aborts handele, so sind doch diese beiden Dinge nicht immer streng auseinander zu halten. Es ist gewiß zutreffend, daß in solchen Fällen von starken Blutungen meistens entweder die Frucht schon abgestorben ist oder daß infolge der sekundären Einwirkungen der Abort in absehbarer Zeit eintreten wird. Aber ausnahmslos trifft dies doch nicht zu; und praktisch ist es oft ganz unmöglich zu entscheiden, ob die Schwangerschaft noch ganz intakt ist oder nicht. Wenn man sich grundsätzlich auch durchaus auf den Standpunkt stellen will, daß man bei der Möglichkeit einer noch entwicklungsfähigen Schwangerschaft abwartend behandeln will, so ist dies durch die praktischen Verhältnisse doch oft tatsächlich unmöglich. Wir haben auch wiederholt Gelegenheit gehabt festzustellen, wenn wir trotz längerer, entsprechender Behandlung wegen der intensiven Blutungen die Verantwortung für längeres Abwarten nicht mehr glaubten tragen zu können und dementsprechend den Abort einleiteten, daß das Schwangerschaftsprodukt ganz normal erschien und ein Grund für die schwere Blutung nicht nachweisbar war. Es scheint mir deswegen nicht richtig zu sein, auszusprechen, daß Blutungen niemals eine Indikation zur Einleitung des Aborts sein könnten, und es scheint mir für viele Fälle doch ein Spiel mit Worten, wenn man sagt, man unterbricht hier nicht die Schwangerschaft, sondern man befördert nur einen beginnenden Abort.

---

[1]) Winter, Indikationen zur künstlichen Unterbrechung der Schwangerschaft. Berlin 1918. Urban u. Schwarzenberg.

[2]) L. Seitz, Blutungen in den ersten Monaten der Schwangerschaft usw. Münchn. med. Wochenschr. 1911. S. 4.

Es kommen auch die rein praktischen Verhältnisse recht wesentlich mit in Frage, da sehr viele Frauen doch tatsächlich nicht in der Lage sind, dauernd unter ärztlicher Kontrolle zu stehen, während man sie den Gefahren plötzlich eintretender Blutungen unmöglich allein überlassen kann. Ich würde die Indikation für diese Fälle so fassen: Der künstliche Abort wegen Blutungen ist auch dann, wenn man mit einer noch entwicklungsfähigen Schwangerschaft zu rechnen hat, einzuleiten, wenn trotz geeigneter Behandlung die Blutungen nicht aufhören und so stark sind, daß sie die Gesundheit der Patientin ernstlich bedrohen.

Wenn auch keine augenblickliche Lebensgefahr, so doch eine solche für das Ende der Schwangerschaft gaben früher die Fälle von Schwangerschaft bei absoluter Beckenverengung. Bei der so außerordentlichen Verbesserung der Prognose des rechtzeitig und unter geeigneten Verhältnissen ausgeführten Kaiserschnittes in seinen verschiedenen Modifikationen, kann diese Indikation heute vollkommen gestrichen werden. Vom rein ärztlichen Standpunkt aus würde ich glauben, daß der künstliche Abort unter solchen Umständen, d. h. also bei starker Beckenverengung nicht viel geringere Gefahren bietet, wie der rechtzeitig unter guten klinischen Verhältnissen ausgeführte Kaiserschnitt. Und mit diesen günstigen Verhältnissen muß man doch immer rechnen, da man ja Gelegenheit hat, die Frauen rechtzeitig auf alles aufmerksam zu machen und sie unter günstige Verhältnisse zu bringen. Der Grundsatz, daß unter solchen Umständen die Frau allein zu entscheiden habe, was geschehen solle, ob künstlicher Abort oder Sectio caesarea am normalen Ende, kann weder ärztlich noch rein ethisch ganz aufrechterhalten werden, da ihr das richtige Maß zur Abschätzung der Gefahren der einzelnen Verfahren fehlt, und da sie gewiß immer geneigt sein wird, die Gefahr des künstlichen Abortes zu unterschätzen, die des Kaiserschnittes zu überschätzen. Auch kommen bei einer solchen Entscheidung, wenn es sich um eine außereheliche Schwangerschaft handelt, natürlich noch ganz andere Gesichtspunkte in Betracht, die nicht in der Sache begründet sind.

Da ja solche Frauen auch meist klein und verkrüppelt sind, so werden sie, falls sie sich doch den Gefahren einer Schwangerschaft aussetzen, von vornherein sich darüber klar sein, daß eine evtl. Entbindung bei ihnen nicht ganz glatt gehen wird, und jedenfalls werden sie dies nach der ersten Schwangerschaft sein. Sollten sie sich später den Gefahren wiederholter Schwangerschaften durchaus nicht aussetzen wollen, so kann man sie ja bei Gelegenheit des Kaiserschnittes sterilisieren, was jedenfalls weniger gefährlich und ethisch zum mindesten ebenso zulässig ist, wie ein späterer künstlicher Abort.

Meiner Ansicht nach sollte also am besten diese Indikation aus der Reihe der Indikationen zum künstlichen Abort ganz gestrichen werden.

Eine weitere Reihe von Indikationen wird gegeben durch grobe pathologische Störungen, die entweder direkt mit der Schwangerschaft in Zusammenhang stehen, oder durch krankhafte Zustände der Mutter, die durch das Bestehen der Schwangerschaft wesentlich verschlimmert werden. Zu den ersteren würden wir die Einklemmung des schwangeren Uterus, die Hyperemesis gravidarum und das akute Hydramnion zählen, zu den letzteren Tuberkulose der Mutter und gewisse Nieren- und Herzerkrankungen, Chorea und einzelne Fälle von Psychose.

1. Die Einklemmung des schwangeren Uterus dürfte nur selten noch als Indikation für den künstlichen Abort in Frage kommen, da es selbst in den Fällen von Verwachsungen des Uterus wohl immer in Narkose gelingen dürfte, bei richtiger Technik den Uterus mindestens so weit herauszuheben,

daß die gefährlichen Folgen der Einklemmung beseitigt werden. Andernfalls kann man mit Zuhilfenahme der Köliotomie den Uterus aus dem kleinen Becken befreien.

2. Ebenso ist die in ihren eigentlichen letzten Ursachen immer noch nicht völlig klargestellte Hyperemesis gravidarum[1]) mindestens äußerst selten Veranlassung zum künstlichen Abort, da es fast ausnahmslos gelingt, durch Entfernung der Frauen aus ihren häuslichen Verhältnissen, durch geeignete diätetische und medikamentöse Behandlung den Zustand entweder ganz zu beseitigen oder so weit zu bessern, daß die Schwangerschaft fortbestehen kann. Uns ist es wenigstens bei den zahlreichen Patientinnen, die im Laufe der Jahre aus diesem Grunde die Klinik aufsuchten, um die Schwangerschaft evtl. unterbrechen zu lassen, ausnahmslos gelungen, sie zu erhalten. In einem Falle, in welchem ich mich nach mehrwöchentlicher vergeblicher Behandlung zur künstlichen Unterbrechung entschlossen hatte, hörte plötzlich von dem Tage an, an welchem dies vorgenommen werden sollte, das bis dahin andauernde Erbrechen auf, um nicht wiederzukehren und zwar, trotzdem die Frau an sich die Unterbrechung wünschte. In zwei anderen Fällen, bei denen vom Anfang an das späte Auftreten des Erbrechens sehr auffallend war, in deren einem der Abort dann spontan eintrat, während er in dem anderen eingeleitet wurde, handelte es sich, wie die Obduktionen zeigten, um Karzinome des Pylorus. Die Fassung der Indikation würde also so lauten: Bei Hyperemesis ist der künstliche Abort nur dann einzuleiten, wenn trotz längerer, entsprechender Behandlung das Erbrechen nicht aufhört und die Schwangere offensichtlich in ihrer Ernährung schwer leidet.

3. Das akute Hydramnion kann durch die ganz außerordentliche und schnell zunehmende Ausdehnung des Leibes und die damit einhergehende Bedrängung der Zirkulations- und Atmungsorgane geradezu eine Indicatio vitalis abgeben. Es handelt sich ja hierbei wohl ausnahmslos um eine eineiige Zwillingsschwangerschaft, zuweilen vergesellschaftet mit gewissen Mißbildungen der Frucht. Da die schweren Erscheinungen fast immer in der ersten Hälfte der Schwangerschaft auftreten und durch die schnelle und kolossale Auftreibung des Uterus die schwersten Atmungs- und Zirkulationsstörungen entstehen können, so kann die künstliche Unterbrechung der Schwangerschaft hier geradezu lebensrettend wirken.

Zu der zweiten Gruppe von Erkrankungen, die zum künstlichen Abort nötigen können, gehört eine Anzahl von Erkrankungen der Mutter, die meist schon vorher mehr oder weniger lange bestanden haben, aber erst durch die Schwangerschaft ganz wesentlich verschlimmert werden.

Anmerkung: Ein näheres Eingehen auf die Art und die Ursachen des verschlimmernden Einflusses der Schwangerschaft auf diese Krankheiten scheint mir hier nicht am Platze, da wir sie hier nur als Indikationen zum künstlichen Abort zu würdigen haben. Es ist aber hier nicht die Krankheit als Komplikation der Schwangerschaft aufzufassen, sondern umgekehrt: die Schwangerschaft ist eine Komplikation der bereits bestehenden Krankheit.

Die Schwierigkeit der Indikationsstellung ist besonders dadurch bedingt, daß die Krankheiten an sich durchaus nicht immer die Unterbrechung erfordern, sondern erst dann, wenn sie durch die Schwangerschaft nachweislich verschlimmert werden und es nun dem subjektiven Urteil des Arztes im einzelnen Falle überlassen bleiben muß, den Zeitpunkt zu bestimmen, bis zu welchem er glaubt warten zu können. Dies ist um so schwieriger, da man nicht warten darf, bis eine augenscheinliche Lebensgefahr auftritt, weil man dann voraussichtlich

---

[1]) Siehe Seitz, Monatsschr. f. Geburtsh. u. Gyn. Bd. 35.

immer mit der Hilfe zu spät kommen würde. Es kann deshalb nicht wundernehmen, wenn die Frage nach der Indikation zum künstlichen Abort in diesen
Fällen sehr verschieden beantwortet wird, je nach den Erfahrungen, die der
einzelne Autor in dieser Beziehung gerade gemacht hat. Die hier in Frage
kommenden Erkrankungen sind die Tuberkulose, und zwar in erster Linie
Lungen- und Kehlkopftuberkulose, Nierenerkrankungen, Herzfehler,
Struma, Chorea, einzelne Fälle von Schwangerschaftspsychosen, Diabetes, Myelitis und einzelne andere seltenen Allgemeinerkrankungen. Wenn
ich kurz die einzelnen Krankheiten in dieser Beziehung würdigen soll, so ist
1. bezüglich der Tuberkulose zu sagen, daß im allgemeinen nur von dem
künstlichen Abort, d. h. von der Unterbrechung der Schwangerschaft in ihrer
ersten Hälfte ein wesentlicher Erfolg zu erwarten ist. Es muß daran festgehalten
werden, daß durchaus nicht in allen Fällen von Tuberkulose die Unterbrechung
der Schwangerschaft notwendig ist, da viele chronisch tuberkulöse Frauen die
Schwangerschaft ungefährdet überstehen und auch gesunde Kinder gebären
können[1]). Nur dann wird man dazu berechtigt sein, wenn es sich um sog.
„aktive" Tuberkulose handelt, d. h. wenn entweder regelmäßige
Temperaturerhöhungen oder nachweislich zunehmende Ausbreitung des Prozesses auf der Lunge oder gar blutiger Auswurf besteht und das Allgemeinbefinden der Kranken nachweislich leidet.
Wenn es auch theoretisch zutreffend ist, daß man solche schwangeren Frauen
zunächst einmal nützlicherweise unter Sanatoriumbehandlung bringen könnte,
so ist praktisch diese Forderung doch einfach unausführbar, und, wenn man
überhaupt helfen will, so sollte man die schlimmen Einflüsse nicht zu lange
einwirken lassen. Auch ist immer zu bedenken, daß die Nachkommenschaft
solcher tuberkulösen Frauen im allgemeinen keine sehr wünschenswerte Bereicherung der menschlichen Gesellschaft und der Familie darstellt, mithin
also auf die Erhaltung der Schwangerschaft (abgesehen natürlich von besonderen
Fällen) nicht zuviel Wert zu legen ist. Auf der anderen Seite ist freilich zu bemerken, daß die Möglichkeit des Ausbruches einer floriden Tuberkulose nach
glücklichem Überstehen der Schwangerschaft im Wochenbett für uns kaum
ein Grund zum künstlichen Abort sein kann. Denn diese unglücklichen Ereignisse sind im ganzen doch selten, und ihr Eintritt ist unberechenbar. So
bedauerlich dies auch im einzelnen Falle sein mag, so können wir deswegen
allein unmöglich einer zu weiten Ausdehnung der Indikation in den ersten
Monaten der Schwangerschaft das Wort reden.

2. Noch weniger häufig werden wir bei Nierenerkrankungen vor die
Frage des künstlichen Abortus gestellt, weil evtl. auftretende gröbere Gesund-
heitsstörungen in der Regel erst in der zweiten Hälfte der Schwangerschaft
sich bemerklich machen. Es kann auch durchaus nicht zweifelhaft sein, daß
viele Frauen mit geringeren Graden der chronischen Nephritis die Schwangerschaft überstehen, ohne viele Störungen zu empfinden. Nur ausnahmsweise
treten solche in Form von sehr starken Ödemen am ganzen Körper, ausgedehnten serösen Ergüssen in der Peritoneal- und Pleurahöhle schon in den
ersten Monaten auf und verschwinden dann auch nicht trotz geeigneter diä-
tetischer Behandlung. Bei der hohen Gefahr, welche hierdurch für die erkrankten Frauen entsteht, bei der völligen Aussichtslosigkeit, diese Schwanger-

---

[1]) Siehe Weinberg, Beziehungen der Tuberkulose zu Schwangerschaft, Geburt und
Wochenbett in Brauers Beitr. Bd. 5. — Verhandl. d. deutsch. Gyn.-Kongr. in München.
— Christofeletti und Thaler, Monatsschr. f. Geburtsh. u. Gyn. Bd. 34. — Pankow
und Küpferle, Schwangerschaftsunterbrechung bei Lungen- und Kehlkopftuberkulose.
Leipzig 1911 b. Thieme. — Schweitzer, Münchn. med. Wochenschr. 1922. Nr. 7.

schaften bis zum normalen Ende zu bringen, ist der künstliche Abort hier durchaus berechtigt, auch wenn man nicht hoffen kann, die Krankheit als solche hierdurch zu heilen.

3. Ähnlich, wie bei der Nephritis, liegt es bei den Herzkrankheiten. Grobe Kompensationsstörungen pflegen erst in der zweiten Hälfte der Schwangerschaft sich bemerklich zu machen, so daß auch hier nur ganz ausnahmsweise der Abort auszuführen wäre. Während bei Nierenerkrankungen sich die schweren Störungen bei jeder folgenden Schwangerschaft zu verstärken und immer früher aufzutreten pflegen, braucht dies bei Herzerkrankungen durchaus nicht der Fall zu sein. Ja es kann sehr wohl sein, daß trotz bereits einmal aufgetretener schwerer Kompensationsstörungen spätere Schwangerschaften ziemlich ungestört verlaufen. Treten sie allerdings schon in den ersten Schwangerschaftsmonaten auf, so ist kaum Aussicht, die Schwangerschaft bis zum Ende erhalten zu können. Auch sind dann die Gefahren der Geburt und des Wochenbettes so erhebliche, daß man die Kranken diesen kaum aussetzen kann.

4. In einzelnen Fällen von Chorea gravidarum und Schwangerschaftspsychosen kann der Zustand bereits in den ersten Monaten derartig bedrohlich werden, daß ein Eingreifen geboten erscheint. Bei der ersteren Erkrankung ist dies freilich wegen der leichten Wahrnehmbarkeit der Erscheinungen sehr viel leichter zu beurteilen, wie bei der letzteren. Da es sich bei diesen Schwangerschaftspsychosen in der Regel um Depressionszustände handelt, deren Ernst und Schwere und vor allem deren Abhängigkeit von der Schwangerschaft jedenfalls nur durch längere Beobachtung oder sorgfältige Kontrolle eines Hausarztes festgestellt werden kann, so ist die Indikation zur künstlichen Unterbrechung der Schwangerschaft eigentlich nur nach sorgfältiger Beratung mehrerer Ärzte und darunter des Hausarztes zu stellen. Auch hierbei kann man nicht sagen, daß sich der Zustand mit jeder folgenden Schwangerschaft verschlimmern müsse. Es kann sehr wohl geschehen, daß man einmal zur Unterbrechung genötigt wird, während es das nächste Mal ganz gut geht[1]).

Außer den genannten Erkrankungen kommen noch einzelne andere in Betracht: Myelitis[2]), perniziöse Anämie, Diabetes[3]), Osteomalazie usw., von denen allen ziemlich das gleiche gilt, daß wir nämlich bei eintretender Schwangerschaft gelegentlich eine so bedeutende, in ihren letzten Ursachen freilich noch unaufgeklärte Verschlimmerung sehen, daß die Frage der künstlichen Unterbrechung der Schwangerschaft im Interesse der Wiederherstellung der Gesundheit der Mutter sehr ernstlich erwogen werden muß. Es versteht sich von selbst, daß vorher versucht werden muß, durch eine geeignete, sorgfältige Behandlung die schweren Erscheinungen zu bessern oder die Schwangerschaft so lange zu erhalten, daß ein lebensfähiges Kind erzielt werden kann. Aber zuweilen bleibt doch trotz aller Behandlung nichts weiter übrig als die Beseitigung der Schwangerschaft.

Eine Reihe anderer, früher allgemein anerkannter Indikationen, wie z. B. Geschwulstbildungen am Uterus und seinen Nachbarorganen oder anderweitige Verengerungen der ausführenden Wege wird heute nach den allgemein gültigen chirurgischen Regeln behandelt, entweder durch operative Beseitigung dieser Geschwulst usw. während der Schwangerschaft oder bei Eintritt der Geburt (Myome, Ovarialgeschwülste), oder durch Entfernung des ganzen schwangeren

<hr>

[1]) Näheres s. Siemerling: dieses Handbuch, II. Bd., u. Psychosen u. Neurosen in der Schwangerschaft. Bei Karger, Berlin. 1917.

[2]) Rosenberger und Schminke, Virchows Arch. Bd. 184. — v. Hößlin, Schwangerschaftslähmungen. Berlin 1905. Hirschwald.

[3]) Neumann, Zeitschr. f. klin. Med. Bd. 69. — Offergeld, Arch. f. Gyn. Bd. 86.

Uterus mit der Neubildung (Karzinom). Diese Zustände werden kaum jemals mehr als eine Anzeige zur künstlichen Unterbrechung der Schwangerschaft angesehen werden.

In den letzten Jahren ist vielfach eine ganz neue Indikation zur Unterbrechung der Schwangerschaft aufgetaucht, die sog. soziale. Besonders gewisse Frauenvereine, aber auch manche Ärztekreise agitieren in lebhafter Weise dafür, daß unter besonderen Verhältnissen, z. B. wenn eine neue Schwangerschaft als ein schweres Unglück für die Frau oder für die Familie empfunden wird, dieser Frau das Recht zuzuerkennen ist, die Schwangerschaft künstlich zu beseitigen[1]). So hart die Entscheidung auch im einzelnen Falle dem Arzt werden mag, der einerseits zwischen seinem menschlichen Mitgefühl und der humanen Pflicht, ein Helfer und Berater der Unglücklichen zu sein, und andererseits zwischen dem sittlichen Gebot der Pflicht des Gehorsams gegen das Gesetz zu wählen hat, so kann meiner Meinung nach im Ernst eine Diskussion über die Berechtigung einer solchen sozialen Indikation unter den Ärzten nicht stattfinden. Wir sind nicht berechtigt und auch meistens gar nicht in der Lage, die „sozialen" Verhältnisse so beurteilen zu können, um uns zu Richtern aufwerfen und uns das Recht nehmen zu können, uns über allgemein gültige Gesetzesvorschriften einfach hinwegzusetzen. Man kann dies Gesetz, wie ich selbst es auch tue, für viel zu scharf und einseitig juristisch halten und versuchen, auf eine Änderung hinzuwirken: aber vorläufig besteht es doch, für alle bindend. Wir würden uns auch bei der stillschweigenden Anerkennung einer solchen Indikation auf eine schiefe Ebene begeben, auf der es schwer einen Halt gibt. Dabei soll freilich nicht verkannt werden, daß es in dem vielgestaltigen Leben Verhältnisse gibt, wie z. B. Schwängerung durch Notzucht oder in der Betäubung, in denen ein Konsilium von sachverständigen Ärzten nach genauester Prüfung der Sachlage wohl das moralische Recht für sich beanspruchen dürfte, einer solchen unglücklichen Frau oder einer ganzen Familie seinen Beistand zu gewähren und die Schwangerschaft zu beseitigen, um die Betreffenden dadurch vor dem völligen gesellschaftlichen Ruin zu bewahren.

2. Die technische Ausführung der Operation.

Die Ausführung des künstlichen Abortus nähert sich in den späteren Monaten, d. h. schon vom 3. bis 4. Monat an, mehr und mehr den Verfahren, wie sie bei der Durchführung der künstlichen Frühgeburt maßgebend sind. Diese werden ausführlicher an der betreffenden Stelle abgehandelt werden. Nur in den ersten Monaten unterscheidet sie sich wesentlich von den Geburtsvorgängen der späteren Zeit besonders durch die Kleinheit des auszustoßenden Objektes und durch die geringe Neigung des Uterus, seinen Inhalt im ganzen auszustoßen. Aus den oben dargelegten hauptsächlichen Indikationen erhellt nun, daß wir es meistens mit Schwangerschaften des 3. bis 6. Monates zu tun haben, da die zur Unterbrechung nötigenden pathologischen Störungen in der Regel nicht bereits in den ersten 3 Monaten so heftig aufzutreten pflegen, daß sie die Schwangerschaftsunterbrechung fordern können.

Ich übergehe die Besprechung aller, zur Einleitung des künstlichen Abortes etwa angewendeter oder empfohlener innerlicher Mittel. Eine erschöpfende Darstellung findet sich in dem Buch von Lewin und Breuning: Fruchtabtreibung durch Gifte[2]). Es gibt wohl kaum eine scharf riechende oder

---

[1]) Näheres siehe Thorn, Prakt. Ergebn. d. Geburtsh. u. Gyn. 3. Jahrg. und Schickele, Strafrecht und Heilkunde. Bei Bergmann 1909.

[2]) Berlin, Hirschwald. II. A. 1919.

schmeckende Droge, die nicht für diese Zwecke empfohlen worden wäre. Aber keine ist — glücklicherweise — wirksam; oder sie würde es doch nur dann sein, wenn sie in so großen Dosen gegeben würde, daß dadurch die schwersten Schädigungen für die Mutter bewirkt würden. Auch das in neuester Zeit mit so gutem Erfolge zur Verstärkung der Wehen während der Geburt gegebene Pituitrin oder Pituglandol scheint nach den bis jetzt vorliegenden Erfahrungen hierbei völlig zu versagen. Nach Erfahrungen an unserer Klinik besitzt allerdings das Gynergen (Ergotamin) in Form von subkutanen oder intravenösen Injektionen die Eigenschaft, auch an schwangerem Uterus kräftige Wehen hervorzurufen, so daß mit seiner Anwendung allein der künstliche Abort durchgeführt werden konnte[1]).

Es bleiben uns also zur Ausführung des Abortus nur die direkte chirurgische Behandlung mit dem Messer oder solche zum Teil mechanischen, zum Teil örtlich reizenden chemischen Mittel, durch welche der Zervikalkanal einesteils so weit erweitert werden kann, daß es möglich wird, mit Instrumenten oder dem Finger das Ei aus dem Uterus herauszubringen oder, was jedenfalls an sich vorzuziehen wäre, den Uterus selbst zu solchen Kontraktionen zu bringen, daß hierdurch die Ausstoßung bewirkt wird. Der Darstellung der einzelnen Methoden möge noch besonders vorausgeschickt sein, daß es bei ihrer Durchführung andauernd der peinlichsten Beachtung aller aseptischen und antiseptischen Vorsichtsmaßregeln bedarf, da bei den wiederholten und manchmal über mehrere Tage sich hinziehenden Manipulationen die große Gefahr der Verschleppung von Infektionskeimen in den Uterus und in die hier gesetzten Wunden besteht. Ohne näher hierauf einzugehen, sei nochmals ausdrücklich auf das betreffende Kapitel dieses Buches verwiesen.

Während man früher allgemein durch Anwendung langsam wirkender Mittel zunächst die Erweiterung des Zervikalkanals zu erzielen strebte, um dann weiter in geeigneter Weise vorzugehen, so ist in den letzten Jahren von manchen Autoren zur Durchführung dieses Eingriffes, möglichst in einer Sitzung, die für die späteren Monate der Schwangerschaft mit soviel Erfolg von Dührssen eingeführte Kolpo-Hysterotomia anterior oder der vordere Scheiden-Gebärmutterschnitt empfohlen worden[2]).

Es kommen also im wesentlichen zur Ausführung des künstlichen Abortus vier Methoden in Frage.

1. Die Kolpo-Hysterotomia anterior.
2. Die Erweiterung der Zervix durch Quellmittel oder eingeführte Gazestreifen mit nachfolgender Ausräumung oder Metreuryse.
3. Der Eihautstich.
4. Die Bougiebehandlung.

1. Die Kolpo-Hysterotomie wird in der Weise ausgeführt, daß nach Freilegung der Portio im Plattenspekulum die vordere Lippe mit zwei seitlich eingesetzten Muzeuxschen Zangen kräftig angezogen wird. Darauf wird durch einen ⊥schnitt das vordere Scheidengewölbe eröffnet, die Blase mit dem gazeumwickelten Finger soweit zurückgeschoben wie notwendig, und dann die vordere Zervixwand unter kräftigem Anziehen mit zwei Hakenzangen in der Mittellinie bis zum inneren Muttermund oder etwas darüber hinaus mit der Schere gespalten. Darauf wird der Uterus, je nach der Zugänglichkeit, entweder mit dem Finger oder mit Hilfe einer großen stumpfen Kurette oder eines Abort-

---

1) Boewing, Münch. med. Wochenschr. 1922. Nr. 8.
2) G. Klein, Monatsschr. f. Geburtsh. u. Gyn. Bd. 33. — Schauta, a. a. O.

löffels ausgeräumt. Sollte es noch bluten, so wird die Höhle des Uterus mit steriler Gaze ausgestopft und das Ende des Gazestreifens zum äußeren Muttermund herausgeleitet. Die Zervix und das vordere Scheidengewölbe werden dann durch einige Nähte wieder geschlossen.

2. Erweiterung durch Quellmittel. Von Quellmitteln zur allmählichen Erweiterung der Zervix und gleichzeitig zur reflektorischen Anregung der Wehentätigkeit kommen heute wesentlich nur noch die Laminariastifte in Frage (von Laminaria digitata), die wegen ihrer Festigkeit, ihrer leichten Desinfizierbarkeit und ihres relativ starken Quellungsvermögens die übrigen Quellmittel (Preßschwamm und Tupelo) so gut wie völlig verdrängt haben. Vor ihrer Einlegung wird zunächst die Scheide gründlich desinfiziert, die Portio im Plattenspekulum eingestellt und mit einer Muzeuxschen Zange etwas angezogen, um die Biegung des Kanals möglichst auszugleichen. Der Zervikalkanal wird mit Wattestäbchen, welche mit 1$^o/_{00}$iger Sublimatlösung getränkt sind, gründlich ausgerieben und nun der Kanal zunächst mit einigen der kleineren Nummern der Schroederschen oder Jollyschen Metalldilatatorien erweitert, damit man gleich möglichst dicke Nummern der Quellstifte einlegen kann. Darauf wird der mit einem Faden versehene Quellstift an einem Ende gefaßt und soweit hereingeschoben, daß das Ende ungefähr mit dem äußeren Muttermund abschneidet. Durch eingelegte sterile oder Jodoformgaze wird er in seiner Lage befestigt. Nach 12—24 Stunden wird dann der Stift entfernt. Während beim nichtschwangeren Uterus die Entfernung infolge von Einschnürung am inneren Muttermund gelegentlich Schwierigkeiten macht, kommt dies am schwangeren Uterus nur ganz ausnahmsweise vor. Erscheint der Zervikalkanal nun für die nachfolgenden Eingriffe noch nicht genügend erweitert, so wiederholt man unter erneuter gründlichster Desinfektion dasselbe noch einmal mit einem stärkeren Stift oder mit einer Kombination von mehreren, oder man tamponiert die Zervix oder Uterushöhle mit einem Streifen steriler Gaze aus, um dadurch möglichst Wehen zu erregen[1]). Wenn auch zuzugeben ist, daß bei gynäkologischen Fällen infolge von ungewöhnlicher Straffheit und Enge der Genitalien und besonders der Enge und Krümmung des Zervikalkanals die Einführung zuweilen schwierig ist und auch die Entfernung gelegentlich ziemliche Schwierigkeiten bereiten kann, so trifft dies für Schwangere doch nur sehr ausnahmsweise zu. Auch die Gefahr des Hereinschlüpfens der Stifte in den Uterus und die Gefahr der Infektion kann ich nach unseren recht reichlichen Erfahrungen auf diesen Gebieten nicht sehr hoch schätzen. Das erstere dürfte zu vermeiden sein (ich habe es selbst nie erlebt), wenn man nicht zu kurze und in ihrer Stärke ungefähr der Weite des Kanals entsprechende Stifte nimmt, das zweite durch sorgfältige Antisepsis, sowohl bezüglich der Aufbewahrung der Stifte, wie der Durchführung des ganzen Verfahrens. Wir bewahren die Stifte seit vielen Jahren in einzelnen, mit 20% Karbol-Alkohol gefüllten Gläsern auf, denen sie erst unmittelbar für den Gebrauch entnommen werden. Jedes Glas enthält nur eine oder zwei Größen. Müssen sie, was bei Schwangeren aber kaum nötig ist, entsprechend der Biegung des Zervikalkanals

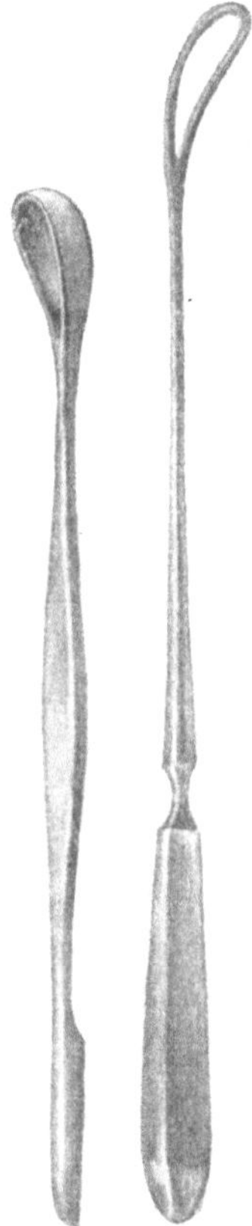

Fig. 1. Fig. 2.
Abort- Stumpfe
löffel. Kurette.

---

[1]) Fritsch, Deutsche med. Wochenschr. 1908. Nr. 47.

etwas gebogen werden, so kann man dies bei den dünneren Nummern tun, indem man sie in sublimatgetränkte Watte legt und sie nun frei mit den Händen biegt. Oder man kann sie einige Augenblicke in kochendes Wasser tauchen, wodurch sie weich werden. Sehr zu empfehlen sind sowohl wegen ihrer Länge wie wegen ihrer aseptischen Aufbewahrung die von der Firma B. Braun, Melsungen, in den Handel gebrachten Stifte. Jeder Stift ist in einer eigenen, zugeschmolzenen kleinen Glasröhre. Sie wird erst für den Gebrauch aufgebrochen und der Stift entnommen. Außerdem sind diese Stifte durchbohrt, wodurch sie noch leichter aufquellen, und ferner mit einem ziemlich starken Faden durchzogen, der beim Herausziehen nicht abreißen kann. Freilich kann es auch hierbei vorkommen, daß beim Anziehen des Fadens dieser den aufgelockerten Stift einfach durchschneidet. Sie haben für gynäkologische Zwecke einen Nachteil: sie sind so spröde, daß sie sich nicht biegen lassen, sondern brechen.

Anmerkung: Die vielfach gegen die Verwendung der Laminariastifte geltend gemachten Bedenken bezüglich der mit ihnen verbundenen Gefahr der Infektion und der Schwierigkeit ihrer Handhabung vermag ich nach meinen ziemlich reichen klinischen Erfahrungen nicht zu teilen[1].

Hat man nun auf diese Weise die Zervix gut für einen Finger durchgängig gemacht (eine stärkere Erweiterung wie für einen Finger ist mit Laminaria nicht gut zu erreichen und eine stärkere gewaltsame Erweiterung mit Hilfe starrer Dilatationen wegen der außerordentlichen Gefahr der Zerreißungen darum eindringlich zu widerraten), so wird der Uterus am besten in Narkose mit dem Finger ausgeräumt oder das Ei mit einer großen stumpfen Kurette oder einem Abortlöffel ausgeschabt (Fig. 1 und 2), wobei auch zugleich die Dezidua mit entfernt wird. Sowie der Uterus vollständig ausgeräumt ist, steht die Blutung entweder von selbst oder nach Ausspülung des Uterus mit einer 35—40° R heißen 1proz. Lysol- oder Lysoform- oder 50proz. Alkoholmischung. Sollte ausnahmsweise die Blutung doch noch andauern, so müßte der Uterus nötigenfalls mit schmalen Streifen steriler Gaze austamponiert werden. Man wird in seinem Instrumentarium immer eine Büchse mit solchem sterilen Material bereit halten müssen.

Nur im höchsten Notfall soll man zur Einspritzung von verdünntem Liquor Ferri sesquichlor. greifen.

Diese Art der Durchführung des Abortes empfiehlt sich aber nur bis etwa zum 3. Monat. Von dieser Zeit an ist das Schwangerschaftsprodukt dann schon so groß, daß eine instrumentelle Entfernung auf keinen Fall mehr angezeigt erscheint. Es ist auch meistens eine vergebliche Hoffnung, durch immer wieder eingelegte Quellstifte einigermaßen sicher Wehen auszulösen, so daß nun spontan das Ei ausgestoßen würde. Da andererseits aber auch die Entfernung des Eies oder auch nur der Plazenta vom 3. bis 4. Monat an durch den nur für einen Finger durchgängigen und evtl. hochstehenden Zervikalkanal sehr erschwert sein kann, so empfiehlt es sich durchaus nach genügender Erweiterung der Zervix einen kleinen sterilisierten Gummiballon oder sterilisierte Tierblase (Braun-Melsungen) in den Uterus einzulegen und mit etwa 150—300 ccm sterilen Wassers oder einer leicht desinfizierenden Flüssigkeit aufzuspritzen, ähnlich wie es zur Einleitung der künstlichen Frühgeburt gegen Ende der Schwangerschaft gemacht und hier noch ausführlicher beschrieben werden wird. Der zuführende Schlauch wird nach Anfüllung des Ballons zugeklemmt oder abgebunden und nötigenfalls durch eine angehängte Flasche belastet. Man muß natürlich die Größe des Ballons nach der Größe des Uterus wählen und seinen Rauminhalt bei praller Auffüllung vorher bestimmen. Denn der

---

[1] Siehe a. Strauß, Zeitschr. f. Geburtsh. u. Gyn. Bd. 70.

Ballon muß möglichst prall sein, damit er sich beim Durchpressen durch die Zervix nicht wurstförmig auszieht. Die Wirkung ist meistens eine sehr prompte: Die eintretenden Wehen stoßen den Ballon und mit ihm evtl. das ganze Ei aus. Jedenfalls ist nun der Uterus so weit geöffnet, daß man mit mehreren Fingern oder der halben Hand eingehen kann, um ihn auszuräumen. Auf jeden Fall ist es im Interesse der aseptischen Durchführung dringend empfehlenswert, die völlige Beendigung des Aborts nicht zu lange hinauszuschieben.

Die vorbereitende Eröffnung der Zervix kann man außer durch Quellstifte auch durch systematische Ausstopfung des Kanals durch sterile oder Jodoformgaze erzielen. Dieses ursprünglich von Vulliet für gynäkologische Zwecke empfohlene Verfahren wurde von mir auf die Geburtshilfe übertragen[1]). Die Ausführung geschieht in der Art, daß die Portio nach gründlicher Reinigung der Scheide im Spekulum freigelegt wird. Die vordere Lippe wird mit einer Muzeuxschen Zange gefaßt, und nun wird mit einem Uterusstopfer ein schmaler Streifen Gaze, welcher mit sterilem Glyzerin reichlich getränkt ist, hoch in die Zervix und den unteren Teil des Uterus eingeschoben. Nach 12—24 Stunden wird die Tamponade nötigenfalls verstärkt oder erneuert. Dies wirkt augenscheinlich zum Teil rein mechanisch, zum Teil durch das Glyzerin chemisch anregend auf den Uterus und führt durch Hervorrufen von Wehen allemal zu einer genügenden, vorbereitenden Erweiterung der Zervix. Zur völligen weiteren spontanen Beendigung des Abortus oder der künstlichen Geburt genügt sie aber auch nur ausnahmsweise. Denn es geht hiermit, wie auch so oft bei der künstlichen Frühgeburt, selbst bei Anwendung der stärksten Reizungsmittel: nach ihrer Entfernung hören die Wehen doch vollkommen wieder auf. Wir haben die Methode früher oft angewendet und uns von ihrer Unschädlichkeit und Wirksamkeit überzeugt. Wir finden aber doch die Eröffnung der Zervix mit dicken Laminariastiften energischer und schneller erreichbar und bei guter Asepsis ebenso ungefährlich.

3. Die dritte und vierte der oben genannten Methoden: die Einführung von Bougies in den Uterus oder die Eröffnung der Fruchtblase durch den Eihautstich treten bei der Einleitung des künstlichen Abortus gegen die beiden genannten Methoden vollkommen zurück. Sie werden bei der künstlichen Frühgeburt noch ausführlicher besprochen werden. Die Methode, durch Einführen eines Bougie oder eines ähnlichen Fremdkörpers in den Uterus die Schwangerschaft zu unterbrechen, ist bekanntlich diejenige, welche meistens bei den in verbrecherischer Absicht unternommenen Versuchen zum künstlichen Abort angewendet wird. Daß hierbei die Gefahr der Infektion und der Verletzungen eine sehr große ist, kann freilich nicht wundernehmen, um so mehr, da dies so oft von unkundiger Hand geschieht. Aber auch die glatte und schnelle Durchführung der Entleerung des Uterus ist schwer zu erreichen, wie die zahllosen Fälle lehren, in denen wir genötigt sind, faulende und zersetzte Eireste nach solchen Eingriffen aus dem Uterus auszuräumen.

Zusammenfassend ist von allen Methoden des künstlichen Abortus zu sagen, daß diejenige Methode die beste erscheint,

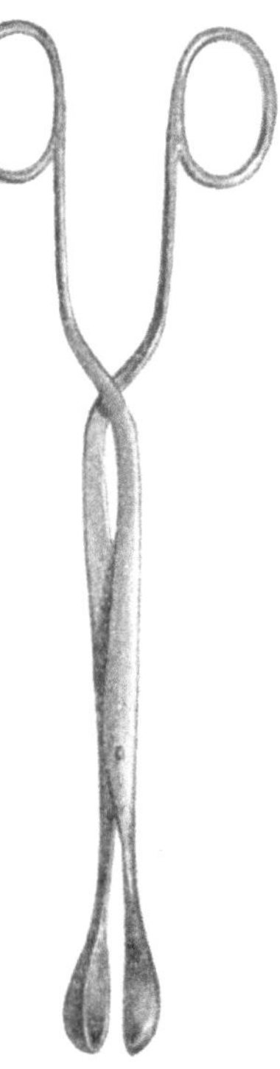

Fig. 3.
Abortzange nach Winter.

<hr>

[1]) Dölger, Münch. med. Wochenschr. 1889.

welche es ermöglicht, am schnellsten und zugleich am schonendsten zum Ziel zu kommen. Aber von allen Methoden gilt, daß sie keineswegs ganz leichte und gleichgültige Eingriffe darstellen, und daß sie jedenfalls
erheblich eingreifender und komplizierter sind, wie die Laien und auch viele
Ärzte sich dies vorzustellen scheinen.

Die Prognose des Eingriffes hängt dementsprechend natürlich in erster
Linie davon ab, daß es gelingt, Infektion fernzuhalten. Dies wird aber um so
schwieriger, je häufiger in den inneren Geschlechtsteilen mit den Fingern oder
Instrumenten eingegriffen werden muß, und je länger sich die Vollendung des
Aborts hinzieht. Darum ist auch die systematische Tamponade der Scheide
im allgemeinen zu verwerfen, weil sie auch bei sorgfältigster Durchführung
sich lange hinzieht und sehr leicht zu Zersetzungen führt. Deswegen sind auch
diejenigen Verfahren zu bevorzugen, welche am schnellsten und zugleich auch
am schonendsten zum Ziel führen. Wenn daher auch an sich die Durchführung
des Eingriffes in einer Sitzung, wie dies die Kolpo-Hysterotomie erlaubt,
schon vorzuziehen wäre, so ist doch die Gefahr der Blutung und die Schwierigkeit ihrer Beherrschung zu groß, um den Eingriff als das gewöhnliche Verfahren
allgemein zu empfehlen. Auch die Anwendung des Blasenstiches oder die Einlegung von Bougies können wir nach unseren Erfahrungen nicht empfehlen,
da der Verlauf des Abortus sich dabei zu lange hinzieht und zwar um so mehr,
um je frühere Stadien der Schwangerschaft es sich handelt. Wir wenden so gut
wie ausschließlich das an zweiter Stelle geschilderte Verfahren an und sind mit
dem Erfolg durchaus zufrieden, sowohl was die Schnelligkeit der Durchführung
wie auch die geringe Gefahr desselben anbetrifft.

Grobe Verletzungen der Weichteile müssen natürlich unter allen Umständen vermieden werden, und deshalb ist absolut darauf zu dringen, daß
mindestens vom 3. Monat an die Ablösung der Plazenta, soweit sie nicht von
selbst erfolgt, nicht mit Instrumenten, sondern nur mit dem Finger vorgenommen
wird. Je mehr die Plazenta ausgebildet ist, um so schwieriger und gefährlicher
ist es, sie mit Kuretten oder Abortlöffeln oder ähnlichen Instrumenten ab-
schälen zu wollen, während die Herausbeförderung aus dem Uterus nach erfolgter
Ablösung bei etwas enger Zervix natürlich sehr wohl mit Hilfe einer Abortzange
gemacht werden kann (Fig. 3). Diese ist jedenfalls noch das unschädlichste
von den in Betracht kommenden Instrumenten und kann, vorsichtig gehandhabt, ausnahmsweise auch einmal zur Entfernung von besonders fest oder hoch
sitzenden Plazentarstücken benutzt werden.

Bei vorsichtiger und sauberer Durchführung muß daher die Prognose
des künstlichen Abortus, soweit nur dieser und nicht die veranlassende Krankheit in Betracht kommt, durchaus günstig sein.

Die künstliche Frühgeburt.

Wenn auch theoretisch genommen die künstliche Frühgeburt sich zeitlich
an den künstlichen Abort anreiht, d. h. diejenigen Schwangerschaftsunter-
brechungen umfaßt, welche nach der 28. Woche stattfinden, so kommen tatsächlich doch eigentlich nur diejenigen der letzten 6 Schwangerschaftswochen
in Betracht. Denn da die künstliche Frühgeburt in der Regel sowohl im
Interesse der Mutter wie des Kindes vorgenommen wird, und da es natürlich
dabei wesentlich darauf ankommt, ein möglichst lebensfähiges Kind zu erzielen,
so hat die Unterbrechung der Schwangerschaft vor der 34. Woche überhaupt
keinen Zweck, es sei denn, daß eine schwere Krankheit der Mutter dies durchaus
zu verlangen scheint. Denn die Lebensenergie von Kindern, die vor der 34. Woche

geboren sind, ist so gering und ihr weiteres Fortkommen so zweifelhaft, daß es sich absolut empfiehlt, wenn es im Interesse der Mutter irgendwie verantwortlich erscheint, die 34. bis 36. Woche der Schwangerschaft abzuwarten. Es handelt sich also tatsächlich bei der künstlichen Frühgeburt um Unterbrechung der Schwangerschaft von der 34. Woche an. Soll der Zweck des ganzen Eingriffes: ein lebensfähiges Kind zu erzielen, nicht von vornherein als verfehlt oder höchst zweifelhaft betrachtet werden, so sollte man keinesfalls unter die 34., möglichst nicht unter die 36. Woche heruntergehen.

In dieser genauen Zeitbestimmung der Schwangerschaft liegt ja unzweifelhaft eine gewisse Schwierigkeit und eine Schwäche in der Indikationsstellung. Denn auch unter sorgfältigster Berücksichtigung der Anamnese und Abtastung des Kindes wird es vorkommen, daß seine Größe nicht immer derjenigen entspricht, die man erwartet hat, oder daß die Schwierigkeiten bei der Geburt andere sind, als man gehofft hatte. Da die hauptsächlichste Indikation für die künstliche Frühgeburt das verengte Becken abgibt, so kommt es natürlich auch auf eine möglichst genaue Abschätzung des Beckenraumes im Verhältnis zum Kopfe an. Und diese ist bekanntermaßen auch nicht immer leicht und ganz zuverlässig.

1. Indikation der künstlichen Frühgeburt.

Die Anzeige zur vorzeitigen Einleitung der Geburt ist gegeben 1. durch ein grobes räumliches Mißverhältnis zwischen dem Becken und dem Kind, wie es am Ende der Schwangerschaft zu erwarten wäre; 2. durch innere Erkrankungen der Mutter, die entweder durch die Schwangerschaft bedingt oder durch sie so verschlimmert werden, daß ein Abwarten bis zum Ende der Schwangerschaft nicht zu verantworten zu sein scheint. Ist auch die Zahl dieser letzteren Indikationen wegen der Mannigfaltigkeit der in Betracht kommenden Erkrankungen eine sehr große, so ist doch die absolute Häufigkeit der Operation aus der ersteren Indikation weitaus überwiegend. Hierbei kommt eigentlich ausschließlich nur das enge oder in seltenen Fällen das durch Geschwülste der Beckenknochen verengte Becken in Betracht. Denn eine Verlegung der Geburtswege durch anderweitige Geschwülste kann (wie schon oben erwähnt) entweder schon während der Schwangerschaft mit oder ohne ihre Erhaltung beseitigt werden (Ovarialgeschwülste, subseröse Fibrome, Karzinome), oder die Schwangerschaften werden am Ende der Zeit durch Ausführung des Kaiserschnittes beendet. Ebenso sind solche Fälle, wo bei ganz normalem Becken die Schwangerschaft wegen eines zu erwartenden Riesenkindes vorzeitig unterbrochen werden müßte, mindestens außerordentlich selten. Ebenso selten ist aber auch die Verengerung des Beckens durch Geschwülste der Beckenknochen. Auch hierbei dürfte wegen der durchaus ungleichmäßigen und sehr schwer abzuschätzenden Verengerung des Beckenraumes bei erheblicher Verengerung immer der Kaiserschnitt vorzuziehen sein. Tatsächlich bleiben also eigentlich nur die allgemein oder ausschließlich in der Conjugata vera verengten Becken übrig, die wegen eines Mißverhältnisses zwischen Frucht und Becken eine Indikation zur künstlichen Frühgeburt abgeben. Nun ist die Ausdehnung dieser Indikation von jeher sehr umstritten worden, und sie wird unter dem Einfluß der so außerordentlich viel besseren Resultate des Kaiserschnittes und der beckenerweiternden Operationen am Ende der Schwangerschaft von einer Reihe von Autoren (Zweifel, Pinard, Krönig, Döderlein, Baisch, Menge, Franz u. a.) bekanntlich samt den übrigen sog. „prophylaktischen" Operationen gänzlich verworfen. Nach meiner Ansicht nicht ganz mit Recht.

Denn wenn auch nicht zu verkennen ist, daß hierdurch die Indikationsstellung in der geburtshilflichen Therapie beim engen Becken sehr vereinfacht würde, und wenn auch der außerordentliche Fortschritt in den Erfolgen des Kaiserschnittes und bei den beckenerweiternden Operationen mit hoher Befriedigung allseitig anerkannt wird, so können doch die Chancen einer künstlichen Frühgeburt und die eines Kaiserschnittes bei Mutter und Kind nicht ganz gleich bewertet werden. Der von den Verteidigern des rein abwartenden Standpunktes besonders betonte Gesichtspunkt, daß man bei der Unberechenbarkeit der in Betracht kommenden Größen (Kopf und Becken) zunächst ruhig abwarten könne, bis sich die Unmöglichkeit eines spontanen Verlaufes während der Geburt selbst herausstelle, während man bei der künstlichen Frühgeburt häufig ganz unnötig eingriffe, ist auch nur zum Teil richtig. Denn Kaiserschnitt und Beckenspaltung müssen auch oft genug prophylaktisch gemacht werden, wenn sie ihren einzigen Zweck, die Erzielung eines lebenden, kräftigen Kindes, noch erfüllen sollen. Man kann auch hierbei die Wirkung der natürlichen Kräfte nicht bis zum äußersten abwarten, da bei zu langem Warten das kindliche Leben in zu große Gefahr kommen würde[1]). Auch ist durch die Einführung des Beckenmessers von Bylicki mit viel größerer Zuverlässigkeit wie früher die Conj. vera direkt zu bestimmen und somit über das Hauptmaß des Beckens ein sicheres Urteil zu erhalten. Doch wird die künstliche Frühgeburt nur dann gute Resultate geben, wenn man sie nicht vor der 35. bis 36. Woche und, entsprechend der Entwicklung der diesem Zeitpunkt entsprechenden Kinder, nicht bei Becken mit einer Conj. vera unter 7,5 cm macht.

Wie schon oben angedeutet, ist die Berechnung der Schwangerschaftswoche nicht immer ganz einfach, da die Angaben der Frauen so oft unzureichend und unzuverlässig sind. Auch können sie allein schon deshalb nicht maßgebend sein, weil die körperliche Entwicklung der Kinder ja doch oft so verschieden ist. Man wird also versuchen müssen, das Kind selbst möglichst genau abzutasten, evtl. seine Länge oder die Kopfsteißlänge nach dem Vorschlag von Ahlfeld direkt mit dem Tasterzirkel zu bestimmen. Bei dünnen Bauchdecken und schlaffer Uteruswand kann man auch versuchen, den geraden Durchmesser des Kopfes einigermaßen genau zu bestimmen. Auch das Verhalten des Kopfes zum Beckeneingang, falls er hier vorliegt, ist wichtig zu beachten, obwohl ich gestehen muß, daß ich von dem von P. Müller[2]) für diesen Zweck empfohlenen Verfahren der wiederholten Impression des Kopfes in das Becken nicht den Vorteil gesehen haben, den viele ihm nachrühmen. Zunächst liegt der Kopf sehr oft seitwärts; dann ist das Hineindrücken von außen ohne Narkose durchaus nicht immer auszuführen. Schließlich aber gibt es für das, worüber man ein Urteil haben möchte, keinen ganz zutreffenden Aufschluß. Denn wenn man den Kopf von außen noch hineindrücken kann, so hat er jedenfalls die äußerste zulässige Größe noch nicht erreicht, da er doch durch die Geburtsvorgänge stark konfiguriert oder komprimiert werden kann, ohne daß dadurch das Kind sehr zu leiden brauchte. Wir haben jedenfalls wiederholt gesehen, daß Kinder, deren Köpfe unmöglich sich von außen und ohne Narkose in das Becken hätten eindrücken lassen, trotzdem durch die künstliche Frühgeburt lebend und lebenskräftig geboren wurden. Immerhin wird die Methode brauchbare Anhaltspunkte geben.

Der zweite in Betracht kommende Faktor, das Becken, bedarf natürlich gleichfalls einer sorgfältigen Untersuchung, und im Zusammenhang damit die Anamnese über den Verlauf früherer Geburten einer sorgfältigen Kritik. Die

---

[1]) Fränkel, Gyn. Rundschau 1911. Nr. 90.
[2]) Volkmanns klin. Vortr. Nr. 264.

genaue Austastung des ganzen Beckenraumes, die sorgfältige Messung der Conj. vera mit dem Bylickischen Beckenmesser sind unerläßlich. Die Einführung dieses Instrumentes erachte ich für einen außerordentlichen Fortschritt in dieser Frage, weil sie uns mit einer bisher nicht gekannten Genauigkeit und ohne zu große Umständlichkeit Aufschluß über die wahre Größe des zur Verfügung stehenden geraden Durchmessers gibt, unter Berücksichtigung der so häufigen Exostosen an der hinteren Symphysenwand, und weil wir hierdurch unabhängig geworden sind von der vielfach so unsicheren Abschätzung dieser Entfernung aus der Conj. diagonalis[1]).

Wegen der oben schon angedeuteten Punkte würde ich eine künstliche Frühgeburt in der 35. bis 36. Woche nur bei solchen platten Becken auszuführen anraten, deren Conj. vera nicht unter 7,5 cm, und bei allgemeiner Verengerung nicht unter 8 cm beträgt. Glaubt man sich im gegebenen Falle davon überzeugt zu haben, daß die Größe des Kindes noch nicht vollkommen der verfügbaren Größe des Beckens entspricht, so wartet man noch 8—14 Tage mit dem Eingriff, wobei man sich dann aber nicht scheuen soll, auch in der 38. oder 39. Woche noch die Schwangerschaft zu unterbrechen, wenn der Verlauf früherer Geburten gelehrt hat, daß sie am Ende der Schwangerschaft große Schwierigkeiten machen. Auch lehrt die Erfahrung, daß die Geburt ja so häufig nicht zu dem erwarteten Termin eintritt, und man wartet dann vergeblich von Tag zu Tag und von Woche zu Woche.

Bei Erstgebärenden ist im allgemeinen von der künstlichen Frühgeburt abzusehen, weil bei ihnen, wie aus der Darstellung der Technik hervorgehen wird, das ganze Verfahren wesentlich schwieriger sowohl bezüglich der Asepsis wie der Technik durchzuführen und auch dementsprechend gefährlicher ist. Es handelt sich ja aber auch ausschließlich um Verengerungen mittleren Grades, da bei stärkeren Verengerungen die Sectio caesarea entschieden vorzuziehen wäre. Und bei diesen Verengerungen ist die erste Geburt nicht viel anders anzusehen denn als eine „Probegeburt“. Die meist etwas geringere Größe des Kindes, besonders des Kopfes, die größere Weichheit und Verschieblichkeit der Kopfknochen, die meistens energischeren Wehen lassen es durchaus geboten erscheinen, solche Geburten einmal zuerst absolut zuwartend zu behandeln.

Eine zweite Reihe von Indikationen ergibt sich aus der Komplikation mit Erkrankungen der Mutter, wie sie schon großenteils bei den Indikationen zum künstlichen Abortus besprochen worden sind. Die Indikationen zum Eingreifen sind hier insofern ziemlich ähnliche, als nicht die Krankheit an sich, sondern nur ihre durch die Schwangerschaft bedingte, hochgradige Steigerung und eine damit einhergehende schwere Schädigung des allgemeinen Gesundheitszustandes die Anzeige zum Eingreifen gibt. Wir werden uns hierbei natürlich um so leichter zu einem Eingreifen entschließen, je mehr wir einerseits hoffen können, den Gesundheitszustand der Mutter dadurch günstig zu beeinflussen und andererseits ein möglichst lebenskräftiges Kind zu erzielen. Es ist kaum möglich, hier alle Krankheitszustände einzeln aufzuzählen, bei denen gelegentlich die künstliche Frühgeburt in Frage kommen kann. Am häufigsten sind es schwere Zirkulations- und Respirationsstörungen, wie sie gelegentlich gegen Ende der Schwangerschaft bei Herz- und Lungenerkrankungen, starken Kypho-Skoliosen, Struma usw. oder bei Nephritis entstehen. Bezüglich der Wahl des Zeitpunktes für die Operation bei dieser Indikation mag nur gesagt sein, daß man ihn natürlich im Interesse des Kindes möglichst hinausschieben muß, auf der anderen Seite aber nicht zu lange warten soll, damit die Störungen im mütterlichen Körper nicht irreparabel werden oder dieser gar unter den erhöhten Anforderungen der Geburt erliegt.

---

[1]) Polano, Zeitschr. f. Geburtsh. u. Gyn. Bd. 64.

In seltenen Fällen kann es auch geboten sein, die Schwangerschaft vorzeitig zu unterbrechen, wenn es sich um ein sog. habituelles Absterben der Kinder handelt, d. h. wenn in wiederholten Schwangerschaften die Kinder kurz vor dem Ende der Schwangerschaft ohne nachweisbaren Grund absterben[1]).

2. Die Technik der Operation.

Unter der Ausführung der künstlichen Frühgeburt verstehe ich nicht nur die Anregung einer geregelten Wehentätigkeit, sondern die ganze Durchführung der Geburt bis zur Vollendung. Denn bei der Besprechung der einzelnen Verfahren werden wir sehen, daß dies durchaus nicht gleichbedeutend ist. Es kommt durchaus nicht nur darauf an, Wehen zu erregen, sondern die ganze Entbindung für Mutter und Kind glücklich zu Ende zu führen. Gerade hierin liegt eine der spezifischen Schwierigkeiten der künstlichen Frühgeburt, daß es gar nicht allzu schwer ist, durch irgendwelche Reize am Uterus Wehen hervorzurufen, daß diese aber nach Aufhören oder Entfernung dieser Reizmittel so oft vollkommen wieder aufhören, während es für die glückliche Vollendung für Mutter und Kind in gleichem Maße erwünscht ist, daß nicht immer wieder von neuem eingegriffen werden muß, und daß die Vollendung der Geburt sich nicht gar zu lange hinzieht. Bei der kritischen Würdigung der verschiedenen technischen Verfahren wird auf diesen Gesichtspunkt also recht viel ankommen.

Zur Anregung der Wehentätigkeit kommen nun alle diejenigen Methoden in Betracht, welche schon in dem Kapitel über den künstlichen Abort besprochen worden sind, und es möge nochmals hervorgehoben sein, daß leider alle medikamentösen Mittel (mit Ausnahme vielleicht des Gynergen) ebenso wie alle äußerlich auf den Körper angewendeten Reize (mechanische, thermische, elektrische) den oben bezeichneten Zweck nicht erreichen. Von den zahllosen Methoden zur Durchführung der Frühgeburt[2]), auf deren Schilderung ich hier nicht weiter eingehen will, haben sich bis heute eigentlich nur drei erhalten und bewährt:

1. Der Eihautstich,
2. Die Bougiemethode,
3. Die Metreuryse.

Einer Anzahl anderer Methoden, wie z. B. der von Kiwisch empfohlenen Scheidendusche, der Erweiterung der Cervix durch Gazestreifen oder durch Quellstifte können wir nur eine vorbereitende Wirkung zuerkennen, ohne bestreiten zu wollen, daß man gelegentlich auch mit ihnen einen vollen Erfolg erzielen kann. Aber dies sind doch Ausnahmen. In der Regel genügen sie zur Durchführung des Verfahrens nicht; wohl aber können sie zur Steigerung der Reizempfindlichkeit des Uterus oder zur Ermöglichung der Durchführung der anderen Methoden mit großem Vorteil einige Tage vor dem eigentlichen Beginn der Frühgeburt angewendet werden. Die Wirkung der Scheidendusche ist eine dynamische, thermische und mechanische. Die Temperatur der angewandten Flüssigkeit (steriles Wasser oder 1 proz. Lysoformlösung) muß recht hoch sein (30—35° R), die Fallhöhe nicht zu gering (mindestens 1 m), die Quantität eine reichliche (5—10 l), und die Anwendung muß alle 2—3 Stunden wiederholt werden. Sarwey macht aber mit Recht darauf aufmerksam, daß ein wesent-

---

[1]) v. Franqué, Münch. med. Wochenschr. 1910. Nr. 24 u. 32. — Zurhelle, Zentralbl. f. Gyn. 1907. Nr. 25.
[2]) Sarwey, Die künstliche Frühgeburt. Berlin 1896. — v. Herff, Volkmanns klin. Vortr. N. F. Nr. 386.

licher Nutzen derselben auch darin besteht, daß durch den Druck des Wassers die Scheide ballonartig ausgedehnt wird und hierdurch eine rein mechanische Zerrung und Dehnung an der Portio und der Cervix erfolgt. Dies geschieht aber nur dann, wenn der Abdominaldruck nicht zu groß und der Verschluß der Vulva noch einigermaßen fest ist. Zu diesem Zweck muß die Patientin entweder ganz horizontal oder mit etwas erhöhtem Becken liegen und, da es sich in der Regel um mehrgebärende Personen handelt, muß die Vulva mit der Hand vorübergehend verschlossen oder zugedrückt werden. In dieser Weise verwendet, ist die Scheidendusche von Kiwisch auch jetzt noch ein recht nützliches Einleitungsverfahren zur Erhöhung der Empfänglichkeit des Uterus für weitere Reize und für die Eröffnung der Cervix. Das letztere haben wir freilich in der Regel nicht nötig, da es sich ja fast immer um Mehrgebärende handelt und bei diesen in der 35. bis 36. Schwangerschaftswoche die Cervix eigentlich immer für das einzuleitende Operationsverfahren genügend durchgängig ist.

Was nun diese Verfahren selbst anbetrifft, so ist der Eihautstich von Scheel wohl das älteste und relativ einfachste und unschädlichste Verfahren. Man führt nach geeigneter Lagerung der Schwangeren (Querbett) zu diesem Zwecke am besten unter Leitung eines Fingers eine Kugelzange, oder eine etwas zugespitzte Sonde oder das von v. Herff (l. c.) empfohlene Instrument oder einen langen, etwas gebogenen Troikar durch die Cervix ein und eröffnet, evtl. unter leichtem Gegendruck von außen auf den Uterus, die Blase.

v. Herff legt einen besonderen Wert darauf, daß man die Blase zerreißen soll, um gleich eine reichlichere Entleerung von Wasser zu bewirken. Wir haben fast ausschließlich den Troikar benutzt. Hält man nach ausgeführter Punktion den vorliegenden Teil mit dem Finger etwas zurück, so kann man auch soviel Wasser ablaufen lassen, wie notwendig ist. Hierauf soll dann der weitere Geburtsvorgang sich völlig spontan abwickeln und das Kind möglichst in Schädellage spontan geboren werden, ohne daß weitere Untersuchungen oder irgendwelche intrauterinen Eingriffe notwendig würden. Leider läßt aber der Eintritt der Wehen oft recht lange auf sich warten.

2. Die Bougiemethode von Krause besteht darin, daß nach gründlicher Reinigung und Desinfektion der Scheide und der Cervix ein solides elastisches Bougie oder besser das von Knapp angegebene biegsame Metallbougie in den Uterus zwischen Blase und Uteruswand eingeführt und emporgeschoben wird. Die Einführung bei noch liegendem Spekulum ist jedenfalls am saubersten; doch ist hierbei die freie Bewegungsmöglichkeit des Instrumentes durch das Spekulum behindert. Man wird dies dann besser herausnehmen und vorsichtig und langsam das Bougie so hoch heraufführen, daß der äußere Knopf etwa am äußeren Muttermund liegt. Stößt die Spitze auf Widerstand, so wird sie etwas zurückgezogen und vorsichtig in anderer Richtung wieder eingeführt.

Man soll von vornherein nicht zu dünne Bougies nehmen, da sie sonst nicht genügend wirken. Durch den Reiz der Ablösung der Eihäute einerseits, durch den mechanischen Reiz des Fremdkörpers andererseits werden durch das Bougie Wehen ausgelöst. Doch sollte man das Instrument nicht vor Beendigung der Eröffnungsperiode entfernen, wenn es nicht vorher schon geboren sein sollte, da sonst die Wehen leicht wieder aufhören können. Sollten nach 12—24 Stunden noch keine Wehen eingetreten sein, so muß das Bougie durch ein dickeres ersetzt werden oder es muß noch ein zweites eingelegt werden. Nach völliger Eröffnung des Muttermundes werden die Bougies entfernt und die weitere Geburt, soweit es zulässig ist, sich selbst überlassen.

3*

3. Die dritte Methode ist die intrauterine Ballonbehandlung: Metreuryse, Hystereuryse[1]). Tarnier empfahl zuerst 1862 die intrauterine Anwendung kleiner Gummiblasen, die in ziemlich komplizierter Weise mit Luft aufgefüllt wurden, zur Anregung der Wehen. Zu gleichem Zweck und ziemlich zu gleicher Zeit wurden besonders zur Erweiterung der Cervix von Barnes (später von Fehling modifiziert) kleine geigenförmige Gummiballons angewendet, die sich nach Auffüllen mit Flüssigkeit in der Cervix von selbst halten und diese zur Eröffnung bringen sollten. Doch hat die Metreuryse in dieser Form niemals rechte Verbreitung gefunden, da sie, wie z. B. die Tarnierschen Blasen, zum Teil zu kompliziert, zum Teil nicht wirksam genug war. Auch die geigenförmigen Gummiballons bleiben fast nie in der Cervix liegen, sondern gleiten entweder aus dem Muttermund heraus oder in den Uterus hinein. Erst seit der systematischen Verwendung größerer Ballons durch Schauta (1882), und noch mehr seit der durch Mäurer, Dührssen u. a. empfohlenen, permanenten Belastung dieser mit Flüssigkeit aufgefüllten und in den Uterus eingelegten Gummiblasen hat die Verwendung der Metreuryse, wie aus manchen anderen geburtshilflichen Indikationen so auch für die künstliche Frühgeburt eine bedeutende Ausdehnung genommen. Während man früher allgemein weiche Gummiblasen (Fig. 4) wie für die Kolpeuryse, verwendete, wurden zuerst von Champetier de Ribes[2]), dann von A. Müller[3]) von festem, mit Kautschuk überzogenem Stoff gefertigte Blasen eingeführt, welche bei stärkster Füllung ungefähr den Umfang eines mittleren Kindskopfes besitzen und die Möglichkeit gewähren sollen, einen viel festeren Druck und Zug zu gestatten, und die sich beim Durchziehen durch die Cervix nicht lang ausziehen sollen. Die ganz elastischen Ballons verlieren hierbei natürlich an Volumen und erweitern infolgedessen die Cervix nicht zu der vollen Größe.

Der Müllersche Ballon (Fig. 5) hat außerdem ein metallenes Ansatzstück mit Hahn, das es erlaubt, einen anderen, mit der nötigen Flüssigkeit gefüllten Ballon fest daran anzusetzen und ihn hiermit aufzufüllen, und zugleich an ihm einen energischen Zug auszuüben. Dem Vorteil der größeren Zugfestigkeit und der geringeren Zusammendrückbarkeit beim Durchziehen steht aber der erhebliche Nachteil gegenüber, daß infolge seiner Starrheit der Ballon schlecht, jedenfalls viel schlechter wie die weichen Gummiballons zusammengerollt werden kann und daher zu seiner Einführung bereits einer viel größeren Weite der Cervix bedarf. Wir haben in den letzten 25 Jahren die Metreuryse sehr viel verwendet und besitzen in wiederholten Anschaffungen den Müllerschen Ballon; aber wir sind so gut wie stets mit den weichen Gummiballons ausgekommen. Diese dürfen natürlich auch nicht zu dünn sein und müssen prall aufgespritzt werden. Nötigenfalls muß man sich von ihrem Fassungsvermögen vor der Einführung überzeugen. Bei den hier in Frage kommenden Kindern genügt ein Rauminhalt von etwa 600 ccm. Der Ballon erhält dadurch

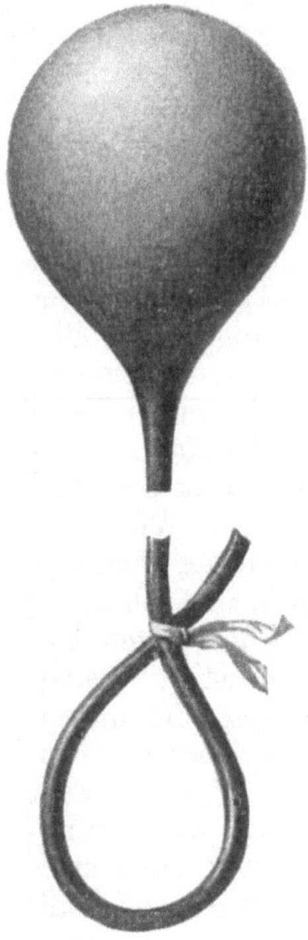

Fig. 4.   Metreurynter.

<hr>

[1]) Siehe Hannes, Münch. med. Wochenschr. 1907. Nr. 40.
[2]) Ann. de Gyn. 1888.
[3]) Monatsschr. f. Geburtsh. u. Gyn. Bd. 8.

einen Umfang von etwa 35 cm, so daß er auch bei einiger Kompression die Weichteile für den nachfolgenden Kopf genügend erweitert. Zur Auffüllung bedienen wir uns einer gut schließenden, 150 ccm fassenden Spritze und 4 proz. Borsäurelösungen oder sterilen Wassers. Das Liegen des Ballons an sich reizt oft schon in den ersten Stunden den Uterus zur Wehentätigkeit. Sollte dies nicht genügen, so hängt man an eine mit dem Gummischlauch des Ballons verbundene Schnur, die über die untere Bettwand hinausgeführt wird, ein Gewicht an: am einfachsten eine mit Wasser mehr oder weniger angefüllte Flasche. Hierdurch wird ein so intensiver, gleichmäßiger Druck auf das untere Uterussegment ausgeübt, daß nun sehr bald kräftige Wehen einsetzen, die den gefüllten Ballon wie einen Kindskopf zur Ausstoßung bringen und hierdurch die weichen Geburtswege vollständig erweitern.

Das ganze Verfahren bis zu diesem Moment gestaltet sich also, kurz wiederholt, folgendermaßen: Da es sich meistens um Mehrgebärende am Ende des 9. oder Anfang des 10. Monats der Schwangerschaft handelt, so ist in der Regel die Cervix genügend weit, um den zigarrenförmig zusammengerollten und mit einer leicht gekrümmten Zange gefaßten Metreurynter (Fig. 6) hindurchschieben zu können. Sollte dies noch nicht der Fall sein, so ist leicht mit Hegar-schen Dilatatoren oder nötigenfalls durch Einlegen eines Quellstiftes nachzuhelfen. Bei der Benutzung weicher Gummiballons hat man dies fast nie nötig. Nach gründlichster Desinfektion der Scheide wird nun entweder die Portio im Spekulum freigelegt oder unter Leitung des Fingers die vordere Lippe mit einer Muzeuxschen Zange gefaßt und nun der Ballon mit der Zange so weit eingeschoben, daß der größte Teil über dem äußeren Muttermund liegt. Vorsichtig wird dann die Zange geöffnet und zurückgezogen, wobei man den Ballon mit dem Finger oder irgendeinem Instrument ein wenig fixieren muß, damit man ihn nicht auch wieder mit herauszieht. Dann wird die gefüllte Spritze angesetzt und der Ballon gefüllt. Hierbei zieht er sich ganz von selbst über den inneren Muttermund vollends herauf. Nach genügender Füllung wird der Gummischlauch umgebogen und mit einem Leinenband fest zugeknotet. Fig. 7 zeigt die Lage des Ballons nach vollendeter Auffüllung im unteren Uterinsegment unter der stehenden Blase.

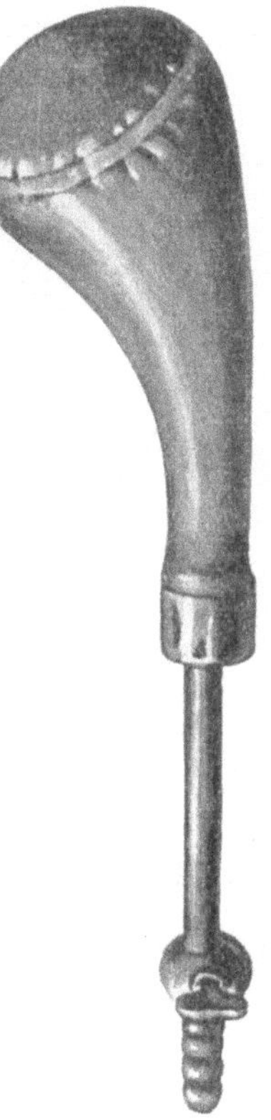

Fig. 5.
Ballon von Müller.

Der Eintritt der Wehen pflegt oft schon sehr schnell einzusetzen, andere Male dauerte es einige Stunden; bis zur völligen Ausstoßung des Ballons vergehen durchschnittlich 10—12 Stunden. Ist nun der Ballon ausgestoßen, so wäre es im Interesse des Kindes ja sicherlich am besten, wenn die Geburt möglichst spontan in Schädellage vor sich ginge, weil diese Art der Geburt unter der evtl. noch nötigen Konfiguration des Kopfes weitaus die schonendste ist. Nach diesem Grundsatz sind wir auch früher regelmäßig verfahren. Aber leider muß man bei der künstlichen Frühgeburt immer wieder die Erfahrung machen, daß nach dem Fortfall des die Wehen bedingenden Reizes auch diese sehr oft wieder vollkommen aufhören, auch wenn sie vorher noch so kräftig waren. Und nun kommt dann eine Periode des Wartens und der Verzögerung der Geburt, die für Mutter und Kind gleich unheilvoll ist: für die erstere, weil alle derartigen, verzögerten, künstlichen Geburten die erhöhte Gefahr der Infektion bieten, für das letztere, weil gleichfalls durch längere Geburtsverzögerung nach dem Blasensprung und nach kräftigen Wehen die plazentare Zirkulation leidet. Wartet man nun aber mit der Geburtsbeendigung so lange, bis die ersten beunruhigenden Erscheinungen auftreten, dann ist es nachher oft zu spät, und die Kinder gehen entweder noch während der Geburt oder in den ersten Tagen zugrunde. Damit ist natürlich der ganze Zweck des Eingriffes verfehlt. Ich

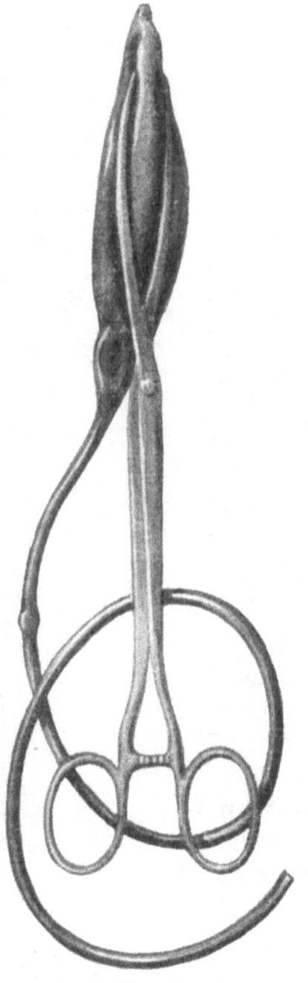

Fig. 6.
Einführen des Metreurynter.

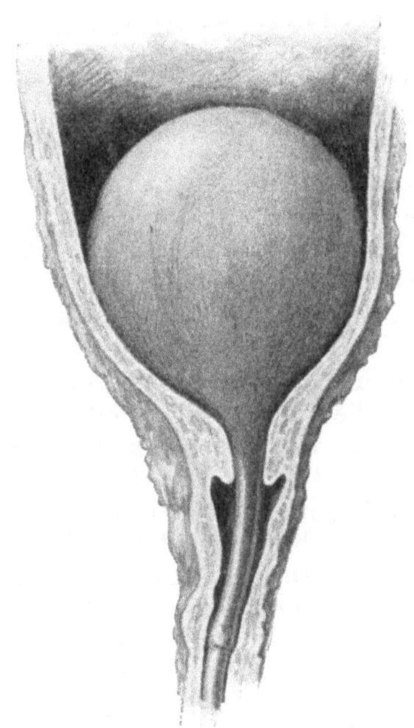

Fig. 7.
Aufgefüllter Metreurynter im Uterus.

bin durch manche betrübenden Erfahrungen in dieser Beziehung daher immer ausschließlicher dazu übergegangen, gleich nach der Ausstoßung des Metreurynter die Geburt operativ durch Wendung und Extraktion zu Ende zu führen. Mich haben hierzu im wesentlichen sowohl die weniger befriedigenden eigenen Resultate, als auch die sehr viel günstigeren, bei aktivem Verfahren erzielten Resultate bewogen, wie sie in der Klinik von Löhlein[1]) erreicht und mir seinerzeit durch Polano bestätigt wurden. Ich möchte daher als Schlußakt der durch Metreuryse eingeleiteten künstlichen Frühgeburt die Vollendung der Entbindung durch Wendung und Extraktion oder, falls das Kind in Beckenendlage liegen sollte, das Herabholen eines Fußes mit anschließender Extraktion bezeichnen.

---

¹) Pape, Hegars Beitr. 1902.

Kritik der Methoden. Wie oben schon dargelegt, müssen wir bei der Durchführung der künstlichen Frühgeburt streng unterscheiden zwischen den vorbereitenden und den die Vollendung der Geburt ermöglichenden Methoden. Alle Methoden, die nur äußerlich oder allein von der Scheide aus oder in der Cervix angreifen, gehören zu den ersteren und sind zunächst dann anzuwenden (was aber durchaus die Ausnahme ist), wenn die Cervix für die weiteren Methoden noch nicht genügend durchgängig wäre. Von den drei für den letzteren Zweck nun hauptsächlich in Betracht kommenden Methoden möchte ich zunächst grundsätzlich aussprechen, daß sie zwar mehr oder minder sicher im Privathause durchgeführt werden können, daß es aber wegen der mannigfachen und nicht immer vorauszusehenden Zwischenfälle und besonders wegen der strengen aseptischen Durchführung entschieden besser ist, wenn sie in einer gut geleiteten Anstalt durchgeführt werden. Dies kann ja auch um so eher geschehen, als es sich um vorher wohl überlegte Entscheidungen handelt. Sollte freilich doch die Durchführung im Privathause gefordert werden (was bei einigermaßen verständigen Leuten und sachgemäßer Belehrung mindestens sehr selten vorkommen wird), so ist dann die Methode der Blasensprengung und des weiteren geduldigen Abwartens der Geburt die einfachste und wohl auch ungefährlichste. Trotz der wiederholten lebhaften Befürwortung durch v. Herff kann ich mich nach meinen Erfahrungen mit dieser Methode aber doch nicht befreunden, wenigstens nicht für die Klinik. Denn der Eintritt von Wehen nach dem Ablassen des Fruchtwassers dauert oft zum Verzweifeln lange. v. Herff selbst berichtet über Fälle, in denen die Geburt bis zu 18 Tage gedauert hat, und es ist doch klar, daß, ganz abgesehen von diesem, für das Wohlbefinden des Kindes sicher nicht gleichgültigen Zustand, der ganze Zweck des Eingriffes gefährdet werden kann, wenn das Kind sich noch 2—3 Wochen weiter entwickelt.

Als Beispiel für diesen außerordentlich schleppenden Verlauf nach der Blasensprengung möge folgende, in der Klinik gemachte Erfahrung angeführt sein. Bei einer Mehrgebärenden waren infolge einer Struma gegen Ende des neunten Monats sehr belästigende und beunruhigende Atembeschwerden aufgetreten. Die Chirurgen wollten die Operation nicht gern bei bestehender Schwangerschaft ausführen. Ich entschloß mich daher, die Schwangerschaft zu unterbrechen, und zwar mit Rücksicht auf die ziemlich reichliche Fruchtwassermenge durch den Blasenstich. Ich wollte auch einmal selbst wieder seine Wirkung prüfen. Trotzdem eine reichliche Menge Wasser abfloß, haben wir 5—6 Tage ganz vergeblich gewartet. Der Zustand am Uterus, bezüglich an der Cervix hatte sich gar nicht verändert. Dann legten wir den Metreurynter ein, und in 5 Stunden war die ganze Geburt beendigt.

Auch der von v. Herff betonte und für die Unschädlichkeit des vorzeitigen Blasensprunges angeführte Umstand, daß so vielfach am Ende der Schwangerschaft die Blase vorzeitig springt, ohne daß die Geburt dadurch ungünstig beeinflußt würde oder sich sehr lange verzögert, kann nach meiner Meinung nicht maßgebend sein, da eben am Ende der Schwangerschaft bei dem vorzeitigen Blasensprung doch so gut wie immer schon Geburtsvorgänge mit im Spiel sind, so daß ausgiebige Geburtswehen sich in nicht allzu langer Zeit anzuschließen pflegen. Daß tatsächlich die Geburtsdauer bei der Methode des Blasenstiches sehr viel länger ist, lehren auch die von Polano[1]) berechneten Durchschnittszahlen, die für den Blasenstich etwa 61—77 Stunden Geburtsdauer ergaben. v. Herff (l. c.) berechnete etwa 77—80 Stunden; nach einer neuerlichen Mitteilung von Kakitellaschwili (Inaug.-Diss. Basel, 1908) ist diese Durchschnittsdauer allerdings jetzt auf 26—27 Stunden heruntergegangen.

Die gleichen Einwände wie gegen den Blasenstich lassen sich gegen die Bougiebehandlung erheben. Auf der Berliner Klinik und in Gießen haben

---

[1]) Frauenarzt, 1910, Nr. 4.

wir sie ausschließlich angewendet und ausgiebige Erfahrungen darüber sammeln können. Aber auch hierbei kommen Fälle vor, wo trotz wiederholter Einlegung von immer stärkeren oder mehreren Bougies der Eintritt der Geburt sich bis zu 16 und 18 Tage hinausgezogen hat. Auch ist doch unzweifelhaft die Gefahr des Heraufbringens von Infektionskeimen hoch herauf zwischen Ei- und Uteruswand nicht zu unterschätzen, wie auch tatsächlich Fälle von schwerer Sepsis hierbei immer wieder verzeichnet sind. Auch ist die Gefahr der Verletzung der Plazentarstelle dabei doch nicht so gering; denn es steht durchaus nicht immer in unserem Belieben, das Bougie im Uterus dorthin zu leiten, wo wir es gern hin haben möchten. Diese Unzuverlässigkeit im Erfolg neben den nicht geringen Gefahren sind für mich maßgebend gewesen, diese Methode nicht mehr anzuwenden.

Je länger, je mehr habe ich die Metreuryse als diejenige Methode schätzen gelernt, die in ihrer Leistungsfähigkeit zur Erreichung des oben bezeichneten Zieles alle übrigen Methoden durchaus übertrifft, und zwar in der Durchführung, wie sie oben dargestellt ist, d. h. daß möglichst bald nach Ausstoßung des auf Kindskopfgröße aufgespritzten Metreurynter die Wendung und Extraktion des Kindes gemacht wird. Ich gestehe, daß ich mich lange dagegen gesträubt habe, so aktiv vorzugehen, da ich an sich die Ansicht von v. Herff durchaus teile, daß es für das Kind weitaus am schonendsten und vorteilhaftesten wäre, wenn die Geburt spontan erfolgte. Aber noch jedesmal, wenn ich, bestochen durch die bei liegendem Metreurynter eingetretenen regelmäßigen und kräftigen Wehen, wieder den Versuch machen wollte, nach seiner Ausstoßung zu warten, habe ich es bereuen müssen und mich doch nachher wieder entschließen müssen, unter nun weniger günstigen Verhältnissen einzugreifen.

Als Beispiel möge auch hier wieder ein in der Klinik beobachteter Fall angeführt sein. Fr. A. III p.; I Partus spontan, lebendes Kind; II. Querlage, Wendung und Extraktion des sehr starken Kindes, das dabei stecken bleibt und abstirbt. Platt-rhachitisches Becken; C. v. 8 cm; wird 3 Wochen ante termin. zur künstlichen Frühgeburt geschickt; Kind scheint schon recht groß. Metreuryse, die sehr bald sehr kräftige Wehen auslöst; nach 7 Stunden Ausstoßen des Ballons; Schädellage. Mit Rücksicht auf die sehr kräftigen Wehen und die spontane erste Geburt sollte diese auch hier weiter abgewartet werden. Die Wehen hören aber sofort vollkommen auf; nach etwa 18 Stunden Status unverändert, Orif. ext. wieder ganz zusammengezogen. Nach erneuter Erweiterung mit Metreurynter wird gewendet und extrahiert; Kopf folgt erst bei sehr energischer Impression von außen; Kind ziemlich asphyktisch, wird wieder belebt und entwickelt sich gut. Ohne Zweifel wäre der ganze Eingriff gleich nach der Ausstoßung des Metreurynter leichter und für das Kind günstiger gewesen.

Es ist zwar gewiß zuzugeben, daß durch die Einlegung des Metreurynter die vorhandene Schädellage oft geändert wird. Nach Entfernung des Metreurynter stellt sich freilich die Schädellage meistens wieder her, aber doch nicht immer. Falls man nun die Geburt spontan verlaufen lassen wollte, so ist dies gewiß ein Nachteil. Wenn man aber regelmäßig doch an die Ausstoßung des Metreurynters die Wendung und Extraktion anschließt, so hat dieser Einfluß auf die Änderung der Lage nicht viel zu bedeuten.

3. Prognose der Operation.

Wenn man nach den obigen Ausführungen auch zugeben muß, daß es eine ideale Methode der künstlichen Frühgeburt nicht gibt, welche es ermöglichte, sie so glatt und günstig für Mutter und Kind wie eine rechtzeitige Geburt zu Ende zu führen, so kann auf der anderen Seite nicht verkannt werden, daß mit Einschränkung des Verfahrens auf die oben skizzierten Indikationen und auf die Zeit nicht vor der 35. Schwangerschaftswoche durchaus gute Resultate für Mutter und Kind zu erreichen sind[1]).

Bei der Bewertung der Prognose für die Mutter sind natürlich von vornherein jene Fälle auszuscheiden, wo wegen schwerer Erkrankung die Schwangerschaft unterbrochen wurde, wo aber trotzdem die betreffenden Frauen eben an dieser Erkrankung nachträglich zugrunde gingen. Die Gefahr des Eingriffes an sich kommt immer nur zum Ausdruck in denjenigen Fällen, wo er bei an sich sonst gesunden Frauen gemacht wurde, und hier besteht eigentlich die einzige Gefahr in der Infektion. Man ist gewiß berechtigt zu sagen, daß bei streng durchgeführter Reinlichkeit bei der Operation diese Gefahr für die Mutter sehr gering ist. Sarwey hat sich die große Mühe gemacht, aus dem Zeitraum von 1890—1904 2200 Fälle von künstlicher Frühgeburt aus der internationalen Literatur zusammenzustellen, die eine Gesamtmortalität von 1,4%, eine Infektionsmortalität für die Mütter von 0,53% aufwiesen. Dabei geht die Statistik zurück bis zum Jahre 1890. Ähnliche, so umfassende und weit zurückgehende Statistiken über die konkurrierenden Operationen: Beckenspaltung und Kaierschnitt besitzen wir leider nicht. Ich führe also nur zum Vergleich einige Zahlen aus der neueren Literatur an. Schläfli[2]) und Römer[3]) geben eine Übersicht über zusammen 810 Fälle von Hebosteotomie mit zusammen 5% Todesfällen für die Mütter und 10,4% Todesfällen für die Kinder. Wenn auch, wie aus der Statistik von Römer erhellt, die Ziffern in den späteren Jahren besser geworden sind, so betragen sie doch immer noch 2,66 für die Mütter und 6,66 für die Kinder. Döderlein[4]) berichtet über 321 Fälle von Hebosteotomie aus 7 Kliniken mit 6 = 1,8% Mortalität der Mütter.

Noch weniger gute Resultate aber ergibt trotz seinen so außerordentlichen Verbesserungen der Kaiserschnitt. Ich führe hier zunächst nur die Resultate der neuesten Modifikation, nämlich des supra-symphysären Kaiserschnittes an. Holzapfel[5]) hat eine Zusammenstellung über 162 derartige Fälle gegeben. Es starben von diesen 162 Frauen im ganzen 12 = 8%. Zieht man hiervon auch 5 ab, die vielleicht nicht infolge der Operation, sondern infolge der ursächlichen Erkrankung gestorben sind, so bleiben immer noch 7 zu 157 = 4,5%. Schauta[6]) berichtet über 187 derartige Operationen mit einer Mortalität von 7,3%. Nicht viel anders steht es mit den Erfolgen des klassischen Kaiserschnittes, selbst bei den erfolgreichsten und erfahrensten Operateuren. So berichtet Olshausen[7]) über 104 derartige Operationen mit 11 = 10,5% Mortalität; Schauta (l. c.) über 116 mit 4 = 3,6%; Leopold über 200 derartige Fälle mit 7,5% Todesfällen für die Mütter. Erst ganz kürzlich ist aus der Dresdener Klinik von Richter über 107 derartige Operationen mit 0,9% Todesfällen berichtet. Wir selbst hatten auf 130 Fälle von supra-symphysärem Kaiserschnitt wegen engem Becken 3 Todesfälle = 2,3%[8]). Das Resultat von Richter ist bisher wohl einzig, dürfte aber auch wohl nur an einem ausgewählten Material erzielt sein, und ist schließlich nur um 0,5% besser, wie die Zahl der von Sarwey ermittelten, auf mehrere tausend Fälle und über 20 Jahre sich zurückerstreckenden Statistik der künstlichen Frühgeburt mit 1,4% Mortalität[9]).

---

[1]) S. a. Leopold, Arch. f. Gynäk. Bd. 81.
[2]) Zeitschr. f. Geburtsh. u. Gyn. Bd. 64.
[3]) Zeitschr. f. Geburtsh. u. Gyn. Bd. 68.
[4]) Monatsschr. f. Geburtsh. u. Gyn. Bd. 33.
[5]) Klin. Vortr. N. F. Nr. 534.
[6]) Zentralbl. f. Gyn. 1909. S. 1032.
[7]) Zentralbl. f. Gyn. 1909. Nr. 43.
[8]) Krause, Zeitschr. f. Geburtsh. u. Gyn. Bd. 86.
[9]) Weitere Vergleichszahlen s. b. Döderlein b. d. betreffenden Kapiteln dieses Buches.

Man kann ruhig sagen, daß die Lebenssicherheit der künstlichen Frühgeburt in den letzten Jahren, wie diejenige so mancher anderer geburtshilflichen Operationen, auch noch bedeutend zugenommen hat. Ebenso ist die Morbidität nach der künstlichen Frühgeburt im ganzen sehr gering; weitaus die größte Mehrzahl der Wöchnerinnen kann am 10. Wochenbettstage gesund entlassen werden, während nach der Hebosteotomie und den Kaiserschnittsoperationen die Rekonvaleszenz doch häufig recht erheblich gestört ist und eine Reihe von Wochen dauert.

Die Prognose für die Kinder richtet sich natürlich in erster Linie danach, ob es gelungen ist, das Verhältnis zwischen der Größe des Kindes und der Weite des Beckens richtig zu beurteilen und hiernach den richtigen Zeitpunkt zur Operation zu wählen. Da wir diesen letzteren aber nicht immer in der Hand haben, z. B. wenn die Frauen erst in der 37. oder 38. Woche zu uns kommen, und da die Entwicklung der Kinder so sehr verschieden ist, so werden wir hier mit einem vollen Erfolg leider nicht immer rechnen können, und es muß sicher zugegeben werden, daß man einen größeren Erfolg für die Kinder erreichen würde, wenn bei allen diesen Personen am Ende der Schwangerschaft der Kaiserschnitt gemacht wäre. Will man aber am Ende der Schwangerschaft zunächst den Geburtsverlauf abwarten, wenn möglich so lange, bis man sich von der Unmöglichkeit einer spontanen Geburt überzeugt hat, so wird man auch immer mit einem größeren Verlust an Kindern rechnen müssen. Wie groß der Gewinn für die Kinder aber ist gegenüber dem einfachen Abwarten der Geburt bis zum normalen Ende, erhellt am besten aus einem Vergleich der Geburtsresultate der künstlichen Frühgeburten mit denen der vorangegangenen spontanen Geburten bei denselben Frauen. Aus der von Sarwey gegebenen Statistik geht hervor, daß von 938 Frauen bei 1700 rechtzeitigen Geburten nur 34,5% Kinder lebend geboren wurden, bei 1078 künstlichen Frühgeburten aber 72%. Bei strenger Einhaltung der oben gegebenen Normen dürfte sich dieser Prozentsatz entschieden noch erhöhen. Ein Teil dieser lebend geborenen Kinder geht allerdings in den ersten 10 Wochenbettstagen noch an den Folgen der künstlichen Geburt zugrunde. Auch dieser Prozentsatz wird wesentlich von der Indikationsstellung und von der technischen Durchführung der Operation abhängen. Daß aber die Mehrzahl der frühgeborenen Kinder infolge ihrer mangelhaften Entwicklung das 1. Lebensjahr nicht überstünde, wie es von den Gegnern dieser Operation behauptet wurde, ist durch sorgfältige statistische Nachforschungen längst widerlegt[1]). Ahlfeld[2]) stellte fest, daß von 55 durch künstliche Frühgeburt entwickelten Kindern von verheirateten Frauen nur 5 im 1. Lebensjahr gestorben waren. Sarwey stellt fest, daß von 500 derartigen Kindern überhaupt nach dem 1. Jahr noch 81,2% (!) am Leben waren; 18,8% waren gestorben: eine Ziffer, die sich von der allgemeinen Mortalitätsziffer für das 1. Lebensjahr im deutschen Reich nicht unterscheidet. Daß auch von den durch Kaiserschnitt und Beckenspaltung gewonnenen Kindern ein nicht unerheblicher Teil im 1. Lebensjahr zugrunde geht, habe ich an unserem Material schon früher erwiesen[3]). Von 24 gesund mit ihren Müttern aus der Klinik entlassenen Kindern starben im 1. Lebensjahr nicht weniger wie 7!; aus einer neuerlichen Statistik aus unserer Klinik von O. Fischer[4]) ergibt sich, daß von 41 nach Kaiserschnitt gesund aus der Klinik entlassenen Kindern im 1. Lebensjahr 7 gestorben waren.

---

[1]) S. a. Bagger-Jörgensen, Arch. mens. d'Obstétr. et de Gyn. 1912. Nr. 2.
[2]) Zentralbl. f. Gyn. 1901. Nr. 21.
[3]) Zeitschr. f. Geburtsh. u. Gyn. Bd. 59.
[4]) O. Fischer, Zeitschr. f. Geburtsh. u. Gyn. Bd. 73.

Unsere eigenen mit der künstlichen Frühgeburt in den letzten 12 Jahren erzielten Resultate waren folgende[1]): Die Operation wurde 71 mal ausgeführt, bei 3 Erst- und 68 Mehrgebärenden, darunter 17 mal zum zweiten und drittenmal; 16 mal handelte es sich um Verengerungen des Beckens zwischen 6,5 und 7,5 cm, in 43 Fällen um eine solche zwischen 7,5 und 8,5, in 12 Fällen um solche über 8,5 cm. Von diesen Frauen hatten 46 vorher 120 Entbindungen durchgemacht mit 67,5% toter Kinder.

Von den 71 Kindern wurden tot oder sterbend geboren 11 = 13,6% und starben noch weiter in den ersten 10 Tagen p. part. 2, so daß also im ganzen 13 = 18,3% der Kinder während oder durch die Geburt zugrunde gingen, 81,7% lebend entlassen werden konnten. Von diesen 58 lebend aus der Klinik entlassenen Kindern starben im Laufe des ersten Lebensjahres noch weitere 13 = 22%. Diese Zahl ist nicht größer als die durchschnittliche Sterblichkeitsziffer für Neugeborene im ersten Lebensjahr in Bayern, die nach den statistischen Berichten pro 1911 nicht weniger wie 22,3% der Lebendgeborenen beträgt. Bei 36 künstlichen Frühgeburten der letzten 6 Jahre, welche nach Ausstoßung des Metreurynter sogleich durch Wendung und Extraktion beendet wurden, starb nur ein Kind infolge einer Umschnürung des Kopfes durch den inneren Muttermund. Von den 71 Müttern starb keine; Störungen des Wochenbettes (fast durchweg leichter Art) zeigten 12 = 17%; von den letzten 36 aber nur 8,33%.

---

[1]) S. Diss. inaug. Zacherl, Würzburg 1913.

III. Künstliche Erweiterung der Weichteile.

Von

W. Zangemeister, Marburg.

Mit 11 Abbildungen im Text.

Die natürliche Erweiterung der weichen Geburtswege findet an zwei Abschnitten einen größeren Widerstand: am Collum uteri und an der Vulva. Während die letztere gegen Ende der Geburt in der Regel relativ schnell durch den vorangehenden Teil die nötige Dehnung erfährt, erfordert die Eröffnung der Cervix, soweit sie zu Beginn der Geburt noch erhalten ist, den größten Teil der Geburtsdauer, weil es sich dabei um die Erweiterung eines bis dahin nahezu gänzlich geschlossenen Teiles und, bei Mehrgebärenden, um die Entfaltung eines Kanals handelt.

Künstliche Erweiterung der Cervix oder des Muttermundes.

Das Bestreben, die Eröffnungsperiode zu beschleunigen, um dadurch gewisse Gefahren von Mutter oder Kind abzuwenden, reicht bis ins Altertum zurück.

Die hippokratische Schule bediente sich dazu eines durch Schraubenwirkung betriebenen Instrumentes ($\mu\acute{\eta}\lambda\eta$). Celsus empfahl die Erweiterung mittels der eingeführten Finger. Soranus legte zum gleichen Zweck Quellmittel, Schwämme oder zusammengerollten Papyrus ein.

Im ganzen mußte sich die Geburtshilfe lange Zeit auf die digitale Erweiterungsmethode beschränken, welche, so unvollkommen sie auch ist, bis in die letzten Jahrhunderte geübt wurde. Die Dilatationsverfahren haben erst in den letzten Dezennien an praktischer Bedeutung gewonnen, nachdem durch die Einführung der Asepsis die Möglichkeit gegeben war, eingreifendere Methoden relativ gefahrlos anzuwenden.

Ebenso wie die physiologische Eröffnung des Collum uteri indirekt durch die Wehentätigkeit und direkt durch die in den Cervixkanal oder Muttermund gedrängten Eiteile, vornehmlich die Fruchtblase, geschieht, läßt sich eine künstliche Beschleunigung der Eröffnung unmittelbar durch Dehnung oder Schnitt, mittelbar durch Anregen der Wehentätigkeit herbeiführen. Eine Reihe der die Cervix direkt dehnenden Verfahren gestatten oder erfordern eine Mitwirkung der durch die Wehen herbeigeführten Erweiterung, und zwar um so mehr, je protrahierter ihre Wirkungsweise ist. Das ist insofern von praktischer Bedeutung, als bei noch erhaltenem Cervixkanal eine künstliche Erweiterung ohne Mitwirkung der Wehen im allgemeinen schwieriger und gefährlicher ist.

Die geburtshilflich gebräuchlichen Dilatationsverfahren begegnen sehr verschiedenen Aufgaben. Die Zeit der Schwangerschaft und das Stadium der Geburt einerseits, der Zweck, der Grad und die Schnelligkeit der gewünschten Erweiterung andererseits stellen an die Technik so differente Ansprüche, daß kein einzelnes Verfahren ihnen allen gerecht werden kann. Wir bedürfen deshalb einer Reihe verschiedener Methoden, deren jede ihr bestimmtes Anwendungsgebiet hat.

Wir verfügen heute über zahlreiche Erweiterungsverfahren, welche uns in die Lage setzen, in jedem Stadium der Schwangerschaft und Geburt wirksam einzugreifen und, wenn es sein muß, die Eröffnung in einer für die sofortige Entleerung des Uterus genügenden Weise zu erzwingen.

Allgemeine Indikationen: Die Dilatationen werden angewandt

1. zur künstlichen Unterbrechung der Schwangerschaft,

2. zur Beschleunigung der Eröffnungsperiode im Verlauf von rechtzeitigen Geburten, Frühgeburten oder Aborten, um dadurch Gefahren von der Mutter und evtl. vom Kind abzuwenden.

Beim Abort sind es lediglich Blutungen oder Infektionen bei unvollkommener Ausstoßung des Eies, welche die künstliche Erweiterung der Cervix erheischen, um danach die Entleerung des Uterus herbeizuführen.

Bei Frühgeburten und rechtzeitigen Geburten kommen vor allem in Betracht: Eklampsie, Infektionszustände, vorzeitige Plazentarlösung, ferner Erkrankungen, welche außerhalb der Genitalsphäre liegen, wie inkompensierte Herzfehler, Lungen- und Nierenerkrankungen, sowie andere Leiden, welche eine Beschleunigung der Geburt nötig machen.

Die Placenta praevia nimmt eine Sonderstellung ein, insofern hier eine künstliche Beschleunigung der Eröffnung der Cervix mit besonderen Gefahren verknüpft ist, und die gewöhnliche Behandlung sich hier lediglich auf eine besondere, die Blutstillung begünstigende Art der Erweiterung beschränkt.

Von seiten des Kindes kann ein Anlaß, die Eröffnung zu beschleunigen, natürlich nur dann ausgehen, wenn es lebend und lebensfähig ist. Da aber die Dilatationsverfahren, namentlich die forcierten, für die Mutter mehr oder weniger große Gefahren mit sich bringen, wendet man sie im Interesse des Kindes nur unter beschränkten Bedingungen an.

Jede künstliche Erweiterung des Muttermundes oder der Cervix durch dehnende Verfahren bringt die Gefahr von Einrissen mit sich, und zwar um so mehr, je schneller und gewaltsamer die Erweiterung durchgeführt wird. Mit besonderer Gefahr sind in dieser Hinsicht behaftet die forcierte Ballondilatation und das Bossische Verfahren.

Bei der Dilatation mit Metallstiften (Hegar) finden sich häufig kleine Längsrisse in der Gegend des inneren Muttermundes, welche in der Regel harmlos sind; tiefere Risse entstehen dann, wenn der vorher uneröffnete Cervicalkanal sofort in einer Sitzung auf Fingerdicke erweitert wird. Die Cervix wird dann penetrierend gesprengt, wodurch eine Kommunikation mit dem Parametrium, eventuell mit der Bauchhöhle entsteht.

Auch die Dilatation mit dem Kindskörper, d. h. die Extraktion vor erweitertem Muttermund, bietet eine erhebliche Rißgefahr insofern, als der nachfolgende Kopf häufig, um das Kind am Leben zu erhalten, zu schnell durch den nicht genügend erweiterten Muttermund bzw. Cervicalkanal hindurchgezogen wird.

Eine Reihe von Verletzungen nach der Cervixdilatation sind nicht dieser, sondern anderen operativen Maßnahmen zuzuschreiben, welche mit der Dilatation verbunden werden. Hierher gehören vor allem die durch nachfolgende Entbindung (Extraktion!) bedingten Risse, auch die Korpusperforationen durch Sonden, Curetten, Zangen gelegentlich der Abortbehandlung.

Eine besondere Art von Verletzungen entsteht bei der cervicalen Erweiterung, wenn die angewandten Instrumente einen falschen Weg geführt

werden. Von Unkundigen (Abtreibung) wurde das hintere, ausnahmsweise sogar
das vordere Scheidengewölbe mit Sonden, Spritzenansätzen u. dgl. durchstoßen.
Von Ärzten ist wiederholt die hintere Cervixwand bei der Einleitung oder Behandlung eines Abortes perforiert worden. Diese Verletzung hat ihre Ursache
teils in der normalen Anteflexion des Uterus sowie der in der Schwangerschaft
meist bestehenden starken Flexibilität des Organs, teils in der weichen Beschaffenheit der Cervixwand in der Gravidität. Das durch den äußeren Muttermund vorgeschobene Instrument dringt geradlinig durch die hintere Cervixwand
und gelangt in den Douglasschen Raum. Wird diese Verletzung sofort bemerkt,
so pflegt sie spontan zu heilen, falls der Uterusinhalt aseptisch war. Bleibt aber
der Stift längere Zeit liegen, oder wird die Perforationsöffnung in anderer Weise
vergrößert, so kann es zu Infektionen der Bauchhöhle kommen, wenngleich
auch diese nicht häufig sind, sofern das Unglück nach Herausnahme des
Stiftes bzw. nach Beendigung der Dilatation sofort bemerkt und sachgemäß
behandelt wird.

Ausnahmsweise sind derartige Verletzungen sogar beim Einführen des
Metreurynters vorgekommen, wobei der Metreurynter im Parametrium oder im
Douglasschen Raum aufgefüllt wurde.

In einer Reihe von Fällen wurden im Anschluß an die genannten Dilatations-
verletzungen Instrumente (Kornzange, Curette, Abortzange) in die Bauchhöhle
eingeführt und das Netz, der Darm, sogar der Ureter als vermeintliche Eiteile
durch die Perforationsöffnung in die Scheide, sogar vor die Vulva gezogen.
Dadurch kann der Darm von seinem Mesenterium abreißen oder auch in toto
durchtrennt werden, sofern er nicht, wie dies auch passiert ist, von dem betreffenden Operateur sogar abgeschnitten wird. Am häufigsten wird der Dünndarm,
seltener der Dickdarm, erfaßt. Durch die Darmverleztung kommt es zu einer
Blutung in die Bauchhöhle und bei Eröffnung des Darmes zum Austritt von Kot
in dieselbe. Die Gefahr dieser Verletzung steigt mit der Zeitspanne, welche
vergeht, nachdem sie gesetzt wurde.

Die Diagnose einer derartigen Cervixperforation wurde öfters erst
recht spät gestellt; selbst wenn der Finger durch die Öffnung hindurchgeführt
wird, kommen Mißdeutungen vor. Eine genaue bimanuelle Untersuchung, u. U.
in Narkose, sollte allerdings stets bei der nötigen Sachkenntnis und Sorgfalt
den Tatbestand aufklären lassen. Gegen eine Verwechslung von Darmteilen
mit der Eiblase schützt event. die Möglichkeit, in der Eiblase Fruchtteile zu
fühlen.

Die Prognose der Cervixperforation ist günstig, sofern sie sofort bemerkt wird, und sofern sie nicht bei bereits bestehender intrauteriner Infektion
gemacht wird. Die Aussichten werden ungünstiger, wenn nach der Verletzung die
erweiternden Maßnahmen (Laminariadilatation, Gazeeinlage, Metreuryse) fortgesetzt oder sogar nachträglich der Darm verletzt wurde. Diejenigen Fälle,
in denen dabei nur das Mesenterium verletzt, aber die Kontinuität des Darmes
erhalten wurde, geben noch eine relativ gute Prognose, vorausgesetzt, daß sie
nunmehr wenigstens sofort in die richtige Behandlung kommen. Ist das Darm-
lumen eröffnet, so verschlechtert sich die Aussicht erheblich. Dünndarmkot
pflegt weniger gefährlich als Dickdarmkot zu sein. Die Mortalität beträgt bei
Dünndarmverletzungen 20%, bei Dickdarmverletzungen 70%.

Die Therapie besteht bei frischen aseptischen Perforationen der hinteren
Cervixwand in Bettruhe und Opium. Ist die Verletzung größer oder bereits eine
Infektion eingetreten, so muß der Douglassche Raum mittels eines dicken
Gummirohres durch die Scheide drainiert werden. Bei größeren oder stark
blutenden Zerreißungen oder solchen mit Korpusverletzungen kommt die vagi-

nale Totalexstirpation mit Drainage der Bauchhöhle nach unten in Frage. Ist der Darm verletzt oder auch nur möglicherweise verletzt, so ist die sofortige Laparotomie notwendig. Es ist ein großer Fehler, erst abzuwarten, wie der Fall abläuft; ebenso unrichtig ist es, den verunreinigten Darm durch die Perforations-öffnung etwa wieder zurückzuschieben, um so mehr, als dann neue Verletzungen gesetzt werden können. Bei der Operation kommt es infolge des oft kollabierten Zustandes der Kranken darauf an, nicht zuviel vorzunehmen! Der verletzte Dünndarm wird vernäht evtl. reseziert und zirkulär vereinigt. Die Resektion ist auch nötig, wenn der Darm streckenweit von seinem Mesenterium abgerissen ist. Bei Dickdarmverletzungen ist die Resektion und zirkuläre Naht zu unterlassen und dafür entweder der verletzte Dickdarm in das Rectum einzupflanzen oder ein Anus praeternaturalis anzulegen. In allen derartigen Fällen wird am besten durch den Douglasschen Raum nach der Scheide drainiert. Bei schwer kolla-bierten oder infizierten Kranken muß man sich u. U. auf die Drainage und das pro-visorische Anlegen eines Anus praeternaturalis beschränken. Die Uterusexstir-pation verschlechtert die Prognose, weil sie einen Verlust an Zeit und Blut be-deutet und den Eingriff hinsichtlich des Schocks und der Narkose vergrößert. Deshalb ist die Uterusexstirpation nur am Platz, wenn der Uterus in größerer Ausdehnung verletzt oder infiziert ist, und wenn das Befinden der Kranken diesen Eingriff noch zuläßt.

Literatur der Verletzungen.

Puppe, Monatsschrift. f. Geb. u. Gyn., Bd. 36, S. 291. — Fromme, Prakt. Er-gebnisse f. Geb. u. Gyn. Bd. 6, S. 266. — Schweitzer, Monatsschrift f. Geb. u. Gyn. Bd. 42, S. 148. — Mueller, A., Zentralbl. f. Gyn. 1917. S. 311. — Winter, Deutsche med. Wochenschr. 1919. S. 31. — Bumm, Zeitschr. f. Geb. u. Gyn. Bd. 84, S. 792. — Goldschmidt, Deutsch. med. Wochenschr. 1924. S. 238.

<h1 align="center">1. Digitale Erweiterung.</h1>

Sie stellt die älteste und lange Zeit ausschließlich angewandte Methode dar (Celsus, Moschion). Heute bedienen wir uns der digitalen Erweiterung nur noch in sehr beschränktem Maße:

Ist bei Aborten der Cervixkanal, namentlich der innere Muttermund, für den Finger nicht ganz durchgängig, und soll die Ausräumung vorgenommen werden, so läßt sich, falls das Hindernis nicht zu groß ist, die ungenügende Er-weiterung durch Überstülpen des Uterus über den in die Cervix eingeführten Finger (Mittelfinger) allmählich überwinden.

Hierzu ist es in der Regel nötig, daß sich das Corpus uteri mit der äußeren Hand nach vorn, dicht hinter die Symphyse bringen läßt, was nur bei entleerter Blase, nicht retroflektiert-fixiertem Organ und erschlafften, nicht zu dicken Bauchdecken (gelegentlich nur in Narkose) möglich ist.

In ähnlicher Weise läßt sich eine mäßige Erweiterung der Cervix zwecks Durchführung der vorzeitigen inneren („kombinierten“) Wendung durch langsames Vorschieben des zweiten und dritten Fingers durch die Cervix dann erzielen, wenn an ihrer Durchgängigkeit für zwei Finger nicht mehr allzuviel fehlt.

Bei Placenta praevia ist aber große Vorsicht geboten, weil hierbei leicht Ein-risse entstehen können, die entweder sofort zu Blutungen Anlaß geben oder im weiteren Verlauf der Geburt bei der Umdrehung oder Ausstoßung des Kindes unter Umständen weiterreißen.

Andere Manöver, um mit den Fingern oder Händen eine Erweiterung von Muttermund oder Cervix zu erzielen, wie sie in neuerer Zeit von Harris, Bon-naire, der beide Hände zum Dilatieren einführt, u. a. empfohlen wurden, sind

als zwecklos und nicht ungefährlich zu verwerfen; bei wirklich rigiden Weichteilen vermag die Kraft der Finger nichts auszurichten, und dort, wo eine Möglichkeit besteht, mit den Fingern zu dehnen, liegt in der mangelhaften Erweiterung in der Regel kein Hindernis. Nur ein sehr dünner, nachgiebiger oder ein
bereits vorher gedehnter Muttermund läßt sich mit den Fingern ausdehnen.
Sofern hier überhaupt etwas geschehen soll, um die Eröffnung zu vervollstän-
digen, sind andere Methoden vorzuziehen.

Die Fingerdilatation ist ein schon früher vielfach mißbrauchtes Verfahren der geburtshilflichen Polypragmasie, gegen welches seinerzeit schon Baudelocque seine warnende Stimme erhoben hat. Heute gehört sie zu beliebten Methoden einiger Hebammen,
deren dadurch geleistete Scheinhilfe oft genug zu schwersten Infektionen führt.

2. Laminaria-Dilatation[1]).

Der Gebrauch von Laminariastiften (Seetang) zu Erweiterungszwecken
wurde vor etwa 50 Jahren von Sloan und B. S. Schultze eingeführt. Die in
den Cervixkanal eingeführten Laminariastifte dehnen die Cervix dadurch aus,
daß sie durch Aufnahme von Wasser aus den Geweben quellen. Dieser Vorgang
erfordert einen Zeitraum von 12—24 Stunden. Die Erweiterung ist infolgedessen
eine allmähliche und schonende; andererseits ist die lange Dauer des dilatierenden
Vorgangs in manchen Fällen unzweckmäßig. Da die Laminariastifte nur eine
Erweiterung von etwa Bleistift- auf Fingerdicke bewirken, und wir für eine
weitergehende Dilatation zu geburtshilflichen Zwecken über bessere Methoden
verfügen, kommt die Laminaria-Dilatation lediglich in den ersten Monaten der
Schwangerschaft in Betracht.

In späteren Monaten der Gravidität ist die Cervix so dehnbar, daß man die ersten
Grade der Erweiterung der Cervix, sofern sie nicht von selbst eingetreten sind, in einfacherer
Weise durch Hegarsche Stifte herbeiführt.

Die Laminaria- Dilatation wird angewendet:

1. Zur Einleitung des künstlichen Abortes.

2. Behufs Beschleunigung der Eiausstoßung bei im Gang befindlichen
Aborten oder behufs künstlicher Ausräumung des Eies oder von Eiresten.

Die Laminaria-Dilatation ist kontraindiziert bei Infektionsvorgängen
im Uterus. Trotz der Längsdurchbohrung der Stifte kommt es in der Regel
mit dem Quellen zu einem hermetischen Abschluß des Cervixkanales, welcher
durch Behinderung des Abflusses der infektiösen Wundsekrete aus dem Uterus
gefährlich werden kann, um so mehr, als die durch die Laminariaquellung ausgelösten Uteruskontraktionen die infektiösen Sekrete in die Tuben und in vorhandene Wunden hineinpressen.

Ausführung. Die Laminariastifte sollen 8 cm lang und 7—8 mm dick sein.
Die Verwendung anderer Größen kommt kaum in Betracht. Die Stifte sind mit
einem kräftigen Seidenfaden zu versehen.

Das Sterilisieren der Stifte geschieht entweder durch länger dauerndes Einlegen in Sublimatalkohol (1 zu 500) oder Jodoformäther (5%) oder besser durch
30 Sekunden langes Kochen in Wasser, wonach die Stifte in Alkohol eingelegt
und aufbewahrt werden. Auch im Heißluftsterilisator kann die Sterilisierung
vorgenommen werden.

Neuerdings werden Laminariastifte gebrauchsfertig steril in den Handel gebracht.
Gebrauchte, gequollene Stifte kann man wieder verwendbar machen, indem man sie reinigt,
gestreckt trocknet und dann im Heißluftschrank sterilisiert.

---

[1]) Vgl. Friemann, Über die unblutige Dilatation der Cervix e. c. — Diss. Marb.
1913 (Literatur!).

Beim Einlegen der Stifte ist peinliche Asepsis notwendig. Die langdauernde Quetschung des Cervixgewebes und der oben erwähnte hermetische Verschluß der Cervix können kleine, sonst vielleicht indifferente Fehler der Asepsis gefährlich machen.

Die Frau wird ins Querbett oder auf einen Untersuchungsstuhl gebracht und desinfiziert. Im (Simonschen oder Nottschen) Spekulum wird die Portio an der vorderen Lippe mit der Kugelzange erfaßt und vorgezogen.

Dadurch wird sie nicht nur bequemer zugängig, sondern der Uterus wird auch gestreckt, so daß Dilatator und Stift nahezu gradlinig eindringen können (siehe Fig. 10).

Ist der Cervikalkanal noch nicht so weit, daß ein 7—8 mm dicker Stift eingeführt werden kann, so muß er zunächst mit Metalldilatatoren (Landau, Hegar) bis auf etwa 9 mm Durchmesser vordilatiert werden. Der Stift wird dann in eine Kornzange gefaßt und vorsichtig bei gut angezogener Portio denselben Weg geführt, den der letzte Dilatator anzeigte, wobei wegen der meist noch bestehenden, geringen Anteflexio der Stift etwas nach oben gerichtet sein muß. Man führt den Stift so weit ein, daß er noch etwa 1 cm aus dem Os externum herausragt, legt dann den Seidenfaden des Stiftes in das hintere Scheidengewölbe und fixiert ihn durch einen Streifen steriler Gaze, der nach Abnehmen der Kugelzange noch in einigen Schleifen vor die Portio gelegt wird, damit der Stift nicht sofort herausgleiten kann.

Das Einlegen mehrerer einzelner Stifte hat keinen Zweck. Die Erweiterung durch einen dicken Stift genügt zumeist für die hier in Betracht kommenden Zwecke. Anderenfalls läßt sich die Cervix nach Herausnahme des Stiftes mit Hegardilatatoren leicht noch etwas weiter dilatieren. Die Herausnahme des Stiftes wird durch Einlegen mehrerer dünner Stifte nicht erleichtert, wie behauptet worden ist. Andererseits setzt das Einlegen mehrerer Stifte unnötige Schwierigkeiten und Gefahren; ein zweiter und dritter Stift findet am inneren Muttermund meist einen Widerstand, dessen Überwindung zu Verletzungen Anlaß geben kann. Neuerdings werden mehrere (3—4) Stifte fest miteinander verankert in den Handel gebracht (Braun, Hamburg). Diese sind für stärkere Erweiterungen, sofern ausnahmsweise nötig, gut brauchbar.

Nach Einlegen des Stiftes wird die Patientin zu Bett gebracht und die Temperatur genau beobachtet. Stellt sich Fieber (etwa 39° oder darüber) ein, so ist der Stift sofort zu entfernen und der Fall als infektiös weiter zu behandeln. Das Quellen des Stiftes regt häufig Wehen an, was man den Patientinnen am besten vorher mitteilt. Nach 12—24 Stunden wird nach erneuter Desinfektion der Stift herausgenommen, um danach die weitere Ausstoßung oder Ausräumung vor sich gehen zu lassen.

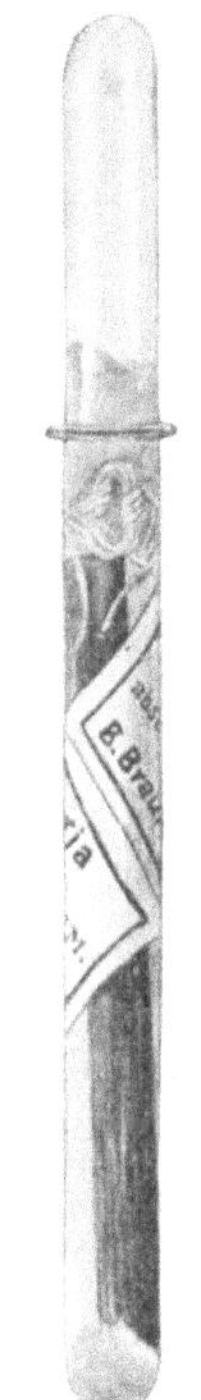

Fig. 8.

Laminariastift, steril eingeschmolzen.

Während es in der Regel gelingt, den Faden des Stiftes mit zwei Fingern in der Scheide zu ergreifen und den Stift herauszuziehen, wird dieser gelegentlich vom inneren Muttermund so fest umschnürt, daß das Herausziehen Schwierigkeiten macht. Am Stift ist dann entsprechend der Stelle des inneren Muttermundes eine taillenförmige Einschnürung vorhanden, weil er hier infolge der Rigidität dieser Partie weniger hat quellen können.

Dieses Hindernis, welches bei nichtgravidem und nichtpuerperalem Uterus relativ häufig ist, kommt bei Anwesenheit von Eiteilen im Uterus lediglich dann vor, wenn es sich um einen künstlichen Abort handelt, oder wenn die Cervix vordem noch nicht gedehnt war (Nulliparae), oder wenn nach Ausstoßung des Eies nur kleine Reste zurückgeblieben sind und sich der Uterus bereits gut zurückgebildet hatte.

Die Portio wird alsdann im Spekulum eingestellt; der aus ihr bei richtigem Einlegen um zirka 1 cm herausragende Stift wird mit einer kräftigen Winterschen Krallenzange erfaßt und unter langsam zunehmendem Dauerzug nach und nach herausgezogen, was bei konsequentem Zug stets bald gelingt, weil das im Korpus liegende dickere Stück des Stiftes den inneren Muttermund von oben her allmählich dehnt. Schwierigkeiten beruhen in der Regel auf technischen Fehlern.

Da man nach der Herausnahme des Stiftes zur Ausräumung meist Narkose benötigt, ist es zweckmäßig, sie schon zur Herausnahme des Stiftes einzuleiten, wenn dies voraussichtlich schwierig und schmerzhaft ist.

Ist die Erweiterung durch den Stift keine genügende, um mit dem Finger in den Uterus einzugehen, so muß mit den Metalldilatatoren von Hegar

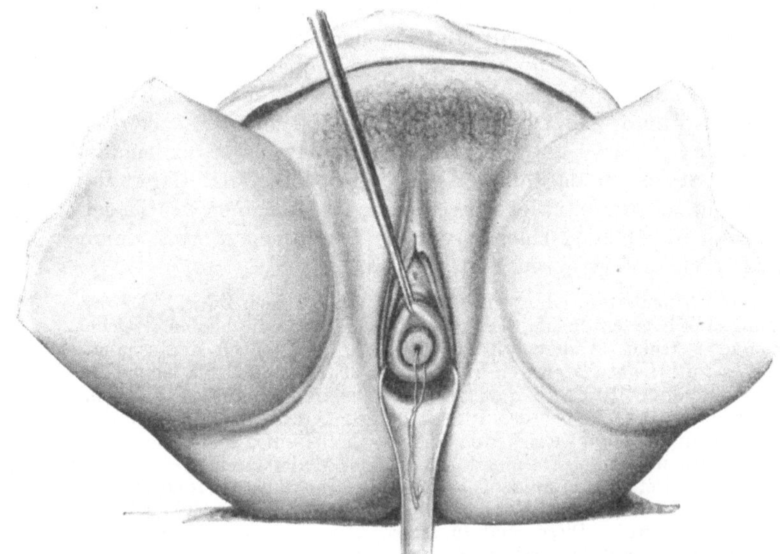

Fig. 9.
Einlegen eines Laminariastiftes.

etwas nachdilatiert werden, falls man nicht (bei noch im Uterus liegender und bereits über den dritten Monat hinaus gewachsener Frucht) die Spontanausstoßung des Eies anstrebt. Gelegentlich kommt es vor, daß der Stift durch Wehen ausgestoßen wird. Öfters liegt dann das ganze Ei samt dem Stift in der Cervix oder gar in der Scheide, so daß nicht mehr in den Uterus eingegangen zu werden braucht. Ein Herausgleiten des Stiftes vor Erweiterung der Cervix kann nicht vorkommen, wenn vor den Stift ein Gazetampon gelegt wurde. Ein Hineingleiten des Stiftes in den Uterus ist nur möglich, wenn der letztere bereits ziemlich groß ist. Aber auch dann ist eine unrichtige Technik die Schuld; entweder wurde der Stift zu weit eingeführt oder der Seidenfaden wurde nicht im hinteren Scheidengewölbe durch einen Tampon fixiert.

Alsdann muß mit Hegarstiften dilatiert und der Stift aus dem Uterus entfernt werden, falls sich derselbe nicht einfach mit einer Zange erfassen und allmählich herausziehen läßt.

Gefahren. Wiederholt sind Verletzungen bei der Laminariadilatation vorgekommen; so wurde der Stift durch die unter Umständen schon bei der Vordilatation perforierte, hintere Cervixwand gelegt (s. S. 46). Solche Verletzungen können natürlich zu schweren Infektionszuständen führen. Sie müssen unter allen Umständen vermieden werden dadurch, daß der Uterus bei der Vordilatation und beim Einführen des Stiftes durch Anziehen der Portio gestreckt und in eine Art Retroversionsstellung gebracht wird. Sodann muß der Stift genau auf dem Weg eingeführt werden, den der letzteingeführte Dilatator gezeigt hat.

Die wesentlichste und nicht immer vermeidbare Gefahr der Laminariadilatation liegt in der Infektionsmöglichkeit. Nicht die Schwierigkeit, die Stifte zu sterilisieren, ist es, welche, wie man früher annahm, gelegentlich zu Infektionen Veranlassung gibt, sondern der Import von Keimen (zumeist aus der Vagina) in den Uterus, der hermetische Abschluß der Cervix durch den quellenden Stift sowie die hierdurch bedingte Sekretstauung. Infolge davon

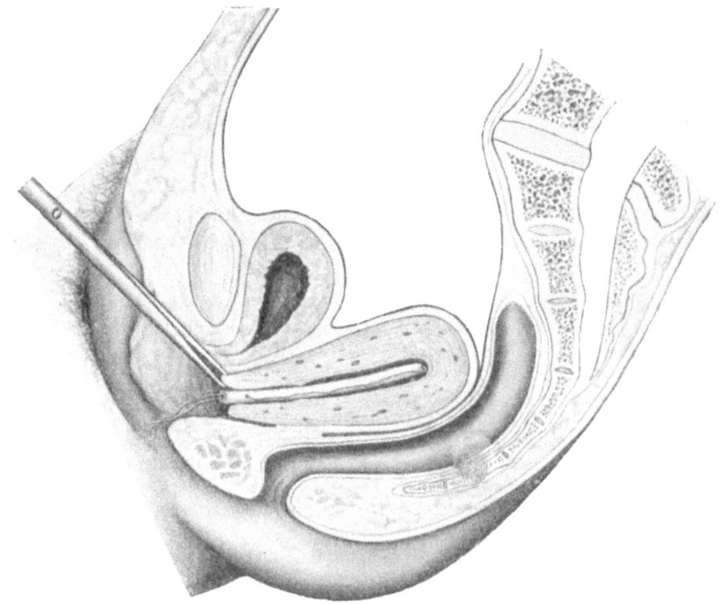

Fig. 10.
Laminariastift in situ.

kann es zu einer starken Vermehrung pathogener Keime im Uterus und zu ihrem Übertritt in vorhandene Wunden oder in die Tuben kommen. Gerade bei Aborten und Abortresten ist das Vaginal- und nicht selten auch das Uterussekret der Träger von Infektionskeimen.

Begünstigt werden diese Vorgänge durch die im Verlauf der Laminariadilatation meist eintretenden Uteruskontraktionen.

Strauß (Zeitschr. f. Geb. u. Gyn. Bd. 70, S. 136) hat durch bakteriologische Kontrolle des Uterussekretes vor und nach der Laminariadilatation gezeigt, daß in demselben fast stets im Verlauf der Dilatation die vorher nur in der Scheide vorhandenen Organismen (unter diesen in einem Viertel der Fälle Streptokokken) auftreten. Nur in 7 von 30 Fällen blieb das Uterussekret steril.

Aschoff vermochte sogar in 55% der Fälle von Laminariadilatation bei künstlichem Abort, also vorher sterilem Uterusinhalt, einen eitrigen Katarrh der Tuben nachzuweisen[1]). Diese Vorgänge führen natürlich nicht immer zu schwereren Infektions-

---

[1]) Vgl. auch Schridde, Die eiterigen Entzündungen des Eileiters. 1910. Verlag Fischer, Jena. — Amersbach, Monatsschr. f. Geb. u. Gyn. Bd. 32, S. 444.

prozessen; aber sie erklären die klinisch anerkannte, aber bei richtiger Technik und bei geeigneter Auswahl der Fälle nicht große Infektionsgefahr der Laminariadilatation. Auch verdienen sie eine besondere Berücksichtigung deshalb, weil es meist nicht bei der Laminariadilatation bleibt, sondern im Anschluß daran in den mit infektiösen Erregern geschwängerten Sekreten andere Eingriffe ausgeführt werden wie Plazentarlösungen, Ausschabungen, durch welche frische, infizierbare Wunden gesetzt werden. Diese Infektionsgefahr ist natürlich dort am größten, wo bereits vor Einlegen des Stiftes Infektionsprozesse im Uterus vorhanden sind. In solchen Fällen ist von der Erweiterung mit Laminariastiften ganz abzusehen. Es ist daher von Wichtigkeit, sich vor der Laminariadilatation speziell bei Aborten und Abortresten über das Vorhandensein von Infektionsvorgängen zu unterrichten. Eine genaue Temperaturmessung, wenigstens 24 Stunden vor Einlegen des Stiftes, sowie die Untersuchung des aus dem Uterus abfließenden Sekretes wird darüber meist Aufschluß geben. Aber selbst die bakteriologische Kontrolle kann hier im Stich lassen. Daher ist eine genaue Beobachtung der Temperatur nach Einlegen des Stiftes dringend notwendig, um dem Infektionsprozeß durch sofortige Herausnahme des Stiftes bei Temperaturerhöhungen Einhalt zu tun.

3. Metreuryse.

Die Metreuryse oder Hystereuryse bezweckt eine Erweiterung der Cervix oder des Muttermundes durch eine in den Uterus eingeführte und mit Flüssigkeit gefüllte Blase. Durch dieselbe wird der Muttermund, die Cervix ausgedehnt, weil einerseits Wehen angeregt werden, andererseits der Ballon ähnlich der Fruchtblase durch die Wehen (oder künstlich durch Zug) in den Muttermund hineingetrieben wird.

Die Metreuryse gehört zu den jüngeren geburtshilflichen Methoden. 1831 konstruierte Schnakenberg einen „Sphenosiphon", ein Instrument, welches aus einer auf eine Spritze gebundenen Tierblase bestand und in die Cervix selbst eingelegt wurde. Zum gleichen Zweck hat Barnes 1862 eine sanduhrförmige Gummiblase empfohlen, welche später von Fehling und Stieda modifiziert wurde. Die Erweiterung der Cervix durch Blasen, welche über den inneren Muttermund in das Uteruscavum eingelegt werden, geht auf Tarnier (1862) zurück, dessen Instrument, von Creder und Zweifel verbessert, heute noch in Gebrauch ist. Erst 1883 ging Schauta dazu über, größere Ballons in den Uterus einzulegen. Er empfahl hierzu den von Braun für die Scheide bestimmten Kolpeurynter[1]). Die Nachgiebigkeit dieses Gummiballons veranlaßte Champétier[2]), einen unelastischen Metreurynter herzustellen, der später von A. Müller[3]) zugfester gebaut wurde, nachdem Maeurer (1887) einen Zug am Ballon empfohlen hatte.

Je nach der Größe des Uterus, der bereits vorhandenen Weite des Zervikalkanals und der erstrebten Erweiterung bedienen wir uns verschieden großer und verschieden gebauter Metreurynter. Auch die Frage, ob am Ballon ein stärkerer Zug ausgeübt werden soll, ist für die Wahl der uns zur Verfügung stehenden Modelle von Bedeutung. Ich gebrauche und empfehle folgende Metreurynter:

1. Das Zweifelsche Bläschen besteht aus einem kleinen (nahtlosen) Gummihütchen (Saughütchen) — am besten aus dickem Transparentgummi —, welches auf ein katheterähnliches Rohr aufgebunden wird. Es läßt sich auf etwa Hühnereigröße (dicke Gummisauger bis auf Apfelgröße) aufblähen und dient zur Erweiterung der Cervix oder des Muttermundes von etwa 1 auf 5 bis 6 cm Durchmesser. Es wird gebraucht für die Erweiterung der Cervix vom 5. Schwangerschaftsmonat aufwärts, in späteren Monaten dann, wenn der Muttermund einen größeren Metreurynter noch nicht hindurchläßt, oder wenn es nur auf eine geringe Erweiterung der Cervix oder nur auf Anregen der Wehentätigkeit ankommt.

---

[1]) Zentralbl. f. Gyn. 1883, Nr. 8.
[2]) Ann. de Gyn. 1888, S. 401.
[3]) Monatsschr. f. Geb. u. Gyn. Bd. 4, S. 415, 1896.

2. Der Braunsche Kolpeurynter ist ein elastischer Gummiballon, der sich auf nahezu Kindskopfgröße aufspritzen läßt. Seine Einführung in zusammengerolltem Zustande erfordert aber bereits eine Durchgängigkeit der

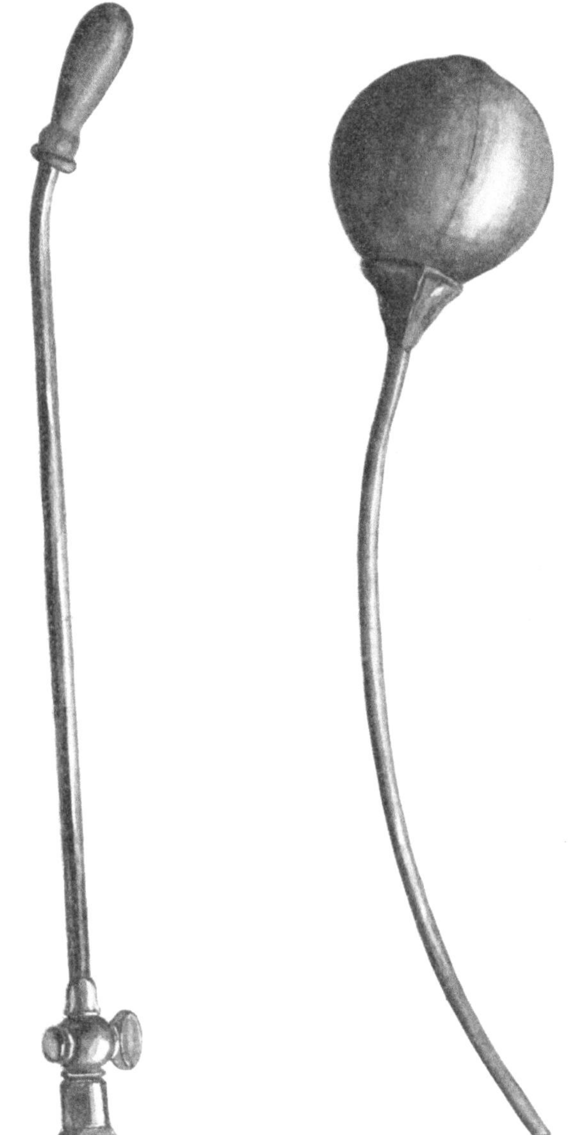

<table>
<tr><td style="text-align:center">Fig. 11.
Zweifelsches Bläschen.</td><td style="text-align:center">Fig. 12.
Braunscher Ballon.</td></tr>
</table>

Cervix für etwa einen Finger. Der Ballon dehnt die Cervix in milderer Weise als die starren, unelastischen Ballons. Infolge dieser Nachgiebigkeit führt er aber bei rigidem Cervikalkanal häufig keine vollkommene Erweiterung herbei und gestattet keine Zugwirkung.

3. Der Müllersche Metreurynter[1]) besteht aus einem ziemlich langen, schlanken, konischen Ballon aus unelastischem, gummiertem Gewebe, der in einen in Metallrohr gefaßten Schlauch übergeht. Der Ballon eignet sich infolge seiner festen Bauart und seiner schlanken Form besonders zur forcierten Dilatation durch stärkeren Zug. Zu seiner Einführung bedarf es aber bereits einer

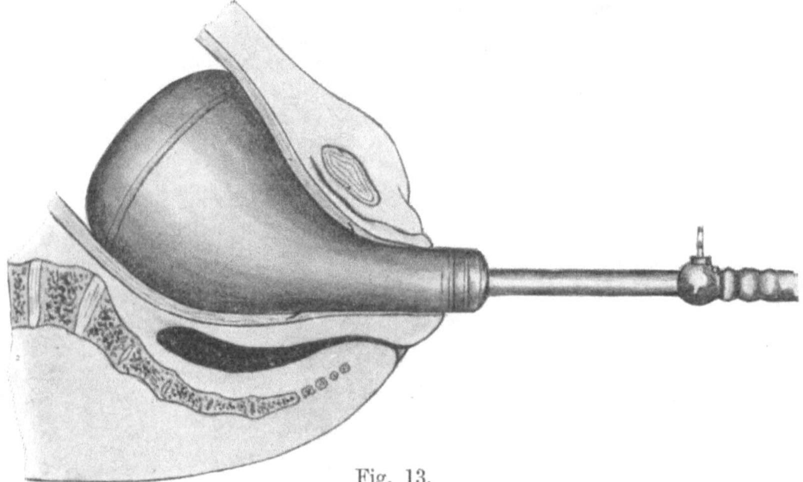

Fig. 13.
Müllerscher Metreurynter in situ (nach Hammerschlag).

Erweiterung des Muttermundes oder der Cervix auf Daumendicke. Er verdrängt den vorangehenden Teil stärker als der Braunsche Ballon.

4. Der Dührssensche Metreurynter besteht ebenfalls aus unelastischem Gewebe, mündet aber nur in einen dünnen, nicht in Metall gefaßten Schlauch aus. In gefülltem Zustand bildet er einen kürzeren Konus mit breiterer und flacherer Basis als der Müllersche Ballon. Er hat diesem gegenüber den Vorteil,

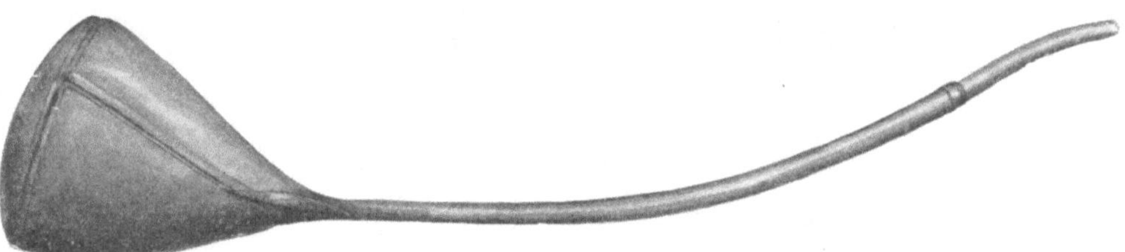

Fig. 14.
Dührssenscher Metreurynter.

daß er sich zusammengerollt etwas leichter einführen läßt, und daß er den vorangehenden Teil weniger stark verdrängt. Er gestattet aber nicht einen derartig starken Zug als der letztere. Gegenüber dem Braunschen Ballon wirkt er energischer und sicherer dilatierend.

Von den Modellen 2—4 benötigt man verschiedene Größen; für gewöhnlich soll der aufgeblähte Ballon der Größe des kindlichen Kopfes nahezu

---

[1]) Stiefenhofer, München. — Vgl. Mon. f. Geb. u. Gyn. Bd. 25, S. 152 u. B. 29, S. 126. Zentr. f. Gyn. 1920, Nr. 7.

gleichkommen (Durchmesser 11 cm); bei Frühgeburten kommen kleinere Formen in Betracht als bei reifer Frucht.

Von weiteren Modellen ist der Bauersche Ballon zu erwähnen, bei dem ein zentral durchlaufendes Rohr eine Kommunikation der Uterushöhle mit der Vagina herstellt. Durch die letztere kann einerseits, nachdem der Ballon eingelegt ist, das vorzeitig abgeflossene Fruchtwasser wieder ersetzt werden (Bauer), um die Beweglichkeit des Kindes zu erhalten (?), andererseits wird bei infiziertem Fruchtwasser der wegen der Infektionsgefahr unzweckmäßige hermetische Abschluß der Cervix während der Ballondilatation vermieden. Baumm empfiehlt tierische Blasen statt des Gummistoffballons, m. E. ohne Vorteil (vgl. Zentralbl. f. Gyn. 1921, S. 1667).

Vorbedingungen. Zur Durchführung der Metreuryse müssen folgende Bedingungen erfüllt sein:

1. Die Cervix bzw. der Muttermund müssen so weit sein, daß sie den betreffenden Metreurynter in zusammengerolltem oder zusammengelegtem Zustand hindurchtreten lassen.

Ist diese Vorbedingung nicht erfüllt, so kann durch ein anderes Erweiterungsverfahren zunächst die nötige Durchgängigkeit herbeigeführt werden, entweder mittels Hegarscher Stifte oder mittels des Zweifelschen Bläschens.

Der vorangehende Teil muß noch etwas beweglich sein.

Bei unerweitertem Muttermund kommt hier die Möglichkeit in Betracht, daß der Kopf, wie das bei Primiparen die Regel zu sein pflegt, bereits im Becken steht. Nach vorzeitigem Blasensprung kann ferner die Retraktion des Uterus so weit vorgeschritten sein, daß der Ballon keinen Platz mehr findet. Hier sind dann andere Erweiterungsverfahren am Platze.

Indikationen. Die Metreuryse wird angewandt:

1. Zur Unterbrechung der Schwangerschaft nach dem vierten Monat. Hier handelt es sich lediglich darum, eine regelmäßige Wehentätigkeit in Gang zu bringen. Die Metreuryse ist das sicherste Mittel, um dies relativ schnell zu erzwingen.

2. Zur Beschleunigung der Eröffnungsperiode während der Geburt bei Gefahren im Befinden von Mutter oder Kind, sofern sie nicht eine sofortige, nur durch eingreifendere Verfahren zu ermöglichende Beendigung der Geburt erheischen.

Hierher gehören genitale Infektionszustände (s. aber unten!), vorzeitige Plazentarlösung, Nabelschnurvorfall, Asphyxie des Kindes, ferner gewisse extragenitale Erkrankungen.

Auch bei Zuständen, welche eine schleunige Entbindung verlangen, wie inkompensierte Herzfehler, Eklampsie, schwere Blutung bei vorzeitiger Plazentarlösung, läßt sich die Metreuryse in Gestalt der forcierten Ballondilatation durch starken Zug verwenden. Namentlich der Praktiker, welcher die Kolpohysterotomie, die Erweiterung nach Bossi und den Kaiserschnitt nicht durchführen kann, ist auf dieses Verfahren angewiesen.

3. Prophylaktisch bei vorzeitigem Blasensprung, wenn sich die Eröffnungsperiode zu sehr in die Länge zieht oder zu ziehen droht.

4. Bei Placenta praevia ist die Metreuryse in denjenigen Fällen (partialis und totalis) angezeigt, in welchen die Mutter noch nicht viel Blut verloren hat und die einfache Blasensprengung nicht die genügende Garantie für die Blutstillung zu geben scheint, entweder weil der Muttermund noch nicht weit genug ist, oder weil ein großer Lappen der Plazenta in ihn hineinragt, oder schließlich weil dem Tiefertreten des Kopfes nach der Blasensprengung andere Hindernisse im Wege liegen. Die Metreuryse ist hier geeignet, die Aussichten für ein lebendes und gut lebensfähiges Kind, welche unter Verwendung der für die Mutter günstigeren vorzeitigen Wendung (nach Braxton-Hicks) schlechte sind, besser zu gestalten. Die Metreuryse bringt hier aber ihrerseits

gewisse Gefahren mit sich, welche Vorsicht und Sachkenntnis sowie eine genaueste Überwachung der Geburt erfordern. Ablösung der Plazenta beim Einlegen, Prolaps der Plazenta beim Tiefertreten des Metreurynters sowie Cervixrisse sind Folgen, die sich heute zwar meist, aber doch nicht immer vermeiden lassen.

Über die Zweckmäßigkeit der Metreuryse bei Placenta praevia sind die Ansichten noch geteilt. Während namentlich die Küstnersche Klinik für die Metreuryse eintrat[1]), verwarfen andere Geburtshelfer die Metreuryse, weil sie die Mutter mehr gefährde[2]). Die neueren Erfahrungen haben gelehrt, daß das Verfahren bei richtiger Technik und zweckentsprechender Auswahl der Fälle unverkennbare Vorteile bietet. Zwar wird man in der Klinik, welche der geeignete Behandlungsort für die Placenta-praevia-Fälle ist, bei lebensfähigem Kind mehr und mehr den Kaiserschnitt anwenden, namentlich bei totalem Sitz. Im Privathaus jedoch bietet die Metreuryse die Möglichkeit, die Aussichten für ein lebensfähiges Kind wesentlich zu verbessern, falls die Blasensprengung zwecklos erscheint. Auch in der Klinik wird man sich bei partiellem Sitz diesem Verfahren in einer Reihe von Fällen mit Vorteil zuwenden. Notwendig ist jedoch, daß man grundsätzlich den Ballon extraovulär[3]), also ohne Sprengen der Eiblase, einlegt und daß man ein so großes starres Modell wählt, daß nach dessen Ausstoßung und der Blasensprengung der Kopf sofort durch den Muttermund hindurchtritt, was man innerlich kontrollieren, nötigenfalls manuell begünstigen kann. Blutet es oder läßt sich der Kopf nicht einleiten, so kann man bei dieser Erweiterung des Muttermundes, ohne einen Cervixriß befürchten zu müssen, wie die Erfahrung gelehrt hat, die Wendung und Extraktion vornehmen.
Nach Einlegen des Metreurynters blutet es meistens etwas; jedoch hört die Blutung nach Füllen des Metreurynters bzw. auf leichten Gewichtszug bald auf. Das Kind pflegt den Ballondruck auf die Plazenta überraschend gut zu vertragen, offenbar weil sich der Ballon dort hochzuschieben pflegt, wo keine Plazenta sitzt. Dahingegen sind die Blutungen bei intraovulärer Metreuryse häufiger und stärker, und die Kinder werden mehr geschädigt.
Zu widerraten ist die Metreuryse aber bei zervikaler Plazenta[4]).

Kontraindikation. Die Metreuryse ist gefährlich und zu widerraten:

1. In den ersten Monaten der Schwangerschaft, da der Uterus durch den Ballon zum Bersten gebracht werden kann (s. unten).

2. Bei Eklampsie (mit Ausnahme der forcierten Dilatation durch Metreuryse), weil die durch die Metreuryse verstärkte Wehentätigkeit die Erkrankung zu verschlimmern pflegt.

3. Ähnlich liegen die Verhältnisse bei dekompensiertem Herzfehler.

4. Bei bereits vorhandener intrauteriner Infektion empfiehlt sich Vorsicht bezüglich Verwendung und Dauer der Metreuryse, weil die Infektion unter dem Einfluß des dichten Cervixabschlusses gefördert wird.

Ausführung. Auswahl des Ballons: Zur Geburtseinleitung genügt das Zweifelsche Bläschen; größere Ballons sind hierzu unzweckmäßig, da sie den Kopf leichter abdrängen. In allen anderen Fällen aber, in welchen nach Ausstoßung des Metreurynters das Tiefertreten des Kopfes erwünscht oder gar die künstliche Entbindung nötig ist, nimmt man Ballons, deren größter Durchmesser dem Kopf entspricht, und zwar aus unnachgiebigem Material.

Nachdem der Metreurynter auf seine Dichtigkeit und Festigkeit geprüft wurde, wird die Schwangere oder Kreißende ins Querbett gebracht und desinfiziert.

---

[1]) Hannes, Zentralbl. f. Gyn. 1908, S. 1382.
[2]) Vgl. Hofmeier, Münch. med. Wochenschr. 1910, S. 1377. — Schweitzer, Zentralbl. f. Gyn. 1912, S. 793.
[3]) Wie das schon früher von Mäurer, A. Martin, Kaufmann, neuerdings von mir (dieses Handbuch, 1. Aufl., Ergänz. S. 49), J. Füth (Zentralbl. f. Gyn. 1911, S. 187), Falk (Dissertation, Marburg 1921), C. Meyer (Zentralbl. f. Gyn. 1922, S. 485) empfohlen wurde.
[4]) Siehe Zangemeister und Schilling, Monatsschr. f. Geb. u. Gyn. Bd. 60, S. 15.

Zum Einführen benötigt man folgende Instrumente: Spekulum, am besten Simonsche Platten, Kugelzange, Metreurynterzange oder eine Kornzange, deren Zähne abgestumpft sind, damit sie nicht den Metreurynter verletzen, und eine Spritze oder einen Irrigator oder einen Gummiball (anderen Metreurynter) zum Füllen des Ballons. Ist die Erweiterung der Cervix noch nicht genügend, so werden auch Hegarsche Dilatatoren vorbereitet.

Die vordere Muttermundslippe wird im Spekulum mit der Kugelzange vorsichtig angezogen. Der mit den Instrumenten ausgekochte und luftleer von den Seiten zusammengerollte Metreurynter wird mit der Metreurynterzange erfaßt und durch die Cervix hochgeschoben. Die Zange wird im Uterus geöffnet und vorsichtig herausgezogen, ohne daß der Metreurynter mitfolgt; bei Schwierigkeiten nimmt man die Zange erst heraus, wenn der Ballon etwas gefüllt ist.

Ist der Zervikalkanal bereits so weit, daß man vor Einführen den Ballon nicht mit Hegarstiften zu erweitern braucht, so kann man den Ballon bei einiger Übung auch ohne Spekulum auf den vaginal eingeführten Fingern einführen. Die Erfahrung hat gelehrt, daß dies meist leicht gelingt und die Infektionsgefahr nicht erhöht.

Das Einführen wird sehr erleichtert, wenn man den Metreurynter mit einem Gleitmittel, z. B. flüssiger Kali-Glyzerinseife, benetzt. Beim Einführen sind die Eihäute und der vorangehende Teil zu schonen, deshalb darf die Metreurynterzange nicht über das obere Ende des Metreurynters hinausragen.

Es folgt nunmehr die Füllung des Ballons. Bei großen Metreuryntern bedient man sich am einfachsten eines ($1^1/_2$ m hoch gehaltenen) Irrigators, der aber zunächst nur wenig erhöht wird, bis sich der Metreurynter so weit füllt, daß er von selbst weiter nach oben gleitet.

Zu Beginn der Füllung des Metreurynters drängt er sich, namentlich wenn er nicht hoch genug emporgeführt wurde, leicht wieder aus dem äußeren Muttermund heraus. Man muß deshalb die Füllung langsam vornehmen und mit den an den Muttermund gelegten Fingern eine Füllung des vor diesem liegenden Ballonanteils verhindern.

Ein Druck auf den Ballon gestattet den inneren Fingern, den Füllungsgrad des Ballons zu kontrollieren. Ist die genügende Füllung erreicht (200 ccm beim Zweifelbläschen, 400—500 bei den anderen Ballons), so wird der Metreurynterschlauch durch Quetschhahn verschlossen, Kugelzange und Spekulum werden herausgenommen.

Die Einführung des Zweifelschen Bläschens gestaltet sich in ähnlicher Weise. Vor jedem Gebrauch ist der Katheter mit einem neuen Bläschen zu versehen, da das einmal ausgedehnte Bläschen seine Elastizität zum Teil eingebüßt hat. Das (nahtlose!) Bläschen ist mit Seide fest auf den Katheter aufzubinden. Die Füllung (200 ccm) erfolgt durch eine passende Spritze.

Als Füllmaterial der Metreurynter eignet sich am besten abgekochtes kaltes Wasser oder sterile Kochsalzlösung. Lysol und dergleichen greifen den Metreurynter an; außerdem können stärkere Desinfektionsmittel, wenn der Metreurynter platzt, zu Vergiftungen führen.

Nach dem Einlegen des Metreurynters pflegen in kurzer Zeit, meist nach 1—2 Stunden, mitunter sofort, Wehen aufzutreten, die sich allmählich verstärken. Für die Erweiterung sind sie von hohem Wert, da die Entfaltung des Zervikalkanals lediglich durch sie und weniger durch eine passive Dehnung durch den Ballon herbeigeführt wird. Die Wehentätigkeit tritt zwar mit großer Regelmäßigkeit ein; jedoch genügen die Wehen nicht immer, um die Erweiterung mit derjenigen Schnelligkeit herbeizuführen, welche erwünscht erscheint.

Eine Überdehnung des Uterus durch einen zu großen oder zu stark gefüllten Metreurynter pflegt auf die Wehentätigkeit ungünstig zu wirken. Andererseits hat sich gezeigt, daß ein Wechsel im Füllungsgrad des Ballons, insbesondere das Ablassen eines

Teiles der Füllflüssigkeit nach vorheriger stärkerer Füllung, schlechte Wehen zu verstärken imstande ist[1]).

Abgesehen von inneren Mitteln, vor allem Hypophysenextrakt (Pituglandol), lassen sich die Wehen bei der Metreuryse durch Zug am Ballon verstärken. Mit diesem Vorgehen ist jedoch eine stärkere passive Dehnung der Cervix verknüpft, welche den Ballondurchtritt vor der nötigen Erweiterung im Gefolge haben kann; daher ist der Zug nur so stark zu machen und so lange auszudehnen, als unbedingt nötig ist.

Ein Zug am Metreurynter soll nur unter bestimmten Bedingungen angebracht werden, nämlich wenn zu spärliche oder zu schwache Wehen folgen, oder wenn die Erweiterung aus irgendeinem Grunde beschleunigt werden muß; denn die passive Dehnung der Cervix tritt dadurch in den Vordergrund mit den ihr anhaftenden Nachteilen, wie Einrissen, Zurückgehen der erreichten Dehnung nach Herausnahme des Metreurynters.

Der Zug erfolgt am besten in Gestalt einer Gewichtsextention; am Schlauch des Metreurynters wird mit Hilfe eines Leinenbandes ein Gewicht befestigt und das letztere über das Bettende herübergeleitet. Als Gewicht dienen am besten Flaschen, die nach Bedarf mit Flüssigkeit gefüllt werden können. Man benutzt je nach dem Zweck einen Gewichtszug von $^1/_2$—3 kg, indem man zunächst mit einem schwachen Zug beginnt und ihn dann nach Bedarf verstärkt. Bei Placenta praevia ist zwar ein Gewichtszug nicht immer zu umgehen, falls es trotz Einlegens des Metreurynters noch blutet. Jedoch ist er besonders hier auf ein Mindestmaß an Gewicht und Dauer zu beschränken, damit keine Einrisse entstehen und es nicht hinter den Metreurynter blutet, wenn er durch den Muttermund hindurchgetreten ist.

Forcierte Ballon-Dilatation. In gewissen Fällen ist es notwendig, die Erweiterung der Cervix zu beschleunigen und sie unter Umständen möglichst ohne Mitwirkung der Wehen vor sich gehen zu lassen, z. B. bei Herzfehlern, Lungenerkrankungen, Eklampsie u. dgl. Die Ballondilatation eignet sich zu einer schnelleren Erweiterung der Cervix nicht in dem Maße, wie die Kolpohysterotomie, die Erweiterung dauert weit länger. Immerhin ermöglicht es ein Durchziehen des Metreurynters durch den Muttermund unter stärkerem Zug mit der Hand, die Erweiterung noch verhältnismäßig schnell durchzuführen, so daß das Verfahren namentlich für den Praktiker von gewissem Wert ist. Einrisse sind aber zu befürchten! Die forcierte Dilatation mit dem Metreurynter hat zur Vorbedingung, daß der Zervikalkanal nahezu verstrichen, und daß der Muttermund schon etwa kleinhandgroß ist. Der Müllersche Metreurynter wird eingeführt, dann in Narkose unter Zug mit der Hand allmählich hindurchgezogen; die Zugrichtung soll dabei möglichst nach unten gerichtet sein. Über die Schnelligkeit und die Kraft, mit der gezogen werden darf, lassen sich bestimmte Angaben nicht machen. In einem Fall läßt sich die Erweiterung in 10 Minuten durchführen, während in anderen dazu reichlich 1 Stunde notwendig ist, sofern größere Risse vermieden werden sollen. Nicht selten ist es notwendig, den Metreurynter mehrmals durchzuziehen. Die Kolpohysterotomie und der Kaiserschnitt sind dieser Methode in den meisten Fällen vorzuziehen.

Während der Metreurynter, solange die Blase steht, extraovulär, also unterhalb der Eihäute eingelegt werden soll, ist es vorzuziehen, bei Hydramnion vorher die Eiblase zu sprengen.

Wird der Metreurynter extraovulär eingelegt, so kann es mit dem Abheben der Eihäute bei der Einführung oder der Füllung zu einer Ablösung der Plazenta kommen. Das Ereignis macht sich durch Abgang von dunklem Blut bemerkbar. Die Erfahrung hat jedoch gelehrt, daß diese Gefahr überschätzt wurde, daß selbst bei Plac. praevia in der Regel keine stärkere Ablösung beim Einlegen und Auffüllen des Ballons eintritt.

---

[1]) Pape und Scheffen, Hegars Beiträge. Bd. 6, S. 51.

Der Metreurynter wird in der Regel dann aus dem Uterus in die Scheide ausgestoßen, wenn der Muttermund diejenige Weite erreicht hat, welche dem größten Umfang des Ballons entspricht. Diese Regel trifft indessen nur dann zu, wenn es sich um starre Ballons handelt und diese ohne stärkeren Gewichtszug geboren wurden. Bei den nachgiebigen Ballons ist die Erweiterung eine nicht so vollkommene, weil sie gewöhnlich schon einige Zeit vor der diesbezüglichen Erweiterung durch den Muttermund hindurchgetrieben werden. Ein Zug am Ballon beeinträchtigt die definitive Erweiterung ebenfalls, insofern dadurch eine Dehnung des bis zu einem gewissen Grad elastischen Cervixgewebes stattfindet, nach deren Aufhören der Muttermund sich wieder etwas verengert. Andererseits tritt ein nennenswerter Rückgang der erzielten Erweiterung selbst dann nicht ein, wenn die Wehen aufhören oder gar die Schwangerschaft noch fortdauert.

Größere Ballons regen die Wehen stärker an als kleine. Die Dauer der Metreuryse bis zum Ausstoßen des Ballons ist je nach der bereits vorangegangenen Erweiterung und der Nachgiebigkeit der Cervix sehr verschieden; sie beträgt beim Zweifelbläschen im Durchschnitt 9, bei den großen Ballons im Durchschnitt $8^1/_2$ Stunden.

Wie die Geburt nach Ausstoßen des Metreurynters weitergeleitet werden soll, ob ein anderer größerer, evtl. weniger nachgiebiger Ballon einzuführen ist, oder ob ein anderes Dilatationsverfahren nachzufolgen hat, oder ob die Entbindung sofort vorgenommen werden kann und soll, ist eine Frage, die von den vorliegenden Verhältnissen abhängt. Handelt es sich nur um das Ingangbringen der Wehentätigkeit, so genügt die Metreuryse im allgemeinen; die Wehen lassen zwar nach Ausstoßen des Metreurynters gewöhnlich für einige Zeit nach, folgen aber dann wieder regelmäßig und führen die Geburt herbei. Nach Ausstoßen des Metreurynters hat man stets darauf zu achten, ob etwa der vorangehende Teil abgewichen oder die Nabelschnur vorgefallen ist (oder vorliegt), und unter Umständen entsprechende Maßnahmen zu treffen.

Gefahren und Störungen der Metreuryse[1]).

Obwohl die Metreuryse ein vorzügliches und an sich relativ ungefährliches geburtshilfliches Verfahren ist, kann sie doch Störungen und Gefahren mit sich bringen, deren Kenntnis notwendig ist. Verletzungen des vorangehenden Teiles oder des Uterus bei Einführen des Ballons sind bei sachgemäßer Technik unter allen Umständen vermeidbar. Steht der vorangehende Teil schon so tief und fest, daß er sich nicht empordrängen läßt, so ist die Metreuryse zu unterlassen. Weniger sicher läßt sich gelegentlich das Einreißen der Eihäute (in etwa 5%) verhüten, ein Ereignis, welches andere Störungen zur Folge haben kann (Nabelschnurvorfall, Änderung der Kindeslage, intranterine Infektion, Asphyxie). Daher ist den Eihäuten jede Schonung entgegenzubringen; vor allem muß der Metreurynter gut zusammengerollt und so mit der Zunge erfaßt sein, daß diese keine Verletzungen machen kann. Auf den Gebrauch eines Gleitmittels ist bereits hingewiesen worden.

Wird der Metreurynter einen falschen Weg geführt (namentlich wenn schon bei der Vordilatation eine Verletzung gesetzt wurde!), so können große Rupturen (der Cervix) entstehen, besonders wenn der Ballon nachher gewaltsam gefüllt wurde. Eine derartige Verletzung haben wir erlebt (Geb.-Stat. 1923, Nr. 445).

Beim Hochschieben des Metreurynters im Uterus kann eine tiefsitzende Plazenta abgelöst und dadurch eine Blutung veranlaßt werden; die Blutung steht aber in der Regel, wenn der Metreurynter gefüllt ist.

---

[1]) Vgl. Zimmermann, Monatsschr. f. Geb. u. Gyn. Bd. 16, S. 57. — Zangemeister u. Lehn, Arch. f. Gyn. Bd. 109, S. 524. — Stange, Diss.: Göttingen 1920. — Baer, Zentr. f. Gyn. 1924, S. 2221.

Besonders bei Placenta praevia ist hier Vorsicht am Platze, indem man den Ballon auf der Seite hochschiebt, auf welcher voraussichtlich die Plazenta nicht sitzt.

Wird ein Metreurynter in einen zu kleinen Uterus, also in früheren Monaten der Schwangerschaft eingelegt, so kann beim Füllen, namentlich wenn es unter Druck geschieht, ein Bersten des Uterus herbeigeführt werden[1]). Dasselbe Ereignis kann eintreten, wenn bei bereits im Becken stehendem vorangehenden Teil oder bei schon weit vorgeschrittener Retraktion des Uterus ein Ballon eingelegt und unter höherem Druck gefüllt wird.

Die in der Literatur erwähnten Fälle von Uterusruptur nach Metreuryse sind größtenteils nicht der Metreuryse, sondern anderen Eingriffen zur Last zu legen[2]). Dagegen scheint in dem Fall von Hink[3]) in der Tat die inkomplette Uterusruptur durch die Metreuryse bedingt worden zu sein.

Ein weiteres Ereignis, welches beim Füllen des Ballons eintreten kann, ist der Lufteintritt in den Uterus, der bei gleichzeitiger Plazentarablösung zur Luftembolie führen kann[4]).

Schließlich kann der Metreurynter beim Anfüllen oder später platzen; dann tritt er wieder heraus. Wurde Luft zum Füllen benutzt, so kann sie in den Uterus eindringen und zur Luftembolie Anlaß geben oder eine Zersetzung der Fruchtwasserreste im Uterus begünstigen. Giftiges Füllmaterial kann unter solchen Umständen toxische Erscheinungen im Gefolge haben. Zur Vermeidung dieser Übelstände ist der Metreurynter vor dem Gebrauch stets auf seine Dichtigkeit zu prüfen und zum Füllen nur abgekochtes Wasser oder sterile Kochsalzlösung zu verwenden.

Wenn der Metreurynter im Uterus liegt, können die Wehen ausbleiben, ein Ereignis (nur in 8% der Einleitungen gegen Ende der Schwangerschaft traten in den ersten 4 Stunden keine Wehen ein; bei Belastung blieb der Erfolg dann nicht aus), welches in einzelnen Fällen durch abnorme Rigidität oder Torpidität der Cervix, insbesondere bei frühzeitigem Einleiten der Geburt, bedingt wird. Alsdann werden interne Mittel (Pituglandol) oder ein Zug am Metreurynter angewandt. Der Braunsche Metreurynter kann bei rigider Cervix wurstförmig ausgezogen und dadurch seiner dilatierenden Wirkung größtenteils enthoben werden. Das geschieht gewöhnlich allerdings nur dann, wenn an diesem Metreurynter ein zu starker oder zu lange dauernder Gewichtszug angebracht wurde. Nötigenfalls ist der Ballon durch ein unnachgiebiges Modell (Dührssenscher Metreurynter) zu ersetzen. Erfolgt die Erweiterung der Cervix für die in Betracht kommende Geburtsstörung nicht schnell genug, so muß ein stärkerer Zug angebracht oder im äußersten Fall ein anderes, rascher zum Ziel führendes Erweiterungsverfahren (Kolpohysterotomie) angewandt werden.

Selten kommt es bei vorzeitigem Blasensprung unter dem Einfluß des durch den Metreurynter verursachten hermetischen Abschlusses der Cervix zu einer schnellen bakteriellen Zersetzung der Fruchtwasserreste. Infolge des durch die Wehen gesteigerten Uterusinhaltdruckes wird der Übertritt der dann vorhandenen zahlreichen Infektionserreger in zervikale Wunden begünstigt. Wird in solchen Fällen die Metreuryse nicht rechtzeitig unterbrochen, so kann es zu schwereren Infektionszuständen kommen. Infolge-

---

[1]) Vgl. den von Matusch, „Uterusruptur nach Metreuryse", Diss.: Leipzig 1902, beschriebenen Fall.

[2]) Fälle von Biermer, Porak und Audion, Krebs. — Vgl. auch Philipps, Diss.: Marburg 1919.

[3]) Zentralbl. f. Gyn. 1896, S. 1250.

[4]) Fälle von Gouillod, siehe Zentralbl. f. Gyn. 1895, S. 957. — Ferner: Lichtenstein, Münch. med. Woch. 1920, S. 699.

dessen ist es notwendig, im Verlauf der Metreuryse Puls und Temperatur genau zu beobachten und bei bereits vorhandenen Infektionen von der Metreuryse möglichst abzusehen.

Bei tief inserierender Nabelschnur kann die letztere (nach dem Blasensprung) durch den Ballon gedrückt werden (Sachs, Zeitschr. f. Geb. u. Gyn. B. 82, S. 302); dasselbe kommt gelegentlich vor, wenn nach Reposition der Nabelschnur ein Ballon eingelegt werden muß.

Liegt ein praller Ballon sehr lange, namentlich belastet, im Uterus, so kann er eine Druckfistel zur Folge haben (v. Franqué, Zeitschr. f. Geb. u. Gyn. Bd. 63, S. 44 Fall III).

Nach Ausstoßen des Metreurynters aus dem Uterus lassen die Wehen meist einige Zeit nach. Dies kann sich über viele Stunden erstrecken, so daß schließlich — bei noch nicht genügend erweitertem Muttermund — eine weitere Metreuryse oder — bei erweitertem Muttermund — die Blasensprengung, evtl. eine operative Entbindung nötig wird. In manchen Fällen kommt man mit Pituglandol u. a. zum Ziel. Ein längeres Sistieren ist übrigens öfters durch bestimmte Ursachen bedingt, wie Infektionen, Abweichen des Kopfes, Verzögerung des Blasensprunges u. a. Der Metreurynter braucht dabei nicht nach außen geboren zu sein, sondern kann in der Scheide liegen. Hier veranlaßt er gelegentlich Aktionen der Bauchpresse, Stuhldrang.

Der Muttermund pflegt sich in solchen Fällen nicht wieder nennenswert zu schließen. Ich beobachtete einige Fälle, in denen (bei intakter Eiblase) der durch Metreuryse teilweise erweiterte Muttermund, trotzdem die Wehen vollkommen wegblieben, 14 Tage unverändert blieb, bis dann eine erneute Metreuryse vorgenommen wurde.

Ein vielgerügter Nachteil der Metreuryse ist das Verdrängen des vorangehenden Teiles durch den gefüllten Ballon, wodurch es zu Lageänderungen kommen kann. Die Erfahrung lehrt, daß diese Gefahr keine allzu große ist, daß sich vielmehr der abgewichene Teil unter dem Einfluß der Wehen meist bald von selbst wieder median einstellt oder durch entsprechende Lagerung der Kreißenden und äußere Handgriffe leicht über den Muttermund gebracht werden kann, wenigstens bei stehender Blase. Durch das Abweichen des vorangehenden Teiles kann es auch zum Vorfall der Nabelschnur oder kleiner Teile kommen, ein Ereignis, welches es mitunter ratsam erscheinen läßt, nach Ausstoßen des Metreurynters eine innere Untersuchung folgen zu lassen. Große Metreurynter bedingen auch diese nachteiligen Folgen häufiger; man wähle daher den Metreurynter nicht größer, als im Einzelfall nötig ist.

Die letztgenannten Folgen der Metreuryse bringen es mit sich, daß sich bisweilen weitere Eingriffe nötig machen (Wendung — Extraktion, Forceps u. a.).

Wir erlebten unter 241 Metreurysen (s. Tabelle) 15 mal derartige Störungen: 8 mal Nabelschnur-, 1 mal Armvorfall (bei Schädellage), 2 mal die Entstehung einer Querlage, 1 mal einer abgewichenen Schädellage (die sich nicht durch äußere Wendung beheben ließen), 1 mal einer Beckenendlage; andererseits stellte sich aber 2 mal nach primärer Querlage nach der Metreuryse eine Schädellage ein. Von den betr. Kindern starben 7 (allerdings 6 bei plattem Becken).

Cervixrisse entstehen durch die Metreuryse nur dann, wenn am Ballen ein stärkerer Zug ausgeübt wurde oder bei Placenta praevia. Besonders die forcierte Ballondilatation nach Müller führt nicht selten zu Quer- oder Längsrissen in der Cervix, welche unter Umständen zu stärkeren Blutungen Anlaß geben können. Infolgedessen ist auch bei diesem wie bei anderen forcierten Verfahren Vorsicht am Platze; wird der Muttermund durch den angezogenen Ballon stark herabgezogen oder gibt er beim Zug nur wenig nach, so ist ein Übertreiben des Zuges zu vermeiden.

Größere Cervixrisse nach der Metreuryse sind in der Literatur von Füth, Keilmann, Vogel, Dührssen mitgeteilt; jedoch ist ihre Ursache in zwei Fällen einem zu starken Gewichtszug bei Placenta praevia, in zwei anderen wahrscheinlich der Wendung zur Last zu legen. Auch die von Stegenwalner erwähnten Cervixrisse ereigneten sich fast ausnahmslos (bis auf einen Riß, bei Placenta praevia), wenn nach der Metreuryse eine operative Entbindung, vornehmlich die Extraktion oder die Wendung und Extraktion, angeschlossen wurde.

Von seltenen Vorkommnissen sei hier die Entstehung einer Druckfistel als Folge der Metreuryse erwähnt[1]) und das Abreißen des Muttermundsaumes resp. der verkürzten Portio [2]).

Statistik. Über die Häufigkeit der Verwendung der Metreuryse gibt Hammerschlag[3]) an, daß unter 8000 Geburten der Königsberger Klinik 47 mal die Metreuryse nötig wurde, nämlich: bei Aborten 20 mal (wegen Eklampsie 2 mal, Herzfehler 1 mal, Larynxtuberkulose 9 mal, Nephritis 1 mal, Infektionen 3 mal, Blutung 4 mal); bei Frühgeburten 32 mal (zur Einleitung bei engem Becken 23 mal, wegen Larynxtuberkulose 3 mal, Nephritis 1 mal, tiefen Sitzes der Plazenta 1 mal, Pyelitis 1 mal, Infektionen 3 mal); intra partum 68 mal (wegen Eklampsie 10 mal, Placenta praevia 17 mal, Wehenschwäche 11 mal, Infektionen 16 mal, tiefen Sitzes der Plazenta 3 mal, Querlage 5 mal, Asphyxie 6 mal).

An meiner Klinik, an welcher von der Metreuryse ausgedehnter Gebrauch gemacht wird, kam unter 7100 Geburten (über 2000 g Fruchtgewicht) 260 mal die Metreuryse zur Anwendung = 3,7%.

Die Resultate der Metreuryse für Mutter und Kind erhellen aus einer Zusammenstellung, die ich nach den Statistiken von Zimmermann[4]) und Stegenwalner[5]) gewonnen und in der ersten Auflage dieses Handbuchs angeführt habe.

Es ging daraus hervor, daß die unmittelbare kindliche Mortalität bei rechtzeitigen Geburten größer ist als bei Frühgeburten, was wohl mit der Größe des Kindes zusammenhängt. Die mütterliche Mortalität ist umgekehrt bei rechtzeitigen Geburten kleiner als bei Frühgeburten. Im übrigen ist zu bemerken, daß ein nicht unerheblicher Teil der Todesfälle von Mutter und Kind nicht der Metreuryse, sondern der bestehenden Geburtskomplikation oder auch anderweitigen Eingriffen zur Last zu legen ist.

Im einzelnen sind noch folgende statistische Angaben über die Metreuryse bemerkenswert: Die Einwirkung der Metreuryse auf die Wehentätigkeit machte sich nach Stegenwalner unter den Frühgeburten im Mittel nach $1\frac{1}{2}$ Stunde bemerkbar, unter den rechtzeitigen Geburten im Mittel nach 36 Minuten. Die Dauer bis zur nötigen Erweiterung betrug bei Frühgeburten 6 Stunden, bei rechtzeitigen Geburten $5\frac{1}{2}$ Stunden im Mittel. Nach Hannes[6]) traten bei künstlicher Frühgeburt (wegen engen Beckens) durch Metreuryse die Wehen im Mittel nach 85 Minuten ein; die mittlere Geburtsdauer betrug 22,8 Stunden. Eine Lageveränderung trat durch die Metreuryse 3 mal unter den 32 Frühgeburten und 5 mal unter den 68 rechtzeitigen Geburten ein (Stegenwalner). Ein Vorfall des Armes oder der Nabelschnur trat unter den 32 Frühgeburten 10 mal

---

[1]) von Franqué, Zeitschr. f. Geb. u. Gyn. Bd. 63, S. 44.
[2]) Saniter, C. f. Gyn. 1912, S. 1695.
[3]) Zeitschr. f. Geburtsh. u. Gyn. Bd. 56, S. 351.
[4]) Monatsschr. f. Geburtsh. u. Gyn. Bd. 16, S. 37. — 645 Fälle, größtenteils aus der Literatur.
[5]) Diss. Königsberg 1908. — 120 Fälle der Königsberger Klinik.
[6]) Verhandl. d. deutsch. Gesellsch. f. Gynäk. 1905, S. 71.

(6 mal Nabelschnurvorfall), unter den 68 rechtzeitigen Geburten 7 mal (4 mal Nabelschnurvorfall) auf (Stegenwalner).

Die Geburt ging nach der Metreuryse spontan zu Ende 10 mal unter den 32 Frühgeburten und 26 mal unter den 68 rechtzeitigen Geburten, wobei aber häufig die Geburtsstörung ihrerseits zu weiteren Eingriffen Anlaß gab. Die Häufigkeit von Einrissen nach der Metreuryse einschließlich angeschlossener Operationen betrug nach Hammerschlags Feststellungen 24%.

Die Morbidität ist nach der Metreuryse im allgemeinen höher als sonst; Hammerschlag fand sie in Fällen, welche bei Vornahme der Metreuryse noch aseptisch waren, doppelt so hoch als sonst, nämlich 39 statt 20%, eine Erscheinung, welche durch die infolge des langdauernden hermetischen Abschlusses der Cervix begünstigten Infektionsvorgänge bedingt wird.

Als Todesursache der Mütter nach der Metreuryse fand Stegenwalner: Eklampsie 4 mal, Verblutung bei Placenta praevia 1 mal, Infektionen 2 mal. Unter den 27 Todesfällen Zimmermanns sind die meisten der Metreuryse nicht zur Last zu legen. Nur in 5 Fällen ist ein Zusammenhang möglich oder wahrscheinlich: 1 mal trat bei Placenta praevia eine Blutung in den Uterus hinter den Metreurynter ein (Hantel), 1 mal verblutete sich eine Patientin bei Placenta praevia aus einem Cervixriß, 3 mal folgte bei Placenta praevia eine Sepsis.

Die Metreurysefälle meiner Klinik, ohne diejenigen bei Placenta praevia und Eklampsie (von 1911—1922), ergeben folgendes Bild über Anwendung und Erfolge des Verfahrens:

Metreuryse bei:	Zahl	Erste Wehen nach	Dauer der Metr.	Geburt spontan	Dauer nach Metr.	Geburt operativ	Dauer nach Metr.	Fieber i. puerp.	Todesfälle	
									Mutter	Kind
Aborten künstl. eingeleitet...	12	$4\frac{1}{4}$ St.	29 St.	5	$8\frac{1}{4}$ St.	7	$7\frac{1}{2}$ St.	2	0	—
während des Verlaufs	21	—	$18\frac{1}{2}$,,	11	$3\frac{1}{2}$,,	10	$3\frac{1}{2}$,,	1	0	—
Frühgeburten künstl. eingeleitet...	18	1 ,,	$11\frac{1}{4}$,,	13	$7\frac{1}{2}$,,	5	$19\frac{1}{4}$,,	1	1	2
während des Verlaufs	5	—	$8\frac{3}{4}$,,	3	$(18\frac{1}{2})$	2	(15 ,,)	1	0	4
Reifen Geburten künstl. eingeleitet...	156	$2\frac{1}{2}$,,	$14\frac{1}{4}$,,	97	$17\frac{1}{4}$,,	59	$11\frac{1}{2}$,,	25	5 = 3,2%	20 = 13%
während des Verlaufs	62	—	$7\frac{3}{4}$,,	22	$4\frac{1}{2}$,,	40	3 ,,	12	1 = 1,6%	24 = 39%
Foet. maceratus....	21	3 ,,	$12\frac{1}{2}$,,	13	$10\frac{1}{2}$,,	8	5 ,,	4	1	—
Insgesamt	295	—	—	164 = 56%	—	131 = 44%	—	46 = 16%	8 = 2,7	50 = 21%

Von den mütterlichen Todesfällen fallen 4 der Metreuryse bestimmt nicht zur Last (Darminfektion, Hämophilie, 2 violente Uterusrupturen nach schwerer Wendung mit Extraktion bei engem Becken); die übrigen 4 Todesfälle, an Infektion, ereigneten sich nach größeren Eingriffen anderer Art und Febris intr. part., welches 2 mal schon vor der Metreuryse bestand. Es bleiben somit nur zwei Infektionstode, bei welchen die Metreuryse vielleicht die Infektion begünstigt oder bedingt hat.

Von den kindlichen Todesfällen ereigneten sich 35 in der Geburt und 15 danach. Ohne Zusammenhang mit der Metreuryse sind 42 (Mißbildungen, Unreife, enges Becken, Uterusruptur, operative Entbindungen, Verletzungen bei der Geburt, Erkrankungen nach der Geburt); zweifelhaft kann man bei 8 Fällen sein, inwieweit die Metreuryse oder gewisse Komplikationen (enges Becken!) oder andere Eingriffe die Schuld am Tode tragen.

Eine besondere Besprechung erheischt die Prognose der Metreuryse bei Placenta praevia. Hannes[1]) berichtet über 143 Fälle aus der Breslauer Klinik und Poliklinik

---

[1]) Zentralbl. f. Gyn. 1909, S. 73.

mit einer mütterlichen Mortalität von 5,5% und einer kindlichen (der lebensfähigen Kinder) von 33%.

Schweitzer[1]) berichtet über 66 Fälle der Leipziger Klinik und 670 Fälle der Literatur. Die ersteren betrafen 43 mal Placenta praevia partialis und 23 mal totalis. Zwei Mütter starben = 3%. Cervixrisse wurden 5 mal beobachtet, von denen einer zum Verblutungstod führte und einer die Uterusexstirpation nötig machte. Der mittlere Blutverlust betrug 622 ccm (7 mal über 1000 ccm). 52 mal wurde nach der Metreuryse ein weiterer Eingriff nötig, um die Blutung zu stillen oder die Lage zu korrigieren. Von den 69 Kindern (3 mal Zwillinge) wurden 8 totgeboren = 12%; es starben noch 11 weitere. Bei Placenta praevia totalis (23) wurden 5 Kinder totgeboren = 28%; es starben noch 5 weitere. Unter den Fällen der Literatur betrug die mütterliche Mortalität 5,8%, die kindliche 34,5%, die der lebensfähigen Kinder 27,6%. (Nach der Wendung [Braxton - Hicks] betrug die mütterliche Mortalität unter 1266 Fällen 5,5%, die kindliche 79,4%.)

Weischer[2]) berichtet über 346 Fälle von Plac. pr. der Berliner Klinik; die Mortalität betrug bei Metreuryse: Mutter 8,5%, Kind (lebensfähige) 46,8% (bei vorzeitiger Wendung: Mutter 7,4%, Kind [lebensfähige] 74,1%). Hofmeier[3]) hatte sogar eine mütterliche Mortalität von 20% nach der Metreuryse bei Plac. praev.

Zimmermann (l. c.) stellte aus der Literatur 116 Fälle zusammen; die mütterliche Mortalität betrug 6%, die der Kinder 34%. Bei intraovulärer Metreuryse starben unter 79 Fällen, worunter sich 4 Fälle von Placenta praevia centralis befinden, 7,6% der Mütter und 43% der Kinder. Bei extraovulärer Metreuryse starben unter 36 Fällen, worunter sich 11 Fälle von Placenta praevia centralis befinden, 3,3% der Mütter und 23% der Kinder.

Falk (Diss. Marb. 1921 — vgl. auch Mon. f. Geb. u. Gyn. Bd. 64, S. 145) berichtet über 48 Fälle (10 mal totalis), die mit extraovulärer Metreuryse behandelt wurden, mit 32 lebenden Kindern; von den toten waren 4 nicht lebensfähig und 7 unreif. 3 Mütter starben, 2 an Anämie, 1 an Infektion.

Auch Meyer (Zentralbl. f. Gyn. 1922, S. 491) zeigte neuerdings die günstigen Resultate der extraovulären Metreuryse: mit letzterer wurden 65% Kinder lebend geboren und 47% lebend entlassen; mit der intraovulären Metreuryse nur 41% bzw. 35%.

4. Dilatation durch den Kindeskörper.

Der in unvollkommener Fußlage liegende Kindeskörper vermag den Muttermund dadurch besonders gut zu dehnen, daß er vom Fuß nach dem Kopfende zu nahezu gleichmäßig an Umfang zunimmt; er entspricht einem langgestreckten Kegel. Infolgedessen eignet sich die so gelegene Frucht auch dazu, durch Zug am Fuß die Erweiterung des Muttermundes zu beschleunigen. In der Tat gelingt es in dieser Weise, namentlich bei Mehrgebärenden, den Muttermund im Verlauf einer langsam durchgeführten Extraktion allmählich zu erweitern. Allerdings bleibt bei nicht besonders nachgiebigem Muttermund oft, besonders bei Primiparen, der voluminöse Kopf, weil er vom Rumpf durch den schlanken Hals getrennt ist, stecken. Er folgt dem Zug gar nicht oder nur samt dem ihn umschnürenden Muttermund; bei forciertem Weiterziehen kann dieser einreißen. Wenn sich auch die Gefahr eines solchen Cervixrisses durch vorsichtiges und langsames Extrahieren oft vermeiden läßt, so bedeutet diese Verzögerung der Geburt des nachfolgenden Kopfes für das Kind oft den Tod. Die Dilatation mit dem Kindeskörper dient aber nicht nur zur forcierten Dehnung des Muttermundes, sie hat auch den Vorzug der schonenden Erweiterung, und sie ist für die Praxis deswegen besonders geeignet, weil sie ohne alle Hilfsmittel durchzuführen ist.

Die Methode kommt vor allem in Betracht bei nicht lebendem oder nicht lebensfähigem Kind oder bei besonders gefährlichen Zuständen für die Mutter, welche jede Rücksichtnahme auf das Kind beiseitetreten lassen, sofern andere Dilatationsverfahren nicht so sicher zum Ziele führen oder gefährlich sind. Es ergeben sich daraus folgende

---

[1]) Zentralbl. f. Gyn. 1912, S. 793.
[2]) Zeitschr. f. Geb. u. Gyn. Bd. 67, S. 360.
[3]) Monatsschr. f. Geb. u. Gyn. Bd. 60, S. 3.

Indikationen:

1. Gefahren für die Mutter bei nicht lebendem oder nicht lebensfähigem Kind (vorzeitiger Blasensprung, Wehenschwäche sowie die unter 2. genannten Zustände).

2. Schwere Gefahren für die Mutter bei lebendem und lebensfähigem Kind, wenn andere Erweiterungsmethoden nicht zweckmäßig oder nicht durchführbar oder zu gefährlich sind (Eklampsie, inkompensierte Herzfehler, Infektionszustände, vorzeitige Lösung der normal sitzenden Plazenta, Placenta praevia).

3. Gefahren für das Kind — sofern es lebensfähig ist — wenn andere Erweiterungsverfahren nicht möglich oder zu eingreifend oder noch ungünstiger erscheinen (Nabelschnurvorfall, Asphyxie).

Vorbedingungen.

1. Es muß eine unvollkommene Fußlage bestehen oder aber eine Kindeslage, aus welcher sich eine solche herstellen läßt (Querlage, Kopflage mit noch nicht im Becken stehendem Kopf, Steißlage).

2. Die Erweiterung der Cervix oder des Muttermundes muß so weit gediehen sein, daß ein Fuß hindurchgezogen werden kann.

Ausführung. Wie die Herstellung der Fußlage zu geschehen hat, hängt von der Lage des Kindes ab; bei Schädellage und Querlage kommt die vorzeitige innere („kombinierte") Wendung in Betracht, bei Steißlagen ist ein Fuß herunterzuholen.

Die Dilatation mit dem Kindeskörper kann protrahiert zur Anwendung kommen, indem man die Erweiterung den Wehen überläßt, oder man kann sie durch einen ebenso wie bei der Metreuryse angebrachten Gewichtszug oder durch sofort vorgenommene Extraktion forcieren. Je schneller die Erweiterung vor sich geht, um so größer ist die rein passive Dehnung und die Gefahr von Einrissen der Cervix; andererseits besteht ebenso, wie bei der Metreuryse, bei stark protrahiertem Verlauf der Erweiterung die Gefahr, daß infolge des hermetischen Abschlusses der Cervix vorhandene Infektionserreger zu Infektionen Anlaß geben.

Je nach der Sachlage (Zerreißlichkeit des Cervixgewebes, bestehende Infektion, Leben und Lebensfähigkeit der Frucht) wird man die Erweiterung hier schnell, dort langsam vor sich gehen lassen. Im Fall eines Gewichtszuges, der am Fuß mit Hilfe eines über das Bettende gehängten Gewichtes angebracht wird, bedient man sich einer Belastung von $^1/_2$ bis 3 kg.

Bei lebensfähigem und lebendem Kind muß darauf geachtet werden, daß durch die Applikation des Gewichtszuges am Fuß keine zum Gangrän führende Umschnürung gesetzt wird (Polsterung!).

Soll forciert extrahiert werden, so entscheidet die Dehnungsfähigkeit des Muttermundes (die bei noch nicht ganz verstrichener Cervix sowie bei Erstgebärenden in der Regel eine nur beschränkte ist, und die man am besten daran erkennt, ob der Muttermund beim Zug mit herabgezogen wird oder nicht) über die Stärke des zulässigen Zuges. Am ehesten läßt sich die Extraktion in einer Sitzung durchführen bei nahezu verstrichener Cervix, Mehrgebärenden und kleiner Frucht. Ist die Perforation des nachfolgenden Kopfes möglich, weil das Kind tot oder nicht lebensfähig ist, oder im Interesse einer sofortigen Beseitigung der Geburtsstörung nötig, so wird damit ein wesentliches Hindernis für die Beschleunigung der Extraktion behoben und die Gefahr eines Cervixrisses erheblich vermindert. Wegen der Zerreißlichkeit der Cervix ist bei Placenta praevia ein Gewichtszug möglichst zu beschränken und eine Extraktion ganz zu unterlassen. In allen Fällen ist es zweckmäßig, bei Anwendung eines Gewichtszuges den Zug abzunehmen, sobald der Steiß zum Einschneiden kommt, damit der Uterus sich der Entleerung entsprechend retraktiv verkleinern kann, und damit es nicht infolge von Plazentarablösung zu einer Blutung hinter das Kind in das Uteruskavum kommt.

Statistik, Prognose. Nach Hammerschlag (l. c.) kam unter 8000 Geburten die Dilatation durch den Kindeskörper 135 mal zur Ausführung, und zwar 123 mal nach vorzeitiger innerer Wendung, 12 mal nach Herunterholen eines Fußes bei Steißlage. Als Indikation kam in Betracht: Placenta praevia 110 mal, Infektion 11 mal, Eklampsie 7 mal, vorzeitige Plazentarlösung 2 mal, andere Komplikationen 5 mal. 11 Todesfälle der Mutter (5 an Infektion, 3 an Anämie, je einer an Eklampsie, Pneumonie, Herzfehler) sind dem Verfahren größtenteils nicht zur Last zu legen. Nur ein Todesfall infolge Cervixrisses bei Placenta praevia, ferner ein Teil der Infektionstodesfälle ist, wenigstens mittelbar, mit dem Verfahren in Verbindung zu bringen.

Die Infektionsgefahr ist aus den oben angeführten Gründen stets im Auge zu behalten und bei bereits vorhandener Infektion sowohl eine besonders protrahierte wie, wegen der Gefahr frischer Cervixrisse, eine stark forcierte Dilatation möglichst zu vermeiden.

Die Morbidität nach der Dilatation durch den Kindskörper war nach Hammerschlag in der Tat nahezu doppelt so hoch, als sie sonst im allgemeinen ist (38 gegenüber 20%).

Die Rißgefahr illustriert eine Nachuntersuchung Hammerschlags an 102 seiner Fälle, bei welchen er in 29% größere Cervixrisse nachweisen konnte.

Für die Kinder ist das Verfahren naturgemäß ungünstig (vgl. die vorzeitige innere Wendung). Hammerschlag berechnet eine kindliche Mortalität von 90%. Dabei ist aber zu berücksichtigen, daß ein Teil dieser Todesfälle der Geburtsstörung oder dem Umstand zuzuschreiben ist, daß eine Reihe der Kinder nicht lebensfähig oder bereits vorher abgestorben war.

5. Erweiterung durch Metall-Dilatatoren.

Für geburtshilfliche Zwecke kommen lediglich zwei Methoden in Betracht. Bei der einen wird das Kollum durch Einführen von konisch zulaufenden Stiften

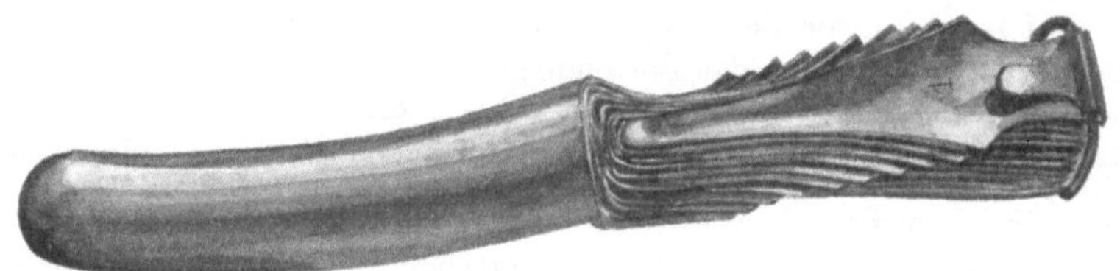

Fig. 15.
Satz Hegarscher Dilatatoren nach Jolly.

verschiedener Dicke allmählich gedehnt; bei der anderen findet die Erweiterung durch eine Anzahl von Branchen statt, welche in die Cervix oder den Muttermund eingeführt und auseinandergetrieben werden.

a) **Die Erweiterung durch Stifte** verschiedener Durchmesser erfolgt für geburtshilfliche Zwecke am besten durch die **Hegarschen Dilatatoren.**

Sie bestehen aus einem Satz verschieden dicker, leicht gekrümmter, konisch auslaufender Stäbe und werden aus Holz, Hartgummi, Glas oder vernickeltem Metall hergestellt. Ich ziehe die Metallinstrumente bei weitem vor, weil sie sich exakt sterilisieren lassen und nicht so leicht defekt werden. Sehr praktisch, weil leicht und wenig Raum wegnehmend, ist (für geburtshilfliche Zwecke) ein Satz Hegarscher Dilatatoren nach Jolly[1]) von der Firma Löwenstein, Berlin, angefertigt. Die einzelnen Größen sind dabei ineinandergeschoben. Die Dilatatoren dürfen nicht zu spitz sein. Sie sollen im wesentlichen zylindrisch gebaut sein und nur vom vorderen Ende 4—5 cm weit allmählich an Umfang zunehmen.

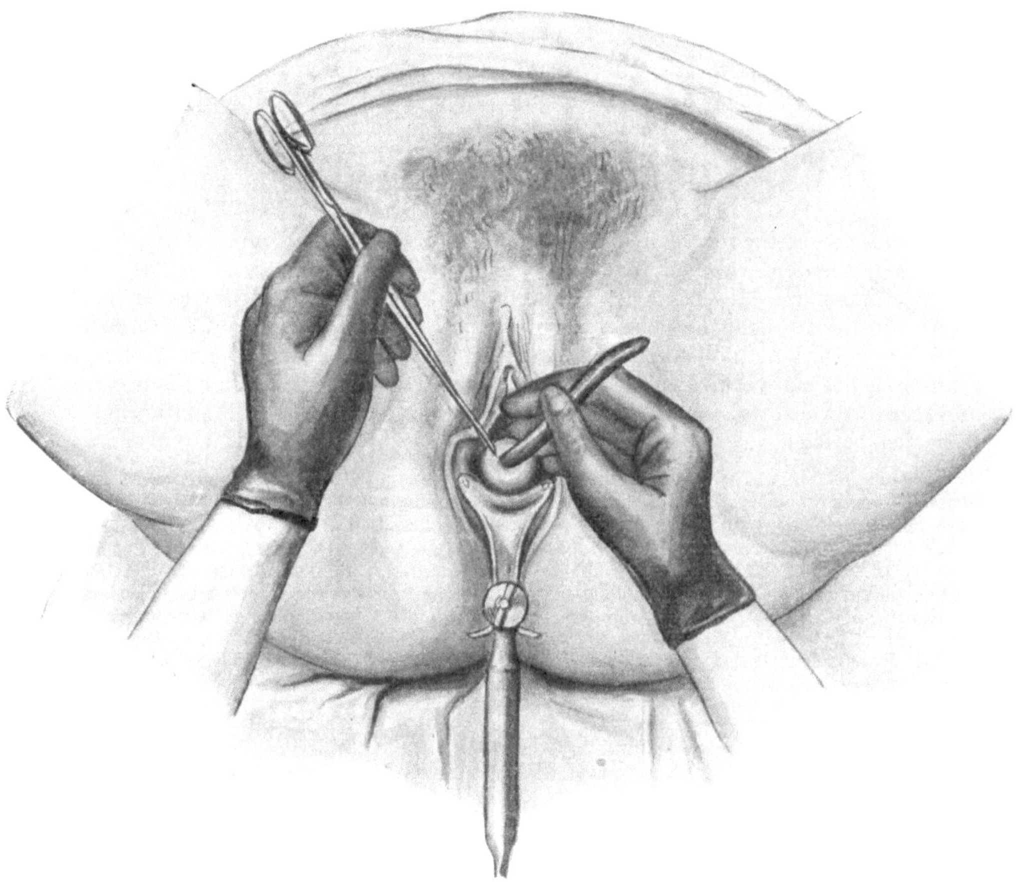

Fig. 16.
Dilatation mittelst Hegarscher Stifte.

Die Hegarschen Dilatatoren werden angewandt:

1. Zur Erweiterung der Cervix bei Aborten der ersten vier Monate, um entweder einen Laminariastift einführen oder um die Ausräumung des Eies oder von Eiresten vornehmen zu können.

2. In späteren Monaten dient die Dilatation durch Hegarsche Stifte gelegentlich dazu, um einen Metreurynter einlegen zu können.

Zur Ausführung dieser Art der Erweiterung wird die Patientin ins Querbett oder auf einen Untersuchungsstuhl gebracht. Vulva und Vagina werden desinfiziert. Im Spekulum (Simon oder Nott) wird die Portio mit der Kugelzange vorgezogen, um den Uterus möglichst zu strecken und ihn in Retroversions-

____

1) Münch. med. Wochenschr. 1912, S. 201.

5*

stellung zu bringen; alsdann werden die Stifte der Reihe nach langsam unter Vermeidung zu großer Kraft durch die Cervix in das Uteruscavum vorgeschoben, bis die gewünschte Erweiterung erzielt ist.

Die Gefahren dieser Art der Dilatation sind bei genügender Sachkenntnis gering. Sie bestehen in der Möglichkeit einer Perforation des Uterus in früheren Monaten der Schwangerschaft, namentlich der hinteren Cervixwand (siehe S. 46), wenn der Dilatator nicht den zunächst durch die Sonde festgestellten Weg in den Uterus findet, oder wenn er unnötig weit vorgeschoben wird. Kleine Einrisse der Cervix am inneren Muttermund sind bei dieser Art der Erweiterung um so weniger vermeidbar, je schneller und je weiter sie durchgeführt wird. Namentlich bei Erstgebärenden, und wenn es sich darum handelt, den Abort künstlich einzuleiten, wenn also Wehen noch nicht vorhanden waren, ferner bei der Retention kleiner Abortreste ist mit Einrissen zu rechnen. Diese seitlichen nicht penetrierenden Längsrisse pflegen weder Blutungen noch andere Erscheinungen zu machen.

b) Unter den Methoden der **Dehnung durch auseinandergetriebene, in die Cervix eingeführte Branchen** kommt heute nur noch das Bossische Verfahren in Betracht. Die Unhandlichkeit des Instrumentes und die Unmöglickeit, größere Einrisse sicher zu vermeiden, haben aber dazu geführt, daß es sich nicht einzubürgern vermochte, zumal wir andere, weit zuverlässigere Erweiterungsmethoden besitzen.

Schon früher wurden von Mauriceau, Ossiander, Ellinger, Busch u. a. Instrumente zum gleichen Zweck angegeben. Im Verlaufe der Zeit begegnen wir Dilatatoren mit 2, 3, 4, 5, 6 und 8 Branchen, welche teils durch Schraubenwirkung, teils durch Druck mit der Hand, teils durch Gummibänder entfaltet werden[1]). Das Instrument von Bossi[2]) ist für geburtshilfliche Zwecke von den bekanntgewordenen Dilatatoren gleicher Art noch am geeignetsten. Es besteht aus vier gekreuzten Armen, deren Enden in den Muttermund bzw. in die Cervix eingelegt und durch Schraubengewalt auseinandergetrieben werden. Keine der „Verbesserungen" dieses Instrumentes (Kaiser, Frommer, Knapp u. a.) ist dem Bossischen Instrument überlegen; die meisten bieten sogar erhebliche Nachteile diesem gegenüber, teils weil sie unhandlich, teils weil sie zu kurz sind, teils weil sie die Scheide unnötigerweise mit erweitern.

Das Bossi sche Instrument eignet sich lediglich dann für die Erweiterung des Muttermundes, wenn der Cervikalkanal ganz oder nahezu ganz verstrichen ist. Andernfalls entstehen größere Einrisse. Es soll für die Erweiterung in der zweiten Hälfte der Schwangerschaft, speziell für die Erweiterung bei Frühgeburten und rechtzeitigen Geburten reserviert bleiben. Die Erweiterung des Muttermundes geschieht mit dem Bossischen Instrument durch rein passive Dehnung; während bei einer Reihe anderer Verfahren die Wehen bei der Erweiterung mitwirken, sind sie hier völlig ausgeschaltet, ein Vorgang, der gewisse Vorteile und Nachteile bietet. Die rein passive Dehnung vermag den Muttermund nicht so gleichmäßig zu entfalten und den Cervikalkanal nicht zu verkürzen, wie es geschieht, wenn die Wehen Gelegenheit haben, mitzuwirken; infolge der Elastizität des Gewebes geht der erreichte Dehnungsgrad nach Beendigung des Verfahrens etwas zurück. Durch die relativ schnelle Erweiterung kommt es in der Regel zu Einrissen in das Cervixgewebe. Andererseits ist die völlige Ausschaltung der Wehentätigkeit sowie die Schnelligkeit, mit der die Erweiterung möglich ist, in manchen Fällen von Vorteil.

Die Dilatation mittels des Bossi ist u. U. **indiziert**:

1. Bei schweren Gefahren für die Mutter, welche eine schleunige Entleerung des Uterus unter möglichster Ausschaltung der Wehen-

---

1) Vgl. Raineri, Arch. di Ost. e Gyn. 1900. August.
2) Ann. di Ost. e Gyn. 1892. Dez.

tätigkeit erheischen, falls andere, einfachere, bezw. sichere Erweiterungsverfahren nicht anwendbar sind.

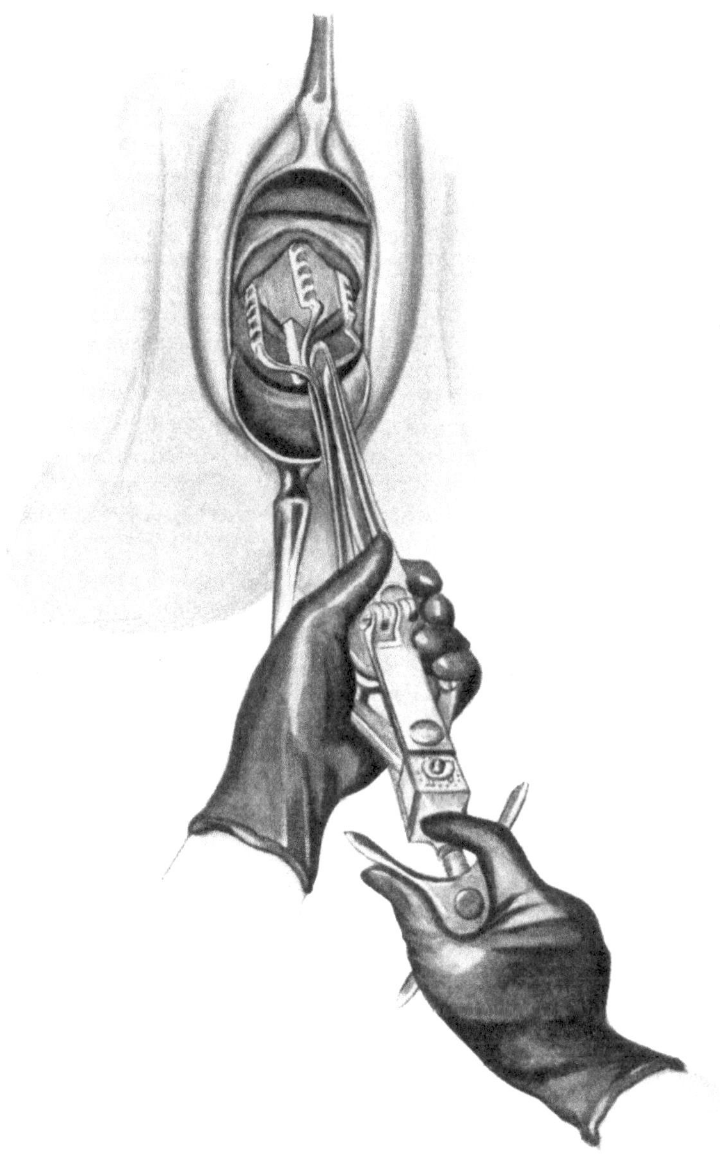

Fig. 17.
Erweiterung mittelst des Bossi (nach Hammerschlag).

Hierher gehören vor allem Eklampsie, schwere inkompensierte Herzfehler,
schwere Blutungen bei vorzeitiger Lösung der normal sitzenden Plazenta, Larynxtuberkulose. Auch bei Infektionen ist das Verfahren angewandt worden, wenngleich es hier, wie übrigens andere Verfahren auch, besondere Gefahren mit
sich bringt.

2. Bei Gefahren für das Kind (Nabelschnurvorfall, Asphyxie) darf man sich nur ausnahmsweise des Bossischen Instrumentes bedienen, wenn schonendere Verfahren nicht möglich sind, die Dehnungsfähigkeit des Muttermundes eine gute, und die Erweiterung schon bis zu einem gewissen Grade vorgeschritten ist.

Vorbedingungen:

1. Der Cervikalkanal muß gänzlich oder bis auf kleine Reste verstrichen sein, da sonst die Gefahr einer Zerreißung eine zu große ist.

2. Die Verwendung anderer, schonenderer oder zweckmäßigerer Dilatationsverfahren muß unmöglich oder unangebracht sein.

Von solchen kommen vor allem in Betracht: Muttermundsinzisionen, Metreuryse, Dilatation durch den Kindeskörper, namentlich auch die Kolpohysterotomie und der cervikale Kaiserschnitt.

. 3. Die Zerreißlichkeit des Gewebes darf keine abnorm große sein (Placenta praevia). Auch dürfen nicht bereits Einrisse oder Inzisionen am Muttermund bestehen, oder größere Cervixrisse bei früheren Geburten vorangegangen sein. Andererseits darf die Rigidität des Muttermundes keine allzu große sein.

4. Sofern man ausnahmsweise im Interesse des Kindes nach Bossi dilatiert, muß der Muttermund eine gewisse Weite und Dehnungsfähigkeit haben und das Kind lebensfähig, lebend und lebensfrisch sein; auch soll das Leben des Kindes in dem betreffenden Fall so hoch zu bewerten sein, daß man der Mutter die Gefahren der forcierten Dehnung zumuten darf.

Ausführung. Nach Desinfektion von Vulva und Vagina wird im Querbett der Muttermund im Simonschen Spekulum eingestellt, die vordere Lippe mit der Kugelzange etwas angezogen, und das Instrument samt den die Branchen bedeckenden Kappen eingeführt.

Nur bei einem Muttermund, der die Einführung des Instrumentes in dieser Form noch nicht gestattet, werden die Kappen für die ersten Grade der Dilatation abgenommen.

Es ist darauf zu achten, daß die umgebogenen Enden der Kappen sicher bis oberhalb des etwa noch vorhandenen Cervikalkanales geführt werden, da sie anderenfalls zu Quetschungen im Cervixgewebe führen können. Das Instrument wird dann soweit aufgeschraubt, bis die kontrollierenden Finger eine Spannung des Muttermundsaumes feststellen.

Nunmehr beginnt die eigentliche Dilatation. Je stärker die Spannung des Muttermundes wird, um so langsamer hat sie weiter zu gehen. Im allgemeinen dreht man alle zwei Minuten $^{1}/_{4}-^{1}/_{2}$ cm weiter auf. Bei etwa 10 bis 11 cm Durchmesser ist der Muttermund für den Durchtritt eines ausgetragenen Kindes in der Regel genügend gedehnt. Die Dauer der Dilatation ist natürlich eine sehr verschiedene; sie hängt ab von der ursprünglichen Erweiterung des Muttermundes sowie von seiner Rigidität. Solange noch, wenn auch nur kleine, Reste eines Cervikalkanales vorhanden sind, ist ganz besondere Vorsicht notwendig. Nach 15—45 (unter Umständen bis 75) Minuten ist unter gewöhnlichen Umständen die Erweiterung beendet. Sobald im Verlauf der Erweiterung ein Einriß festzustellen ist, muß das Verfahren abgebrochen und nötigenfalls durch ein anderes ersetzt werden.

Die Frage, ob der Eingriff in Narkose auszuführen ist oder nicht, hängt von der bestehenden Geburtskomplikation ab. Im allgemeinen ist, wenn möglich, die Narkose zu unterlassen. Bei Eklampsie ist grundsätzlich zu narkotisieren, umgekehrt bei schweren inkompensierten Herzfehlern, Larynxtuberkulose u. a.

Nach Beendigung der Dilatation ist womöglich die Entbindung sofort anzuschließen, weil die Erweiterung des gedehnten Muttermundes wieder etwas

zurückzugehen pflegt. Die Art der Entbindung hängt natürlich von der Kindeslage ab. Bei Kopflagen ist die Perforation das bei weitem schonendste Verfahren.
Bei lebendem und noch nicht schwer geschädigtem Kind ist zunächst
die Impression des Kopfes nach Hofmeier anzustreben, und danach der Forceps
anzulegen. Die Extraktion, mit oder ohne vorangegangene Wendung, darf nur
mit größter Vorsicht ausgeführt werden, weil der nachfolgende Kopf durch den
gedehnten Muttermund häufig festgehalten wird, und jedes Forcieren der Extraktion nunmehr leicht zu größeren Cervixrissen führt, um so mehr, als Einrisse,
wenn auch kleinerer Art, in der Regel schon durch die Dilatation hervorgerufen
wurden. Diese Gefahr ist so erheblich, daß man bei Schwierigkeiten der Entwicklung des Kopfes durch den Muttermund auf das Leben des Kindes besser
bald verzichtet und perforiert.

Es ist dies ein Moment, welches die Indikation zur Vornahme der Erweiterung nach
Bossi erheblich einschränkt und namentlich der Vornahme der Operation im Interesse
des Kindes wesentliche Schranken setzt.

In den 25 Fällen Hammerschlags wurden nach der Dilatation folgende
Operationen ausgeführt: Forceps 13 mal, Perforation 4 mal, Kristeller 2 mal,
Wend.-Extraktion 5 mal, Extraktion 1 mal.

Gefahren und Schwierigkeiten. Die Hauptgefahr der Dilatation nach Bossi
liegt in Zerreißungen der Cervix.

Hammerschlag[1]) konstatierte unter seinen eigenen Fällen solche in 33%.
Unter 62 Fällen der Literatur fand er 13 größere Cervixrisse (= 21%[2]).

Nach Winter[3]) kamen unter 245 Fällen der Literatur 25 größere
Risse vor (= 10%), davon 15 bei Erstgebärenden und 19 bei teilweise noch
erhaltener Cervix. Drei dieser Frauen starben an Verblutung aus dem Riß
(= 1,2%).

Esch[4]) fand unter 14 Fällen, welche nach Anwendung des Bossischen
Verfahrens ad exitum und zur Sektion kamen, 3 mal geringe seitliche Einrisse
und einen größeren.

Zur Vermeidung solcher Risse soll das Bossische Verfahren überhaupt
auf solche Fälle beschränkt bleiben, in denen eine dringende Lebensgefahr,
namentlich auf seiten der Mutter vorliegt, und andere Erweiterungsverfahren
nicht möglich oder noch gefährlicher sind. Insbesondere wird der Praktiker,
soweit er in geburtshilflichen Eingriffen nicht eine besondere Erfahrung und
Übung hat, gut tun, das Bossische Verfahren möglichst zu vermeiden. Sodann
ist wegen der großen Rißgefahr die Dilatation nach Bossi bei Placenta praevia
unter allen Umständen zu unterlassen. Die Erweiterung mittels des Instrumentes hat möglichst langsam zu geschehen und muß bei entstehenden Einrissen
sofort unterbrochen werden. Nach Winter (l. c.) kann man auf das Ausbleiben
von Einrissen erst dann rechnen, wenn bei vollständig entfalteter Cervix der
Muttermund bereits fünfmarkstückgroß ist.

Die Infektionsgefahr ist beim Bossischen Verfahren keine allzugroße.
Zwar bieten die häufigen Einrisse naturgemäß auch Gelegenheit zu Infektionen,
namentlich wenn sie, wie das vorkommt, bis ins parametrane Bindegewebe vordringen. Andererseits konnte Hammerschlag feststellen, daß sämtliche Fälle,
welche bei Vornahme der Dilatation aseptisch waren, im Wochenbett fieberfrei
blieben.

---

[1]) Zeitschr. f. Geb. u. Gyn. Bd. 56, S. 351.
[2]) Monatsschr. f. Geburtsh. u. Gyn. Bd. 17, S. 738.
[3]) Geburtsbeendigung durch Kollumerweiterung: Verhandl. d. 16. Internat. med.
Kongresses zu Budapest.
[4]) Zeitschr. f. Geb. u. Gyn. Bd. 58, S. 40.

Störungen der Nachgeburtsperiode sind nach dem Bossischen Verfahren häufig beobachtet worden. Unter 30 Fällen der Königsberger Klinik (Winter, l. c.) mußte die Plazenta 6 mal manuell gelöst werden, öfters allerdings im Interesse der Blutstillung.

Statistik. Unter 8000 Geburten kam das Verfahren an der Königsberger Klinik (Hammerschlag) 25 mal zur Anwendung. Die Indikation gab unter 30 Fällen der Königsberger Klinik (Hammerschlag, Lehrb. d. oper. Geburtsh. 1910, S. 79) ab: 11 mal Eklampsie, 9 mal Infektion, 2 mal vorzeitige Lösung der normal sitzenden Plazenta, 3 mal Larynxtuberkulose, 3 mal Nabelschnurvorfall, 1 mal Coma diabeticum, 1 mal Vitium cordis.

Die mütterliche Mortalität betrug nach Hammerschlag 23%. Aber keiner der Todesfälle war dem Verfahren selbst zur Last zu legen. Unter den Fällen der Literatur (Winter) starben $3 = 1,2\%$ an Verblutung aus Cervixrissen und $1 = 0,3\%$ an einer offenbar mit der Dilatation zusammenhängenden Infektion.

Die kindliche Mortalität betrug nach Hammerschlag 44%. Jedoch fällt ein Teil der Todesfälle auch hier der Geburtskomplikation u. a. zur Last. Immerhin teilt Winter mit, daß in 13% der Fälle der Tod des Kindes dem Verfahren selbst zuzuschreiben war.

Bossi selbst[1]) veröffentlichte 480 Fälle aus seiner Klinik mit einer mütterlichen Mortalität von 5,4% und einer kindlichen von 32,3% (bei Eklampsie und Albuminurie: Mutter 10,1%, Kind 25,7%, bei Placenta praevia: Mutter 7,3%, Kind 26,8%, bei anderen Fällen: Mutter 2%, Kind 38%).

6. Erweiterung durch Schnitt[2]).

Die künstliche Eröffnung des unteren Uterussegmentes durch Einschnitte verzichtet gänzlich auf die Nachahmung des natürlichen Erweiterungsvorganges.

Durch Spaltung der Uteruswand vom Os exterum ausgehend schafft sie eine Öffnung, welche entweder der vollständigen Erweiterung des Muttermundes gleichkommt oder wenigstens einen erheblichen Fortschritt des Eröffnungsvorganges darstellt. Der Vorteil der schneidenden Methoden liegt in der Schnelligkeit und Sicherheit, mit der die Eröffnung jederzeit erfolgen kann; ihre Nachteile ergeben sich aus den durch die Einschnitte gesetzten Gefahren der Blutung, der Infektion und gewisser Nebenverletzungen.

Muttermundsinzisionen.

Unter ihnen verstehen wir multiple Einschnitte in den nicht oder nicht genügend erweiterten Muttermund, welche bis höchstens an den Scheidenansatz heranreichen. Durch eine Anzahl radiärer Einschnitte von 1—2 cm Länge läßt sich der Muttermund, wenn er schon Kleinhandtellergröße erreicht hat, zur vollständigen Erweiterung bringen. Bei engerem Muttermund läßt sich die Erweiterung durch die Inzisionen wenigstens so weit fördern, daß nunmehr der vorangehende Teil tiefer in den Muttermund herabtreten kann und die Weitereröffnung schneller vor sich geht.

Die Muttermundsinzisionen sind vornehmlich dort angebracht, wo der vorangehende Teil schon zu Beginn der Eröffnungsperiode tief im Becken steht, also bei Erstgebärenden, und wo ein verhältnismäßig geringer Gewinn am Er-

---

[1]) Gyn. Rundschau 1909, S. 847.
[2]) In der ersten Auflage gemeinsam mit Esch bearbeitet.

öffnungsvorgang den Zwecken des Eingriffes bereits genügt. Sie sind gerade in solchen Fällen möglich und zweckmäßig, in welchen der tiefe Stand des vorangehenden Teiles andere Dilatationsverfahren, insbesondere die Metreuryse, nicht zulassen.

Als **Vorbedingung** für diesen Eingriff hat zu gelten, daß der Cervikalkanal vollkommen verstrichen ist.

Nur dann sind die Inzisionen vorzunehmen, wenn der (äußere) Muttermund der Eiblase oder dem vorangehenden Teil mit verhältnismäßig dünnem Saum aufliegt. Ist die Portio auch nur teilweise noch erhalten, so sind die Einschnitte ungleich gefährlicher, weil die Blutung eine stärkere und die Gefahr des Weiterreißens eine größere ist. Die Muttermundsinzisionen kommen deshalb lediglich bei Erstgebärenden in Betracht, bei welchen die Entfaltung des Cervikalkanals schon vollzogen ist, ehe die Erweiterung des Muttermundes beginnt.

Indikationen. Die Muttermundsinzisionen sind angezeigt:

1. Bei Gefahren für Mutter oder Kind jeder Art, welche eine Beschleunigung der Eröffnungsperiode erheischen.

2. Bei gefahrdrohender Verzögerung der Eröffnungsperiode, besonders infolge vorzeitigen Blasensprungs (alte Erstgebärende!).

3. Bei mangelhafter Nachgiebigkeit des Muttermundsaumes, welche die Eröffnung wesentlich verzögert und zu einer abnormen Verdünnung des den Muttermund umgebenden Gewebes geführt hat.

Bleibt der Muttermund trotz kräftiger Wehen gänzlich geschlossen, Conglutinatio os. ext., oder kommt er über eine gewisse Eröffnung nicht hinaus, Striktur des äußeren Muttermundes, so wird das umliegende Gewebe allmählich stark verdünnt. Dadurch kann die Geburt nicht nur erheblich in die Länge gezogen werden, sondern es kann auch außerhalb des Muttermundes zu einer Ruptur kommen, wobei der Muttermund entweder einreißt oder außerhalb des Risses erhalten bleibt; in ganz seltenen Fällen umgreift der Riß den Muttermund und führt zur Ausstoßung des rigiden Muttermundringes.

Ausführung. Die Inzisionen werden nach üblicher Desinfektion im Querbett entweder unter Leitung der Finger oder im Spekulum mit Hilfe der Sieboldschen Schere vorgenommen. Weniger Geübten ist die Vornahme der Einschnitte im Spekulum anzuraten. In diesen Fällen wird der Muttermund dort, wo er inzidiert werden soll, durch zwei Klemmen fixiert, und zwischen ihnen 1—2 cm weit eingeschnitten. Es werden entweder 4 Einschnitte, rechts hinten, links hinten, rechts vorn, links vorn, oder deren 3, hinten, rechts vorn, links vorn, gemacht. Die hinteren Schnitte sind stets zuerst auszuführen, weil sich sonst der Muttermund nach den vorderen Einschnitten bereits so weit zurückzieht, daß man an die hintere Zirkumferenz des Muttermundes nur noch schwer herankommen kann.

Narkose ist nicht notwendig. Die Blutung aus den Einschnitten ist unbedeutend. Ihre Umstechung ist daher unnötig, es sei denn, daß sie bei der Geburt weiterreißen. Dies ist jedoch kaum zu befürchten, sofern man die Inzisionen nur bei verstrichener Portio und Cervix und höchstens 2 cm tief angelegt hat. Die Frage, wie die Geburt nach den Inzisionen weiterzuleiten ist, hängt von der Sachlage ab. War der Muttermund vordem noch nicht kleinhandtellergroß, so ist eine forcierte Entbindung bei Erstgebärenden zu widerraten, weil die erreichte Eröffnung nicht genügt, um den Kopf durchzulassen. Gewöhnlich tritt der vorangehende Teil nach den Inzisionen tiefer in den Muttermund herab, und die vollständige Eröffnung des Muttermundes läßt nicht lange auf sich warten.

War der Muttermund bereits annähernd handtellergroß, so genügen die Inzisionen im allgemeinen, um nach ihrer Vornahme, sofern es sein muß, die Entbindung mit Zange oder Extraktion vorzunehmen. Jedoch ist bei der Ent-

wicklung des nachfolgenden Kopfes Vorsicht geboten, damit die Einschnitte
nicht weiterreißen.

Statistik. Unter 8000 Geburten der Königsberger Klinik[1]) wurden die erwähnten Inzisionen 30 mal vorgenommen, und zwar 13 mal wegen Infektion,
10 mal wegen Eklampsie, 4 mal wegen Rigidität des Muttermundsaumes, 2 mal
wegen Asphyxie, 1 mal wegen Hochstand des Retraktionsringes. Der Geburtsverlauf nach den Inzisionen war: spontan 2 mal, Wendung-Extraktion 2 mal,
Perforation 3 mal, Forceps 23 mal. Die Morbidität der Frauen, welche bei Vornahme der Operation aseptisch waren, betrug 30% (allgemeine Morbidität sonst
20%). 2 Todesfälle ereigneten sich an Eklampsie.

Von den Kindern wurden 23% totgeboren.

Kolpohysterotomie (Vaginaler Kaiserschnitt).

Im Gegensatz zu den relativ harmlosen Muttermundsinzisionen stellt die
jetzt zu besprechende Methode einen größeren Eingriff dar, der einen aseptischen
Apparat, gute Assistenz und operative Übung erfordert. Mittels der Kolpohysterotomie sind wir in die Lage versetzt, in jedem Stadium der Schwangerschaft und Geburt in relativ kurzer Zeit den Uterus künstlich zu entleeren.

Die Kolpohysterotomie ist an die Stelle früherer Verfahren getreten, um unter Zuhilfenahme des Messers die Eröffnungsperiode abzukürzen oder zu umgehen. Nachdem
man schon früher zur Vornahme des Accouchement forcé Einschnitte verschiedener Art
mittels Messer oder Schere angewandt hatte, hat Dührssen[2]) 1890 die sog. tiefen Cer-
vixinzisionen als Methode angegeben, bei welchen mehrere Einschnitte in die im in-
fravaginalen Teil noch erhaltene, im supravaginalen dagegen verstrichene Cervix bis an
den Scheidenansatz gemacht werden, ein Schnitt nach hinten, dann zwei seitliche, dann
ein solcher nach vorn. Durch die Einführung der Kolpohysterotomie ist diese wegen der
Gefahr der Blutung und der Nebenverletzungen nicht unbedenkliche Methode vollkommen
verdrängt worden.

Über Erfahrungen mit den Dührssenschen Inzisionen berichten Zweifel[3]),
Geßner[4]), Hofmeier[5]). Unter den hier erwähnten 23 Fällen trat 11 mal eine beträchtliche Blutung ein, 2 mal rissen die Schnitte ins Parametrium weiter, 2 mal traten bei späteren
Entbindungen schwere Störungen auf. Mackenrodt[6]) erwähnt zwei Todesfälle, welche
praktischen Ärzten nach den Inzisionen zugestoßen sind, weil sie die Blutung nicht zu beherrschen vermochten. Wenn auch in einer Reihe von Fällen eine unrichtige Technik an
den Mißerfolgen Schuld trug, so ist das Verfahren doch bei solchen Gefahren für den Praktiker nicht geeignet, um so weniger, als wir andere Dilatationsverfahren besitzen, die weniger
gefährlich sind.

Es bleibt das unbestrittene Verdienst Dührssens (Der vaginale Kaiserschnitt. Berlin. S. Karger), 1896 ein typisches Operationsverfahren angegeben
zu haben, mittels dessen es in technisch verhältnismäßig einfacher und ungefährlicher Weise gelingt, selbst bei geschlossener und noch nicht entfalteter
Cervix die Eröffnung mit Messer oder Schere so weit durchzuführen, daß ein aus-
getragenes Kind extrahiert werden kann.

Das Verfahren besteht in der Spaltung des unteren Uterusabschnittes,
vom Muttermund ausgehend, in der Sagittalebene entweder nach vorn und
hinten oder nur nach vorn. Die Inzision nach vorn macht ein Zurückschieben
der Harnblase erforderlich. Mit der Spaltung des Uterus muß ein genügender
Einschnitt in den oberen Teil der Scheide verbunden sein, um die nötige Weite
für den Durchtritt des Kindes auch hier herbeizuführen.

---

[1]) Hammerschlag, Zeitschr. f. Geburtsh. u. Gyn. Bd. 56, S. 351.
[2]) Arch. f. Gyn. Bd. 37, S. 27.
[3]) Zentralbl. f. Gyn. 1895. S. 1201.
[4]) Zeitschr. f. Geb. u. Gyn. Bd. 32, S. 290.
[5]) Münch. med. Wochenschr. 1904. S. 97.
[6]) Zentralbl. f. Gyn. 1892. S. 128.

Die von Dührssen bereits erwähnte Beschränkung der Schnittführung auf die vordere Uteruswand ist besonders von Bumm[1]) vertreten und empfohlen worden, während Dührssen selbst im allgemeinen die doppelte Schnittführung, vorn und hinten, einhielt.

Die Kolpohysterotomie hat endgültig ein großes Anwendungsgebiet gewonnen, insbesondere in Gestalt der K. anterior. Durch die Einführung des cervikalen Kaiserschnittes hat sie jedoch in letzter Zeit, insbesondere beim reifen Kind und bei Primiparen an Terrain eingebüßt. Sie kommt also — gegenüber dem Kaiserschnitt — vornehmlich bei Mehrgebärenden mit normalem Becken und bei unreifem Kind in Betracht.

Vorbedingungen. Es ist ein besonderer Vorzug der Kolpohysterotomie, daß ihre Durchführung verhältnismäßig wenig beschränkt ist:

1. Das Becken muß genügend weit sein, um das Kind hindurchtreten zu lassen, d. h. bei ausgetragenem Kind soll die Conjugata vera mindestens 8 cm betragen.

Sofern das Kind tot oder nicht lebensfähig, oder der Anlaß zum Eingriff ein so dringlicher ist, daß unter Umständen auf das Leben des Kindes verzichtet werden muß, erfährt diese Vorbedingung durch die Möglichkeit der Perforation eine nicht unwesentliche Einschränkung.

2. Die Vagina muß ihre normale Durchgängigkeit besitzen.

Ausgedehnte, nicht nur auf den Scheideneingang beschränkte Verengerungen durch Narben, Tumoren, Hämatome oder Ödem der Scheide oder ihrer Nachbarschaft können die Ausführung der Kolpohysterotomie unmöglich machen.

3. Das Os exterum muß zugängig sein, die Portio oder die vordere Muttermundslippe muß sich genügend vorziehen lassen.

Zwar besteht in einzelnen Fällen die Möglichkeit der Spaltung der Uteruswand von der Scheide aus auch dann, wenn der Muttermund nicht erreichbar ist, z. B. gelegentlich bei Schwangerschaft nach vorausgegangener Schautaschen Prolapsoperation, nach Vaginofixation[2]) oder Ventrofixation; jedoch sind dies atypische und nicht in jedem Falle durchführbare Operationsverfahren[3]).

Als **Indikationen** für die Kolpohysterotomie ergeben sich folgende:

1. Bedrohliche Zustände der Mutter im Verlauf der Schwangerschaft oder in der Geburt vor Eröffnung des Muttermundes, insbesondere vor Entfaltung des supravaginalen Teiles der Cervix, sofern die Entleerung des Uterus eine Heilung oder Besserung der in Frage kommenden Störung verspricht, und andere, weniger eingreifende Dilatationsverfahren nicht möglich oder unzweckmäßig sind.

Der Vorzug der Kolpohysterotomie beruht hier entweder auf der Schnelligkeit, mit der die Entleerung des Uterus möglich ist, oder auf der Möglichkeit, die Wehentätigkeit gänzlich auszuschalten.

Hierher sind vor allem zu zählen: Eklampsie, inkompensierte Herzfehler, Larynxtuberkulose, vorzeitige Lösung der normal sitzenden Plazenta. Aber es können auch andere schwere Zustände zur Vornahme der Kolpohysterotomie Veranlassung geben, wie Apoplexia cerebri, Myokarditis, Lungenphthise, Nephritis, Chorea, Hyperemesis, Pneumonie, Pyelitis, Struma u. a. In einer Reihe von Fällen wird die Kolpohysterotomie vorgenommen, um im Anschluß an sie die Uterusexstirpation oder die Tubensterilisation durchführen zu können, erstere bei Kollumkarzinom, sofern man nicht den radikaleren, abdominellen Weg vorzieht, letztere bei Lungen- und Larynxphthise u. a. Über die Berechtigung der

---

[1]) Zentr. f. Gyn. 1902. S. 1417. — Verhandl. d. deutsch. Ges. f. Gyn. 1905. S. 54.
[2]) Vgl. Rühl, Monatsschr. f. Geb. u. Gyn. Bd. 14, S. 477. — Bumm, Zeitschr. f. Geb. u. Gyn. Bd. 58, S. 337 und Bd. 66, S. 637.
[3]) Vgl. Esch, Gyn. Rundschau. 1911. S. 335.

Kolpohysterotomie bei Placenta praevia sind die Ansichten noch geteilt[1]). Vorderhand sind die Resultate bei Placenta praevia denjenigen anderer Methoden, namentlich für die Mutter, nicht überlegen. Will man durch Schnittentbindung vorgehen, so scheint uns der cervikale Kaiserschnitt übersichtlicher und sicherer. Allerdings ist zuzugeben, daß die Blutung aus dem vaginalen Uterusschnitt nicht, wie man erwarten sollte, besonders stark zu sein pflegt.

2. Stenose des Gebärmutterhalses durch Narben oder Geschwülste, welche die Erweiterung der Cervix verhindern. Hierher sind zu zählen postoperative Narben, Karzinom des Kollum, Portio- und Cervixmyome, sofern sie sich nicht in einfacherer Weise umgehen oder ausschalten lassen, und soweit sie nicht vorteilhafter durch den Kaiserschnitt von oben behandelt werden.

3. Asphyxie des Kindes in der Eröffnungsperiode. Diese Störung kann nur ausnahmsweise die Berechtigung zur Kolpohysterotomie abgeben, wenn nämlich auf das Leben des Kindes ein besonderes Gewicht zu legen und das Kind noch nicht so schwer geschädigt ist, daß der Erfolg des Eingriffes äußerst fraglich erscheinen muß; außerdem muß unter diesen Umständen die Durchführung der Kolpohysterotomie relativ einfach und gefahrlos sein.

v. Franqué[2]) führte die Kolpohysterotomie bei habituellem Absterben der Frucht vor Beginn der Wehentätigkeit aus.

Ferner empfiehlt sich die Kolpohysterotomie im Interesse des Kindes gelegentlich in agone, wo man früher zur Rettung des Kindes den weit eingreifenderen, den Tod der Mutter unter Umständen beschleunigenden, abdominellen Kaiserschnitt gemacht hat[3]).

Ausführung. Von Instrumenten benötigt man gute Simonsche Platten verschiedener Breite, Seitenhebel, einige Kugelzangen, Kornzangen, Klemmen, eine gerade, halbstumpfe Schere, ein Skalpell, einen männlichen Metallkatheter sowie Nadeln und Unterbindungsmaterial. Außerdem müssen die nötigen geburtshilflichen Instrumente zur Zangenoperation und Perforation zur Hand sein. Von Verbandstoffen sind sterile Tücher, Tupfer und Tamponadengaze vorzubereiten.

Als Hilfskräfte bedarf man eines Arztes für die Narkose und eines oder besser zweier Assistenten. Wo genügendes Personal vorhanden ist, ist die Übernahme des Instrumentariums seitens einer geeigneten Hilfsperson angebracht.

Der Eingriff wird unter dem aseptischen Apparat, wie er heute bei größeren Operationen üblich ist, vollzogen; Operateur und Hilfspersonal bekleiden sich mit sterilen Mänteln und das Operationsgebiet wird nach Desinfektion mit sterilen Tüchern umkleidet. Vulva und Vagina werden nach Rasieren der Pubes exakt desinfiziert, die Blase wird mit dem Katheter entleert und Narkose eingeleitet. Ausnahmsweise, z. B. bei schweren Herzfehlern, muß man unter Umständen ohne Narkose in Lumbal- oder Sacralanästhesie oder auch ohne diese operieren; dies gelingt unter relativ geringen Schmerzen; freilich ist die Narkose zur Umdrehung bei der Wendung sehr erwünscht. Hat man Zeit zur Vorbereitung, so kann die Vereinigung des Dämmerschlafes mit Leitungsanästhesie oder Narkose Vorteile bieten.

<hr>

[1]) Vgl. Bumm, Verhandl. d. deutsch. Ges. f. Gyn. 1905. S. 66. — Krönig, Zentralbl. f. Gyn. 1908. S. 1497. — Sigwart, Zentralbl. f. Gyn. 1910. S. 929. — Döderlein, Arch. f. Gyn. Bd. 92, S. 91. — Lamers, Prakt. Ergebn. d. Geb. u. Gyn. Bd. 5, S. 121. — Nürnberger, Arch. f. Gyn. Bd. 109, S. 753.
[2]) v. Franqué, Münch. med. Wochenschr. 1910. Nr. 32, S. 1678.
[3]) Vgl. Seitz, Arch. f. Gyn. Bd. 90. S. 1. — Dührssen, Winckels Handbuch d. Geb. Bd. III, 1.

Die Patientin wird in Rückenlage mit stark flektierten Oberschenkeln auf einen geeigneten Tisch gelagert, zu dem sich am besten ein Operationstisch oder gynäkologischer Untersuchungsstuhl eignet.

Der Eingriff beginnt, wenn nötig, mit einem größeren Scheidendammschnitt, welcher schräg nach links hinten geführt wird. Der Schnitt bietet den Vorzug, Vulva und Vagina zu erweitern und die Länge des Vaginalrohrs zu verkürzen, einesteils, um besser an die Cervix heranzukommen, andernteils, um die Extraktion des Kindes zu erleichtern. Der etwa 5 cm tiefe Schnitt pflegt nicht unerheblich zu bluten, weshalb eine Anzahl von

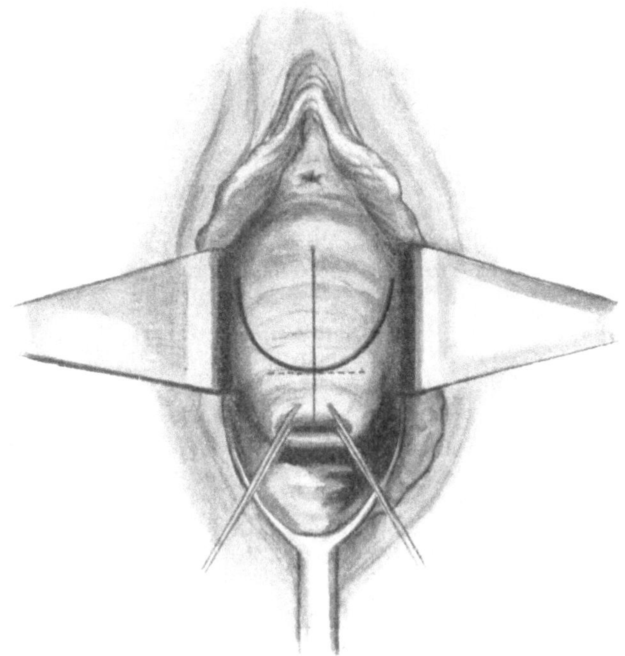

Fig. 18.
Schnittführung bei der Kolpohysterotomie.

Unterbindungen nötig sind. Die frische Wunde wird alsdann mit einem Gazetupfer bedeckt und der Muttermund im Spekulum eingestellt. Nachdem der vordere Muttermundsaum seitlich von der Mittellinie durch Kugelzangen oder Fäden vorsichtig vorgezogen worden ist, wird die vordere Scheidenwand 5—10 cm lang — je nach der Fruchtgröße — bis zum Muttermund median bis auf die darunter liegende Harnblase durchtrennt. Diese wird dann im unteren Drittel der klaffenden Scheidenwunde sichtbar; mittels gestielter Tupfer, evtl. unter Zuhilfenahme einiger Scherenschläge, schiebt man sie auf der vorderen Uteruswand in die Höhe und seitlich von der Scheidenwand ab.

Das Vorziehen des Muttermundes ist gelegentlich mit Schwierigkeiten verbunden, namentlich bei Erstgebärenden und tiefstehendem Kopfe. Die vordere Scheidenwand legt sich dann in Falten, so daß ihre Medianspaltung und das Zurückschieben der Blase Schwierigkeiten unterliegt, namentlich bei starker Verdünnung der Cervixwand. In solchen

Fällen ist es meist besser, die Kolpohysterotomie, wenn möglich, durch ein anderes Verfahren (zervikaler Kaiserschnitt) zu ersetzen.

Da die Blase mit der Scheidenwand flächenhaft verbunden ist, empfiehlt es sich, sie zunächst nach der Seite hin etwas von der Scheidenwand abzulösen, zu mobilisieren. Anderenfalls reißt die Scheide leicht seitlich ein, und das Emporschieben der Blase macht Schwierigkeiten.

Ist die Blase hochgeschoben, so wird sie mittels der vorderen Platte zurückgehalten und die Uteruswand mit einer geraden Schere so weit median durchtrennt, als sie sich übersehen läßt und von der Blase nicht mehr bedeckt ist. Nachdem an dem oberen Schnittende von neuem Kugelzangen eingesetzt worden sind, wird die Wand noch tiefer herabgezogen, die Blase, wenn nötig, noch weiter nach oben geschoben und die Spaltung des Uterus nach oben fortgesetzt, wobei man darauf achten muß, genau in der Mittellinie zu bleiben (der Schnitt weicht leicht nach links ab!). Die Peritonealfalte läßt sich in den letzten Schwangerschaftsmonaten in der Regel so weit nach oben schieben, daß ihre Eröffnung unnötig ist. Die Länge des notwendigen Uterusschnittes ist abhängig von der Größe des Kindes und der Länge des noch erhaltenen Zervikalkanales. Bedient man sich bei nahezu verstrichener Cervix zugleich eines hinteren Einschnittes, so braucht der vordere entsprechend kürzer auszufallen.

Der Uterusschnitt soll eher zu groß als zu klein sein, damit Einrisse beim Durchziehen des Kindes vermieden werden. Man prüft die gesetzte Öffnung durch den Versuch, mit den Fingern oder der Hand in den Uterus einzugehen. Bei ausgetragenem Kind muß der Schnitt die Hand bequem eindringen lassen.

Während man sich bei gänzlich oder größtenteils erhaltenem Zervikalkanal am besten auf die Kolpohysterotomia anterior beschränkt, empfiehlt es sich, bei nahezu verstrichenem Zervikalkanal die Kolpohysterotomia ant. et post. zu machen. Durch die Zuhilfenahme der Spaltung auch der hinteren Wand läßt sich unter solchen Umständen die Eröffnung des Uterus wesentlich fördern und der vordere Schnitt beschränken. Dies ist besonders dann wertvoll, wenn sich, wie dies bei Erstgebärenden gelegentlich vorkommt, der Muttermund verhältnismäßig schlecht vorziehen läßt. Der Eingriff beginnt dann mit der Spaltung der hinteren Wand. Die hintere Zirkumferenz des Muttermundes wird vorgezogen und die Scheide median 4—6 cm weit vom Muttermund aus durchtrennt. Nachdem die Peritonealumschlagsfalte, soweit möglich, in die Höhe geschoben worden ist, wird der Uterus bis zum Peritoneum gespalten.

Eine besondere Methode stellt der Metreurynterschnitt Dührssens dar, ein Verfahren, welches der Autor empfiehlt, um an die forcierte Metreuryse, wenn nötig, den vaginalen Kaiserschnitt anzuschließen[1]). In gewissen Fällen gelingt es in der Tat, mit Hilfe des eingelegten Metreurynters Muttermund und Cervix so weit herabzuziehen, daß sich die Spaltung der vorderen und hinteren Wand bequem auf dem Metreurynter vornehmen läßt. Das Verfahren hat den großen Vorzug, daß ein Anhaken des Muttermundes mit Krallenzangen oder Fäden unnötig und ein Ausreißen der letzteren also nicht möglich ist, und daß die Größe des aufgespritzten Metreurynters zugleich als Maßstab für die notwendige Spaltung des Uterus dient.

Leider haften dem Verfahren aber auch gewisse Nachteile an, die sich verhältnismäßig häufig fühlbar machen und es auf relativ wenige Fälle beschränken. Oft läßt sich der Muttermund oder die Cervix infolge des eingelegten Metreurynters nicht so weit vorziehen, als es ohne Metreurynter leicht gelingt. Die vordere Scheidenwand legt sich auf dem angezogenen Metreurynter gelegentlich

---

[1]) Volkmanns Vortr. Gyn. Nr. 204/205.

so stark in Falten, daß die Spaltung der Scheide und das Zurückschieben der Blase technisch erheblich erschwert wird. Außerdem läßt sich gerade in solchen Fällen, in welchen die Spaltung der vorderen und hinteren Wand mittels des Metreurynterschnittes angebracht wäre, z. B. bei Erstgebärenden mit entfalteter Cervix, infolge des tiefen Standes des Kopfes der Metreurynter nicht einlegen. Immerhin soll man das Verfahren im Auge behalten, um es dann anzuwenden, **wenn bei nahezu verstrichener Cervix ein Metreurynter eingelegt werden kann und die räumlichen Verhältnisse ein Tiefziehen des Muttermundes mit dem Metreurynter aussichtsvoll erscheinen lassen.**

Die Blutung bei der Kolpohysterotomie ist, abgesehen vom Scheidendammschnitt, in der Regel eine geringe; nur beim Abschieben der Blase und bei der Spaltung der Scheide machen sich gelegentlich Unterbindungen nötig. Aus dem Uterusschnitt blutet es nur dann, wenn sich derselbe infolge von ungleichmäßigem Vorziehen der Wand oder infolge einer Torsion des Uterus nicht in der Medianlinie (Abweichen nach links!) hält. Außerdem kann der Schnitt, wenn er zu klein angelegt war, beim Durchziehen des Kindes seitlich weiterreißen und dann schwere Blutungen im Gefolge haben.

Entwickelung des Kindes und der Plazenta. Zunächst entfernt man alle Specula, Kugelzangen und Klemmen.

Hat man sich überzeugt, daß die Größe des Schnittes für die Entwicklung des Kindes genügt, so schließt man die Wendung und Extraktion an. Stand der Kopf bereits im Becken, so ist die Entwicklung mit der Zange am einfachsten. Bei totem Kind ist die Perforation das Schonendste; den nachfolgenden Kopf wird man im Anschluß an die Extraktion perforieren, wenn das Kind abstarb oder die Entwicklung des Kopfes erheblichen Schwierigkeiten unterliegt. Bei nicht lebensfähigem Kind soll man sich zur Perforation entschließen, ehe man die Mutter durch eine forcierte Extraktion in Gefahr bringt.

Nach der Abnabelung des Kindes kontrolliert ein Assistent den Uterus von außen mit der Hand und überwacht ihn dauernd. Blutet es nicht, so wartet man ruhig etwas ab, um der Uterusmuskulatur Zeit zu lassen, sich der Verkleinerung des Inhalts retraktiv anzupassen. Die Plazenta muß vor Beginn der Naht aus dem Uterus entfernt werden. Sie löst sich nach einigen Minuten in der Regel so weit, daß sie durch einen leichten Créschen Handgriff exprimiert werden kann. Verzögert sich die Lösung der Plazenta oder setzt eine stärkere Blutung ein und ist der Crédesche Handgriff dann erfolglos angewandt worden, so geht man nochmals in den Uterus ein und nimmt die Plazenta nach Anregen einer Wehe heraus; nur selten ist eine eigentliche digitale Ablösung der Plazenta nötig. Auf jeden Fall tastet man nach Entfernung der Plazenta den Uterus nochmals aus, um keine Reste der Plazenta zurückzulassen.

Es ist nicht richtig, in jedem Fall die Plazenta prinzipiell sofort nach der Extraktion des Kindes manuell herauszunehmen oder zu lösen; dadurch eröffnet man die Plazentargefäße zu einer Zeit, in welcher der Uterus mit seiner Muskulatur der künstlichen Entleerung retraktiv noch nicht so weit gefolgt ist, um den Verschluß der Plazentargefäße herbeizuführen. Die Folgen sind verstärkte Blutungen aus der Plazentarstelle.

Bei Graviditäten in den ersten Monaten läßt sich der Uterus in gleicher Weise sehr schnell entleeren. Dieses Verfahren ist zum Zwecke der Durchführung des künstlichen Abortes in einer Sitzung zu empfehlen; es kann auch mit der Sterilisierung, sowie mit plastischen Operationen leicht verbunden werden.

Blutungen nach der Extraktion des Kindes stammen entweder aus einem Einriß, namentlich einem zwickelartigen Weiterreißen des Uterusschnittes nach der Seite, wenn er zu klein oder nicht genau in der Mittellinie angelegt wurde, oder aus der Plazentarstelle. Die letztgenannten Blutungen kann man, wie erwähnt, vermeiden, wenn man nach der Entwickelung des Kindes die Plazenta nicht sofort herausnimmt und die allmähliche Retraktion des Uterus durch Halten des Organs von außen, unter Umständen durch Uterusmassage und Ergotingaben erleichtert und fördert. Eine gefahrdrohende Blutung aus der Plazentarstelle ist bei richtigem Verhalten ausgeschlossen.

Besteht sofort nach der Extraktion des Kindes eine stärkere Rißblutung, welche nicht durch provisorisches Anlegen einiger Klemmen gestillt werden kann, dann empfiehlt es sich, die Plazenta sofort zu exprimieren oder manuell herauszunehmen und nunmehr das obere Schnittende einzustellen. Blutet es aus dem Schnitt oder einem seitlich davon abgehenden Riß, so findet die Blutstillung am besten durch Umstechungen und die sofort angeschlossene Uterusnaht statt.

Die Uterustamponade ist nur ganz ausnahmsweise nötig, wenn der Operateur die Blutung aus dem Schnitt oder Riß oder aus der Plazentarstelle in der oben beschriebenen Weise nicht zu stillen imstande ist. Besonders bei Eklampsien soll man wegen der dadurch ausgelösten starken Nachwehentätigkeit mit der Uterustamponade sehr zurückhaltend sein[1]). Provisorisch kann eine stärkere Rißblutung durch Aortenkompression gestillt werden; jedoch wird dies nur sehr selten in Betracht kommen.

Bevor die Naht beginnt, ist es zweckmäßig, sich (durch Katheterismus) davon zu überzeugen, daß die Blase beim Abschieben nicht verletzt wurde. Evtl. ist sie jetzt zu vernähen. Ferner ist die Peritonealumschlagsfalte zu zu revidieren, da sie, wenn sie nicht durch den Schnitt eröffnet würde, bei der Entwicklung des Kindes eingerissen sein kann.

Das Vernähen der Uteruswunde beginnt vom oberen Schnittende an, welches sich nach völliger Entleerung des Uterus stets leicht genügend weit herabziehen läßt. Wurde ausnahmsweise das Peritoneum eröffnet, so ist es vor Beginn der Uterusnaht oberhalb derselben anzunähen. Wegen der Nähe der Blase soll zur Naht nur Katgut verwendet werden; die einzelnen Uterusknopfnähte durchgreifen die Muskulatur und lassen nur die Schleimhaut frei; in der Regel genügen 8—12 Knopfnähte. Ist der Muttermund wieder vereinigt, so wird die Scheidenwand vernäht. Nunmehr folgt, falls auch die Hinterwand gespalten wurde, der Schluß der hinteren Uterus- und Scheidenwunde. Bei infizierten Fällen wird der zwischen Blase und Uterus gelegene Bindegewebsraum, unter Umständen auch die Uterushöhle durch breite Gazestreifen, die nach außen herausgeleitet werden, oder durch Drainrohre drainiert. War der Zervikalkanal zu Beginn der Operation ganz oder nahezu geschlossen, so muß dafür gesorgt werden, daß nach der Naht eine gewisse Durchgängigkeit der Cervix für den Locihalabfluß gewährleistet wird. Das geschieht dadurch, daß man vor Beginn des Schnittes mit Hegarstiften dilatiert, oder daß man die Cervix über einem Glas- oder Metalldrainrohr, welches u. U. liegen bleibt, vernäht.

Der Scheidendammschnitt wird durch einige versenkte Nähte verkleinert und dann durch Scheiden- und Dammknopfnähte verschlossen. Bei infektionsverdächtigen Fällen empfiehlt sich nur die Vernähung der Scheidenwand, während die übrige Wunde nach dem Damm zu drainiert wird.

Nachbehandlung. Unter gewöhnlichen Umständen wird die Wöchnerin nach der Kolpohysterotomie nicht anders behandelt als andere Wöchnerinnen; eine genaue Überwachung erfordern Blasenentleerung und Lochialabfluß. Bei einer Blasenverletzung ist ein Dauerkatheter einzulegen, welcher

---

[1]) Vgl. den Fall Hammerschlags, Operative Geburtsh. 1910. S. 316.

8—10 Tage liegen bleibt. Drainrohre in der Cervix müssen unter Umständen erneuert werden. Hatte man mit Gaze drainiert oder tamponiert, so wird dieselbe am zweiten Tage entfernt. Das Anlegen des Kindes kann nach 12—24 Stunden geschehen, sofern nicht besondere Gegengründe vorhanden sind. Die Patientinnen verlassen unter gewöhnlichen Umständen nach 10—12 Tagen das Bett.

Gefahren. Die Gefahren der Kolpohysterotomie bestehen in der Möglichkeit von Nebenverletzungen, Rißblutungen und Infektionen.

Von Nebenverletzungen ist lediglich die der Harnblase zu erwähnen, welche sich beim Scheiden- oder Uterusschnitt oder beim Zurückschieben der Blase ereignen kann; die Ursache liegt öfters darin, daß die Blase infolge eines zu oberflächlichen Scheidenmedianschnittes ungenügend mobilisiert wurde. Von Wichtigkeit ist das rechtzeitige Erkennen einer eventuellen Verletzung. Deshalb soll man, wie erwähnt, vor der Übernähung der Blase deren Intaktheit durch den Katheter prüfen. Die verletzte Blase wird dann sachgemäß vernäht.

Blasenverletzungen sind vorgekommen nach Reuben-Peterson (The American Journal of Obstetrics and Diseases of women and Children; Vol. 1, 1911) unter 630 Fällen 9 mal, nach Winter (Verhandl. d. 16. Internat. Med. Kongr. Budapest 1909) unter 466 Fällen 7 mal, von denen 2 zur Fistel führten.

Rißblutungen kamen in der ersten Zeit häufiger vor, weil die Medianspaltung des Uterus eine zu kurze war; es hat sich gezeigt, daß der Schnitt alsdann bei der Extraktion des Kindes leicht seitlich weiterreißt. Derartige Risse können größere Uterinagefäße treffen und sich bis tief ins parametrane Gewebe fortsetzen. Während die Risse, soweit sie sich auf die Uteruswand beschränken, leicht zu umstechen sind, sind die außerhalb des Uterus verletzten arteriellen Gefäße in dem sich schnell bildenden durchbluteten Gewebe oft unzugänglich. In solchen Fällen bleibt nur die Tamponade von Riß, Uterus und Scheide mit Kompressionsverband von außen übrig, sofern man nicht durch vaginale Totalexstirpation oder mittels der Laparotomie der Blutung Herr zu werden versuchen muß. Die Vermeidung der Risse beruht in der richtigen Größenanlage des Uterusschnittes, in einer vorsichtigen Extraktion sowie darin, daß man im Notfall rechtzeitig den nachfolgenden Kopf perforiert.

Nach Winter trat ein Weiterreißen des Uterusschnittes nur dann ein, wenn der vordere Schnitt allein ausgeführt wurde, und zwar unter 446 Fällen 9 mal, nach Reuben-Peterson unter 177 Fällen 8 mal nach dem vorderen Schnitt allein und unter 105 Fällen 5 mal nach dem vorderen und hinteren Schnitt.

Die Infektionsgefahr nach der Kolpohysterotomie ist keine besonders hohe. Winter fand unter 446 Fällen nur 3 Todesfälle an Infektion und Reuben-Peterson unter 530 Fällen der Literatur 7 tödliche Infektionsfälle, das ist also etwa 1%. Die Infektionsmorbidität berechnet Scitz[1] zu 14% unter 70 Fällen.

Über die Spätfolgen der Kolpohysterotomie ist nur so viel zu erwähnen, daß abgesehen von einer unbedeutenden Dehiszenz der Portio keine nachteiligen Störungen aufzutreten pflegen. Spätere Schwangerschaften und Geburten verliefen in der Regel ungestört, mit Ausnahme eines Falles von Freund — ich beobachtete einen ähnlichen, in dem ich der Narben wegen den zervikalen Kaiserschnitt machen mußte — in welchem eine unrichtige Technik der Operation die Ursache war. Wenn auch mit der Möglichkeit einer Narbenstenose oder -ruptur bei späteren Geburten gerechnet werden muß, so scheint diese Gefahr doch nach den bisherigen Erfahrungen gering zu sein.

Statistik und Prognose. Nach Hammerschlag kam die Kolpohysterotomie unter 8000 Geburten der Königsberger Klinik und unter 243 dilatierenden

---

[1]) Arch. f. Gyn. Bd. 90, S. 1.

Eingriffen 7 mal zur Anwendung. An der Münchener Klinik wurde die Kolpohysterotomie unter 6500 Geburten 70 mal angewandt Seitz (l. c.). Die Frequenz der Operation hängt wesentlich ab von der Art des geburtshilflichen Materials einer Klinik sowie von der heute noch nicht ganz einheitlichen Indikationsstellung.

Die Indikation war unter 221 Fällen, die wir aus den Statistiken von Seitz (l. c.), Weischer[1], Dührssen[2]) samt einer Reihe eigener Fälle zusammengestellt haben, folgende:

Eklampsie . . . . 127 mal
Placenta praevia . . . . 19 „
Vitium cordis . . . . 5 „
Rigidität der Weichteile u. dgl. . . . . 23 „
Vorzeitige Plazentarlösung . . . . 10 „
Nephritis, Urämie . . . . 6 „
Larynx- oder Lungenphthise . . . . 6 „
Hyperemesis . . . . 4 „
Pyelitis . . . . 3 „
Hemiplegie . . . . 3 „
Pneumonie . . . . 1 „
Chorea . . . . 2 „
Infektion . . . . 5 „
Retroversio uteri gravidi incarcerata . . . . 1 „
Geburtsstörung nach Vaginofixation . . . . 1 „
Asphyxie, Nabelschnurvorfall usw. . . . . 6 „

Die Schnittführung war:

Kolpohysterotomia anterior . . . . 411 mal
Kolpohysterotomia ant. et post. . . . . 154 „
(Statistiken von Reuben-Peterson, Seitz, Weischer und unsere eigene.)

Die Mortalität der Mütter betrug nach einer Statistik Winters (l. c.) unter 446 Fällen 8 = 2%, nämlich an Infektion starben 3, an Verblutung 3 (2 nach Placenta praevia, 1 infolge Weiterreißen des Schnittes), 2 an dem durch den Eingriff und die Narkose gesetzten Schock bei Eklampsie und Herzfehler. Die den Geburtsstörungen direkt zuzuschreibenden Todesfälle sind hierbei nicht mitgezählt.

Unter den 117 Fällen von Seitz, Weischer und den unserigen starben ohne Abzug 8 = 6,9%. Die Todesursache war Eklampsie 7 mal, Lungenödem bei Pneumonie 1 mal. Dührssen berechnet unter 201 Fällen der Literatur eine gesamte Mortalität von 13,9%. 6 mal war die Todesursache eine Infektion, während in den übrigen Fällen der Tod auf die Grundkrankheiten zurückgeführt werden mußte.

Betrachtet man die Resultate zusammen, so ergibt unsere Zusammenstellung mit derjenigen von Winter, daß, von den Gefahren der Geburtsstörung abgesehen, die Mortalität der Kolpohysterotomie, etwa 1—2% beträgt.

Die Resultate der Kolpohysterotomie bei Eklampsie erhellen aus der Statistik von Reuben-Peterson: Unter 530 Fällen starben insgesamt 124 = 23,4%.

Bei Placenta praevia starben nach der Kolpohysterotomie unter 77 Fällen Döderleins[3]), Sigwarts[4]) und Heynemann[5]) 7 = 9,2%. Nahezu die gleiche Zahl (9,6%) berechnet Nürnberger (l. c.) aus 125 Fällen der Münchener Klinik. Es starben nämlich 8 Frauen an Anämie, 3 an Sepsis 1 interkurrent an Hämoptöe.

Kindliche Mortalität. Unter den von uns zusammengestellten 117 Fällen befanden sich 74 lebensfähige und bei Beginn der Operation noch lebende Kinder; unter diesen starben 8 = 11%.

---

[1]) Zeitschr. f. Geburtsh. u. Gyn. Bd. 66, S. 230.
[2]) Winckels Handb. d. Geburtsh. Bd. 3, 1, S. 593.
[3]) Arch. f. Gyn. Bd. 92, S. 91.
[4]) Zentralbl. f. Gyn. 1910. Nr. 28, S. 936.
[5]) Prakt. Ergebn. d. Geb. u. Gyn. Bd. IV, S. 232.

Bei Eklampsie betrug nach Reuben-Peterson (l. c.) die kindliche Mortalität nach der Kolpohysterotomie unter 315 Fällen mit lebensfähigem Kind 21,2% (während sie nach spontanen Entbindungen bei Eklampsie 25,1% und nach anderen operativen Entbindungen 30% betrug). Bei Placenta praevia starben nach Döderlein, Sigwart und Heynemann (l. c.) unter 36 lebensfähigen, zur Zeit der Operation lebenden Kindern 3 = 8,3%. Unter den 125 Fällen der Münchener Klinik (Nürnberger) wurden 34 Kinder totgeboren (= 27%) und 38 weitere Kinder starben bald nach der Geburt (= 31%); von den Totgeborenen waren 15 schon vor der Behandlung abgestorben. Und 16 der übrigen zunächst noch lebenden 19 Kinder hatten ein Gewicht unter 2000 g.

Künstliche Erweiterung der Vulva und Vagina.

Unnachgiebigkeit oder abnorme Enge der Weichteile am Scheidenausgang, wie sie sich namentlich bei Erstgebärenden, gelegentlich auch nach plastischen Operationen vorfinden, können den letzten Akt der Geburt erheblich erschweren und andererseits zu ausgedehnten Zerreißungen führen, wenn die Frucht, spontan oder gewaltsam, die Vulva passiert. Außerdem wird eine Reihe von geburtshilflichen Eingriffen durch die räumlich engen Verhältnisse an dieser Stelle des Genitalschlauches mehr oder weniger erheblich erschwert.

Eine künstliche Erweiterung setzt uns in die Lage, diese Schwierigkeiten einzuschränken. Praktisch kommen zu diesem Zweck in der Regel nur Einschnitte in Betracht, weil sie glatte Wundverhältnisse schaffen, und die neu gesetzten Wunden sich jederzeit leicht übersehen und vernähen lassen.

Von der dehnenden, unblutigen Erweiterung der Vagina und Vulva wird heute nur noch in vereinzelten Fällen Gebrauch gemacht. So kann es angebracht sein, Scheide und Vulva durch einen Kolpeurynter zu dehnen; wenn man bei Primiparen genötigt ist, bei enger Scheide mit der ganzen Hand einzugehen. Auch bei Strikturen irgendwelcher Art ist gelegentlich ein Versuch mit der Kolpeuryse empfehlenswert, bevor man zu ausgedehnten Inzisionen oder gar zum Kaiserschnitt übergeht. Jedoch ist auch bei ihr Vorsicht notwendig, weil durch brüskes Anfüllen des Ballons oder durch zu starke Belastung durch einen stark gefüllten Kolpeurynter schon größere Einrisse der Scheide eingetreten sind.

Wir verfügen über zwei Methoden, um den Vulvarring und den unteren Teil der Scheide mit Messer oder Schere zu erweitern, nämlich kleine radiäre Einschnitte, welche ähnlich den Muttermundsinzisionen dann anzuwenden sind, wenn lediglich der Saum des Vulvarringes erweitert werden soll; sie beschränken sich im allgemeinen auf einen oder zwei seitliche (hinten rechts oder links oder beiderseits) Einschnitte in den Dammkeil. Ausnahmsweise können auch vorn seitlich kleine Einschnitte angebracht sein, wenn sich die rigiden Weichteile der Vulva vorschieben.

Durch einen größeren Scheidendammschnitt, welcher schräg nach hinten auf einer Seite angelegt wird, und durch welchen das zwischen Scheide und Dammhaut gelegene Gewebe durchtrennt wird, sind wir in der Lage, nicht nur den Vulvarring, sondern auch den unteren Teil der Scheide wesentlich zu erweitern.

1. Episiotomie.

Wir verstehen darunter einen oder zwei oberflächliche seitliche Einschnitte am Damm in den äußersten Saum des Vulvarringes.

Als Indikationen für diese Einschnitte haben zu gelten:

a) eine Verzögerung der Austrittsperiode, welche durch eine abnorme Unnachgiebigkeit des Vulvarringes oder dadurch bedingt wird, daß dieser eine Lage hat, die ihrer Entfaltung durch den nach außen drängenden vorangehenden Teil ungünstig ist.

Eine die Austreibung verzögernde Rigidität des Vulvarringes finden wir hauptsächlich bei Erstgebärenden. In noch höherem Maße können vorangegangene plastische Operationen (Kolporrhaphia post. und Perineoplastik) eine ungenügende Dehnungsfähigkeit des Scheidenausganges bedingen. Die Lage des Vulvarringes kann insofern an sich den Austritt des Kindes erschweren, als bei besonders hohem Damm, wie wir ihn namentlich bei Erstgebärenden mit infantilem Habitus, ferner wieder nach vorangegangener Perineoplastik vorfinden, die Austrittsrichtung der Frucht nicht durch den Vulvarring, sondern zu weit nach hinten verläuft. Der vorangehende Teil drängt bei seinem Vorrücken nicht die Vulva auseinander, sondern schiebt nur den Damm nach unten und disloziert dadurch unter Umständen den engen Vulvarring noch mehr nach vorn, wodurch die Möglichkeit einer Dehnung immer mehr eingeschränkt wird. Unter diesen Umständen kann der vorangehende Teil außerhalb des Vulvarringes, und zwar hinter ihm, durch den Damm durchtreten, zentraler Dammriß. Eine derartige Verschiebung der Vulva nach vorn wird auch noch dadurch begünstigt, daß es im Verlauf der Austreibung öfters zu einem querverlaufenden Einriß der Scheide hinter dem Vulvarring kommt[1]). Die Episiotomie schafft in solchen Fällen nicht nur eine Erweiterung des Vulvarringes, sondern verlegt auch dessen Mittelpunkt mehr in die Richtung, in welcher die Fruchtwalze, der Kopf, vorgeschoben wird.

b) eine drohende oder bereits beginnende Zerreißung am Damm.

Bei Erstgebärenden sind Zerreißungen am Damm recht häufig. Wenn man von kleinen Frenulumrissen absieht, kommen in etwa 33% der Geburten Dammverletzungen vor[2]). Bisweilen ist das Dammgewebe besonders brüchig, z. B. bei ödematöser Beschaffenheit. Auch bestimmte Austrittsarten der Frucht disponieren in erhöhtem Grade zu solchen Rissen (Stirnlage, Vorderhauptslage, Beckenendlage). Besonders sind es operative Entbindungen, vor allem die Zange und Extraktion, welche namentlich wieder bei Erstgebärenden häufig zu Dammrissen führen. Die Episiotomie kann hier, rechtzeitig angewandt, nicht nur größere Zerreißungen verhüten, sondern auch den geburtshilflichen Eingriff erleichtern.

Die Ausführung der Episiotomie geschieht entweder mit einer nicht zu spitzen Schere oder einem geknöpften Messer im Quer- oder Längsbett, je nachdem die Entbindung geleitet wird. Man begnügt sich entweder mit einem daumenbreit seitlich von der Mittellinie angelegten und etwa 2—3 cm tiefen Einschnitt schräg nach hinten oder legt bei stärkerer Spannung jederseits einen solchen an.

In einzelnen Fällen ist es zweckmäßig, noch zwei kleinere Einschnitte vorn seitlich anzulegen, wenn nämlich der Vulvarring samt der vorderen Kommissur durch den vorangehenden Teil vorgeschoben wird, ohne sich zurückschieben zu lassen. Diese vorderen kleinen Hilfsschnitte erleichtern nicht nur den Durchtritt durch den Vulvarring, sondern lassen auch Einrisse in der vorderen Kommissur vermeiden, „Clitorisrisse", welche wegen ihrer starken Blutung unangenehm sind.
Um die Einschnitte rechtzeitig vorzunehmen, ist die genaue Beobachtung des Dammes beim Durchschneiden des Kopfes, insbesondere im Verlauf der Zangenextraktion oder beim Veit-Smellieschen Handgriff von Wichtigkeit. Wird der Damm sehr dünn oder anämisch oder ist bereits ein kleiner Einriß (am Frenulum oder quer vor oder hinter dem Sphinkter ani) entstanden oder wird die Dammhaut stark vorgewölbt, so soll mit der Episiotomie nicht mehr gezögert werden. Will man etwas erreichen, so darf man die Einschnitte nicht zu klein und vor allem nicht zu spät anlegen.

Die Einschnitte werden nach Beendigung der Geburt durch Knopfnähte derart verschlossen, daß die getrennten Gewebspartien wieder in ihre ursprüngliche Lage gebracht werden. Es ist besonders dann von Wichtigkeit, hierauf zu achten, wenn die Einschnitte, wie dies gelegentlich vorkommt, weiterreißen oder sich mit einem trotzdem entstandenen Dammriß kombinieren.
Die Häufigkeit der Episiotomie ist sehr verschieden. Im ganzen kann man sagen, daß sie zu selten und vielfach zu spät angewandt wird.

Die seitliche Episiotomie stammt in ihrer jetzigen Ausführung von Scanzoni. In neuerer Zeit haben sich Stimmen erhoben, die für einen medianen Dammeinschnitt ein-

---

[1]) Vgl. Zangemeister, Zeitschr. f. Geb. u. Gyn. Bd. 50, S. 546.
[2]) Siehe Zangemeister, l. c.; Loubier, Über Verletzungen am Scheideneingang usw. Diss. Berlin 1897.

treten, wie er bereits von Michaelis empfohlen wurde[1]). Unseres Erachtens sind seitliche Einschnitte deshalb vorzuziehen, weil sie weniger leicht weiterreißen und dadurch namentlich die Gefahren eines kompletten Dammrisses sicherer abwenden. Auch andere Modifikationen der neueren Zeit[2]) sind unzweckmäßig.

2. Großer, einseitiger Scheidendammschnitt.

Um nicht nur den Widerstand des Vulvarringes, sondern auch den des unteren Teiles der Scheide bei größeren geburtshilflichen Eingriffen dann auszuschalten, wenn deren Ausführung durch die räumlich engen Verhältnisse erschwert ist, empfiehlt sich eine Spaltung des Dammkeiles in größerer Ausdehnung.

Der Scheidendammschnitt wurde in die Geburtshilfe zuerst von Dührssen[3]) zunächst als Hilfsoperation bei der forcierten Entbindung mittels tiefer Cervixeinschnitte eingeführt.

Der Scheidendammschnitt ist bei einer Reihe größerer geburtshilflicher Eingriffe angezeigt, nicht nur, um ausgedehnte Zerreißungen am Damm zu vermeiden, sondern auch um eine größere Zugänglichkeit zum vorangehenden Teil zu schaffen und die künstliche Entbindung zu erleichtern. Im allgemeinen macht er sich bei Erstgebärenden häufiger notwendig; jedoch kann seine Vornahme auch gelegentlich bei Mehrgebärenden von Wichtigkeit sein, wenn ein großer Raumgewinn zu erwarten und erwünscht ist. Der Scheidendammschnitt ist besonders zu empfehlen:

a) Bei der Vornahme der Kolpohysterotomie.

b) Bei der Extraktion am Steiß.

Durch die Ausschaltung des Dammkeiles wird die hintere Hüfte, deren Erreichung für die Extraktion von großem Wert ist, leichter zugänglich. Außerdem gestaltet sich dann die Mechanik der Extraktion auch durch Beschränkung der lateralen Flexion der Frucht leichter.

c) Bei der Dekapitation kann der Scheidendammschnitt von hohem Wert sein, insofern er ihre Vornahme noch gestattet, wenn bereits der Hals schwer zugänglich ist und die räumlichen Verhältnisse in der Scheide durch den Austreibungsmechanismus in Querlage („verschleppte Querlage") sehr knapp geworden sind.

d) Bei schwierigen Zangenextraktionen.

e) Bei im Ausgang verengten Becken.

Ausführung: Im Querbett — Narkose ist schon wegen der anzuschließenden geburtshilflichen Operation geboten — wird nach üblicher Desinfektion der Damm mit den Fingern nach unten gedrängt und das Gewebe etwa zwei Finger breit von der Mittellinie entfernt schräg nach hinten mit dem Messer durchtrennt.

Sofern der Schnitt nach links hinten angelegt wird, ist darauf zu achten, daß er sich namentlich in den tieferen Schichten genügend weit von der Mittellinie entfernt, damit das Rektum nicht verletzt wird.

Die Tiefe des Schnittes richtet sich nach der Höhe des Dammkeiles. Im allgemeinen genügt ein Schnitt, welcher Damm- und Scheidenhaut 4—6 cm weit durchtrennt. Ist das Vaginalrohr sehr eng, so kann der Schnitt selbst bis zum Scheidengewölbe hinauf fortgesetzt werden. Der Schnitt pflegt nicht unerheblich zu bluten, so daß eine Reihe von Umstechungen oder Ligaturen angebracht sind. Nach Beendigung des geburtshilflichen Eingriffes erfolgt die Naht des Schnittes, welche im oberen Scheidenschnittwinkel beginnt. Um Wundhöhlen oder die

---

[1]) v. Ott, Küstner; siehe Ergebnisse der Geb. u. Gyn. I, 299.
[2]) Stolz, Zentralbl. f. Gyn. 1910. S. 628. — Waldstein, Volkm. Vortr. Gyn. Nr. 235.
[3]) Dührssen, Arch. f. Gyn. Bd. 37, S. 27 und Bd. 44, S. 413.

Bildung von Hämatomen zu verhindern, wird das Gewebe durch eine Reihe von versenkten Nähten oder durch große, die ganze Wunde umgreifende Knopfnähte flächenhaft vereinigt. Es ist von Wichtigkeit, darauf zu achten, daß die entsprechenden Wundflächen durch die Naht genau wieder in ihre ursprüngliche Lage gebracht werden. Zu diesem Zweck empfiehlt es sich, die Grenze der Damm- und Scheidenwunde durch eine Situationsnaht oder Klemmen zu markieren.

Bei Infektionsfällen wird nur die Scheide vernäht und die übrige Wunde nach dem Damm zu drainiert, wobei man u. U. die Dammwunde durch einige Kopfnähte verkleinern kann.

Nachbehandlung: Wegen der Infektionsmöglichkeit ist der Schnitt täglich zu besichtigen und, sofern er vollkommen vernäht wurde, bei nachweisbarer Infektion zum mindesten nach dem Damm zu wieder zu öffnen. Die Sekundärnaht ist auch hier jederzeit leicht und erfolgreich ausführbar, falls die primäre Naht nicht heilte oder geöffnet werden mußte.

Unter den blutigen Erweiterungsmethoden des Scheideneinganges und der Scheide sind noch die sehr selten notwendig werdenden Inzisionen des Hymens oder eines isolierten dicken Hymenalbalkens zu erwähnen, ferner die Durchschneidung von ringförmigen zirkumskripten oder breiteren Verengerungen der Vagina, wie wir sie nach Verletzungen bei früheren Geburten und nach ulzerativen Prozessen bisweilen beobachten. Das seltenerweise unverletzt erhaltene Hymen wird durch Schnitt eröffnet, wenn der andrängende Kindsteil die Vulva stark vordrängt und dadurch erhebliche Schmerzen verursacht werden, oder wenn die Geburt gar verzögert wird oder ein zentraler Dammriß droht. Wiewohl restierende Scheidensepten in der Regel der Geburt einen merklichen Widerstand nicht entgegenbringen, weil sie entweder zur Seite gedrängt werden oder spontan einreißen, macht sich doch gelegentlich die Trennung dickerer, peripherer Septen notwendig, um den Fortgang der Geburt zu beschleunigen oder geburtshilfliche Eingriffe vorzunehmen.

IV. Die Wendung.

Von

W. Zangemeister, Marburg.

Mit 3 Abbildungen im Text.

Geschichtliches.

Die künstliche Veränderung der Kindeslage zu geburtshilflichen Zwecken ist ein Eingriff, der bereits im Altertum ausgeführt wurde. Schon die Hippokratische Schule lehrte die innere Wendung auf den Kopf. Die Wendung auf die Füße ist ca. 2000 Jahre im Gebrauch[1]). Während aber Celsus (unter Augustus) lediglich bei totem Kind zu wenden empfahl, führte Soranus 100 Jahre n. Chr. die Wendung auch bei lebendem Kind aus. Im 6. Jahrhundert n. Chr. wurde die Wendung auf die Füße bereits mit angeschlossener Extraktion vorgenommen (Aëtius). Von da an hören wir über die Anwendung der Operation nichts mehr bis zur Mitte des 16. Jahrhunderts (Ambroise Paré), wo die Wendung auf die Füße wieder gegenüber derjenigen auf den Kopf empfohlen wurde. Um die Mitte des 17. Jahrhunderts wurde die Wendung auf einen Fuß als vorteilhaft erkannt (Portal 1665). Als vorbereitende Operation für die Extraktion gewann die Wendung erst durch Moriceau an Bedeutung, welcher durch seinen Handgriff die Entwicklung des nachfolgenden Kopfes bei der Extraktion wesentlich sicherer gestaltete. Die äußere Wendung auf den Kopf wurde zwar auch früher geübt, jedoch erst durch Wigand vor 110 Jahren zum Allgemeingut der Geburtshelfer gemacht. Noch 50 Jahre später wurde die „kombinierte Wendung" bei unerweitertem Muttermund (Hohl, Wright, Braxton-Hicks) empfohlen.

Definition und Einteilung.

Unter der „Wendung" versteht man die künstliche Änderung des Verhältnisses der Längsachse des Kindes zu der des Uterus.

Die Fruchtlage kann sich auch spontan ändern. In der ersten Zeit der Schwangerschaft ist dies etwas Alltägliches. Je mehr sich aber der Raum des Fruchthalters im Verhältnis zur Fruchtgröße verkleinert, um so beständiger wird die Fruchtlage. Immerhin kommen bis kurz vor der Geburt Lageänderungen nicht nur aus einer Schädellage in die andere, sondern auch aus Längslage in Querlage oder aus Kopflage in Beckenendlage und umgekehrt, besonders bei Mehrgebärenden, bei Hydramnion, öfters zur Beobachtung. Selbst in der Geburt (Eröffnungsperiode) erlebt man ausnahmsweise noch solche Umwandlungen der Lage, begünstigt durch Hydramnion, plattes Becken, Metreuryse sowie durch Seitenlage der Kreißenden. Die letztere wird denn auch benutzt, um beim Abweichen des vorangehenden Teiles, vor allem des Kopfes, nach der Seite (Lagerung auf diese Seite) oder bei Schräg- und Querlage eine Geradlage eintreten zu lassen. Solange die Blase steht,

---

[1]) Celsus, de méd. VII, Cap. 29.

läßt sich dies auch oft erreichen. In seltenen Fällen findet sogar noch nach dem Blasensprung, selbst bei erweitertem Muttermund, ein Lagewechsel statt ("Selbstwendung")[1]. Von diesem Vorgang, welcher sich über dem kleinen Becken abspielt, ist ein anderer zu unterscheiden, bei welchem sich eine Drehung der Fruchtachse (bei Querlage) im kleinen Becken vollzieht: "Selbstentwicklung", ein Mechanismus, welcher früher mit der Selbstwendung vielfach zusammengeworfen wurde.

Da wir nach praktischen Begriffen lediglich Längslagen und Querlagen unterscheiden und unter den ersteren wieder Kopf- und Beckenendlagen, so sind sechs Möglichkeiten für die Wendung gegeben, nämlich die Umwandlung der Querlage in eine Kopf- oder Beckenendlage, die Umwandlung der Kopflage in eine Beckenend- oder Querlage und die Umwandlung der Beckenendlage in eine Kopf- oder Querlage. Von diesen Umwandlungen kommen diejenigen aus Gerad- in Querlage praktisch kaum in Betracht, höchstens dann, wenn bei vorgefallener Nabelschnur eine Geradlage vorübergehend in eine Querlage umgewandelt werden soll, um den Druck des vorangehenden Teiles auf die Nabelschnur zu verhüten. Es sind somit im allgemeinen nur 4 Umwandlungen der Kindesachse im Gebrauch: zwei auf den Kopf (aus Quer- oder Beckenendlage) und zwei auf das Beckenende (aus Quer- oder Kopflage).

Für die nachfolgende Geburt ist nur die durch die Wendung erzielte Lage von Belang, so daß wir uns damit begnügen können, lediglich zwei Arten der Wendung ins Auge zu fassen: Die Wendung auf den Kopf und diejenige auf das Beckenende. Wird bei der Durchführung der letzteren zugleich ein Fuß oder werden beide Füße heruntergeleitet, so sprechen wir von einer Wendung auf den Fuß oder auf beide Füße.

Eine weitere Klassifikation erfährt die Wendung nach der Technik, mittels welcher sie ausgeführt wird. Wir unterscheiden eine äußere Wendung, nur durch äußerliche Handgriffe, und eine innere Wendung, bei der eine Hand innerlich mitwirkt. Die innere Wendung muß verschieden ausgeführt werden, je nachdem die Erweiterung des Muttermundes die ganze Hand eindringen läßt oder nicht. Unter der "inneren Wendung" (im engeren Sinn) versteht man diejenige Wendung, bei welcher die ganze Hand in den Uterus eindringt; im Gegensatz zu der nächsten Art wollen wir sie als "rechtzeitige innere Wendung" bezeichnen. Soll die Wendung schon vor Erweiterung des Muttermundes durchgeführt werden, so kann es nur geschehen durch Eingehen von zwei Fingern in den Uterus an Stelle der ganzen Hand. Diese früher als "kombinierte Wendung" oder "Wendung nach Braxton-Hicks" bezeichnete Art nennen wir "vorzeitige innere Wendung".

Die bisher übliche Nomenklatur "innere Wendung" einerseits und "kombinierte Wendung" andererseits führt, wie allseitig anerkannt wird, im Unterricht häufig zu Mißverständnissen [2].

Unter den nunmehr gekennzeichneten Arten der Wendung kommen praktisch lediglich in Betracht:

1. Die äußere Wendung auf den Kopf oder ausnahmsweise auf den Steiß;
2. die innere Wendung auf den Fuß oder ausnahmsweise auf beide Füße;
   a) rechtzeitig, bei vollständig erweitertem Muttermunde, mit der ganzen Hand,
   b) vorzeitig, bei noch nicht erweitertem Muttermunde, mit zwei Fingern.

---

[1] Hausmann, Mon. f. Geburtsk. u. Fr. Bd. 23, S. 205. — Zangemeister, Mechanik u. Therapie der in der Austreibungsperiode befindlichen Querlagen. Leipzig, Vogel 1908.
[2] Vgl. Zangemeister, Mon. f. Geb. u. Gyn. Bd. 45, S. 645.

Die innere Wendung auf den Kopf mit der ganzen Hand (J. Siegemund, Deventer, Busch), seit längerer Zeit kaum noch in Gebrauch, sollte nicht ganz in Vergessenheit geraten, da sie gelegentlich leicht und vorteilhaft ist, wenn die äußere Wendung nicht gelingt, auf die Herstellung einer Schädellage aber besonderes Gewicht zu legen ist. Gelegentlich können auch kombinierte Manöver zur Herstellung einer Schädellage (Braxton-Hicks, d'Outrepont) in Betracht kommen.

Zweck. Das geburtshilfliche Ziel der Wendung kann ein verschiedenes sein. Entweder handelt es sich darum, eine ungünstige Lage zu beseitigen, in der die Geburt nicht vor sich gehen kann, z. B. die Querlage; oder es so l eine zwar an sich günstige, aber im vorliegenden Fall ungünstige Lage in eine andere verwandelt werden, z. B. die Kopflage bei Placenta praevia in eine Fußlage. Oder es soll eine bei günstiger Kindeslage bestehende ungünstige Einstellung des vorangehenden Teiles durch Herstellung einer anderen Lage behoben werden, z. B. Wendung auf den Fuß bei Hinterscheitelbeineinstellung. Oder es kommt darauf an, eine Lage herzustellen, aus der sich sofort die Entbindung bewerkstelligen läßt, z. B. Wendung auf den Fuß bei Kopflage wegen Nabelschnurvorfalles oder Asphyxie, um extrahieren zu können.

Häufigkeit. Die Häufigkeit der Wendung ist je nach dem geburtshilflichen Material, welches zugrunde gelegt wird, eine verschiedene. Je reicher das betreffende Material an pathologischen Geburten, namentlich engen Becken ist, um so häufiger wird die Wendung darunter vorkommen, ganz abgesehen davon, daß auch die Indikationsstellung der einzelnen Geburtshelfer eine verschiedene ist. Aus dem ersten Grunde ist z. B. das poliklinische Material einer Klinik im allgemeinen reicher an Wendungen als das klinische.

In Bayern wurden unter $1\frac{1}{2}$ Millionen Geburten innerhalb von 7 Jahren 23 823 Wendungen = 1,5% der Geburten vorgenommen; alle operativen Entbindungen betrugen in diesem Zeitraume 6,3% der Geburtenzahl[1]). An der Münchener Frauenklinik wurde unter 4780 Geburten in 12% operativ entbunden, darunter in 1,5% die Wendung gemacht[2]). An der Königsberger Frauenklinik kamen in den Jahren 1903 bis 1909 zur Anwendung: in der Klinik: unter 4463 Geburten 213 Wendungen (= 4,8%), davon 18 äußere Wendungen und 61 vorzeitige; in der Poliklinik: unter 3188 Geburten 331 Wendungen, (= 10,4%), davon 24 äußere Wendungen und 61 vorzeitige. Auf der geburtshilflichen Station der Leipziger Frauenklinik kamen in den Jahren 1901/02 unter 2928 Geburten 89 Wendungen zur Anwendung (= 3,0%), darunter 41 vorzeitige. Unter 10 021 klinischen Geburten der Baseler Frauenklinik[3]) wurden 194 Wendungen gemacht = 1,9%. Unter 15 886 klinischen Geburten der Berliner Universitäts-Frauenklinik[4]) wurde 2018 mal operativ entbunden = 12,7%, darunter 608 mal die Wendung gemacht = 3,8%. Unter 9724 poliklinischen Geburten der Berliner Universitäts-Frauenklinik[5]) wurden 671 Wendungen gemacht = 6,9%, davon vorzeitig 241. An meiner Klinik[6]) wurden 1911/1919 unter 4540 Geburten 171 Wendungen gemacht (= 3,8%): äußere 27 (= 0,6%), rechtzeitige innere 101 (= 2,2%), vorzeitige innere 43 (= 1,0%).

Die äußere Wendung[7]).

Die äußere Wendung (Wigand 1807), welche im allgemeinen auf den Kopf gemacht wird (weil die Prognose der Schädellage für Mutter und Kind

---

[1]) Baisch, Deutsche med. Wochenschr. 1910. S. 2369.

[2]) Baisch, l. c.

[3]) Chwiliwizki, Wendung und Extraktion und ihre Ergebnisse für Mutter und Kind. Diss. Basel 1906.

[4]) Ploeger, Zeitschr. f. Geburtsh. u. Gyn. Bd. 53, S. 235.

[5]) Tschatskin, Die Mortalität von Mutter und Kind nach der Wendung. Diss. Berlin 1910.

[6]) Peine, Diss. Marb. 1920.

[7]) Literatur: Wigand, siehe Wittlingers Analekten I. 2. S. 362. — Labhardt, Die äußere Wendung. Münch. med. Wochenschr. 1909. S. 66. — Aronowitsch, Über den Wert der äußeren Wendung. Diss. Bern 1892. — Chwiliwizki, Wendung und Extraktion und ihre Ergebnisse für Mutter und Kind. Diss. Basel 1906.

günstiger ist als die der Steißlage), kommt heute lediglich bei Querlage zur Anwendung. Zu einer Zeit, in der man die Wendung auf die Füße nicht mehr kannte,
und auch noch nicht über brauchbare Handgriffe zur Extraktion bei Beckenendlage verfügte, wurde sie auch bei dieser häufig angewandt (Roesslin 1513, Rueff
1554). Heute ist das letztere Verfahren dadurch fast außer Gebrauch gekommen,
daß wir auch bei Beckenendlage mit verhältnismäßig günstiger Aussicht für
Mutter und Kind entbinden können; außerdem ist die Wendung auf den Kopf
bei Beckenendlage ein keineswegs immer einfaches und zuverlässiges Verfahren.

Neuerdings wird die äußere Wendung auf den Kopf bei Beckenendlage allerdings
wieder empfohlen[1]). Auch wir haben sie mehrmals mit gutem Erfolg vor bzw. in der Geburt verwandt. Ich empfehle sie besonders bei Primiparen, wenn sich die Frucht
leicht drehen läßt.

Was die Häufigkeit der äußeren Wendung betrifft, so differiert ihre Anwendung an den einzelnen Kliniken erheblich, da die Operation an einer Reihe von Kliniken
zu Unrecht vernachlässigt wird.

An der Baseler Klinik wurde bei 185 Querlagen (nach Abzug der Fälle von Placenta
praevia) 63 mal die äußere Wendung gemacht, davon 51 mal auf den Kopf und 12 mal auf
das Beckenende. An der Königsberger Klinik, die in der Anwendung der äußeren Wendung
nicht ganz so weit geht wie die Baseler, waren unter 544 Wendungen 42 äußere, davon 36
auf den Kopf und 6 auf den Steiß. Wir[2]) hatten unter 171 Wendungen 27 äußere (16%)
bzw. unter 94 Querlagewendungen 25 äußere (27%), davon 4 auf den Steiß.

Die äußere Wendung auf den Kopf stellt insofern ein ideales Verfahren dar,
als durch sie die für Mutter und Kind günstigste Lage hergestellt wird, und
zwar durch äußerliche Manipulationen, welchen die Gefahren der Infektion und
Uterusruptur nicht anhaften. Außerdem ist für ihre Durchführung im Gegensatz
zu der inneren Wendung im allgemeinen keine Narkose notwendig.

Leider erfährt dieses Verfahren aber dadurch erhebliche Einschränkungen,
daß wir es nur anwenden können, solange das Kind seine volle Beweglichkeit
im Uterus noch bewahrt hat, und daß wir nach der erzielten Kopflage auf
einen spontanen Ablauf der Geburt angewiesen sind, wenigstens so lange, bis
der Kopf ins Becken eingetreten ist. Infolgedessen ist es auch bei präziser Einschränkung auf bestimmte Fälle unvermeidlich, daß an die äußere Wendung,
selbst wenn sie gelungen ist, gelegentlich noch andere operative Maßnahmen
angeschlossen werden müssen.

Unter 51 äußeren Wendungen auf den Kopf (Labhardt, l. c.) verliefen 43 spontan
in Schädellage; einmal mußte der Forceps, einmal die äußere Wendung auf den Steiß gemacht werden, weil die Wendung auf den Kopf mißlang, ein andermal aus gleichem Grund
die innere Wendung. Viermal mußte die innere Wendung wegen Nabelschnurvorfalls,
einmal wegen Armvorfalls angeschlossen werden. Die 12 Wendungen auf den Steiß gelangen alle. Unter unseren 23 äußeren Wendungen auf den Kopf verliefen 8 spontan,
4 mittels Forceps, 1 mit Perforation (enges Becken); 9 mal mußte die innere Wendung und
Extraktion angeschlossen werden (2 mal wegen Abweichen des Kopfes, 5 mal wegen Nabelschnurvorfall, 1 mal wegen Armvorfall, 1 mal wegen Stirneinstellung; 6 dieser Störungen
betrafen ein enges Becken); 1 mal wurde die vorzeitige innere Wendung wegen Placenta
praevia angeschlossen. 4 äußere Wendungen wurden auf den Steiß gemacht, 2 weil die
Wendung auf den Kopf mißlang, 1 wegen Nabelschnurvorfalls, 1 wegen Placenta praevia.
Der Muttermund war zur Zeit der äußeren Wendung 17 mal völlig erweitert.

Es ergeben sich hieraus gewisse Vorbedingungen, von denen die Möglichkeit oder Zweckmäßigkeit der äußeren Wendung auf den Kopf abhängt:

1. Die Fruchtblase darf nicht gesprungen sein und es muß
eine normale Menge Fruchtwasser vorhanden sein, um die Drehung
des Kindes im Uterus zu ermöglichen.

Die äußere Wendung ist bei gesprungener Blase meist unmöglich, es sei denn,
daß der Kopf nur unwesentlich abgewichen war, so daß auch eine geeignete Lagerung allein

---

[1]) Meyer, Die Behandlung der Beckenendlage durch die äußere Wendung. Diss.
Rostock 1907.

[2]) Peine, Diss. Marb. 1920.

schon eine mediane Einstellung des Kopfes bewirkt. Das Hindernis für die äußere Wendung liegt nach dem Blasensprung in der Retraktion des Uterusmuskels, d. h. in dem plastischen Anschmiegen der Muskelwand an die Formen des Fruchtkörpers.

An der Baseler Klinik wird die äußere Wendung auch bei gesprungener Blase noch versucht, und zwar öfters mit Erfolg (siehe Labhardt, l. c.). Wir halten diese Anwendungsweise aber für zu unsicher im Erfolg.

Bei Hydramnion läßt sich die äußere Wendung gelegentlich derart durchführen, daß ein Assistent einen Teil des Fruchtwassers durch einen kleinen Blasenstich abfließen läßt, während der Operateur im geeigneten Moment den Kopf über das Becken drängt. Ist das erreicht, so läßt man den Rest des Fruchtwassers durch gänzliches Zerreißen der Fruchtblase nachfließen. Jedoch ist der Erfolg nicht so sicher wie sonst; die Nabelschnur fällt leicht vor, so daß im allgemeinen bei Hydramnion auf die äußere Wendung zu verzichten ist.

2. Im Hinblick auf eine unter Umständen noch längere Geburtsdauer darf zur Zeit eine Gefahr weder für Mutter noch Kind bestehen oder zu erwarten sein, wie z. B. bei Eklampsie, Infektionsfieber oder bei (in größerer Ausdehnung) vorliegender Nabelschnur usw.

Sofern es sich um Placenta praevia handelt, darf die Wendung auf den Kopf nur dann gemacht werden, wenn bei schon wenigstens kleinhandtellergroßem Muttermund nur ein schmaler Rand der Plazenta vorliegt, das Kind lebend und lebensfähig und die Mutter noch nicht anämisch ist.

3. Dem spontanen Geburtsverlauf dürfen keine besonderen Hindernisse im Wege stehen; das Becken darf nicht erheblich verengt sein, bei plattem Becken und ausgetragenem Kind soll die Conjugata vera im allgemeinen nicht unter 8 cm betragen; etwaige frühere Geburten dürfen nicht durch ein mechanisches Mißverhältnis wesentlich erschwert gewesen sein; ebensowenig darf ein Hydrozephalus vorhanden sein.

4. Der Kopf muß nach der äußeren Wendung die Möglichkeit haben, sich mit einem großen Segment in den Muttermund und in den Beckeneingang einzustellen, damit er nicht wieder abweicht. Dies ist nur möglich, wenn der Kopf nicht abnorm groß und das Becken nicht erheblich verengt ist, und wenn ferner der Muttermund bereits eine genügende Erweiterung erfahren hat, also wenn er wenigstens nahezu handtellergroß ist.

Die vollständige Erweiterung des Muttermundes ist aber im allgemeinen wünschenswert, weil zur Fixation des Kopfes nach der äußeren Wendung die Blase gesprengt werden muß, und weil im Falle eines dabei auftretenden Nabelschnurvorfalles — sofern nicht die Reposition zweckdienlich — unter Umständen sofort innerlich gewendet und extrahiert werden muß.

Besonders günstig liegen die Verhältnisse für die Anwendung der äußeren Wendung auf den Kopf bei einem in Querlage liegenden zweiten Zwilling. Ferner wird man bei Primiparen der äußeren Wendung weitgehend den Vorzug geben.

Da der Uterus mit Beginn der Geburt eine mehr und mehr längsovale Form annimmt, drängt er öfters den nach einer Seite abgewichenen Kopf spontan über den Beckeneingang. Diesen Vorgang kann man dadurch unterstützen, daß man die Kreißende während der Eröffnungsperiode auf diejenige Seite lagert, nach welcher der Kopf abgewichen ist. Auf diese Weise erübrigt sich bisweilen, namentlich wenn der Kopf nur unwesentlich abgewichen war, jedes Eingreifen.

Die äußere Wendung ist ein Verfahren, welches im allgemeinen nur im Verlauf der Geburt anzuwenden ist. Gelegentlich läßt es sich aber auch schon in der Schwangerschaft mit Vorteil durchführen. Zur Erhaltung der künstlich hergestellten Geradlage in der Schwangerschaft ist mitunter eine Bandage notwendig, welche den Kopf über dem Becken festhält. Zwei längliche, feste Kissen werden seitlich von dem über das Becken gebrachten Kopf auf den Leib fest aufgebunden. In anderen Fällen verharrt die Frucht auch ohne dieses Hilfsmittel in Kopflage; in wieder anderen tritt die Querlage trotz der Bandage wieder ein.

Die Ausführung der äußeren Wendung auf den Kopf (während der Geburt) ist folgende: Längsbett, Becken etwas erhöht; die übrige Vorbereitung soll dieselbe sein wie die zur inneren Wendung (Desinfektion), weil einmal die

Blase gesprengt werden muß und zum anderen der Operateur in der Lage sein muß, im Falle eines Nabelschnurvorfalles sofort die innere Wendung anzuschließen. Nun drängt die eine Hand in einer Wehenpause, wenn möglich ohne Narkose, den Kopf von außen nach und nach über den Beckeneingang (es ist zweckmäßig, etwas überzukorrigieren), während die andere Hand das Beckenende nach oben und der Mittellinie zu schiebt. Es ist somit zur äußeren Wendung eine exakte Diagnose der Kindeslage absolut erforderlich. Ist die Kopflage hergestellt, so wird der Kopf von außen festgehalten und nunmehr in einer Wehenpause die Blase gesprengt, wobei man dafür sorgen muß, daß das Fruchtwasser langsam abfließt, damit die Nabelschnur nicht vorfällt. Im letzteren Falle muß, sofern es sich nicht um eine kleine Schlinge handelt, die reponiert werden kann, die innere Wendung sofort angeschlossen werden. Die innere Hand überzeugt sich während der Blasensprengung und im Verlauf der nächsten Wehe, ob der Kopf die Tendenz hat, sich median im Becken und mit einem nicht zu kleinen Segment einzustellen. Nach Vollendung der äußeren Wendung lagert man die Kreißende auf diejenige Seite, nach welcher der Kopf abgewichen war, d. h. bei erster Querlage auf die linke, bei zweiter auf die rechte Seite. Dadurch wird das Bestehenbleiben der Geradlage sicherer gewährleistet.

Will man bereits in der Schwangerschaft oder zu Beginn der Eröffnungsperiode äußerlich wenden, was bisweilen von dauerndem Erfolg ist, so darf die Blase nicht gesprengt werden, und man kann die Wendung deshalb ohne weitere Vorbereitungen im Längsbett machen (bzw. versuchen).

Die äußere Wendung auf den Steiß bei Querlage wird heute nur selten ausgeführt. Sie ist im allgemeinen deshalb entbehrlich, weil solche Schräglagen, bei denen der Steiß dem Beckeneingang bereits näher liegt als der Kopf, bei welchen die äußere Wendung auf den Steiß also in Betracht käme, sich meist spontan in Fußlagen verwandeln, namentlich wenn man diesen Vorgang rechtzeitig durch Lagerung auf die Seite des Steißes unterstützt. Ausnahmsweise empfiehlt sich die äußere Wendung auf den Steiß, wenn die Wendung auf den Kopf nicht gelingt, oder wenn die letztere sowohl wie die innere Wendung auf den Fuß aus irgendeinem Grund untunlich erscheint.

Die äußere Wendung auf den Steiß ist aber zu widerraten, wenn voraussichtlich danach noch ein Fuß heruntergeholt werden muß, da man unter solchen Umständen besser gleich die innere Wendung auf einen Fuß macht.

Die rechtzeitige innere Wendung.

Diese Art der Wendung ist die häufigst angewandte. Die ganze Hand dringt in den Uterus ein, holt einen Fuß herunter und dreht das Kind durch Zug am Fuß. Der Vorteil der inneren Wendung gegenüber der äußeren liegt darin, daß die Drehung des Kindes mit größerer Sicherheit bewerkstelligt werden kann, und zwar zu einer Zeit noch, zu welcher die äußere Wendung nicht mehr möglich ist. Als Vorteil der Wendung auf den Fuß ist hervorzuheben, daß durch dieselbe eine Lage hergestellt wird, aus der man mittels der Extraktion jederzeit die Entbindung beendigen oder wenigstens beschleunigen kann. Die Nachteile der inneren Wendung auf den Fuß gegenüber der äußeren auf den Kopf bestehen darin, daß durch das Eingehen mit der ganzen Hand in den Uterus die Infektionsgefahr erhöht wird, daß durch die Drehung des Kindes mittels des Fußes der Uterus zerrissen werden kann, und daß die durch die Wendung hergestellte Fußlage für das Kind und auch für die Mutter weniger günstig ist als eine Schädellage.

Der Vorteil der Wendung auf einen Fuß gegenüber der älteren Methode auf beide Füße ist darin gelegen, daß ein Fuß im allgemeinen viel schneller und leichter herunterzuholen ist als beide (oft ist dazu sogar ein zweimaliges Eingehen in den

Uterus nötig), und weiterhin darin, daß die Ausstoßung oder Extraktion der gewendeten Frucht für Mutter und Kind in unvollkommener Fußlage im Durchschnitt günstiger verläuft, da nach dem Durchtritt des Steißes samt einem hochgeschlagenen Bein die Erweiterung der Weichteile eine vollkommenere ist, und somit der voluminöseste Teil des Kindes, der Kopf, leichter nachfolgen kann. Ich kann deshalb nicht dem (schon wiederholt aufgetauchten) Vorschlag zustimmen, wenn möglich gleich beide Füße auf einmal herunterzuholen, ein Vorgehen, welches nur dann zu billigen ist, wenn Schwierigkeiten bei der Umdrehung zu erwarten sind.

Aus den Statistiken von Tschatzkin[1] und Schurig[2] ergibt sich folgendes: Nach der Wendung auf einen Fuß kamen unter 934 Wendungen 398 Kinder tot zur Welt (42,6%), nach der Wendung auf beide Füße unter 149 Wendungen 54 Kinder (36,2%). Das Bild wird aber umgekehrt, wenn man die Fälle von Placenta praevia, welche für das Kind eine besonders ungünstige Prognose ergeben, abzieht. Es ergibt sich dann eine Mortalität des Kindes nach der Wendung auf einen Fuß von 29%, nach der Wendung auf beide Füße eine solche von 36%. Kleine Statistiken lassen allerdings diesen Unterschied in der Prognose des Kindes nicht immer erkennen.

Indikationen. Die rechtzeitige innere Wendung wird aus folgenden Anlässen ausgeführt:

1. Wegen Querlage, weil ein reifes, nicht mazeriertes Kind in Querlage der Austreibung so erhebliche Schwierigkeiten entgegenbringt, daß Mutter und Kind in den meisten Fällen in Lebensgefahr geraten (Uterusruptur, Sepsis, Asphyxie usw.).

Ausgenommen von dieser Indikation sind Querlagen bei Frühgeburten innerhalb der ersten sechs Schwangerschaftsmonate sowie bei mazerierter, nicht zu großer Frucht; ferner erfährt die Indikation eine gewisse Einschränkung bei noch stehender Blase und mechanisch günstigen Bedingungen, insofern man sich dann mit der äußeren Wendung auf den Kopf begnügen kann.

2. Bei abnormen Kopfeinstellungen und gewissen Haltungsanomalien. Hierher gehört vor allem die Hinterscheitelbeineinstellung. Bei derselben kommt es häufig bald zu Überdehnungserscheinungen am Uterus, so daß ein rechtzeitiges Eingreifen anzuraten ist, sofern sich die Anomalie nicht durch Aufsitzen, Aufstehen der Kreißenden u. a. beheben läßt. Zu den Haltungsanomalien der Frucht gehört der Vorfall eines oder beider Arme oder der Nabelschnur bei Kopflage, sofern der Kopf noch nicht ins kleine Becken eingetreten ist, und sofern der Vorfall nicht zweckmäßiger durch Reposition behoben wird, oder die Reposition von vornherein aussichtslos erscheinen muß (wegen Vorfall eines großen Konvoluts der Nabelschnur oder der Nabelschnur und eines Armes oder Komplikation mit plattem Becken bei Mehrgebärenden, Wehenschwäche usw.). Der Nabelschnurvorfall bietet selbstverständlich nur dann einen Anlaß zum Eingreifen, wenn das Kind noch lebt und lebensfähig ist. Ferner gehört hierher die Gesichts- und Stirneinstellung, sofern dieselben durch Anomalien kompliziert sind, welche die Spontangeburt eines lebenden Kindes unwahrscheinlich erscheinen lassen (Nabelschnurvorfall, Armvorfall, enges Becken, Wehenschwäche usw.), und die Umwandlung (s. diese) unzweckmäßig ist.

3. Gefahren jeder Art für Mutter oder Kind oder beide bei Kopflagen, solange der Kopf mit seinem größten Umfang noch über dem Beckeneingang steht, bei welchen die Abkürzung des Geburtsverlaufes notwendig erscheint (Eklampsie, vorzeitige Plazentarlösung, Infektionsfieber, Herz-, Lungen- und Nierenerkrankungen, Nabelschnurvorfall, Asphyxie des Kindes usw.).

Hier wird die Wendung vorgenommen, um die Entbindung durch Extraktion am Fuß beendigen zu können. Die Wendung ist also hier nur die

---

[1] Tschatzkin, Die Mortalität von Mutter und Kind nach der Wendung. Diss. Berlin 1910.

[2] Schurig, Statistik über 559 Fälle von Wendung. Diss. Berlin 1892.

Vorbereitung für die in Aussicht genommene künstliche Entbindung, welche sich in gleich gefahrloser Weise bei über dem Becken stehenden Kopf andersartig nicht bewerkstelligen läßt. Die hohe Zange darf in solchen Fällen nur versucht (!) werden, wenn die Wendung nicht mehr möglich ist, und wenn der Kopf bereits so tief im Beckeneingang steht, daß an seinem Durchtritt nicht mehr viel fehlt.

4. Bei räumlichem Mißverhältnis zwischen Kopf und Becken, sofern die austreibenden Kräfte voraussichtlich nicht ausreichen, um ein mäßiges, durch reine Abplattung des Beckeneinganges bedingtes Hindernis zu überwinden; die Conjugata vera muß aber bei mittelgroßem reifem Kind mindestens 7,6 cm betragen. Hat sich bei früheren Geburten das Mißverhältnis schon als praktisch zu groß für die Wendung und Extraktion erwiesen, so ist die Wendung zu unterlassen oder mit vorzeitiger Unterbrechung der Schwangerschaft zu verbinden.

Die Wendung wird hier „prophylaktisch" vorgenommen („prophylaktische Wendung bei plattem Becken"), d. h. ohne augenblickliche Gefahr für Mutter oder Kind, wegen der durch die Beckenenge zu erwartenden Gefahren, da dieser Eingriff nach längerer Wehendauer (also nachdem mehr und mehr klar geworden ist, ob das Hindernis überwunden wird oder nicht) nicht mehr ohne Gefahr ausgeführt werden kann. Sie ist begründet durch die praktische Erfahrung, daß der nachfolgende Kopf bei mangelhafter Wehentätigkeit (Mehrgebärende!) und bei gewissen Graden der Beckenenge das mechanische Hindernis (wenn es nur den geraden Durchmesser des Beckeneinganges betrifft) mit günstigerem Ausgang für Mutter und Kind überwindet, als es der vorangehende Kopf bei früheren Entbindungen vermochte. Da bei Erstgebärenden die Wehen besonders kräftig sind und der Dehnbarkeit des unteren Uterinsegmentes viel zugemutet werden kann, da sich ferner das Mißverhältnis bei Erstgebärenden viel schwerer beurteilen läßt und die Wendung und Extraktion bei Erstgebärenden für Mutter und Kind gefährlicher ist, soll die prophylaktische Wendung nur bei Mehrgebärenden vorgenommen werden. [Nach Tschatzkin (l. c.) starben nämlich nach der Wendung bei Erstgebärenden 5,6% der Mütter und 43,3% der Kinder, bei Mehrgebärenden 2,0% der Mütter und 39,3% der Kinder]. Die prophylaktische Wendung eignet sich also für solche platte Becken bei Mehrgebärenden, bei welchen einerseits die Verengung nicht so hochgradig ist, daß der Durchtritt des Kopfes eines reifen Kindes nahezu ausgeschlossen ist (Conjugata vera unter 7,6 cm), andererseits aber frühere Geburten das Mißverhältnis doch als zu groß erwiesen haben, um mit günstiger Aussicht für Mutter und Kind durch die Wehenkraft überwunden zu werden. Meist sind es speziell die schlechten Wehen, welche den Anlaß zu diesem Vorgehen bieten, insofern sie ein relativ mäßiges Beckeneingangshindernis unüberwindbar erscheinen lassen. Es ergibt sich daraus, daß die prophylaktische Wendung nur für eine beschränkte Gruppe platter Becken paßt, nämlich solche, bei welchen ein expektatives Verhalten bei früheren Entbindungen nicht zum Ziel geführt hat, und man sich andererseits nicht entschließen mag, der Beckenenge wegen eingreifendere Operationen, wie die Beckenspaltung oder den Kaiserschnitt, vorzunehmen. Die prophylaktische Wendung ist hier bisweilen ein Retter in der Not, wenn die Frauen zu spät kommen, um noch die vorzeitige Schwangerschaftsunterbrechung oder den Kaiserschnitt vorzunehmen. Es liegt in der Natur der Sache, daß die Erfolge der prophylaktischen Wendung für das Kind nur beschränkte sein können. In manchen Fällen wird es eben auch mittels der prophylaktischen Wendung nicht gelingen, das Hindernis mit gutem Ausgang für das Kind zu überwinden. Da die Mortalität des Kindes nach der Wendung und Extraktion auch bei normalem Becken und ohne sonstige Komplikationen 22% beträgt, bei Kopflage sogar 29%, so muß die Mortalität der prophylaktischen Wendung beim engen Becken eine noch höhere sein. Sie wird um so höher, je weiter man die zulässige Grenze der Beckenenge nach unten verlegt. Bestimmte Zahlenangaben über die Erfolge der prophylaktischen Wendung für das Kind lassen sich deshalb überhaupt nicht machen, weil die Begrenzung der Operation durch die einzelnen Geburtshelfer eine sehr verschiedene ist. Wir haben unter 96 rechtzeitigen inneren Wendungen 45 bei verengtem Becken[1]) [davon 5 prophylaktisch] gemacht (kindliche Mortalität 24%). Die prophylaktische Wendung ist bei allgemein verengtem Becken zu verwerfen, weil sich das mechanische Hindernis hier nicht auf den geraden Durchmesser des Beckeneinganges, nicht einmal auf den Beckeneingang selbst beschränkt.

Die prophylaktische Wendung gewinnt dadurch an Bedeutung, daß man sie mit anderen Maßnahmen gegen das enge Becken verbinden kann, nämlich mit der vorzeitigen Unterbrechung der Schwangerschaft oder mit dem prophylaktischen Durchlegen

---

[1]) Flender, Diss. Marb. 1921.

der Säge zur eventuellen Hebotomie. Gerade in den hier in Betracht kommenden Grenzfällen der Beckenenge genügt oft schon die Abkürzung der Schwangerschaft um einige Tage (oft sogar die Einleitung der Geburt am rechtzeitigen Ende, wenn die Frauen bei früheren Schwangerschaften überreife Kinder hatten), um mit Hilfe der nachher angeschlossenen Wendung und Extraktion für Mutter und Kind ein günstiges Resultat zu erzielen. Andererseits ist aber zu bedenken, daß unreife Kinder die Schädigungen durch gewaltsame Extraktion schlechter vertragen als reife, das Verfahren hat also seine Grenzen.

Ferner läßt sich der Erfolg der prophylaktischen Wendung für Mutter und Kind, wenn nötig, dadurch sicherer gestalten, daß man vor ihrer Vornahme die Säge um die vordere Beckenwand herumführt, um im Falle der Not, d. h., wenn der nachfolgende Kopf nicht durchgezogen werden kann, das Becken zu durchsägen. Natürlich kommt eine solche Kombination nur in seltenen Ausnahmefällen in Betracht.

Vorbedingungen. 1. Die rechtzeitige innere Wendung mit der ganzen Hand ist nur möglich, wenn die letztere den Muttermund passieren kann, also bei handtellergroßem Muttermund. Da wir aber heute wissen, daß das Kind nach der Wendung häufig asphyktisch wird [Winter[1])], so wird die Wendung bei lebendem Kind womöglich solange verschoben, bis der Muttermund nicht nur das Eindringen der Hand zur Wendung, sondern auch den Durchtritt des Kopfes bei der anzuschließenden Extraktion gestattet. Es soll daher der Muttermund vollständig erweitert, bei Mehrgebärenden mindestens handtellergroß sein.

Bei der Diagnose der Erweiterung des Muttermundes können Irrtümer unterlaufen. Einmal kann ein vollständig erweiterter Muttermund nach dem Blasensprung bei engem Becken und Querlage kollabieren und dadurch nicht vollständig erweitert erscheinen, wenn man ihn nicht mit den Fingern zu entfalten sucht. Dadurch könnte die Wendung unberechtigterweise hinausgeschoben werden. Andererseits kann der äußere Muttermund vollkommen erweitert sein, obwohl (bei Mehrgebärenden) ausnahmsweise noch ein Stück Cervikalkanal erhalten und der innere Muttermund noch erheblich enger (und rigider) ist. Hierdurch würde die Wendung, vor allem aber die nachfolgende Extraktion sehr erschwert und gefährlich sein. Ist die Vorbedingung der völligen Erweiterung des Muttermundes nicht erfüllt und drängt aus irgendeinem Grunde das Eingreifen, so kann man entweder die innere Wendung vorzeitig machen oder, was im Interesse des Kindes entschieden vorzuziehen ist, man bedient sich zunächst der Metreuryse oder eines anderen Verfahrens, um die vollständige Erweiterung herbeizuführen.

2. Der vorangehende Teil muß noch eine gewisse Beweglichkeit haben und darf noch nicht zu tief ins Becken eingetreten sein.

Zwar ist (wie die Erfahrungen der alten Geburtshelfer lehren) die Wendung technisch unter Umständen sogar dann noch möglich, wenn der Kopf bereits im Becken steht; ebenso läßt sich gelegentlich noch bei tiefstehender Schulter die Wendung durchführen; jedoch sind dies Manöver, welche selbst in der Hand des Geübten ein großes Risiko in sich bergen. Sie sollen auch nur zeigen, daß die mechanische Möglichkeit zur Wendung in der Austreibungszeit oft lange Zeit erhalten bleibt.

Steht der Kopf im Becken, so ist auf jeden Fall die dann sehr viel einfachere Extraktion mit dem Forceps vorzunehmen. Steht der Kopf zwar noch nicht mit seinem größten Umfang, jedoch schon mit einem relativ großen Segment im Becken, wobei man die Größe der Kopfgeschwulst in Betracht ziehen muß, so ist die Wendung nur dann erlaubt, wenn die Anzeigen einer Überdehnung des unteren Uterinsegmentes mit Sicherheit fehlen, und wenn sich der Kopf (worüber man gelegentlich erst im Querbett und in Narkose definitiv entscheiden kann) mühelos so weit in die Höhe schieben läßt, daß man die Hand vorbeidrängen kann.

Bei Querlagen richtet man sich — abgesehen von der Beurteilung des Dehnungsgrades des unteren Uterinsegmentes und der Retraktion des Hohlmuskels (Retraktionsring!) — hauptsächlich danach, wie tief die Schulter schon ins Becken getreten ist, und wie sie zur Medianebene des Beckens steht. Bei solchen Querlagen, bei welchen die Austreibung in Querlage bereits weit vorgeschritten und demgemäß die Wendung unbedingt zu widerraten ist, ist die Schulter schon ziemlich tief ins Becken hinabgetreten und steht gleichzeitig extramedian; sie ist nach der Seite des Kopfes verschoben dadurch, daß neben ihr bereits Teile des Rumpfes in das Becken hineingedrängt sind[2]).

---

[1]) Winter, Zeitschr. f. Geburtsh. u. Gyn. Bd. 12, S. 177.
[2]) Vgl. Zangemeister, Mechanik und Therapie der in der Austreibung befindlichen Querlagen. Vogel, Leipzig 1908.

Die Beweglichkeit des vorangehenden Teiles allein, soweit sie nicht im Querbett und in Narkose geprüft wird, kann zu Täuschungen über die Möglichkeit der Wendung führen. Wie weit man hierin gehen kann, um die Wendung noch zu versuchen, hängt von der Erfahrung, Übung und Geschicklichkeit des Geburtshelfers, vor allem aber von dem Grad der Retraktion des Hohlmuskels und der Dehnung des unteren Uterinsegmentes ab. Der weniger Geübte tut gut, die Grenzen für die Wendung hierin nicht allzu weit zu ziehen. Unrichtig ist es, die Möglichkeit der Wendung nach der Zeit abzuschätzen, welche nach dem Blasensprung, selbst nach vollkommener Erweiterung des Muttermundes, verstrichen ist, da die Wendung in einem Fall wenige Wehen nach dem Blasensprung durch Tiefertreten des vorangehenden Teiles, Retraktion des Hohlmuskels und Überdehnung des unteren Uterinsegmentes unmöglich oder gefährlich werden kann, während sie in anderen Fällen viele Stunden, selbst Tage nach dem Blasensprung noch gelingt, insbesondere wenn die Wehen nach dem Blasensprung nur schwach und selten eingewirkt haben. In zweifelhaften Fällen wird man, wenn die Zeichen einer drohenden Uterusruptur mit Sicherheit fehlen, alles zur Wendung und Zerstücklung vorbereiten, um im Querbett und in Narkose durch Eingehen mit der ganzen Hand ein definitives Urteil anstreben. Während der Zangen„versuch", wie er in der Praxis so häufig unternommen wird, verwerflich ist, ist ein Wendungsversuch bei lebendem Kind gelegentlich nicht zu umgehen. Vorher sind aber genau zu beachten die

Kontraindikationen. Unter gewissen Umständen ist die Wendung nicht möglich oder zwecklos oder gefährlich.

a) Bei drohender Uterusruptur: Ist die Cervix (die Dehnungszone des Uterus) bereits stark ausgezogen und überdehnt, so kann sie durch jede Wehe zum Zerreißen gebracht werden. Die Umdrehung des Kindes bei der Wendung kann das Ereignis dann sofort herbeiführen. Wegen der großen Gefahr, welche die Uterusruptur mit sich bringt, müssen daher die Zeichen einer „drohenden Ruptur" vor der Wendung genauestens berücksichtigt werden.

Diese sind folgende:
1. Die Retraktionsfurche (Kontraktionsring), d. h. die Grenze zwischen Hohlmuskel und unterem Uterinsegment (Cervix) ist äußerlich am Uterus deutlich ausgeprägt und verläuft relativ hoch, in Nabelhöhe und darüber.
2. Da speziell bei Überdehnung der Cervix deren eine Seite — und zwar gewöhnlich die über dem Kopf liegende — stärker ausgezogen ist, verläuft die Retraktionsfurche nicht quer, sondern schräg.
3. Die überdehnte Zone ist in den Wehen, unter Umständen sogar in den Wehenpausen, besonders auf jener Seite schmerzhaft und druckempfindlich.
4. Infolge der stärkeren Dehnung einer Seite fühlt sich das zugehörige Ligamentum rotundum straff und gespannt an, während das anderseitige schlaff und gar nicht zu fühlen ist (unzuverlässig).

b) Bei bereits eingetretener Uterusruptur ist die Wendung stets zu unterlassen, weil die Zerreißung durch sie größer würde und eine bis dahin vielleicht inkomplette Ruptur in eine schwere komplette Ruptur verwandelt werden könnte.

c) Bei Tetanus uteri: Infolge von vorangegangenen Wendungsversuchen oder durch intra partum verabfolgte Gaben von Sekale oder durch gewisse Infektionsvorgänge kann der Uterus in den Zustand einer tetanischen Dauerstarre versetzt werden, welcher die Wendung unmöglich macht oder sehr erschwert.

d) Bei Hydrozephalus und
e) engem Becken dritten Grades (Conj. vera unter 7,6 cm) ist die Wendung bei reifem Kind zu unterlassen, weil infolge des Mißverhältnisses zwischen Kopf und Becken eine Zerstücklung des Kindes doch nicht zu umgehen ist (sofern nicht die Beckenspaltung oder der Kaiserschnitt vorgenommen wird).

f) Bei totem Kind soll man die Wendung aus Kopflage überhaupt nicht und aus Querlage nur dann vornehmen, wenn sie absolut leicht und gefahrlos ist; anderenfalls ist die Zerstücklung angezeigt.

Bei totem Kind ist im allgemeinen die Zerstücklung das einzig Richtige. Verstöße gegen diese Regel sind in der Praxis häufig und rächen sich mitunter schwer, wie der von Grandjot[1]) mitgeteilte Fall zeigt, in dem der Arzt bei totem Kind (ohne Narkose!) die Wendung machte und eine (tödliche!) Uterusruptur erzeugte.

g) Bei Frühgeburten bis zum 7. Monat sowie bei nicht zu großen mazerierten Kindern ist die Wendung wegen Querlage in der Regel unnötig und nur vorzunehmen, wenn besondere Verhältnisse dazu drängen.

Ausführung der rechtzeitigen inneren Wendung. Durch genaue äußere Untersuchung orientiert man sich nochmals über die Lage des Kindes und dessen Herztöne und überzeugt sich, daß eine Überdehnung des unteren Uterinsegmentes noch nicht vorliegt.

Zunächst werden die zur Desinfektion des Operateurs und der Kreißenden nötigen Vorbereitungen getroffen.

Ein geeigneter Tisch oder ein Bett werden für die Behandlung einer Asphyxie des Kindes (Trachealkatheter, Bad!) vorbereitet. Von Instrumenten kocht man Kugelzange (zur Blasensprengung), Katheter und Dammnahtmaterial aus. Sind Schwierigkeiten bei der Wendung oder der Extraktion zu erwarten, so bereitet man auch die nötigen Instrumente zur Zerstücklung, Perforation oder Dekapitation, vor.

Die Wendung kann in Rücken- oder Seitenlage ausgeführt werden. Da die erstere für Vorbereitungen, Narkose und das Eingehen mit der Hand die bequemere ist, wird die Kreißende in Steißrückenlage ins Querbett gebracht. Soll im Verlauf der Wendung Seitenlage angewandt werden, so wird, ohne daß die Hand wieder aus dem Uterus herausgeht, die Kreißende im Querbett auf die Seite gedreht, wobei dasjenige Bein, welches der eingehenden Hand des Operateurs entspricht, über den Arm des Operateurs hinweg nach der anderen Seite gelegt wird. Bei Hängeleib und bei dorsoposterioren Querlagen wird besser das andere Bein übergeschlagen.

Die Seitenlage eignet sich besonders für diejenigen Fälle, in welchen die Füße des Kindes weit von der mütterlichen Wirbelsäule entfernt liegen, also bei dorsoposterioren Querlagen und bei Hängebauch. Bei der Lagerung der Kreißenden zur Wendung ist zu beachten, daß das Gesäß nicht zu tief liegt, damit der vor der Kreißenden kniende Operateur Wendung und Extraktion bequem ausführen kann. Es ist vorteilhaft, das Gesäß dabei etwas (aber wegen der Gefahr des Lufteintritts in den Uterus nicht viel) höher zu lagern als die Schultern, weil hierdurch die Beweglichkeit des vorangehenden Teiles erhöht und auch das Eingehen in den Uterus erleichtert wird. Weiterhin sind bei der Lagerung die Bauchdecken möglichst zu entspannen, indem die Knie nach dem Bauch hochgeschlagen werden. Der Leib muß für die äußere Hand zugänglich bleiben. Gurtbeinhalter sind, wie bei den meisten geburtshilflichen Eingriffen, vorteilhaft.

Während bei anderen geburtshilflichen Eingriffen die Verwendung der Narkose aus humanen Gründen empfehlenswert ist, gehört sie bei der Ausführung der Wendung zum Technizismus der Operation; die Unterlassung der Narkose ist hier unter Umständen ein Kunstfehler.

Die Narkose ist absolut notwendig, um die zur Umdrehung erforderliche Erschlaffung des Uterus und der Bauchdecken zu erzielen. Wiewohl sich namentlich bei stehender Blase die Wendung von geschickter Hand technisch oft auch ohne Narkose durchführen ließe, so ist doch dringend davor zu warnen, auf die Narkose zu verzichten; denn es können selbst in solchen Fällen im Verlauf der Operation unerwartete Schwierigkeiten auftreten, die sich in Narkose hätten vermeiden lassen. Die Allgemeinnarkose muß bei der Wendung eine tiefe sein. Durch Unterlassen der Narkose bei der Wendung werden öfters Fehlschläge in der Praxis verursacht, weil die Orientierung über die Kindeslage und die Uterusretraktion, vornehmlich aber die Umdrehung des Kindes dann schwieriger und gefährlicher ist[1]).

Nachdem sich der Operateur exakt desinfiziert und die desinfizierten Hände mit ausgekochten Gummihandschuhen bekleidet hat, wird die Kreißende im Querbett, nachdem die Pubes kurz geschnitten sind, des-

---

[1]) Vgl. Grandjot, Diss. Marb. 1920: „Über unzweckmäßige bzw. verunglückte operative geburtshilfliche Maßnahmen in der Praxis".

infiziert (Vulva und Vagina), am besten mit $^1/_2$ proz. Seifenkresollösung. Die eingehende Hand wird, um gut vordringen zu können und keine Schleimhautverletzungen zu machen, mit einem Gleitmittel benetzt.

Hierzu eignet sich die zur Desinfektion gebräuchliche Seifenkresollösung, im Notfall Schmierseifenwasser. Weit besser ist das Übergießen der Hand mit flüssiger Kaliglyzerinseife.

Mit welcher Hand soll die Wendung gemacht werden? Wiewohl ein geübter Operateur, namentlich bei noch stehender Blase, in vielen Fällen die Wendung mit jeder Hand durchzuführen vermag, so ist doch die Wahl der richtigen Hand bei schwierigen Wendungen insbesondere für den weniger Geübten wichtig. Man geht daher grundsätzlich mit derjenigen Hand ein, welche der Seite der Füße entspricht, wenn man vor der im Querbett liegenden Kreißenden beide Hände auf den Uterus gelegt denkt, also mit der rechten Hand, wenn die Füße links liegen und umgekehrt, oder anders ausgedrückt: man bedient sich bei erster Lage der linken, bei zweiter Lage der rechten Hand.

Bemerkt man im Verlauf der Operation, daß man sich in der Wahl der Hand geirrt hat, so versucht man die Wendung trotzdem durchzuführen. Nur im Notfall, wenn die Hand nicht zu den Füßen gelangen kann, wechselt man die Hand.

Während die äußere Hand auf den Fundus gelegt wird, um der inneren beim Eingehen als Richtungspunkt zu dienen, und um ihr alsdann beim Aufsuchen und Ergreifen der Füße durch Entgegendrängen zu helfen, wird die eingehende Hand mit spitz zusammenliegenden, leicht gebeugten Fingern langsam über den Damm in die Scheide eingeführt, während die Labien mit der anderen Hand gut auseinandergehalten werden.

Die Vulva ist in der Regel die einzige Stelle, an der die Passage für die ganze Hand mechanisch schwierig ist. Ein brüskes Eingehen kann zu einem Dammriß führen.

Falls die Blase noch steht, wird sie nun gesprengt. Am leichtesten gelingt das während einer Wehe; jedoch muß man die Hand sofort nach dem Einreißen der Eihäute vorschieben, damit das Fruchtwasser nicht vollständig abfließt und die Nabelschnur nicht mit vorgerissen wird.

Dann geht die Hand flach mit geschlossenen, aber gestreckten Fingern durch den Muttermund und drängt den vorliegenden Teil etwas zur Seite. Bei erster Kopflage geht man rechts, bei zweiter links vom Kopf, bei dorsoanteriorer Querlage hinter, bei dorsoposteriorer vor der Schulter in die Höhe, um auf die Bauchseite des Kindes zu gelangen; dabei wird die Hohlhand nach der Bauchseite des Kindes gerichtet.

Ein ausgiebiges Wegdrängen des vorliegenden Teiles ist meist unnötig, da derselbe beim Eingehen mit der Hand ausweicht oder nachgibt, sofern die Wendung überhaupt noch möglich ist.

Im Uterus müssen die Finger geschlossen bleiben, damit die Nabelschnur nicht zwischen sie kommt, ein Ereignis, das unter Umständen ein nochmaliges Herausgehen aus dem Uterus erfordern kann.

Hat man den vorliegenden Teil passiert, so gibt es zwei Wege, um nach den Füßen zu gelangen: Der erste geht direkt über den Bauch zu den Füßen, deutsche Methode; der andere geht entlang der vorderen bzw. unteren Rumpfkante zu dem Steiß, dem Knie, dem Fuß, französische Methode. Der erstere ist zu bevorzugen, da er der schnellere und einfachere ist, und da unter schwierigen Umständen, in denen der zweite rationeller erscheint, dieser infolge der beschränkten räumlichen Verhältnisse oft nicht eingehalten werden kann.

Außerdem „verirrt" sich der weniger Geübte erfahrungsgemäß beim indirekten, französischen Weg öfters am Kind.

Die Hand darf sich nicht damit begnügen, bis zum Knie zu gelangen, in der Hoffnung, durch Zug an diesem den Fuß zu bekommen; dies gelingt meist nicht. Die Hand muß bis zum Fuß, meist hoch in den Fundus emporgeschoben werden.

Welchen Fuß soll man wählen? In schwierigen Fällen ist es gelegentlich nicht möglich, zwischen den Füßen zu wählen und den „richtigen“ Fuß zu erkennen und aufzusuchen. Hier begnügt man sich mit demjenigen Fuß, den man zunächst findet. In vielen Fällen aber kann man zu jedem der beiden Füße gelangen und sich die Vorteile der Wahl des richtigen Fußes zunutze machen.

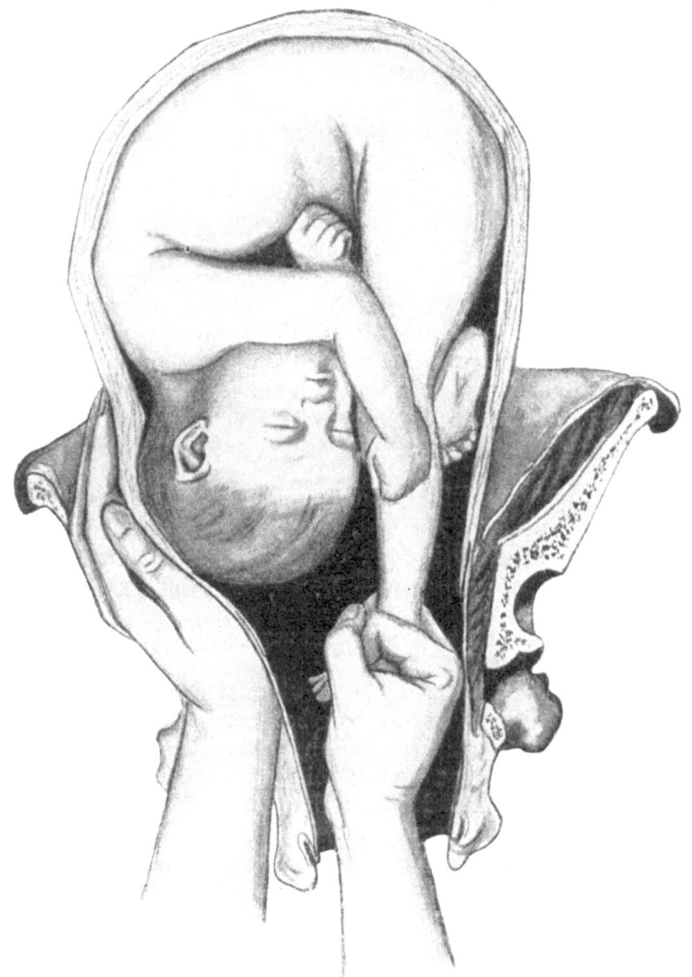

Fig. 19.
Umdrehung des Kindes.

Man wählt bei Kopflage den vorderen, bei dorsoanterioren Querlagen den unteren, bei dorsoposterioren Querlagen den oberen Fuß. Erscheint die Umdrehung von vornherein besonders schwierig, so kann man, wenn möglich, gleich beide Füße herunterholen, ein Vorgehen, welches jedoch nicht als allgemeine Regel zu empfehlen ist (vgl. S. 92 u. 105).

Der Vorteil der Wahl des richtigen Fußes liegt darin, daß nach der Wendung bei der Austreibung oder Extraktion der Frucht der Rücken weit häufiger nach vorn kommt als bei der Wendung auf den verkehrten Fuß, und daß infolgedessen beim Kopfeintritt ins Becken das Kinn weniger leicht über der Symphyse hängen bleibt. Man muß daher nach der Wendung auf den falschen Fuß bei der Extraktion genau darauf

7*

achten, wie sich der Rumpf drehen will, und die Drehung des Rückens nach vorn dementsprechend begünstigen. Meist — aber nicht immer! — dreht sich der zunächst nach einer Seite gerichtete Rücken unter solchen Umständen zuerst nach hinten, dann nach der andern Seite und dann erst nach vorn. Der weitere Nachteil[1]), daß sich nach der Wendung auf den falschen Fuß bei der Extraktion der Steiß mit dem hochgeschlagenen (nunmehr vorderen) Fuß auf der Symphyse fängt, spielt praktisch bei richtiger Zugrichtung (nach hinten, unten) kaum eine Rolle. Unter unseren Wendungen[2]) wurden 67 auf den richtigen, 13 auf den falschen Fuß, 6 auf beide Füße gemacht; 89 mal wurde die richtige, 6 mal die falsche Hand verwandt. Nennenswerte statistische Unterschiede ergeben sich hinsichtlich der Prognose (aus diesen kleinen Zahlen) nicht.

Da die Unterschenkel meist gekreuzt auf dem Bauch liegen, orientiert man sich beim Aufsuchen des gewünschten Fußes am besten dadurch, daß man von den ungekreuzt liegenden Knien den Unterschenkel bis zum Fuß verfolgt.

Hat man den Fuß erreicht, so vergewissert man sich durch Abtasten des Calcaneus noch einmal darüber, daß man einen Fuß und nicht etwa eine Hand erfaßt hat. (Bei Klumphand kann man sich irren[3]). Damit der schlüpfrige Fuß im weiteren Verlauf der Operation der Hand nicht wieder entgleitet, muß man ihn fest erfassen, indem man ihn zwischen den zweiten und dritten Finger nimmt und oberhalb der Malleolen festhält, wobei der Daumen den Fuß zwischen den Fingern fixiert. Nunmehr wird der Fuß langsam in die Scheide (wenn es leicht geht, bis dicht vor die Vulva) herabgezogen und hier festgehalten.

Das Festhalten erfordert öfters die Inanspruchnahme der ganzen Fingerkraft. Entgleitet der Fuß jetzt den Fingern wieder, so muß man unter Umständen nochmals ein Stück in den Uterus eingehen.

Damit ist der erste Akt der Wendung, Ergreifen und Herabholen des Fußes, vollendet. Der zweite, oft schwierigere und namentlich gefährlichere Akt besteht in der Umdrehung des Kindes.

Dadurch, daß der Fuß herabgeholt worden ist, hat sich die Längsachse des Kindes zu der des Uterus noch nicht wesentlich verändert; der Kopf liegt bei Kopf- und Querlagen noch im unteren Abschnitt des Uterus, und zwar bei Ausbildung eines Retraktionsringes meist unter diesem (siehe Fig. 19).

Die Drehung des Kindes, also der Hauptteil der Wendung, für welchen das Herunterholen des Fußes nur ein vorbereitendes Manöver war, geschieht durch gleichzeitigen Zug am Fuß nach unten und Druck am Kopf nach oben. Diese Umdrehung ist nur bei nicht kontrahiertem und nicht bereits zu weitgehend retrahiertem Uterus durchführbar.

Als wesentlichste Vorbedingung für die Vornahme der Umdrehung muß es also gelten, daß der Uterus sich in einer Wehenpause befindet. Da er aber infolge der Manipulationen beim Herunterholen des Fußes, selbst in Narkose, mechanisch meist so gereizt worden ist, daß er sich im Zustand einer besonders kräftigen und anhaltenden Kontraktion befindet, so muß man nach Beendigung des ersten Aktes, dem Herabholen des Fußes, grundsätzlich einige Zeit ruhig warten, ohne am Fuß zu ziehen, bis der Uterus vollkommen erschlafft ist.

Wird eine Wehenpause nicht abgewartet, so mißlingt die Umdrehung unter Umständen und der Uterus kommt in Gefahr, im unteren Segment zu zerreißen; außerdem wird durch den Reiz des Umdrehungsversuches eine erneute, noch intensivere Kontraktion ausgelöst, welche einen zu schnell wiederholten Umdrehungsversuch wiederum vereiteln kann.

Um die Umdrehung zu bewirken, wird der in der Scheide gehaltene Fuß vor die Vulva gezogen und an ihm alsdann ein Zug nach abwärts ausgeführt, während die äußere Hand den Kopf durch die Bauchdecken ergreift und ihn durch Druck mit dem Handballen nach oben schiebt.

---

[1]) Heinlein, Zentr. f. Gyn. 1923. S. 403.
[2]) Vgl. Peine, l. c.
[3]) Sieben, Zentr. f. Gyn. 1924, S. 2292.

Die Umdrehung darf weder ruckweise und brüsk, noch zu vorsichtig und langsam ausgeführt werden. Ein mäßig kräftiger, wenige Sekunden anhaltender Zug am Fuß und ein gleichzeitiger Druck am Kopf sind dazu nötig.

Falls man bemerkt, daß die Umdrehung bei mäßiger Kraftentfaltung nicht gelingen will, darf sie keinesfalls forciert werden. Die Zugrichtung am Fuß muß derart sein, daß sie stark nach abwärts, etwas nach hinten von der Richtung der mütterlichen Wirbelsäule erfolgt, d. h. möglichst senkrecht zum Beckeneingang. Die Umdrehung wird erleichtert, wenn man die Zugrichtung etwas nach derjenigen Seite verlegt, auf welcher der Kopf liegt, also bei erster Lage nach links und umgekehrt, weil dadurch der Steiß leichter in den Beckeneingang geleitet wird.

Die Umdrehung ist vollendet, wenn das Knie in der Vulva erscheint; äußerlich fühlt man alsdann den Kopf in der Wehenpause im Fundus.

Wie verhält man sich mit einem vorgefallenen Arm? Um bei der Extraktion nur einen Arm lösen zu müssen, wird der (bei Querlagen öfters) vorgefallene Arm etwas angezogen und mit einer Schlinge aus Leinenband angeschlungen, um bei der Extraktion dauernd angezogen gehalten zu werden. Zu diesem Zweck legt man sich eine Schlinge um die Finger der eingehenden Hand, umgreift mit dieser die vorgefallene Hand, läßt die Schlinge über sie gleiten und zieht sie dann zu (s. Fig. 20).

Schwierigkeiten bei der inneren Wendung. Während die Wendung unter günstigen Verhältnissen außerordentlich leicht sein kann, begegnet sie in anderen Fällen Schwierigkeiten, deren Überwindung nur durch genaue Sachkenntnis und Übung möglich ist. Unter Umständen kann durch die hier in Betracht kommenden Momente die Wendung überhaupt unmöglich werden; sie muß dann rechtzeitig aufgegeben werden, um die Kreißende nicht in Lebensgefahr zu bringen.

Es ist kein Zweifel, daß die Wendung, wenn auch nicht so oft wie der Forceps, in der Praxis zu häufig angewandt wird und dazu noch in Fällen, in denen sie außerordentlich riskiert, unter Umständen unmöglich ist. Ein dringender Anlaß liegt gelegentlich nicht einmal vor. Vor allem soll hier betont werden, daß die Vornahme einer schwierigen Wendung bei nachweislich abgestorbenem Kind geradezu gewissenlos ist.

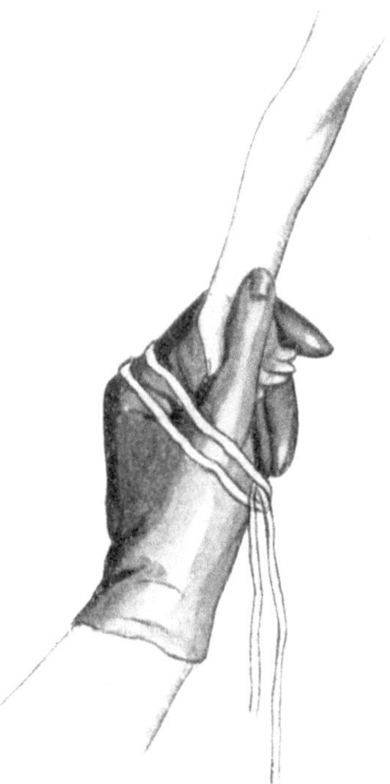

Fig. 20.
Anschlingen des Armes.

Schon das Eingehen mit der ganzen Hand über den Damm kann bei enger Rima (Primiparae, vorangegangene Kolporraphie) schwierig sein. Gewöhnlich läßt sich die enge Passage durch die Vulva durch langsames Dehnen mit den spitz zusammenliegenden Fingern unter Benutzung von Gleitmitteln allmählich überwinden. Bei sehr enger Vulva empfehlen sich kleine seitliche Einschnitte am Damm oder ein größerer Scheidendammschnitt, damit nicht schon beim Eingehen mit der Hand ein größerer Dammriß, unter Umständen ein solcher 3. Grades, entsteht, ein Ereignis, welches trotz aller Vorsicht bei sehr morschem Gewebe im Verlauf der Wendung, also schon vor Beginn der Extraktion, eintreten kann. In der Scheide sind die räumlichen Verhältnisse in der Regel günstige. Selbst wenn bei Querlage ein Arm vorgefallen ist oder der Kopf bereits mit einem großen Segment in das Becken hineinragt, ist meist genügend Raum für das Vordringen der Hand vorhanden.

Hat sich eine besonders dicke und breite Kopfgeschwulst entwickelt, so muß der Verdacht rege werden, daß es sich um ein allgemein verengtes Becken handelt, bei welchem die Wendung tunlichst zu vermeiden ist.

Bei verschleppten Querlagen sind dadurch enge Verhältnisse in der Scheide geschaffen, daß neben der tiefer getretenen Schulter bereits Teile des Thorax in die Scheide und damit in das Becken eingekeilt worden sind; außerdem kann die Scheide unter solchen Umständen bei starker Retraktion des Uterus einer so erheblichen Längsdehnung unterworfen sein, daß ihre Wände straff gespannt sind. In solchen Fällen ist die Wendung unbedingt aufzugeben. Die räumlichen Verhältnisse können hier so eng werden, daß selbst die Dekapitation auf Schwierigkeiten stößt[1]).

Der vorgefallene Arm bietet nie ein Hindernis für die Wendung. Ein solches hat stets andere Ursachen. Es ist daher ein grober Kunstfehler, den Arm (bei totem Kind) abzuschneiden, wie das gelegentlich geschehen und sogar empfohlen worden[2]) ist; denn man beraubt sich dadurch sowohl für die Wendung wie für eine Zerstücklung einer ausgezeichneten Handhabe zur Extraktion und gewinnt räumlich gar nichts. Abgesehen davon kann die Vornahme dieser Maßnahme bei unerwartet lebendem Kind strafrechtliche Folge haben.

Die Blasensprengung kann schwierig sein, wenn die Eihäute besonders rigid sind oder einem Druck zu leicht nachgeben. Man muß dabei vermeiden, sie zu hoch nach innen emporzuschieben, weil bei tiefem Sitz der Plazenta dadurch eine Plazentarablösung zustande kommen könnte. Gelingt es selbst während einer Wehe nicht, mit zwei Fingern die Eihäute zu sprengen, so führt man in der Hohlhand ein nicht zu spitzes Instrument (Kornzange) ein und macht damit eine kleine Öffnung in die Eiblase, die sich dann beim Vorschieben mit der Hand leicht erweitern läßt.

Beim Eingehen in den Uterus kann der vorangehende Teil zunächst im Wege sein. Er läßt sich in der Regel jedoch so weit in die Höhe und nach der Seite (bei Querlage nach vorn bzw. hinten) drängen, daß die Hand vorbeigeschoben werden kann. Ist das nicht der Fall und handelt es sich nicht etwa um eine Mißbildung, vor allem um Hydrozephalus, so ist die Retraktion des Uterusmuskels bereits so weit vorgeschritten, daß von der Wendung Abstand genommen werden muß.

Während die flach emporgeschobene Hand am vorangehenden Teil vorbeigeht, passiert sie den unteren Rand des Hohlmuskels, welcher bei weit vorgeschrittener Retraktion ringartig nach innen vorspringt (Retraktionsring). Ist dieser Ring so eng, daß die Hand neben dem Kindskörper kaum hindurchgeführt werden kann, so ist die Wendung aufzugeben; denn wenn es auch unter solchen Umständen noch gelänge, eben zu den Füßen zu kommen, so wäre die nachfolgende Umdrehung keinesfalls mehr möglich oder zu gefährlich.

Das Auffinden und Ergreifen des Fußes kann dadurch erschwert sein, daß entweder zu viel oder zu wenig Fruchtwasser vorhanden ist. Im ersteren Fall läßt man durch Zurückziehen des Armes um einige Zentimeter einen Teil des Fruchtwassers abfließen; im letzteren, besonders wenn sich längere Zeit nach dem Blasensprung der Uterusmuskel dem Kindeskörper bereits weitgehend retraktiv angeschmiegt hat, warte man eine Wehenpause ab und vertiefe die Narkose, wodurch der Uterus nach Möglichkeit erschlafft und die räumlichen Verhältnisse etwas günstigere werden. Gerade in solchen Fällen ist es zweckmäßig, direkt nach den Füßen zu gehen und den ersten Fuß zu nehmen, den man in die Hand bekommt, womöglich beide.

Bei plattem Becken kann das Hantieren im Uterus erschwert sein, indem die Bewegungen des Armes beengt sind. Sofern das Becken nicht so eng ist, daß die Wendung überhaupt kontraindiziert ist (s. oben), bietet die Beckenenge für das Vordringen des Armes aber kein absolutes Hindernis.

---

[1]) Vgl. Zangemeister, Mechanik und Therapie der in der Austreibung befindlichen Querlagen. Leipzig 1908. Vogel.
[2]) Wernitz, Zentr. 1907. S. 1439.

Liegen die Füße weit vorn wie bei dorsoposterioren Querlagen und besonders bei Hängebauch, so drängt man den Uterus mit der äußeren Hand nach oben hinten und läßt unter Umständen, während die Hand im Uterus verbleibt, Seitenlage herstellen (s. oben). Auf diese Weise gelingt es, auch in die vordersten Partien des Uterus zu gelangen. Kommt man nur mit Mühe bis zum Knie, ohne den Fuß zunächst erreichen zu können, so schiebt man das Knie mit dem Daumen in die Höhe; dadurch wird der Fuß den Fingern nähergebracht. Im übrigen muß man bestrebt sein, den Arm noch weiter vorzuschieben, um so hoch wie möglich in den Uterus zu kommen.

Nach mißlungenen Wendungsversuchen kann die Haltung der kindlichen Extremitäten eine so verwickelte sein, daß die Orientierung erschwert ist und die eingehende Hand nicht zu den Füßen gelangen kann[1]). In diesen wie auch in den anderen erwähnten Fällen kann es nötig werden, mit der Hand aus dem Uterus herauszugehen, um das Aufsuchen des Fußes mit der anderen Hand zu erreichen.

Das Erkennen des Fußes ist bei kleinen, namentlich mazerierten Früchten bisweilen schwer. Die Palpation der Zehen gestattet gerade in solchen Fällen die Unterscheidung von der Hand nicht. Das sicherste Mittel bleibt immer das Abtasten der Ferse (vgl. aber oben S. 100). Hat man sich tatsächlich einmal geirrt und an Stelle eines Fußes eine Hand heruntergeholt, so wird diese angeschlungen und zum Aufsuchen des Fußes nochmals eingegangen.

Beim Herabziehen des Fußes kann dieser den umklammernden Fingern entgleiten. Man muß ihn daher von vornherein tief zwischen dem zweiten und dritten Finger einklemmen, um ihn festhalten zu können.

Die bisher erwähnten Schwierigkeiten beim ersten Akt der Wendung treten an Bedeutung erheblich zurück gegenüber denjenigen, welche sich bei der Umdrehung des Kindes ereignen können.

Das häufigste Hindernis für das Gelingen der Umdrehung bildet die Wehe. Selbst in tiefer Narkose wird der Uterus durch die Manipulationen beim Herunterholen des Fußes zu einer energischen Kontraktion angeregt. Dadurch wird die Beweglichkeit des Kindes erheblich eingeschränkt. Vor allem wird der (sowohl bei Kopf- wie meist bei Querlagen) meist unterhalb der Kontraktionsgrenze gelegene Kopf während der Wehe durch die dabei eintretende Verengerung und Erstarrung des Retraktionsringes am Emportreten gehindert. Die Erschwerung der Umdrehung durch die Wehe ist naturgemäß um so größer, je weiter die Retraktion des Uterus bereits vorgeschritten ist. Aber selbst bei räumlich noch durchaus günstigen Verhältnissen kann der kontrahierte Zustand des Uterus in der geschilderten Weise die Umdrehung vereiteln.

In der Praxis ist erfahrungsgemäß das Mißlingen der Wendung in vielen Fällen dem Umstand zuzuschreiben, daß der Operateur die Umdrehung nicht bei genügender Erschlaffung des Uterus vornimmt. Wird der Umdrehungsversuch zu schnell wiederholt, so wird die Uteruskontraktion immer heftiger und anhaltender (u. U. Tetanus uteri), so daß die Umdrehung dann längere Zeit nicht mehr gelingen kann. Wird der Umdrehungsversuch forciert, so reißt das untere Uterinsegment ein.

Ist die Umdrehung daher einmal mißlungen, so hat man vor allen Dingen darauf zu achten, daß bei einer Wiederholung der Uterus absolut erschlafft ist. Man erreicht dies nur durch ruhiges Abwarten, ohne am Fuß zu ziehen und am Uterus viel herumzudrücken, und durch Vertiefen der Narkose.

Der zweite Faktor, welcher der Umdrehung des Kindes hinderlich ist, ist die bereits vorgeschrittene Retraktion des Hohlmuskels.

Unter der Retraktion der Uterusmuskulatur verstehen wir eine eigenartige Verschiebung der einzelnen Muskellagen unter sich, infolgederen sich der Hohlmuskel bei aktiver (durch die Wehen herbeigeführter) oder passiver (operativ bedingter) Entleerung

---

[1]) Hammerschlag, Lehrbuch der operativen Geburtshilfe. Leipzig 1910. Hirzel, S. 145.

irreparabel verkleinert. Die Retraktion führt unabwendbar zu einer zunehmenden Verringerung des Hohlmuskelinhalts, selbst dann, wenn der vorangehende Teil nicht tiefer ins Becken hinab oder nach außen vor die Vulva treten kann. Sie führt außerdem zu einem immer innigeren Anschmiegen der Uteruswand an die Formen der Frucht. Je nach der Wehenkraft einerseits und dem Widerstande, welchen die Frucht unterhalb des Hohlmuskels im Durchtrittsschlauch oder im Becken findet, kann die Retraktion schnell oder langsam fortschreiten. Solange das Fruchtwasser noch nicht abgeflossen oder der Muttermund noch nicht vollständig erweitert ist, kommt es in der Regel nicht zu einer die Wendung wesentlich behindernden Retraktion, weil sich die untere Apertur des Hohlmuskels, der Retraktionsring, in dieser Periode im allgemeinen nicht erheblich verengern kann. Da die retraktive Verkleinerung des Hohlmuskels im wesentlichen eine konzentrische Volumsverringerung herbeiführt[1]), kann sich der Retraktionsring erst dann erheblich verengern, wenn der Hohlmuskel bereits einen großen Teil seines Inhalts ausgepreßt hat.

Bei erschlafftem Organ, also in der Wehenpause und in tiefer Narkose, wird nun zwar auch bei weit vorgeschrittener Retraktion stets noch eine gewisse Beweglichkeit der Frucht gewährleistet; aber die untere Apertur des Hohlmuskels, der Retraktionsring, kann dann bereits eine so erhebliche definitive Verengerung erfahren haben, daß selbst die Erschlaffung nicht mehr genügt, um die Drehung des Kindes im Uterus zu gestatten, und die Wendung muß dann aufgegeben werden, damit man nicht die Umdrehung auf Kosten einer Zerreißung der Dehnungszone, der Cervix („violente Ruptur"), erzwingt.

Bei der Umdrehung muß nämlich gleichzeitig der Steiß durch den Retraktionsring nach unten und der Kopf nach oben hindurchtreten. Der Retraktionsring muß also noch so weit sein, daß er das Kind einen Augenblick conduplicato corpore aufnehmen kann.

Entspricht der unaufhaltsam mit den Wehen fortschreitenden Verkleinerung des Hohlmuskels nicht ein entsprechendes Tieftreten des vorangehenden Teiles in die tieferen Abschnitte der Scheide oder vor die Vulva, so kommt es zugleich mit der Verkleinerung des Hohlmuskels zu einer Überdehnung des Durchtrittsschlauches, d. h. der unterhalb des Hohlmuskels gelegenen Partien des Genitalkanals (Cervix, Scheide), in welchen die Frucht aus dem Hohlmuskel mehr und mehr hineingepreßt wird. Es verbindet sich dann, wenn die Dehnbarkeit dieses Durchtrittsschlauches übermäßig in Anspruch genommen ist, mit der vorgeschrittenen Retraktion des Hohlmuskels zugleich eine Überdehnung des Durchtrittsschlauches, welche die Wendung zwar nicht wesentlich erschwert, jedoch wegen der Möglichkeit einer Ruptur äußerst gefährlich werden läßt. Diese Überdehnung kann je nach der Haltbarkeit des Gewebes bei starker oder auch schon bei geringer Dehnung eintreten. Auf die diagnostischen Zeichen der Überdehnung („drohende Ruptur") wurde oben bereits hingewiesen.

Die Beurteilung des Grades der Retraktion ist teilweise schon nach dem Geburtsverlauf möglich; je längere Zeit nach dem Blasensprung und nach Erweiterung des Muttermundes verflossen ist, und je stärker und häufiger in dieser Zeit die Wehen waren, um so weiter ist im allgemeinen die Retraktion vorgeschritten; aber es gibt hierin erhebliche individuelle Differenzen. Bei der äußeren Untersuchung markiert sich im Falle weit gediehener Retraktion die sonst kaum fühlbare untere Grenze des Hohlmuskels gegen das untere Uterinsegment durch eine deutliche Furche, Retraktionsfurche, früher Kontraktionsring benannt, und zwar in Nabelhöhe oder bereits darüber. Oft ist jedoch ein geringerer Grad der Retraktion, welcher die Umdrehung schon sehr erschweren oder unmöglich machen kann, äußerlich nicht deutlich erkennbar; aber die innere Hand bemerkt, wenn sie zur Wendung eingeht, über dem vorangehenden Teil eine nach innen mehr oder weniger stark vorspringende ring- oder sichelförmige Leiste. Je schärfer diese Leiste ausgebildet ist und je dichter sie dem Kindeskörper anliegt, um so stärker die Retraktion. Ist ein solcher Ring innen deutlich zu fühlen, so sind Schwierigkeiten bei der Umdrehung zu erwarten. War die Hand beim Emporgehen in den Uterus durch diesen Ring schon irgendwie behindert, so ist meist die Umdrehung ohne Gefahr einer Uterusruptur nicht mehr möglich, und es bleibt (abgesehen vom Kaiserschnitt) nur die Zerstücklung des Kindes übrig. Die Beurteilung des Grades der Retraktion ist somit gelegentlich erst im Verlauf der Wendung möglich, entweder beim Eingehen mit der Hand oder beim Versuch der Umdrehung.

Wie verhält man sich bei vorgeschrittener Retraktion? Liegt nur ein mäßiges Hindernis vor und darf man annehmen, daß noch

---

[1]) Siehe Zangemeister, Gefrierdurchschnitt durch die Beckenorgane usw. Leipzig 1907. Vogel.

keine Überdehnung der Cervix eingetreten ist, so verfügen wir über zwei Hilfsmittel, welche die Umdrehung öfters noch ermöglichen:

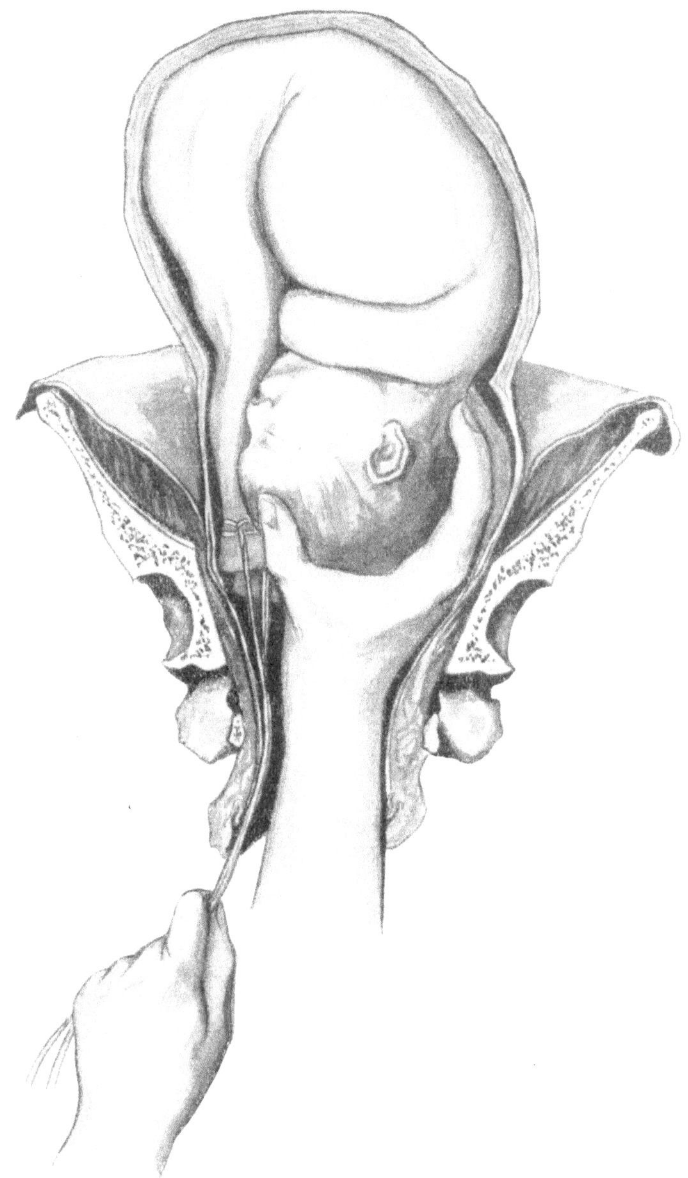

Fig. 21.
Handgriff der Siegemundin (nach Hammerschlag).

1. Man holt nach Anschlingen des ersten den zweiten Fuß herunter.
Infolge der besseren Handhabe, die man an beiden Füßen hat, um durch Zug die
Frucht über die Bauchseite zu flektieren, vornehmlich aber infolge der Raumverminde-
rung, die man durch Herabschlagen des zweiten Fußes im Uterus erzielt, gelingt die Umdrehung nunmehr erheblich leichter. Oben (S. 92) wurden bereits die Gründe dargelegt,

die es unrichtig erscheinen lassen, etwa grundsätzlich stets auf beide Füße zu wenden. Andererseits ist es durchaus richtig, bei Wendungen, die von vornherein schwierig erscheinen, gleich beide Füße herunterzuholen. Unter unseren 94 rechtzeitigen inneren Wendungen (bei reifer und nicht mazerierter Frucht) mußte 6 mal nachträglich der zweite Fuß heruntergeholt werden (Peine l. c.).

2. Anstatt daß der Kopf bei der Umdrehung außen von den Bauchdecken aus hochgeschoben wird, geht eine Hand (und zwar die rechte bei erster Lage und umgekehrt) ein, umgreift den Kopf und schiebt ihn innen nach oben durch den Retraktionsring hindurch, während die andere Hand außerhalb der Genitalien an dem vorher herabgeholten und angeschlungenen Fuß oder an beiden Füßen zieht (Handgriff der Justine Siegemunde, Fig. 21). Selbstverständlich ist auch diese Art der Umdrehung nur während einer Wehenpause vorzunehmen.

Bröse[1]) empfiehlt bei vorgeschrittener Retraktion eine Hand zwischen Kopf und Dehnungszone einzuführen, so daß die Fingerspitzen bis in den Retraktionsring reichen, um das untere Uterinsegment bei der durch Zug am angeschlungenen Fuß bewirkten Umdrehung zu schützen. Da aber die Gefahr einer Zerreißung nicht durch einen vom Kopf ausgeübten seitlichen Druck bedingt wird, sondern durch das Bestreben des Kopfes, bei der Umdrehung den Retraktionsring nach oben zu drängen, so möchten wir diesen Handgriff nicht empfehlen, um so weniger, als schon durch das Einführen der Hand zwischen Kopf und Cervix diese, wenn sie bereits erheblich gedehnt ist, zum Zerreißen gebracht werden kann. Überhaupt tut man gut, in Fällen stärkerer retraktiver Verkleinerung des Hohlmuskels, nachdem auch das Herunterholen des zweiten Fußes die Umdrehung nicht ermöglichte, die Wendung aufzugeben und nur unter besonders günstigen Umständen noch den Siegemundeschen Handgriff zu versuchen. Der besonders Geübte wird in einzelnen Fällen die Wendung noch versuchen dürfen und durchführen können, in welchen der weniger Geübte die Situation nicht genügend zu beurteilen vermag und mit Wahrscheinlichkeit nicht zum Ziel kommt oder den Uterus zum Zerreißen bringt.

Ein dritter, von der Uterusmuskulatur ausgehender Faktor kann der Wendung, insbesondere der Umdrehung, im Wege stehen: der Tetanus uteri.

Durch unsachgemäße Wendungsversuche, namentlich solche ohne Narkose, durch Verabreichung von Sekale oder Ergotin, gelegentlich auch als Begleiterscheinung gewisser Infektionszustände, kann es zu einer Dauerstarre des Uterus kommen, welche ebenso wie die einfache Wehe die Umdrehung und gelegentlich auch schon das Eingehen mit der Hand zum Fuß verhindert. Der Tetanus uteri ist heute selten. Er läßt sich durch geeignete Behandlung bisweilen beseitigen, wodurch dann die Wendung noch ermöglicht wird. Protrahierte warme Bäder im Verein mit großen Morphiumdosen lassen die Starre des Uterus im Verlauf einiger Stunden meist zurückgehen. Jedoch wird man sich auf solche Maßnahmen nur einlassen, wenn das Kind noch lebt und keine Infektionserscheinungen bestehen. Anderenfalls tritt die Zerstücklung in ihre Rechte, sofern man nicht unter besonderen Umständen den Kaiserschnitt ausführen muß.

In seltenen Fällen gehen Schwierigkeiten bei der Umdrehung vom Kind aus. Es handelt sich dabei meist um Mißbildungen (Doppelbildungen, Hydrozephalus, Aszites, Chondrodystrophie u. a.); auch eine abnorme Unnachgiebigkeit des kindlichen Rumpfes bei überreifer Frucht kann die Umdrehung erschweren. Ferner können sich nach vorangegangenen Umdrehungsversuchen die unteren Extremitäten so verdreht haben, daß die Umdrehung nicht gelingt[2]). Beim Hydrozephalus muß, falls er erst bei der Wendung selbst erkannt wird, die letztere sofort aufgegeben werden. In den anderen Fällen führt das Herunterholen des zweiten Fußes meist zum Ziel; anderenfalls muß zerstückelt werden.

---

[1]) Bröse, Zeitschr. f. Geb. u. Gyn. Bd. 51, S. 591.
[2]) Vgl. Hammerschlag, Lehrbuch der operativen Geburtsh. 1910. S. 145 u. 146.

Die vorzeitige innere Wendung
(„kombinierte Wendung“, „Wendung nach Braxton-Hicks“).

Wenn der Muttermund noch nicht genügend erweitert ist, um die ganze Hand hindurchzulassen, aber ein weiteres Abwarten auf die Eröffnung des Muttermundes aus irgendwelchen Gründen unzweckmäßig ist, kann man die innere Wendung auch „vorzeitig“ machen. Zu diesem Zweck geht man mit der ganzen Hand in die Scheide, dann mit zwei Fingern durch den Muttermund hindurch und sucht mit diesen einen Fuß zu erfassen, indem man den Steiß mit der äußeren Hand der inneren entgegendrängt, um alsdann die Umdrehung anzuschließen. Als Vorteil dieser Art der Wendung ist es zu bezeichnen, daß man sie im Verlauf einer Geburt erheblich früher anwenden kann, als die „rechtzeitige“ innere Wendung mit der ganzen Hand, und daß man durch Extention am Fuß die Geburt danach beschleunigen kann.

Dem stehen aber auch gewichtige Nachteile gegenüber. Zunächst ist das Herunterholen des Fußes mit zwei Fingern technisch erheblich schwieriger. Vor allem läßt sich aber an diese Art der Wendung die Extraktion nicht gleich anschließen, weil der nachfolgende Kopf durch den nicht genügend erweiterten, wenn auch passiv dehnbaren Muttermund festgehalten würde, so daß das Kind absterben und die Mutter bei stärkerem Zug einen Cervixriß davontragen kann. Da das Kind nach der Wendung häufig intrauterin asphyktisch wird, so kostet die vorzeitige innere Wendung, weil sie die baldige Extraktion nicht gestattet, dem Kind oft das Leben. Man wird daher die vorzeitige innere Wendung nur dann ausführen, wenn entweder das Kind nicht lebensfähig oder bereits tot ist oder dringende Anlässe von seiten der Mutter vorliegen, welche auch auf die Gefahr hin, daß das Kind abstirbt, zur Wendung zwingen.

Hieraus ergeben sich im wesentlichen folgende **Indikationen**:

1. Querlage bei totem Kind, wenn die Blase vorzeitig gesprungen ist.

2. Nabelschnurvorfall bei noch lebendem Kind bei Kopflagen und unerweitertem Muttermund, wenn die Reposition — unter Umständen mit angeschlossener Metreuryse — nicht möglich ist.

Hier bildet die künstlich hergestellte Fußlage für das Kind immer noch weniger schlechte Bedingungen, als wenn die Kopflage bestehen bleibt.

3. Erhebliche Gefahren für die Mutter in der Eröffnungsperiode bei Quer- oder Kopflage, sofern andere Dilatationsverfahren entweder zu langsam zum Ziele führen oder zu eingreifend erscheinen. Hierher gehören vorzeitige Plazentarlösung bei normalem oder tiefem Sitz oder bei Placenta praevia, Infektionsfieber, inkompensierte Herzfehler und dergleichen mehr.

Unter unseren 43 vorzeitigen inneren Wendungen war die Indikation: Placenta praevia 35 mal, Eklampsie, Infektion, vorzeitige Lösung, Nabelschnurvorfall, Geburtsverzögerung bei totem Kind, Nephritis je 1 mal, Phthise 2 mal.

Bei Placenta praevia hat die vorzeitige Wendung einen mehrfachen Zweck: zunächst ist mit ihr die für die Blutstillung schon günstig wirkende Sprengung der Fruchtblase technisch verbunden. Sodann geschieht die weitere Eröffnung der zerreißlichen Cervix in besonders schonender Weise durch den Steiß; schließlich wirkt das über den Muttermund verlegte Beckenende zugleich tamponierend auf die Bezirke der Plazentarlösung.

Vorbedingungen. 1. Der Cervixkanal oder der Muttermund muß für zwei Finger durchgängig sein.

Ist diese Vorbedingung nicht erfüllt und drängt die Wendung, so kann die notwendige Erweiterung künstlich beschleunigt werden (z. B. durch Zweifelsches Bläschen).

2. Das Becken darf nicht so eng sein, daß es die Geburt nicht gestattet, d. h. die Conjugata vera muß wenigstens 5,6 cm betragen, sofern das Kind reif ist.

3. Der Kopf darf noch nicht im Becken stehen.

Ausführung. Über die Lagerung, Desinfektion und Narkose gilt dasselbe wie für die rechtzeitige innere Wendung. Auch für die Wahl der Hand gelten dieselben Regeln, jedoch mit dem Unterschied, daß es hier auf die Schlankheit und Geschicklichkeit der eingehenden Hand noch mehr ankommt, und andererseits der Vorteil der Wahl der „richtigen" Hand (je nach der Lage) geringer zu sein pflegt als bei der rechtzeitigen inneren Wendung. Daher wählen manche Operateure bei der vorzeitigen inneren Wendung grundsätzlich die linke schlankere und im Tasten geübtere Hand, gleichgültig welche Kindeslage besteht.

Die letztere ist hier insofern meist von untergeordneter Bedeutung, als das Kind bei der vorzeitigen Wendung noch relativ beweglich zu sein pflegt und der Fuß lediglich durch die Tätigkeit der äußeren Hand über den inneren Muttermund gebracht werden muß.

Auf die Wahl des Fußes ist hier kein Gewicht zu legen, weil der Eingriff dadurch technisch erheblich erschwert würde.

Wie bei der rechtzeitigen inneren Wendung geht auch hier die ganze Hand in die Scheide ein. Sodann werden Zeige- und Mittelfinger durch die Cervix oder den Muttermund hindurchgeführt und, wenn die Blase noch steht, wird diese gesprengt. Nunmehr drängt die äußere Hand in einer Wehenpause den Steiß und damit die Füße den inneren Fingern entgegen. Man kann sich dies oft dadurch erleichtern, daß man den Fundus nach der linken oder rechten Seite herüberdrängt. Hat man einen Fuß zwischen den Fingern ergriffen, so zieht man ihn vorsichtig durch die Cervix bzw. den Muttermund hindurch und macht in der nächsten Wehenpause die Umdrehung wie bei der rechtzeitigen inneren Wendung.

Schwierigkeiten bei der vorzeitigen inneren Wendung. Während bei der rechtzeitigen inneren Wendung Schwierigkeiten hauptsächlich im zweiten Teil, bei der Umdrehung, auftreten, ist es bei der vorzeitigen Wendung lediglich der erste Teil, Ergreifen und Herabholen des Fußes, welcher erschwert zu sein pflegt.

Im ganzen gehört die vorzeitige innere Wendung zu den technisch schwierigen geburtshilflichen Operationen. Dies fällt um so mehr ins Gewicht, als sich die hierbei nötigen Handgriffe am Phantom nur unvollkommen üben lassen.

Über die Schwierigkeiten der Blasensprengung wurde bereits oben bei der rechtzeitigen inneren Wendung gesprochen. Sie treten besonders bei Placenta praevia in den Vordergrund, weil die Eihäute in der Nähe des Placentarrandes besonders fest zu sein pflegen.

Bei Placenta praevia totalis sind die Eihäute im Muttermund zunächst nicht zu fühlen. In der Regel lassen sie sich jedoch einige Zentimeter oberhalb des Muttermundes seitlich oder vorn oder hinten erreichen und mit den Fingern oder unter Zuhilfenahme eines Instrumentes sprengen. Man erkennt die Richtung, in der man die Eihäute am nächsten erreichen kann, daran, daß die Placenta nach dieser Seite hin dünner wird und sich der vorliegende Teil hier besser durchfühlen läßt. Keinesfalls soll man sich mit dem Aufsuchen der Eihäute aber zu lange aufhalten und dabei größere Bezirke der Placenta ablösen. Findet man die Eihäute nicht bald dort, wo man sie vermutete, so geht man durch die Placenta (eventuell unter Zuhilfenahme einer Kornzange) hindurch, ein Vorgehen, welches technisch nicht besonders schwierig ist, aber eine weitere Ablösung der Placenta zur Folge zu haben pflegt.

Die meisten Schwierigkeiten macht namentlich dem weniger Geübten das Entgegendrängen und Ergreifen eines Fußes. Die innere Hand darf dabei keinesfalls zu stark nach oben geschoben werden, weil hierdurch besonders bei Placenta praevia leicht Einrisse der Cervix entstehen. Öfters ist speziell bei Placenta praevia eine vermehrte Fruchtwassermenge die Ursache der Schwierigkeit. Die Füße lassen sich dann wohl bis zur Berührung an die Finger herunterbringen, aber nicht ergreifen. Durch mäßiges Zurückziehen der inneren Hand läßt man alsdann einen Teil des Fruchtwassers abfließen. Liegt die Schwierigkeit in einer Kontraktion des Uterus oder bei vorzeitigem Blasensprung an der bereits vorgeschrittenen retraktiven Adaption des Uterus an die Frucht, so wartet man die nächste Wehenpause ab und vertieft die Narkose.

Das Hindurchleiten des erfaßten Fußes durch den Muttermund ist bisweilen erschwert, wenn der letztere knapp für zwei Finger durchgängig ist. Man versucht dann zunächst die Fußspitze in den Muttermund einzuführen und zieht den Fuß vorsichtig nach. Geduld führt hier meist zum Ziele. Gelegentlich muß man sich aber instrumentell helfen; bei kleinen, nicht lebensfähigen oder bei toten Früchten ergreift man den zum Teil in die Zervix gebrachten Fuß mit einer in der Hohlhand emporgeführten Kugelzange. Bei lebendem und lebensfähigem Kind hilft man sich besser mit der Winterschen Abortzange. Die Umdrehung wird in der bei der rechtzeitigen inneren Wendung beschriebenen Weise durchgeführt. Schwierigkeiten treten in der Regel nicht auf, da die Blase meist noch nicht gesprungen war oder bei vorzeitigem Blasensprung keine Verengerung des Retraktionsringes oberhalb des Kopfes vorzuliegen pflegt.

Gefahren und Prognose der Wendung.

Die Wendung gehört zu denjenigen geburtshilflichen Eingriffen, durch welche in der Praxis[1]) recht häufig Unheil angerichtet wird, und welche auch in der Klinik keineswegs gefahrlos sind, insbesondere nicht bei Erstgebärenden. Dies gilt vor allem für die mit Extraktion verbundene, rechtzeitige innere Wendung, wenn sie längere Zeit nach dem Blasensprung gemacht wird.

Analysiert man die Gefahren, welche die Wendung mit sich bringt, so muß zunächst hervorgehoben werden, daß die Wendung in der Praxis gelegentlich dort angewandt wird, wo sie entweder nicht indiziert oder direkt kontraindiziert ist (z. B. bei totem Kind, drohender Uterusruptur, Hydrocephalus). Dazu kommt, daß häufig genug bei der Ausführung der Wendung technische Fehler gemacht werden (z. B. Umdrehung in der Wehe, Wendung ohne Narkose). Die Wendung ist ein Eingriff, bei welchem die Fähigkeit eine geburtshilfliche Situation richtig zu beurteilen und technisch in der richtigen Weise vorzugehen eine noch größere Rolle spielt, als bei anderen Eingriffen z. B. der Zange. Die Prognose der Wendung hängt daher in hohem Maße vom Wissen und Können des Geburtshelfers ab.

Nun sind aber durchaus nicht alle Mißerfolge der Wendung selbst zuzuschreiben. Häufig ist es gar nicht die Wendung, durch welche der Erfolg getrübt wird, sondern die an die Wendung angeschlossene Extraktion. Soweit sie mit der Wendung zweckmäßigerweise verbunden wird, fallen die hierdurch bedingten Schädigungen zwar indirekt der Wendung zur Last, nicht aber ihrer Technik. Vielfach wird aber die Extraktion auch dort angeschlossen, wo es unnötig (totes Kind) oder gar gefährlich ist, zu extrahieren, z. B. bei Placenta praevia oder vor völliger Erweiterung des Muttermundes. In anderen Fällen ist es die die Wendung indizierende Geburtskomplikation, durch welche deren Resultat ungünstig beeinflußt wird. Hierher gehören schwere Störungen wie Eklampsie, vorzeitige Plazentarlösung, Infektionsfieber, vor allem aber wieder die Placenta praevia.

---

[1]) Baisch, Deutsche med. Wochenschr. 1910. S. 2369. — Grandjot l. c.

Von den verschiedenen Faktoren, welche das Resultat der Wendung trüben können, interessieren uns hier in erster Linie diejenigen, welche durch die Wendung selbst bedingt werden (nicht dagegen diejenigen der Extraktion und der häufig mit im Spiel befindlichen Geburtsstörung, wobei allerdings zu bemerken ist, daß sich aus der Statistik die Gefahren dieser einzelnen Komponenten nicht streng auseinanderhalten lassen).

Für die Mutter liegt die Gefahr der Wendung vor allem in der Möglichkeit von Einrissen und Infektionen. Die ersteren können beim Eingehen mit der ganzen Hand am Damm entstehen. Einrisse der Scheide und Cervix kommen bei enger Scheide, grazilen Frauen mit allgemein verengtem Becken oder dann vor, wenn der vorangehende Teil die Scheide bereits ausgiebig entfaltet hat (große Kopfgeschwulst, verschleppte Querlage usw.). Bei der vorzeitigen Wendung können Cervixrisse beim Ergreifen des Fußes entstehen (Placenta praevia).

Die Hauptgefahr ist jedoch die der Uterusruptur, der Zerreißung der unterhalb des Hohlmuskels gelegenen, mitunter schon überdehnten Partien des Uterus (Cervix) bei der Umdrehung des Kindes. Ist die Retraktion des Hohlmuskels und die Längsdehnung der Cervix schon weit vorgeschritten, oder ist die Zerreißlichkeit der Dehnungszone abnorm groß, oder wird ihre Zugfestigkeit durch unrichtige Manöver, wie brüskes Umdrehen, Umdrehen in der Wehe, allzusehr auf die Probe gestellt, so reißt die überdehnte Zone im Moment der Umdrehung ein.

Solche violente Uterusrupturen ereignen sich fast ausschließlich nach der rechtzeitigen inneren Wendung, wenn sie längere Zeit nach dem Blasensprung vorgenommen wird; sie kommen aber auch nach der vorzeitigen Wendung vor, wenn vor der Umdrehung bereits ein Cervixriß entstanden war, z. B. beim Ergreifen des Fußes, (Placenta praevia). Auch bei früheren Geburten erlittene Cervixrisse begünstigen die Entstehung einer Uterusruptur.

Den Eintritt einer violenten Ruptur bei der Wendung bemerkt man daran, daß eine vorher schwer zu bewerkstelligende Umdrehung plötzlich spielend leicht gelingt, und daß sofort danach etwas Blut neben dem Kindeskörper abläuft oder der letztere bei der angeschlossenen Extraktion mit hellrotem Blut bedeckt ist. Mitunter fehlen aber alle solche Zeichen. Nach jeder schwierigen Umdrehung ist es daher ratsam, den Durchtrittsschlauch bis zum Retraktionsring auszutasten, namentlich wenn es sofort nach dem Austritt des Kindes blutet.

Zur Vermeidung der erwähnten Einrisse empfiehlt sich zunächst Vorsicht beim Eingehen durch die Vulva und der Gebrauch eines Gleitmittels für die Hand. Bei sehr enger Vulva oder, wenn das morsche Dammgewebe sofort einzureißen droht, sind rechtzeitig seitliche Scheidendamminzisionen anzulegen. Bei starker Spannung der Scheide ist es in der Regel für die Wendung zu spät (verschleppte Querlage, Tiefstand des Kopfes). Cervixrisse bei der vorzeitigen Wendung bei Placenta praevia werden vermieden, indem die innere Hand möglichst ruhig in der Scheide gehalten und nicht zu hoch nach oben gedrängt wird.

Zur Vermeidung der Uterusruptur bei der Wendung sind vor allem die Zeichen der „drohenden Ruptur" zu beachten. Bei der Umdrehung ist die vorherige Erschlaffung des Uterus unbedingt abzuwarten. Bei weit vorgeschrittener Retraktion, namentlich bei engem Retraktionsring, darf die Umdrehung nicht mehr versucht werden. Überhaupt soll man sie nie forcieren und lieber die Wendung rechtzeitig aufgeben.

Außer den Einrissen ist es die Gefahr der Infektion, welche durch die Wendung erhöht wird. Besonders wenn bereits zur Zeit der Wendung ein Infektionsvorgang im Genitalkanal bestand, können die dann meist in großer Zahl vorhandenen Infektionskeime im Verlauf der Wendung in Wunden verpflanzt werden. Solche Verhältnisse liegen öfters bei nach dem Blasensprung protahierten Geburten unbemerkt (d. h. auch ohne bestehendes Fieber, übelriechendes Fruchtwasser u. dgl.) vor.

Daß naturgemäß auch hier wie bei allen Eingriffen eine mangelhafte Desinfektion der Hände gefährlich werden kann, ist selbstverständlich. Durch die Verwendung steriler Gummihandschuhe und den Gebrauch von Gleitmitteln läßt sich die Gefahr der Infektion bei der Wendung weitgehend verringern, weil dadurch nicht nur die Übertragung von Hand- und Vulvakeimen, sondern auch die Entstehung kleiner Schleimhautverletzungen und die Inokulation vorhandener Keime in Wunden erschwert wird.

Morbidität. Nach Ploegers Statistik[1]) betrug die Zahl der Wochenbettsfieber nach der Wendung unter 608 Fällen 24,3% (gegenüber einer Gesamtmorbidität aller klinischen Geburten von 18,4%), wobei freilich ein Teil der Infektionen der Extraktion oder der Geburtsstörung zur Last zu legen ist. Unter unseren rechtzeitigen inneren Wendungen (Peine l. c.) erkrankten 17% fieberhaft, 15% offenbar in Zusammenhang mit dem Eingriff, davon 3% an Parametritis exsudativa. An Verletzungen kamen vor: größere Dammrisse (inkomplett) 5%, Cervixrisse 3%, Uterusruptur 1% (vgl. auch die Römersche Statistik: Diss. Bonn, 1902).

Mortalität der Mütter. An der Münchener Frauenklinik[2]) starben nach Abzug der Eklampsiefälle und anderer schwerer Organerkrankungen, jedoch einschließlich der Placenta praevia-Fälle unter 368 Wendungen 14 = 3,8% der Mütter. Unter 194 Wendungen der Baseler Frauenklinik[3]) starben 7 = 3,6% der Mütter, nämlich an Tuberkulose 2, an Atonie 1, an Luftembolie 1, an Anämie bei Placenta praevia 2, an Cervixriß 1. Unter 241 Wendungen der Bonner Frauenklinik[4]) starb 1 = 0,4% der Mütter. Unter 559 Wendungen der Poliklinik der Berliner Univ.-Klinik[5]) starben 13 = 2,3% der Mütter. Unter 671 Wendungen derselben Klinik (Poliklinik)[6]) starben 21 = 3,1% der Mütter, nämlich an Anämie bei Placenta praevia 9, an Cervixriß 3, an Uterusruptur 2, an vorzeitiger Lösung der Plazenta 1, an Pyämie 2, an Peritonitis 2, an Embolie 1, an unbekannter Ursache 1. Unter unseren rechtzeitigen inneren Wendungen (Peine l. c.) starben 2% (Uterusruptur 1, chron. Nephritis 1).

Es ergibt sich hieraus eine mütterliche Gesamt-Mortalität nach der Wendung von 58 unter 2129 Fällen, d. i. 2,7%.

Jedoch ist dabei zu berücksichtigen, daß ein nicht unerheblicher Teil dieser Todesfälle nicht der Wendung, sondern — wenigstens mittelbar — der Geburtskomplikation, vornehmlich der Placenta praevia, zur Last zu legen ist, und daß ferner auch der vielfach angeschlossenen Extraktion gewisse Gefahren anhaften.

Ein klareres Bild ergibt die Betrachtung der Mortalität der Mutter nach der Wendung bei vollständig erweitertem Muttermund; diese beträgt nur 1,7%; auch die Wendung bei Querlage, die in der Statistik Tschatzkins nur in 10% mit Placenta praevia kompliziert war, ergibt eine gleiche Zahl (1,5%). Da die Mortalität der Extraktion und der Geburtsstörungen zu 0,5 bis 1,0% angenommen werden kann, bleibt für die Wendung an sich eine mütterliche Mortalität von etwa 1% übrig. Allerdings gilt diese Zahl lediglich für Kliniken mit ihrem geschulten Personal.

---

[1]) Ploeger, Zeitschr. f. Geburtsh. u. Gyn. Bd. 53, S. 235.
[2]) Baisch, Deutsche med. Wochenschr. 1910. S. 2369.
[3]) Chwiliwitzki, l. c.
[4]) Ladner, Zur Kasuistik der Wendung. Diss. Bonn 1907.
[5]) Schurig, Statistik über 559 Fälle von Wendungen. Diss. Berlin 1892.
[6]) Tschatzkin, Die Mortalität von Mutter und Kind nach der Wendung. Diss. Berlin 1910.

Im einzelnen ist über die mütterliche Mortalität noch folgendes anzuführen: Bei Erstgebärenden beträgt sie (4 von 64 Fällen) 6%, bei Mehrgebärenden (13 von 684 Fällen) 2,0% (Tschatzkin, l. c.)[1]. Die wesentlich schlechtere Prognose der Wendung für die Mutter bei Erstgebärenden ist bemerkenswert; mag sie auch zum großen Teil auf den höheren Gefahren der Extraktion bei Primiparen beruhen, so muß sie uns doch zur äußersten Zurückhaltung mit der Operation bei diesen Kreißenden veranlassen!

Bei Kopflage beträgt sie (22 von 622 Fällen) 3,5%, bei Querlage (13 von 883 Fällen) 1,5% (Tschatzkin, Schurig, Ladner, Peine)[2]. Nach der Wendung bei vollständig erweitertem, (oder handtellergroßem) Muttermund beträgt sie (8 von 482 Fällen) 1,7%[3]), bei unvollkommen erweitertem Muttermund (17 von 284 Fällen) 6%[4]) (Tschatzkin, Peine).

Die schlechtere Prognose der Wendung bei unerweitertem Muttermund fällt aber zum Teil der häufigeren Komplikation mit Placenta praevia zur Last. Auch Schurig berechnet die Mortalität der Mütter nach der Wendung bei völlig erweitertem Muttermund zu 1,2%, bei engem Muttermund zu 7%. Nach unseren vorzeitigen inneren Wendungen (43) starben 3 (= 7%), 2 an Pyämie, 1 an Lungenphthise. Bei Placenta praevia hatte Hofmeier (l. c.) nach der vorzeitigen inneren Wendung eine mütterliche Mortalität von 3,7%, Weischer (l. c.) 7,4%, Nürnberger (Arch. f. Gyn. 109. S. 748) 6,4%.

Nach der äußeren Wendung berichtet Labhardt[5]) von einem Todesfall an Sepsis unter 63 Fällen[6]). Wir hatten unter 26 äußeren Wendungen einen Todesfall an Uterusruptur nach angeschlossener innerer Wendung.

Auch für das **Kind** bietet die Wendung gewisse Gefahren. Zunächst ist hervorzuheben, daß die Aussichten für das Kind mit der Zeit, welche nach dem Blasensprung bis zur Wendung verstreicht, sinken. Verletzungen durch die Wendung an sich sind selten; es wurden Frakturen und Epiphysenlösungen an der unteren Extremität beobachtet, welche aber in der Regel auf unsachgemäßen Handgriffen beruhen, sofern sie nicht der Extraktion zur Last zu legen sind.

Wir erlebten unter 101 rechtzeitigen inneren Wendungen mit Extraktion: Frakturen, einschließlich der Epiphysenlösung bei 12 Kindern (Clavic. 5, Humerus 5, Femur 2), Lähmungen bei 3 Kindern (Radialis 2, Plexus 1), Sinusruptur bei 2 Kindern, Impressionen bei 3 Kindern, sämtlich als Folge der Extraktion.

Die Hauptgefahr für das Kind liegt in der nach der Wendung häufig eintretenden intrauterinen Asphyxie (Winter). Nicht immer sofort, öfters erst einige Zeit nach der Operation werden die Herztöne plötzlich schlechter, und wenn die Geburt nicht inzwischen erfolgt, geht das Kind relativ schnell zugrunde. Die Ursachen dieser Asphyxie sind darin zu suchen, daß es bei der Wendung reaktiv zu starken Uteruskontraktionen und dadurch wieder zu einer stärkeren Retraktion des Hohlmuskels kommt. Hierdurch wird die

---

[1]) Obwohl die hier mitgezählten Placenta - praevia-Fälle bei den Mehrgebärenden erheblich überwiegen!

[2]) Zum Teil ist die höhere Mortalität bei Kopflage durch die größere Häufigkeit der Placenta praevia unter den Wendungen bei Kopflage bedingt (siehe Tschatzkin, l. c. S. 14).

[3]) Es starben an Uterusruptur 3, an Infektion 3, an Anämie bei Placenta praevia 1, an Nephritis 1.

[4]) Es starben an Anämie bei Placenta praevia 8, Cervixriß 3, Infektion 3, Embolie 1, vorzeitiger Lösung der Plazenta 1, an Phthise 1.

[5]) Labhardt, Münch. med. Wochenschr. 1909. S. 66.

[6]) Ich nehme mit Labhardt an, daß dieser Todesfall nicht der äußeren Wendung zur Last zu legen ist, deren Mortalität naturgemäß besser ist als die der inneren Wendung.

Plazentarzirkulation beeinträchtigt. Auch eine Kompression der Nabelschnur kann durch die Wendung gesetzt werden. Außerdem kann es teils durch die Verkleinerung der Plazentarhaftfläche, teils durch traumatische Einflüsse bei der Wendung zu einer Ablösung der Plazenta kommen.

Eine **Verringerung** dieser Schädigungen des Kindes läßt sich durch Schonen der Nabelschnur und der Plazenta, überhaupt durch sachgemäßes Arbeiten bei Durchführen der Wendung, erzielen. Außerdem sind wir bestrebt, die Gefährdung des Kindes dadurch zu reduzieren, daß wir nach dem Vorschlag von Winter die Wendung nach Möglichkeit erst dann vornehmen, wenn die Extraktion unmittelbar angeschlossen werden kann, sofern auf das Leben des Kindes überhaupt Rücksicht genommen werden muß, nämlich nach vollständiger Erweiterung des Muttermundes.

Mortalität des Kindes nach der Wendung: Unter 652 Wendungen bei lebensfähigem Kind kamen nach Tschatzkin (l. c.) 253 Kinder = 38,8% tot zur Welt, nach Schurig (l. c.) unter 550 Wendungen 167 Kinder = 33,4%, nach Ladner (l. c.) unter 261 Wendungen 43 Kinder = 16,5%. Dies ergibt eine mittelbare Häufigkeit der Totgeburten von 463 unter 1463 Wendungen = 31,7%. Bei dieser Mortalität spielen jedoch — außer den Gefahren der Extraktion — diejenigen der Geburtskomplikation eine wesentliche Rolle. Auch sind in einigen Statistiken die mazerierten Kinder mitgezählt. Die wahre Sachlage zeigt folgende Statistik: Wir (Peine, l. c.) hatten unter 93 rechtzeitigen inneren Wendungen nicht-mazerierter Kinder vom 9. Monat aufwärts 17 totgeborene resp. in den ersten 2 Wochen gestorbene Kinder = 18%. Der Tod wurde verursacht durch die Geburtsstörung vor der Wendung 10 mal (Asphyxie 3, vorzeitige Plazentarlösung 2, Nabelschnurvorfall 4, verschleppte Querlage 1), durch Verletzungen bei der Extraktion 3 mal (Impression 2, Sinusruptur 1); es bleiben somit nur 4 Fälle, in denen der Tod mit der Wendung zusammengehangen haben kann = 5%. Jedoch handelte es sich in allen 4 Fällen um platte Becken mit Querlage bzw. Stirneinstellung. Wahrscheinlich ist also der eine oder andere dieser Fälle auch nicht der Wendung zur Last zu legen.

Wir können also als unmittelbare Mortalität des Kindes nach der rechtzeitigen inneren Wendung höchstens 5%, einschließlich der Gefahren der durch die Wendung geschaffenen Beckenendlage und der angeschlossenen Extraktion 8%, und schließlich mit den hier ins Gewicht fallenden Geburtskomplikationen 18% feststellen.

Man hat statistisch Unterschiede in der kindlichen Prognose festgestellt, je nachdem es sich um Erst- bzw. Mehrgebärende, Knaben bzw. Mädchen, um Wendungen aus Kopf- bzw. Querlage gehandelt hat. Derartige Differenzen sind vorhanden, sie beruhen jedoch, wie aus Obigem hervorgeht, zum großen Teil auf den Einwirkungen der Geburtsstörungen, der Extraktion bzw. der Beckenendlage, zum geringsten Teil — soweit das Kind in Betracht kommt — auf prognostischen Unterschieden der Wendung. Da wir aber bei der rechtzeitigen inneren Wendung mit den Gefahren der Beckenendlage, der Extraktion praktisch rechnen müssen, so ergibt sich aus den Tatsachen u. A. die Notwendigkeit, die rechtzeitige innere Wendung bei Erstgebärenden auch mit Rücksicht auf das Kind tunlichst einzuschränken.

Statistisch ist die kindliche Mortalität bei Pluriparen dadurch besonders ungünstig, daß die Placenta-praevia-Fälle nicht ausgeschaltet sind. Wir selbst[1]) haben unter 92 rechtzeitigen inneren Wendungen bei nicht-mazerierter, lebender Frucht vom IX. Monat aufwärts nur 12 bei Erstgebärenden gemacht, kindliche Mortalität 3 = 25% (bei Mehrgebärenden: 16%). Von 507 gewendeten Knaben starben 173 (= 34%), von 391 Mädchen 120 (= 31%) (Tschatzkin, Ladner). Unter Ausschluß der

---

[1]) Peine, Diss. Marb. 1920.

Placenta praevia betrug die Mortalität des Kindes unter 317 Wendungen bei Querlage 76 = 24%, unter 196 Wendungen bei Kopflage 61 = 31% (Tschatzkin). Nach Sachs (Zeitschr. f. ärztl. Fortbild. 1917. Nr. 8) starben bei 43 Wendungen aus Querlage 7%, bei 55 Wendungen aus Schädellage 9% der (vorher lebenden) Kinder über 2000 g (ohne Placenta praevia). Unter Ausschluß der Placenta praevia starben unter 426 Wendungen auf einen Fuß 123 Kinder = 29%, unter 149 Wendungen auf beide Füße 54 = 36% (Tschatzkin).

Die Mortalität des Kindes bei der vorzeitigen inneren Wendung beträgt nach Winter (l. c.) 50%.

Die neueren Statistiken geben insofern kein maßgebliches Bild, als sie die Placenta-praevia-Fälle nicht abtrennen, wodurch naturgemäß die vorzeitige innere Wendung unverhältnismäßig ungünstig abschneidet; außer dieser Indikation aber findet diese Art der Wendung bei lebender und lebensfähiger Frucht heute nur noch selten Verwendung. Unter 604 Wendungen (Schurig, Tschatzkin) bei gänzlich erweitertem Muttermund starben 159 Kinder = 26,3%, unter 230 Wendungen bei handtellergroßem Muttermund 71 Kinder = 30,9% und unter 354 Wendungen bei kleinerem Muttermund 252 Kinder = 71,2%. Wir selbst hatten unter 43 vorzeitigen inneren Wendungen 91% tote Kinder; nach Abzug der mazerierten und lebensunfähigen Kinder betrug die Mortalität 84%.

Nach der vorzeitigen Wendung bei Placenta praevia betrug die kindliche Mortalität nach Weischer[1]) 74,1%, nach Schweitzer[2]) 68,8%, Nürnberger (l. c.) 67,7%, bei uns 80%.

Nach der äußeren Wendung auf den Kopf beträgt die kindliche Mortalität (3 unter 50 Fällen) 6%, nach der äußeren Wendung auf den Steiß (3 unter 12 Fällen) 25% (Labhardt, l. c.). Unter unseren äußeren Wendungen gingen 17% der Kinder zugrunde, 8% nach Wendung auf den Kopf, 22% nach der gleichen Operation, wenn die innere Wendung und Extraktion angeschlossen werden mußte, 25% nach der Wendung auf den Steiß.

Über das spätere Schicksal der Mütter und Kinder nach der Wendung hat Bortz (Diss. Königsb. 1907) festgestellt, daß 43 von 84 Frauen noch weitere Geburten, z. T. auch Aborte, hatten, davon 2 nochmals Wendungen. Diese Untersuchungen erstreckten sich auf die Wendungen von 18 Jahren der Königsberger Klinik, welche z. T. erst ein Jahr zurücklagen. Bei der Nachuntersuchung von 74 Frauen fand sich 13 mal eine Retroversioflexio, 28 mal ein Descen. vag. und 1 mal ein Prolaps, 15 mal ein alter Cervixriß, 8 mal größere vaginale bzw. paravaginale Narben.

Von den Kindern waren 31 unter 43 Nachuntersuchten gesund; von den anderen hatten nur 2 Störungen (Arm), die vielleicht mit der Wendung zusammenhingen. Unter den 129 Wendungskindern sind 30 später gestorben, 22 sicher ohne Zusammenhang mit der Wendung, 8 nach postpartaler Asphyxie. Die Mortalität der lebend Entlassenen betrug: im 1. Jahre 17%, im 2.—5. Jahre 5%.

Interessante Aufschlüsse gibt A. Seitz (Arch. f. Frauenk. VIII. 185): Von den nach Wendung-Extraktion lebend geborenen Kindern über 2800 g starben bis zum 10. Tag 8%, im 1. Monat 11%, im 1. Jahr 18%. Eine ähnlich hohe Spätmortalität hatten nur noch die Kinder nach Extraktion.

Die Verbindung der Extraktion mit der Wendung.

Wie oben dargelegt wurde, ist der baldige Anschluß der Extraktion an die Wendung im Interesse des Kindes auch dann erwünscht, wenn durch die Wendung an ·sich schon das zunächst in Betracht kommende geburtshilfliche Ziel erreicht ist. Es gilt daher als Regel, der Wendung die Extraktion folgen zu lassen und infolgedessen die Wendung erst dann zu machen, wenn auch die Extraktion möglich ist. Von diesem Prinzip muß aber nicht selten abgewichen werden, einmal weil die Extraktion unter gewissen Umständen für die Mutter zu gefährlich ist, zum anderen weil beim evtl. Tod des Kindes der Anlaß für den Anschluß der Extraktion an die Wendung wegfällt.

---

[1]) Weischer, Zeitschr. f. Geburtsh. u. Gyn. Bd. 67, S. 360.
[2]) Schweitzer, Zentralbl. f. Gyn. 1911. S. 928.

Wir unterscheiden praktisch drei Gruppen von Fällen:

1. Die Verbindung der Wendung mit der Extraktion ist durchaus nötig, wenn die Wendung nur unternommen wurde, um zu entbinden, also bei allen Gefahren für Mutter oder Kind bei Quer- und Kopflage (Kopf über dem Becken) wie z. B. Eklampsie und kindliche Asphyxie.

2. Die Extraktion nach der Wendung ist aus prophylaktischen Gründen im Interesse des Kindes auch dann geboten, wenn durch die Wendung die Geburtskomplikation bereits beseitigt ist, wie z. B. bei Querlage, Hinterscheitelbeineinstellung. Bei totem Kind liegt in solchen Fällen kein Anlaß vor, nach der Wendung zu extrahieren, soweit man überhaupt bei totem Kind noch die Wendung machen darf.

3. Man darf im Anschluß an die Wendung nicht extrahieren bei ungenügend erweitertem Muttermund, weil die Gefahr eines Cervixrisses hier zu groß ist, falls man so schnell extrahieren würde, daß das Kind lebend geboren wird, besonders bei Placenta praevia.

V. Künstliche Veränderung der Kindeshaltung.

Von

W. Zangemeister, Marburg a. L.

Mit 2 Abbildungen im Text.

Reposition der Nabelschnur.

Die Reposition der vorgefallenen Nabelschnur stellt das ideale Behandlungsverfahren dieser Geburtskomplikation insofern dar, als es nur den Fehler korrigiert, ohne den Geburtsverlauf zu beeinflussen. Es würde zweifellos anderen Behandlungsmethoden stets vorzuziehen sein, wenn der Arzt immer sofort zur Stelle sein könnte, und wenn nicht mit dem Nabelschnurvorfall oft noch andere Komplikationen vereint wären, die die Reposition verbieten oder ihren Erfolg vereiteln. Wie die Dinge praktisch liegen, kommt der Geburtshelfer nur verhältnismäßig selten dazu, sich dieses vorzüglichen Verfahrens bedienen zu können; meist muß er die Anomalie dadurch aus der Welt schaffen, daß er die Kindeslage (durch die Wendung) ändert oder die Geburt zu Ende führt (durch Wendung—Extraktion, Zange u. dgl.).

Der Nabelschnurvorfall ist eine Komplikation, welche nur unter gewissen Verhältnissen eine geburtshilfliche Bedeutung hat. Da die vorgefallene Nabelschnur ein mechanisches Geburtshindernis nicht bildet, liegt die einzige Gefahr des Vorfalles in dem Druck, dem die Schnur bei der Geburt ausgesetzt ist. Infolgedessen kommen Eingriffe wegen des Nabelschnurvorfalles nur im Interesse des Kindes in Betracht und somit nur bei lebendem und lebensfähigem Kind.

Auch die Kindeslage ist für die Bedeutung des Nabelschnurvorfalles von Belang, da bei Quer- und Beckenendlagen ein gefahrdrohender Druck des vorangegangenen Teiles auf die Nabelschnur nicht immer und nicht in dem Maße stattfindet und sich infolgedessen ein grundsätzliches Eingreifen hier erübrigt.

Vorbedingungen. 1. Das Kind muß lebensfähig, lebend und lebensfrisch sein.

Während, wie erwähnt, bei toter oder nicht lebensfähiger Frucht jedes Eingreifen wegen des Nabelschnurvorfalles überflüssig ist, ist bei bereits geschädigtem Kind mit schlechten Herztönen, mangelhafter Pulsation der vorgefallenen Schnur, Mekoniumabgang oder auch bei vorangegangenen Operationsversuchen die Reposition zu unterlassen und dafür, wenn die Erweiterung des Muttermundes es erlaubt, ein entbindendes Verfahren anzuwenden. Denn da sich die Geburt nach der Reposition selbst unter günstigen Umständen noch eine gewisse Zeit hinzieht, würde ein bereits geschädigtes Kind meist nicht lebend geboren werden.

Der Tod des Kindes darf übrigens aus dem Nichtfühlbarsein des Nabelschnurpulses nicht geschlossen werden, da die zum Leben des Kindes genügende Zirkulation auch ohne fühlbaren Puls bestehen kann.

2. **Es muß eine normale Schädellage bestehen.**

Abgesehen davon, daß ein Eingreifen wegen Nabelschnurvorfalles bei **Quer- und Beckenendlage** mangels eines gefährlichen Druckes des vorangehenden Teiles auf die Schnur im allgemeinen nicht nötig ist, wäre die Reposition hier insofern zwecklos, als die Nabelschnur infolge des durch die Kindeslage bedingten mangelhaften Abschlusses des unteren Uterinsegmentes allzu leicht wieder vorfallen würde. Die Reposition hat also zur Vorbedingung, **daß nach ihrer Vornahme das untere Uterinsegment so gut abgeschlossen wird, daß ein Rezidiv nicht zu befürchten ist.** Dieser Abschluß ist auch dann nicht sicher genug, wenn der Kopf bei **plattem** Becken hoch über dem Beckeneingang steht oder die Tendenz hat abzuweichen, oder wenn er zu klein oder zu groß oder mißgestaltet ist (Frühgeburt, Hydrozephalus, Anenzephalus usw.). Schon bei **Gesichtslage** ist der Abschluß des unteren Uterinsegmentes für den Erfolg der Reposition zu unsicher, so daß man entweder auf die Reposition verzichtet oder, was namentlich bei Erstgebärenden in Betracht kommt, bei sonst unkomplizierten Fällen die Reposition mit der Umwandlung der Gesichtslage verbindet.

3. **Der Kopf darf noch nicht im Becken stehen,** weil sich dann die Reposition nicht gefahrlos bewerkstelligen läßt, und weil wir in diesem Fall in der Zangenentbindung das sicherste und schonendste Mittel haben, um die Gefahr des Nabelschnurvorfalles zu beseitigen.

4. **Die Nabelschnur darf nicht in zu großer Ausdehnung vorgefallen sein.**

Ist ein zu großes Konvolut vorgefallen, so gelingt die Reposition nicht oder nur sehr mühsam und unter Schädigung der Zirkulation in der Schnur. Hat die Nabelschnur schon vor der **Vulva** gelegen, so ist ihre Zirkulation in der Regel schon schwer geschädigt; außerdem ist das Zurückbringen in den Uterus unter solchen Umständen mit Infektionsgefahr für die Mutter verknüpft.

5. **Der Spontangeburt in Schädellage dürfen keine sonderlichen Hindernisse im Wege stehen,** weil das durch Nabelschnurvorfall und Reposition öfters geschädigte Kind sonst zu leicht asphyktisch zugrunde ginge, und weil beim Bestehen anderweitiger Störungen häufig auch wegen der letzteren eingegriffen werden muß.

Sind die Wehen z. B. schlecht oder ist das Becken so erheblich verengt, daß die Geburt dadurch wesentlich in die Länge gezogen wird, oder ist das Kind übergroß u. dgl., so ist es, insbesondere wenn es sich um Mehrgebärende und völlig erweiterten Muttermund handelt, zweckmäßiger, an Stelle der Reposition die Wendung und Extraktion vorzunehmen.

6. **Es dürfen keine anderen Geburtskomplikationen bestehen, welche eine augenblickliche Gefahr für Mutter oder Kind bedeuten oder einen größeren Eingriff nötig machen.**

Hierher gehört die vorzeitige Plazentarlösung (bei normalem oder tiefem Sitz), Infektionsfieber, Eklampsie, ferner enges Becken höheren Grades, Hinterscheitelbeineinstellung, Asphyxie usw.

7. **Der Muttermund soll womöglich handtellergroß sein.**

Bei kleinerem Muttermund ist die Reposition schwieriger und weniger schonend durchführbar. Außerdem schließt dann der Kopf nach der Reposition das untere Uterinsegment nicht so vollkommen ab, als wenn er sich gleich mit einem großen Segment in den Muttermund einstellen kann, und es kommt leicht zum Rezidiv. Wenn Kompressionserscheinungen der Schnur fehlen, wartet man unter geeigneter Lagerung der Kreißenden (auf die Seite, auf der die Nabelschnur neben dem Kopf vorgefallen ist), bis der Muttermund genügend erweitert ist. U. U. kann man auch durch äußere Wendung vorübergehend eine Querlage herstellen. Sind aber Kompressionserscheinungen vorhanden, so muß die Reposition vorzeitig gemacht werden, sofern nicht andere Maßnahmen (vorzeitige Wendung, Kaiserschnitt) angebracht sind.

Die Diagnose der Nabelschnurkompression ergibt sich im allgemeinen aus einem Sinken oder aus starken Schwankungen der kindlichen Pulsfrequenz: während des Druckes in der Wehe zu niedere, dann sehr hohe Zahlen.

Bei stehender Blase und bei vorliegender Nabelschnur kommt die Reposition selten in Betracht. Denn solange die Blase steht, findet ein Druck auf die Nabelschnur meist nicht statt (Ausnahmen!). Man wird also bis zur vollständigen Erweiterung des Muttermundes abwarten können, wobei man unter genauer Kontrolle der Herztöne die Kreißende so lagert, daß die Nabelschnur allmählich durch den Kopf zur Seite geschoben wird (Lagerung auf die Seite des kindlichen Rückens) und zur Erhaltung der Blase einen Kolpeurynter in die Scheide einlegt. Ist der Muttermund erweitert, so empfiehlt sich die Sprengung der Blase und Reposition nur dann, wenn keinerlei weitere Komplikationen, wie z. B. enges Becken bestehen; speziell bei Erstgebärenden ist die Reposition dann der Wendung und Extraktion vorzuziehen, da die letztere — bei stehender Blase sonst besonders leicht und gefahrlos — gerade bei Erstgebärenden weniger günstig ist.

Als **Indikation** für die Reposition hat zu gelten:

Vorfall der Nabelschnur bei Schädellagen (oder allenfalls solchen Lagen, die in Schädellage umgewandelt werden können), sofern nach Lage der Dinge nicht die Wendung oder andere Eingriffe vorzuziehen sind.

Technik. Nach Desinfektion der Kreißenden (bei der man eine Schädigung der vorgefallenen Nabelschnur zu vermeiden hat) geht der Operateur — bei enger Scheide und empfindlichen Kreißenden ist der Gebrauch einer Narkose oft nicht zu umgehen — bei der mit etwas erhöhtem Steiß ins Querbett[1]) gebrachten Kreißenden mit der ganzen[2]) Hand, und zwar mit der linken bei erster Lage und umgekehrt, in die Scheide ein.

Der Gebrauch von Gummihandschuhen und eines Gleitmittels (flüssige Seife) ist zu empfehlen.

Die Nabelschnurschlinge wird möglichst im ganzen ergriffen und seitlich am Kopf vorbei mit der Hand hoch in den Uterus emporgebracht. Die leere Hand wird alsdann — unter Entgegendrängen des Kopfes nach der Seite der herausgehenden Hand von außen — langsam flach am Kopf herausgeführt, am besten in der Wehe. Unter Hinüberdrängen des Steißes nach der Seite des Rückens wartet man auch die nächste Wehe ab, ehe die Hand aus der Scheide zurückgezogen wird, und kontrolliert, ob die Nabelschnur reponiert bleibt, und ob sich der Kopf mit einem größeren Segment median in den Beckeneingang und Muttermund einstellt. Ist das der Fall, so wird die Kreißende nunmehr auf die Seite des kindlichen Rückens gelagert, damit der Kopf nicht wieder abweichen und die Nabelschnur vorbeilassen kann.

Nach der Reposition ist eine genaue Auskultation der Herztöne von Wichtigkeit; sie sind zunächst gewöhnlich verlangsamt, erholen sich aber, wenn kein weiterer Druck auf die Nabelschnur stattfindet, bald.

---

[1]) Die Verwendung der früher empfohlenen Knieellenbogenlage ist unbequem und durch leichte Hochlagerung des Steißes in ihren Vorzügen ersetzbar.

[2]) Die Vornahme der Reposition mit nur zwei Fingern ist bei erweitertem Muttermund ein Fehler, weil die Nabelschnur auf diese Weise nicht hoch genug emporgeschoben werden kann.

Tritt ein Rezidiv des Nabelschnurvorfalles ein, so ist wenn möglich anstatt einer nochmaligen Reposition die Wendung und Extraktion vorzunehmen.

Ist der Muttermund nicht so weit, daß die ganze Hand hindurchgeführt werden kann, so ist es im allgemeinen zweckmäßig, die Erweiterung zunächst abzuwarten (s. oben) und dann möglichst sofort zu entbinden. Sind aber bereits Druckerscheinungen vorhanden, so ist es sicherer, die Nabelschnur in besonderer Weise vorzeitig zu reponieren, einen Metreurynter einzulegen und nach Erweiterung des Muttermundes die Wendung und Extraktion vorzunehmen.

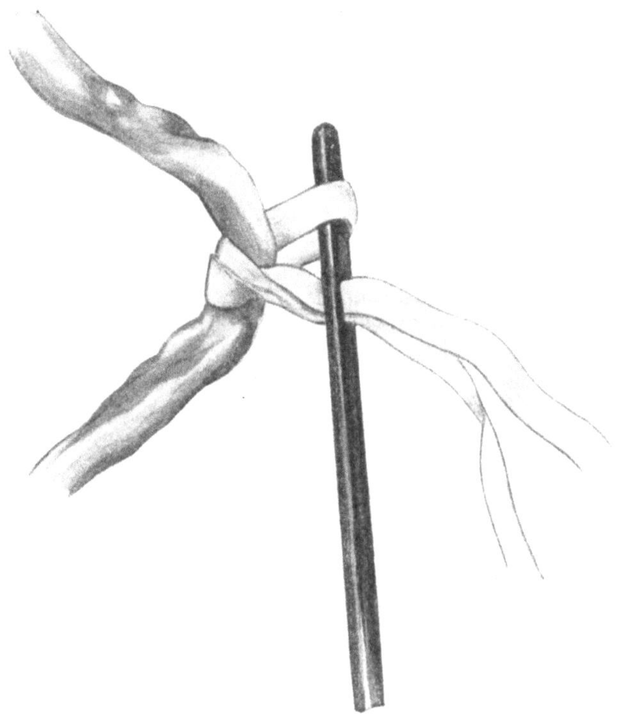

Fig. 22.
Nabelschnurrepositorium.

Nur wenn besondere Verhältnisse obwalten, welche eine Rücksichtnahme auf das Kind verbieten, oder welche die Reposition zwecklos erscheinen lassen oder vereitelt haben, soll man der vorzeitigen Wendung den Vorzug geben, bei der das kindliche Leben in noch höherem Maße gefährdet wird und auch die Mutter namentlich bei forcierter Extraktion zu Schaden kommen kann. In neuerer Zeit wird der Versuch gemacht, die schlechten Aussichten für das Kind bei Vorfall der Nabelschnur und ungenügend erweitertem Muttermund durch Entbindung mittels des vaginalen oder — richtiger! — zervikalen Kaiserschnittes zu bessern.

Die vorzeitige Reposition, also bei unerweitertem Muttermund, kann nur mit zwei Fingern gemacht werden. Da dies erfahrungsgemäß nicht immer zum Ziel führt, weil man die Schnur mit zwei Fingern nicht hoch genug am Kopf vorbeischieben kann, bedient man sich seit langem bestimmter Instrumente, mittels deren die Reposition vorgenommen wird. Die Nabelschnur wird wenn möglich bis in die Vulva gezogen und im „Repositorium" fixiert. Am schonendsten und einfachsten gelingt dies mit Hilfe einer Leinenschlinge, welche (s. Fig. 22) die Nabelschnur umgreift und beim Zurückziehen des in den

Uterus hochgeführten Instrumentes abgestreift wird, wodurch die Schnur frei wird.

Derartige Instrumente wurden von Duncan (1826), Kiwisch, Schöller, Zweifel, C. Braun, Martin u. a. angegeben. Ich bediene mich eines flachen federnden, mit knopfförmigen Enden versehenen Metallstabes. Ich habe die vorzeitige Reposition, also bei unerweitertem Muttermund, gelegentlich im Spekulum unter Anhaken der Portio mit Hilfe von kleinen gestielten Gazetupfern ausgeführt, ein Verfahren, welches besonders mit angeschlossener Metreuryse zu empfehlen ist.

Nach der Reposition bei unerweitertem Muttermund bildet der Kopf selten einen genügend sicheren Abschluß, um einem erneuten Vorfall vorzubeugen. Aus diesem Grund, zugleich aber um die Eröffnung des Muttermundes zu beschleunigen, ist es zweckmäßig, nach gelungener vorzeitiger Reposition einen Metreurynter einzulegen, nach dessen Ausstoßung dann unter Umständen die Wendung und Extraktion angeschlossen wird.

Die Reposition der vorgefallenen Nabelschnur geht zurück auf Mauriceau. Während sie später wieder vielfach verworfen wurde, fand sie einen warmen Verteidiger in Michaelis. In neuerer Zeit ist man durch die Erfolge der Asepsis wieder mehr dazu übergegangen, die Reposition zugunsten der Wendung und Extraktion zurückzustellen, so daß sich ein Teil der Geburtshelfer auf den Standpunkt stellt, die Reposition nur dann vorzunehmen, wenn die Wendung und Extraktion nicht möglich ist. Ich teile diese Ansicht nicht[1]).

Häufigkeit und Ergebnisse. Die Reposition der Nabelschnur ist ein ziemlich seltener geburtshilflicher Eingriff. Denn zunächst ist der Nabelschnurvorfall bei Kopflagen an sich schon nicht allzu häufig; sodann kommt die Reposition infolge der oben begründeten Beschränkungen nur verhältnismäßig selten therapeutisch in Betracht.

Unter 10 021 klinischen Geburten der Baseler Klinik kamen 76 Fälle und unter 539 079 Geburten der Literatur 4130 Fälle von Nabelschnurvorfall, d. i. 1 unter 130 Geburten, vor [Nossowitzki[2])]. Halter (Münch. med. Woch. 1923, S. 1320) fand unter 90 468 Geburten (I. Frauenklinik, Wien) 894 Nabelschnurvorfälle = 0,9%, 516 bei Kopflagen, 99 bei Beckenendlagen, 240 bei Querlagen. Nach Bockeloh[3]) entfielen auf 9712 Kopflagen 77, auf 548 Beckenendlagen 40 und auf 111 Querlagen 17 Nabelschnurvorfälle, d. i. 1 solcher auf 126 Kopflagen, 14 Beckenendlagen und 7 Querlagen. Unter 336 Nabelschnurvorfällen [Bockeloh, Nekritsch[4]), Nossowitzki, Disser[5])] ereigneten sich 187 bei Kopflagen (56%), 85 bei Beckenendlagen (25%), 64 bei Querlagen (19%). Unter den 187 Nabelschnurvorfällen bei Kopflagen wurde folgende Therapie angewandt:

Reposition 14 mal,	Forceps 11 mal
außerdem 11 mal versucht, aber miß-	Perforation 10 mal,
lungen oder Rezidiv.	Kristellersche Expression 7 mal,
Wendung—Extraktion 82 mal,	vaginaler Kaiserschnitt 2 mal,
vorzeitige (kombinierte) Wendung 27 mal,	(spontaner Verlauf 33 mal).
hohe Zange 1 mal,	

Daraus ergibt sich, daß die Reposition unter 1747 Geburten bzw. unter 7 Nabelschnurvorfällen bei Kopflage einmal, wenn auch nur versuchsweise, unternommen wurde.

Um die Erfolge der Reposition richtig beurteilen zu können, muß man zunächst die Gefahren des Nabelschnurvorfalles selbst berücksichtigen und dann die Erfolge anderer therapeutischer Maßnahmen in Vergleich ziehen. Unter 187 Nabelschnurvorfällen bei Kopflage starben 75 Kinder (= 40%), unter 85 Fällen bei Beckenendlage 24 (= 28%), unter 64 Fällen bei Querlage 20 (= 31%), wobei zu berücksichtigen ist, daß die Differenz der Mortalität bei

---

[1]) Vgl. E. Zweifel, Münch. med. Woch. 1920. S. 67. — von Franqué, ebenda S. 212. — Zangemeister, ebenda S. 1375. — Schweitzer, ebenda 1922. S. 73 und Zentr. f. Gyn. 1922. S. 718.

[2]) Diss. Basel 1906. Zur Therapie des Nabelschnurvorfalles usw.

[3]) Diss. Berlin 1905. Über Nabelschnurvorfall (Charité, Berlin).

[4]) Diss. Berlin 1908. Zur Behandlung des Nabelschnurvorfalles (Charité, Berlin).

[5]) Diss. Straßburg 1906. Über Nabelschnurvorfall.

Kopflagen gegenüber Beckenend- und Querlagen noch erheblich größer wird, wenn man die den verschiedenen Lagen an sich anhaftende kindliche Mortalität jeweils in Abzug bringt. Die letztere beträgt bei Kopflage etwa 2% [bei Beckenendlagen 12%, bei Querlagen 20%[1])], so daß also der Nabelschnurvorfall die Prognose für das Kind ganz besonders bei Kopflage, nämlich um 38%, verschlechtert, bei Beckenendlagen um 16%, bei Querlagen um 11%. Einen Vergleich der verschiedenen therapeutischen Maßnahmen gestattet folgende Übersicht (vgl. auch die kürzlich erschienenen Tabellen von Halter l. c.):

kindliche Mortalität

Reposition (gelungen)	14	gestorben	2	=	14%
Reposition (inkl. der Versuche)	25	,,	6	=	24%
Wendung—Extraktion	82	,,	19	=	23%
vorzeitige (kombinierte) Wendung	27	,,	14	=	52%
hohe Zange	1	,,	1	=	100%
Forzeps	11	,,	6	=	65%
Kristellersche Expression	7	,,	1	=	14%
vaginaler Kaiserschnitt	2	,,	0	=	0%
(spontaner Verlauf	33	,,	22[2])	=	67%)

Aus der Literatur berechnet Disser[3]) für die Reposition eine kindliche Mortalität von 20%, Maßmann[4]) gibt 27%, Wegscheider[5]) 22%, Halter (l. c.) 17% an.

Berücksichtigt man, daß unter den Repositionen auch eine Anzahl solcher Fälle sind, in denen bei uneröffnetem Muttermund oder dann reponiert wurde, wenn die Wendung—Extraktion noch nicht oder nicht mehr möglich oder aus anderen Gründen zu riskiert war, so kann man die Resultate der Reposition im Vergleich mit der hauptsächlich in Konkurrenz kommenden Wendung—Extraktion als gute bezeichnen. Dazu kommt noch, daß der letztere Eingriff zweifellos größere Gefahren für die Mutter in sich birgt als die Reposition, insbesondere bei Erstgebärenden. Die Reposition ist daher das stets zunächst in Erwägung zu ziehende Verfahren, welches allerdings, wenn man Mißerfolge vermeiden will, gewissen Einschränkungen unterworfen werden muß.

Reposition des Armes.

Der Vorfall eines Armes hat geburtshilflich eine gänzlich andere Bedeutung als der der Nabelschnur. Im Gegensatz zum letzteren stellt der Armvorfall eine die Geburt unter Umständen mechanisch beeinflussende Störung dar, während der Druck, dem der Arm ausgesetzt ist, dem Kind in der Regel keinen Schaden bringt.

Ausnahmsweise wurden allerdings schwerere Quetschungen, selbst Knochenverletzungen des Armes [Kuhn[6])] oder Impressionen am Schädel [Hecker, Credé, Kietz[7])] beobachtet.

Ein Arm kann bei jeder Kindeslage, wenigstens eine kurze Strecke weit, vorfallen, d. h. nach dem Blasensprung neben dem vorangehenden Teil vorbei

---

[1]) Nach Kasch, Diss. München 1910 wurden unter 150 Querlagen bei nichtmazerierten lebensfähigen Kindern 30 totgeboren.

[2]) Bei einer ganzen Reihe dieser Fälle wurde von Eingriffen abgesehen, weil das Kind bereits tot war, daher die besonders hohe Mortalität.

[3]) Disser l. c.

[4]) Maßmann, Petersburger med. Zeitschr. 1868. Bd. 14.

[5]) Wegscheider, Verhandl. der Gesellsch. f. Geburtsh. Berlin 1852. Bd. 6.

[6]) Kuhn, Wiener med. Wochenschr. 1869. Nr. 7.

[7]) Siehe von Franqué in Winckels Handb. d. Geb. Bd. II, 3. S. 1569.

in die Scheide herabgleiten. Bei Beckenendlagen ist das Ereignis am seltensten und spielt praktisch keine Rolle, weil das Beckenende weich ist und der Vorfall sich hier nur auf die Hand beschränken muß.

In seltenen Fällen kommt eine Situation vor, bei welcher diese Regel scheinbar nicht zutrifft: Der Arm ist bei Fußlage in größerer Ausdehnung vorgefallen, was nur unter starker Rumpfkrümmung möglich ist. Hier handelt es sich aber um mehr oder weniger weit vorgeschrittene Selbstwendungen (soweit das Resultat nicht durch Eingriffe künstlich erzeugt wurde), also um den Übergang einer Lage in eine andere.

Bei Querlage beobachten wir den Armvorfall am häufigsten, etwa in jedem dritten Fall. Die vorliegende Schulter schließt das untere Uterinsegment nicht ab und der Arm liegt dicht über dem Muttermund. Da aber hier eine Veränderung der Kindeslage vorzunehmen ist, und selbst bei Austreibung der Frucht in Querlage der vorgefallene Arm nicht stört, beansprucht die Komplikation an sich keine Behandlung, es sei denn, daß man den Arm reponieren muß, um einen Metreurynter einlegen zu können.

Bei Kopflage ereignet sich ein Armvorfall dann, wenn der Kopf das untere Uterinsegment nicht genügend abschließt, also bei abgewichenem Kopf, bei plattem Becken, und wenn die Haltung der Frucht eine veränderte oder eine labilere ist, bei Gesichtslage oder bei unreifer oder toter Frucht. Der vordere und hintere Arm beteiligen sich in gleicher Häufigkeit. Die zweite Kopflage ist bevorzugt.

Der Armvorfall ist bei Kopflage erheblich seltener als der Nabelschnurvorfall, sofern man von Fällen absieht, in denen neben dem Kopf eben eine Hand fühlbar ist, die also als Vorfall kaum zu bezeichnen sind. Aus der großen Landesstatistik seines Vaters berechnet v. Franqué[1]) die Häufigkeit des Extremitätenvorfalles bei Kopflage, worunter der Vorfall der oberen Extremität die Hauptrolle spielt, zu 0,04%. Klinische Statistiken geben insofern ein unrichtiges Bild, als durch die Häufung pathologischer Geburten, namentlich solcher bei engem Becken, der Armvorfall häufiger vorkommt. An der Königsberger Klinik und Poliklinik wurde unter 7500 Kopflagen (1902—1909) 35mal und unter 12000 Geburten (1904—1916) 56mal (Sachs, Zentr. f. Gyn. 1916. S. 641) ein Armvorfall bei Kopflage beobachtet, also einmal unter 214 Geburten. Unter 9012 klinischen und poliklinischen Geburten kam an der Berner Klinik[2]) 16mal ein Armvorfall zur Beobachtung (also unter 562 Geburten einmal); zählt man auch den Vorfall der Hand mit, so waren es 31 Fälle (also einer unter 291 Geburten). Bei plattem Becken kam an unserer Klinik[3]) ein Nabelschnurvorfall bei Schädellage in 5,5% und ein Armvorfall in 0,6% vor, während bei normalem Becken[4]) der erstere nur in 0,5%, der letztere in 0,06% auftrat.

Infolge ähnlicher ätiologischer Faktoren kombiniert sich nicht selten der Arm- mit einem Nabelschnurvorfall. Nach der Statistik v. Franqués (l. c.) kamen unter 336 Fällen von Extremitätenvorfall 89 Nabelschnurvorfälle vor. In der Käserschen Statistik wurde unter den 31 Vorfällen der oberen Extremität 19mal zugleich ein Nabelschnurvorfall beobachtet, 9mal unter den 16 Vorfällen des ganzen Armes. Nach den Statistiken von Bockeloh[5]) und Nossowitzki[6]) vergesellschaftete sich umgekehrt unter 135 Fällen von Nabelschnurvorfall der letztere 8mal mit Armvorfall.

Der Armvorfall bei Kopflage kann durch Raumbeengung oder Veränderung der Kopfeinstellung (Hinterscheitelbeineinstellung in 4%) den Eintritt des Kopfes in das Becken erschweren oder verhindern. Er kann bei im Becken stehendem Kopf dessen Drehungen beeinflussen und somit ebenfalls mechanisch hinderlich werden, auch bei normalem Becken, sodaß es zur Überdehnung, u. U. zur Ruptur des Durchtrittsschlauches kommt (in 7%). Bei weitem Becken und kleinem oder mazeriertem Kind fällt ein mechanischer Einfluß des vorgefallenen Armes mehr oder weniger fort. Meist ist die Kom-

---

[1]) v. Franqué, l. c. S. 1565.
[2]) Käser, Über Extremitätenvorfall bei Kopflage. Diss. Bern 1890.
[3]) Siebel, Diss. Marburg 1920.
[4]) Schriever, Diss. Marburg. 1919.
[5]) Bockeloh, Über Nabelschnurvorfall. Diss. Berlin 1905.
[6]) Nossowitzki, Zur Therapie des Nabelschnurvorfalles. Diss. Basel 1906.

plikation auch dann von geringerer Bedeutung, wenn der Kopf trotz des Armvorfalles ins Becken eingetreten ist, weil die räumlichen Verhältnisse im Beckenkanal und Beckenausgang de norma günstigere sind. Andererseits ist zu betonen, daß es auch bei im Becken stehenden Kopf noch zur Uterusruptur kommen kann, und daß nur in 10% bei reifem Kind die spontane Geburt ohne Schaden für Mutter und Kind erfolgt (Sachs).

Unter den Behandlungsverfahren des Armvorfalles bei Kopflage ist die Reposition des Armes das natürlichste und schonendste, d. h. das Zurückschieben des vorgefallenen Armes über den Kopf. Sie konkurriert mit solchen Eingriffen, welche die Kindeslage verändern oder die Geburt beendigen (Wendung, Wendung — Extraktion, Zange u. a.).

Die Reposition ist nur unter gewissen Umständen möglich oder zweckmäßig:

Vorbedingungen. 1. Der Kopf soll mit seinem größten Umfang noch nicht durch den Beckeneingang getreten sein.

Die Reposition läßt sich zwar technisch auch noch bei im Becken stehendem Kopf ausführen, und sie wurde sogar auch unter solchen Umständen von der Wiener Schule (Chiari, Braun u. a.), in Deutschland von Küstner, v. Franqué empfohlen. Da aber einerseits eine mechanische Behinderung der Geburt durch den Armvorfall bei im Becken stehendem Kopf durchaus nicht immer eintritt und wir in solchen Fällen in der Entbindung durch den Forzeps ein relativ sicheres, kaum gefährlicheres Verfahren besitzen, da andererseits die Reposition des Armes bei im Becken stehendem Kopf im Erfolg unsicher und für die Mutter keineswegs ungefährlich ist, verwerfen die meisten deutschen Geburtshelfer die Reposition unter solchen Umständen.

2. Der spontanen Geburt in Schädellage dürfen keine Hindernisse anderer Art im Weg stehen, die ein Eingreifen an sich erfordern oder wahrscheinlich machen. Hierher gehört enges Becken höheren Grades, Hydrozephalus, Hinterscheitelbeineinstellung, Stirneinstellung u. dgl.

Bei Armvorfall und Gesichtslage wird man die Reposition mit der Umwandlung der Gesichts- in Schädellage verbinden, sofern man nicht aus bestimmten Gründen vorzieht, die Wendung — Extraktion vorzunehmen. Im ganzen wird man speziell bei Erstgebärenden, bei denen die Wendung gefährlicher ist, möglichst die Reposition anstreben.

3. Es dürfen keine Gefahren für Mutter oder Kind bestehen, welche eine baldige Geburtsbeendigung erheischen, da sich die Geburt nach der Reposition noch hinziehen kann. Hierher gehören Infektionsfieber, Eklampsie, vorzeitige Plazentarlösung (bei normalem, tiefem Sitz und Placenta praevia), drohende Uterusruptur, Asphyxie, Nabelschnurvorfall u. dgl. Die Vereinigung der Reposition des Armes und der Nabelschnur wird man nur in besonders günstigen Fällen oder bei Unausführbarkeit oder Gefährlichkeit der Wendung vornehmen.

4. Der Muttermund muß handtellergroß sein, einmal, um dem Kopf die Möglichkeit zu geben, nach der Reposition das untere Uterinsegment gut abzuschließen, zum anderen aus technischen Gründen.

Bei stehender Blase, also vorliegendem Arm, genügt meist eine geeignete Lagerung der Kreißenden (auf die Seite des kindlichen Rückens), um zu erreichen, daß der Kopf sich median über dem Becken einstellt und die Extremität beiseite geschoben wird.

Als **Indikation** für die Reposition des Armes hat zu gelten der Armvorfall bei Schädellagen, bei welchen der Kopf noch nicht im Becken steht und der spontane Weiterverlauf nach der Reposition zu erwarten und besonders wünschenswert ist.

Ausführung. Nach der üblichen Desinfektion wird die Kreißende ins Querbett gebracht und das Gesäß etwas erhöht gelagert. Der Operateur geht, bei empfindlichen Kreißenden und Erstgebärenden in Narkose, mit der ganzen Hand — bei erster Lage mit der linken und umgekehrt — in die Scheide und schiebt den Arm in der Wehenpause mit der Hand am Kopf vorbei mindestens bis zur Höhe des Halses. Alsdann wird der Kopf von außen nach der Seite des Armvorfalles und zugleich ins Becken gedrängt, wobei die innere Hand (während einer Wehe) langsam flach am Kopf vorbei zurückgezogen wird. Die Kreißende wird dann auf die Seite des kindlichen Rückens gelagert.

Die Reposition kann Schwierigkeiten machen, wenn der Arm durch den Kopf fest eingekeilt ist, auch dadurch, daß er in den Nacken geschlagen ist (Simpson 1850), eine allerdings sehr seltene Anomalie, bei der es sich stets um den vorderen Arm handelt. Unter Umständen gelingt die Reposition in solchen Fällen leichter mit der anderen Hand (rechte Hand bei erster Lage und umgekehrt). Die Schwierigkeiten können sich bis zur Unmöglichkeit der Reposition steigern, so daß dann die Wendung—Extraktion, im äußersten Fall die Perforation, vorgenommen werden muß. Bei engem Muttermund muß man entweder noch zuwarten, wenn dies möglich erscheint, oder die Reposition so ausführen, daß man in den Uterus nur die halbe Hand einführt; dazu muß der Muttermund aber immerhin kleinhandtellergroß sein.

Die Reposition des vorgefallenen Armes bei Kopflage wird bereits 1554 (Rueff) empfohlen. Später wurde sie von der Siegemunde, von Moriceau, Baudelocque, Wiegand, Naegele u. a. geübt, von anderen Geburtshelfern (Dela Motte, Rittgen u. a.) dagegen verworfen.

Die Reposition des Armes ist keine häufige geburtshilfliche Operation. Statistische Angaben hierüber liegen nur spärlich vor. Unter 15 Fällen (von Armvorfall) der Königsberger Klinik wurde die Reposition viermal, die Wendung fünfmal gemacht; sechsmal war der Verlauf ein spontaner. Das entspricht einer Frequenz von einer Reposition unter 800 Kopflagen. Sachs (Zentr. f. Gyn. 1916. S. 641) erwähnt 18 Repositionen unter 56 Armvorfällen bei Kopflage, davon 14 Fälle bei nicht völlig geöffnetem Muttermund (23 mal Wendung — Extraktion).

Auch über die Resultate der Reposition lassen sich statistisch nur wenige Angaben wegen der Seltenheit der Reposition und der häufigen Komplikation mit engem Becken machen. Der Armvorfall an sich bedeutet für die Mutter eine nicht unerhebliche Gefährdung (2% Uterusrupturen! nach Sachs) und bringt für das Kind eine Mortalität von ca. 25% mit sich (Käser, Sachs), wobei freilich enges Becken und gleichzeitiger Nabelschnurvorfall eine Rolle spielen. Die Reposition erfolgte in 70% mit vollem Erfolg.

Der Vorfall der unteren Extremitäten hat bei Kopflage so lange keine praktische Bedeutung, als es sich nicht um unvollkommen durchgeführte Wendungen oder Selbstwendungen handelt. In solchen Fällen aber ist es nicht der Fußvorfall, sondern die Lageanomalie, welche ein Eingreifen nötig macht.

Unter 9012 Geburten der Berner Klinik (Käser, l. c.) kam 15 mal ein Fußvorfall bei Kopflage vor.

Umwandlung von Kopfeinstellungen.

Gewisse Einstellungen des Kopfes im Beckeneingang bieten seinem Ein- und Durchtritt in bzw. durch den Beckenkanal mechanische Schwierigkeiten, während ein gleichgroßer Kopf in anderer Haltung durch dasselbe Becken verhältnismäßig leicht hindurchgeht.

Eine künstliche Veränderung solcher Kopfeinstellungen bedeutet daher ein wichtiges geburtshilfliches Ziel. Sie kann gelegentlich, durch geeignete Lagerung der Kreißenden begünstigt, spontan eintreten, vor allem dann, wenn mit der weniger günstigen Kopfeinstellung eine veränderte Rumpfhaltung der Frucht nicht verbunden ist. Anderenfalls gehört die Korrektion der letzteren mit zu einem Erfolg versprechenden Vorgehen, und infolgedessen versagt dann die sonst wirksame „Lagerung" der Gebärenden um so eher, je stärker die Rumpfhaltung der Frucht verändert und je mehr sie durch die Retraktion der Uterusmuskulatur fixiert ist.

Es ist jedem erfahrenen Geburtshelfer bekannt, daß Stirn-, selbst Gesichtseinstellungen sich von selbst in Schädeleinstellungen verwandeln können, ebenso Hinter- in Vorderscheitelbeineinstellungen u. a. Eigenartig sind Fälle, die von Friolet[1]) und Walz[2]) beschrieben wurden; im ersten Fall verwandelte sich nach vorzeitigem Blasensprung eine Stirneinstellung in Schädellage, obwohl der Kopf bereits mit großem Segment (m. E. aber noch nicht mit dem größten Umfang, wie Friolet annimmt!) im Becken stand. Im zweiten Fall fand eine spontane Umwandlung einer mentoposterioren Gesichtslage in Schädellage im Becken statt.

Unter solchen Umständen bieten uns gewisse Handgriffe die Möglichkeit, durch künstliche Umwandlung der Kopfeinstellung oder der Rumpfhaltung oder beider günstigere Situationen zu schaffen. Gegenüber der Wendung, durch welche die abnorme Einstellung ebenfalls beseitigt werden kann, hat eine Umwandlung den Vorteil, daß bei ihr die u. U. gefährliche, bisweilen nicht mehr mögliche Umdrehung fortfällt, und daß nach ihr die im allgemeinen günstigere Spontangeburt in Kopflage möglich bleibt.

1. Umwandlung der Gesichts- und Stirneinstellungen in Schädeleinstellung.

Da wir die hier zu besprechenden Handgriffe im allgemeinen nur bei beweglichem, mit dem größten Umfang noch nicht ins Becken eingetretenem Kopf ausführen können, kommen streng genommen nur Gesichts- und Stirneinstellungen in Betracht. Während aber die Gesichtseinstellung fast ausnahmslos nach dem Typus der Gesichtslage weiterzuverlaufen pflegt (so daß man auf eine nominelle Trennung dieser beiden Begriffe verzichten kann), liegen die Verhältnisse bei der Stirneinstellung anders. In den meisten Fällen ist der Weiterverlauf hier nicht der einer Stirnlage, sondern es entwickelt sich aus der „Stirneinstellung" (bei der die Stirn, solange der Kopf noch über dem Becken steht, den führenden Punkt bildet) eine Gesichtslage; nur in etwa $^1/_5$ der Fälle verbleibt die Stirn dauernd in der Führungslinie und der Kopf tritt unter Umständen auch in dieser Haltung ins Becken ein („Stirnlage").

Die Trennung der Begriffe „Stirnlage" und „Stirneinstellung", welche früher als selbstverständlich galt[3]), ist in neuerer Zeit wiederholt außer acht gelassen worden; daraus ergeben sich nicht nur statistische Fehler (abnorme Häufigkeit der Stirnlage), sondern auch unrichtige therapeutische Grundsätze.

Die Frage der Zweckmäßigkeit oder Notwendigkeit der Umwandlung von Gesichts- und Stirneinstellungen läßt sich nur an der Hand statistischer Ermittlungen beantworten, aus denen die geburtshilfliche Bedeutung jener Einstellungen hervorgeht.

Früher galten Gesichts- und Stirnlagen als schwere Geburtskomplikationen, durch welche der Fortgang der Kindesausstoßung in der Regel verhindert würde. Während diese

---

[1]) Zeitschr. f. Geb. u. Gyn. Bd. 54, S. 504.
[2]) Zentr. f. Gyn. 1922, S. 554.
[3]) Küstner, in P. Müllers Handb. d. Geb. Bd. II, S. 702 u. 724. — v. Weiß, Volkmanns Vortr. Gyn. (neue Folge) Nr. 29, S. 689. — v. Franqué, Winckels Handb. d. Geb. II, 3, S. 1574.

Ansicht heute nur noch betreffs der Stirnlage bis zu einem gewissen Grad zu Recht besteht, liegen die Verhältnisse bei Gesichtslage, wie wir jetzt wissen, wesentlich anders. Nachdem schon von einzelnen früheren Geburtshelfern eine exspektative Behandlung derselben empfohlen worden war (J. Siegemundin, Portal, Deleuruye), hat Boer vor 100 Jahren nachgewiesen, daß Gesichtslagen zumeist mit günstigem Ausgang für Mutter und Kind spontan verlaufen.

Die Häufigkeit der Gesichtslage beträgt nach Schultze[1] 1 : 267 Geburten (885 Gesichtslagen unter 236 050 Geburten), die der Stirnlage[2] etwa 1 : 2000, während eine Stirneinstellung etwa unter 400 Geburten einmal vorkommt. Bei plattem Becken fanden wir[3] 1,5%, bei allgemein gleichmäßig verengtem Becken 4%, bei allgemein verengtem platten Becken 3% Gesichts- bzw. Stirnlagen. Der Geburtsverlauf war unter 442 Gesichtslagen der Berliner Kliniken 333 mal (= 75%) ein spontaner, während unter 323 Stirnlagen[4] nur 92 spontan zu Ende gingen (= 28%). Die mütterliche Mortalität betrug nach den älteren Statistiken von Hecker, Hoffheinz, Fasbender, v. Winckel bei Gesichtslage 4,9% (34 unter 693 Fällen). Heute ist sie aber derjenigen bei Schädellage nahezu gleich; denn unter 808 Gesichtslagen (Berghaus, Wullstein, Ihm[5], Opitz[6]) und 72 Fällen der Königsberger Klinik) starben nur 5 = 0,62% (1 an Eklampsie, 1 an Pneumonie, 2 an Uterusruptur nach der Umwandlung, 1 an Sepsis). Bei Stirnlage starben unter 361 Geburten 22 Mütter = 6,14% (v. Franqué l. c.).

Die kindliche Mortalität beträgt nach Opitz (l. c.) bei Gesichtslage 14% (41 unter 292 Fällen, nach Abzug der mazerierten Früchte und derjenigen mit Anencephalie und Encephalocele. — Häufigkeit dieser Mißbildungen bei Gesichtslage 3,7%), nach Wullsteins[7] und Schultzes (l. c.) Zahlen (ohne solche Abzüge) 15,8% (391 unter 2470 Fällen). (Bei Schädellage beträgt sie nach Schultze (l. c.) heute 2,25%, nämlich 5021 Totgeburten unter 223.390 Fällen. Nach unseren Untersuchungen[8] wurden von reifen (2700—4000 g), nicht-mazerierten Einzelkindern bei Schädellage und normalem Becken, unter Ausschluß der Eklampsie und Placenta praevia, 7%₀ totgeboren.) Bei Stirnlage kamen unter 361 Geburten 133 Kinder tot zur Welt = 36,9% (v. Franqué l. c.).

Aus diesen Zahlenangaben geht folgendes hervor:

Die systematische Umwandlung der Gesichts- in Schädellagen wäre dann angezeigt, wenn wir über ein Verfahren verfügen würden, welches ohne Erhöhung der mütterlichen Mortalität die Aussichten einer Spontan・geburt und die kindliche Mortalität zu bessern imstande wäre.

Das ist aber — vorläufig wenigstens — keineswegs der Fall; denn nach den bisherigen Ergebnissen betrug die Häufigkeit der Spontangeburt nach der gelungenen oder mißlungenen Umwandlung nach der Thornschen Methode 72% (63% in Schädellage, 9% in Gesichtslage) und die kindliche Mortalität 26,3%, wobei noch die mütterliche Mortalität auf 3% anstieg. Dabei ist allerdings zu berücksichtigen, daß die Umwandlung in den zugrunde gelegten Fällen meist nur dann gemacht wurde, wenn schon gewisse Störungen vorhanden oder wenigstens zu erwarten waren, also unter Verhältnissen, in welchen die Prognose an sich schon ungünstiger war.

Umwandlungen mittels der ungefährlicheren Methode, welche von mir angegeben wurde[9], liegen noch nicht in größerer Zahl vor.

----

[1] Winckels Handb. d. Geb. Bd. II, 3, S. 1706.

[2] Nach den Zahlen von Heinricius, Walter, v. Weiß, v. Steinbüchel, Palotai und Leopold (s. von Franqué l. c.) kamen unter 251 822 Geburten 225 Stirnlagen vor, d. i. 1 unter 1119 Geburten; diese Zahl ist zweifellos zu hoch, weil ihr größtenteils klinisches Material zugrunde gelegt ist (v. Franqué), und weil offenbar auch Stirneinstellungen gelegentlich mitgezählt wurden. Von Franqué nimmt als Häufigkeitsziffer daher nur 1 : 3000 an. Zu einer ähnlichen Zahl kommt v. Jaschke (Liepmanns Handb. d. Fr. B. III. S. 282): 4 zu 11000, darunter 2 bei reifem Kinde.

[3] Siebel, Diss. Marb. 1920.

[4] v. Franqué l. c. — Berghaus, Über Gesichts- und Stirnlagen. Diss. Berlin 1896. — Vgl. aber A. Seitz, Mon. f. Geb. u. Gyn. Bd. 56, S. 21.

[5] Beitr. z. Behandl. der Gesichtslagen. Diss. Berlin 1895.

[6] Zeitschr. f. Geb. u. Gyn. Bd. 45, S. 100.

[7] Die Gesichtslage. Diss. Berlin 1891.

[8] Schriever, Diss. Marb. 1919.

[9] Münch. med. Wochenschr. 1913. Nr. 23.

Die Umwandlung einer Gesichtslage in Schädellage ist daher heute nur dann angezeigt, wenn sie entweder besonders leicht und erfolgreich erscheint, oder wenn bestimmte Störungen im Geburtsverlauf aufgetreten oder zu erwarten sind. Je günstiger die Erfolge der Umwandlung werden, um so mehr läßt sich ihr Anwendungsgebiet erweitern.

Bei der Stirnlage liegen die Verhältnisse anders; ihr mechanisch oft schwieriger und ungünstiger Verlauf [mütterliche Mortalität 5—10%, kindliche 30 bis 40%[1])] würde die prophylaktische Umwandlung zweckmäßig erscheinen lassen, wenn es möglich wäre, die Lageanomalie stets rechtzeitig, d. h. solange die Umwandlung noch möglich ist, als solche zu erkennen. Das ist aber nicht der Fall, weil die Mehrzahl der Stirneinstellungen, zum wenigsten $3/4$, in Gesichtslagen übergehen, und bei Persistenz jener Kopfhaltung nach dem Eintritt ins Becken die Umwandlung meist nicht mehr möglich und öfters nicht mehr nötig ist. Wir müssen uns daher darauf beschränken, die Umwandlung in denjenigen Fällen vorzunehmen, in welchen die Stirneinstellung keine Tendenz zeigt, in Gesichtslage oder Schädellage überzugehen.

Im einzelnen ergeben sich für die Umwandlung der Gesichts- und Stirneinstellungen folgende

Indikationen. 1. Verzögerung des Kopfeintrittes nach gesprungener Blase und nach Erweiterung des Muttermundes.

Erfahrungsgemäß vertragen die Kinder in Gesichtslage eine Geburtsverzögerung erheblich schlechter als in Schädellage; und doch tritt sie gerade in dieser Haltung leichter ein als bei der gewöhnlichen Kopfhaltung. Kleine Hindernisse, wie sie durch geringe Grade von Beckenenge (besonders bei allgemein verengtem Becken — Zentralbl. f. Gyn. 1922. S. 1399), große Köpfe [gerade bei übergroßen Kindern kommt es etwas häufiger zu Gesichts- bzw. Stirneinstellung[2])] oder Wehenschwäche — offenbar infolge ungenügender oder ungleichmäßiger Dehnung und Reizung der Zervix — bedingt werden, wirken auf die Geburtsmechanik bei Gesichtslage ungünstiger ein als bei Schädellage.

Speziell bei solchen Stirneinstellungen, welche nach erweitertem Muttermund nicht in Gesichtseinstellung übergehen, kommt eine Geburtsverzögerung aus mechanischen Gründen oft zustande, und deshalb hat man sich hier bald zur Umwandlung zu entschließen.

2. Prophylaktisch, wenn bei Gesichts- oder Stirneinstellung Verhältnisse bestehen, die eine Geburtsverzögerung wahrscheinlich machen.

Hierher gehören mäßige Grade von Beckenenge, namentlich wenn schon bei früheren Geburten ein Mißverhältnis von Kopf und Becken zutage trat, große Kinder, Wehenschwäche, „alte" Erstgebärende. Gerade bei Erstgebärenden ist die Umwandlung ein anderen Eingriffen überlegenes Verfahren, weil die rigiden Weichteile dem Durchtritt des Kopfes in Gesichtslage einen ungleich größeren Widerstand entgegenbringen, und weil bei Erstgebärenden andere Eingriffe gefährlicher sind als sonst (Wendung und Extraktion, Gesichtslagenzange).

Auch bei frühzeitig erkannten Gesichts- oder Stirneinstellungen, bei denen die Umwandlung infolge der Beweglichkeit des Kopfes und der noch

---

[1]) Siehe hierüber: v. Jaschke, Liepmanns Handb. d. Fr. Bd. III, S. 282; — A. Seitz, Mon. f. Geb. u. Gyn., Bd. 56, S. 21. — Stiglbauer, Mon. f. Geb. u. Gyn., Bd. 66, S. 205. — Meumann, Zentralbl. f. Gyn. 1922. S. 335.

[2]) Vgl. v. Franqué, l. c. S. 1576. — Berghaus, l. c. S. 10. — Häufigkeit der Gesichtslage bei Kindern über 4000 g 0,6%, der Stirnlage 0,2%; — vgl. Zangemeister und Lehn, Arch. f. Gyn. Bd. 109, S. 503.

nicht fortgeschrittenen Retraktion des Uterus häufig verhältnismäßig leicht ist, namentlich wenn sie nach der von mir angegebenen Modifikation gemacht wird, kann der Eingriff prophylaktisch gemacht (bzw. versucht) werden[1]).

3. Wenn bei Gesichts- oder Stirneinstellung Ereignisse eintreten, welche eine baldige Geburtsbeendigung wünschenswert erscheinen lassen, die Wendung jedoch nicht mehr möglich ist, und der Spontanverlauf in Gesichtslage voraussichtlich zu lange dauern wird.

Man macht hier die Umwandlung, entweder um den Kopfeintritt ins Becken zu beschleunigen, oder um bei dringenden Anlässen den wenig aussichtsvollen und nicht ungefährlichen Versuch einer „hohen Zange" bei Gesichtslage zu umgehen. Gelingt nämlich die Umwandlung, so läßt sich der Kopf unter Umständen nach Hofmeier ins Becken imprimieren, oder man ist in die Lage versetzt, den Versuch einer „hohen Zange" wenigstens bei Schädellage vorzunehmen.

Von einigen Autoren ist die Stellung des Kinnes nach hinten als Indikation zur Umwandlung angegeben worden (v. Weiß). Das Eigenartige der mentoposterioren Gesichtslage, die Geburtsunmöglichkeit, tritt aber erst ein, wenn das Kinn sich bei bereits im Becken stehenden Kopf nach hinten dreht oder hinten stehenbleibt; solange das Kinn bei über dem Becken stehenden Kopf nach hinten sieht, besteht noch keine gefahrdrohende Abnormität, da sich die Einstellung in der Regel noch ändert. Die Umwandlung von Kopfhaltungen innerhalb des kleinen Beckens ist nun zwar nicht immer unmöglich (siehe S. 136), jedoch als atypisch zu bezeichnen.

Unter gewissen Umständen ist die Umwandlung kontraindiziert, da sie zu gefährlich oder zwecklos ist:

1. Bei drohender Uterusruptur. Wiewohl sich die Umwandlung oft auch dann noch durchführen läßt, wenn die Retraktion des Uterus schon so weit vorgeschritten ist, daß die Wendung nicht mehr möglich ist, so darf mit der Verkleinerung des Hohlmuskels doch noch keine Überdehnung der Zervix eingetreten sein, da sich sonst bei der Umwandlung eine Uterusruptur ereignen kann.

2. Bei allen Zuständen, welche eine sofortige Geburtsbeendigung im Interesse von Mutter und Kind erheischen, es sei denn, daß die Wendung nicht mehr möglich ist und die Umwandlung nur als Vorakt für eine Impression oder hohe Zange unternommen wird.

Hierher gehören Eklampsie, vorzeitige Plazentarlösung, Infektionsfieber, Asphyxie, Nabelschnurvorfall u. dgl.

3. Bei Placenta praevia wegen der Gefahr einer Zervixzerreißung und wegen der Unsicherheit der Blutstillung.

4. Bei engem Becken, wenn die C. vera kleiner als 7,6 cm ist, da ein reifes Kind unter solchen Umständen unzerstückelt kaum lebend geboren wird.

5. Wenn der kindliche Kopf abnorm groß (Hydrozephalus) oder abnorm gestaltet (Anenzephalus, Enzephalozele) ist, oder wenn das Kind in anderer Weise mißgestaltet (Struma) ist, was sich allerdings oft erst nachträglich herausstellt. Beim Hydrozephalus verbietet sich die Umwandlung von selbst; bei den erwähnten, speziell bei Gesichtslage häufigen Mißbildungen, namentlich der Hemizephalie, ist die Umwandlung mangels eines Schädeldaches und infolge der starren Verbindung von Kopf und Rumpf aussichtslos, im übrigen im Hinblick auf den meist leichten Geburtsverlauf auch überflüssig.

---

[1]) Über die primären Gesichtslagen siehe S. 129.

6. **Bei abgestorbenem Kind ist**, wenn Anlaß zum Eingreifen vorhanden ist, **die für die Mutter ungefährlichere Perforation der Umwandlung unter allen Umständen vorzuziehen.**

Der von Thorn ursprünglich aufgestellten, aber später (Volkmanns Vortr. Gyn. 123, S. 764) zurückgezogenen Kontraindikation, daß die Umwandlung bei primären Gesichtslagen zwecklos sei, muß ich auf Grund eigener Erfahrungen widersprechen. Gewiß mißlingt gerade hier die Umwandlung gelegentlich, weil die Deformation des Kopfes und die Tendenz des Rumpfes, in Gesichtslagenhaltung zurückzukehren, ausgesprochen sind. Aber meist gelingt die Umwandlung gerade hier spielend leicht.

Vorbedingungen. 1. Die Blase muß gesprungen sein.

Während die Ausführung des Schatzschen Handgriffes die noch erhaltene Fruchtblase zur Voraussetzung hat, lassen sich die Verfahren von Baudelocque, Thorn und mir nur bei gesprungener resp. gesprengter Blase durchführen.

2. Der Kopf muß mit seinem größten Umfang noch über dem Beckeneingang stehen und eine gewisse Beweglichkeit haben.

Umwandlungen der Haltung des bereits im Becken stehenden Kopfes sind zwar nicht immer mechanisch unmöglich[1]); aber abgesehen davon, daß sie mittels der hier zu beschreibenden Handgriffe (außer bei einzelnen Fällen von Stirnlage) nicht auszuführen sind, bieten sie in der Regel nicht unerhebliche Gefahren für die Mutter, so daß sie im allgemeinen zu verwerfen sind, um so mehr, als wir bei im Becken stehendem Kopf in der Extraktion mit der Zange in der Regel sicherer zu gehen pflegen.

Betreffs der Diagnose des Kopfstandes ist bei Gesichtslagen zu berücksichtigen, daß der größte Umfang des Kopfes selbst dann noch über dem Beckeneingang stehen kann, wenn das Gesicht den Beckenboden schon berührt, weil der größte Durchmesser (D. biparietalis) von der Gesichtsfläche doppelt so weit entfernt ist als vom Hinterhaupt. Trotzdem ist aber bei einem derartig tiefstehenden Kopf die Umwandlung im allgemeinen zu widerraten, weil dabei Scheide und Zervix allzu leicht überdehnt werden.

Andererseits läßt sich die Umwandlung gelegentlich dort noch durchführen, wo die Wendung infolge vorgeschrittener Retraktion nicht mehr möglich oder zulässig ist.

3. Der Muttermund muß vollkommen erweitert, bei Mehrgebärenden wenigstens handtellergroß sein.

Da zur Umwandlung (durch die heute allein in Betracht kommenden kombinierten Handgriffe) die ganze Hand eingeführt werden muß, und da sich danach der Kopf mit einem großen Segment in den Muttermund einstellen soll, um einem Rezidiv der Gesichtseinstellung vorzubeugen, muß der Muttermund erweitert sein. Fast noch wichtiger sind zwei andere Gründe für die genannte Vorbedingung: da die Geburt nach der Umwandlung in wenigen Stunden zu Ende gehen soll, um das Kind nicht durch Asphyxie zu verlieren, ist es wichtig, daß der Geburtsverlauf nach der Umwandlung nicht noch durch eine mangelhafte Eröffnung des Muttermundes aufgehalten wird. Außerdem kann bei der Umwandlung die Nabelschnur vorfallen und dadurch unter Umständen die sofortige Wendung und Extraktion nötig werden, die eine völlige Erweiterung des Muttermundes zur Voraussetzung hat.

4. Das Kind muß lebend, lebensfähig und lebensfrisch sein.
Da die Geburt nach der Umwandlung in Schädellage noch einige Zeit in Anspruch nimmt, und da die Umwandlung an sich schon eine gewisse Schädigung des Kindes mit sich bringt (die Kinder werden ähnlich wie nach der Wendung

---

[1]) Vgl. unten S. 136.

nicht selten einige Zeit nach der Umwandlung asphyktisch [Thorn, Opitz]),
wäre der Erfolg der Umwandlung bei bereits bestehender oder zu erwartender
Asphyxie für das Kind zu unsicher. Deshalb ist die Umwandlung bei Mekoniumabgang, unregelmäßigen Herztönen, vorangegangenen Entbindungsversuchen usw.
wenn möglich durch ein anderes Verfahren zu ersetzen. Bei vorliegender oder
vorgefallener Nabelschnur kommt die Umwandlung in Betracht, wenn sowohl
die Reposition wie die Umwandlung aussichtsreich erscheinen oder die Wendung —
Extraktion relativ ungünstig ist (z. B. bei Primiparen oder vorgeschrittener
Retraktion). Bei totem Kind ist selbstverständlich die Perforation vorzuziehen.

5. Die Spontangeburt in Schädellage muß nach Lage der Dinge
nicht nur mechanisch möglich, sondern auch in absehbarer Zeit
zu erwarten sein. Denn eine mehrere Stunden übersteigende Geburtsdauer
nach der Umwandlung bringt, wie erwähnt, das Kind in Gefahr und ist auch
für die Mutter im Hinblick auf den Eintritt einer Infektion nicht gleichgültig.
Jedoch ist hier zu bedenken, daß gewisse Grade mechanischer Hindernisse
öfters den Anlaß zur Umwandlung abgeben, weil ein solches Hindernis in Schädellage leichter überwunden wird als in der schon an sich schwierigeren Gesichtslage. Andererseits dürfen aber die außer der Gesichtseinstellung vorhandenen
Geburtsschwierigkeiten ein gewisses Maß auch nicht überschreiten, um nicht
den Erfolg des Eingriffes allzusehr in Frage zu stellen.

Das Becken darf daher nicht zu eng sein; seine Conj. vera soll bei plattem und all-
gemein verengtem Becken wenigstens 8,6 cm[1]) betragen, sofern das Kind eben reif ist.
Frühere Geburten dürfen nicht durch ein erhebliches Mißverhältnis gestört gewesen sein.
Ebensowenig darf eine starke Vergrößerung des Kopfes bestehen.

Auch andere mechanische Schwierigkeiten gröberer Art sollen fehlen.
Wehenschwäche ist kein absolutes Hindernis, da sich die Wehen oft nach
der Umwandlung bessern (Opitz u. a.). Die größere Rigidität der Weichteile
bei Primiparen, auch „alten" Erstgebärenden, bietet keinen Gegengrund, da
unter diesen Umständen die Geburt in Gesichtslage besonders ungünstig ist,
und da gerade hier andere Eingriffe, insbesondere auch die Wendung mitunter
riskiert sind. Auch ein Armvorfall hat an sich nichts zu sagen, da der Arm
bei der Umwandlung reponiert werden kann.

Ausführung. Entsprechend den früheren Ansichten über die Gefahren der
Gesichtslage reichen die Versuche, sie in Schädellage umzuwandeln, weit zurück.
Schon die Justine Siegemund hat ein Verfahren hierzu angegeben. Später
folgten andere Handgriffe von Guillemeau, Mauriceau, Viardel, Dionis[2]).
Jedoch erst Baudelocque vermochte für diesen Zweck Vorschriften zu geben,
die bis in die Neuzeit Geltung hatten. 1780[3]) empfiehlt er, das Hinterhaupt
durch Umgreifen herabzuziehen („Baudelocque II") oder das Gesicht hinauf-
zuschieben („Baudelocque I"). Seine Grundsätze legte er in einem 1787[4])
erschienenen Werke nieder. In der Absicht, die Gesichtslage nicht erst im
Fall der Not, sondern systematisch möglichst frühzeitig umzuwandeln, empfahl
Schatz 1873[5]) einen neuen, nur in äußerlichen Manipulationen bestehenden und
nur auf die Rumpfhaltung einwirkenden Handgriff, der nach Art der äußeren
Wendung womöglich bei stehender Blase auszuführen ist. Da die Gesichtslage

---

[1]) Nach Opitz, l. c. sogar 9 cm. — Bei Erstgebärenden kann man aber unter
dieses Maß entschieden heruntergehen, da andere Eingriffe gerade hier weniger gefahrlos
sind als sonst.
[2]) Siehe Ihm, l. c.
[3]) L'art des accouchements. 1780.
[4]) Principes sur l'art des accouchements. 1787. S. 430.
[5]) Arch. f. Gyn. V. S. 306.

aber öfters erst nach dem Blasensprung entsteht oder erkannt wird und die Reduktion der Rumpfhaltung allein oft nicht zum Ziel führt, hat sich das Schatzsche Verfahren nicht einzubürgern vermocht. Andererseits hat Schatz zum erstenmal den Wert der Korrektion der Rumpfhaltung für die Umwandlung richtig erkannt und damit den späteren Umwandlungsmethoden den Weg gebahnt. Diese bestehen in einem kombinierten Vorgehen, durch welches es möglich ist, sowohl die Kopf- als auch die Rumpfhaltung anzugreifen. Während Ziegenspeck[1]), v. Weiß[2]) und Peters[3]) so vorgingen, daß sie gewissermaßen zwei Handgriffe („Baudelocque" und „Schatz") neben- oder nacheinander ausführten, gebührt Thorn[4]) das Verdienst, zuerst einen einheitlichen, kombiniert auszuführenden Handgriff angegeben zu haben. Indem man auf Kopf und Rumpf der Frucht durch innere und äußere Handgriffe einwirkt, führt man die Lordose bei Gesichtslage in eine Kyphose bei Hinterhauptslage über.

Thorn suchte den Kopf dadurch zu drehen, daß er mit der inneren Hand an den Vorsprüngen des Gesichts angriff oder zwei Finger über das Hinterhaupt führte, um es herabzuholen. Heute ist die sicherste Technik für diesen Handgriff folgende: Die Kreißende wird mit erhöhtem Steiß ins Querbett[5]) gebracht. Nach Vorbereitung von Operateur und Kreißender (wie zur Wendung) wird in Narkose mit der der Rückenseite des Kindes entsprechenden Hand, d. h. bei erster Lage mit der rechten Hand u. u., in die Scheide eingegangen. Der Gebrauch eines Gleitmittels, wie flüssige Seife, ist ebenso wie bei der Wendung vorteilhaft. Die ganze Hand wird nunmehr vorsichtig seitlich vom Schädeldach in die Höhe geschoben, bis die Fingerspitzen das Hinterhaupt übergreifen können. Dann wird in einer Wehenpause das letztere soweit möglich herabgezogen und der Kopf in der bisher erzielten Haltung dadurch fixiert, daß die äußere Hand oberhalb der Symphyse auf der Seite des Kinns mit den Fingerspitzen eindrückt. Die innere Hand geht nun, was sie vorher nicht konnte, bis zum Nacken ganz um das Hinterhaupt herum und zieht es noch weiter herab in den Beckeneingang, die äußere Hand sucht dann durch Drängen der Brust nach der Seite des Rückens aus der Lordose des Kindes eine Kyphose herzustellen. Diesen Effekt kann man sich dadurch wesentlich erleichtern, daß um die gleiche Zeit eine Hilfsperson den Steiß des Kindes nach dessen Bauchseite hinüberdrängt. Wenn die Umwandlung gelingt, fühlt man deutlich die mit dem Tieftreten des Hinterhauptes einhergehende Veränderung der Rumpfhaltung. Ist das Zurückdrängen der Brust kein vollkommenes, oder läßt sich das Hinterhaupt nicht leicht bzw. nur mit der Tendenz, wieder zurückzugehen, in den Beckeneingang bringen, so ist die Umwandlung nicht vollkommen gelungen und die Gesichtslage kehrt in der Regel zurück.

Eine Modifikation des Thornschen Handgriffes empfiehlt Opitz (l. c. S. 133): die der Kinnseite entsprechende Hand geht hinter dem Kopf in die Höhe, um durch Druck mit dem Daumen am Kinn und Herabdrängen des Hinterhauptes mit den vier Fingern die Rotation zu bewerkstelligen. Auch Glöckner rät, die der Kinnseite entsprechende Hand zu nehmen, um die Rotation des Kopfes leichter zu bewerkstelligen. Ich habe diese Handgriffe versucht, halte sie aber, ebenso wie Thorn, nicht für besser, weil die Drehung des Kopfes erschwert ist.

---

¹) Volkmanns Vortr. Gynäkologie. Nr. 80 (alte Folge).
²) Volkmanns Vortr. Gynäkologie. Nr. 29 (neue Folge).
³) Zeitschr. f. Geb. u. Gyn. Bd. 32, S. 394. — Die manuelle Korrektur der Deflexionslagen. Wien u. Leipzig, Braumüller 1895.
⁴) Zeitschr. f. Geb. u. Gyn. Bd. 13, S. 186 u. Bd. 31, S. 1. — Volkmanns Vortr. Gyn. Nr. 123 (neue Folge).
⁵) Thorn verwendete die Seitenlage (Seite des Kinns), was ich für unvorteilhaft halte.

Wesentlich leichter ist eine andere Art der Technik, die ich seit einer Reihe von Jahren anwende, bei der man überhaupt keine Hilfsperson braucht, und bei der die Hand nicht in die unter Umständen gefährdete Partie der Cervix (auf der Seite des Schädeldaches) eingeführt wird. Man geht mit der ganzen Hand, und zwar der der Seite des Kinns entsprechenden, also bei I. Lage mit der linken u. u., seitlich vom Kinn ein, hakt mit dem Daumen tief in den Mund ein und schiebt mit ihm das Kinn in die Höhe; gleich-

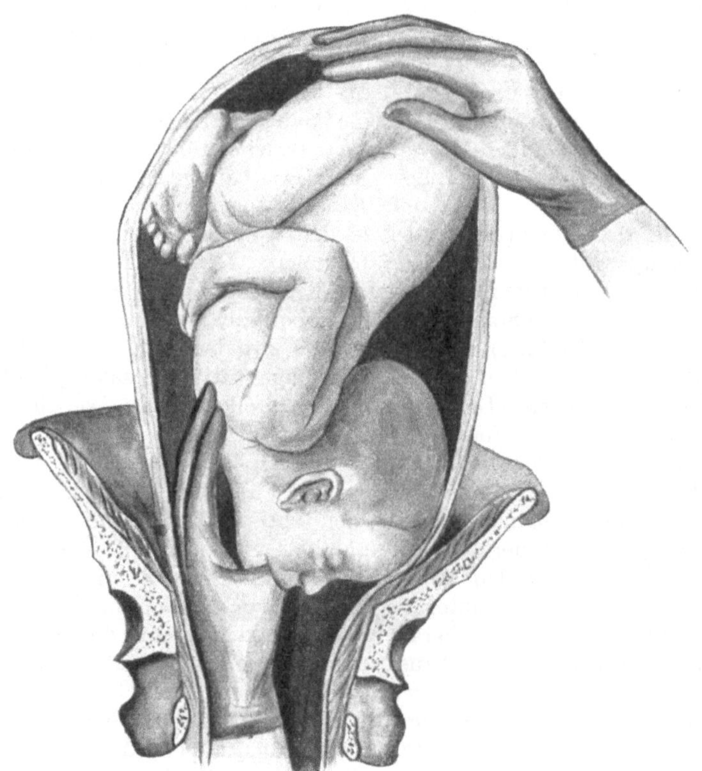

Fig. 23.
Umwandlung der Gesichtslage nach Zangemeister.

zeitig drängen die Fingerspitzen die Brust nach der Seite des Rückens. Die äußere Hand umgreift zunächst den Fundus und übt auf Hinterhaupt oder Steiß einen Druck nach dem Becken aus, um zu verhindern, daß mit dem Hochschieben des Kinns das ganze Kind hochgeschoben wird. Sobald die Rotation des Kopfes fühlbar ist, drängt die äußere Hand den Steiß nach der Seite des Bauches (s. Fig. 23).

Schatz[1]) empfahl übrigens bereits — ähnlich meinem Handgriff — durch Druck der am Kinn vorbeigeschobenen Hand die Brust nach der Rückenseite zu schieben, während die äußere Hand das Hinterhaupt zum Beckeneingang drängt.

Bei Stirneinstellung ist die Umwandlung im ganzen technisch leichter (Thorn), da die vorhandene Deflexion geringer ist als bei typischer Gesichtslage.

---

[1]) Encykl. d. Geburtsh. u. Gyn. Sänger und von Herff. 1900. I. S. 387.

Schwierigkeiten und Gefahren. Die Umwandlung nach der Thornschen Methode (Umgreifen des Hinterhauptes) ist technisch keineswegs leicht und ungefährlich; das Herabziehen des Hinterhauptes gelingt — außer vielleicht gelegentlich bei Stirneinstellung — nie in einem Zuge, und beim Versuch nachzugreifen, um die Fingerspitzen dem Nacken näher zu bringen, weicht das Hinterhaupt sofort wieder nach oben zurück, falls es nicht gelingt, die zunächst erreichte Kopfstellung (durch Druck mit den Fingerspitzen der äußeren Hand in der Gegend des Gesichtes) zu fixieren, was bei dicken Bauchdecken und mangelhafter Narkose recht schwierig sein kann.

Auch durch eine starke Formveränderung des Schädels (primäre Gesichtslagen oder solche, bei denen die Geburt nach dem Blasensprung schon lange gedauert hat) kann die Reduktion erschwert sein; es gelingt dann unter Umständen überhaupt nicht eine Schädellage herzustellen oder die Gesichtslage stellt sich bald wieder ein.

Mechanisch kommt dabei hauptsächlich der Umstand in Betracht, daß der Schädel von oben abgeflacht und das Hinterhaupt stark verlängert ist; die Reduktion des Kopfes ist infolgedessen mit der Querstellung eines langen Hebelarms verknüpft, welche nicht nur schwierig und gefährlich ist, sondern welche auch den Erfolg in Frage stellen kann, indem durch den Druck des gespannten unteren Uterinsegmentes auf das Hinterhaupt die ursprüngliche Kopfhaltung wieder angestrebt wird.

Schwierig kann die Umwandlung auch dadurch sein, daß infolge der vorgeschrittenen Retraktion des Uterus die Beweglichkeit der Frucht beschränkt ist. Ebenso können augenblickliche Wehen das Redressement der Lordose erschweren. Es gelingt hier aber meist durch Vertiefen der Narkose und Abwarten, die nötige Erschlaffung herbeizuführen. Wird das nicht angestrebt oder erreicht, so rezidiviert die Gesichtslage mehr oder weniger schnell nach der in solchen Fällen eben nicht vollkommen gelungenen Umwandlung.

Zur Vermeidung dieser Schwierigkeiten empfehle ich zunächst, sich an den von mir erprobten Handgriff zu halten; er ist technisch leichter und nebenbei auch weniger gefährlich als das Thornsche Verfahren und dessen bisherige Modifikationen. Sodann ist der Gebrauch der ganzen Hand unbedingtes Erfordernis; ein Hantieren mit der halben Hand oder gar nur zwei Fingern ist völlig unsicher.

Andere Schwierigkeiten gehen vom Kind aus: Mißbildungen, vor allem die sich häufig in Gesichtslage einstellenden Anenzephalen und die Enzephalozele, ferner fötale Strumen vermögen die Umwandlung zu vereiteln oder ergeben sofort ein Rezidiv. Die Umwandlung ist hier überhaupt zwecklos.

Die Gefahren der Umwandlungen bestehen für die Mutter in der Möglichkeit der Infektion und der Uterusruptur. Die Infektionsgefahr ist offenbar nicht erheblich, jedenfalls nicht größer als bei einfachen Wendungen u. dgl.

Infektionstodesfälle sind bisher nicht bekannt geworden.

Eine Uterusruptur kann durch die Umwandlung insofern bedingt werden als, namentlich bei schon bestehender Ausziehung der Zervix, die Querstellung des im Verlauf der Schwangerschaft oder der Geburt (infolge der Gesichtslage) verlängerten frontookzipitalen Kopfdurchmessers eine starke Dehnung des unteren Uterinsegmentes auf der Seite des Hinterhauptes zur Folge hat. Die Gefahr wächst natürlich, wenn auf dem Hinterhaupt noch die Hand des Operateurs liegt und arbeitet, d. h. wenn nach der Thornschen Methode umgewandelt wird.

Unter 68 Umwandlungen trat zweimal eine Uterusruptur ein, die beide Male zum Tode führte (Opitz).

Diese Gefahr wird zweifellos vermindert, wenn die Umwandlung nach der von mir angegebenen Modifikation durchgeführt wird, bei welcher auf der Gesichtsseite operiert wird.

Bei drohender Uterusruptur ist aber die Umwandlung auch in dieser Art nicht ohne Gefahr, besonders wenn nach der Rektifikation die Spontangeburt angestrebt wird.

Eine seltene und offenbar mit der Umwandlung nicht direkt zusammenhängende Gefahr ist die der Plazentarablösung. Opitz erwähnt unter seinen Fällen ein derartiges Ereignis.

Für das Kind liegt die Gefahr der Umwandlung lediglich darin, daß es nach derselben öfters plötzlich asphyktisch wird, namentlich wenn die Geburt sich noch über eine Reihe von Stunden hinzieht (Thorn, Opitz).

Unter 44 Fällen gelungener Umwandlung (Opitz) wurden neun Kinder, allerdings in einigen Fällen nach einer noch recht langen Geburtsdauer, asphyktisch; von diesen konnten drei gerettet werden.

Auch die Gefahr des Nabelschnurvorfalles muß hier erwähnt werden; groß ist dieselbe allerdings nicht.

Unter 72 von Opitz mitgeteilten Fällen von Umwandlung trat das Ereignis zweimal ein.

Wie verhält man sich nach der Umwandlung? Als oberster Grundsatz muß gelten, daß die Geburt nach der Umwandlung genauestens weiter beobachtet wird; keinesfalls darf der Arzt die Kreißende verlassen. Vor allem sind die kindlichen Herztöne genau zu kontrollieren. Tritt eine Asphyxie ein, so ist, soweit dies technisch ohne wesentliche Gefährdung der Mutter möglich ist, zu entbinden, bei noch über dem Becken stehenden Kopf durch Wendung-Extraktion, bei im Becken stehenden Kopf durch die Zange. Ist der Kopf bereits ins Becken eingetreten, so soll man überhaupt nach einer Geburtsdauer von mehreren Stunden mit dem Forzeps entbinden, auch wenn das Kind noch nicht asphyktisch ist. Damit die Schädellage bestehen bleibt, ist es zweckmäßig, einen Druckverband auf den Fundus anzulegen, welcher die erreichte Rumpfkrümmung erhält. Eine Lagerung der Kreißenden auf die Seite (rechte und linke) kann hingegen ein Rezidiv begünstigen.

Wie verhält man sich, wenn die Umwandlung mißlingt? In der Regel bemerkt der Operateur im Verlauf der Umwandlung, ob diese gelingt oder nicht. Rezidive nach wohlgelungener Umwandlung sind selten; gewöhnlich beruhen sie eben auf einer unvollkommen geglückten Umwandlung.

Solange ein dringender Anlaß zur Geburtsbeendigung nicht vorliegt, ist es dann jedenfalls das richtige, weiter abzuwarten, da erfahrungsgemäß (Thorn, Opitz) die Wehen auch bei mißlungener Umwandlung besser werden, und das Kind in Gesichtslage geboren wird oder der Kopf doch wenigstens ins Becken eintritt. Liegen dagegen noch andere Komplikationen vor (Nabelschnur- oder Armvorfall, plattes Becken) oder erscheint eine baldige Geburtsbeendigung aus anderen Gründen wünschenswert, so ist es richtiger, an die mißlungene Umwandlung — sofern noch möglich — die Wendung und Extraktion sofort anzuschließen.

Häufigkeit der Umwandlung. Die Umwandlung von Gesichtslagen gehört nicht zu den unumgänglich notwendigen Eingriffen, ohne welche eine geburtshilfliche Tätigkeit nicht denkbar wäre. Wer sich der Umwandlung nicht bedient, wird häufiger in anderer Weise bei Gesichtslage eingreifen müssen (Wendung und Extraktion, Forzeps usw.).

Da einzelne Kliniken zu Unrecht die Umwandlung gar nicht verwenden, lassen sich Angaben über ihre Häufigkeit nur aus solchen Kliniken machen, welche die Operation systematisch in das Bereich ihrer geburtshilflichen Therapie einbezogen haben. An der Berliner Universitäts-Frauenklinik wurde unter 374 Gesichtslagen der Jahre 1890—1900 (Opitz) 102 mal eingegriffen, nämlich: Umwandlung 69 mal = 18,4%, andere Operationen 33 mal = 8,8%. Aus der gleichen Klinik berichtet Wullstein (Diss. Berlin 1891) von 10 Umwandlungen bei 100 Gesichtslagen und Ihm (Diss. Berlin 1895) von 33 Umwandlungen bei 262 Gesichtslagen. Das entspricht einer mittleren Frequenz von etwa 14%, wobei aber zu bemerken ist, daß die Indikationen noch nicht so feststehende waren, wie wir sie heute aufstellen können, und daß damals, um das Verfahren zu erproben, relativ oft umgewandelt wurde. Bei einem Innehalten der oben gegebenen Grundsätze wird man auf eine Häufigkeit der Umwandlung von etwa 1 : 30 Gesichtslagen rechnen können. Das entspricht etwa einer Umwandlung unter 6000 Geburten. Die Operation ist daher eine seltene, so daß es stets nur wenige Geburtshelfer geben wird, welche eine Erfahrung darin besitzen.

Resultate: Bei einer Besprechung der Ergebnisse der Umwandlung kann lediglich diejenige nach Thorn in Betracht kommen, da die anderen Methoden heute nicht mehr gebräuchlich sind oder — wie die meinige — noch zu selten angewandt wurden. Die Statistik ist arm an diesbezüglichem Material, da die Thornsche Umwandlung in größerer Zahl fast ausschließlich an der Berliner Universitäts-Frauenklinik ausgeführt wurde.

Unter 57 Umwandlungsversuchen (Opitz) nach Thorn (exkl. der Mißbildungen) gelang sie 44 mal [dabei starben 9 Kinder[1])]; der Geburtsverlauf danach war folgender:

Hinterhauptslage, spontan .	36 mal	} † 5 Kinder
Forzeps	3 „	
Perforation	1 „	} † 4 Kinder,
Wendung und Extraktion .	4 „	

Sie mißlang (10) oder rezidivierte (2) oder führte zum Nabelschnurvorfall (1) 13 mal (dabei starben 6 Kinder); der Geburtsverlauf danach war folgender:

Gesichtslage, spontan . . .	5 mal	} † 4 Kinder
Forzeps	2 „	
Wendung und Extraktion .	6 „	† 2 Kinder.

Bezeichnet man als gelungen nur diejenigen Fälle, in welchen die Geburt nachher in Hinterhauptslage, spontan oder mittels Forzeps, zu Ende ging, so ergibt sich ein voller mechanischer Erfolg in 39 Fällen = 68,4%. Die kindliche Mortalität betrug in diesen Fällen 12,8%, während sie bei allen der Umwandlung unterworfenen Fällen 26,3%[2]) war.

Zur Beurteilung dieser Ergebnisse ist ein Vergleich mit den Verhältnissen bei Gesichtslage an sich notwendig. Nach Opitz (l. c. S. 127) beträgt die kindliche Mortalität bei Gesichtslagen, die spontan verlaufen, 9% (24 unter 261 Fällen); muß jedoch operativ eingegriffen werden, so erhöht sie sich auf 55% (17 von 31 Fällen).

Es geht daraus hervor, daß die Umwandlung (allerdings diejenige nach Thorn), selbst wenn sie gelingt, eine schlechtere Prognose für das Kind ergibt, als wenn die Gesichtslage spontan verläuft. Dabei ist allerdings zu

---

[1]) Opitz rechnet nachträglich gestorbene Kinder mit und kommt daher zu etwas anderen Zahlen.

[2]) Ihm fand in der von ihm bearbeiteten Serie von Umwandlungen eine kindliche Mortalität von 21,1%.

berücksichtigen, daß die Umwandlung häufig gerade dann gemacht wurde, wenn gewisse Komplikationen vorhanden oder zu erwarten waren.

Die kindliche Mortalität ist auch nach Mißlingen der Umwandlung im ganzen nicht schlechter als bei anderen operativen Interventionen bei Gesichtslage (46% gegen 55%).

Die mütterliche Mortalität beträgt ca. 3% (2 Todesfälle [an Uterusruptur] unter 68 Umwandlungen nach Thorn (Wullstein, Ihm, Opitz).

Anhang.

Wiewohl wir uns hier nur mit den Umwandlungen von Kopfeinstellungen über dem Beckeneingang befassen, soll hier der Vollständigkeit halber angeführt werden, daß bei Stirnlage die Umwandlung auch bei tief im Becken stehendem Kopf gelang (v. Weiß). Auch bei mentoposteriorer Gesichtslage (einer Anomalie, von der man nur sprechen kann, wenn der Kopf bereits im Becken steht oder sich das Kinn trotz Tiefertretens des Kopfes mehr und mehr nach hinten dreht) kann eine Umwandlung der Gesichtslage versucht werden, bevor das lebende Kind perforiert wird. Zunächst ist hier an die Möglichkeit einer spontanen Umwandlung — begünstigt durch Aufstehenlassen der Kreißenden — zu denken, welche durch den Fall von Walz (s. S. 125) als möglich erwiesen ist. Im allgemeinen wird man (allerdings sehr vorsichtig!) versuchen, den Kopf manuell [Volland[1])] oder mittels der Zange zu drehen, um aus der mentoposterioren eine mentoanteriore Gesichtslage zu erzeugen[2]), oder nach F. A. Kehrer (oper. Geburtsh. 1891. S. 194) den Kopf mit dem Kinn nach hinten zu entwickeln. In einzelnen Fällen scheint es nicht unschwer zu gelingen, das vor dem Hals mit dem Forzeps erfaßte Hinterhaupt herabzuziehen und während der Extraktion noch im Becken eine Hinterhauptslage herzustellen.

2. Umwandlung in Gesichtseinstellung oder Gesichtslage.

Da die Gesichtslage für Mutter und Kind immer noch erheblich günstiger ist, als eine Stirnlage, kann man versuchen, bei persistierender Stirneinstellung, also wenn aus der Stirneinstellung ausnahmsweise eine Stirnlage zu werden droht, umzuwandeln. Wenn irgend möglich, wird man dabei eine Schädellage anstreben, wenn man sich entschlossen hat, operativ einzugreifen. Da sich die Stirneinstellung in der Regel spontan in eine Gesichtslage verwandelt, wird man zunächst versuchen, diesen Vorgang durch geeignete Lagerung der Kreißenden (auf die Seite des Kinns) zu fördern, oder wenn dies keinen Erfolg hat, auf die Seite des Hinterhauptes lagern, damit sich womöglich noch eine Schädellage ausbildet. Ausnahmsweise wird man aber auch in die Lage kommen können, durch innere Handgriffe die Stirneinstellung in Gesichtseinstellung zu verwandeln, sei es, daß die Umwandlung in Hinterhauptslage vergeblich versucht wurde, sei es, daß sie aus irgendeinem Grund von vornherein aussichtslos erscheint. Auch innerhalb der Zange kann eine Umwandlung in Gesichtslage, sogar aus Vorderhauptslage, eintreten[3]).

---

[1]) Zentralbl. f. Gyn. 1887. Nr. 46. 1897. S. 1466.

[2]) Scanzoni, Hohl, Winkel; neuerdings Unterberger, Zentralbl. f. Gyn. Nr. 140, S. 291. — Reed, Amer. Journ. of Obst. Bd. 51, S. 615.

[3]) Siehe v. Franqué, Winckels Handb. d. Geb. Bd. II, 3. 1582/4. — Vgl. auch Zangemeister, Zentralbl. f. Gyn. 1908. S. 664.

Rose[1]) empfiehlt zur Umwandlung mit den Fingern in den Mund einzugehen und durch Herabziehen des Oberkiefers den Eintritt einer Gesichtslage zu begünstigen.

3. Umwandlung der Hinterscheitelbeineinstellung.

Da die Hinterscheitelbeineinstellung — soweit es sich nicht um ein vorübergehendes Stadium einer solchen Einstellung gleich nach dem Blasensprung handelt (vor dem Blasensprung verdient eine solche Kopfstellung überhaupt nicht jenen Namen, oder sie muß besonders gekennzeichnet werden) — eine sehr ungünstige Prognose für Mutter und Kind ergibt, ist man seit langem bestrebt, sie im gegebenen Fall zu beseitigen. In zahlreichen Fällen ist hierfür die Wendung das einzig in Betracht kommende Verfahren. In anderen Fällen wäre dagegen ein Geburtsverlauf in Schädellage besonders erwünscht (z. B. bei Erstgebärenden) und ein Mittel zur Umwandlung der Hinter- in die weit günstigere Vorderscheitelbeineinstellung daher sehr willkommen.

Die Hinterscheitelbeineinstellung kommt fast ausnahmslos bei platten Becken vor [in 4%, beim III. Grad sogar in 31%[2])], bei normalem Becken (0,1%) lediglich bei abnorm großem bzw. breitem Kopf.

Zunächst kommt eine geeignete „Lagerung" der Kreißenden in Betracht. Litzmann[3]) beobachtete einen häufigen spontanen Übergang der Hinterscheitelbeineinstellung in günstigere Kopfstellungen. Diesen Vorgang kann man durch vertikale Rumpfhaltung der Kreißenden (Sitzen, Herumgehenlassen) begünstigen. Aber derartige spontane Umwandlungen vollziehen sich lediglich bei „primärer" Hinterscheitelbeineinstellung. Hat diese nach dem Blasensprung und erweitertem Muttermund bei guten Wehen erst einmal einige Stunden bestanden (typische, „sekundäre" Hinterscheitelbeineinstellung), dann ist auf eine spontane Umwandlung meist nicht mehr zu hoffen[4]). Die Einstellungskorrektion durch die übliche Lagerung ist dann in der Regel deshalb erfolglos, weil sich außer der abnormen Einstellung noch eine Veränderung der Rumpfhaltung ausgebildet hat. Bei der Hinterscheitelbeineinstellung ist eine solche ausgesprochen[5]). Die kindliche Rumpfachse ist nach der nach hinten gelegenen Fruchtseite geknickt; und ohne Ausgleich der Haltungsveränderung ist eine Korrektion der Einstellung ebenso unmöglich wie bei der Gesichtslage. Je stärker diese Knickung durch die Wehen bereits geworden ist, und je fester sie durch die retraktive Adaption des Uterus fixiert ist, um so schwieriger muß ein Ausgleich sein.

Daher ist folgende Lagerung zu versuchen: Die Kreißende wird mit erhöhtem Steiß, also in lordotischer Körperhaltung, ins Kreißbett gebracht. Abgesehen von einer Erweiterung des Beckeneinganges kann hierdurch die Knickung der kindlichen Rumpfachse aufgehoben werden.

Die manuellen Umwandlungsversuche waren bei (sekundärer) Hinterscheitelbeineinstellung, wenigstens in der bisher unternommenen Art, bei der es sich lediglich um eine Korrektur der Kopfhaltung handelte, aus eben diesem Grund fast ausnahmslos ohne Erfolg[6]). Daß aber derartige Handgriffe gelegentlich zum Ziel führen, zeigt der von Michaelis mitgeteilte Fall

---

[1]) Zentralbl. f. Gyn. 1897. S. 1457.

[2]) Vgl. Zangemeister, Zentr. f. Gyn. 1922, S. 1395.

[3]) Arch. f. Gyn. II, S. 433. — Volkmanns Vortr. Nr. 24.

[4]) Vgl. Zangemeister, Hegars Beitr. Bd. 6, S. 365.

[5]) Vgl. Braune und Zweifel, Gefrierdurchschnitte. Leipzig 1890. S. 53. — Schatz, Zentralbl. f. Gyn. 1901. S. 1097.

[6]) Vgl. v. Franqué in v. Winckels Handb. d. Geb. Bd. II. 3. S. 1597.

einer gelungenen Umwandlung einer Hinter- in Vorderscheitelbeineinstellung (zugleich mit der Reposition der vorgefallenen Nabelschnur[1]).

In allererster Zeit kann auch ein von Michaelis und Litzmann empfohlener Druck auf den Kopf oberhalb der Symphyse erfolgreich sein.

Es ist wohl möglich, daß bei einer geeigneteren Technik, welche analog dem Thornschen Handgriffe außer der Kopf- auch die Rumpfhaltung berücksichtigt, die Erfolge der Umwandlung auch bei Hinterscheitelbeineinstellung besser werden.

4. Umwandlung der Steiß- in Fußlage.
(Herunterholen des Fußes.)

Obwohl die Steißlage ebenso einen natürlichen Verlauf zu nehmen pflegt wie die Fußlage und ihre Prognose bei spontanem Verlauf sogar für Mutter und Kind günstiger ist als bei Fußlage, so ist die Herstellung einer Fuß- aus der Steißlage doch gelegentlich zweckmäßig, entweder um sofort zu extrahieren oder um den Verlauf der Geburt mehr beherrschen zu können. Während wir am Steiß nur mangelhafte Angriffspunkte haben, um die Austreibungs- und unter Umständen auch die Eröffnungsperiode zu fördern, bietet die Fußlage die Möglichkeit, durch Zug am Fuß jederzeit in technisch einfacher Weise eingreifen zu können. Zwar können wir den Standpunkt älterer Geburtshelfer heute nicht mehr gutheißen, jede Steißlage prophylaktisch in eine Fußlage zu verwandeln, um im Fall der Not technisch leichter operieren zu können. Denn diese Umwandlung bringt ihrerseits gewisse Gefahren für Mutter und Kind mit sich, die in keinem Verhältnis zu den sich hie und da aus der Umwandlung ergebenden Vorteilen stehen. Außerdem ist der Geburtsverlauf bei Fußlage demjenigen bei Steißlage nicht gleichwertig, geschweige denn überlegen; die Erweiterung der Weichteile, insbesondere des Muttermundes, durch den voluminösen Steiß ist, namentlich bei Erstgebärenden, eine bessere als bei Fußlage, selbst der unvollkommenen, wodurch der nachfolgende Kopf leichter und schneller geboren werden kann.

Wenn aber sofort oder voraussichtlich später extrahiert werden muß, bietet die Umwandlung einer Steiß- in eine Fußlage zweifellos Vorteile.

Dies wird durch folgende Zahlen gekennzeichnet: nach Meyer-Ruegg betrug die kindliche Mortalität bei spontanem Verlauf: Steißlage 8%, Fußlage 21%; bei Extraktion: Steißlage 26%, Fußlage 15%.

Indikationen. 1. Gefahren jeder Art für Mutter und Kind im Verlauf von Steißlagen, welche eine Beendigung der Geburt erheischen.

Hier wird die Umwandlung gemacht, um die sofort vorzunehmende Extraktion in technisch leichterer Weise durchführen zu können. Hierher gehören Eklampsie, vorzeitige Plazentarlösung (außer bei Plac. praevia!), Infektionsfieber, inkompensierte Herzfehler, kindliche Asphyxie u. dgl.

2. Bei gewissen Komplikationen empfiehlt es sich, die Umwandlung **prophylaktisch** vorzunehmen, d. h. ohne daß bereits bedrohliche Störungen im Befinden von Mutter oder Kind vorhanden sind, wenn nach Lage der Dinge das Auftreten solcher Störungen zu erwarten ist. Die Umwandlung hat hier den Zweck, eine Situation zu schaffen, welche für eine etwa nötig werdende künstliche Beschleunigung oder Beendigung der Geburt günstiger ist. Hierher gehören Faktoren, welche die Geburt in die Länge zu ziehen pflegen, vor allem

---

[1] Michaelis-Litzmann, Das enge Becken. Leipzig 1865. § 220. S. 161. Beobacht. V.

enges Becken, Wehenschwäche, Rigidität der Weichteile (alte Erstgebärende); ferner ist hierher zu zählen der Hochstand des Retraktionsringes, sofern er nicht die sofortige Entbindung erfordert, Nabelschnurvorfall, falls das Kind nicht bereits asphyktisch ist.

3. Bei Placenta praevia ist die Umwandlung vorzunehmen, weil der Steiß bei unvollkommen erweitertem Muttermund, wie er hier fast immer in Betracht kommt, die Gegend der Plazentarablösung weniger sicher und fest tamponiert, als es bei durch den Muttermund geleitetem Fuß der Fall ist; außerdem gestattet der Fuß im Fall eines für die Blutstillung ungenügenden Druckes des Beckenendes auf die blutende Partie den letzteren durch Zugwirkung zu verstärken.

Mit dem Herunterholen des Fußes ist bei Placenta praevia außerdem die Sprengung der Eiblase verbunden, durch welche die Blutstillung ebenfalls gefördert wird, weil die weitere Ablösung der Plazenta damit aufzuhören pflegt.

Da man bei Placenta praevia nicht extrahieren darf, geschieht hier das Herunterholen des Fußes, im Gegensatz zu den ersten beiden Indikationen, nicht im Hinblick auf die Extraktion.

Vorbedingungen. 1. Der Steiß soll noch nicht tief im Becken stehen.

Diese Vorbedingung hat nur eine beschränkte Gültigkeit. Naturgemäß ist das Herunterholen eines Fußes, bei dem die ganze Hand neben dem Steiß oft bis zur Brust des Kindes emporgeführt werden muß, am leichtesten, wenn der Steiß noch beweglich über dem Beckeneingang steht. Gerade in solchen Fällen pflegen die Beine noch gekreuzt auf dem Bauche zu liegen, und die Füße sind dadurch relativ leicht erreichbar, um so mehr als sich der Steiß meist etwas nach oben drängen und seitlich verschieben läßt, um die Hand vorbeizulassen.

Oft ist aber das Herunterholen des Fußes auch noch relativ leicht ausführbar, wenn der Steiß bereits mit einem großen Segment den Beckeneingang passiert hat. Selbst wenn er schon ganz im Beckenkanal steht, macht das Herunterholen eines Fußes bisweilen nur geringe Schwierigkeiten. Es kommt dabei darauf an, ob neben dem Steiß genügend Raum ist, um die Hand vorbeizuführen, wie es bei Mehrgebärenden und nicht zu großem Kind öfters der Fall ist. Auch die Haltung der Beine spielt eine Rolle, insofern der Fuß um so leichter erreichbar ist, je mehr die normale Flexion der Unterschenkel erhalten ist. Der Fuß liegt dann mitunter dicht über dem Steiß, am ausgesprochensten bei „Steißfußlagen". Gelegentlich sind allerdings die räumlichen Verhältnisse in der Scheide so eng (z. B. bei Erstgebärenden, weit vorgeschrittener Retraktion des Uterus, durch welche die Scheidenwände nach oben angespannt sind), daß man die Hand ohne Gefahr einer Scheidenzerreißung nicht vorbeiführen kann. In anderen Fällen kommt man zwar noch mit der Hand am Steiß vorbei, aber die Beine sind am Rumpf hochgeschlagen und der enge Retraktionsring gestattet nicht an den Fuß zu gelangen oder ihn herunterzuschlagen.

Da die Umwandlung der Steiß- in eine Fußlage die Schwierigkeiten und Gefahren einer notwendig gewordenen Extraktion erheblich verringert, so ist ein vorsichtiger Versuch, den Fuß herunterzuholen bei im Becken stehenden Steiß dann unbedingt anzuraten, um so mehr, als er gelegentlich, wie erwähnt, überraschend leicht erfolgreich ist.

2. Der Muttermund soll wenigstens handtellergroß, womöglich vollständig erweitert sein.

Wenn schon aus technischen Gründen eine gewisse Erweiterung des Muttermundes notwendig ist, um die ganze Hand einführen zu können, so ist diese Vorbedingung noch mehr im Hinblick auf die Extraktion einzuhalten, die entweder von vornherein in Aussicht genommen war oder sich bald nach der Umwandlung unvorhergesehenerweise als nötig erweisen kann.

Das ist z. B. der Fall, wenn das Kind nach der Umwandlung plötzlich asphyktisch wird, ein Ereignis, welches nach dem Herunterholen des Fußes, ähnlich wie nach der Wendung, nicht ganz selten eintritt.

Kontraindikationen. Die Umwandlung der Steiß- in Fußlage ist bei drohender Uterusruptur, ebenso natürlich bei eingetretener Ruptur, zu widerraten. Das Eingehen mit der ganzen Hand bis zum Fuß bringt, sofern er nicht neben dem Steiß liegt, eine gewisse Dehnung der Zervix mit sich, die bei bereits vorhandener Überdehnung naturgemäß zur Ruptur führen kann.

Bei totem Kind wird man im allgemeinen die Umwandlung ebenfalls nicht vornehmen, es sei denn, daß sie ganz leicht ist. Denn hier, wo die Schonung des Kindes zurücktritt, kann man mit dem Haken oder dem Kranioklasten in für die Mutter gefahrloserer Weise extrahieren. Eine Ausnahme macht hier aber die Placenta praevia, bei welcher das Herunterholen des Fußes auch bei totem Kind im Interesse der Mutter vorteilhaft ist.

Ausführung. Das Herunterholen des Fußes ist ein größerer geburtshilflicher Eingriff, bei dem die ganze Hand zumeist bis in den Uterus eingehen muß. Narkose ist in der Regel nicht zu entbehren. Nach exakter Desinfektion von Operateur und Kreißender geht die ganze Hand — der Gebrauch eines Gleitmittels (flüssige Seife) ist sehr zu empfehlen — im Querbett in die Scheide ein, und zwar bei erster Steißlage die linke und umgekehrt. Bei enger Vulva ist das Anlegen eines seitlichen Scheidendammschnittes namentlich dann zweckmäßig, wenn die Extraktion angeschlossen werden soll.

Seitenlage (siehe bei der Wendung), wobei die Kreißende auf die Seite der kleinen Teile gelegt wird, ist im allgemeinen entbehrlich. Immerhin kann sie gelegentlich das Herankommen an den Fuß erleichtern.

Die Hand wird auf der Bauchseite des Kindes flach mit der Hohlhand dem Bauch zugekehrt hochgeschoben und zwar bis zum Fuß. Sofern er nicht dicht am Steiß liegt, wird er, namentlich bei nicht mehr ganz beweglichem Steiß, meist erst hoch oben an der kindlichen Brust erreicht.

Man darf sich nicht damit begnügen, nur bis zum Knie in die Höhe zu gehen, in der Hoffnung, durch Zug den Fuß herunterschlagen zu können. Dies gelingt nicht und kann leicht zu einer Knochenverletzung führen.

Man wählt stets den vorderen Fuß, da er sich meist leichter herunterholen läßt, und da die Ausstoßung oder Extraktion des Kindes dann weniger leicht auf Schwierigkeiten stößt (siehe S. 99). Der Fuß wird mit dem zweiten und dritten Finger evtl. unter Zuhilfenahme des Daumens erfaßt und heruntergeleitet, was ohne Schwierigkeiten geht, wenn man den Fuß über den Bauch nach unten und etwas nach hinten führt. Um auch in solchen Fällen den Fuß noch herabholen zu können, in denen man wohl noch bis zum Knie, nicht mehr aber bis zum Fuß gelangen kann, empfiehlt Pinard, den Oberschenkel nach dem kindlichen Rücken zu drängen, also ihn übermäßig zu flektieren und etwas zu abduzieren. Dadurch wird der Fuß heruntergezogen und gelangt in das Bereich der ausgestreckten vier Finger, während der Daumen die Hyperflexion des Oberschenkels fixiert. Der Pinardsche Hilfsgriff ist gelegentlich von Vorteil; daß er die Schwierigkeit nicht immer behebt, liegt in der Natur der Sache.

Das Herunterholen des Fußes kann, wie oben bereits ausgeführt, mißlingen, wenn der Steiß bereits zu tief steht oder die Retraktion des Uterus zu weit vorgeschritten ist. Es bleibt dann nichts übrig, als die Umwandlung aufzugeben und die evtl. notwendige Entbindung durch Extraktion am Steiß vorzunehmen.

Bei Placenta praevia wird die Umwandlung so gemacht, daß man nur zwei Finger durch den Zervikalkanal führt und analog der vorzeitigen inneren Wendung verfährt.

Aus der Statistik von Wetzel[1]) ergibt sich eine kindliche Mortalität bei der Extraktion am heruntergeholten Fuß von 23%, während die Extraktion in Steißlage mit 26% Mortalität behaftet ist. Wir (Vogelsang, Diss. 1920) hatten unter den Steißlagen eine kindliche Mortalität von 9% bei spontanem Verlauf (einschl. Manualhilfe), 18% bei Extraktion und 30% bei Herunterholen des Fußes (ohne sofortige Extraktion). Es zeigt dies, daß die Umwandlung oder deren Versuch bei Steißlage dann jedenfalls berechtigt ist, wenn extrahiert werden muß. Andererseits bringt das Herunterholen des Fußes aber an sich eine gewisse Schädigung des Kindes mit sich, da Geburten in Steißlage ebensowohl wie in Fußlage, selbst wenn extrahiert wird, im ganzen eine günstigere Mortalität haben als die Fälle, die lediglich der Umwandlung unterworfen wurden, wobei allerdings die Geburtskomplikation auch eine Rolle spielt, die die Umwandlung öfters veranlaßt hat.

Die Gefahren der Umwandlung liegen für das Kind vor allem in der sich nach derselben, ähnlich wie nach der Wendung, öfters einstellenden Asphyxie, ferner in Knochenverletzungen, die allerdings bei vorsichtigem Operieren wohl stets vermeidbar sind. Für die Mutter bringt die Umwandlung außer einer Erhöhung der Infektionsgefahr die Möglichkeit von Einrissen, vornehmlich in der Scheide und am Damm mit sich.

---

[1]) Dissert. Königsberg 1903.

VI. Störungen
und Operationen der Nachgeburtsperiode.

Von

W. Zangemeister, Marburg.

Bei Besprechung der Störungen der Nachgeburtsperiode sollen hier nur diejenigen Anomalien berücksichtigt werden, welche in einem bestimmten Zusammenhang mit diesem Abschnitt der Geburt stehen, oder welche zeitlich häufig oder immer mit der Plazentarperiode zusammenfallen. Die Häufigkeit solcher Störungen geht aus einer Arbeit Streckers[1]) hervor (2,6%). Frühgeburten sind besonders stark beteiligt ($^1/_4$ der Fälle).

Wir teilen sie ein in A. Störungen der Ablösung der Plazenta von der Uteruswand, B. Störungen der Ausstoßung der Plazenta aus dem Uterus und C. Störungen der Ausstoßung der in die Scheide geborenen Plazenta. D. Blutungen aus der Plazentarstelle (Rißblutungen werden an anderer Stelle besprochen).

Störungen der Ablösung der Plazenta von der Uteruswand.

Anatomie und Physiologie. In dem Augenblick, in welchem sich der Uterushohlmuskel infolge des Austrittes des Kindes erheblich verkleinert, beginnt sich die Plazenta von der Uteruswand abzulösen. Dieser Zeitpunkt trifft in der Regel mit dem der vollendeten Geburt des Kindes zusammen, kann jedoch auch unter normalen Verhältnissen je nach der Schnelligkeit, mit der die Geburt erfolgt und mit der sich der Hohlmuskel retrahiert, variieren. Die Ursache für die Ablösung der Plazenta von ihrer Unterlage ist vornehmlich darin zu suchen, daß sich die Uteruswand auch an der Haftstelle der Plazenta durch die mit dem Austritt des Kindes aus dem Uterus eintretende Retraktion derart verkleinert, und zwar auf etwa $^1/_6 - ^1/_8$ des Flächenraumes, daß die lockeren dezidualen Verbindungen zwischen Plazenta und Uteruswand zerrissen werden, weil die Plazenta mit ihrer basalen Fläche einer derartigen Verkleinerung ihrer Haftstelle nicht zu folgen vermag.

Daß das Moment der Verkleinerung der Haftfläche die Hauptrolle bei der Lösung der Plazenta spielt, lehrt die Pathologie; denn die Plazenta löst sich ausnahmsweise auch schon vor Beendigung der Geburt des Kindes dann, wenn der Hohlmuskel sich vordem erheblich verkleinert, z. B. bei Uterusruptur, nach der Geburt des ersten Zwillings, nach dem Blasensprung besonders bei Hydramnion. Andere für die Lösung verantwortlich gemachte Faktoren, wie die Schwerkraft, das Fortfallen des Uterusinnendruckes, ein retroplazentares Hämatom, Blutüberfüllung in der Decidua (Frankl), kommen in der Regel nicht oder nur unterstützend in Betracht. Der Uterusinnendruck bleibt infolge der Retraktion des Hohlmuskels auch in der Plazentarperiode erhalten. Die Schwerkraft kann nur bei Geburten in aufrechter Körperhaltung eine Rolle spielen. Ein retroplazentares Hämatom setzt bereits eine Lösung der Plazenta voraus und kann somit höchstens die weitere Ablösung der

---

[1]) Mon. f. Geb. u. Gyn. Bd. 60. S. 293.

Plazenta befördern. Plötzliche Blutüberfüllung in den decidualen Gefäßen kommt bei Eklampsie häufig vor, ohne daß sich hier die Plazenta besonders häufig vorzeitig löst.

Die normale Ablösung der Plazenta ist hingegen noch von einer Reihe von Umständen abhängig, deren Alteration zu Störungen der Lösung führen kann. Zu diesen gehört die Form und Konsistenz der Plazenta, ferner die Art der dezidualen Verbindung der Plazenta mit der Uteruswand, und schließlich die kontraktile Tätigkeit des Uterusmuskels, insofern sie die weitere Retraktion veranlaßt bzw. begünstigt.

Was den ersten Punkt betrifft, so löst sich die Plazenta im allgemeinen um so leichter, je dicker und resistenter sie ist und umgekehrt. Die Decidua basalis ist in ihren tieferen Schichten spongiös gebaut. Die zarten Verbindungsbrücken, welche die Maschenräume dieses Teiles der Decidua umgeben, zerreißen durch die oben geschilderte Verschiebung der Uteruswand gegenüber der Plazenta, indes die oberflächliche, kompaktere Schicht der Decidua an der sich ablösenden Plazenta haften bleibt.

Pathologie. Aus den bisherigen Darlegungen geht hervor, daß die Ablösung der Plazenta durch verschiedenartige Anomalien beeinflußt werden kann. Dieselben sind zu suchen in Störungen, welche die Kontraktions- und Retraktionsfähigkeit des Uterus, speziell an der Plazentarstelle betreffen, ferner in solchen, welche von der Beschaffenheit der Decidua basalis, und solchen, welche vom Bau der Plazenta selbst herrühren.

a) Störungen der Kontraktions- und Retraktionsfähigkeit des Uterus können auf die Plazentarablösung dann einwirken, wenn sie das Bereich des Plazentarsitzes betreffen. Hierher gehört entweder eine geringere Kontraktionstendenz des Uterus im allgemeinen („Wehenschwäche", „Atonie") oder eine solche, welche sich speziell im Plazentarbereich abspielt („Paralyse der Plazentarstelle") oder eine verminderte Retraktionsneigung, welche trotz guter Wehen bestehen kann. Die Ursache solcher funktionellen Störungen liegt in einer schlechten Entwicklung oder in degenerativen Prozessen oder Erkrankungen der Uterusmuskulatur. Auch Neubildungen (Myome) und Mißbildungen des Uterus (Uterus uni-, bicornis, arcuatus) kommen hier in Betracht. Eine abnorme Verdünnung der Uteruswand im Bereich der Plazentarstelle hat ihre Ursache zumeist in Anomalien der Eiimplantation, teils infolge dystopischen Eisitzes (Tubenecken-, Zervix plazenta), teils infolge von Veränderungen des Endometriums oder der Uterusmuskulatur oder infolge der oben erwähnten Mißbildungen des Uterus.

Außer diesen Störungen kann die Retraktilität der Uterusmuskulatur insbesondere an der Plazentarstelle passiv reduziert sein. So können metritische Veränderungen, intramurale Myome die retraktive Verkleinerung der Uteruswand erschweren. Auch eine in der Nachgeburtsperiode in den Uterus hinein erfolgende stärkere Blutung (Coagulum) kann die Uteruswand an der Retraktion behindern und dadurch die weitere Ablösung der Plazenta ins Stocken bringen.

b) Häufiger bedingen Anomalien der Verbindung der Plazenta mit der Uteruswand Störungen der Plazentarlösung (Placenta accreta, increta). Sie haben ihre Ursache in dezidualen Entwicklungsstörungen. Entweder vermissen wir in der zur Lösung bestimmten Schicht ganz oder stellenweise das spongiöse lockere Gefüge (Langhans, Berry-Hart, Baisch). In anderen Fällen ist die Decidua basalis überhaupt so mangelhaft entwickelt, daß die Plazentarzotten unmittelbar auf oder sogar in der Muskulatur inserieren (Hofmeier, Meyer-Ruegg, H. W. Freund und Hitschmann[1]), Verhält-

---

[1]) Literatur: Meyer-Ruegg, Winckels Handb. II, 3. S. 2107. — Freund und Hitschmann, ebenda S. 2212. — Leo, Heg. Beitr. XV. S. 75. — Baisch, Arbeit. a. d. path. Inst. zu Tübingen (Baumgarten), Bd. VI. S. 265. — Schweitzer, Arch. f. Gyn. 109. S. 618. — Dietrich, Zentralbl. f. Gyn. 1920. S. 1241. — Klin. Woch. 1923, S. 1461. — Zeitschr. f. Geb. u. Gyn. Bd. 84 S. 579.

nisse, welche sich besonders häufig und ausgesprochen bei zervikaler Plazenta[1]) vorfinden. Auch bei Atrophie der Uterusmucosa (Hypoplasie, sekundäre Aplasie), chronischer Endometritis und Metropathie, bei Myomen, Narben u. dgl. kommen solche Störungen zustande. Die Ablösung vollzieht sich in derartigen Bezirken entweder gar nicht spontan oder innerhalb der Muskelschichten des Uterus oder innerhalb der Plazenta selbst. Im letzteren Fall bleibt eine Anzahl von Haftzotten an der Plazentarstelle zurück und die ausgestoßene Plazenta zeigt im entsprechenden Bezirk eine mehr oder weniger zerfetzte, rötliche Oberfläche. Im ersteren Fall wird die Uteruswand arrodiert, und wir finden auf der ausgestoßenen Plazenta Reste glatter Muskulatur (Zangemeister).

c) In letzter Linie sind es Abnormitäten des Plazentarbaues, welche die Ablösung nach der Geburt erschweren. Hierher gehört eine große Flächenentwicklung der Plazenta bei geringer Dicke, Placenta membranacea, diffusa[2]), ferner die Placenta bipartita und succenturiata. Derartige Anomalien führen um so leichter zu Störungen der Ablösung, als sie ebenfalls auf Veränderungen der Uterusschleimhaut zurückzuführen sind und sich deshalb häufig mit der oben beschriebenen abnormen Verbindung der Plazenta mit der Uteruswand u. dgl. vereinigen.

Eine andere Formanomalie der Plazenta besteht darin, daß sich die einzelnen Kotyledonen in den tief eingreifenden, zu locker gebauten Septen während der Plazentarlösung voneinander trennen. Die einzelnen Kotyledonen sind dann gelegentlich nur noch durch die Chorialgefäße mit der Chorionschlußplatte verbunden. Geht die Ablösung solcher Plazenten von der Uteruswand nicht ganz gleichmäßig vor sich, so können leicht einzelne Kotyledonen ungelöst bleiben, auch ohne daß sie an sich abnorm fest dezidual verwachsen sind.

Symptome. Störungen der Plazentarablösung haben zur Folge, daß die Ausstoßung der Plazenta auf sich warten läßt, oder daß die Plazenta nur zum Teil geboren wird, während einzelne Teile im Uterus zurückbleiben. Dadurch kann die bei der Ablösung normalerweise eintretende Blutung (Lösungsblutung) an Intensität und Dauer erheblich zunehmen. Die Plazenta kann unter solchen Umständen im ganzen im Uteruskörper liegenbleiben, oder sie wird zum Teil in die Scheide geboren, während einzelne Bezirke noch in Verbindung mit der Uteruswand bleiben, oder die Plazenta wird zwar geboren, aber im Uterus bleiben Plazentarreste zurück.

Die bei Störungen der Plazentarlösung eintretende Blutung kann in ihrer Stärke außerordentlich verschieden sein. Während auf der einen Seite Blutverluste bedingt werden, die in kurzer Zeit zum Tode führen können, kann andererseits bei größtenteils ausbleibender Plazentarablösung oder bei Retention kleiner Stücke die Blutung gering sein oder ganz fehlen.

Daß auch physiologischerweise eine gewisse Menge Blut bei der Ablösung der Plazenta verlorengeht, hat seine Ursache darin, daß die durch die Ablösung zerrissenen dezidualen, mütterlichen Gefäße offen liegen. Erst wenn die Plazenta nach ihrer Ablösung aus dem Korpus ausgestoßen wird und dieses sich retraktiv verkleinern kann, kommt die Blutung zum Stehen dadurch, daß die eröffneten Gefäße durch Verschiebung der Muskelbündel bei der Retraktion abgeknickt oder komprimiert werden, und der Blutdruck sinkt. Die Blutgerinnung spielt, wenn überhaupt, nur eine sekundäre Rolle. Die Lösungsblutung dauert also stets so lange, bis die gesamte Plazenta abgelöst und samt dem angesammelten Blut aus dem Korpus eliminiert worden ist, und bis sich dann der Uterus genügend retrahiert hat. Je schneller diese Vorgänge erfolgen, um so geringer ist die insgesamt abgehende Blutmenge.

Die Beurteilung eines Blutverlustes in der Nachgeburtsperiode erfordert die Kenntnis der normalen Menge der Lösungsblutung. Nach eigenen Untersuchungen (2936 Fälle der

---

[1]) Vgl. Zangemeister und Schilling, Mon. f. Geb. u. Gyn. Bd. 60. S. 30.
[2]) Kapferer, Zentr. f. Gyn. 1921. S. 661.

Leipziger und 2595 Fälle der Marburger Klinik, vgl. Braun, Diss. Marb. 1919) betrug diese Blutmenge:

Unter 2696 Primiparen

0 bis 200 g	1607 mal
200 „ 500 „	898 „
über 500 „	188 „

Unter 2835 Pluriparen:

0 bis 200 g	1733 mal
200 „ 500 „	876 „
über 500 „	226 „

Im ganzen hatten Erst- und Mehrgebärende durchschnittlich den gleichen Blutverlust (ca. 230 g), und zwar verloren 92,5% bis 500, 5,9% bis 1000[1]) und 1,6% über 1000 g.

Unter pathologischen Verhältnissen kann demnach diese Blutung in der Nachgeburtsperiode dadurch vermehrt werden („Plazentarstellenblutung"), daß die Ablösung der Plazenta oder die Ausstoßung der gelösten Plazenta aus dem Korpus oder die nachfolgende Retraktion verzögert wird (vgl. auch S. 157 D.).

Die Blutung kann nach außen erfolgen, indem das Blut neben der Plazenta und dann durch die Scheide zum Abfluß kommt, gewöhnlich während einer Wehe, oder es sammelt sich das Blut im Uterus an, „innere" Blutung; gewöhnlich ist beides der Fall: das im Uterus angesammelte Blut geht bei den Wehen teilweise nach außen ab. Da das Korpus bei derartigen inneren Blutungen an der weiteren Retraktion behindert wird, trägt die innere Blutung ihrerseits dazu bei, die Blutung in die Länge zu ziehen und sie dadurch stärker zu machen. Die innere Blutung kann so bedeutend werden, daß die Entbundene sich verblutet, ohne daß nach außen überhaupt Blut abgeht. Diese inneren Blutungen kommen in der Nachgeburtsperiode besonders dann zustande, wenn sich bei der Ablösung zunächst ein retroplazentares Hämatom entwickelt (Lösungsmodus nach Schultze) und die Plazenta sich dann auf den Zervikalkanal lagert und die Passage behindert.

Ist die Plazenta zum großen Teil in die Vagina oder nach außen geboren, bleiben nur kleine Bezirke der Plazenta ungelöst im Uterus, sei es, daß sie noch in Zusammenhang mit der Plazenta stehen oder von ihr vollkommen abgerissen sind, so blutet es im allgemeinen nur in mäßigem Grade weiter, weil der Uterus sich bereits erheblich retrahieren konnte. Aber eine derartige Blutung kann so lange anhalten, bis der letzte Rest der Plazenta eliminiert ist. Sie kann durch die lange Dauer gefährlich werden[2]). Auch für diese Blutungen ist es charakteristisch, daß sich das Blut meist in der Wehenpause im Uterus ansammelt, um dann bei der Wehe (oder wenn man einen Druck auf den Uterus ausübt) ausgestoßen zu werden. Im allgemeinen ist die Blutung hierbei um so stärker, je voluminöser das zurückgebliebene Plazentarstück ist. Bei der Retention kleinerer Plazentarstücke pflegt die Blutung vollkommen zu fehlen.

Bleibt die Plazenta ausnahmsweise in ihrer ganzen Ausdehnung ungelöst, dann werden überhaupt keine dezidualen Gefäße eröffnet und es blutet gar nicht.

Diagnose. Von wenigen Ausnahmefällen abgesehen ist die Plazentarablösung so lange nicht vollständig, als sich die Plazenta noch im Corpus uteri befindet.

Die diagnostischen Zeichen, mit Hilfe derer wir erkennen können, ob die Plazenta noch im Korpus liegt oder bereits in die Scheide ausgestoßen worden ist, finden ihre Besprechung im nächsten Abschnitt.

---

[1]) Nach Helme (Arbeiten aus d. geb.-gyn. Univ.-Klinik in Helsingfors. H. 13. S. 63) betrug der postpartale Blutverlust in 6,3% über 500 g.

[2]) Berger, Diss. Marb. 1922, teilt einen Verblutungstod $1^1/_2$ Tage p. p. mit, bei dem ein Plazentarrest zurückgeblieben war.

In gewissen Ausnahmefällen kommt es jedoch vor, daß die Plazenta im Korpus liegen bleibt, obwohl sie gelöst ist. Hierüber entscheidet gewöhnlich erst die früher oder später einzuleitende Therapie, insofern ein kräftiger, unter Umständen in Narkose ausgeführter Credéscher Handgriff die Plazenta nur dann aus dem Korpus auszudrücken vermag, wenn sie ganz oder nahezu ganz gelöst war. Im anderen Fall bleibt der Handgriff erfolglos oder die Plazenta tritt nur zum Teil aus der Vulva heraus, ein Teil haftet noch im Korpus und verhindert die völlige Expression; oder aber es läßt sich die Plazenta zwar mit Mühe exprimieren, die Besichtigung ergibt jedoch, daß einzelne Teile abgerissen und im Korpus zurückgeblieben sind. Da der letztere Vorgang auch bei verhältnismäßig leichten Expressionsmanövern und sogar bei spontaner Ausstoßung der Nachgeburt auftreten kann, so ist die genaue Betrachtung der geborenen Plazenta stets sehr wichtig.

Die Retention von Plazentarresten kommt etwa unter 200 Geburten 1 mal vor. Kleinste Reste finden sich bekanntlich (bei Obduktionen) sehr häufig im Uterus. Man erkennt einen Defekt der Plazenta am besten, wenn man sie flach ausbreitet, ohne sie künstlich auseinander zu ziehen. Gegenüber den übrigen Plazentarbezirken macht sich das Fehlen eines oder mehrerer Kotyledonen dadurch bemerkbar, daß im Bereich solcher Stellen die Chorionschlußplatte mit den aus ihr entspringenden abgerissenen Zotten- bzw. Gefäßstämmen in der Tiefe sichtbar wird. Während die übrigen Teile der Plazenta in einem Niveau liegen und mehr oder weniger deutlich noch von mattgrauer Dezidua überzogen sind, sehen wir an der Stelle des Defektes eine Lücke, die sich auch durch vorsichtiges Zusammenschieben der Kotyledonen nicht schließen läßt. Trennen sich bei der Plazentarlösung auch die Septen zwischen den einzelnen Kotyledonen, so gewinnt die Plazenta dadurch ein außerordentlich lappiges Aussehen, und es kann unter solchen Umständen schwierig, ja unmöglich werden, einen Defekt mit Sicherheit nachzuweisen oder auszuschließen. Gerade in solchen Fällen, in denen der innere Zusammenhalt der Plazenta verlorengegangen ist, reißen aber naturgemäß einzelne Kotyledonen am leichtesten bei der Plazentarlösung ab und bleiben im Uterus sitzen. Die Randkotyledonen sind am meisten gefährdet, weshalb die Besichtigung des Plazentarrandes von besonderer Bedeutung ist. Abgesehen von der lappigen Beschaffenheit der geborenen Plazenta bietet auch die Besichtigung der Oberfläche insofern einen gewissen Anhaltspunkt, als eine in ihrer Kotyledonengröße und -dicke gleichmäßig ausgebildete und von grauer Dezidua gleichmäßig bedeckte Plazenta sehr viel seltener zum Abreißen einzelner Kotyledonen Veranlassung gibt, als eine solche, bei welcher die Kotyledonen teilweise sehr groß, teilweise nur klein, teilweise dick, teilweise dünn entwickelt sind, und bei welcher die Schwierigkeiten der Ablösung dadurch sichtbar werden, daß die Plazentaroberfläche an einzelnen Stellen von Dezidua bedeckt ist, an anderen Stellen ein mehr mattrötliches, unebenes Aussehen hat, weil hier die Ablösung innerhalb der basalen Zottenschicht — ausnahmsweise selbst innerhalb der Uterusmuskulatur — erfolgt ist. Besonders schwierig kann die Diagnose eines Plazentardefektes dann werden, wenn nicht ganze Kotyledonen, sondern nur scheibenförmige Stücke abgerissen sind. Man sieht dann im Bereiche solcher Bezirke das Niveau der Plazentaroberfläche tiefer liegen als das der Umgebung und erkennt aus dem fetzigen Aussehen derartiger Stellen oft, daß hier Kotyledonenteile fehlen.

Am leichtesten werden erfahrungsgemäß diejenigen Defekte übersehen, bei welchen die Hauptmasse der Plazenta zwar vollständig, aber eine Nebenplazenta, Placenta succenturiata, abgerissen und zurückgeblieben ist.

Über diesen Defekt entscheidet nur die genaue Betrachtung der vom Plazentarrand abgehenden Eihäute. Da die Nebenplazenta ihre Gefäße von den Gefäßstämmen der Hauptplazenta erhält, sehen wir in solchen Fällen vom Rand der Plazenta her durch die Eihäute nach dem Eihautriß eine Anzahl größerer Gefäße verlaufen, gewöhnlich 2 oder 4.

In zweifelhaften Fällen soll die „Milchprobe"[1]), d. h. die Injektion von Milch in die Nabelschnurvene, über Defekte Aufschluß geben, insofern ein Ausfließen von Milch an der Plazentarfläche in stärkerem Maße im allgemeinen nur bei Defekten zu beobachten sei[2]). Nach unseren Erfahrungen[3]) gibt dieses noch dazu umständliche Verfahren ebensowenig Klarheit und Sicherheit wie andere zum gleichen Zweck empfohlene Methoden.

Die anatomische Diagnose der Vollständigkeit der Plazenta ist eine Sache der Übung; aber auch für den Geübten gibt es Fälle, in welchen er weder mit Sicherheit einen Defekt nachweisen, noch ihn bestimmt ausschließen kann, also zweifelhafte Fälle[4]). Daher kann das Urteil, welches sich aus der Betrachtung der Plazenta ergibt, ein dreifaches sein, nämlich:

1. die Plazenta ist bestimmt vollständig;
2. sie ist bestimmt unvollständig;
3. ihre Vollständigkeit ist zweifelhaft.

Für das therapeutische Verhalten ist es nötig, sich mit diesen drei Möglichkeiten zu befassen.

Auch klinisch[4]) lassen sich meist keine sicheren Anhaltspunkte darüber gewinnen, ob die Plazenta vollständig ausgestoßen ist, oder ob noch Teile zurückgeblieben sind. Im letzteren Fall kommt es gelegentlich (aber durchaus nicht immer) trotz guter Retraktion des Uterus zum Abgang von dunklem Blut, auch noch stundenlang nach der Geburt, und es kann sogar infolge einer damit verbundenen mangelhaften Retraktion des Uterus, welche noch durch das sich im Uterus ansammelnde Blut aufgehalten wird, schließlich zum Verblutungstod kommen[5]). Solche Blutungen sistieren aber, wenn man den Uterus vorschriftsmäßig ausdrückt und hält, meist bald, auch ohne daß das Plazentarstück geboren wird.

Im Hinblick auf die großen Gefahren (Blutungen und Infektion) bei Retention von Plazentarresten im Wochenbett (Mortal : 12%!) ist unbedingt zu fordern, daß in allen Fällen, in welchen die Vollständigkeit der geborenen Plazenta nicht zweifelsfrei ist, der Uterus sofort ausgetastet wird, ein Eingriff, der bei exakter Asepsis und einiger Übung, wie ich versichern kann (wir erlebten unter 100 Austastungen bei nicht bereits infizierten Kreißenden keine einzige schwerere Infektion), keine nennenswerten Gefahren in sich birgt[6]). Nur bei bestehender Infektion ist eine solche vorhanden; aber gerade in diesen Fällen ist das Zurückbleiben von Resten der Plazenta besonders bedenklich.

Die Diagnose der Vollständigkeit der Eihäute ist praktisch von untergeordneter Bedeutung, weil das Zurückbleiben der Eihäute im Uterus weder Blutungen veranlaßt, noch eine erhöhte Infektionsgefahr bedeutet.

---

1) Vgl. Küster, Med. Klinik 1914, S. 1409.
2) Neuerdings: Ederer, Münch. med. Wochenschr. 1921, S. 916.
3) Kirstein, Deutsche med. Wochenschr. 1919. Nr. 20.
4) Zangemeister, Münch. med. Woch. 1921. S. 388. — Straßmann, Winckels Handbuch III, 1. S. 865. — Zentr. f. Gyn. 1922. S. 1686. — Strecker, l. c. — Schmid, Med. Klinik 1924, S. 1241.
5) Berger, Dissert. Marburg 1922.
6) Fuchs (Dtsch. med. Woch. 1920, S. 420) schätzt die Gefahr der Austastung im Vergleich zu jener der Retention eines Plazentarrestes viel zu hoch ein; ebenso Engelhorn (Münch. med. Woch. 1921, S. 677). — Unsere Resultate: Wiemann, Zentralbl. f. Gyn. 1924, S. 2785.

Die Eihäute können gänzlich oder teilweise am Rand abgerissen sein und fehlen, oder es hat sich das Amnion bis an die Nabelschnur hin von der Plazentaroberfläche abgelöst, während das Chorion allein am Plazentarrand abgerissen und zurückgeblieben ist.

In diagnostischer Hinsicht muß schließlich noch auf die Zeichen hingewiesen werden, welche eine im Verlaufe der Plazentarlösung auftretende, innere Blutung hervorruft. Ein Blutabgang in der Plazentarperiode nach außen bietet durchaus keine Garantie, daß sich nicht auch im Uterus selbst Blut ansammelt. Durch eine derartige innere Blutung wird der Uterus größer, der Fundus steigt in die Höhe, während er um diese Zeit nur wenig oberhalb des Nabels stehen soll. Die Konsistenz des Uterus wird eine auffallend prallelastische. Läßt sich der Uterus unter solchen Umständen schlecht von den Bauchdecken aus durchführen, so empfiehlt es sich, durch Reiben des Uterus eine kräftige Wehe anzuregen und durch Druck das angesammelte Blut zu entfernen. Dieses Verfahren hat nicht nur diagnostischen, sondern auch therapeutischen Wert.

Behandlung. Da Störungen der Plazentarablösung in der Praxis gelegentlich dadurch veranlaßt werden, daß ohne Grund vorzeitig am Uterus manipuliert wird, weil dadurch der gelöste Anteil der Plazenta bereits aus dem Korpus herausgedrängt und die Lösung der übrigen Bezirke nunmehr verhindert werden kann, ist es notwendig, zunächst darauf hinzuweisen, daß — abgesehen von einer regelmäßigen Überwachung des Uterus, welche sich darauf beschränken soll, in gewissen Zeitabständen den Stand des Fundus uteri vorsichtig mit den Fingerspitzen zu kontrollieren — ohne dringenden Grund, d. h. ohne nennenswerte Blutung nach innen oder außen der Uterus sich selbst überlassen bleiben soll[1]).

Auf Grund dieser Tatsache soll man bei verzögerter Plazentarablösung nicht unnötig früh eingreifen, sofern es nicht blutet. Erst wenn die Plazenta 3 Stunden post partum noch im Korpus liegt, sind die Aussichten, daß eine spontane Ablösung noch erfolgt, so gering, daß es berechtigt ist, nunmehr künstlich einzugreifen.

Die Behandlung besteht dann in der Ausführung des Credéschen Handgriffes (S. 154), durch welchen man zugleich meist ein Urteil darüber gewinnt, ob es sich um eine Adhärenz der Plazenta handelt oder nur um eine verzögerte Ausstoßung aus dem Korpus. Ist die Plazenta noch nicht vollkommen gelöst, so ist der mehrmals, unter Umständen in Narkose ausgeführte Handgriff in der Regel erfolglos, und es bleibt dann nichts anderes übrig, als die adhärenten Partien manuell zu lösen. Da die manuelle Plazentarlösung auch heute noch eine gewisse Infektionsgefahr mit sich bringt (besonders bei infizierten Kreißenden!), so ist es zweckmäßig, sie wenn möglich hinauszuschieben und in der Zwischenzeit mit mehrmaligem Versuch des Credé schen Handgriffes abzuwarten, ob die vollständige Lösung nicht doch noch zustande kommt. Besteht keine Blutung, so sollte die manuelle Plazentarlösung nicht vor Ablauf von 3 Stunden post partum vorgenommen werden. Bei ausgebluteten oder stark blutenden Entbundenen darf man aber andererseits mit dem Eingriff keinesfalls zu lange zögern; die Verblutungsgefahr ist bei Plazentaradhärenz dreimal so groß als die Gefahr einer durch die manuelle Plazentarlösung bedingten — oder begünstigten — tödlichen Infektion!

Ist daher ein Blutverlust von 500 g bereits erfolgt, so darf man nicht mehr zögern manuell zu lösen, wenn die Expressionsmanöver nunmehr nicht sofort zum Ziel führen!

---

[1]) Vgl. die Diskussion über diese Frage: Reich, Zentralbl. f. Gyn. 1912. S. 983. — Richter, ebenda S. 1186. — Ahlfeld, ebenda S. 1385. — Nacke, ebenda S. 1687. — Ahlfeld, Zeitschr. f. Geb. u. Gyn. Bd. 76, S. 167 (Literatur!).

Es ist bereits früher, neuerdings wieder von Lindig (Zentr. f. Gyn. 1920. S. 430) festgestellt, daß man, wenn keine Blutung besteht, viele Stunden ohne Gefahrerhöhung mit der manuellen Plazentarlösung warten kann. Da sich aber die Plazenta nur in seltenen Fällen noch spontan löst, wenn dies nach 3 Stunden noch nicht geschehen ist, so kann man ein längeres Hinausschieben dieses Eingriffes im Hinblick auf die Gefahr, daß noch Blutungen eintreten, zugleich im Interesse aller mit der Leitung der Geburt Beteiligten sowie auch der Halbentbundenen selbst nicht befürworten.

Man kann die spontane Ablösung durch Ergotin (Hypophysin, Chinin) fördern; die Gefahr dadurch eine Striktur des inneren Muttermundes zu erzeugen, ist bei mäßiger Dosierung sehr gering. — Gelegentlich gelingt es, die Plazentarlösung durch geeignete Massage des Uterus zu begünstigen (vgl. Zangemeister, Zentr. f. Gyn. 1901. S. 376). Neuerdings wird ein altes Verfahren (Mojon 1826) wieder empfohlen, welches die spontane Ablösung der adhärenten Plazenta noch in vielen Fällen herbeiführen soll[1]). Es besteht in der Einspritzung von steriler Kochsalzlösung in die Nabelvene, um die Plazenta praller zu machen. Der Versuch ist unschädlich und kann empfohlen werden, sofern nicht eine Blutung zu schnellem Handeln zwingt. Fest adhärente Plazenten vermag man aber auf diesem Wege nicht abzulösen.

Zur Ausführung der manuellen Plazentarlösung wird die Entbundene ins Querbett gelegt. Narkose ist bei empfindlichen Frauen, bei Primiparen, bei straffen und dicken Bauchdecken oft nicht zu entbehren, in eiligen Fällen aber, bei schwerer Anämie zu vermeiden. Nach exakter Desinfektion der äußeren Genitalien und nach Scheidenspülung (bei schwer anämischen Frauen muß ein kurzes Waschen der Vulva oder eine Jodtinkturpinselung genügen), geht der Operateur mit sterilen Gummihandschuhen[2]) mit der ganzen Hand und geschlossenen Fingern in die Scheide ein, während die andere Hand die Nabelschnur leicht angezogen hält. Entlang der Nabelschnur tastet sich die (ganze oder halbe) Hand durch den schlaffen Cervixsack hindurch bis an den unteren festen Rand des Hohlmuskels. Die äußere Hand umgreift nun von den Bauchdecken her den Uterus und drängt ihn der inneren, in das Korpus eingehenden entgegen. Ist der Uterus augenblicklich nicht kontrahiert, so ist es zweckmäßig, ihn nunmehr durch Reiben und Massieren zu einer kräftigen Kontraktion anzuregen, weil sich dadurch das weiche Plazentargewebe von der derben kontrahierten Muskulatur viel leichter unterscheiden läßt. Außerdem geht die Ablösung in der Wehe leichter vonstatten und die Gefahr einer Verletzung und einer Inversion ist eine geringere. Nun schieben die geschlossenen Fingerspitzen das weiche Plazentargewebe, soweit es noch nicht gelöst ist, von der Uteruswand ab. Durch Herumgehen mit der Hand um die Plazenta überzeugt man sich davon, daß alle Teile schließlich abgelöst sind. Dann zieht man die Hand aus dem Korpus bis in die Scheide zurück und exprimiert die Plazenta in einer Wehe von außen oder man nimmt sie mit der Hand heraus. Ein Zug an der halbgelösten Plazenta ist gefährlich, wenn er in der Wehenpause ausgeführt wird, weil sich der Uterus dadurch invertieren kann.

---

[1]) Vgl. Naegele, Gemeins. deutsche Zeitschr. f. Geb. Bd. I, S. 621. — Gabaston, Münch. m. Woch. 1914. Nr. 12. — Traugott, Zeitschr. f. Geb. u. Gyn. Bd. 79, S. 427. — Rukop, Zentralbl. f. Gyn. 1918, S. 244. Mon. f. Geb. u. Gyn. Bd. 47, S. 103. — B. S. Schultze, Zentralbl. f. Gyn. 1918. S. 313. 1919. S. 281. — Keller, Zentralbl. f. Gyn. 1919. S. 335. — Sklawunos, Mon. f. Geb. u. Gyn. Bd. 51, S. 291. — Strecker, Mon. f. Geb. u. Gyn. Bd. 61, S. 283. — Borell, Mon. f. Geb. u. Gyn. Bd. 62, S. 295. — Heidler, Mon. f. Geb. u. Gyn. Bd. 66, S. 11.

[2]) Das Mitführen steriler Gummihandschuhe im geburtshilflichen Besteck ist im Hinblick auf eilige Eingriffe heutzutage ein absolutes Erfordernis. Die Handschuhe werden gut mit Talkum gepudert, mit einem Gazetupfer oder Zwirnhandschuh lose ausgestopft, im Dampftopf sterilisiert und in sterilem Tuch verpackt. Oder sie werden unmittelbar vor dem Gebrauch (in einem Tuch eingewickelt) in Wasser gekocht und dann unter Sublimatlösung (noch leichter unter Alkohol, der aber die Handschuhe und die Haut unter ihnen angreift) unter Zuhilfenahme einer sterilen Handbürste angezogen.

Hält man sich beim Eingehen mit der Hand an den von der Nabelschnur vorgezeichneten Weg und tastet man die untere Apertur des derberen Hohlmuskels (Wehe!) ab, so sind Verirrungen der eingehenden Hand (ins parametrane Bindegewebe oder gar in die Bauchhöhle), wie sie wiederholt vorgekommen sind (Straßmann in Winckels Handb. d. Geb. III, 1. S. 867), ausgeschlossen.

Nach Entfernung der Plazenta soll in jedem Fall der Uterus noch einmal ausgetastet werden, da die Besichtigung der manuell gelösten Plazenta häufig über deren Vollständigkeit im Unklaren läßt. Eine Ausspülung des Uterus nach der manuellen Lösung (mit kalter Kochsalzlösung) ist zweckmäßig. Dagegen sind „desinfizierende" Spülungen zwecklos und können außerdem zu Vergiftungen führen. Der Uterus wird nach der manuellen Lösung von außen kräftig komprimiert, unter Umständen gegen die Symphyse gedrückt gehalten und, wenn notwendig, öfters massiert. Eine Injektion von 1 ccm Ergotin oder Sekakornin ist zu empfehlen, wenn der Uterus sich nach der Lösung schlecht kontrahiert und retrahiert. Das Halten des Uterus von außen soll erst dann durch ein gelegentliches Kontrollieren des Fundus ersetzt werden, wenn es 10 Minuten nicht mehr geblutet hat.

Bei ganz besonders schweren intrapartalen Infektionen verzichtet man u. U. auf die manuelle Lösung und macht die Exstirpation des Uterus samt der Plazenta.

Die Prognose der manuellen Plazentarlösung ist auch bei Einhalten strenger aseptischer Maßnahmen weniger günstig als die der meisten anderen geburtshilflichen Eingriffe, insofern sie öfters den Verblutungstod nicht mehr zu verhindern vermag, und es nach ihr gelegentlich zu schweren puerperalen Infektionen, namentlich zur Thrombophlebitis kommt. In gut geleiteten Kliniken ist allerdings die Prognose dieses Eingriffs wesentlich besser geworden, indem man gelernt hat, sie bei Blutungen nicht zu lange hinauszuschieben, sie dagegen in Fällen intrapartaler Infektion möglichst zu umgehen und ihre Gefahren durch zweckentsprechende Maßnahmen (Auswischen des Uterus mit Alkohol, Dränage des Uterus, eventuell sogar Uterusexstirpation) herabzusetzen.

Nach Ploeger[1]) fieberten unter 172 Fällen 74 = 43%, während die allgemeine Morbidität 18,4% betrug. Unter 185 manuellen Lösungen der Königsberger Klinik (1902—1909) starben 12 = 5,5%, 9 an Verblutung, 3 an Infektion. Nach Leo[2]) fieberten i. W. unter 309 manuellen Lösungen 63 = 24,4%; es starben an Infektion 6 = 2%; 20 Frauen (von 329) gingen an akuter Anämie zugrunde = 6,1%. In den Statistiken von Rosenthal, Hegar, Seyffarth, Guttmann, Mattheus, Ihm, Mathar, Baisch und Heidler[3]) differiert die Morbidität zwischen 30 und 77% und die Mortalität zwischen 0,5 und 13%. Unter 7 Todesfällen nach manueller Lösung an meiner Klinik (8%) fallen 5 nicht zu Lasten der Operation: 2 einer Uterusruptur, 2 einem Cervix- bzw. Vaginalriß, 1 einer Narkosenasphyxie; von den beiden übrigen (2,5%) betraf einer eine Cervixplazenta (Verblutung), einer eine Placenta praevia totalis mit Infektionsfieber (Sepsis). Strecker (l. c.) erwähnt 26% Fieberfälle und 2% Mortalität. Die Plazenta kann ganz (3%) oder teilweise (95%) adhärent sein; in einigen Fällen erweist sie sich trotz der Unmöglichkeit der Expression überall gelöst (2%) (Leo). Die Fälle totaler Adhärenz geben eine schlechte Prognose; die Patientinnen sterben meist an Verblutung oder Embolie (Freund und Hitschmann). Unter 19 von Leo mitgeteilten derartigen Fällen starben allerdings nur 3.

Über die Infektionsgefahr der manuellen Plazentarlösung in der Praxis gibt es sehr wenig Angaben; klinische Statistiken entwerfen aber kein ganz richtiges Bild der Gefahr. Winter (Rundschreiben der Kommission zur Erforschung und Bekämpfung des Puerperalfiebers usw. — Dezember 1911) schreibt darüber: „Die manuelle Plazentarlösung hat sich zweifellos als die (quoad infect.) gefährlichste Operation erwiesen." Sie figuriert in der Praxis unter den Antezedentien des Puerperalfiebers relativ sehr häufig; denn unter 260 solchen Erkrankungen (mit 33% Mortalität) waren allein 30 nach Ausführung der manuellen Lösung (mit 46% Mortalität) aufgetreten.

Da derartige Infektionen trotz des Gebrauchs von sterilen Gummihandschuhen auftreten können, muß es sich in solchen Fällen um Infektionserreger handeln, welche bereits im Genitaltraktus vorhanden waren. Im Hinblick auf die Gefahr der Vulva- und Vaginalkeime

---

[1]) Ploeger, Zeitschr. f. Geb. u. Gyn. Bd. 53, S. 235.
[2]) Leo, Hegars Beitr. Bd. 15, S. 75.
[3]) Siehe Leo, l. c.

wurde eine Modifikation der manuellen Plazentarlösung von Peters[1]) angegeben, die darin besteht, daß die Portio nach Desinfektion der Vulva (im Spekulum) vor die letztere gezogen wird, wodurch die in den Uterus eingehende Hand die Vulva und Scheide nicht zu berühren braucht.   Andere Geburtshelfer haben Manschetten erdacht, welche die in den Uterus eingehende Hand gegen Berührung mit Vulva und Vagina schützen sollen (Roosen, Zentralbl. f. Gyn. 1913. S. 1146. — Krampitz, ebenda 1918. S. 268. — Kritzler, ebenda 1918. S. 507. — Ragusa, ebenda 1923. S. 1407.) Abgesehen von der Umständlichkeit dieser Vorrichtungen werden sie an der Prognose des Eingriffes dort wenig ändern, wo man rechtzeitig und unter der üblichen Asepsis (Gummihandschuhe!) eingreift.   Denn die Hauptgefahren des Eingriffes liegen in der zu späten Anwendung bei Blutungen und in der Verschleppung intrauteriner Keime an die Plazentarstelle.

Nächst der Infektionsgefahr kommt auch diejenige von Verletzungen in Betracht.   Abgesehen von den seltenen Fällen grober Kunstfehler (Herausreißen des Uteruskörpers statt der Plazenta) kommen Uterusperforationen in Betracht, begünstigt durch feste Adhärenz der Plazenta und Verdünnung der Plazentarstelle (vgl. Straßmann, Winckels Handb. III, 1. S. 867. — Stumpf, ebenda B. III, 3. S. 445. — Neuerdings: Hammerschlag, Zeitschr. f. Geb. u. Gyn. B. 88. S. 232).   Bei genügender Sorgfalt und bei Ablösen in der Wehe sind solche Verletzungen — außer bei Cervixplazenta — wohl in den allermeisten Fällen vermeidbar.   Immerhin muß auch aus diesem Grunde zumal nach schwieriger Ablösung der Uterus nachgetastet werden.

Die Prognose der Plazentarreste ist dann eine gute, wenn dieselben sofort erkannt und entfernt werden.   Dagegen beträgt die Mortalität 12% (Infektion), wenn der Rest erst im Wochenbett bemerkt wird.

Die Häufigkeit der manuellen Plazentarlösung differiert nicht unwesentlich je nach der Erfahrung, Ruhe und Gewissenhaftigkeit der geburtsleitenden Personen.   Am seltensten ist der Eingriff in Kliniken notwendig, in denen die ganze Geburt unter ärztlicher Kontrolle abläuft.   An der Königsberger Klinik wurde die Plazenta unter 3213 poliklinischen Geburten 124 mal und unter 4773 klinischen Geburten 61 mal, im ganzen also unter 7986 Geburten 185 mal (= 2,3%) manuell gelöst.   Unter 2900 Geburten der Leipziger Klinik, die nahezu alle von mir selbst geleitet wurden, waren 18 manuelle Lösungen notwendig.   Unter 15 886 Geburten der Berliner Klinik[2]) kamen 172 manuelle Lösungen vor.   Auf 10 000 klinische Geburten der Hallenser Klinik entfielen 52 manuelle Lösungen. Nach operativen, ebenso nach vorzeitigen Entbindungen ist die manuelle Lösung erheblich häufiger nötig als sonst; nach Leo (l. c.) entfielen 25% der manuellen Lösungen (81 von 329 Fällen) auf operative Entbindungen (während die Operationsfrequenz sonst nur etwa 10% beträgt).   Ebenso macht sich der Eingriff bei Mehrgebärenden häufiger nötig als bei Erstgebärenden; unter den 329 Fällen Leos waren 264 (= 75%) Mehrgebärende, unter 57 von Ahlfeld[3]) zusammengestellten Fällen 41 (= 72%) Mehrgebärende (Verhältnis der Mehrgebärenden zu den Erstgebärenden an Kliniken sonst kleiner).   Nach Strecker[4]) wurden an der Frankfurter Klinik unter 16 356 Geburten 50 manuelle Lösungen vorgenommen = 0,3%.   An meiner Klinik machte sich die manuelle Lösung unter 6017 Geburten von Kindern über 2000 g (1911—22) 85 mal notwendig (1,4%).

In seltenen Fällen — bei Cervixplazenta[5]) — kann die Ablösung der Plazenta mit der Hand zur Unmöglichkeit werden, indem es insbesondere infolge inniger Verbindung derselben mit der Uteruswand und infolge der Schlaffheit der letzteren unmöglich ist, die Grenzschicht einzuhalten bzw. zu trennen. Es bleibt dann nur die Totalexstirpation des Uterus übrig (vgl. auch den Fall von Rhomberg, Gyn. Rundsch. 1916 S. 112.)

Ausräumung von Plazentarresten post partum: Ist ein Plazentarrest im Uterus zurückgeblieben, so muß er sofort entfernt werden.   Eine Ausnahme von dieser Regel mache ich im allgemeinen auch dann nicht, wenn sich bereits intra partum Infektionsprozesse geltend gemacht haben.   Denn es kommt dann fast ausnahmslos im Wochenbett zu schwereren Infektionserscheinungen, oft auch zu Blutungen.   Dann läßt sich die Ausräumung des Restes nicht mehr umgehen, und sie geschieht unter noch ungünstigeren Umständen als unmittelbar post partum.

[1]) Peters, Zentralbl. f. Gyn. 1910. S. 225; vgl. auch Leo, Hegars Beitr. XV. S. 107.
[2]) Ploeger, Zeitschr. f. Geb. u. Gyn. Bd. 53, S. 235.
[3]) Ahlfeld, Zeitschr. f. Geb. u. Gyn. Bd. 76, S. 183. (Literatur!).
[4]) Strecker, Mon. f. Geb. u. Gyn. Bd. 61, S. 283.
[5]) Zangemeister u. Schilling l. c.

Die Ausräumung des Plazentarrestes und die Austastung des Uterus geschieht nahezu in gleicher Weise, wie die manuelle Plazentarlösung, nur mit dem Unterschied, daß man von der in die Scheide eingeführten ganzen Hand meist nur mit dem zweiten und dritten Finger in den Uterus eingeht unter Gegendruck mit der von den Bauchdecken aus den Fundus umgreifenden äußeren Hand. Diese macht den innen eingeführten Fingern durch seitliche Bewegung des Uterus alle Teile des Kavums zugänglich. Auch bei diesem Eingriff ist es von Vorteil, den Uterus vorher durch Reiben zu einer kräftigen Wehe anzuregen. Nachdem ein vorhandenes Plazentarstück mit den Fingerspitzen abgelöst ist, wird es mit den Fingern herausgenommen oder durch Expression des Uterus entfernt. Eine Uterusspülung erleichtert häufig das Herausgleiten gelöster Stücke. Auch hier ist es zweckmäßig, nach der Ausräumung den Uterus noch einmal auszutasten.

Bei intrapartaler Infektion muß die Ausräumung so gemacht werden, daß man den Uterus möglichst wenig bewegt und massiert, um die Infektion nicht unnötig zu verbreiten. Man löst vorsichtig mit dem Finger ab und nimmt das Stück mit der Winterschen Abortzange heraus. Nachher wird der Uterus mit Alkohol (80%) ausgewischt und mit Gaze oder einem dicken Metallrohr dräniert. Bei ganz besonders bedrohlichen Infektionen nimmt man den Uterus samt dem Rest heraus (ein Eingriff, der bei Plazentarresten im Wochenbett noch mehr in Frage kommen kann. — Vgl. Wagner, Med. Klin. 1918. S. 1176).

Sind die Eihäute unvollständig geboren, so gibt man Sekale und wartet ihre Ausstoßung ab, ohne in den Uterus einzugehen. Wenn sie in der Vulva zu sehen sind, kann man sie mit einer Klemme fassen und unter Drehen vorsichtig herausziehen. Dies wird begünstigt, wenn man nach Freund (s. Holzapfel, Heg. Beitr. II, S. 462 [Fußnote]. — Fuchs, Zentr. f. Gyn. 1919, S. 769) oberhalb der Symphyse mit den Fingerspitzen nach der Lendenwirbelsäule zu eindringt. Die Befürchtung, daß dabei Luft in den Uterus gelangen kann (Sachs, Zentr. f. Gyn. 1919, S. 963), kann ich nicht teilen.

Störungen der Ausstoßung der Plazenta aus dem Corpus uteri.

Physiologie. Nachdem sich die Plazenta von der Uteruswand abgelöst hat, wird sie durch die Wehen aus dem Korpus heraus in den schlaffen Cervixsack oder den hinteren Teil der Scheide geboren. In der Regel wird sie zunächst mit dem unteren Rand innerhalb, gelegentlich außerhalb, des Eihautrisses aus dem Korpus herausgeschoben (Duncanscher Modus). Seltener wird der Plazentaraustritt durch bei der Lösung hinter der Plazenta im Uterus angesammeltes Blut gefördert, wobei dann die Plazenta zunächst mit ihrer fötalen Fläche den Uterus verläßt [Schultzescher Modus[1])]. Nach dem Austritt der Plazenta retrahiert sich der Uterus, sofern nicht ein Teil des Lösungsblutes in ihm zurückbleibt, sehr schnell und so vollständig, daß Vorder- und Hinterwand aufeinander zu liegen kommen.

Der Vorgang der Ausstoßung der Plazenta aus dem Corpus uteri ist demnach im wesentlichen von drei Bedingungen abhängig, nämlich von der erfolgten Ablösung der Plazenta, von genügend kräftigen Uteruskontraktionen und von einer freien Passage nach der Vagina.

Pathologie. Die Ausstoßung der Plazenta aus dem Korpus kann daher durch verschiedene Vorgänge gestört werden. Die Ursache kann in einer unvollständigen Ablösung der Plazenta von der Uteruswand liegen, ferner in

---

[1]) Literatur: Geßner, Zeitschr. f. Geb. u. Gyn. Bd. 37, S. 16. — Ahlfeld, Lehrb. d. Geb. 1903. S. 142. — Schaeffer, Winckels Handb. d. Geb. I, 2. S. 999. — Ahlfeld u. a. halten den Schultzeschen Modus für den häufigeren. Offenbar spielt die Art der Leitung der Nachgeburtsperiode dabei eine Rolle.

mangelhaften Uteruskontraktionen und schließlich in einer Erschwerung der Passage nach der Vagina.

Die erste Ursache wurde oben bereits ausführlich besprochen; sie spielt die Hauptrolle bei der Retention der Plazenta im Korpus.

Mangelhafte Uteruskontraktionen dürfen nur dann als Ursache einer Retention der (gelösten) Plazenta im Korpus angesehen werden, wenn andere ursächliche Faktoren auszuschließen sind. Die Wehen sind selten zu schwach, um die gelöste Plazenta aus dem Korpus auszutreiben. Da aber eine mangelhafte Wehentätigkeit ihren Einfluß auch schon auf die Ablösung der Plazenta geltend macht, so kann sie wenigstens mittelbar auch die Plazentarausstoßung verzögern.

Etwas häufiger tritt eine Verzögerung des Austrittes der Plazenta aus dem Korpus dadurch ein, daß die untere Apertur des Korpus mechanisch verlegt wird (Plac. incarcerata). Schon der als physiologisch zu bezeichnende Austritt der Plazenta nach Schultze wirkt insofern erschwerend, als sich die Plazenta mit ihrer Fläche in die untere Apertur hineindrängt. Ebenso bringen dicke Plazenten dem Austritt mehr Widerstand entgegen als dünne. Liegt die Achse der Korpushöhle nicht senkrecht über dem kleinen Becken, so wird der Plazentaraustritt ebenfalls erschwert. Dies kann der Fall sein bei starkem Hängebauch, bei Lateralflexion des Uterus und bei Uterus unicornis oder bicornis u. dgl. Ein häufiges Hindernis für den Plazentaraustritt aus dem Korpus ist die übermäßig gefüllte Harnblase, welche den Zervikalkanal komprimiert; die nach der Geburt häufig einsetzende, starke Harnflut kann die Blase in kurzer Zeit erheblich anfüllen. Gelegentlich verlegen tief sitzende Myome der Plazenta den Weg nach der Scheide[1]). In ähnlicher Weise können auch Tumoren der Umgebung wirken. Ein seltenes Hindernis bietet eine Striktur in der Gegend des inneren Muttermundes, welche die Plazenta ganz oder häufiger teilweise im Korpus zurückhält. Da sich das Korpus im allgemeinen rein konzentrisch verkleinert, müssen entweder abnorme Kontraktions- oder Retraktionsvorgänge im Spiel sein, wenn eine Stenose zustande kommen soll, oder die Verengerung der unteren Apertur des Hohlmuskels wird dadurch ermöglicht, daß ein Teil der Plazenta bereits ausgetreten ist. Öfters scheinen unzeitige und unrichtige Manipulationen am Uterus in der Nachgeburtsperiode ebenso wie zu große Dosen von Sekale oder Ergotin einen solchen Zustand herbeizuführen[2]).

Diagnose. Daß die Plazenta noch im Korpus liegt, ergibt sich aus der Beobachtung einer Reihe diagnostisch wichtiger Zeichen; sie werden vielfach als Zeichen der vollzogenen Plazentarlösung bezeichnet, obwohl dies nicht genau zutrifft, weil die Plazenta auch vollständig gelöst im Korpus zurückgehalten werden kann. Mit dem Austritt der Plazenta aus dem Korpus wird das letztere kleiner, in der Wehe resistenter und der Fundus rückt um zwei Fingerbreiten über den Nabel in die Höhe, weil die in der Scheide liegende Plazenta im kleinen Becken einen gewissen Raum beansprucht und den Uteruskörper nach oben drängt (Schrödersches Zeichen).

Der Fundus uteri kann auch dadurch in die Höhe steigen, daß sich im Uterus Blut ansammelt. Alsdann wird aber das Korpus im ganzen nicht kleiner, sondern größer und an Stelle der derberen Konsistenz nach dem Plazentaraustritt fühlt sich das durch Blut angefüllte Korpus prall elastisch an; auf Druck kommt Blut heraus.

Mit dem Tieferrücken der Plazenta in die Scheide wird auch die Nabelschnurinsertion näher an die Vulva verlegt. Dadurch verlängert sich das vor

---

[1]) Rhomberg, Gyn. Rundschau 1916, S. 112.
[2]) Vgl. Gottschalk, Berl. klin. Woch. 1896. Nr. 21. — Freund u. Hitschmann, Winckels Handb. II, 3, S. 2212. — Schmidt, Münch. med. Woch. 1911. S. 2014. — Dubrisay, Zentralbl. f. d. ges. Gyn. 1913. Bd. I, S. 248. — Leo, l. c. S. 96.

der Vulva liegende Stück der Nabelschnur um ein entsprechendes Maß, etwa
12 cm. Mißt man daher unter leichtem Zug unmittelbar nach der Geburt
das vor der Vulva liegende Stück Nabelschnur, oder legt man unmittelbar
post partum an die Nabelschnur dort, wo sie aus der Vulva austritt, eine
Ligatur oder Klemme an, so läßt sich das Vorrücken der Nabelschnur gut beobachten und für den erfolgten Austritt der Plazenta aus dem Korpus diagnostisch verwerten (Ahlfeldsches Zeichen).

Übt man quer oberhalb der Symphyse von den Bauchdecken aus mit
dem Ulnarrand der Hand einen Druck nach der Wirbelsäule zu aus, so wird
das Corpus uteri nach oben gedrängt. Liegt die Plazenta noch ganz oder zum
Teil im Korpus, so wird sie bei diesem Druck samt diesem nach oben geschoben.
Man bemerkt dies an der aus der Vulva heraushängenden Nabelschnur, indem
sie sich während des Druckes etwas in die Vagina zurückzieht, während sie beim
Nachlassen des Druckes wieder um ein kleines Stück herausgleitet. Liegt die
Plazenta aber bereits in der Cervix oder der Scheide, so wird sie bei dem erwähnten
Druck nach abwärts gedrängt. Dadurch rückt die Nabelschnur während des
Druckes etwas heraus (oder sie bewegt sich gar nicht), während sie bei Nach-
lassen des Druckes sich wieder etwas nach innen zieht (Küstnersches Zeichen).

Liegt die Plazenta noch im Korpus, so erzeugt ein exprimierender Druck
am Korpus eine stärkere Füllung der Nabelschnurvene in dem vor der Vulva
liegenden Stück Nabelschnur; bei Nachlassen des Druckes kollabieren die Gefäße
wieder etwas. Ist die Plazenta bereits in die Scheide geboren, so bleibt das
Zeichen aus, vorausgesetzt daß man bei Ausführen des Druckes nicht zugleich
den Uterus ins kleine Becken hinabdrängt (Straßmannsches Zeichen).

Von diesen diagnostischen Zeichen ist im allgemeinen das Küstnersche am
zuverlässigsten und einfachsten; das Ahlfeldsche setzt eine Messung oder Markierung unmittelbar nach Ausstoßung der Frucht voraus; das Straßmannsche
Zeichen führt leicht zu Täuschungen, weil ein auf den Uterus ausgeübter Druck
sich auch dann auf die Plazenta fortsetzt, wenn sie in der Scheide liegt.

Behandlung. Da die Verzögerung der Ausstoßung der Plazenta aus dem
Korpus in der Regel auf einer unvollkommenen Ablösung beruht, soll man
Expressionsversuche bei noch im Korpus liegender Plazenta nach Möglichkeit
vermeiden, weil dadurch die weitere Ablösung gestört und damit eine manuelle
Lösung notwendig werden kann. Solange es nicht blutet oder die Blutung sich durch Anregen von Wehen, Ausdrücken des im Uterus retinierten
Blutes und Festhalten des Uterus beherrschen läßt, hat die Elimination der
Plazenta keine Eile. Erst wenn nach 3stündigem Warten die Plazenta noch
immer im Korpus liegt, ist man berechtigt, einzugreifen, weil erfahrungsgemäß
auf den spontanen Vorgang dann kaum mehr gerechnet werden kann. Eine
zunehmende oder durch die oben angegebene Manipulation nicht genügend zu
beherrschende Blutung (über 500 g, bei vorher Anämischen schon eher!)
wird aber oft schon früher zum Eingreifen zwingen.

Das Behandlungsverfahren ist im ganzen dasselbe wie es im vorigen Abschnitt beschrieben wurde, nur mit dem Unterschied, daß das Ausdrücken der
Plazenta aus dem Korpus, Credéscher Handgriff, weit häufiger von Erfolg
begleitet ist, falls die Ablösung der Plazenta vollendet ist.

Die Plazentarexpression aus dem Korpus wird heute allgemein als
Credéscher Handgriff bezeichnet.

Unter 3607 Geburten reifer Kinder unserer Klinik (Braun, Diss. 1919) mußte der
Credé 95mal [6mal in Narkose] gemacht werden (2,6%).

Ursprünglich hatte Credé empfohlen, sofort nach dem Austritt des Kindes durch
Ausdrücken des Uterus von den Bauchdecken aus die um diese Zeit normalerweise meist
noch im Korpus liegende Plazenta nach außen zu befördern. Dieses Vorgehen bedeutete

seinerzeit insofern einen großen Fortschritt, als damit das damals noch vielfach übliche sofortige Entfernen der Plazenta durch innere Handgriffe ausgeschaltet wurde[1]). Später erst hat man erkannt (Dohrn, Ahlfeld), daß die Plazentarexpression besser erst dann vorgenommen wird, wenn die Lösung und Ausstoßung der Plazenta aus dem Korpus bereits erfolgt ist. Zum Unterschied gegenüber dem typischen Credéschen Handgriff bezeichnen wir dieses letztere Verfahren als „Expressio placentae“ oder Dohrn-Ahlfeldschen Handgriff (siehe unten).

Damit der Credésche Handgriff gelingt, ist es notwendig, dafür zu sorgen, daß die Bauchdecken entspannt sind und die Blase entleert ist; der Uterus muß sich in Kontraktion befinden und mit seiner Längsachse senkrecht zum Beckeneingang gestellt sein. Man läßt die Kniee der im Längsbett liegenden Frau hoch aufstellen, regt eine Wehe an und umgreift den senkrecht zum Beckeneingang gerichteten Uterus mit der rechten Hand, unter Umständen mit beiden Händen, derart, daß der Daumen auf die Vorderfläche und die vier übrigen Finger gespreizt auf die Rückfläche zu liegen kommen. Durch Zusammendrücken der Hand wird der Uterus wie ein Schwamm ausgedrückt; gleichzeitig drängt man ihn ins kleine Becken hinein.

Der Handgriff muß unter Umständen mit voller Handkraft — bisweilen mit beiden Händen — ausgeführt und gelegentlich in den nächsten Wehen wiederholt werden, bis die Plazenta zum Vorschein kommt. Bei starker Spannung der Bauchdecken und sehr empfindlichen Personen ist es mitunter notwendig, die Wiederholung des zunächst mißlungenen Handgriffes in leichter Narkose vorzunehmen.

War die Plazenta tatsächlich überall gelöst, so ist der Handgriff, sofern sich der Uterus überhaupt genügend umgreifen läßt, nahezu immer erfolgreich.

Ein Schaden pflegt durch den häufig nötigen starken Druck in der Regel nicht zu entstehen[2]), sofern man in der Wehe exprimiert. In der Wehenpause aber kann der Druck unter Umständen eine Uterusinversion zur Folge haben. Anatomisch hinterläßt ein kräftig ausgeführter Credéscher Handgriff gelegentlich kleine Serosacinrisse auf dem Uterus. In einigen Fällen ist durch den u. U. mehrfach wiederholten kräftigen Credé sogar eine Uteruszerreißung erzeugt worden[3]).

Mißlingt der Credésche Handgriff trotz mehrmaligen Versuches, so bleibt nur die Möglichkeit, die Plazenta durch Eingehen in den Uterus zu entfernen in ähnlicher Weise, wie es im vorigen Abschnitt besprochen worden ist.

Als große Seltenheit sei ein Fall von Rhomberg (s. o.) erwähnt, in welchem der Uterus mit der Plazenta entfernt werden mußte, weil ein Cervixmyom die Elimination der Plazenta völlig unmöglich machte.

Absolut verwerflich sind die auch heute noch gelegentlich geübten Manöver, durch Zug an der Nabelschnur oder an der zum Teil in die Scheide geborenen Plazenta den Austritt der letzteren zu befördern. Abgesehen davon, daß derartige Handgriffe nicht zum Ziel führen, wenn die äußeren, richtig angewandten Expressionsmanöver erfolglos waren, bergen sie eine hohe Gefahr in sich, nämlich diejenige der Uterusinversion.

Störungen der Geburt der gelösten und in die Scheide geborenen Plazenta.

Physiologie. Die in dem schlaffen Cervixsack oder in der Scheide liegende Plazenta übt auf die sensiblen Nerven der Scheide und des Rektums einen Druck aus, welcher reflektorisch die Bauchpresse in gleicher Weise in Tätigkeit setzt, wie es der im Becken stehende, vorangehende Teil in der Austreibungsperiode der Geburt verursacht, oder wie es beim Stuhldrang der Fall ist. Die Erregung der Scheidenwände durch den Druck der Plazenta wird sich besonders während

---

[1]) Siehe Monatsschr. f. Geburtskunde. Bd. 16, S. 345. Bd. 17, S. 274. Bd. 22, S. 310. Archiv f. Gyn. Bd. 17, S. 260. Bd. 23, S. 302. Bd. 32, S. 96.

[2]) Traugott, Therap. Monatsh. 1918, S. 270, sah kollapsartige Zustände mit Pulsverlangsamung, die er auf Vagusreiz durch den Credé zurückführt.

[3]) Siehe Stumpf, Winckels Handb. III, 3. S. 445. — Neuerdings: Hammerschlag, Zeitschr. f. Geb. u. Gyn. Bd. 88, S. 232, Fall 1.

der Nachwehen bemerkbar machen, weil die Scheidenwände hierdurch mehr angespannt werden.

Ähnlich wie die Geburt des Kindes zerfällt also auch die Nachgeburtsperiode in zwei Abschnitte, in deren einem die Uteruskontraktionen fungieren, während im zweiten auch die Bauchpresse wirksam ist. Während der erste Akt der Nachgeburtsperiode unabhängig vom Willen der Kreißenden verläuft, tritt beim zweiten Abschnitt die Bauchpresse, also quergestreifte, willkürliche Muskulatur in Aktion. Wiewohl auch diese reflektorisch erregt wird, so gehört zu ihrer Kraftentfaltung doch das Unterlassen eines willkürlichen Widerstandes. Die Erfahrung lehrt, daß ebenso wie in der Austrittsperiode des Kindes auch bei der Geburt der gelösten Plazenta Energie, Temperament und Empfindlichkeit eine gewisse Rolle spielen und den physiologischen Vorgang zu fördern oder zu stören imstande sind.

Der Austritt der Plazenta aus der Scheide wird ein leichterer sein, wenn gleichzeitig die Schwerkraft mitwirkt, also bei aufrechter Körperhaltung. Da in zivilisierten Ländern der Geburtsvorgang zumeist in Rückenlage erfolgt, fällt das Moment der Schwerkraft weg, und es kommt eher zu Störungen als bei solchen Rassen, bei denen die Geburt noch in aufrechter Körperhaltung durchgeführt wird. Da aber die aufrechte Körperhaltung nachteilig sein kann, solange die Plazenta noch nicht vollständig gelöst in der Scheide liegt, so verzichten wir besser auf den kleinen Vorteil der Förderung des Plazentaraustrittes aus der Scheide, um so mehr, als sich in einfacher Weise Abhilfe schaffen läßt.

Zum ungestörten Ablauf der Ausstoßung der Plazenta aus der Scheide gehört das Zusammenwirken einer Reihe von Faktoren, nämlich eine normale Erregbarkeit der sensiblen Nerven von Scheide und Rektum, eine reflektorische Aktivierung und die Funktionsfähigkeit der Bauchpresse, genügende Kraft und Häufigkeit der Nachwehen, eine richtige Lage des Uterus, eine freie Passage des vorderen Teiles der Vagina und der Vulva und schließlich noch eine annähernd normale Größe und Konsistenz der Plazenta.

Pathologie. Infolge der Vielseitigkeit des Abhängigkeitsverhältnisses, in welchem der Vorgang der Geburt der Plazenta aus der Scheide steht, ist es nicht verwunderlich, daß er keineswegs selten und durch verschiedenartige Ursachen gestört wird.

Die Häufigkeit solcher Störungen wird aber praktisch wenig empfunden, weil sich Störungen dieses Teiles der Nachgeburtsperiode durch einen einfachen und ungefährlichen Handgriff ausgleichen lassen. Tatsache ist, daß in praxi die Plazenta kaum in der Hälfte aller Geburten gänzlich spontan geboren wird.

Unter 3100 Geburten der Königsberger Klinik wurde dem Austritt der Plazenta 2300 mal, also in etwa $^3/_4$ der Fälle durch Druck von außen nachgeholfen, unter 2900 Geburten der Leipziger Klinik (1901, 1902) allerdings nur 400 mal, also in $^1/_7$ der Fälle; hier wurde mit der Plazentarexpression wenn möglich länger gewartet, als es sonst vielfach üblich ist. Bei 3607 Geburten reifer Kinder meiner Klinik (Braun, Diss. 1919) kam die Plazenta spontan oder auf leichten Druck 3453 mal (96%).

Die an sich schon individuell sehr verschiedene Reizbarkeit der sensiblen Nerven von Scheide und Rektum wird durch Größe und Konsistenz des vorangehenden Teiles bei der Geburt des Kindes sowie durch die Dauer der Austreibungsperiode, ferner durch den Ablauf früherer Geburten beeinflußt. Die Betätigung und Wirkung der Bauchpresse auf die in der Scheide liegende Plazenta hängt von der Intaktheit des komplizierten Apparates der Bauchpresse selbst ab, desgleichen von einer zweckmäßigen Fortleitung des erhöhten, intraabdominellen Druckes auf die Plazenta, bei welcher der über der Plazenta liegende kontrahierte Uterus mitwirkt. Es können also Störungen der Bauchpresse, schlaffe Bauchdecken, Muskeldiastasen, Hernien, unvollkommener Glottisverschluß usw. ebensowohl auf die Austreibung der Plazenta wirken, wie ein stärkerer Meteorismus, eine Überfüllung der Harnblase oder eine abnorme Haltung oder eine mangelhafte Nachwehentätigkeit des Uterus. Die Passage aus der Scheide kann durch Fäkalmassen, die das Rektum erfüllen, ferner wieder durch starke Füllung der Harnblase erschwert werden, weil durch diese Faktoren der vordere Teil der Scheide verengert werden kann. Ein hoher Damm, Hämatome und Strikturen der Vulva, ferner wenn die Entbundene mit geschlossenen Beinen gelagert ist, können in gleichem Sinne wirken. Kleine Plazenten bei Aborten, Frühgeburten erschweren die spontane Ausstoßung ebenfalls.

Diagnose. Im vorigen Abschnitt wurden bereits die Zeichen besprochen, auf Grund deren wir zu beurteilen imstande sind, ob die Plazenta bereits aus dem Korpus in die Cervix oder Scheide ausgestoßen worden ist oder nicht.

Behandlung. Liegt die Plazenta gelöst in der Scheide und wird sie nicht innerhalb 30 Minuten danach spontan geboren, so könnte man, eine Überwachung des Uterus wegen der Möglichkeit innerer Blutungen vorausgesetzt, ohne Gefahr für die Wöchnerin noch längere Zeit warten. Andererseits ist die definitive Beendigung des Geburtsvorganges für alle Beteiligten erwünscht, so daß es durchaus berechtigt ist, den Austritt der Plazenta nunmehr zu fördern, weil sich dieses Ziel in einfacher und gefahrloser Weise erreichen läßt.

Häufig genügt es, die Entbundene zu kräftigem Mitpressen, besonders während der Nachwehen, aufzufordern, um den spontanen Austritt der Plazenta herbeizuführen. Hierbei sind die Beine zu spreizen, aber nicht aufzustellen. Bleibt dies ohne Erfolg, so **exprimiert man die Plazenta**, indem man während einer Nachwehe den Uterus in gleicher Weise wie beim Credéschen Handgriff umfaßt und ins kleine Becken hinabdrängt. Wie beim Credéschen Handgriff ist für eine Entleerung der Harnblase, eine richtige Stellung des Uterus usw. zu sorgen.

Im Gegensatz zu der Expression der Plazenta aus dem Korpus („Credéscher Handgriff") nennen wir den eben beschriebenen Handgriff bei gelöster und in der Scheide liegender Plazenta kurzweg: **Expressio placentae (nach Dohrn-Ahlfeld).**

Schwierigkeiten macht diese Expression in der Regel nicht. Im Falle des Mißlingens ist der Verdacht nicht von der Hand zu weisen, daß die Plazenta doch noch zum Teil im Korpus sitzt und hier adhärent ist.

Das Umgreifen des Uterus ist gelegentlich dadurch erschwert, daß er zur Zeit nicht kontrahiert ist, oder daß er durch die überfüllte Harnblase oder meteoristisch geblähte Därme verdeckt wird, oder dadurch, daß sich in ihm Blut angesammelt hat. Man wird deshalb einen schlecht fühlbaren Uterus durch Reiben zur Wehe anregen. Ist der Uterus durch Blut ausgedehnt, so läßt sich der Fundus gelegentlich höher oben, meist in der rechten Seite des Abdomens auffinden. Unter Ausdrücken des Uterus entfernt man zunächst das Blut. Der Uterus wird dadurch kleiner und deutlicher fühlbar. Die Eihäute bleiben gelegentlich, nachdem die Plazenta ausgetreten ist, noch in der Scheide hängen; damit sie nicht abreißen und zurückbleiben, wird die austretende Plazenta vorsichtig aufgefangen und dann um sich selbst gedreht, bis die Eihäute einen dünnen, gedrehten Strang bilden. Durch eine an der Vulva die Eihäute erfassende Klemme und durch vorsichtigen Zug läßt sich der vollständige Austritt der Eihäute meist mühelos erreichen. Ein Eindrücken der Fingerspitzen oberhalb der Symphyse in der Richtung nach der Lendenwirbelsäule (**Freund**) erleichtert das Nachfolgen der Eihäute. Reißt wirklich ein Teil ab, so wartet man ihre spontane Ausstoßung im Wochenbett ab und soll keinesfalls deshalb in die Vagina oder gar in den Uterus eingehen.

Nach der Expression der Plazenta ist der Uterus genau zu überwachen, damit sich in ihm kein Blut ansammelt.

Blutungen aus der Plazentarstelle nach der Geburt[1]).

(Vgl. auch die Darlegungen S. 144.)

Blutungen aus der Plazentarstelle nach der Geburt des Kindes sind häufig. In einem bestimmten Abschnitt der Plazentarperiode, nämlich während der

---

[1]) Vgl. auch Schaeffer, Winckels Handb. d. Geb. I, 2. S. 1003. — H. W. Freund, Winckels Handb. d. Geb. II, 3. S. 2251. — Zangemeister, Deutsche med. Wochenschr. 1910. S. 546. — Kroll, Diss. Königsb. 1920. — Opitz, Münch. med. Wochenschr. 1923. S. 570.

Ablösung der Plazenta und ihrer Ausstoßung gehört, wie wir oben sahen, ein gewisser Blutabgang zu den physiologischen Verhältnissen. Aber auch nachdem die Plazenta aus dem Korpus ausgestoßen wurde, und sogar noch, nachdem sie gänzlich geboren ist, also die Nachgeburtsperiode beendigt ist, kommt ein geringer Blutabgang aus der Plazentarstelle noch in einem relativ großen Teil der Fälle vor.

Wir[1]) haben einen durchschnittlichen Blutverlust von 293 g bei Erstgebärenden und 297 g bei Mehrgebärenden (davon 67 bzw. 69 g nach Geburt der Plazenta) festgestellt.

Alle diese Blutungen aus der Plazentarstelle in den verschiedenen Stadien der Zeit nach Geburt des Kindes stehen genetisch auf einer Stufe und sollen deshalb hier einer einheitlichen Besprechung unterworfen werden.

Wie wir oben sahen, geht aus den Gefäßen der Plazentarstelle, nachdem die Ablösung der Plazenta begonnen hat, solange Blut ab, bis sich der Uterus nach vollständiger Ablösung der Plazenta und deren Ausstoßung in die Scheide genügend retrahiert hat. Unter normalen Verhältnissen beträgt dieser physiologische Blutabgang etwa 230 g; jedoch muß man einen Blutabgang bis 500 g als noch innerhalb der normalen Grenzen liegend bezeichnen[2]). Diese „Lösungsblutung“ macht sich gewöhnlich erst einige Minuten nach der Geburt des Kindes bemerkbar, indem während einer Wehe Blut aus dem Uterus ausgestoßen wird; sie nimmt dann zu, weil ein immer größeres Gefäßgebiet an der Plazentarstelle mit fortschreitender Lösung offengelegt wird.

Ist die Ablösung vollendet, so wird die Plazenta aus dem Hohlmuskel in die Cervix und Scheide geboren; während dieses Vorganges nimmt die Blutung mehr und mehr ab, bis sie schließlich ganz zum Stehen kommt. Je länger der Vorgang der Ablösung und Ausstoßung der Plazenta dauert, je größer die Plazentarfläche (z. B. bei Zwillingsplazenten) und je träger die folgende Retraktion der Uteruswand ist, um so mehr Blut geht im allgemeinen verloren u. u.

Das Blut sammelt sich entweder im Uterus an („innere Blutung“) oder es fließt nach außen ab („äußere Blutung“). In der Regel kombiniert sich beides, indem das zunächst im Uterus angesammelte Blut teilweise während der Wehen ausgestoßen wird.

Von Wichtigkeit ist die Kenntnis der natürlichen Vorgänge, welche die durch die Ablösung eröffneten (mütterlichen) Gefäße relativ schnell und sicher zum Verschluß bringen. Sie bestehen vornehmlich in der nach der Ausstoßung der Plazenta eintretenden retraktiven Verkleinerung des Uterus. Durch die mit derselben einhergehende Verschiebung der Muskellagen werden die nach der Plazentarstelle verlaufenden Gefäße abgeknickt und komprimiert.

Es betrifft dies hauptsächlich die Venen; die Arterien verschließen sich infolge ihrer muskelreicheren Wand und ihres eigenartigen Verlaufes in der Decidua von selbst. Begünstigend wirkt für den Gefäßverschluß die physiologische Quellung des Gefäßendothels und gewisse von der Intima ausgehende, in das Gefäßlumen vorspringende Bindegewebsbuckel (Balin, Rohr, Frankl und Stolper, Heckner[3]). Daß es nahezu allein die retraktiven Veränderungen im Uterus nach seiner vollständigen Entleerung sind, welche den Gefäßverschluß herbeiführen, ergibt sich daraus, daß bei allen Störungen der Retraktion, und zwar nur bei diesen, der Gefäßverschluß versagt. Andere Vorgänge spielen bei der Blutstillung nur eine untergeordnete und sekundäre Rolle. Hierher gehört z. B. die Blutgerinnung. Bei der Größe der eröffneten Gefäße wäre eine Blutstillung lediglich durch Gerinnungsvorgänge unmöglich, obwohl die Gerinnungsfähigkeit des Blutes in dieser Zeit erhöht zu sein scheint[4]). Auch die Tatsache, daß hämophile Individuen post partum durchaus nicht immer schwere Nachblutungen bekommen[5]), beweist die untergeordnete Be-

---

[1]) Braun, Diss. Marb. 1919.
[2]) Siehe oben S. 145.
[3]) Siehe Heckner, Zeitschr. f. Geb. u. Gyn. Bd. 72, S. 281.
[4]) Vgl. Neu, Münch. med. Wochenschr. 1909. Nr. 50.
[5]) Vgl. Kehrer, Arch. f. Gyn. Bd. 10, S. 201.

deutung der Blutgerinnung für den primären Verschluß der Plazentargefäße. Dagegen mag sie wohl zur Blutstillung dann beitragen, wenn der Verschluß der Gefäße durch die Uterusretraktion ein ungenügender ist, also unter pathologischen Verhältnissen. Der Gefäßverschluß geschieht bei der Retraktion der Uterusmuskulatur nicht, wie man früher annahm, mittels besonderer, um die Gefäße angelegter Muskelschlingen („lebende Ligaturen"), sondern lediglich durch die Verschiebung der filzartig verflochtenen Muskelbündel gegeneinander.

Ist der Verschluß der Gefäße durch Retraktion der Muskulatur erst einmal zustande gekommen, so ist die Blutstillung ausnahmslos, ebenso wie die Retraktion, eine definitive. Ein scheinbares Neueinsetzen einer Blutung aus der Plazentarstelle beruht stets darauf, daß sie überhaupt noch nicht definitiv gestillt war.

Damit die Blutung aus der Plazentarstelle post partum zum Stehen kommt, sind demnach drei Faktoren notwendig: die vollständige Ablösung der Plazenta, die vollkommene Entleerung des Korpus und die sich anschließende Retraktion des Uterus.

Diese Vorgänge stehen wieder in einem gewissen Abhängigkeitsverhältnis. Die völlige retraktive Verkleinerung des Organs, auf die es hier in letzter Linie ankommt, steht ebenso wie die Entleerung des Organs unter dem Einfluß einer gewissen Wehentätigkeit des Uterus und ist nur unter der Vorbedingung einer gänzlichen Ablösung der Plazenta möglich.

Die Blutung aus der Plazentarstelle hört also auf, sobald der Uterus nach Ausstoßung der Plazenta aus dem Korpus die Möglichkeit und Fähigkeit hat, sich dem entleerten Zustand vollständig retraktiv anzupassen.

Pathologie. Auch unter physiologischen Verhältnissen ist, wie wir oben gesehen haben, der Blutverlust bei der Ablösung der Plazenta post partum nicht immer der gleiche. Während er in einigen Fällen außerordentlich gering ist, sehen wir schon beim Schultzeschen Modus oder bei Mehrlingsplazenten häufig Blutverluste von $^1/_2$ kg und darüber. Auch die Dauer der ersten und zweiten, namentlich aber der dritten Geburtsperiode, die Zahl der vorangegangenen Geburten u. a. sind von Einfluß auf die Häufigkeit größerer Blutverluste[1]. Auch die Größe von Kind und Plazenta kommen in Betracht[2]), ebenso die Art (spontan, künstlich) und Schnelligkeit der Entleerung des Uterus. Schon bei Anwendung des Kristeller sowie besonders der Narkose (am Ende der spontanen Geburt) ist der Blutverlust i. D. größer (in 4% über 1000 g). Es ist schwer, für die Nachgeburtsperiode eine Grenze anzugeben, bei der die physiologische Blutung aufhört und die pathologische anfängt. Nach der eingangs von mir gegebenen Statistik sowie aus praktischen Gründen müssen wir in diesem Geburtsstadium einen Blutverlust, welcher die Menge von 500 g übersteigt, im allgemeinen als pathologisch bezeichnen.

Die Häufigkeit größerer postpartaler Blutverluste aus der Plazentarstelle ergibt sich aus folgenden Zahlen: Unter 6328 Geburten von Kindern mit einem Gewicht von 2000 g und mehr erlebten wir an der Marburger Klinik postpartale Blutungen aus der Plazentarstelle von 1001—1500 g: 86 (= 1,4%), solche von über 1500 g: 15 (= 0,2%), davon an Verblutung gestorben 1 (= 0,02%).

Die Fälle von Placenta praevia und andersartiger vorzeitiger Lösung sind hierbei nicht mitgezählt, weil sich die Blutmengen, welche vor und mit dem Kinde abgehen, oft nicht trennen lassen von denjenigen nach der Geburt des Kindes. Einschließlich dieser Fälle lauten die Zahlen folgendermaßen: Unter 6354 Geburten waren Blutungen von 1001—1500 g: 102 (= 1,6%) und solche über 1500 g: 25 (= 0,4%), davon gestorben an Verblutung 4 (= 0,06%). Bei diesen Blutmengen sind jedoch, wie erwähnt, in einem Teil der Fälle die Blutungen vor und bei der Geburt des Kindes mitgerechnet. [Außer diesen Todesfällen traten noch zwei weitere ein (beide nach Blutungen bis 1500 g): einer an Pyämie nach Plazenta praevia, einer an Pneumonie nach Eklampsie.]

---

[1]) Vgl. Ahlfeld, Lehrb. d. Geb. 1903, S. 145. — Helme, l. c. — Braun, l. c.
[2]) Ahlfeld, Lehrb. d. Geb. 1903, S. 145. — Grödel, Über den physiol. u. pathol. Blutverlust bei der Geburt. — Diss. Heidelberg 1911. — Braun, l. c.

Engelmann[1]) erlebte hingegen folgende „atonische" Blutverluste: 1000 g und mehr: in 6,5 %, 1500 g und mehr: in 2,2 %, 2000 g: in 0,3 %.

Der Blutverlust im ganzen ist um so größer, je länger sich die Lösung und Ausstoßung der Plazenta sowie die nachfolgende Retraktion des Uterus hinzieht; er ist im Augenblick um so stärker, je weiter die Ablösung bereits vorgeschritten ist und je weniger sich gleichzeitig der Uterus zu verkleinern vermochte. Ist die Plazenta dagegen aus dem Korpus ausgestoßen oder schon ganz geboren, so soll es überhaupt nicht mehr bluten, so daß jeder nennenswerte Blutverlust um diese Zeit als ein pathologischer aufzufassen ist, soweit sich das Blut nicht vorher angesammelt hatte.

Unter 752 (nicht-operativen) Geburten betrug der Blutverlust nach der Geburt der Plazenta: 1—100 g 640 mal, bis 200 g 69 mal, bis 300 g 27 mal, bis 500 g 13 mal, bis 1000 g 3 mal, darüber keinmal.

Die Ursache einer vermehrten Blutung aus der Plazentarstelle post partum muß, wie wir oben erörtert haben, in letzter Linie stets in einer ungenügenden Retraktion der Muskulatur gesucht werden, durch welche der Verschluß der Plazentargefäße verspätet oder verhindert wird. Diese Störung der Retraktion kann aber ihrerseits wieder verschiedene Ursachen haben. Sie kann in einer mangelhaften Entleerung des Uterus begründet sein oder in einer verringerten Kontraktionsfähigkeit oder schließlich in einer im Bereich der Muskulatur selbst liegenden Störung seiner Retraktilität, d. h. seiner passiven Retraktionsfähigkeit.

1. Die weitaus häufigste Ursache einer vermehrten Blutung aus der Plazentarstelle post partum ist die Verzögerung der Entleerung des Hohlmuskels. Hierzu kommt es naturgemäß dann, wenn die Ablösung der Plazenta oder deren Austritt aus dem Korpus Schwierigkeiten unterliegt. Über diese Anomalien und ihre Ursachen wurde im vorigen Abschnitt gesprochen.

Aber es ist nicht nur die Plazenta, deren Verbleiben im Korpus dessen Entleerung verhindern kann; vielmehr bildet das bei der Lösung austretende Blut, sofern es sich ganz oder teilweise im Uterus ansammelt, ein praktisch sehr oft in Betracht kommendes Hindernis für die zur Retraktion nötige Entleerung des Uterus, sei es nun, daß eine solche Blutansammlung vorhanden ist, solange die Plazenta oder Teile von ihr noch im Hohlmuskel liegen, sei es, daß der letztere durch Blut allein an der Verkleinerung behindert wird.

Da das flüssige Blut leichter aus dem Korpus ausfließen kann, sind es — namentlich nach Geburt der Plazenta — in der Regel Blutkoagula, welche die untere Apertur des Hohlmuskels verlegen und die Uterusentleerung und -retraktion verhindern.

Es kann auf diese Weise die physiologische Lösungsblutung, ebenso jede weitere Blutung, ihrerseits Anlaß zu einem Andauern der Blutung geben, also ein Circulus vitiosus entstehen. Auch wenn mit den Wehen ein Teil des angesammelten Blutes jeweils ausgestoßen wird, bleibt oft eine noch genügende Menge zurück, um die definitive Retraktion des Korpus und die Blutstillung zu verhindern, und sofern nicht eingegriffen wird, kann sich die frisch Entbundene auf diese Weise verbluten.

Der hier beschriebene Vorgang ist recht häufig[2]); er wird vielfach unberechtigterweise mit dem Begriff der „Atonie" zusammengeworfen und demgemäß falsch beurteilt und behandelt. Besonders die gelegentlich längere Zeit nach Beendigung der Nachgeburtsperiode „noch auftretenden" Nachblutungen sind zumeist in der genannten Weise zu erklären.

2. Ein weiteres Moment für das Zustandekommen einer vermehrten Blutung aus der Plazentarstelle post partum ist die mangelhafte Kon-

---

[1]) Zentralbl. f. Gyn. 1920, S. 338.
[2]) Vgl. Zangemeister, Deutsche med. Wochenschr. 1910, S. 546. — Labhardt, Zeitschr. f. Geb. u. Gyn. Bd. 66, S. 374.

traktionstendenz des Uterus (Wehenschwäche, Atonie). Da die zur Blutstillung notwendige retraktive Verschiebung unter dem Einfluß von Kontraktionen gefördert wird, so vermag deren Ausbleiben oder ihre zu geringe Intensität die Retraktion selbst des völlig entleerten Organs und somit den Blutstillungsvorgang zu verzögern. Da eine solche Wehenschwäche auch auf den Vorgang der Plazentarlösung und Ausstoßung sowie auf die Elimination angesammelter Koagula von Einfluß ist, so unterliegt es keinem Zweifel, daß sie gelegentlich wenigstens mittelbar als Ursache der Blutung angesehen werden muß. Aber derartige Fälle sind recht selten gegenüber jenen mit der gewöhnlichen Ursache der Blutung, der Retraktionsbehinderung durch retiniertes Blut oder durch Adhärenz der Plazenta. Der Uterus vermag sich nämlich auch ohne Wehen zu retrahieren (wie man z. B. beim vaginalen und cervikalen Kaiserschnitt in der Schwangerschaft sowie auch am frisch exstirpierten schwangeren Organ feststellen kann, wenn dasselbe danach entleert wird). Die Retraktionstendenz geht nicht parallel der Kontraktionsfähigkeit. Es gibt Fälle, in welchen sich der Uterus häufig und kräftig kontrahiert, ohne sich genügend zu retrahieren u. a. Bei genauer kritischer Beobachtung sind Zustände von Atonie, welche so hochgradig sind, daß sie auch bei entleertem Organ die zur Blutstillung genügende Retraktion vereiteln, nach ausgetragener Schwangerschaft sehr selten[1]).

Davon kann sich jeder durch objektive Beobachtung überzeugen. Es ist deshalb falsch und führt therapeutisch irre, die Mehrzahl dieser Plazentarstellenblutungen bzw. - nachblutungen als „Atonie" zu bezeichnen. Daß meine Auffassung richtig ist, zeigen auch die Erfolge der Behandlung, insofern bei der großen Mehrzahl dieser „atonischen Blutungen" nicht das Anregen der Wehentätigkeit, sondern das Erzielen einer völligen und anhaltenden Entleerung des Uterus die Blutung schnell und sicher zum Stehen bringt.

Störungen der Kontraktionstendenz des Uterus werden gelegentlich beobachtet bei Frauen, deren Uterusmuskulatur durch hypoplastischen Habitus, zahlreiche vorangegangene Geburten oder durch degenerative Prozesse, Metritis, Myome usw. geschwächt ist. Auch nach starker Ausdehnung des Uterus (Hydramnion, Mehrlinge), ferner wenn der Uterus künstlich entleert wurde, besonders ehe eine kräftige Wehentätigkeit in Gang kam, pflegt die Kontraktionstendenz eine geringere zu sein. Bisweilen läßt sich eine Ursache nicht auffinden, aber schon der Verlauf der vorangegangenen Geburt zeigt eine abnorm geringe Wehentätigkeit. Schließlich sei noch hervorgehoben, daß bei Unterbrechung der Schwangerschaft in frühen Monaten der Uterus eine geringere Wehentätigkeit entfaltet (und sich schlecht retrahiert), und es demgemäß leichter zu wirklich atonischen Zuständen kommt.

Gelegentlich begegnen wir einer mangelhaften Dicke der Muskulatur speziell im Bereich der Plazentarstelle. Hier kann der betreffende Bezirk der Uteruswand in der Nachgeburtsperiode und noch danach eine auffallend geringe Kontraktions- und Retraktionstendenz zeigen: „Paralyse der Plazentarstelle". Diese Störung ist auf Anomalien der Entwicklung der Plazenta, besonders bei Mißbildungen des Uterus zurückzuführen[2]).

3. Als wichtige Ursache postpartaler Blutungen aus der Plazentarstelle sind absolute oder relative Verzögerungen der Retraktion des Uterus anzusehen. Entweder handelt es sich hierbei um Veränderungen, welche eine Retraktion der Muskulatur erschweren.

Hierher gehören die Plazentarentwicklung in oder dicht über der Cervix, atrophische Zustände der Uterusmuskulatur, Uterusmißbildungen, ferner

---

[1]) Vgl. Fußnote 2 auf voriger Seite.
[2]) Vgl. H. W. Freund, Winckels Handb. II, 3, S. 2165. — Obota, Gyn. Rundschau 1912. S. 6.

interstitielle Myome, vielleicht auch metritische Veränderungen der Muskulatur[1]) sowie andere, uns noch nicht bekannte funktionelle Störungen.

Oder die Entleerung des Uterus erfolgte so schnell, daß seine Muskulatur sich auch bei sonst normaler Retraktilität dieser Verkleinerung nicht mit einem Male, nicht so schnell anzupassen vermag. Hierzu ist eine gewisse Zeit notwendig, und diese Zeit kann, sofern die Lösungsblutung bereits begonnen hat, praktisch zu lange dauern, um einen abnormen Blutverlust zu verhindern. War der Uterus z. B. besonders stark ausgedehnt (Hydramnion, Zwillinge) oder fand seine Entleerung spontan (Sturzgeburten) oder künstlich (Wendung—Extraktion, Kaiserschnitt) sehr schnell statt, so kann sich seine Muskulatur dieser schnellen, unter Umständen unabhängig von der Wehentätigkeit erfolgenden Entleerung offenbar nicht mit einem Male retraktiv anpassen. Es ist unrichtig, die in solchen Fällen erst allmählich nachfolgende Retraktion als atonischen Zustand aufzufassen, wiewohl namentlich nach starker Ausdehnung und nach operativer Entleerung des Uterus tatsächlich auch seine Kontraktionstendenz absolut reduziert sein kann.

Klinisches. Solange die Plazenta noch nicht geboren ist, handelt es sich um eine physiologische oder pathologisch vermehrte Lösungsblutung; in letzterem Fall zweckmäßig kurz „Plazentarstellenblutung" benannt. Blutungen nach Ausstoßung der Plazenta werden am besten als „Nachblutungen aus der Plazentarstelle" bezeichnet.

Die gewöhnliche Benennung „atonische Blutung" kennzeichnet nur eine der verschiedenen Ursachen dieser Blutungen, und zwar eine solche, welche praktisch gegenüber den anderen zurücktritt. Sie sollte daher auf die richtigen Fälle beschränkt bleiben! In den anderen Fälllen verleitet diese Benennung unter Umständen zu einer unsachgemäßen Behandlung.

Bei Blutungen aus der Plazentarstelle sammelt sich (sowohl vor als nach Ausstoßung der Plazenta) das Blut fast ausnahmslos wenigstens teilweise im Uteruskavum an. Bei den Wehen wird dann ein Teil des Blutes ausgestoßen, aber gewöhnlich verbleibt ein anderer Teil im Uterus und kann, wie oben erwähnt, zur Fortdauer der Blutung Anlaß geben. Ausnahmsweise kann sich das Blut insgesamt im Uterus ansammeln. Der Tod durch Verblutung aus der Plazentarstelle post partum kann in kurzer Zeit eintreten, wenn nicht rechtzeitig und in der richtigen Weise Hilfe geleistet wird.

Unter 13 687 Geburten der Königsberger Klinik (K r o l l , Diss. 1920) ereigneten sich 6 Todesfälle durch Verblutung aus der Plazentarstelle (nach der Geburt des Kindes); unter 6328 Geburten meiner Klinik (Kinder 2000 g oder mehr) kam 1 derartiger Todesfall vor (unter Ausschluß der Fälle von Placenta praevia, vorzeitiger Lösung; siehe oben).

Bei gesunden Frauen, welche nicht schon vorher in der Schwangerschaft oder während der Geburt erheblich geblutet haben oder aus anderen Gründen anämisch sind, gehört dazu im allgemeinen ein Blutverlust von mindestens $1^1/_2$ l.

Mitunter vertragen aber gesunde Kreißende weit größere Blutverluste, selbst bis zu $2^1/_2$ l, ohne erheblichen Schaden. Dies beruht zweifellos auf einer Vermehrung der Gewebsflüssigkeit, welche sich in der zweiten Hälfte der Schwangerschaft entwickelt (vgl. Z a n g e m e i s t e r , Zeitschr. f. Geb. u. Gyn. Bd. 78, S. 328).

Diagnose. Wiewohl ein nach außen erfolgender Blutabgang bei einiger Achtsamkeit nicht zu übersehen ist, so kann doch bei nicht zusammenliegenden oder gekrümmten Oberschenkeln das Blut unbemerkt in die Unterlagen abgehen. Es ist daher zu empfehlen, frisch Entbundene grundsätzlich so zu lagern, daß die Knie übereinander gelegt werden, und durch einen fest zwischen die Nates gelegten und zwischen den Oberschenkeln nach vorn reichenden Wattebausch dafür gesorgt wird, daß der Blutabgang unbedingt nach vorn erfolgen muß.

---

[1]) Vgl. L a b h a r d t , l. c.

Leichter kann eine innere Blutung (in den Uterus) zunächst übersehen werden. Deshalb muß in der zur Blutung disponierenden Zeit, also wenigsten bis $1/2$ Stunde nach Ausstoßung der Plazenta die Größe des Uterus, namentlich der Stand seines Fundus, in regelmäßigen Intervallen durch Palpation von den Bauchdecken aus kontrolliert werden („Überwachung des Uterus"). Auf das Auftreten anämischer Symptome darf man nicht warten.

Gegenüber Rißblutungen charakterisiert sich eine Blutung aus der Plazentarstelle dadurch, daß sie meist erst kurze Zeit nach Ausstoßung des Kindes beginnt und dann allmählich zunimmt. Es besteht also in solchen Fällen — im Gegensatz zu Rißblutungen — nach der Geburt des Kindes meist eine, wenn auch kurze blutungsfreie Zeit.

Eine Ausnahme hiervon bieten nur Fälle, in denen sich die Plazenta bereits vor oder im Augenblick der Geburt des Kindes, also vorzeitig, zu lösen begonnen hat.

Bei Rißblutungen dagegen besteht die Blutung sofort nach Ausstoßung des Kindes bereits in voller Stärke und hat eher die Tendenz, abzunehmen. Bei Blutungen aus der Plazentarstelle kommt das Blut lediglich schubweise bei den Wehen heraus und ist dunkelrot und meist teilweise geronnen, während das Blut bei Rissen heller aussieht und meist sofort, größtenteils ungeronnen flüssig und kontinuierlich, d. h. unabhängig von den Wehen abgeht. Regt man eine Wehe an, drückt das im Uterus angesammelte Blut kräftig aus und hält den Uterus sodann fest mit der Hand, so sistieren Blutungen aus der Plazentarstelle wenigstens für kurze Zeit, während Rißblutungen in gleicher Stärke weiter dauern. Gerade das letztgenannte Unterscheidungsmerkmal verschafft meist sofort Klarheit über die Quelle der Blutung.

Blutungen, die erst einsetzen, nachdem die Plazenta geboren ist, sind naturgemäß fast immer solche aus der Plazentarstelle, es sei denn, daß sich das Blut aus einem höher sitzenden Riß im hinteren Teil der Scheide oder in einem parametranen Rißgebiet angesammelt hat. Es ist daher wichtig, daß man im Hinblick auf evtl. Blutungen stets in den ersten Sekunden nach Ausstoßung des Kindes beobachtet, ob es blutet oder nicht. Für die Diagnose der Blutungsursache ist schließlich auch noch der Geburtsverlauf zu berücksichtigen, insofern stärkere Rißblutungen vor allem nach operativen Entbindungen oder bei Placenta praevia zustande kommen.

Prophylaxe. Wiewohl sich ein vermehrter Blutabgang speziell aus der Plazentarstelle nicht immer vermeiden läßt, so spielen doch gewisse prophylaktische Maßnahmen insofern eine Rolle, als sie teils die Möglichkeit einer solchen Blutung verringern, teils wenigstens einen stärkeren Blutverlust zu verhindern vermögen. In der Nachgeburtsperiode ist, sobald der Uterus vergrößert erscheint, ein Druck auf ihn auszuüben, um eine Blutansammlung, welche zur Ablösung der Plazenta nicht nötig ist, zu erkennen und zu beseitigen. Ferner ist darauf zu achten, daß nicht nach Ausstoßung der Plazenta Blutkoagula im Uterus zurückbleiben, welche zu einem Fortdauern der Blutung führen können; der Uterus ist also in dieser Zeit genau zu überwachen. Auch in dieser Zeit ist ein Druck auf den Uterus bei Verdacht einer inneren Blutung von diagnostischem Wert. Wichtig ist es ferner, dafür zu sorgen, daß der Ablösungsvorgang der Plazenta nicht durch unnötige Manipulationen, vor allem vorzeitige Expressionsversuche gestört wird. Da eine überfüllte Harnblase, wie wir oben sahen, die Vorgänge bei der Plazentarablösung stören kann, und da gerade nach der Geburt meist eine profuse Harnsekretion einzusetzen pflegt, so ist für Entleerung der Blase zu sorgen. In Fällen, in denen man von vornherein eine absolut oder relativ zu geringe Kontraktions- und Retraktionstendenz des Uterus befürchten darf (Vielgebärende, Sturzgeburten, Zwillinge, Hydramnion, operative Entbindung,

11*

schwere Nachblutungen bei früheren Geburten) ist es nicht unzweckmäßig, unmittelbar post partum prophylaktisch Sekale, Ergotin o. dgl. zu geben und die Blase zu entleeren.

Behandlung[1]). In Anbetracht der großen Blutmengen, welche bei Blutungen aus der Plazentarstelle in verhältnismäßig kurzer Zeit verloren gehen können, muß ihre Behandlung eine absolut zielbewußte und sichere sein; jede Aufregung über die Stärke der Blutung muß gebannt werden, und sie kann es auch **auf Grund der Einfachheit und Zuverlässigkeit des therapeutischen Vorgehens.** So selbstverständlich es erscheinen mag, so muß doch im Hinblick auf Fehler, die in der Praxis gemacht werden, betont werden, daß die Behandlung zunächst nur die Blutstillung im Auge zu behalten hat. Es ist ein schwerer Fehler, sich zunächst mit einer Infusion abzugeben oder Exzitantien zu geben, während die Entbundene immer weiter blutet. Ebenso verkehrt ist es, die Blutstillung zuerst auf medikamentöse Weise zu versuchen.

a) **Im Verlauf der Nachgeburtsperiode,** also solange die Plazenta noch nicht geboren ist, läßt sich eine vermehrte Lösungsblutung dadurch im Zaum halten, daß man durch Reiben des Uterus eine Wehe anregt, das Korpus ähnlich wie beim Credéschen Handgriff ausdrückt, um das in ihm angesammelte Blut zu entfernen, und es dann eine Zeitlang in der Hand hält, um eine abermalige Ausdehnung durch Blutansammlung zu verhindern und dem Uterusmuskel die Möglichkeit zu geben, sich wenigstens so weit zu retrahieren, als es die evtl. noch in ihm liegende Plazenta zuläßt. Unter Umständen wird das Anregen einer Wehe und Ausdrücken des Blutes wiederholt, wenn sich der Uterus nicht so festhalten läßt, daß sich gar kein Blut mehr in ihm ansammelt. Bei dieser Behandlung ist eine das Leben bedrohende Blutung aus der Plazentarstelle in der Regel ausgeschlossen, selbst wenn sich die Ablösung und Ausstoßung der Plazenta noch etwas hinzieht. Lag die Plazenta um die Zeit, zu welcher die Blutung in Behandlung genommen wurde, bereits gelöst in der Scheide, so wird sie bei den beschriebenen Expressionen des Blutes gewöhnlich mit nach außen treten und die Weiterbehandlung ist die für die zweite Periode, nach Ausstoßung der Plazenta angegebene. Befand sich die Plazenta aber noch ganz oder teilweise im Korpus, und genügt das eben beschriebene Ausdrücken des Blutes und Festhalten des Uterus nicht, um die Blutung genügend zu beschränken, oder zieht sich die Ausstoßung der Plazenta aus dem Korpus noch längere Zeit hin unter gleichzeitigem, zwar mäßigem, aber durch die Dauer gefährlichem Blutabgang, so muß die Plazenta zum Zweck der Blutstillung zunächst entfernt werden, entweder durch den Credéschen Handgriff, oder, wenn dieser versagt, durch die manuelle Lösung.

Es ist bei der Behandlung derartiger Blutungen zweckmäßig, das austretende Blut zu sammeln oder in den Unterlagen zu belassen, um dauernd einen annähernden Überblick über die Gesamtstärke des Blutverlustes zu haben. Sobald im Verlauf der Plazentarperiode $^{1}/_{2}$ Liter Blut abgegangen ist, darf man mit der Entfernung der Plazenta nicht mehr zögern, weil man sich auch bei exakter Weiterbehandlung immerhin auf einen weiteren Blutverlust gefaßt machen muß. Bei vorher schon ausgebluteten Entbundenen (Placenta praevia, vorzeitige Plazentarlösung usw.) oder sonstwie geschwächten Frauen wird man sich schon bei einem geringeren Blutverlust zur Entfernung der Plazenta entschließen müssen.

Da bei allen derartigen Blutungen aus der Plazentarstelle eine möglichst kräftige Kontraktions- und Retraktionsfähigkeit des Uterus erwünscht ist, unterstützt man die Behandlung durch eine Injektion von 1—2 g Ergotin

---

[1]) Zangemeister, Deutsch. med. Wochenschr. 1910. S. 546. — Jung, Deutsch. med. Wochenschr. 1914. S. 1353. — Zweifel, Mon. f. Geb. u. Gyn. Bd. 41, S. 189, andere Arbeiten im Text erwähnt.

(Sekakornin, Hypophysin od. dgl.[1]). Nur darf man diese Medikation, solange die Plazenta noch nicht geboren ist, nicht übertreiben, da sich sonst doch einmal Schwierigkeiten bei der Plazentarausstoßung oder -expression einstellen können.

b) Ist die Plazenta geboren, so hat man sich baldigst davon zu überzeugen, ob sie vollständig ist oder nicht. Bei Defekten der Plazenta (siehe oben) hat die Ausräumung des Restes sofort zu geschehen.

Diese Feststellung kann jedoch nur in den Pausen geschehen, welche die Behandlung einer eventuellen Blutung zuläßt. Keinesfalls darf man sich in der ersten Zeit nach Ausstoßung der Plazenta durch irgend etwas von der Beobachtung der Entbundenen und den eventuell sofort nötigen Maßnahmen abhalten lassen. Dies um so weniger, als selbst bei Zurückbleiben eines Plazentarestes eine nennenswerte Blutung bei richtiger Behandlung zunächst nicht eintritt.

Zeigt sich eine Blutung nach außen oder innen, so besteht die Behandlung darin, daß man den Uterus durch Reiben zu einer Wehe anregt und ihn kräftig exprimiert. Während es ohne Bestehen einer Blutung genügt, die Größe des Uterus durch häufiges Nachtasten nach dem Fundus zu kontrollieren („Überwachen des Uterus"), muß man bei bereits bestehender Blutung ebenso nach vorhergegangener stärkerer Blutung in der Plazentarperiode den Uterus, nachdem er durch Exprimieren völlig entleert ist, für einige Zeit fest in der Hand halten. Dies geschieht, indem man den Uterus vom Fundus her umgreift und ihn kräftig nach vorn gegen die Symphyse und nach unten ins kleine Becken drängt. In den meisten Fällen genügt nach einmaliger Expression des Innenblutes ein längere Zeit fortgesetztes Halten, um die Blutung definitiv zum Stehen zu bringen, da der Uterus unter dieser Behandlung die Möglichkeit hat, sich vollkommen zu retrahieren.

Sammelt sich trotzdem im Uterus öfters wieder Blut an, so muß es durch erneutes Reiben, evtl. kräftiges Kneten und Exprimieren, wiederum entfernt und das Halten des Uterus fortgesetzt werden.

Dieses Halten des Uterus ist für die Hand auf die Dauer ermüdend. Es ist deshalb oft nötig, daß man die Hand wechselt oder sich nach einiger Zeit durch eine Hilfsperson für kurze Zeit ablösen läßt. Um die Bauchdecken möglichst zu entspannen, läßt man, wenn nötig, die Knie aufstellen.

Führt man das angegebene Verfahren exakt und kräftig durch, so kann man sicher sein, daß die Blutung nahezu ausnahmslos schnell und definitiv gestillt wird; zum mindesten erreicht man, daß auch bei längere Zeit nötiger Fortsetzung dieser Behandlung nennenswerte Blutmengen nicht verlorengehen.

Man beachte dabei, daß ein gelegentliches Schlafferwerden des Uterus nicht einer „Atonie" zuzuschreiben, sondern physiologisch ist; der Uterus hat auch post partum — wenn auch in geringerem Grad — Wehen und Wehenpausen (im Durchschnitt alle 4 Minuten eine Wehe). Solange sich nicht diese Pausen unverhältnismäßig lang hinziehen oder die Kontraktionen sehr kurzdauernd und schwach sind, ist es unrichtig, eine Atonie anzunehmen, und man braucht daher den Uterus nicht von neuem zu massieren, ehe es nicht wieder blutet.

Steht die Blutung $^1/_2$ Stunde lang nach dem letzten Blutabgang vollkommen und hat sich in dieser Zeit Blut im Uterus von neuem nicht wieder angesammelt, so ist jede weitere Blutung aus der Plazentarstelle, sofern nicht Plazentarreste zurückgeblieben sind, ausgeschlossen.

Das geschilderte Verfahren ist so zuverlässig, daß man kaum je in die Lage kommt — sofern die Entbundene nicht schon vordem Blutverluste erlitten hat oder ganz besondere Komplikationen vorliegen —, noch weitere Maßnahmen zu ergreifen. Bei ruhiger, sachgemäßer Durchführung und bei dem berechtigten

---

[1]) Vgl. Kehrer, Arch. f. Gyn. Bd. 81 u. 84. — Moritz, (Sammelreferat über wehenerregende Mittel), Zentralbl. f. d. ges. Gyn. Bd. I. S. 617. — Vogt, Deutsche med. Woch. 1913. Nr. 49. — Kreiss, Zentr. f. Gyn. 1914. S. 119. — Werner, Mon. f. Geb. u. Gyn. Bd. 48, S. 309 und Zentr. f. Gyn. 1919. S. 405. — Hofbauer, Mon. f. Geb. u. Gyn. Bd. 48. S. 325.

Vertrauen auf die Zuverlässigkeit der manuellen Blutstillungsmethode kann und darf eine Entbundene durch eine derartige Blutung nicht in Lebensgefahr kommen. Mißerfolge der Behandlung beruhen hier in der Regel auf mangelhafter Aufmerksamkeit, auf Unkenntnis der Blutungsursache und auf unzweckmäßigen therapeutischen Maßnahmen. Der Tod durch postpartalen Blutverlust aus der Plazentarstelle, wie er gelegentlich noch vorkommt, ist meist einer mangelhaften oder unsachgemäßen Überwachung und Behandlung zuzuschreiben.

Wenn wirklich unter ganz besonderen Verhältnissen die Blutung bei der obigen Behandlung nicht auf die Dauer steht — in der Praxis sind nicht selten Risse die Ursache dieser vermeintlichen unstillbaren „atonischen" Blutungen —, so muß die Scheide und evtl. der Uterus fest austamponiert werden und, damit nicht eine Blutung hinter die Tamponade eintreten kann, ist ein Druckverband von außen anzulegen oder der Uterus muß eine Zeitlang fest nach unten gehalten werden; letzteres ist besonders wichtig, wenn nur die Scheide tamponiert wurde, was viel einfacher ist und neuerdings wieder empfohlen wird.

Hat der Uterus lange gehalten werden müssen und erscheint es zweckmäßig, einen gewissen Druck von oben noch weiterhin andauern zu lassen, so kann dies durch einen oberhalb des Fundus auf den Leib gelegten Sandsack im Gewicht von etwa drei Kilogramm bewirkt werden. Keinesfalls darf dieser Sandsack aufgelegt werden zu einer Zeit, wo die Blutung noch nicht für längere Zeit gestanden hat. Selbstverständlich darf ein solcher Sack weder auf den Uterus, noch unterhalb des Korpus gelegt werden, da er alsdann seinen Zweck nicht nur verfehlt, sondern zu einer erneuten Blutansammlung im Uterus direkt führen kann. Will man sicherer gehen, so verwendet man einen hufeisenförmigen, armdicken Wulst aus Watte oder Tüchern, den man oberhalb des Uterus auf den Leib bindet. In ähnlicher Weise wirkt eine von mir angegebene Kompressionsbinde (Mediz. Warenhaus, Berlin), bei welcher der Wulst durch eine mit Luft prall füllbare Gummipelotte ersetzt ist. Ich habe dieselbe allerdings bei Blutungen aus der Plazentarstelle noch nie benötigt.

Zu den besonderen Verhältnissen, welche die Blutstillung an der Plazentarstelle auch bei völlig entleertem Uterus oft nicht zustande kommen lassen, gehört die Cervixplazenta, weil sich die Cervixwand sehr langsam retrahiert, ferner — wenngleich bei weitem nicht in gleichem Maß — die gewöhnliche Placenta praevia, welche einen korporalen Sitz hat. Plazentarstellennachblutungen sind hier zwar häufiger als sonst, oft aber durch Risse verstärkt oder vorgetäuscht.

Zur Stillung der Nachblutungen aus der Plazentarstelle wurden eine Reihe verschiedener Verfahren empfohlen, welche wir aber entbehren können, da sie keineswegs mehr leisten als die eben geschilderte einfache äußere Massage, und da sie andererseits dazu Anlaß geben, daß der Arzt in der Erregung von der sicheren Methode des Haltens und Massierens bald Abstand nimmt und sich zu einem in solchen Fällen geradezu gefährlichen Herumprobieren verleiten läßt. Es wurde versucht, den Uterus durch kalte oder heiße Ausspülungen zur Kontraktion zu bringen. Sofern man den Uterus aus anderen Gründen ausspülen muß, läßt sich die kontraktionserregende und auf diese Weise blutstillende Wirkung kalter Spülungen ausnützen; heiße Spülungen wirken hingegen leicht steigernd auf die Blutung. Dem Spülwasser ist etwa 0,5% Kochsalz und, wenn es nicht steril ist, $\frac{1}{4}$% Lysol zuzusetzen. Die Massage des Uterus wurde durch kombinierte Handgriffe durchgeführt, entweder indem eine Hand in die Scheide gelegt, die andere auf den stark anteflektierten Uterus von den Bauchdecken her aufgelegt wurde, oder indem auf der festgeballten im Uterus liegenden Hand von außen massiert wurde. An Stelle der innen eingeführten Hand haben Bumm[1]) und Meyer-Rüegg[2]) Metallkolben konstruiert, welche in den Uterus eingeführt werden, und auf welchen die äußere Hand alsdann den Uterus massiert. Vor kurzem hat Lichtenstein (Arch. f. Gyn. Bd. 109, S. 580) empfohlen, die Uterusmuskulatur durch Beklopfen mit einem Perkussions-

---

[1]) Bumm, Zentralbl. f. Gyn. 1905. S. 271.
[2]) Meyer-Rüegg, Zentralbl. f. Gyn. 1906. S. 108

hammer zur Kontraktion zu bringen („Diaplessie"). Derartige Maßnahmen sind, soweit sie überhaupt wirken, nur in den seltensten Fällen nötig. Die Massage von der Scheide und den Bauchdecken aus ist alsdann einfacher und besser.

Die besonders von Dührssen befürwortete Uterustamponade ist gerade bei Plazentarstellenblutungen p. part. ein nicht absolut zuverlässiges und bei unrichtiger Handhabung sogar riskiertes Unternehmen. Füllt nämlich die Tamponade nicht Scheide und Uterus völlig aus, so kann es leicht hinter der Tamponade in die Scheide weiterbluten. Auch im Uteruskavum kann sich Blut ansammeln, falls sich der Hohlmuskel noch nicht genügend retrahiert hat. Eine frühzeitige Tamponade verhindert sogar unmittelbar den Uterus an der Retraktion und kann somit die blutenden Gefäße offen halten. Man darf daher eine solche Tamponade erst machen, wenn sich der Uterus schon gut verkleinert hat (und dann ist die Tamponade meist unnötig!), und man muß den Genitalkanal so fest wie möglich ausstopfen. Außerdem muß der Uterus von außen kräftig komprimiert und gehalten werden. Als Tamponadematerial für den schlaffen Cervixscheidenschlauch empfehlen sich fest zusammengerollte große Wattetampons oder in Gaze eingenähte Wattestreifen (8—10 cm) aus nicht entfetteter Watte (Sachs, Münch. med. Wochenschr. 1919. S. 417. — Barfurth, ebenda 1920. S. 991).

Jolly (Med. Klinik 1912. Nr. 43) hat den Vorschlag gemacht, den Uterus durch einen Metreurynter zu tamponieren. Dies ist aber nach unseren Untersuchungen (Wieloch) zwecklos, da sich der Uterus dadurch wieder ausgedehnt läßt. Neuerdings wird die lange perhorreszierte Scheidentamponade wieder empfohlen. Hat sich der Uterus schon einigermaßen retrahiert, so ist gegen dieses einfachere Verfahren nichts einzuwenden, vorausgesetzt, daß der Uterus, damit er nicht vollblutet, von außen eine Zeit lang gut gehalten wird.

Vielfach ist auch die Aortenkompression (durch den um die Taille gelegten Momburgschen Schlauch oder durch Pelotten oder mit der Hand) bei Nachblutungen aus der Plazentarstelle empfohlen worden[1]). Die anämisierende Abschnürung soll zugleich die Retraktion der Uterusmuskulatur begünstigen. Aber abgesehen davon, daß dieses Mittel bei richtigem Verhalten fast ausnahmslos unnötig ist, versagt es gelegentlich oder wirkt bei unvollkommener Abschnürung sogar blutungsverstärkend. Außerdem können nach Abnahme der — übrigens auch in anderer Hinsicht gefährlichen[2]) — Kompression Nachblutungen auftreten. Immerhin kann man sich dieses Mittels im äußersten Notfall einmal bedienen oder die Massagebehandlung durch die — am einfachsten digital (oder nach Rissmann) durchgeführte — Aortenkompression unterstützen, wenn man gar nicht zum Ziel kommt und der Zustand bereits bedrohlich ist, oder wenn die Frage einer Rißblutung noch nicht entschieden ist. Wer sich aber bei der Behandlung von Blutungen aus der Plazentarstelle auf die Aortenkompression verläßt und die sachgemäße Behandlung vernachlässigt, wird öfters Unglück haben. Ich habe im Laufe früherer Jahre mehrere Todesfälle bei solchen Blutungen miterlebt, bei denen der Momburgsche Schlauch angewandt worden war statt einer exakten Uterus kompression und -massage.

Die Henkelsche Abklemmung der Parametrien durch Krallenzangen halte ich für nicht ungefährlich, bei Blutungen aus der Plazentarstelle für unnötig, und für ungeeignet, da die Blutung auf dem Weg der A. spermaticae int. unterhalten bleibt (vgl. aber andere Urteile: Zimmermann, D. med. Woch. 1913. S. 2296 u. Verh. d. D. Ges. f. Gyn. 1923. S. 160. — Arch. f. Gyn. Bd. 120, S. 160. — Burgkhardt, Zentr. f. Gyn. 1924. S. 734. — Flatau, Münch. med. Woch. 1924. S. 1609).

Sofern nicht ganz besondere Verhältnisse vorliegen (Cervixplazenta; siehe Zangemeister und Schilling, l. c.) oder Rißblutungen bestehen, halte ich ein so radikales Vorgehen wie die Amputation oder Exstirpation des Uterus (vgl. Verhandl. des internat. Gyn. Kongresses Berlin 1912; ferner Labhardt, Zentr. f. Gyn. 1912. S. 733) wegen postpartaler Blutungen aus der Plazentarstelle für unnötig und unberechtigt. Die Gefahr, daß man mit anderen Mitteln nicht zum Ziel kommt, ist bei richtigem Verhalten äußerst gering. Wer unter Umständen operativ vorgehen will, muß dies, um Erfolg zu haben, so frühzeitig tun, daß er in so und so vielen Fällen den Uterus wegnimmt, in denen ganz bestimmt auch in sehr viel schonenderer Weise Erfolg zu erzielen gewesen wäre.

Absolut zu verwerfen ist der Vorschlag von Kocks[3]), den Uterus zur Stillung atonischer Blutungen im Notfall zu invertieren. Denn einmal kommt man auch ohne

---

¹) Näheres siehe Zentr. f. Gyn. 1912. S. 565 u. 729. — Gauss, Zentr. f. Gyn. 1920. S. 10. — Schmid, ebenda S. 479. — Schulze, ebenda 1921. S. 415. — Lörincz, ebenda S. 962. — Becker, ebenda S. 965. — Hoffmann, ebenda S. 1279 u. Münch. m. Woch. 1921. S. 1050. — Nürnberger, Arch. f. Gyn. Bd. 115, S. 562. — Gamper, Zentr. f. Gyn. 1921. S. 1628. — Riediger, Zentr. f. Gyn. 1923, S. 507. — Haselhorst, Münch. med. Woch. 1923 S. 773.

²) Vgl. A. Mayer, Verhandl. des VI. intern. Kongr. f. Geb. u. Gyn. Berlin 1912.

³) Kocks, Zentralbl. f. Gyn. 1890. S. 353.

dieses Mittel aus; zum anderen bietet es absolut keine Garantie für die Blutstillung, sofern man nicht noch eine Umschnürung der Inversion anfügt, und man setzt dadurch eine neue gefährliche (Schock!) Komplikation. Außerdem läßt sich der Uterus gar nicht beliebig invertieren.

Nächst der Blutstillung durch die oben beschriebenen Maßnahmen lassen sich in besonders bedrohlichen Fällen, namentlich bei Rißblutungen, noch Mittel örtlich oder allgemein anwenden, welche die Blutgerinnungsfähigkeit erhöhen. Von Gelatineinjektionen[1]) ist hier nicht viel zu erwarten, weil sie nicht prompt genug wirken. Vor einigen Jahren hat van den Velden[2]) auf ein schon seit Alters bekanntes Mittel hingewiesen, um die Blutgerinnungsfähigkeit vorübergehend zu erhöhen. Durch stomachale oder intravenöse Chlornatriumgaben (3—5 ccm einer 5%igen Kochsalzlösung intravenös oder 2—3 Kaffeelöffel Kochsalz per os in Wasser gelöst) soll sich dieses Ziel erreichen lassen. Neuerdings werden intravenöse Injektionen von Gummi mit Kalk (10 ccm 10% Chlorkalziumlösung mit 3% Gummi-arabic.-Zusatz) oder mit Kochsalz empfohlen, um die Blutstillung zu begünstigen (Götting, Deutsche med. Wochenschr. 1921. S. 955. — Külz, ebenda S. 1493). Die Gerinnungsfähigkeit des Blutes soll sich auch durch Koagulen steigern lassen; meine Versuche mit dem Mittel bei operativen Wunden haben ein negatives Resultat ergeben[3]). Artfremdes, schon körperfremdes, Blut begünstigt offenbar die Blutgerinnbarkeit. Kürzlich wurde Hämosistan zu gleichem Zweck empfohlen (10 ccm der 2% Lösung; — Kayser, Med. Klinik 1923, S. 939). In extremen Fällen mag man sich dieser Mittel erinnern. Nie aber darf man sich auf sie allein verlassen; die mechanische Behandlung des Uterus bleibt immer die Hauptsache.

Ist die Blutstillung erreicht worden, so kommt es in Fällen, in denen bereits eine erhebliche Anämie eingetreten ist, darauf an, den Flüssigkeitsverlust des Körpers baldigst zu ersetzen. Für gewöhnlich genügt hierzu reichliches Getränk oder ein protrahierter (Tropf-) Einlauf; schneller wirkt eine subkutane Infusion von 1 Liter 0,6%iger Kochsalzlösung, welche mit einem Irrigator und zwei Infusionsnadeln intramammar vorgenommen wird.

Da eine bestehende Anämie nicht auf alle Organe gleichmäßig einwirkt, lassen sich die Symptome einer schweren Anämie für eine gewisse Zeit auch dadurch bessern, daß man für eine veränderte Blutverteilung im Organismus sorgt. Schon das Tieflagern des Kopfes durch Erhöhen des Fußendes des Bettes mindert meist die durch die zentrale Anämie ausgelösten Symptome. In schwereren Fällen empfiehlt sich eine Autotransfusion. Die senkrecht erhobenen Beine werden von den Fußspitzen ab bis zum Gesäß mit Leinen- oder Trikot- oder Gummibinden fest eingewickelt, um das in ihnen zirkulierende Blut auszupressen; dann wird am oberen Ende des Oberschenkels eine Gummibinde so fest angelegt, daß die Zirkulation in den Extremitäten sistiert. Durch die dem Organismus auf diese Weise zugeführte, den unteren Extremitäten (für höchstens 2 Stunden!) entzogene Blutmenge lassen sich oft die schwersten anämischen Symptome für einige Zeit zum Verschwinden bringen; währenddessen wird durch Kochsalzinfusion u. dergl. der Flüssigkeitsersatz durchgeführt. Mit demselben verbindet man zweckmäßigerweise noch die Darreichung von solchen Mitteln, welche die Herztätigkeit anregen, Strophanthin oder Digalen, Adrenalin, Kampfer, schwarzem Kaffee u. dgl.

---

[1]) Mitteil. a. d. Grenzgeb. Bd. 13, Heft 3.
[2]) van den Velden, Deutsche med. Wochenschr. 1909. Nr. 5. — Zentralbl. f. Gyn. 1910. Nr. 21.
[3]) Vgl. aber andere Urteile: Juliusburger, Mutschenbacher (Deutsche med. Wochenschr. 1914. Nr. 34), Albrecht (Zentralbl. f. Gyn. 1914. S. 1185), Vogt (Deutsche med. Wochenschr. 1914. S. 1315), Tarnowsky (Zentralbl. f. d. ges. Gyn. V. 348).

VII. Expression, Zangenoperation und Extraktion am Beckenende.

Von

M. Hofmeier, Würzburg.

Mit 35 Abbildungen im Text.

Die Expression.

Solange es Menschen gegeben hat, welche versucht haben, gebärenden Frauen beizustehen und zu helfen, wird es auch an Versuchen nicht gefehlt haben, die Herausbeförderung des Kindes durch äußeren Druck zu unterstützen. Denn der Gedanke, in dieser Weise den verzögerten Austritt zu beschleunigen, liegt zu nahe. In dem bekannten Werk von Ploß-Bartels[1]) finden sich denn auch einige sehr interessante Abbildungen, welche die primitive Art und Weise darstellen, in welcher gewisse Naturvölker versuchten, dies Ziel zu erreichen. Und wenn auch sicherlich ähnliche Verfahren schon vielfach bei älteren geburtshilflichen Schriftstellern erwähnt sind (z. B. Jak. Rüff: schoen lustick Trostbuechlein von den empfengknussen und geburten des Menschen. Zürich 1554), so ist doch die erste systematische Beschreibung und Gestaltung dieser Handgriffe zu einer eigenen Methode erst vor 60 Jahren von Kristeller[2]) ausgeführt worden. Es wird deswegen auch die Expressionsmethode allgemein als die sog. Kristellersche Methode bezeichnet.

Die Indikation zur Anwendung des Verfahrens — selbstverständlich nur bei Geradlagen des Kindes — würde in allen Fällen gegeben sein, wenn die natürliche Austreibung sich ungebührlich oder nicht ohne Gefährdung von Mutter oder Kind verzögert. Doch erstreckt sich die Anwendungsbreite des Verfahrens leider nicht auf solche Fälle, weil es eben nicht genügend wirksam ist. Von denjenigen Indikationen, welche Kristeller seinerzeit dafür in Aussicht genommen hatte, hat deswegen sehr vieles gestrichen werden müssen, weil die Wirkung der Expression viel zu gering ist, und weil wir in diesen Fällen viel bessere und wirksamere Methoden besitzen.

Die Methode der Kristellerschen Expression besteht darin, daß man, neben der Kreißenden stehend, mit beiden Händen den Fundus uteri möglichst ausgedehnt derart umfaßt, daß die Daumen auf seiner Vorderseite liegen. Nun wird versucht, durch energische Reibungen, besonders entsprechend den Abgangsstellen der Adnexe eine Wehe auszulösen und ihre Kraft durch einen energischen, nach dem Beckeneingang gerichteten konzentrischen Druck zu verstärken. Ohne weiteres ist klar, daß durch straffe und dicke Bauchwandungen

---

[1]) Das Weib in der Natur- und Völkerkunde. 3. Aufl.
[2]) Monatsschr. f. Geburtsh. 1867. Bd. 29.

das Verfahren wesentlich erschwert, durch schlaffe und dünne Wandungen
wesentlich erleichtert wird. Das Verfahren ist auch durchaus nicht ohne Schmerzen. Aber die mechanische Wirkung kann, selbst bei sehr starker Krafteinwir-
kung von außen, im ganzen im Verhältnis zu den zu überwindenden Wider-
ständen nur mäßig sein. Es kann eine gute Wirkung auch nur dann haben,
wenn diese Widerstände nicht mehr groß sind, d. h. z. B. bei Schädellagen bei

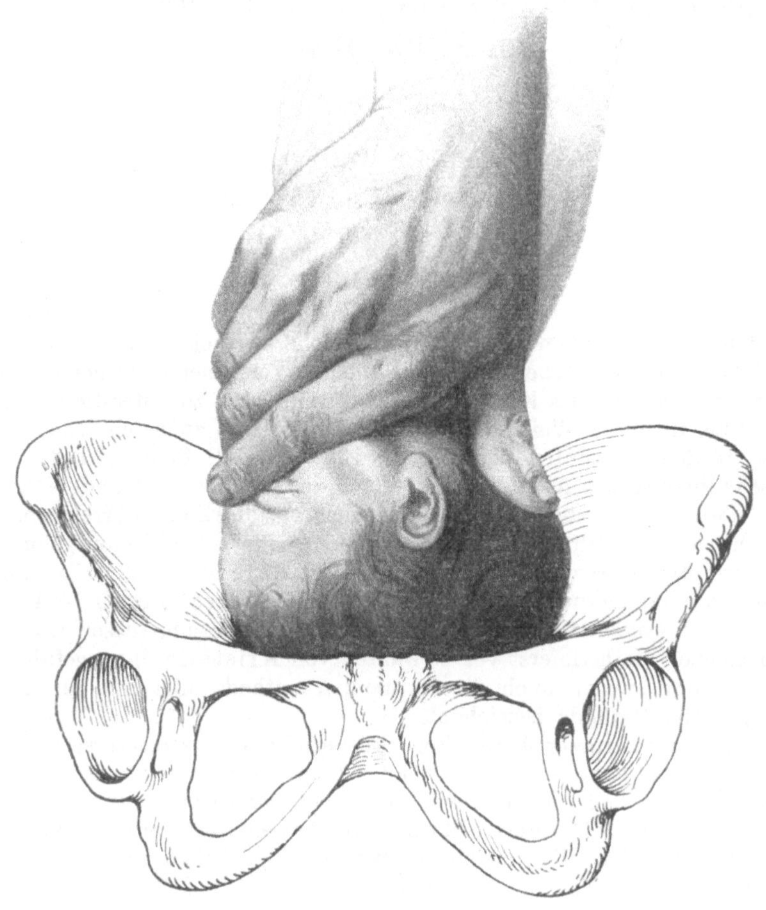

Fig. 24.
Impression des Kopfes ins Becken.

Mehrgebärenden, wenn die Weichteile schlaff sind, oder bei Erstgebärenden
dann, wenn der Kopf bereits ganz tief steht, oder bei Beckenendlagen. Ihr
Hauptanwendungsgebiet findet die Expression bei letzteren Lagen, wo es einerseits bei tiefstehendem Steiß schwer ist, im Bedürfnisfall ein gutes Extraktionsmittel zu gewinnen und wo andererseits das Beckenende nicht gar zu umfang-
reich ist. Jedenfalls ist das Verfahren durchaus ungeeignet für solche Fälle,
für welche es ursprünglich auch von seinem Autor empfohlen war, wo der Muttermund noch nicht völlig erweitert ist. Wenn demnach die Anwendungsweise der
Expression auch im ganzen eine recht beschränkte ist, so ist sie doch gelegentlich

mit gutem Erfolg zu verwenden und kann jedenfalls als das unschädlichste Mittel zunächst einmal versucht werden. Als Unterstützungsmittel für die Extraktion am Beckenende ist es überhaupt unentbehrlich. Hierauf wird bei Besprechung dieses Operationsverfahrens noch besonders einzugehen sein. Ebenso unentbehrlich ist die äußere Expression als Unterstützungsmittel für die Entwicklung des Rumpfes nach der Geburt des Kopfes, besonders dann, wenn die Entwickelung der Schultern etwa Schwierigkeiten macht.

Zu den Methoden der Expression gehört auch ein von mir seinerzeit angegebenes Verfahren[1]), welches bezweckt, den noch nicht völlig eingetretenen Kopf, meist in Fällen von mittlerer Beckenenge, zunächst vollkommen von außen ins Becken hereinzudrücken, um dann entweder durch das oben geschilderte Verfahren oder durch eine einfache Zangenoperation, die Geburt zu vollenden. Das Verfahren besteht darin, daß der noch oberhalb des Beckens stehende Kopf von außen so mit einer Hand umfaßt wird, daß der Daumen auf dem Hinterhaupt, die übrigen Finger über dem Gesicht oder dem Kinn liegen. Nun wird versucht, durch einen kräftigen Druck den Kopf durch den Beckeneingang durchzudrücken (Fig. 24). Hierzu ist allerdings, um die Spannung der Bauchdecken völlig auszuschalten, meist Narkose notwendig. Es ist auch unmöglich, den völlig unkonfigurierten oder den mit dem vorderen Scheitelhöcker den Symphysenrand überragenden Kopf hereinzupressen, da hierbei eine zu große Gewalt angewendet werden müßte und evtl. Verletzungen des unter Umständen stark gespannten unteren Uterinsegmentes zustande kommen könnten, wie sie gelegentlich als Folgen dieses Handgriffes beschrieben sind. Da es sich bei den in Betracht kommenden Fällen meist um platte Becken mittleren Grades handelt, bei denen trotz längerer Geburtsarbeit der Fortschritt der Geburt nicht in der wünschenswerten Weise erfolgt, so kommen als entbindende Operationen unter solchen Umständen entweder die hohe Zange, die Wendung oder die Beckenspaltung in Betracht. Hat in solchen Fällen der Kopf überhaupt eine Neigung, sich dem Beckenraum anzupassen, so ist in der Regel das eine Scheitelbein (meistens ja das hintere), schon etwas abgeplattet und untergeschoben. Diese Fälle bilden das wahre Feld für die manuelle Impression. Will man sich von ihrer Wirkung überzeugen, so kann man zugleich mit der anderen Hand von innen untersuchen. Gewinnt man hierbei den Eindruck, daß bei kräftigem Druck von außen der Kopf absolut nicht tiefer rückt, so wird in der Regel auch die hohe Zange so schwierig sein, daß man besser darauf verzichtet. Rückt er aber tiefer, so wird man auch voraussichtlich mit der Zange zum Ziele kommen. Nicht selten geht der Kopf mit einem fühlbaren Ruck durch die enge Stelle hindurch, und es kann nun das Kind ganz durch Expression oder durch eine einfache Zangenextraktion entwickelt werden.

Die Zangenoperationen.

Ist es nicht möglich, die Geburt in Schädellage, im Notfall durch die Expression, zu beendigen, so haben wir unter gewissen Voraussetzungen in der geburtshilflichen Zange ein souveränes Mittel in der Hand, welches es uns in weitgehendem Maße ermöglicht, dieser Indikation zu genügen, so daß dies Instrument gleichsam das Symbol der Geburtshilfe geworden ist. Damit sie freilich die „unschädliche" Kopfzange bleibt, welche sie eigentlich sein soll, müssen ganz bestimmte Bedingungen erfüllt sein, die wir später erläutern werden.

---

[1]) Zeitschr. f. Geburtsh. u. Gyn. 1881. Bd. 6. Der Vorschlag von P. Müller, zu diagnostischen Zwecken den Kopf während der Schwangerschaft ins Becken hineinzudrücken, wurde erst 1885 gemacht. (Volkmanns klin. Vortr. Nr. 234.)

Ohne hier auf die an sich so interessante Geschichte der geburtshilflichen Zange und ihrer Vorläufer eingehen zu wollen, soll nur mit wenigen Worten erwähnt sein, welchen Hauptentwicklungsgang die Zange bei den verschiedenen Kulturvölkern, etwas entsprechend ihrem Volkscharakter, genommen hat, da bis in die neueste Zeit herein sich diese verschiedenen Grundsätze verfolgen lassen.

Die erste, wenn auch noch sehr primitive Kopfzange wurde von dem Genter Chirurgen Palfyn bekanntgegeben (ungefähr ums Jahr 1723). Palfyn ging hierbei von der Idee aus, den Kopf im Becken mit zwei handartig gekrümmten, flachen, eisernen Blättern als Ersatz der nicht anwendbaren eigenen Hände zu umfassen, um ihn vorzuziehen. Die beiden einzelnen „Hände" (Manus Palfyanae) waren gar nicht miteinander verbunden und wurden nur durch ein loses Tuch zusammengehalten (Fig. 25). Es bestand allerdings ja bereits seit etwa 100 Jahren ein sehr viel vollkommeneres Instrument im Geheimbesitz der englischen Arztfamilie Chamberlen. Doch sind diese Zangen erst im Jahre 1818[1]) durch Zufall in einem Landhause der Familie aufgefunden worden (Fig. 26); es gebührt somit nach allgemeinem Urteil doch Palfyn der Ruhm, als erster der Allgemeinheit die Idee der Zange geschenkt zu haben, da die Chamberlens ihre Zangen behufs möglichst ausgiebiger pekuniärer Verwertung zum eigenen Vorteil als Geheimnis bewahrt hatten. Es ist nun sehr interessant, zu verfolgen, welche Entwicklung die weiteren Konstruktionen dieses Instrumentes entsprechend dem nationalen Charakter des Volkes bei den beiden führenden Kulturvölkern der damaligen Zeit: Franzosen und Engländern gefunden haben. Sie

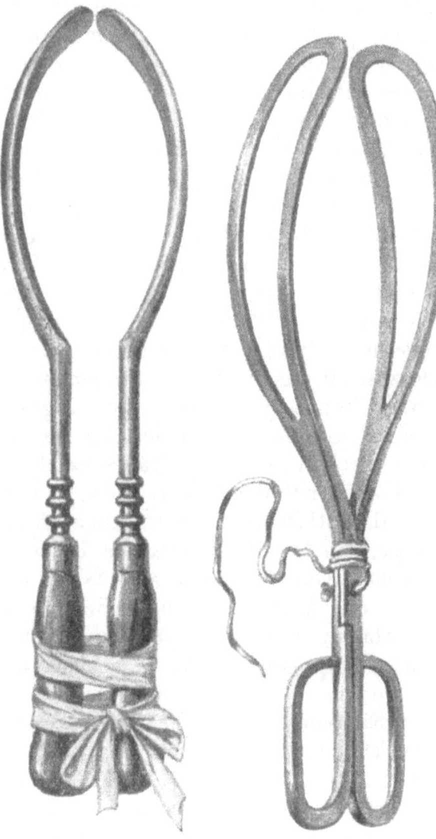

Fig. 25.   Fig. 26.
Palfyns Zange.   Chamberlens Zange.

prägen sich am schärfsten aus in den Zangenkonstruktionen der fast gleichzeitig lebenden, hervorragendsten, französischen und englischen Geburtshelfer: Levret und Smellie. Dem mehr impulsiven, aktiven Charakter der Franzosen entsprechend wurde die Zange von Levret lang, mit einer Beckenkrümmung versehen, durch ein festes Schloß verbunden (Fig. 27), um zu ermöglichen, bereits in einem früheren Stadium der Geburt und dann mit energischer Kraft einzugreifen. Dem ruhigen englischen Charakter aber entsprach es, zunächst möglichst lange die Naturkräfte bis zum äußersten abzuwarten und erst dann einzugreifen, wenn der Kopf ganz tief stand. Deshalb war die Zange von Smellie ganz kurz, ohne Beckenkrümmung und nur durch zwei überspringende Leisten geschlossen

---

[1]) Sänger, Arch. f. Gyn. Bd. 38.

(Fig. 28). Die deutsche Geburtshilfe, welche erst erheblich viel später anfing, sich an diesen Konstruktionen zu beteiligen, hat auch hier einen Mittelweg eingeschlagen, von beiden Konstruktionen das Gute genommen und zwei wesentliche Verbesserungen hinzugefügt: die beiden seitlichen Haken von Busch zum sicheren Anfassen und Ziehen und das Schloß von Brüninghausen (s. Fig. 30), bis der Zange endlich von Nägele (Fig. 29) diejenige Konstruktionsform gegeben

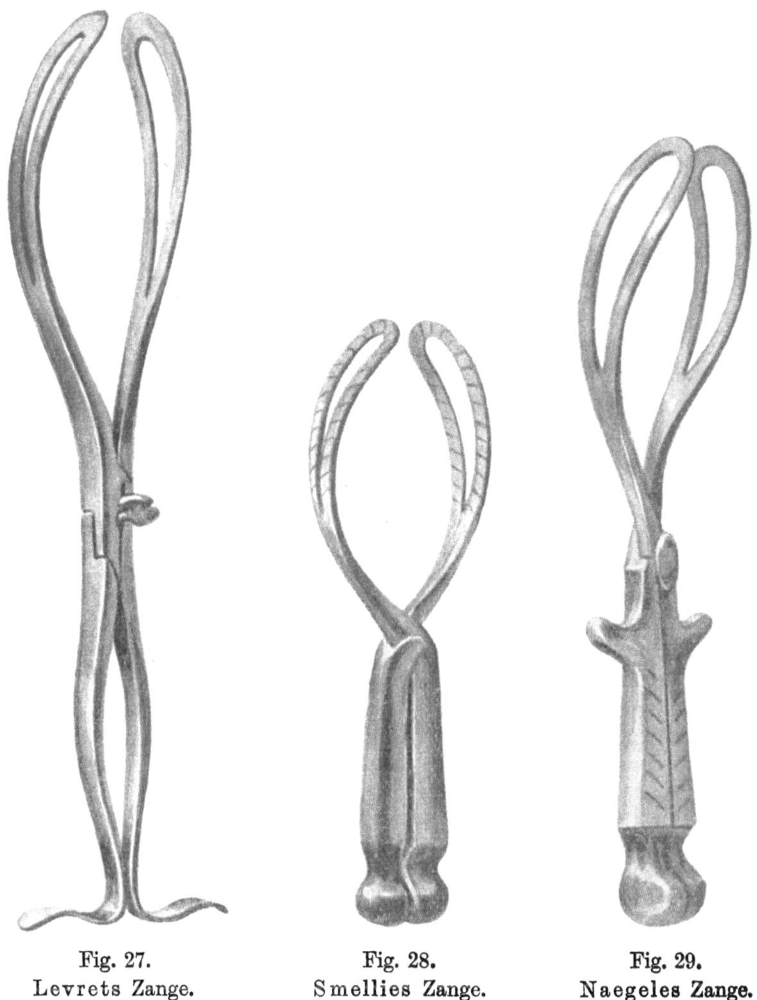

<table>
<tr><td align="center">Fig. 27.
Levrets Zange.</td><td align="center">Fig. 28.
Smellies Zange.</td><td align="center">Fig. 29.
Naegeles Zange.</td></tr>
</table>

wurde, welche auch heute noch wohl die am meisten in Deutschland gebrauchte ist und auch von uns ausschließlich verwendet wird.

Die größte Änderung, welche, abgesehen von vielfachen kleineren Variationen die Zangenkonstruktion in den letzten 50 Jahren noch erfahren hat, ist wieder von derselben Richtung der französischen Geburtshilfe ausgegangen, welche sich schon in der Konstruktion der Zange von Levret ausspricht, nämlich von der Neigung, den Kopf nötigenfalls bereits möglichst hoch im Becken oder gar über dem Becken zu fassen, um ihn zunächst in dessen Achse in dieses hereinzuziehen. Aus diesem Bestreben ging die später zu besprechende sog. „Achsenzug"zange von Tarnier hervor, deren Prinzip trotz mannigfacher Modifikationen doch stets dies geblieben ist, den noch hochstehenden Kopf in der richtigen Richtung ins Becken hereinziehen zu können.

Eine neue, und nicht unwesentliche Änderung dieser allgemein gebräuchlichen Zange wurde von Kielland (Kristiania) eingeführt (Monatsschr. f. Geburtsh. u. Gynäkol. Bd. 43), wesentlich von dem Gesichtspunkt ausgehend, den noch hochstehenden und nicht oder doch nicht genügend rotierten Kopf besser fassen und rotieren zu können. Die ganze Zange ist etwas länger, schmäler und leichter gebaut, wie die Naegelesche Zange und ohne wesentliche Beckenkrümmung. Auch zeigt sie keine so feste Schloßverbindung wie die Naegelesche Zange. Der Hauptvorteil soll darin bestehen, daß sie auch bei hoch und auch quer stehendem Kopf im geraden Durchmesser des Beckens angelegt werden kann, und zwar in der Art, daß der vordere Löffel direkt hinter der Symphyse, und zwar mit der Konkavität nach vorn eingeführt wird und erst dann, wenn er hoch genug liegt, um 180° gedreht werden soll, während der hintere Löffel direkt vor dem Promontorium eingeführt wird. Die lockere Verbindung im Schloß gestattet, daß beide Löffel nicht gleich hoch liegen müssen. Dies würde nach meiner Meinung bei hochstehendem Kopf einen Vorteil bedeuten gegenüber den Zangen mit festem Schloß wegen der so ungleichen Länge der hinteren und der vorderen Wand des Geburtskanals bei Anlegung im geraden Durchmesser. Die Umdrehung des vorderen Löffels bei hochstehendem Kopf und gedehntem unteren Uterussegment bietet zweifellos gewisse Gefahren für die Uteruswand; sie scheint mir an sich aber auch gar nicht notwendig zu der Zange zu gehören. Wenigstens haben wir in den allerdings nicht zahlreichen, aber sonst durchaus typischen Fällen den vorderen Löffel ohne Schwierigkeit nach der unten beschriebenen Methode des „Wanderns" an die gewünschte Stelle gebracht. Die noch völlig fehlende Rotation des Kopfes gelang mit der Zange überrraschend leicht, so daß sie in der Tat für solche Fälle gewisse Vorteile zu bieten scheint. Die Gefahr besteht augenscheinlich darin, daß sie bei allgemeiner Einführung leicht dazu verleiten könnte, in ausgedehnter Weise sog. hohe Zangen auch bei engem Becken zu versuchen, wogegen sich allerdings Kielland selbst nachdrücklich verwahrt hat[1]). Die Griffe der Kiellandschen Zange sind jedenfalls sehr unbequem, da sie viel zu dünn sind und sich schlecht fassen und dadurch auch schlecht leiten lassen.

Konstruktion der Zange.

Das Prinzip der Zange ist, den Kopf fest und zugleich unschädlich zu umfassen, um ihn auf diese Art aus dem Geburtskanal herausziehen zu können. Zu diesem Zweck besteht die Zange aus zwei losen „Blättern", welche einzeln um den Kopf herumgeführt werden und nachher in einem sog. „Schloß" miteinander vereinigt werden, um ein festes Ganze zu bilden. Der untere Teil ist der „Griff", der den Kopf umfassende Teil ist der „Löffel". Die letzteren haben eine „Kopfkrümmung", um den Kopf zwischen sich fassen zu können. Außerdem haben die Löffel aber noch eine sog. „Beckenkrümmung", entsprechend der Krümmung des Geburtskanals, um die Zange auch bei etwas höher stehendem Kopf anlegen zu können. Da die Zange bei richtiger Lage immer mehr oder weniger im queren Durchmesser des Beckens und entsprechend der Krümmung des Geburtskanals mit der Konkavität nach vorn liegen soll, so liegt das eine Blatt immer nach links, das andere immer nach rechts. Auch werden diese

---

[1]) Näheres siehe Schubert, Zeitschr. f. Geb. u. Gyn. Bd. 86 und Diskussion Bd. 85. — A. Mayer, Monatsschr. f. Geb. u. Gyn. Bd. 57.

Blätter immer mit der gleichnamigen Hand eingeführt. Man unterscheidet also ein „linkes“ und ein „rechtes“ Blatt oder, wie man das Ganze auch in der Regel nennt, „Löffel“. Der linke Löffel trägt ungefähr in der Mitte das Schloß, welches in der Konstruktion von Brüninghausen (Fig. 30) aus einem Zapfen besteht, welcher einem Einschnitt in dem rechten Löffel entspricht; dieser muß beim richtigen Schluß der Zange genau auf den Zapfen passen. Nach oben ist der Zapfen überdeckt vor einer kleinen, runden, metallenen Platte, welche eine Verschiebung der Löffel in senkrechter Richtung zueinander verhindert. Seitwärts und etwas unterhalb des Schlosses befinden sich die beiden Zughaken. Die Löffel selbst sind der größeren Leichtigkeit wegen und auch wegen des festeren Anlegens an den Kopf gefenstert. Die metallenen Spangen heißen die „Rippen“. Diese müssen besonders gut abgerundet und glatt sein, damit sie nicht in die weichen Teile des Kopfes bei festem Anpressen oder bei Verschiebungen einschneiden. Die ganze Zange muß der Festigkeit und der leichten Desinfektion wegen aus bestem Stahl und vernickelt sein, obgleich gewiß nicht zu leugnen ist, daß die früher allgemein gebräuchlichen Zangen mit geriffelten Holzgriffen sich besser anfaßten.

Da wir bei den Zangenoperationen mit mittleren Kopfgrößen zu rechnen haben und möglichst auch mit einer Zange bei den verschiedenen Situationen versuchen müssen auszukommen, so müssen die Dimensionen einer solchen Zange auch ganz bestimmte sein. Die größte lichte Entfernung der Kopfkrümmung beträgt etwa 7 cm; die Entfernung der Löffelspitzen voneinander etwa 1—2 cm, die größte Breite der Löffel selbst etwa 4—5 cm, die höchste Erhebung der Löffelspitze von der Horizontalen 7 cm. Man wird mit einer solchen mittleren Zange in allen geburtshilflichen Situationen auskommen, wenngleich nicht zu verkennen ist, daß bei sehr hochstehendem Kopf dies manchmal unbequem werden kann. Doch kann man unmöglich in seinem geburtshilflichen Instrumentarium immer zwei Zangen, eine kurze und eine lange, mit sich führen.

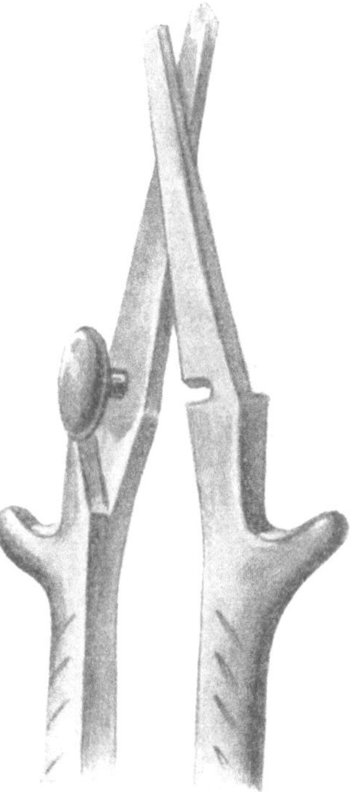

Fig. 30.
Zangenschloß von Brüninghausen.

Vorbedingungen zur Anlegung der Zange.

Wie schon hervorgehoben, müssen für die Anlegung der Zange, wenn sie möglichst „unschädlich“ bleiben soll, gewisse Vorbedingungen erfüllt sein, von denen man, durch die geburtshilfliche Situation gezwungen, zwar gelegentlich absehen kann oder muß. Aber man muß sich dann darüber klar sein, daß damit auch sofort die Schwierigkeiten und Gefahren der Operation ganz bedeutend steigen, so daß man solche Operationen nur machen darf, wenn wirklich eine strenge Indikation zur Beendigung der Geburt besteht.

Die beiden Haupterfordernisse für eine einigermaßen einfache Operation sind 1. daß der Kopf „eingetreten“ ist, daß der äußere Muttermund im wesentlichen bereits verstrichen ist.

1. Der Kopf muß eingetreten sein, d. h. er muß mit der für den betreffenden Fall in Betracht kommenden größten Ebene bereits die Beckeneingangsebene überschritten haben oder mindestens voll darin stehen. Je mehr dies der Fall ist, um so besser. Diese Hauptforderung ergibt sich daraus, daß die Zange absolut kein Instrument ist, um grobe mechanische Schwierigkeiten von seiten des Beckens zu überwinden, einesteils weil dabei notwendigerweise, damit die Zange fest genug hielte, eine sehr bedeutende und gelegentlich verhängnisvolle Kompression des kindlichen Schädels stattfinden würde, andererseits weil unter solchen Verhältnissen die Zange im queren Durchmesser des Beckens angelegt werden und dadurch den noch querstehenden Kopf in seinem geraden Durchmesser komprimieren müßte. Hierdurch aber würde, entsprechend dem Grade der Kompression, der Querdurchmesser des Schädels, der ja durch die verengte Konjugata hindurchgehen muß, etwas vergrößert, und somit würden die mechanischen Verhältnisse noch ungünstiger. Denn es handelt sich bei solchen Geburten so gut wie ausschließlich um Becken, welche im geraden Durchmesser des Eingangs verengt sind.

Kann somit über den Grundsatz, für die Zangenanlegung den völligen Eintritt des Kopfes ins Becken abzuwarten, kein Zweifel bestehen, so ist die Entscheidung über diese Frage im konkreten Fall gelegentlich durchaus nicht ganz einfach. Es möge besonders hervorgehoben sein, daß auch der Geübte dafür gelegentlich der genauen Untersuchung in Narkose bedarf, um diese wichtige Frage entscheiden zu können. Irreführend in der richtigen Erkenntnis kann vor allen Dingen die Bildung einer großen Kopfgeschwulst sein, welche einen tiefen Stand des Kopfes vortäuschen kann, dann aber auch die Straffheit oder Schlaffheit der Beckenweichteile selbst, durch welche man leicht über den hohen oder tiefen Stand des Kopfes irregeleitet werden kann. Um diesen Irrtümern zu entgehen, muß man sich absolut an die Stellung gewisser knöcherner Punkte des Kopfes zu solchen des Beckens halten und wird seine Aufmerksamkeit in erster Linie auf die beiden am leichtesten erreichbaren und auch wichtigsten Punkte des Beckeneingangs: den oberen Rand der Symphyse und das Promontorium richten müssen. Man wird danach fühlen, ob beide Punkte noch frei erreichbar sind, oder wie weit der knöcherne Teil des Kopfes eben schon beide Punkte überschritten hat. Man wird natürlich zugleich von außen untersuchen und kann im Zweifelfalle den S. 168 beschriebenen Handgriff zu Hilfe nehmen. Steht der Kopf tiefer, etwa mit dem Hinterhaupt (d. h. dem knöchernen) in der Spinallinie, wie z. B. in dem bekannten Brauneschen Durchschnitt, so ist die Entscheidung der Frage natürlich sehr einfach: das Verhalten zum unteren Rande der Symphyse und zu den Spinae Oss. Ischii wird hier ja leicht festzustellen sein. Aber in den zweifelhaften Fällen, d. h. eben dann, wenn der Kopf noch im Eingang steht, kann man diese Punkte leider nicht verwerten. Bei Gesichtslage ist hierbei noch besonders zu bemerken, daß die größte bei ihnen in Betracht kommende Ebene: das Planum trachelo-biparietale oft erst dann „eingetreten" ist, wenn das Gesicht bereits tief auf dem Beckenboden steht. Denn diese Köpfe sind in der Regel sehr lang und haben oft einen sehr breiten biparietalen Durchmesser.

Gegenüber der Frage des absoluten Tiefstandes des Kopfes ist die weitere nach der Art seiner Stellung im Becken von mehr sekundärer Bedeutung, wenn auch durchaus nicht unwichtig. Je mehr die Leitspitze des Kopfes (bei Hinterscheitellagen die kleine Fontanelle, bei Gesichtslage das Kinn) bereits nach vorn steht, um so leichter wird die Operation sein; je mehr sie nach der Seite oder gar noch nach hinten stehen, um so schwieriger. Man bezeichnet daher als die eigentlich „zangenrechte" Stellung des Kopfes diejenige, bei welcher der Kopf nicht nur voll im kleinen Becken, sondern auch mit der kleinen Fontanelle bei Hinterhauptslagen, mit dem Kinn bei Gesichtslagen möglichst weit nach vorn steht.

2. Das zweite Haupterfordernis, wenn die Zange nicht ungewöhnliche Schwierigkeiten und Gefahren bieten soll, besteht darin, daß der äußere Muttermund im wesentlichen bereits voll eröffnet oder verstrichen ist. Denn besonders bei Erstgebärenden, die ja gerade so häufig für Zangenoperationen in Frage kommen, kann der Widerstand des untersten Cervixabschnittes noch ein ganz bedeutender sein, auch wenn die Zange wegen der genügenden Weite des äußeren Muttermundes sich gut hat anlegen lassen. Es ist unter solchen Umständen die Operation nicht nur ganz außerordentlich erschwert, sondern auch durch die Möglichkeit tiefer seitlicher Cervixeinrisse erheblich gefährlich. Diese Risse können sich wesentlich weiter erstrecken als nötig ist und gehen dann tief in das seitliche, parazervikale Bindegewebe oder in die Scheide hinunter und führen zu schweren Blutungen. Es kann deswegen keine Frage sein, daß man möglichst die spontane und völlige Erweiterung des äußeren Muttermundes abwarten soll.

In denjenigen Fällen aber, wo wir, durch die ganze geburtshilfliche Situation gezwungen, doch bereits zur Zange greifen müssen, bevor diese wesentliche Vorbedingung erfüllt ist, müssen wir vor oder während der Operation durch ergiebige Einschnitte in den noch vorhandenen Muttermundssaum diesem Einreißen zuvorzukommen suchen. Diese Einschnitte werden am besten unter Kontrolle des Auges im Spekulum oder während der Operation unter Leitung des Fingers mit einer langen Schere gemacht, und zwar in der Mitte des hinteren und des vorderen Muttermundsrandes bis an das Scheidengewölbe herauf. Die früher geübten seitlichen Schnitte haben sich wegen der Blutungsgefahr als zu gefährlich erwiesen. Diese mittleren Schnitte bluten im ganzen wenig, erfüllen aber leider ihren Zweck auch nicht immer genügend, weil man sie nicht bis an die größte Peripherie des Kopfes heraufführen kann, was für das unbehinderte Durchziehen des Kopfes notwendig wäre. In solchen Fällen tritt die Kolpohysterotomie (Dührssen) in ihr Recht, deren technische Ausführung an anderer Stelle beschrieben wird.

Ich ziehe die Erweiterung durch Schnitte derjenigen durch den Dilatator von Bossi oder ähnliche Instrumente durchaus vor, ohne bestreiten zu wollen, daß man auch mit ihnen unter geeigneten Verhältnissen eine gute Erweiterung erzielen könnte. Jedenfalls sollten sie nur verwendet werden, wenn es sich ausschließlich um eine ungenügende Erweiterung des äußeren Muttermundes, nicht aber auch um solche der oberen Teile der Cervix handelt.

Alle übrigen, sonst gewöhnlich als Vorbedingungen für die Zangenanlegung bezeichneten Bedingungen treten an Wichtigkeit weit hinter die beiden genannten zurück und ergeben sich eigentlich aus ihnen von selbst, z. B. die Bedingung, daß der Kopf nicht zu groß und nicht zu klein sein soll. Das erstere ergibt sich von selbst aus dem Umstand, daß in diesen Fällen der Kopf eben nicht in dem oben bezeichneten Sinne eingetreten sein kann. Wäre er eingetreten, so würde die Größe an sich eine erfolgreiche Zangenextraktion nicht hindern. Die Kleinheit des Kopfes an sich ist für mich noch niemals ein Grund gewesen, die Zange nicht anzulegen, wenn eine künstliche Beendigung der Geburt unter solchen Umständen wünschenswert erschien. Es ist ja an sich klar, daß bei so kleinen Köpfen, welche die Zange gar nicht fassen könnte, kaum jemals eine künstliche Beendigung der Geburt notwendig sein wird. Sollte dies aber doch einmal der Fall sein, so ist nicht einzusehen, warum man nicht die Zange anlegen sollte, wenn sie nur überhaupt den Kopf faßt.

Ebenso kommt die gewöhnlich angeführte Vorbedingung, daß die Blase gesprungen sein muß, kaum je in Frage. Denn bei den geburtshilflichen Situationen, um welche es sich handelt, ist die Blase ja gewöhnlich längst gesprungen. Sollte sie es wirklich noch nicht sein, so ist es natürlich ein leichtes, sie zu zerreißen. Übrigens bezweifle ich, daß der Schaden so groß sein würde, wenn man sie wirklich einmal mit den Löffeln faßte. Denn vermutlich würde sie viel eher zerreißen, als daß hierdurch indirekt die Plazenta abgezerrt würde. In unserer Klinik ist dies Ereignis meines Wissens niemals vorgekommen.

Auch die Vorbedingung, daß das Becken nicht zu eng sein darf, um den Kopf passieren zu lassen, ist durch diejenige des Eintrittes des Kopfes bereits erledigt. Denn nach Erfüllung dieser Bedingung wäre an sich die Enge des Beckens ganz gleichgültig. Bei hohen Graden der Verengerung, bei abnormen Einstellungen des Kopfes usw. wird dieser eben nicht eintreten. Sollte dies aber doch einmal unter starker Konfiguration geschehen oder durch Impression von außen künstlich bewirkt sein, so ist durchaus kein Grund vorhanden, warum man die Geburt nötigenfalls nicht mit der Zange beendigen sollte. Ausnahmen hiervon bilden hier eigentlich nur die seltenen Verengungen des Beckenausgangs, auf die man gelegentlich erst während der Operation selbst aufmerksam wird. Hierbei ist allerdings zu bemerken, daß man diese Operationen nicht gewaltsam beenden soll, wenn man sich vor der Ursache der unerwarteten Schwierigkeiten während der Operation überzeugt hat.

Im allgemeinen möge bezüglich dieser Vorbedingungen noch einmal zusammenfassend bemerkt sein, daß der weniger Geübte möglichst gut tut, auf vollkommene Erfüllung der beiden ersten Vorbedingungen zu sehen. Der Geübte wird es möglichst auch tun müssen, wenn es sich, wie so oft in der Geburtshilfe, um Situationen handelt, bei denen eine nicht sehr strenge Indikation zur Geburtsbeendigung vorliegt. Nur bei ernsten Indikationen kann man sich Abweichungen von diesen Regeln erlauben, muß aber dann immer darauf gefaßt sein, die Operation überhaupt abzubrechen und aufzugeben, wenn man unvermutete Schwierigkeiten trifft. Gerade dies wird dem weniger Erfahrenen schwer.

Die Indikationen zur Zangenoperation.

Man kann die Indikationen zur Beendigung der Geburt durch die Zange eigentlich in einem Satz zusammenfassen. Die Zange ist angezeigt bei absoluter oder relativer Wehenschwäche, d. h. wenn man unter „Wehen" nicht nur die Zusammenziehungen des Uterus, sondern die Wirkung der gesamten austreibenden Kräfte, also auch die Wirkung der Bauchpresse versteht. Die Anlegung der Zange ist also angezeigt, wenn die Wirkung der austreibenden Kräfte entweder vollkommen versagt oder wenn diese nicht kräftig genug wirken, um die Geburt so schnell zu Ende zu führen, wie es im Interesse von Mutter und Kind notwendig wäre. Es zerfallen also naturgemäß die Indikationen in solche von seiten des Kindes und solche von seiten der Mutter oder evtl. von beiden gemeinsam.

Was nun die erstgenannte Ursache dieser Gefahren, die absolute Wehenschwäche oder Insuffizienz der austreibenden Kraft anbetrifft, so ist sie primär und in dem Sinne, daß es sich um eine reine Uterusschwäche handelt, allerdings recht selten. Sie kommt gelegentlich vor, augenscheinlich bedingt durch eine mangelhafte Entwicklung der Muskulatur bei schwächlichen, kümmerlich entwickelten Frauen, und nicht mit Unrecht wird von mehreren Autoren davor gewarnt, unter solchen Verhältnissen unnötig oder vorzeitig zur Zange zu greifen, weil leicht die Atonie des Uterus nach der Entbindung andauern und zu den

schwersten Blutungen in der Nachgeburtsperiode führen kann. Jedenfalls muß
man in diesen Fällen die Nachgeburtsperiode sehr vorsichtig abwarten, vor der
Anlegung der Zange bereits eine tüchtige Dosis Ergotin oder Secarcornin geben
und alles vorbereiten, was zur Bekämpfung solcher atonischen Blutungen notwendig ist.

Viel häufiger ist die sekundäre Wehenschwäche, bei der der erste Teil
der Geburt in der Regel ganz ungestört verläuft, dann aber gegen Ende der
Austreibungsperiode unter immer schwächer werdender Wehentätigkeit die
Geburt vollkommen stillsteht. Dieser Zustand bildet sich besonders leicht bei
Erstgebärenden heraus und findet seine Erklärung darin, daß nach Vollendung
der Eröffnungs- und eines Teiles der Ausstoßungsperiode der Uterus zum Teil
schon retrahiert ist und nun nur noch in unvollkommener Weise auf die Vor-
wärtsbewegung seines Inhaltes einwirken kann, während zugleich die Energie
der Kontraktionen infolge einer gewissen Ermüdung derselben andauernd abnimmt, gelegentlich ganz aufhört. Andererseits sind die zu überwindenden
Widerstände des Beckenbodens noch sehr erhebliche, so daß, wenn nun die
Bauchpresse nicht energisch mit eingreift, die Geburt eben einfach stillsteht.

Dies sind bei vielen Erstgebärenden die typischen Situationen, die eine
gewisse Zeit von Mutter und Kind ganz gut vertragen werden, auf die Dauer
aber besonders dem Kind verhängnisvoll werden können. Denn da der größte
Teil der Frucht hierbei überhaupt nicht mehr im Uterus ist und dieser selbst
samt der Plazentarstelle bereits stark zusammengezogen ist, so leidet auf die
Dauer die Sauerstoffversorgung des Kindes, und es zeigen sich die Erscheinungen
der drohenden Erstickung. Diese Erscheinungen zeigen sich bekanntlich in erster
Linie in einer durch den Nervus vagus vermittelten Alteration der kindlichen
Herztöne, die entweder bedeutend über der Durchschnitt von 140 heraufgehen
oder andauernd, und zwar auch in der Wehenpause, heruntergehen[1]). Die erstere
Erscheinung ist meist nur eine vorübergehende und macht dann der zweiten
Platz, welche allgemein als Folge der durch Kohlensäurevergiftung bewirkten
Vagusreizung aufgefaßt wird. Ein dauerndes und auch in der Wehenpause blei-
bendes Sinken der Frequenz auf 100 oder unter 100 Schläge in der Minute ist
als eine absolute Indikation zur Beendigung der Geburt im Interesse des Kindes
anzusehen, wenn auch nicht zu bestreiten ist, daß ausnahmsweise selbst dann
noch vollkommen lebensfrische Kinder entwickelt werden können. Die Ursache
der Verlangsamung der Herztöne ist nicht immer klar, wenn sie nicht in den oben
bezeichneten Verhältnissen liegt, bei denen im weiteren Verlauf das Kind durch
die Geburtsvorgänge allmählich aus dem Zustande der Apnöe in den der Dyspnöe
übergeführt wird. Auch der andauernde gleichmäßige Druck straffer Weichteile
oder des Beckens kann in gleicher Weise auf das Kind wirken.

Das zweite klassische Symptom für eine Gefährdung des kindlichen Lebens
ist der Abgang von Mekonium bei Schädellagen[2]). Auch diese Erscheinung ist auf eine Überladung des Blutes mit Kohlensäure zurückzuführen und
sicherlich im allgemeinen als pathologisch anzusehen. Sie pflegt den Erscheinungen von seiten des Herzens voranzugehen und ist deshalb unter allen Umständen ein ernstes Warnungszeichen, das eine erhöhte sorgfältige Kontrolle
der Herztöne erfordert. Allerdings können manchmal Stunden vergehen, bis
sich hier weitere Störungen zeigen, und gelegentlich bleiben sie überhaupt aus
und die Kinder werden ohne erkennbare Ursache für den Mekoniumabgang ganz
frisch geboren. Man kann auch nicht immer darauf rechnen, daß der Mekonium-

---

[1]) Seitz, Über die fötale Indikation z. Zange. Zentralbl. f. Gyn. 1916. Nr. 26.
[2]) Rossa, Arch. f. Gyn. Bd. 46. — Knapp, ebenda Bd. 54.

abgang als Prodromalerscheinung der Beeinflussung der Herztöne voranginge
oder vorher wahrgenommen werden müßte. Wenn der Kopf das Becken fest
abschließt, so ist es sehr wohl möglich, daß von dem Inhalt des Uterus nichts
daran vorbeigetrieben werden kann, so daß man dann erst bei der Geburt des
Kindes davon überrascht wird, daß der Rest des Fruchtwassers und das ganze
Kind mit Mekonium völlig verschmiert ist.

Als weitere Indikation von seiten des Kindes wird auch von manchen
Autoren eine rasch zunehmende und sehr große Kopfgeschwulst genannt.
Ich kann diese Indikation nur insofern anerkennen, als daraus ebenso wie aus
stärkeren Ödembildungen bei der Mutter während der Geburt hervorgeht, daß
ein sehr starker einseitiger Druck auf den Kopf stattfindet, der natürlich an der
Innenseite des betreffenden Schädelabschnittes gerade so wirken muß, wie auf
dem äußeren und hier zu stärkeren Blutergüssen führen kann. Aus dem gleichen
Grunde kann auch einmal eine Zange notwendig werden, wenn ausnahmsweise
neben dem vorgefallenen Arm der Kopf ins Becken eingetreten sein sollte. Die
zunehmende Anschwellung an dem vorgefallenen Teil und die zunehmende Kopfgeschwulst würden die schnelle Beendigung der Geburt durchaus fördern.

Ausnahmsweise kann auch einmal der Vorfall der Nabelschnur die Anzeige
zur Zangenentbindung abgeben, wenn der Kopf bei noch sicher kurz vorher pul-
sierender Nabelschnur eben eingetreten ist, und wenn man nach Lage der Dinge
hoffen kann, ihn schnell mit der Zange herauszuziehen zu können.

Alle Indikationen, welche von seiten der Mutter zur Beendigung der
Geburt durch die Zange auffordern, können hier im einzelnen nicht begründet
werden. Eine der in der Praxis am häufigsten hierzu führende, nämlich die der
„Erschöpfung" läßt sich ohnehin nicht genau definieren und wird immer mehr
oder weniger dem subjektiven Urteil des behandelnden Arztes überlassen bleiben.
Die Verhältnisse der Praxis erfordern es nicht selten, daß man diese Indikation
nicht zu strenge nehmen darf, und ich pflichte Fehling[1]) darin vollkommen bei,
daß man auch in den Unterrichtsanstalten aus didaktischen Gründen nicht zu
sparsam damit sein soll. Druck- und Quetschungserscheinungen, Ödeme an den
mütterlichen Weichteilen, höheres Fieber der Mutter, Tympania uteri, Eklampsie,
Herzfehler, Nierenerkrankungen, Blutungen in der Austreibungsperiode: kurz
alle Erkrankungen der Mutter, bei denen ein längeres Hinziehen des Geburts-
aktes das Gesamtbefinden ungünstig beeinflussen oder direkt gefährden kann,
auch wenn es sich dabei durchaus nicht um eine an sich mangelhafte Wehentätigkeit handelt, können zur operativen Beendigung der Geburt nötigen. Es
sind dies diejenigen geburtshilflichen Situationen, welche ich oben unter dem
Begriff der „relativen" Wehenschwäche zusammengefaßt habe.

Technik der Zangenoperationen.

Der Operation wird natürlich eine gründliche Desinfektion der Hände
des Geburtshelfers und ebenso des in Betracht kommenden Operationsfeldes,
Vulva und Vagina, vorausgeschickt. Eine gründliche Abseifung der Vulva und
Ausseifung der Scheide, Kürzung der Schamhaare und Abwaschen der Genitalien mit 1 promill. Sublimatlösung gehen voraus. Sie Scheide wird gründlich
mit einer 1 proz. Lysol- oder Seifenkresollösung ausgewaschen. Daß die zu verwendenden Instrumente durch Auskochen oder Abbrennen mit Spiritus sterilisiert sein müssen, versteht sich von selbst. Das Operationsfeld wird dann, wie
bei gynäkologischen Operationen, vor allem gegen den Mastdarm zu mit Sublimat-

---

[1]) Münch. med. Wochenschr. 1909. Nr. 50.

kompressen gegen die Umgebung abgedeckt. Mastdarm und Blase müssen vorher entleert sein. Das letztere ist bei tiefstehendem Kopfe nicht immer ganz leicht. Man muß einen männlichen Katheter nehmen und den Kopf manchmal vorher vorsichtig etwas zurückdrängen, damit man durch starkes Senken des Katheters um die Symphyse herumkommt.

Die Kreißende wird am besten aufs Querbett gelagert, die beiden Füße auf zwei neben dem Bett stehende Stühle. Sollte man nicht die nötige Assistenz haben, so kann man auch das halbe Querbett wählen, bei dem ein Bein im Bett, das andere auf dem Stuhl sich befindet; der Operateur sitzt zwischen den beiden Beinen. Ganz ausnahmsweise kann die Operation auch in Längslage der Frau ausgeführt werden, wenn es sich um ganz einfache und leichte Operationen handelt, wobei die Kreißende an das Fußende des Bettes herangerückt werden kann. Bei allen schwierigeren Operationen ist entweder die Operation auf dem Querbett oder, wie in der Klinik, auf dem Operationsstuhl weitaus vorzuziehen. Die Narkose ist bei leichten Operationen nicht notwendig; doch ist sie immerhin wünschenswert, allein schon wegen der Schmerzhaftigkeit. Bei schwierigen Operationen oder z. B. bei Eklampsie ist sie absolut notwendig. Dabei ist zu bemerken, daß, wenn überhaupt chloroformiert wird, die Narkose so tief sein muß, daß jede Reaktion von seiten der Kreißenden fortfällt. Denn durch plötzliche, unerwartete und heftige Bewegungen, wie sie in halber Narkose viel eher wie ganz ohne Narkose vorkommen, können grobe Verletzungen entstehen, wenn der Operateur nicht ganz genau acht gibt.

Bevor zur Anlegung der Zange geschritten wird, ist es für den Anfänger in hohem Maße praktisch, sich die beiden Zangenlöffel so zusammenzufügen und vor die Gebärende hinzuhalten, wie sie nachher im Becken liegen sollen. Denn die Erfahrung lehrt, daß in dieser Beziehung sehr leicht Irrtümer vorkommen. Auch werden hierbei gleich beide Löffel mit der richtigen Hand gefaßt; und da zuerst der linke Löffel eingeführt werden muß, so wird dieser gleich in der Hand behalten und der rechte einstweilen fortgelegt. Wegen der Konstruktion der Zange muß sie stets so liegen, daß die Konkavität der Zange nach der Symphyse zu gerichtet ist. Das linke Blatt wird sodann zuerst eingeführt, weil es das Schloß trägt, da man anderenfalls die beiden Blätter nachher kreuzen müßte. Ausnahmsweise kann man hiervon einmal absehen. Das linke Blatt kommt selbstverständlich immer in die linke, das rechte in die rechte Seite der Mutter.

Das Einführen der Zangenblätter darf niemals geschehen, ohne daß nicht vorher durch die andere, untersuchende Hand der Weg für die Blätter vorgezeichnet wäre. Der Griff des Blattes wird schreibfederförmig mit der linken Hand gefaßt, und während zwei Finger der rechten Hand untersuchend eingehen, wird der Griff in die linke Schenkelbeuge der Mutter gelegt (Fig. 31).

Die untersuchenden Finger werden möglichst hoch hinaufgeschoben, einesteils um die Weichteile der Mutter zu schützen, anderenteils um der Zange den Weg zu weisen, und zwar etwas nach hinten in der Richtung der Articulatio sacro-iliaca. Wenn es möglich ist, werden die Finger bis zum äußeren Muttermund heraufgeführt, da hier im Scheidengewölbe das Blatt sich am leichtesten fängt und Verletzungen machen kann. Die Spitze des Zangenblattes wird nun auf die Finger aufgelegt, und durch leichtes Senken des Zangengriffes und Nachhilfe mit dem Daumen der rechten Hand wird das Zangenblatt, flach am Kopf anliegend, seitwärts hinaufgeführt, indem zugleich der Griff der Zange auf den Beckenboden gesenkt wird. Die untersuchenden Finger dürfen nicht eher die Scheide verlassen, als bis das Blatt sicher an der ihm bestimmten Stelle liegt. Darauf werden die Hände gewechselt; während eine assistierende Person den Griff des eingeführten Blattes hält, wird nun das rechte Blatt der Zange ebenso

eingeführt und die Zange geschlossen. Dies wird in der Weise gemacht, daß beide
Hände von oben her die Griffe der Zange fassen, die Daumen auf den Zughaken,
und nun die beiden Blätter in eine Ebene bringen und am Schloß zusammen-
fügen (Fig. 32). Die Zange liegt nun im queren Durchmesser des Beckens. Das
Schließen der Zange kann erheblichen Schwierigkeiten begegnen, wenn die beiden
Blätter nicht vollständig in eine Ebene gebracht werden können.   Man soll

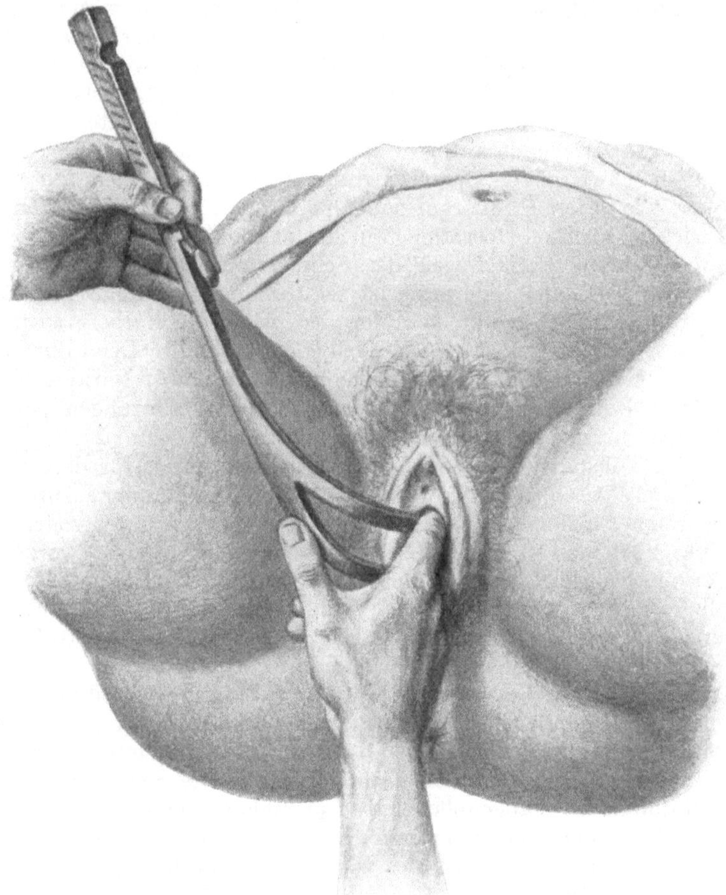

Fig. 31.
Anlegen der Zange.

niemals versuchen, dies mit Gewalt zu erzielen, sondern darf nur durch ein leichtes
Senken der Griffe und Vorschieben der Löffel versuchen, die Adaptierung zu
ermöglichen. Falls dies durch leichte Einwirkung nicht gelingen sollte, wird dasjenige Blatt der Zange, das am wenigsten passend liegt, wieder etwas zurückgezogen und von neuem vorgeschoben. Man bezeichnet dies Verhalten der beiden
Zangenblätter mit dem nicht gerade sehr passenden Ausdruck: „Die Löffel haben
sich geworfen.“ Nachdem die Zange angelegt ist, wird noch einmal sorgfältig
untersucht, ob keine Weichteile mitgefaßt sind und ob die Blätter gut liegen,
wobei die andere Hand über das Schloß greift und einen leichten Zug ausübt.

Man bezeichnet dies als den sog. „Probezug“. Bei tiefstehendem Kopf ist dieser kaum nötig, bei hochstehendem und noch nicht nach vorn rotiertem Kopf durchaus geboten. Diese Untersuchung muß man zwischen den einzelnen Zügen häufig wiederholen, um sich zu überzeugen, ob der Kopf auch die notwendigen Drehungen mitmacht.

Die Art und Weise, in welcher man zieht, und wie man am besten die Hand dabei legt, wird im wesentlichen abhängig sein von der Stellung des Kopfes

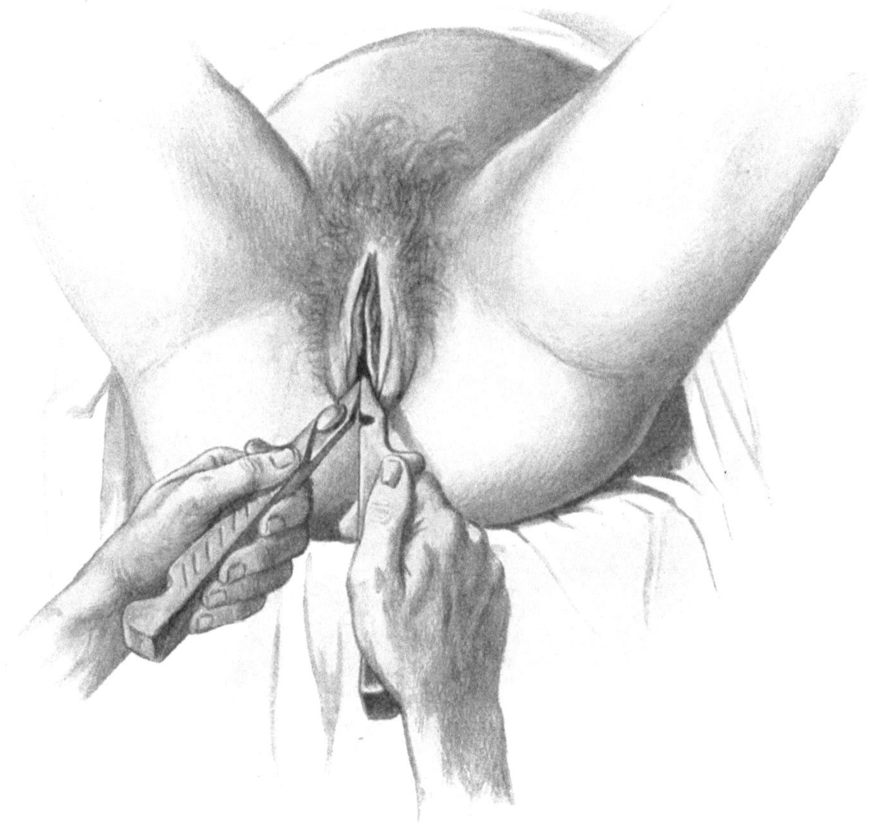

Fig. 32.
Schluß der Zangenlöffel.

beim Beginn der Operation. Steht der Kopf hoch, so faßt man mit einer Hand über die Zughaken, während man mit der anderen die Griffe mehr oder weniger fest zusammenhält, und zieht nun möglichst direkt nach unten in der Richtung der Beckenachse (Fig. 33). Rückt der Kopf bereits auf den Beckenboden herunter, so muß nicht nur die Zugrichtung entsprechend der Krümmung des Geburtskanales verändert werden, sondern auch die Haltung der Hände wird am besten so geändert, daß nun die eine Hand etwas oberhalb, die andere unterhalb des Schlosses (wie Fig. 34 zeigt) anfaßt, und zwar am besten die rechte Hand nach unten, um so unter allmählicher Dehnung des Dammes und doch ohne direkte Gefährdung desselben den Kopf in der Richtung nach unten und vorn herunter zu bewegen. Ich finde diese von Olshausen besonders empfohlene Art der Traktion außerordentlich praktisch und wirksam. Zur Vollendung der Extraktion muß dann entsprechend der natürlichen Bewegung des Kopfes um die Symphyse herum die Zange vollends nach oben erhoben und in dieser Richtung angezogen werden, wobei man sich wohl hüten muß, die Griffe zu stark auf den Leib der Mutter zu senken. Besonders darf der untere knöcherne Rand der Symphyse nicht als Hypomochlion, d. h. als Stützpunkt für die Zange benutzt werden, um den herum man den Kopf hervorhebeln dürfte. Denn eines-

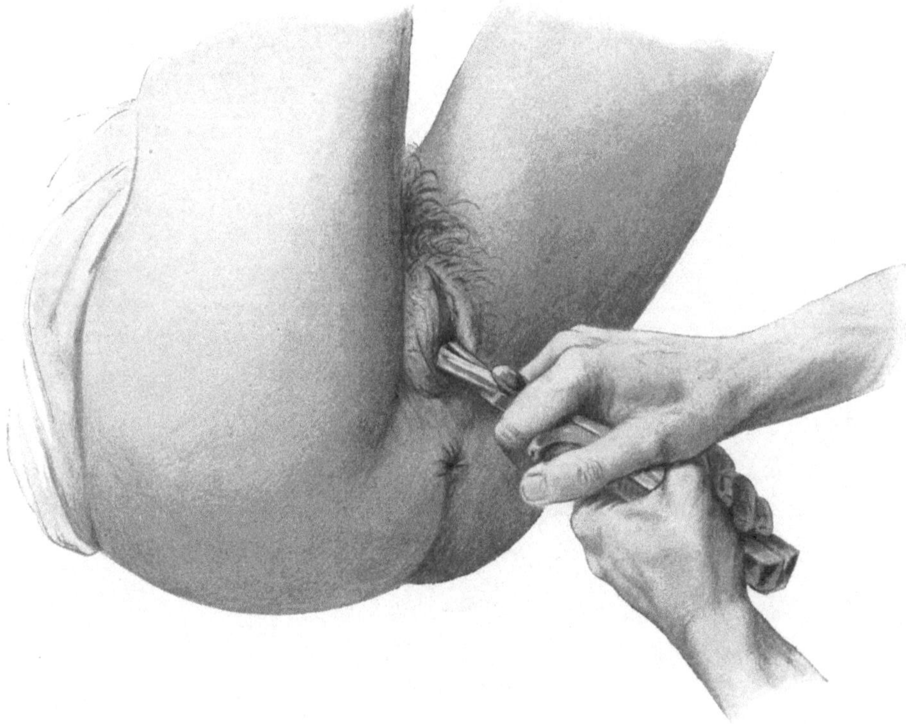

Fig. 33.
Extraktion mit der Zange. I. Position.

teils können durch die scharfen Ränder der Zangenblätter sehr unangenehme Verletzungen der Weichteile unter dem Symphysenrand zustande kommen, anderenteils durch die starke Überdehnung des Dammes schwere Dammverletzungen. Man bezeichnet die Richtung der einzelnen Züge gewöhnlich als „Positionen“ und unterscheidet eine erste, zweite und dritte Position. Die erste würde in dem Zug nach unten, die zweite in dem Zug in der Horizontalen und die dritte in dem Zug nach oben bestehen.

Im allgemeinen wäre es natürlich erwünscht, wenn man den Zug der Zange nur während der Wehe wirken lassen könnte; doch ist dies eben leider wegen der häufigen Wehenlosigkeit und wegen der gebotenen Eile nicht möglich. Man muß sich daher im allgemeinen zum Gesetz machen, nur in der Art der Wehe zu ziehen, d. h. langsam ansteigend bis zu einer gewissen Höhe der Kraftentfaltung und dann mit dem Zug langsam wieder nachlassend. Man bezeichnet einen solchen einzelnen Zug als „Traktion". Der Zug soll in der Regel ein vollkommen gleichmäßiger sein; nur ausnahmsweise dürfen leichte seitliche Hebelbewegungen gemacht werden. Doch dürfen die Ränder der Beckenknochen absolut niemals als Stützpunkte für die Zange verwertet werden wegen der großen Gefahr der Durchquetschung der Weichteile. Über die Art des Dammschutzes wird weiter unten noch besonders gesprochen werden.

Nach der völligen Herausbeförderung des Kopfes wird die Zange in der Art abgenommen, daß, während die linke Hand den geborenen Kopf an der Stirn stützt, die rechte Hand hinter das Schloß gleitet und, indem man einen Finger von oben und einen von unten zwischen die Blätter hereindrängt, sie vom Kopf abhebt und dadurch die Zange frei macht. Sollten die Spitzen der Zange

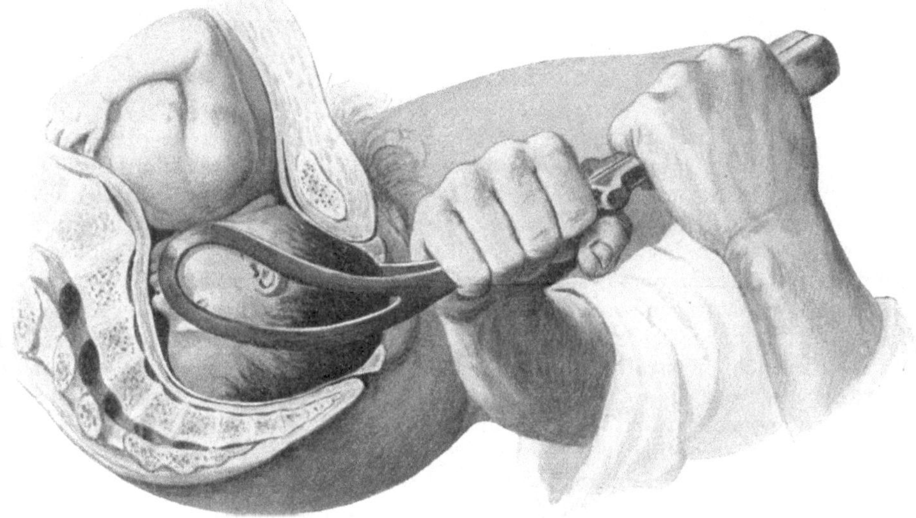

Fig. 34.
Extraktion mit der Zange. II. Position.

noch von den Weichteilen am Kopf fest fixiert sein, so läßt man am besten von einer anderen Person den Kopf halten, öffnet vorsichtig die Zange und entfernt jeden Löffel für sich.

Einige Besonderheiten bei der Zangenoperation.

Bei der Traktion kann es vorkommen, besonders wenn es sich um einen hochstehenden Kopf handelt, daß die Zange während des Ziehens abgleitet. Dies ist besonders dann ein verhängnisvolles Ereignis, wenn mit aller Kraft gezogen wird und nun die Zange plötzlich herausfährt, weil dadurch einesteils schlimme Verletzungen der mütterlichen Weichteile und anderenteils natürlich auch solche am Kind entstehen können. Die Ursache des Abgleitens kann darin liegen, daß die Zange den Kopf nicht genügend mitgefaßt hat, oder daß der Kopf dem Zug absolut nicht folgt und nun mit aller Kraft gezogen wird, ohne daß die Griffe hinten genügend fest zusammengehalten werden. Dies kann bei schwierigeren Operationen jedem einmal passieren; es kommt aber alles darauf an, daß man das Abgleiten zur rechten Zeit merkt. Man unterscheidet ein „vertikales" und ein „horizontales" Abgleiten. Das erstere ist das gewöhnlichere und ist daran zu erkennen, daß die beiden Zangengriffe mehr und mehr auseinanderweichen, indem die Spitzen der Zangenblätter an die größeren Peripherien des Kopfes gleiten und dadurch eben gleichfalls stärker auseinandergehen. Außerdem entfernt sich natürlich das Schloß von dem tiefsten Punkte des Kopfes oder, was man mit größter Deutlichkeit feststellen kann, es werden die unteren Teile der Zangenfenster, welche man bei normaler Zangenlage eben noch fühlen kann, immer mehr frei und fühlbar. Um dies festzustellen, ist natürlich sorgfältige Untersuchung während solcher Traktionen absolut notwendig.

Beim „horizontalen" Abgleiten faßt die Zange allmählich immer kleinere Segmente des Kopfes, wodurch die Zangengriffe dann stärker zusammengehen. Sollte man das Abgleiten der Zange während der Traktion merken, so muß man natürlich mit dem Zug aufhören und die Zange von neuem und besser wieder anlegen. Sollte sich dasselbe Ereignis hierauf wiederholen, so wird eine genaue sorgfältige Untersuchung und Prüfung der ganzen Situation notwendig sein, ob überhaupt der Fall sich für eine Zange eignet.

Dammschutz.

Wegen der ganz besonderen Häufigkeit, mit welcher gerade die Dammweichteile bei Zangenoperationen verletzt werden, ist auf ihre Erhaltung eine besondere Aufmerksamkeit zu richten. Doch mag von vornherein bemerkt sein, daß die individuellen Verhältnisse und die Zerreißbarkeit der Gewebe außerordentlich verschieden sein können. Es gibt Dämme, die schon bei der leichtesten Dehnung zerreißen; ganz besonders, wenn die Gewebe etwas ödematös sind, lassen sich Verletzungen schwer vermeiden. Sollten von vornherein die äußeren Genitalien und die Scheide, wie das bei Erstgebärenden sehr leicht der Fall sein kann, ungewöhnlich straff und eng erscheinen, so kann es sehr nützlich sein, wenn man vor der Operation einen kräftig aufgespritzten oder sog. zugfesten Kolpeurynter von A. Müller in den unteren Teil der Scheide einlegt und durch die Vulva hindurchzieht; oder man kann von vornherein, besonders wenn Eile geboten erscheint, einen ausgiebigen Scheidendammschnitt machen, indem man von der hinteren seitlichen Peripherie der Vulva auf den Trochanter zu von innen her die Gewebe mit einem Zug durchschneidet (s. unten). Bei den meisten Operationen aber kommen diese Verhältnisse doch nicht in Frage, und wir werden versuchen müssen, den Damm auch ohne Einschnitt zu erhalten.

Die meisten Verletzungen kommen nun ohne Zweifel dadurch zustande, daß zu schnell extrahiert wird; denn auch bei langsamster Extraktion erfolgt die Entwicklung des Kopfes doch immerhin viel schneller als bei dem natürlichen Geburtsvorgang. Es wird also in erster Linie immer wieder darauf zu dringen sein, daß die Durchleitung des Kopfes durch die Vulva so langsam wie möglich gemacht wird und daß zwischen den einzelnen Zügen Pausen gemacht werden, um den Weichteilen die Möglichkeit zu geben, sich langsam zu dehnen. Der zweite Hauptgesichtspunkt ist der, daß die möglichst kleinste Durchtrittsebene des Kopfes auch wirklich durchgeleitet wird, daß z. B. bei Hinterhauptslagen der Kopf nicht eher zum Durchschneiden gebracht wird, als bis auch wirklich die Nackengegend unter der Symphyse liegt. Dieses kann man wesentlich auch dadurch unterstützen, daß man bei sehr gespannten Weichteilen vorsichtig versucht, ihren Saum in der Wehenpause über das Hinterhaupt zurückzuschieben.

Eine nicht unerhebliche Entlastung der Dammgebilde kann man vor dem Durchschneiden der größten Ebene des Kopfes auch dadurch erreichen, daß man vorsichtig die Zange öffnet und die Zangenlöffel abnimmt. Man muß sich hierbei etwas in acht nehmen, daß man nicht beim Zurückziehen der Zangenlöffel den Kopf unerwarteterweise mit vorzieht. So gering das Volumen erscheint, welches die Zangenlöffel einnehmen, so kann man doch tatsächlich jedesmal nach der Entfernung der Zange sehen, daß der Spielraum für den Kopf nicht unerheblich gewonnen hat. Selbstverständlich darf dies Abnehmen nicht so früh geschehen, daß der Kopf wieder zurückweichen könnte, sondern erst dann, wenn man durch Expression und durch den gleich zu schildernden Handgriff imstande ist, die Geburt auch sicher zu beenden. Dieses letztere geschieht durch den Ritgenschen oder Olshausenschen Handgriff, indem man zwei Finger rechts und links hinter der Mastdarmöffnung auf den Hinterdamm setzt, welcher um diese Zeit durch die vordringende Stirne stark vorgewölbt zu sein pflegt, oder noch besser, wenn man einen mit Gummihandschuh versehenen oder mit steriler Gaze umwickelten Finger in den klaffenden Mastdarm bis über die Stirne einführt und zwischen diesem Finger und dem außen aufgelegten Daumen den Kopf mit der einen Hand fest packt und, während man ihn vordrängt, mit der anderen Hand den Saum der Weichteile über seine größte Wölbung zurückschiebt.

Zuweilen bildet gerade der Hymenalring ein sehr bedeutendes Hindernis für den Durchtritt. Man bemerkt manchmal in dem straff gespannten Damm schon von außen her an dieser Stelle eine leichte Einziehung und kann sich durch den tuschierenden Finger von dem Widerstand überzeugen, den dieser aufs äußerste gespannte, harte Ring dem Vordrängen des Kopfes entgegensetzt. Dieser Ring liegt gewöhnlich $1-1^1/_2$ cm hinter dem äußersten Vulvasaum. Man kann diesen Widerstand gelegentlich sehr gut beseitigen, indem man mit einem gedeckten Messer oder mit einer spitzen Schere unter Leitung des Fingers eingeht und diesen Ring von innen her durchschneidet. Der Vorteil ist augenblicklich bemerkbar; die Blutung pflegt gering zu sein.

Viel weniger wirksam als die bisher geschilderten Maßregeln ist der sog. direkte Dammschutz, wie er gewöhnlich ausgeübt wird, indem die Hand in einer oder der anderen Weise fest gegen den Damm gedrückt und hierdurch der Versuch gemacht wird, die Spannung des Dammes zu mäßigen. Bei der gewöhnlichen Geburt ist diese Art des Dammschutzes allerdings gerechtfertigt oder berechtigt, indem man eben durch den direkten Gegendruck ein zu schnelles Durchtreten des Kopfes verhindert. Dies aber kann man hier viel besser mit der Zange selbst machen. Bei dem direkten Dammschutz kann es höchstens darauf ankommen, den Damm etwas durch Herbeiziehen der benachbarten Weichteile von den Seiten her zu entspannen. Zu diesem Zwecke umfaßt man am besten die Vulva mit der Hand, vier Finger auf der einen, den Daumen auf der anderen Seite und schiebt nun mit der Hand, soweit es möglich ist, die benachbarten Weichteile ein wenig nach der Mitte zu zusammen. Bei der starken Spannung der gesamten Dammgebilde um diese Zeit ist dies aber natürlich nur in sehr beschränktem Grade möglich. Man kann durch die oben erwähnten Maßregeln den Damm vollkommen schützen, ohne daß man ihn überhaupt mit der Hand berührt.

Sollte die Spannung der Weichteile sehr groß sein, auf der anderen Seite eine gewisse Eile durch die ganze Situation notwendig erscheinen, so ist es besser, eine ausgiebige Episiotomie zu machen, als es auf einen Einriß ankommen zu lassen. Wenn die Gewebe aufs höchste gespannt einreißen oder platzen, so pflegt der Riß ganz unnötig groß zu werden und geht in einer unkontrollierbaren Weise nicht selten bis tief in den Mastdarm hinein, und es kommt zu lappigen, nachher äußerst unbequem zu nähenden Wunden. Macht man hingegen einen glatten Schnitt, so wird die Wunde in der Regel nicht größer, als wie sie absolut notwendig ist; sie wird ferner dorthin verlegt, wo sie am günstigsten liegt, und man kann einen glatten Schnitt viel besser und sicherer nachher wieder vernähen, wie eine buchtige, zerrissene Wunde. Im ganzen empfiehlt es sich entschieden mehr, nur einen etwas größeren, wie zwei kleinere Schnitte zu machen. Man legte früher diese Dammschnitte gewöhnlich an der Seite an, etwa 2 bis höchstens 3 cm tief. In der letzten Zeit wirde aber mehrfach empfohlen (Küstner, Ergebn. d Geburtsh. u. Gynäkol., Bd. 2), diesen Schnitt gerade in der hinteren Raphe anzulegen, weil hier die Neigung zur primären Heilung entschieden eine größere ist und bei der Durchleitung des Kopfes die unvermeidliche Auseinanderzerrung der Gewebe doch auch in einer gleichmäßigeren Weise erfolgte. Auch wir selbst haben in der Klinik oft genug gesehen, daß die seitlichen Schnitte doch nicht in der Weise gut verheilen, wie dies eigentlich zu erwarten war, augenscheinlich deswegen, weil doch die seitliche Spannung an diesen Wunden nicht unbedeutend ist. Ich möchte mich daher der Empfehlung von Küstner durchaus anschließen und den Rat geben, diesen Einschnitt gerade in der Mittellinie zu machen.

Zum Schluß möge hier noch erwähnt sein, daß auch ausnahmsweise die Kopfzange an den tief am Beckenausgang stehenden Steiß mit Erfolg angelegt werden kann. Es handelt sich hier um solche Fälle, bei denen die Austrittsbewegung des Beckenendes durch die Straffheit der Weichteile oder die schwere Biegsamkeit der Wirbelsäule des Kindes sehr erschwert sein kann, und wo der Steiß sich in dem gedehnten Damm fast wie in einem Sack fängt, während es auf der anderen Seite recht schwer ist, durch angelegte Instrumente die Geburt des Steißes zu bewirken. Faßt man hier mit der Kopfzange über den tief stehenden Steiß herüber, so kommt es nur darauf an, ihm die richtige Austrittsbewegung zu geben; hierfür kann unter Umständen die Zange recht vorteilhaft sein.

Zangenoperationen bei normalen Hinterhauptslagen.

Da die Zange entsprechend ihrer Konstruktion und ihrer Beckenkrümmung nur dann im Becken gut liegt, wenn sie im queren Durchmesser des Beckens angelegt ist, und den Kopf nur dann absolut gut faßt, wenn sie an den Enden seiner Querdurchmesser liegt, so folgt daraus, daß sie nur dann typisch oder ideal liegen kann, wenn der Kopf bereits im Beckenausgang und mit seinem geraden Durchmesser im geraden Durchmesser des Beckens steht. Es sind dies die typischen Beckenausgangszangen, wie sie oben beschrieben sind. Da diese idealen Vorbedingungen bezüglich der Stellung des Schädels aber durchaus nicht immer vorhanden sind, indem eben die Pfeilnaht sehr häufig noch mehr oder weniger in einem schrägen Durchmesser steht, so wird man zu überlegen haben, ob man bei der Anlegung der Zange diesem Umstand nicht Rechnung zu tragen hat. Bei weniger schrägem Stand braucht man darauf keine Rücksicht zu nehmen, da beim Ziehen unter dem Einfluß der natürlichen Wirkung des Beckenbodens der Kopf von selbst seine Drehung vollenden wird, und ein leichtes Abweichen der kleinen Fontanelle nach der Seite auch nicht weiter schadet.

Bei stärkerem Abweichen von der normalen Stellung, wobei der Kopf ja auch in der Regel noch erheblich höher steht, muß man aber auf diesen Schrägstand bei der Anlegung der Zange Rücksicht nehmen, d. h. man muß die Zangenblätter nicht im queren, sondern in einem schrägen Durchmesser des Beckens anlegen. Da die Zange den Kopf an seinen Querdurchmessern fassen soll, so resultiert daraus als allgemeine Regel, daß sie immer im entgegengesetzten schrägen Durchmesser angelegt werden muß, als wie die Pfeilnaht verläuft. Die Konkavität der Zunge muß stets seitlich nach dem Teil des Kopfes zu gerichtet sein, der nach vorn gebracht werden soll. Man kann zwar auch bei solchen Lagen etwas darauf rechnen, daß unter der Einwirkung des Zuges die Pfeilnaht sich mehr in den geraden Durchmesser dreht; aber es ist doch sehr erwünscht, diese Drehung bei stärkerem Abweichen von der Norm durch die Zange zu unterstützen.

Das Anlegen der Zange unter diesen Umständen ist etwas schwieriger, da das eine Blatt ziemlich weit nach hinten, das andere Blatt ziemlich weit nach vorne unter der Symphyse liegen muß. Da nun das Einführen des vorderen Blattes unter der Symphyse technische Schwierigkeiten bietet, so ist es besser, dieses Blatt von vornherein, ebenso wie das andere Blatt, zuerst nach hinten vor die Articulatio sacro-iliaca hinaufzuführen und dann von hier aus vorsichtig um den Kopf herum nach vorn „wandern" zu lassen. Die Einführung der Zange gestaltet sich also bei erster Schädellage hierbei folgendermaßen: Das linke Blatt der Zange wird zuerst, und zwar ziemlich weit nach hinten eingeführt, wie oben beschrieben. Darauf wird das rechte Blatt gleichfalls zuerst unter dem Schutz der linken Hand vollkommen nach hinten hin eingeführt. Dann wird mit einer leichten, halbkreisförmigen Bewegung der Griff der Zange nach unten hin gesenkt, indem zu gleicher Zeit die innere Hand die Löffel vorsichtig im entgegengesetzten Sinne um den Kopf herumschiebt, soweit dies nötig ist, damit beide Zangenblätter wieder in der gleichen Ebene liegen (Fig. 41). Das „Wandern" des Zangenlöffels nach vorn kann sehr leicht, kann aber auch manchmal bei stärkerer Ausfüllung des ganzen Beckenraumes durch den Kopf, besonders z. B. auch bei Gesichtslagen recht schwierig sein.

Nachdem die Zange geschlossen ist, wird nun zu gleicher Zeit mit dem Zug nach unten die Zange in dem Sinn gedreht, daß sie sich aus dem schrägen Durchmesser allmählich in den queren dreht und dadurch den Kopf in den geraden Durchmesser des Beckens bringt. Eine andauernde Kontrolle der Drehung des Kopfes durch Untersuchung zwischen den Traktionen ist durchaus erforderlich.

Die Zange bei abnormen Rotationen des Schädels.

Von Operationen bei in Schädellage stehendem, aber abnorm rotiertem Schädel kommen hauptsächlich in Betracht solche bei tiefem Querstand und bei Vorderhauptslagen.

Zange bei tiefem Querstand.

Unter „tiefem Querstand" versteht man bekanntlich diejenige Situation, bei welcher der Kopf im Beckenausgang dauernd im queren Durchmesser verharrt, meist in der Art, daß auch eine ausgesprochene Senkung des Hinterhauptes nicht stattgefunden hat. Man wird, bevor man in solchen Fällen zur Operation schreitet, möglichst sorgfältig sich davon überzeugen müssen, ob es sich nicht um eine Verengerung des Beckens im Ausgang handelt, weil diese die gewöhnlichste Ursache des tiefen Querstandes ist, und weil man hierbei unter Umständen auf sehr bedeutende, gelegentlich unüberwindliche mechanische Schwierigkeiten, bei den Zangenoperationen stoßen kann. Auf eine diagnostische Würdigung dieser Komplikation soll hier nicht weiter eingegangen werden, da es uns hier nur auf die rein operative Behandlung ankommt. Grundsätzlich ist daran festzuhalten, daß eine Beendigung der Geburt aus tiefem Querstand nicht möglich ist, ohne daß eine Drehung des Kopfes in den geraden Durchmesser, möglichst natürlich mit der kleinen Fontanelle voran, stattgefunden hat. Und diese Drehung werden wir dem Kopfe mit der Zange künstlich geben müssen. Sollte in diesen Fällen die Zange ideal am Kopfe liegen, so müßten wir sie entsprechend der Stellung des Kopfes im geraden Durchmesser des Beckens anlegen. Gerade hierfür ist die Kiellandsche Zange besonders geeignet. Da aber dies wegen der

Beckenkrümmung der Naegeleschen Zange nicht wohl angängig ist, so muß
man auf eine ideale Lage der Zange am Kopfe hierbei verzichten und muß sich
damit begnügen, sie möglichst stark im schrägen Durchmesser anzulegen, jeden-
fall so weit im schrägen Durchmesser, daß das hintere Blatt der Zange hinter
der kleinen Fontanelle, das vordere vor der großen Fontanelle liegt (Fig. 35).
Die Wahl des schrägen Durchmessers, in dem die Zange angelegt werden muß,
ergibt sich aus den obigen Darlegungen von selbst, da eben die Konkavität der

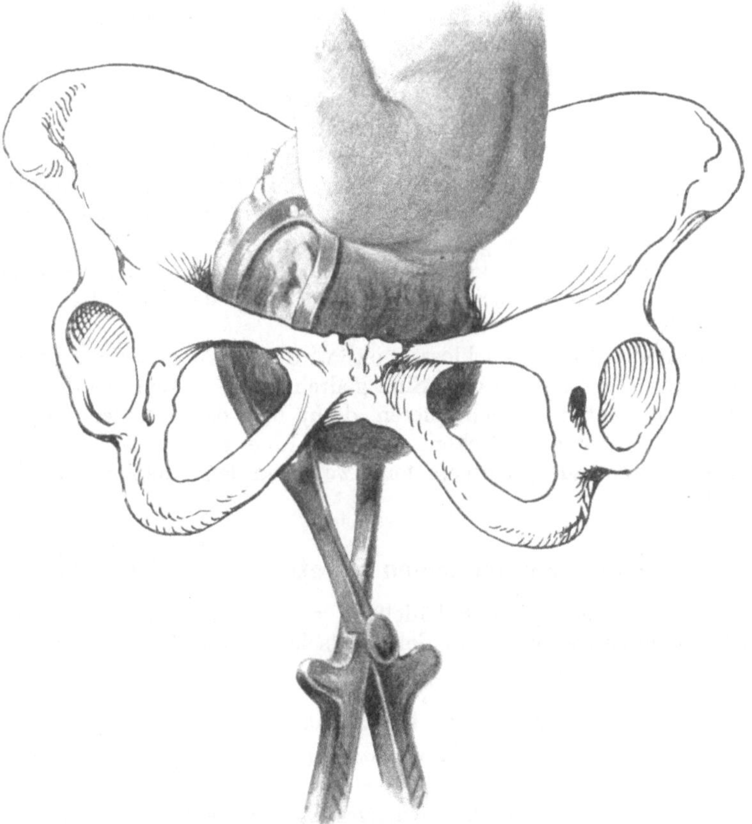

Fig. 35.
Anlegen der Zange im schrägen Durchmesser.

Zange seitlich nach dem Punkt des Kopfes hinsehen muß, den man nach vorn
leiten will, also in diesem Falle nach der kleinen Fontanelle zu. Ist die Zange
angelegt und geschlossen, so wird nun unter gleichzeitigem Versuch, das Hinterhaupt nach unten zu ziehen, eine energische Drehung des Kopfes versucht werden müssen, um ihn in den geraden Durchmesser zu leiten. Dieser Akt der Operation ist weitaus der schwierigste, und man wird auch hier zwischen den einzelnen Traktionen sorgfältig untersuchen müssen, ob sich der Kopf mitdreht.
Geschieht dies bei wiederholten Versuchen nicht, so ist die Vollendung der Operation unmöglich, und man wird sich während der Operation immer vor Augen
halten müssen, daß eine gewisse Gewalt bei diesen Drehungsversuchen nicht
überschritten werden darf, ohne unter Umständen die Mutter aufs schwerste

zu gefährden. Es handelt sich dann wohl fast immer um stärkere Verengerungen im Beckenausgang, die entweder nur durch Beckenspaltung oder durch die Perforation des kindlichen Schädels zu überwinden sind.

Zange bei Vorderhauptslagen.

(3. und 4. Schädellage).

Wenn auch hier auf eine genauere diagnostische und praktische Würdigung dieses abnormen Geburtsvorganges nicht eingegangen werden soll, so mag doch soviel voraus bemerkt sein, daß man, bevor man sich hier zu einem operativen Eingriff entschließt, unter allen Umständen versuchen sollte, wenn es die ganze geburtshilfliche Situation noch irgendwie gestattet, durch eine sachgemäße

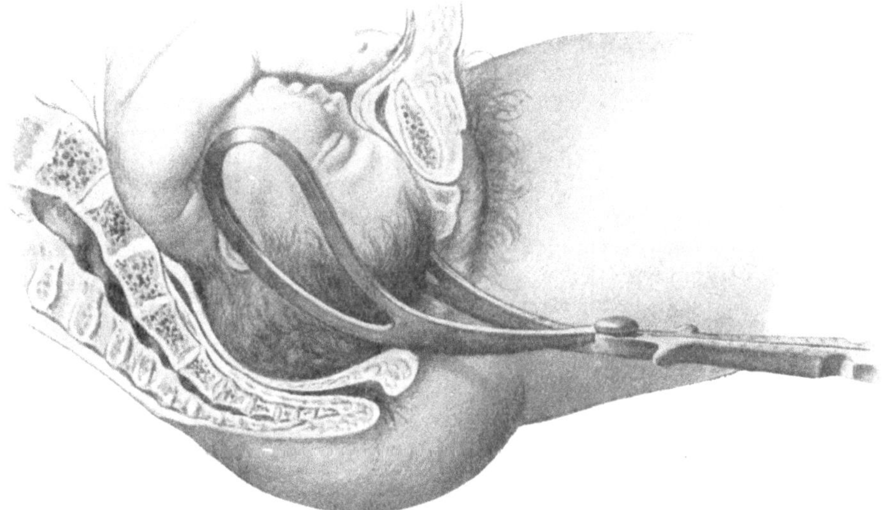

Fig. 36.
Anlegen der Zange bei Vorderhauptslage.

Lagerung der Kreißenden, und zwar stets auf die Seite der kleinen Fontanelle, die mangelnde Drehung des Hinterhauptes nach vorn noch zu bewirken. Denn die operative Beendigung der Geburt aus Vorderhauptslage ist unter allen Umständen ein schwerwiegender Eingriff, mag man die Geburt nach dem Mechanismus der Vorderhauptslage oder nach künstlicher Drehung des Kopfes in Hinterhauptslage beenden; und gerade hier ist die Versuchung zu künstlichen Eingriffen besonders groß, weil die Geburten fast immer sich ungemein lang hinausziehen. Ausnahmen hiervon kommen nur dann vor, wenn die Schädel relativ klein sind, ein Umstand, welcher ja allerdings erfahrungsgemäß nicht selten zu abnormen Rotationen führt. Ist man aber nach sorgfältiger Beobachtung und Beurteilung der ganzen geburtshilflichen Situation zu der Ansicht gekommen, daß eine künstliche Entbindung unumgänglich ist, so kann man sie in zweierlei Weise ausführen: entweder man entwickelt den Kopf entsprechend dem Mechanismus der Vorderhauptslage oder man versucht ihn vorher nach den Vorschlag von Scanzoni im Becken zu drehen, so daß aus der Vorderhauptslage eine normale Hinterhauptslage entsteht. Wenn auch das letztere im allgemeinen wegen der außerordentlichen Gefahr weitgehender Zerreißungen der mütterlichen Weichteile wenig mehr ausgeführt wird, so möchte ich doch betonen, daß ein vorsichtiger Versuch, besonders von geübter Hand ausgeführt, nicht schaden, sondern sich im Gegenteil verlohnen kann. Freilich soll man sich die Fälle daraufhin etwas ansehen; besonders bei Erstgebärenden mit sehr straffen Weichteilen ist das gewaltsame Drehen mit der Zange natürlich sehr gefährlich.

a) **Entwicklung des Kopfes in Vorderhauptslage** (Fig. 36). Bei dieser Operation wird die Zange nach denselben Grundsätzen angelegt wie bei den Hinterhauptslagen, nur daß die Konkavität der Zange in diesem Falle selbstverständlich nach der großen Fontanelle zu gerichtet sein muß, da ja diese jetzt nach vorn steht oder weiter nach vorn gebracht werden muß. Die Zugrichtung bei der Extraktion muß solange stark nach abwärts gehen, bis die Stirngegend sich möglichst unter der Symphyse anlegt. Dann muß der Kopf, wie es auch bei spontanem Austritt in Vorderhauptslage geschieht, um diesen Punkt als Hypomochlion herumrotieren, d. h. es muß, während die Stirne sich fest unter den Symphysenrand anlegt, das Hinterhaupt über den Damm entwickelt werden. Die Stelle der Stirne, welche als Hypomochlion dient, ist etwas verschieden, je nach der Haltung des Kopfes: manchmal etwas mehr der Haargrenze entsprechend, meistens der Gegend der Tubera frontalia, die freilich stark abgeflacht zu sein pflegen. Man geht also hierbei sofort aus der ersten Position in die dritte über. Dieser Akt der Operation ist natürlich einerseits wegen der starken Spannung der mütterlichen Weichteile, andererseits wegen der starken Spannung der Muskeln und Bänder am Nacken des Kindes weitaus der schwierigste und gefährlichste. Sollte bei diesem Herausleiten des Hinterhauptes das Gesicht noch nicht mitentwickelt sein, so wird nun die Zange ein wenig wieder gesenkt und dadurch das Gesicht unter der Symphyse vorgeleitet.

b) **Verwandlung der Vorderhaupts- in eine Hinterhauptslage durch die Zange**[1]). Gerade um die geschilderten Schwierigkeiten und Gefahren der Extraktion in Vorderhauptslage zu vermeiden, schlug Scanzoni vor, die kleine Fontanelle mit der Zange vor der Extraktion nach vorne zu drehen. Hierbei ist es notwendig, die Zange zweimal anzulegen, da man die Drehung bei stärkerem Stand der kleinen Fontanelle nach hinten nicht in einem Zuge vollenden kann. Es wird also die Zange zunächst so angelegt, wie oben geschildert: mit der Konkavität nach der Stirn zu. Nun wird aber nicht gezogen, sondern einfach die Zange aus dem schrägen Durchmesser möglichst in den geraden gedreht in dem Sinne, daß die kleine Fontanelle möglichst vollkommen nach der Seite und dabei natürlich die Pfeilnaht möglichst in den queren Durchmesser des Beckens kommt. Auf diese Art hat man sich einen tiefen Querstand hergestellt, der mit der Zange in der gleichen Weise beendigt werden muß, wie oben bereits geschildert, d. h. es muß nun die Zange abgenommen und von neuem im entgegengesetzten Durchmesser, wie vorher, angelegt werden: also nun mit der Konkavität nach der kleinen Fontanelle zu. Man kann sich dies Verfahren etwas vereinfachen, indem man nur den nach vorne liegenden Löffel wieder vollkommen herausnimmt und den nach hinten liegenden Löffel in der oben geschilderten Weise um den Kopf herumwandern läßt, bis er vorne an der entsprechenden Stelle liegt. Dann wird der hintere Löffel wieder neu eingeführt, die Zange geschlossen und nun die Extraktion in der oben beim tiefen Querstand geschilderten Weise vollendet.

---

[1]) Bokelmann, Zentralbl. f. Gyn. 1923. Nr. 10.

Nur in denjenigen Fällen, wo die kleine Fontanelle nicht weit hinter dem queren Durchmesser steht, könnte man sich damit begnügen, die Zange nach dem Vorschlag von Lange nur einmal anzulegen, und zwar so, als ob es sich um einen reinen Querstand handelte. Doch möge noch einmal gesagt sein, daß bei all diesen Drehungsversuchen zu gleicher Zeit auch ein Zug am Kopf nach unten ausgeübt werden muß, wie ja auch bei dem natürlichen Vorgang der Geburt sich niemals isolierte Drehungen ohne ein gleichzeitiges Vorwärtsbewegen des Kopfes abspielen.

Die Zange bei Gesichtslagen.

Die Vollendung der Geburt in Gesichtslage bietet im allgemeinen eine weniger günstige Prognose, als die bei der gewöhnlichen Schädellage. Besonders gegen Ende der Geburt stellen sich durch die überaus starke Streckung des Halses zu gleicher Zeit mit seiner festen Kompression unter der Symphyse, vielleicht auch durch eine unberechenbare Umschlingung der Nabelschnur um den Hals, erhebliche Gefahren für das Kind ein, wenn sich der Geburtsvorgang noch längere Zeit verzögert. Außerdem kommen aber auch sonst, z. B. durch die Größe des Kopfes, durch leichte Beckenverengerungen und durch die ungünstige Einwirkung der austreibenden Faktoren auf den Schädel, Schwierigkeiten vor, die eben diese ungünstigere Prognose erklären. Man wird also regelmäßig gegen Ende der Geburt besonders sorgfältig die kindlichen Herztöne kontrollieren müssen. Steht der Kopf tief in normaler Rotation mit dem Kinn nach vorne oder gar bereits vollständig unter der Symphyse, so macht die Anlegung der Zange hierbei keine besonderen Schwierigkeiten. Sie wird nach denselben Regeln angelegt, die oben ausführlicher begründet sind, nur daß hier die Stelle der Pfeilnaht die Gesichtslinie und die Stelle der kleinen Fontanelle das Kinn vertritt. Die Zange muß also so angelegt werden, daß sie den Kopf über den beiden Seiten faßt, mit der Konkavität nach dem Kinn zu (Fig. 37). Bei der technischen Anlegung der Zange ist zu berücksichtigen, daß die Zangengriffe beim Schließen nicht zu stark auf den Damm gesenkt werden dürfen, weil sonst die Spitzen der Zange nicht an das Hinterhaupt, sondern an den Hals kommen und hier unliebsame Kompressionen bewirken können. Schwierig wird die Anlegung der Zange nur dann, wenn das Gesicht noch stark im schrägen Durchmesser steht, weil ja auch dann der ganze Kopf noch höher steht. Besonders wenn die Gesichtslinie noch im queren Durchmesser steht, ist zu berücksichtigen, daß dann unter Umständen der biparietale Durchmesser des Kopfes meistens überhaupt noch gar nicht in das Becken eingetreten sein wird. Bei schrägem Stand des Gesichtes wird man nach den oben dargelegten Grundsätzen die Zange auch entsprechend im entgegengesetzten schrägen Durchmesser, als wie die Gesichtslinie verläuft, anzulegen haben, und man muß vor der Extraktion das Kinn nach vorne drehen. Man zieht hierbei so weit nach abwärts, bis das Kinn vollends unter der Symphyse ausgetreten ist. Dann kommt der mehr horizontale Zug, durch welchen das Gesicht völlig hervorgezogen wird, wobei man aber schon langsam in die Zugrichtung nach oben übergehen muß, durch welche dann das Hinterhaupt über den Damm entwickelt wird (Fig. 38).

Steht das Gesicht noch vollkommen quer oder steht gar das Kinn noch etwas mehr nach hinten, so ist die Naegelesche Zange zur Entbindung kaum zu verwenden, und zwar deshalb nicht, weil wir es bei den notwendigen Drehungen ja nicht mit dem isolierten Kopf, sondern mit dem ganzen Kind zu tun haben, welches wir durch eine einfache Drehung des Kopfes ja nicht mitbewegen können. Auch für solche, im ganzen freilich recht seltene Situationen dürfte die Kiellandsche Zange gewisse Vorteile bieten. Hier mag der sehr Geübte vielleicht einen vorsichtigen Versuch mit einer künstlichen Drehung des Kinnes nach vorne machen (v. Herff, Hegars Beitr. Bd. 12; Jolly, Zentralbl. f. Gynäkol. 1907, Nr. 50). Der weniger Geübte wird besser von vornherein darauf verzichten und, falls es sich um ein noch einigermaßen frisches und lebendes Kind handelt, bei gleichzeitig strikter Indikation zur Entbindung, lieber den Versuch machen, in tiefer Narkose und bei starker Seitenlagerung der Kreißenden noch die Wendung auszuführen, da der Kopf ja in der Regel, wenn er noch so steht, auch noch

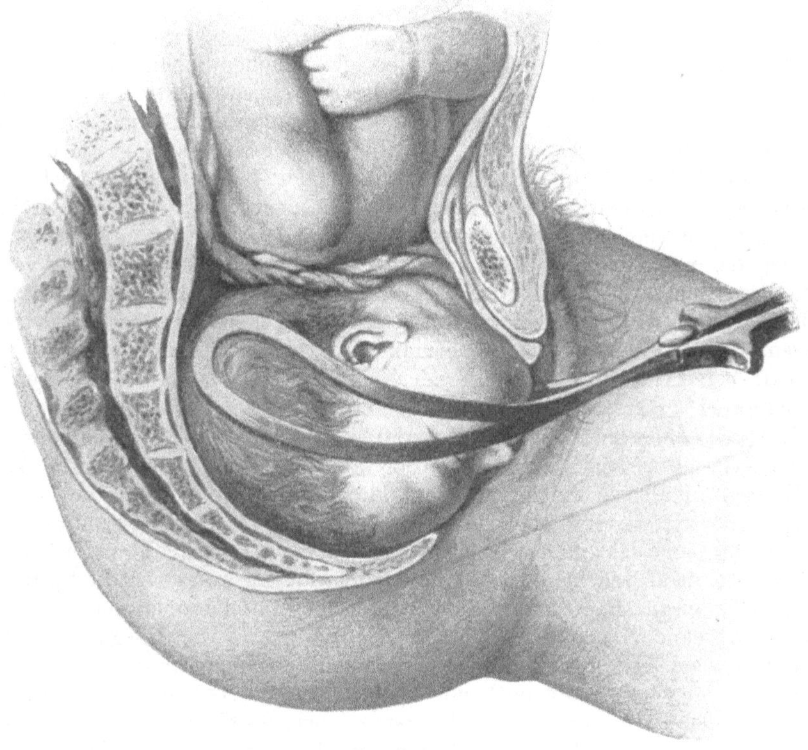

Fig. 37.
Zange bei Gesichtslage.

nicht ganz fest ins Becken eingetreten zu sein pflegt. Sollte auch dieser Versuch nicht gelingen und ebenso ein etwa sich daran anschließender Versuch, mit der Hand die Stellung des Kopfes zu ändern, so bleibt kaum etwas anderes übrig, wie die Perforation.

Für den in Gesichtslage noch hochstehenden Kopf sollte die Zange als Entbindungsmittel überhaupt nicht in Betracht kommen.

Ebensowenig wie bei diesen Situationen kommt die Zange eigentlich bei Stirnlagen in Frage, weil, abgesehen von kleinen Köpfen, der Schädel ja hierbei so gut wie niemals ins Becken eintritt. Sollte dies ausnahmsweise doch einmal geschehen, so wird die Zange entsprechend den gleichen Grundsätzen, wie bei Gesichtslage, angewendet, nur mit dem Unterschied, daß hier das Hypomochlion unter der Symphyse nicht der Hals, sondern die Oberkiefergegend abgibt.

Die Zange am nachfolgenden Kopf.

Während früher die Zange am nachfolgenden Kopf bei der Extraktion des Kindes eine sehr große Rolle spielte, wird sie heute bei der außerordentlichen Verbesserung der manuellen Extraktion nur noch selten in Frage kommen.

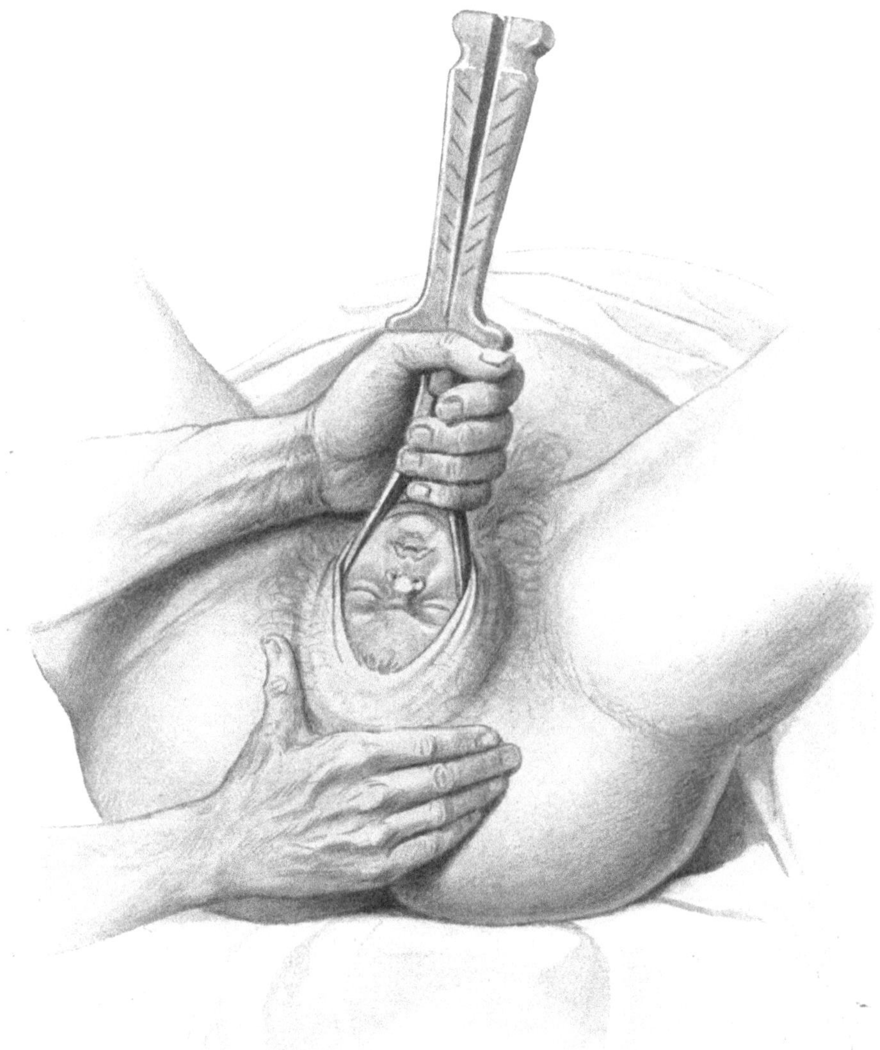

Fig. 38.
Entwicklung des Kopfes bei Gesichtslage.

Diejenige Situation, bei der man zur Vollendung der Geburt eines noch lebenden Kindes besser gleich zur Zange greift, ist dann gegeben, wenn unglücklicherweise bei der Extraktion das Gesicht oder das Kinn vollständig nach der Symphyse zu gerichtet ist, so daß es unmöglich ist, mit der innen manipulierenden Hand heranzukommen und die normale Haltung des Kopfes herzustellen. Selbst-

13*

verständlich müßte, wenn man noch auf ein lebendes Kind rechnen will, ein sehr
schnelles Operieren notwendig sein, und zu diesem Zwecke müßte bereits vorher
alles Notwendige bereit gelegt werden. Die Anlegung der Zange geschieht in
diesem Falle in der Art, daß von einer anderen Person der Rumpf des Kindes
an den Extremitäten stark nach oben gehalten wird. Unterhalb des Kindes wird
dann die Zange im queren Durchmesser hoch angelegt (Fig. 39). Es muß nun
durch einen stark nach unten gehenden und dann nach oben rotierenden Zug,
während das Kinn sich fest hinter der Symphyse anlegt, der Kopf um diesen

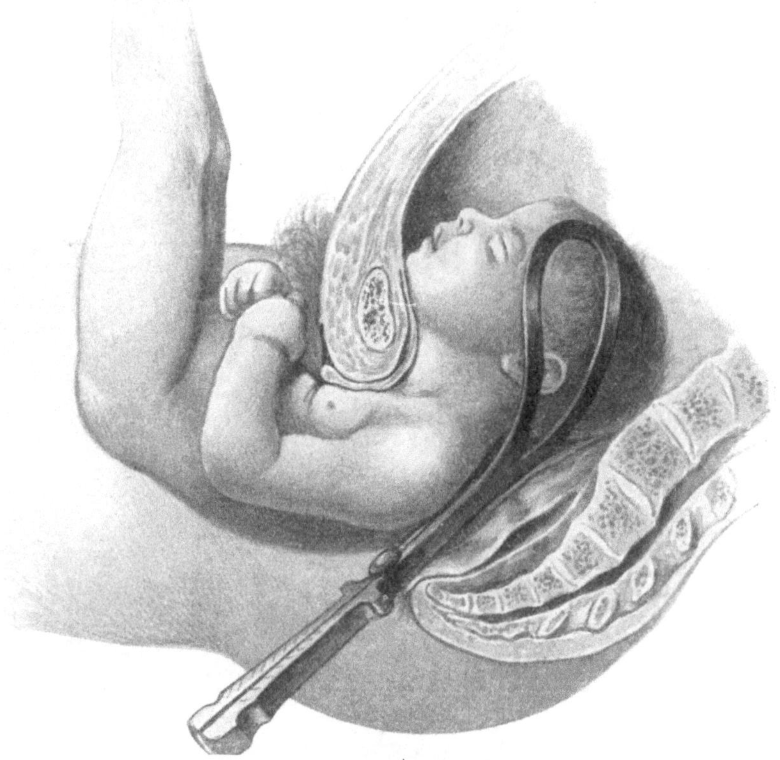

Fig. 39.
Zange am nachfolgenden Kopf.

Punkt rotierend entwickelt werden. Die Indikation ist selten gegeben, da es sich
natürlich um an sich schwierige und unregelmäßige Extraktionen handelt, und
bei den Versuchen, den Kopf in der gewöhnlichen Weise zu entwickeln, das
Kind in der Regel bereits abgestorben sein dürfte. Hierbei wäre dann natürlich
auf schwierige Zangenoperationen zu verzichten und sofort die Perforation zu
machen.

In den letzten Jahren machen sich verschiedentlich Bestrebungen bemerkbar, der Zange am nachfolgenden Kopf eine größere praktische Bedeutung zuzumessen[1]). Nach Nürnberger soll sie dann angezeigt sein, „wenn die

---

[1]) Döderlein, Oper. Kurs. 11. A. 1916. — Nürnberger, Monatsschr. f. Geburtsh.
u. Gyn. Bd. 57. — Bumm, Zeitschr. f. Geburtsh. u. Gyn. Bd. 84, S. 239.

manuellen Methoden nicht rasch genug oder nicht sicher die Entwicklung eines lebenden und unverletzten Kindes gestatten". Gerade aber in der Feststellung dieses letzteren Punktes liegt eben die Schwierigkeit für die Indikationsstellung. Denn man wird allemal die manuellen Entwicklungsmethoden zunächst versucht haben und sicher sehr selten sagen können, daß einem mit der Zange mit Erfolg gelungen sei, was mit der manuellen Methode erfolglos oder unter größerer Gefährdung von Mutter oder Kind versucht worden wäre. Jedenfalls wird nur sehr schnelles und geschicktes Operieren gute Resultate zeitigen und zu diesem Zweck muß gegen Ende der Geburt bei Beckenlagen die Zange bereits rechtzeitig bereit gehalten werden.

Die hohe Zange[1]).

Der Begriff der „hohen Zange" wird von verschiedenen Seiten recht verschieden definiert. Wir verstehen darunter die Anlegung der Zange an den noch nicht mit seiner größten Peripherie in dem (S. 88) geschilderten Sinne in den Beckeneingang eingetretenen Kopf. Doch muß jedenfalls, bevor die Zange hier angewendet wird, ein größeres oder kleineres Segment den Beckeneingang bereits passiert haben und, da es sich fast ausschließlich um Geburten bei engem Becken handelt, die typische Konfiguration des Schädels bereits mehr oder weniger ausgesprochen sein.

An einem vollkommen unkonfiguriert und beweglich über dem Becken stehenden Kopfe ist die Zangenanlegung überhaupt nicht gestattet. Da die Zange natürlich nur dann in Frage kommt, wenn es sich um ein noch lebendes Kind handelt, so kommt zur Rettung des Kindes in solchen Fällen außer der Zange eigentlich nur noch die Beckenspaltung oder der Kaiserschnitt in Erwägung. Denn im allgemeinen wird man daran festhalten müssen, daß bei solchen Situationen die Wendung ausgeschlossen erscheint. Doch möchte ich ausdrücklich hervorheben, daß doch geburtshilfliche Situationen vorkommen können, wo man nach einem vergeblichen vorsichtigen Zangenversuch noch die Wendung machen oder versuchen kann, und umgekehrt, nach vergeblichen Wendungsversuchen zur hohen Zange schreiten muß. Denn in der allgemeinen Praxis kommen die beiden anderen Operationen doch nicht in Frage. Es ist selbstverständlich, daß man unter diesen Umständen die versuchten Operationen nicht mit Gewalt vollenden soll, sondern sie aufgibt, sobald sich zu große Schwierigkeiten herausstellen. Man sollte sich immer vergegenwärtigen, wie schon mehrfach betont, daß die Zange kein Instrument ist, um nennenswerte, mechanische Schwierigkeiten von seiten des Beckens zu überwinden. Es versteht sich außerdem von selbst, daß für solche Operationen eine strenge Indikation von seiten der Mutter oder des Kindes vorliegen muß; denn diese Operationen sind unter allen Umständen schwer und gefährlich für beide. Man sollte sich auch immer daran erinnern, daß man dem Zangenversuch einen solchen der Impression des kindlichen Schädels vorausschicken soll, am besten in Walcherscher Hängelage, indem man zugleich mit der anderen Hand untersucht und sich überzeugt, ob bei energischem Druck der Kopf etwas tiefer rückt.

Da der Kopf unter diesen Umständen immer noch so gut wie vollständig quer im Beckeneingang steht und die Nägelesche Zange im Beckeneingang nur im queren Durchmesser des Beckens angelegt werden kann, so folgt daraus,

---

[1]) Wichmann, Zur Klinik der hohen Zangenoperationen. Nord. med. Arkiv 1915. Helsingfors.

daß hierbei die Löffel den Kopf nur über Gesicht und Hinterhaupt fassen können (Fig. 40). Diese Lage der Löffel ist selbstverständlich wenig günstig, da besonders im Gesicht starke Quetschungen mit dem Zangenblatt erzeugt werden können und der andere Löffel über dem Hinterhaupt auch nicht gut liegt. Doch muß das Kind diese Gefährdung mit in Kauf nehmen. Die Löffel werden also

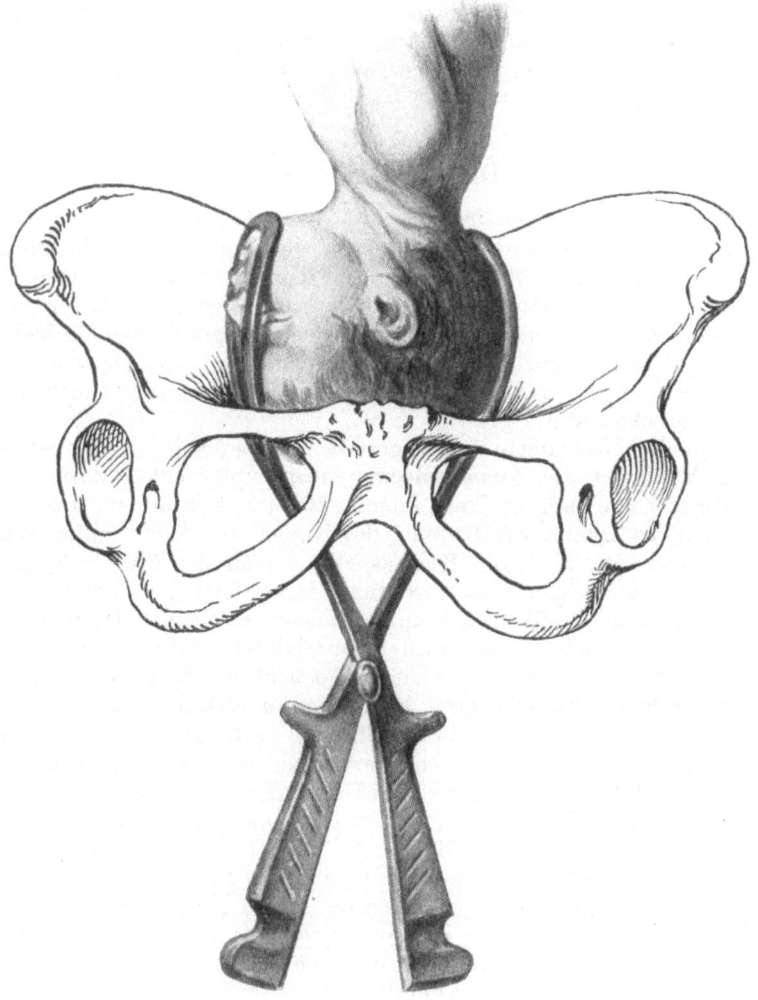

Fig. 40.
Hohe Zange am querstehenden Kopf.

von vorneherein im queren Durchmesser des Beckens angelegt, und zwar so hoch, daß sie den Kopf voll umfassen. Dabei liegt das Schloß außergewöhnlich hoch, fast in den Weichteilen der Mutter. Es handelt sich nun darum, den Kopf mit der Zange, auch hier eventuell in Hängelage, möglichst direkt nach unten zu ins Becken hereinzuziehen, und selbstverständlich muß man, wie bei allen schwierigeren Zangenoperationen, diesen Fortschritt des Kopfes genau kontrollieren. Ist der Kopf nun eingetreten oder gar bis auf den Beckenboden heruntergezogen, so muß die Zange abgenommen und von neuem im schrägen Durchmesser, entsprechend den oben dargelegten Regeln, neu wieder angelegt werden, so daß die Konkavität der Zange nach dem Hinterhaupte sieht. Darauf wird dann der Kopf in der gewöhnlichen Weise entwickelt. Der schwierigste Akt der Operation ist selbstverständlich das Hineinziehen des Kopfes ins Becken, besonders auch wegen der Schwierigkeit, die Zangengriffe stark genug nach unten senken zu können. Zu diesem Zwecke sind gelegentlich die von Osiander empfohlenen, „stehenden" Traktionen ganz empfehlenswert. Sie werden so ausgeführt, daß die linke Hand des Operateurs die Griffe hält und die rechte Hand, am besten während der Operateur steht, von oben her mit aller Kraft auf die Schloßgegend drückt.

Da die Zangenlöffel bei solchen Operationen den Kopf in seinem geraden Durchmesser fassen, so stehen von vorneherein die Griffe erheblich weiter auseinander, wie bei der gewöhnlichen Zangenoperation, und es ist selbstverständlich, daß, entsprechend der Kraft des Zuges, die Zangengriffe mit der einen Hand fest zusammengedrückt werden müssen, damit die Zange nicht abgleitet. In diesem starken und unvermeidlichen Druck auf den Kopf besteht nun haupt-

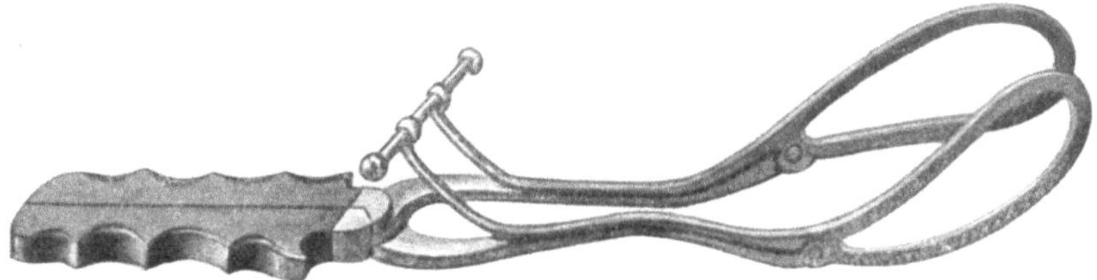

Fig. 41.
Achsenzugzange nach Breus.

sächlich die Gefahr für das Kind, welches eben ohnedies schon durch den Geburtsvorgang fast immer mehr oder weniger gelitten hat. Hat eine Reihe von kräftigen Traktionen, in der geschilderten Weise ausgeführt, nicht zum Ziele geführt, so wird man am besten auf die Durchführung der Operation verzichten, und nun entsprechend der ganzen geburtshilflichen Situation weiter verfahren: entweder perforieren oder, wenn das Kind noch frisch genug zu sein scheint, die Beckenspaltung machen. Doch mag bemerkt sein, daß eine Reihe von Autoren die Anlegung und den Versuch der hohen Zange vor der Beckenspaltung durchaus verwirft, weil sie das Kind dadurch für zu gefährdet halten. Ein vorsichtiger und nicht zu lange fortgesetzter Zug kann nach meiner Meinung nichts schaden und macht doch zuweilen die bereits beschlossene Hebosteotomie überflüssig, was wir selbst erfahren haben. Weitere Erfahrungen werden noch zeigen müssen, ob unter solchen Verhältnissen die Kiellandsche Zange dadurch, daß man sie im geraden Durchmesser des Beckens anlegen kann, bessere Resultate gibt.

Die Achsenzugzange.

Die Schwierigkeit, unter diesen Umständen mit den gewöhnlichen und gebräuchlichsten Zangen den Kopf stark genug nach unten in der Richtung der Beckenachse ziehen zu können, veranlaßte vor etwa 40 Jahren Tarnier, ein neues Prinzip in der Zangenkonstruktion einzuführen: die sog. „Achsenzugzangen" (Fig. 41). Charakteristischerweise war es gerade wieder ein französischer Autor, welcher dieses Bedürfnis empfand, wie ja auch schon die Levret-

sche Zange von dem Gesichtspunkt aus konstruiert war, möglichst hochstehende
Köpfe bereits mit der Zange angreifen zu können. Das neue Prinzip an der
Tarnierschen Zange war, durch einen eigenen Zugapparat, welcher dicht unterhalb der Fenster des Löffels an der Zange angebracht war und welcher außen
eine starke Dammkrümmung zeigte, einen viel stärkeren Zug am Kopf in der

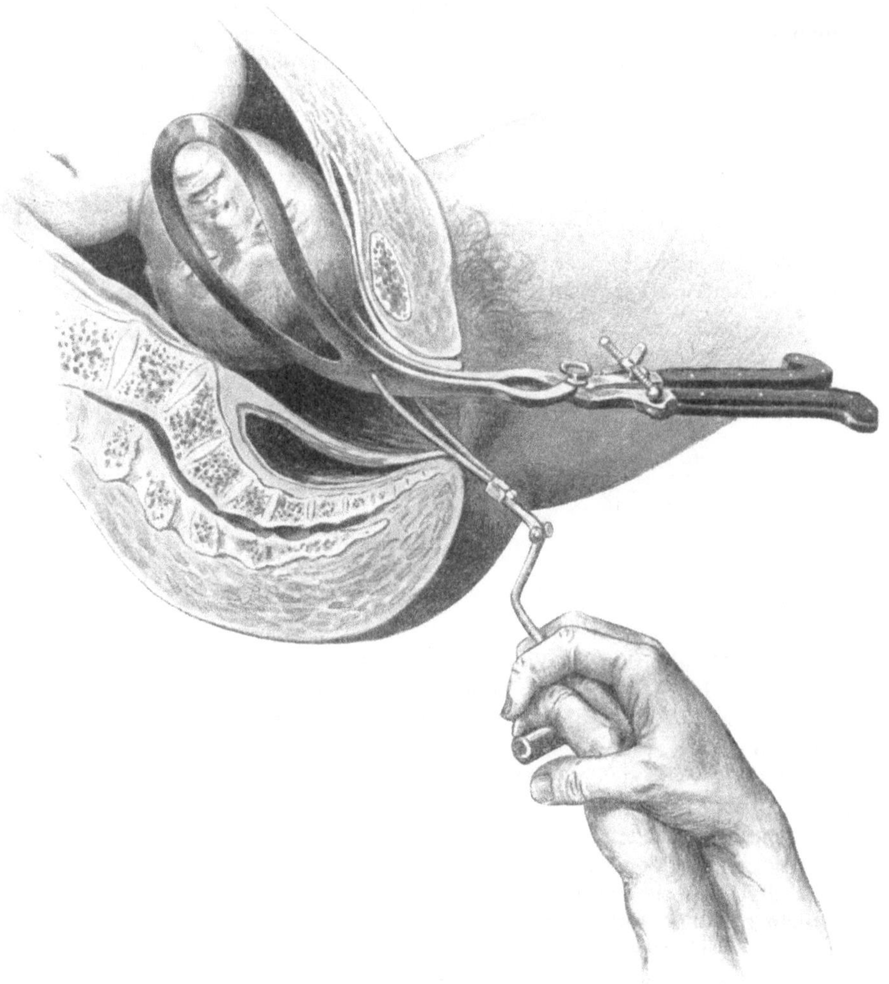

Fig. 42.
Extraktion mit der Achsenzugzange nach Tarnier.

Richtung direkt nach unten, in der Achse des Beckens zu ermöglichen; daher
der Name „Achsenzugzange“. Da man für diesen Zweck an den Zugapparat
beide Hände anlegen muß, mithin die Zangengriffe selbst nicht mehr halten
kann, so wurden diese durch einen eigenen Schraubapparat fest am Kopfe an-
geschraubt und sich selbst überlassen (Fig. 42). Die Tarniersche Zange wurde
bald in den verschiedensten Richtungen wegen ihrer komplizierten Konstruktion
und auch wegen der wesentlich erhöhten Schwierigkeit der Anwendung ab-

geändert. Diese komplizierten Zangen haben im allgemeinen in Deutschland
sehr wenig Beifall gefunden, zum Teil jedenfalls wegen der grundsätzlichen Ab-
neigung der deutschen Geburtshelfer, unter solchen Umständen überhaupt
schwierige Zangenoperationen zu machen. Dann aber ist das ganze Instrument
kompliziert, schwer zu desinfizieren und schwierig anzulegen, und jedenfalls auch
aus diesen Gründen für den Gebrauch in der allgemeinen Praxis nicht zu empfehlen.

Eine wesentliche Vereinfachung hat das Instrument durch Breus erfahren, dessen Zange einen Hauptfehler des Tarnierschen Instrumentes, nämlich
die feste Fixation des Kopfes durch die Schraube vermeidet, indem die beiden
Griffe der Zange nur durch einen losen Stift miteinander verbunden sind. Charakteristischerweise sind diese Griffe, da sie bei der Operation nicht mehr gebraucht werden, wie alle nicht gebrauchten Organe, völlig zu zwei dünnen Spangen
atrophiert. Das ganze Instrument ist sehr viel weniger kompliziert, infolgedessen auch viel einfacher einzuführen, zeigt aber gegenüber dem Tarnierschen
den grundsätzlichen Nachteil, daß der Zugapparat keine Dammkrümmung hat.
Infolgedessen ist auch das Hauptprinzip, welches zur Konstruktion der Achsenzugzange geführt hatte, bei diesem Instrument fortgefallen, da man mit ihm
auch nicht viel stärker in der Richtung nach unten ziehen kann, als mit unserer
gewöhnlichen Zange.

Man hat auch mehrfach versucht, um die komplizierten Instrumente zu
vermeiden, diesen „Achsenzug" dadurch zu erreichen, daß man an dem unteren
Ende der Fenster einer gewöhnlichen Zange eine Art Zugriemen anbrachte, die
man leicht abnehmen und leicht anlegen kann (Sänger, Zangemeister,
Liepmann).

Prognose der Zangenoperationen.

Da die Zange eigentlich nur die „unschädliche" Kopfzange sein sollte, so
sollte man voraussetzen, daß die Operationen für die Mutter und das Kind immer
durchaus günstig verlaufen müßten. Tatsächlich ist dies aber keineswegs der
Fall, und es ist mehrfach ausgesprochen worden, daß die Zangenoperationen
die blutigsten aller geburtshilflichen Operationen wären; ja es kann wohl kaum
bezweifelt werden, daß kaum durch ein anderes, operatives Instrument bei un-
zeitiger und unrichtiger Handhabung so viel Schädigungen angerichtet werden, wie
gerade durch die Zange. Dies kommt daher, weil so vielfach die Ärzte durch die
Ungeduld der Kreißenden, ihrer Angehörigen und der Hebammen, auch wohl durch
das eigene Temperament und den Drang der äußeren Verhältnisse sich dazu
verführen lassen, Zangenoperationen auszuführen, obwohl die S. 177 festgestellten
Vorbedingungen noch nicht erfüllt sind, und daß sie die Schwierigkeiten derartiger Operationen nicht richtig zu schätzen vermögen, während sie andererseits sich scheuen, einmal begonnene Operationen wieder zu unterbrechen. Wenn
wir auch ganz absehen wollen von der erhöhten Gefahr geburtshilflicher Infektion,
wie sie bei jeder eingreifenden geburtshilflichen Operation unzweifelhaft in erhöhtem Maße besteht, so ist die Hauptgefahr für die Mutter die der Verletzungen,
zuweilen direkt durch die Instrumente, hauptsächlich aber bei der Extraktion
durch Quetschung und Zerreißung der Weichteile (Cervix, Vagina, Vulva).

Bei ungeschickter Handhabung der Zange, besonders bei noch ganz hochstehendem Kopf und nicht genügend erweitertem Muttermund kommen zuweilen direkte Durchstoßungen im Scheidengewölbe vor, über deren verhängnisvolle Bedeutung ja kein Wort weiter gesagt zu werden braucht. Dies sind freilich
grobe Kunstfehler, die vermieden werden müssen. Aber auch bei sachgemäß
durchgeführter Operation werden nicht selten durch das gewaltsame Herunter-

ziehen des Kopfes die gesamten Weichteile ebenfalls mit heruntergezogen und
von ihrer bindegewebigen Unterlage gleichsam abgezerrt. Subkutan treten hierbei Zerreißungen der vorderen Schenkel des Levator ani ein: alles Dinge, welche
für das spätere Zustandekommen von Vorfällen von erheblicher Bedeutung
werden können. Auch vollkommene Abquetschungen der vorderen Muttermundslippen mit späterer Gangrän im Wochenbett kommen hierbei gelegentlich
vor. Äußerst verhängnisvoll durch die sich anschließenden schweren und schwer
zu stillenden, arteriellen Blutungen sind auch die tiefen seitlichen Zerreißungen
der Cervix, wenn die Zange bei nicht genügend erweiterter Cervix bereits angelegt worden ist. Selbst wenn es gelingt, zunächst dieser Blutungen Herr zu
werden, so bilden sich später im Anschluß an diese tiefen Zerreißungen starre
und feste Narben im Beckenbindegewebe, die für die spätere Funktion des Uterus
und für die Gesundheit der Trägerin sehr üble Folgen haben können. Auch
direkte Einrisse in die Blase oder Verletzungen der Ureteren oder Abreißungen
und Zerstörungen der ganzen Urethra kommen gelegentlich vor, wobei allerdings
schwer zu entscheiden ist, ob nicht hier schon durch die vorangegangenen Geburtsvorgänge weitgehende Alterationen der Gewebe vorhanden gewesen sind, die dann
erst bei der Operation selbst nur noch verstärkt worden sind. Da wir derartige
Kranke meistens erst Monate nach der betreffenden Entbindung zu sehen bekommen, und eine wissenschaftliche Beobachtung der betreffenden Geburtsvorgänge nicht zu erhalten ist, so ist dies im einzelnen Falle schwierig zu entscheiden.

In der Scheide entstehen unter Umständen im Anschluß an die Cervixrisse, aber auch ohne diese, sehr weit herunterreichende, tief in das paravaginale
Bindegewebe gehende Narben. Besonders sind in dieser Beziehung die oben erwähnten künstlichen Drehungen des Kopfes sehr verhängnisvoll, indem bei
fester Ausfüllung der Scheide durch den Kopf die Scheidenwände zuweilen vollständig von der Unterlage abgeschält werden. Auf die vermehrte Gefahr derartiger Verletzungen nach vorheriger Hebosteotomie möge hier noch besonders
hingewiesen sein.

Der Hauptteil der Verletzungen fällt aus den früher geschilderten Gründen
aber auf den Damm, und es ist wohl die Zangenoperation weitaus die häufigste
Operation, welche zu vollständigen Dammrissen Veranlassung gibt. Eine solche
Verletzung ist jedenfalls als eine schwere Geburtsverletzung aufzufassen, wenn
freilich ja auch die Möglichkeit besteht, sie später durch Operation wieder zu
beseitigen. Ohne auf diesen letzteren Punkt hier näher eingehen zu können,
möge nur erwähnt sein, daß selbstverständlich, wie jeder andere Dammriß, auch
die vollständigen Dammrisse möglichst sofort nach der Geburt wieder genäht
werden sollten. Doch ist leider das Resultat dieser Operation oft ein wenig be-
friedigendes. Dies erklärt sich sehr einfach daher, weil erstens die äußeren Verhältnisse, unter denen die Operationen gemacht werden müssen (Lagerung,
Beleuchtung, Assistenz) äußerst ungünstig sind, und ferner, weil es sich um
buchtige Lappenwunden handelt, die sehr häufig vom Mastdarm her be-
schmutzt sind, so daß keine prima reunio eintritt. Außerdem ist oft der Darm
dieser Kreißenden mit harten Kotballen ausgefüllt, so daß durch den massigen
Stuhlgang der ersten Tage die frischen Wunden wieder auseinandergerissen
werden.

Von weiteren, typischen Verletzungen der Weichteile mögen noch einmal
die neben dem Harnröhrenwulst gelegentlich entstehenden Durchreibungen erwähnt sein, die bei einem zu frühen und zu starken Herüberlegen der Zange
auf den Leib der Mutter entstehen, wenn unvorsichtigerweise der untere Rand
des Schambogens als Hypomochlion für die Zange benutzt wird.

Weiter möge noch erwähnt sein, daß es gelegentlich nicht nur bei Verletzungen der Weichteile bleibt, sondern daß zuweilen Sprengungen der Iliosakralgelenke, wie auch der Symphyse bei sehr schweren Zangenoperationen beobachtet werden. Es handelt sich hierbei aber meistens wohl um Verletzungen bei bereits dazu disponierten Individuen. Denn während man sie bei den schwersten Zangenoperationen meist nicht sieht, kommt sie andere Male schon bei ganz einfachen Operationen zustande. Auch durch Quetschung und Druck auf den Plexus ischiadicus können unter Umständen schwere nervöse Störungen in den unteren Extremitäten hervorgerufen werden, z. B. Lähmungen des Peroneus usw., die sehr langsam und schwer wieder zurückgehen. Auch Absprengungen des Steißbeines vom Kreuzbein bei event. Verwachsungen oder starke Zerrungen der Gelenkbänder kommen gelegentlich vor, die dann später die Ursache der sehr lästigen Beschwerden der Coccygodynie abgeben können.

Nicht minder verhängnisvoll als für die Mutter können schwierige Zangenoperationen auch für das Kind werden. Leichte Eindrücke der Zangenlöffel sieht man schon bei der einfachen Zangenextraktion an den kindlichen Weichteilen, um so stärker natürlich, je stärker der Druck war, der ausgeübt werden mußte. Sind die Ränder der Zange nicht vollkommen gut abgeschliffen, so kann es auch direkt zu kleinen Einschnitten in die Weichteile und zu einem Durchdrücken bis auf den Knochen kommen, besonders bei atypischen Zangenanlegungen. Es behalten dann diese Kinder für ihr ganzes Leben in der festen Narbe ein sehr deutliches Erinnerungszeichen an ihre Geburt.

Ein relativ sehr häufiges Vorkommnis ist eine Lähmung des Nervus facialis auf der nach hinten gelegenen Seite, besonders bei Anlegung der Zange bei noch stark im schrägen Durchmesser stehenden Kopf. Es liegt eben hierbei der hintere Löffel nicht vollkommen gut, und es drückt dabei die eine Rippe der Zange direkt am Foramen stylomastoideum, wo der Nerv austritt oder nach Rossenbach[1]) vielmehr auf die Verzweigungen desselben innerhalb der Parotis. Denn, wie Henkel[2]) überzeugend nachgewiesen hat, kommen diese auch gar nicht selten ohne jedes äußere Geburtstrauma vor. Die Erscheinungen der Lähmung sind zuerst gewöhnlich am leichtesten dadurch bemerkbar, daß beim Schreien des Kindes sich der Mund nach der einen Seite, und zwar der gesunden, verzieht, und das Auge geschlossen ist, während es auf der gelähmten Seite offen bleibt und der Mundwinkel sich nicht verzieht. Die Prognose ist im allgemeinen gut, indem sich meistens in den ersten Tagen die Erscheinungen wieder von selbst verlieren.

Die schlimmsten Verletzungen des kindlichen Schädels entstehen dann, wenn die Zange beim engen Becken und bei noch hochstehendem Kopf angelegt wird. Hier kann es durch den unvermeidlichen Druck der Zangenlöffel direkt zu Impressionen der Knochen und Zerreißungen der Nähte kommen, besonders durch den Druck des über dem Hinterhaupt liegenden Zangenlöffels zu einer Absprengung der Hinterhauptsschuppe von der pars basilaris. Diese Verletzung ist so gut wie immer tödlich durch den direkten Druck auf die Medulla. Auch können natürlich bei diesen schweren Zangen intrakranielle Blutergüsse zustande kommen, wobei es freilich immer etwas fraglich bleibt, wie weit sie durch die bereits vorher einwirkenden schweren Geburtseinflüsse entstanden sind. Überleben derartige Kinder die schwere Geburt und die nächste Zeit nach derselben, so ist für später eine besondere Befürchtung für ihre körperliche und geistige Entwicklung kaum zu hegen, wie dies Hannes in überzeugender Weise[3]) nach-

---

[1]) Zentralbl. f. Gyn. 1921. Nr. 28.
[2]) Zentralbl. f. Gyn. 1922. Nr. 4.
[3]) Zeitschr. f. Geb. u. Gyn. Bd. 68. — Siehe auch Gfrörer, l. c. S. 230 u. A. Seitz, Arch. f. Frauenheilkunde. Bd. 8.

gewiesen hat. Andererseits können auch bei ganz spontanen Geburten schwere und dauernde Schädigungen des Gehirns durch Blutungen entstehen[1]).

Daß bei atypischen Zangen, besonders z. B. bei Anlegung des einen Blattes über das Gesicht oder beim Abgleiten der Zange schwere Verletzungen des Gesichtes, besonders auch Verletzungen des Ohres oder der Augen (Wolff[2])) zustande kommen können, ist leicht begreiflich. Besondere Erwähnung aber verdient vielleicht noch, daß gelegentlich durch den Druck der Löffelspitzen am unteren Teil des Halses auf den sog. Erbschen Punkt Armlähmungen beobachtet werden können[3]), und daß ausnahmsweise auch eine direkte schwere Schädigung des Kindes herbeigeführt werden kann, wenn die Nabelschnur um den Hals geschlungen ist, und die Löffelspitze hier drückt.

Statistik der Zangenoperationen.

Auf eine ausführliche Statistik der Zangenoperationen und ihrer Erfolge soll hier nicht eingegangen werden. Sie sind ganz ausführlich in dem betreffenden Abschnitt des Winckelschen Handbuches von Wyder behandelt worden, und etwas wesentlich Neues ist diesen Zahlen kaum hinzuzufügen. Von späteren statistischen Zusammenstellungen mögen nur diejenigen von Leisewitz[4]) aus der Dresdener Klinik und von Gans[5]) aus der Königsberger Klinik erwähnt sein. Die Häufigkeit der Operationen schwankt in den verschiedenen Berichten über rein klinisches Material zwischen 2 und 12%, je nach den Grundsätzen für die Indikationen. Wir selbst hatten an der hiesigen Klinik auf 10 000 Geburten 2,96%, in den letzten 10 Jahren auf 7888 Geburten 2,66%[6]) Zangenoperationen. (Vor etwa 100 Jahren waren die Extreme Boër auf der einen Seite mit 0,4%, Osiander auf der anderen mit 40%!) Etwa 70—75% der Operationen fallen auf die Erstgebärenden, 30—25% auf Mehrgebärende; die weitaus häufigste Indikation zur Zangenanlegung ging vom Kind aus: etwa 50—60%, viel seltener im allgemeinen von der Mutter, in einer gewissen Anzahl von Fällen 10—15% von beiden zugleich.

Was die direkten Folgen der Operation für Mutter und Kind anbetrifft, so lauten die Zahlen recht verschieden, abhängig in erster Linie natürlich von der Genauigkeit, mit der nach der Operation die Genitalien untersucht worden sind. Wird jede kleinste Verletzung mitgerechnet, so erhält man, wie Leisewitz, natürlich eine sehr hohe Zahl von Verletzungen: 73,6%; rechnet man nur die gröberen Verletzungen, wie Gans, so erhält man nur etwa 50%. Doch wäre es unbillig, alle diese Verletzungen auf Rechnung der Zange zu setzen, da ja auch bei unkomplizierten Geburten eine ganze Anzahl von kleineren Verletzungen vorkommt. Die Verletzungen des Kindes sind im ganzen natürlich etwas leichter festzustellen, da bei normalen Geburten Verletzungen eben nicht vorkommen; aber auch hier schwanken die Zahlen sehr, je nachdem die kleinen Einwirkungen auf den Kopf mitgerechnet sind. Fazialisparesen kommen in 4—5% der Fälle vor.

Daß die Morbidität des Wochenbettes durch die Zangenoperation wesentlich beeinflußt wird, kann nicht wundernehmen, da durch den intragenitalen Eingriff an sich, durch die zum Teil unvermeidlichen Verwundungen und Quetschungen natürlich die puerperalen Vorgänge sehr ungünstig beeinflußt werden. Nach der Statistik von Gans betrug die Erhöhung der Zahl der Er-

---

[1]) Siegmund, Münch. med. Woch. 1923. Nr. 5.
[2]) Wolff, Beiträge zur Augenheilkunde. Festschr. f. Hirschberg.
[3]) Bollenhagen, Monatsschr. f. Geburtsh. u. Gyn. Bd. 8.
[4]) Leisewitz, Archiv f. Gyn. Bd. 81.
[5]) Gans, Monatsschr. f. Geburtsh. u. Gyn. Bd. 27.
[6]) D. i. Schierlinger, Würzburg 1921.

krankungen im Wochenbett gegenüber der gewöhnlichen Morbidität 16,75%, rund 17%. Doch ist hierbei auch nicht zu vergessen, daß es sich eben um pathologische Geburten handelt, die auch ohne die Zangenanwendung höchst wahrscheinlich ein ungünstigeres Wochenbett zur Folge gehabt hätten. Das Gleiche gilt von der mütterlichen Mortalität nach der Zangenoperation, da ja eben die schweren Komplikationen an sich zur Operation drängen. So berechnet Gans eine mütterliche Mortalität als direkte Folge der Operation von 1:562 = 0,18%, Leisewitz eine solche von 4:680 = 0,58%.

Noch schwieriger, ja fast unmöglich ist es, zu berechnen, wie viele Kinder etwa der Zangenoperation als solcher erlegen sind. Schon die Angabe über die Zahl der unmittelbaren Totgeburten nach der Zangenoperation schwankt zwischen 7 und 27%. Dazu kommen natürlich noch eine nicht unbeträchtliche Anzahl von Kindern, welche in den ersten Tagen nach der Geburt sterben, so daß es tatsächlich häufig unmöglich ist, selbst in dem einzelnen konkreten Fall, zu sagen, ob ein Kind direkt der Zangenoperation erlegen ist oder nicht. Wir selbst hatten (s. Schierlinger) 11,90% Mortalität bei und nach der Geburt.

Daß bei den „hohen" Zangen die Morbidität und Mortalität von Mutter und Kind eine noch ungünstigere ist, ist eigentlich selbstverständlich, da es sich hier ja allemal um Überwindung schwerer mechanischer Widerstände handelt. Doch haben statistische Zahlen nicht viel Wert, da der Begriff der „hohen" Zange an sich bei den verschiedenen Autoren kaum ein einheitlicher ist.

Daß in der Privatpraxis die Häufigkeit der Zangenoperationen eine erheblichere ist, wie in den Kliniken, ist wohl unbestreitbar. Führt doch z. B. Ahlfeld[1]) die Tatsache, daß in allen Ländern die puerperalen Todesfälle in den letzten 10 Jahren nicht mehr wesentlich zurückgegangen sind, hauptsächlich mit auf die ausgedehnte Anwendung der Zange von seiten der Ärzte zurück. Verlässige statistische Zahlen hierüber zu gewinnen, ist unmöglich; doch ist es ja auch nicht zu verkennen, daß in der Privatpraxis Faktoren mitwirken, welche die häufigere Zangenanwendung wohl begreiflich machen, ohne natürlich ein unsachgemäßes Vorgehen zu entschuldigen.

Die Extraktion am Beckenende.

Wenn auch grundsätzlich daran festzuhalten ist, daß die Beckenendlagen möglichst sich selbst überlassen bleiben sollen, weil durch jeden unzeitigen Eingriff nur die Haltung der kindlichen Teile zueinander verändert wird und dadurch unnötige Schwierigkeiten entstehen können, so sind wir doch oft genug genötigt, künstlich einzugreifen, wenn sich eben vorher schon Störungen irgendwelcher Art zeigen sollten. Auch muß schließlich bei jeder Beckenendlage die Vollendung der Geburt künstlich dann beschleunigt werden, wenn auch bei natürlichem Geburtsverlauf die Gefährdung des Kindes beginnt, d. h. dann, wenn das Kind bis zu den Schulterblättern geboren ist. Denn wenn jetzt die Geburt nicht schnell spontan vor sich geht, so kommt das Kind regelmäßig in Erstickungsgefahr einerseits durch Kompression der Nabelschnur durch den jetzt ins Becken eintretenden Kopf, andererseits durch die Störung des plazentaren Kreislaufes infolge der Entleerung des Uterus. Ferner muß z. B. selbstverständlich das Kind extrahiert werden, wenn wir wegen erheblicher Komplikationen behufs schneller Entbindung die Wendung gemacht haben. Zwar ist, theoretisch genommen, bei der Behandlung von Querlagen nach Herstellung der Geradlage die Indikation zum Eingreifen erledigt, indem die weitere Geburt

---

[1]) Ahlfeld, Zentralbl. f. Gyn. 1912. Nr. 22.

den Naturkräften überlassen werden kann. Man wird sich auch jedesmal nach Herstellung der Geradlage die Frage vorlegen müssen, ob in der Tat eine weitere operative Behandlung der Geburt notwendig ist. Aber in der Praxis wird man doch in der Mehrzahl der Fälle, wenn irgend angängig, auch der einfachen Wendung die Extraktion bald folgen lassen, schon mit Rücksicht auf die Kreißende, ferner aber auch, weil durch die Wendung allerlei Störungen in der Sauerstoffversorgung des Kindes eintreten können, die eine baldige Entwicklung des Kindes wünschenswert machen.

Für die Lagerung der Kreißenden, zur Extraktion, gelten dieselben Grundsätze, wie sie oben schon für die Zangenoperationen dargelegt sind; nur darf man die Extraktion, bei der man die volle Freiheit der Bewegung nach unten durchaus haben muß, niemals im Längsbett machen. Auch halten wir die Ausführung in Seitenlage der Kreißenden für wenig empfehlenswert.

Die Narkose der Kreißenden ist für die Extraktion nicht durchaus notwendig. Im Gegenteil, es ist sehr häufig wünschenswert, daß die Kreißende während der Extraktion energisch ihre Bauchpresse mit anstrengt. Da aber sehr häufig der Extraktion die Wendung vorausgegangen ist, so wird man natürlich die hierfür bereits eingeleitete Narkose für die Extraktion möglichst mitbenutzen.

Vorbedingungen.

Um die Extraktion am Beckenende glücklich vollenden zu können, muß eine gewisse Reihe von Vorbedingungen erfüllt sein, von denen in erster Linie die völlige Erweiterung des äußeren Muttermundes zu nennen ist. Zwar wird bei Mehrgebärenden durch die Extraktion selbst sehr oft der noch nicht vollends erweiterte Muttermund erweitert werden. Doch ist auch bei ihnen absolut darauf zu sehen, daß mindestens die Cervix bereits völlig verstrichen ist. Denn da bei der Extraktion am Beckenende der stärkste und härteste Teil des Kindes, der Kopf, nachfolgt, so kann es bei dessen Entwicklung sonst leicht zu den größten Schwierigkeiten kommen. Werden diese mit großer Gewalt überwunden, so kommt es zu verhängnisvollen Zerreißungen der Cervix, und zwar gerade im oberen Teil, in der Gegend des inneren Muttermundes, wo die Hauptäste der Arteria uterina eintreten. Und da die Zerreißlichkeit der Gewebe individuell sehr verschieden ist, so kann man einmal von Zerreißungen überrascht werden, an deren Möglichkeit man gar nicht gedacht hat. Ganz besonders bedenklich in dieser Beziehung sind die Verhältnisse bei Placenta praevia.

Daß aus ähnlichen Gründen die Scheide und besonders deren unterster Teil nicht zu eng sein darf, um die Extraktion einigermaßen schnell vollenden zu können, ist leicht verständlich, und man wird hier gegebenenfalls, z. B. bei Primiparen vorziehen, von vornherein eine ausgiebige Scheidendamminzision zu machen oder die Scheide und den Scheideneingang durch den zugfesten Kolpeurynther von A. Müller gehörig zu dehnen, um diesen Schwierigkeiten zuvorzukommen.

In zweiter Linie darf kein zu großes Mißverhältnis zwischen Becken und Frucht bestehen, d. h. es darf das Becken nicht zu eng und das Volumen des Kindes nicht zu groß sein. Ohne hier weiter auf diesen Punkt ausführlich eingehen zu können, möge nur erwähnt sein, daß man bei normaler durchschnittlicher Größe des Kindes als unterste zulässige Grenze der Conjugata vera für eine Extraktion etwa $7^1/_2$ cm annehmen darf. Daß ungewöhnlich starke Bildung des Kindes oder Abnormitäten der Entwicklung (Doppelbildungen) die Extraktion auch bei normalem Becken sehr erschweren können, ist selbstverständlich. Doch wird dies kaum jemals davon abhalten, die Extraktion zu machen, da die Schwierigkeiten ja meistens erst während der Operation sich herausstellen.

Sollte die Vollendung der Operation sich als unmöglich erweisen, so bleibt eben nur die Zerstücklung des Kindes übrig.

Die technischen Methoden der Extraktion unterscheiden sich nicht unerheblich, je nachdem es sich um Fußlagen, reine Steißlagen oder gemischte Steißlagen handelt.

Wir besprechen zuerst die Extraktion bei Fußlagen, und zwar die einfache Extraktion, indem wir nachher die besonderen Schwierigkeiten bei allen Extraktionen im Zusammenhang darstellen werden. Man unterscheidet

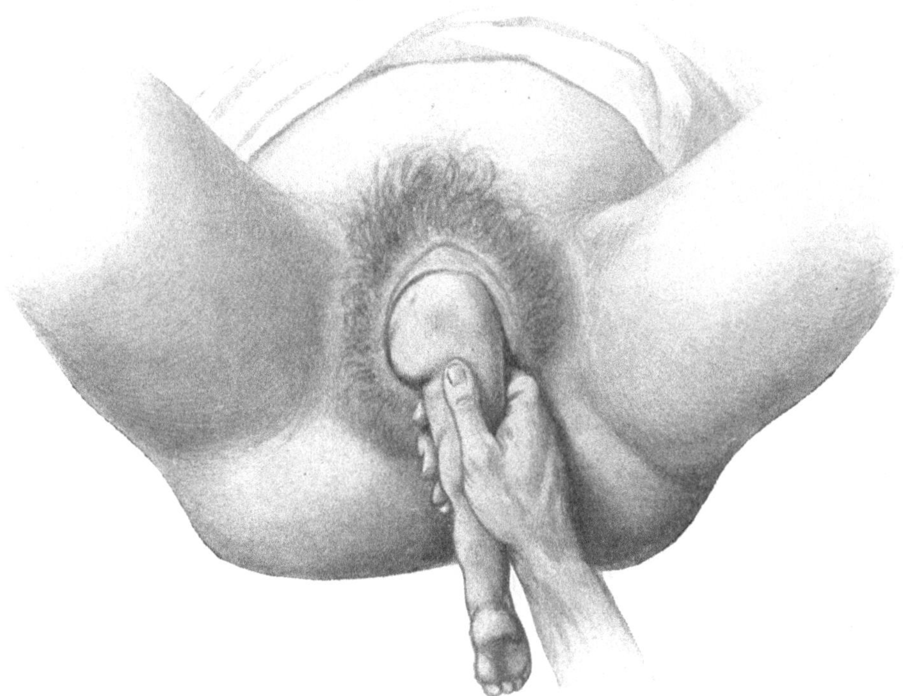

Fig. 43.
Extraktion am Bein. I. Position.

bei der Extraktion drei verschiedene Stadien, nämlich die Extraktion des Rumpfes, die Lösung der Arme und die Entwicklung des Kopfes.

Nehmen wir nun an, es läge z. B. bei zweiter Lage der Frucht der vordere rechte Fuß bei bereits vollkommen erweitertem Muttermund und gesprungener Blase in der Scheide, so ergreift man mit zwei über die Ferse und den Rücken des Fußes gelegten Fingern, und zwar der gleichnamigen, in diesem Falle also der rechten Hand, den Fuß und zieht ihn herunter. Bei allen Extraktionen muß man nun darauf achten, daß der Steiß des Kindes mit der Hüftbreite im geraden Durchmesser des Beckenausganges durchschneidet und daß bei der weiteren Extraktion der Rücken noch etwas mehr nach vorn kommt, damit das Kind für die spätere Lösung der Arme die richtige Lage bekommt. Es wird also deswegen der vorliegende Fuß am besten immer mit der gleichnamigen Hand und dem Daumen auf der Rückseite gepackt, und die geborenen Teile werden immer möglichst dicht an der Vulva angefaßt (Fig. 43). Doch sollen die Hände

niemals höher hinaufgehen, wie bis zum Becken des Kindes, um nicht durch
einen starken Druck auf die Weichteile des Abdomen Verletzungen machen zu
können.

Jeder Zug am kindlichen Rumpf wird nun am besten während einer Wehe
ausgeführt, damit die Haltung der kindlichen Teile zueinander die möglichst
normale bleibt. Da dies aber wegen der oft gebotenen Eile und der mangelhaften
Wehen meistens nicht möglich ist, soll man jeden Extraktionszug möglichst
durch eine energische Wirkung der Bauchpresse oder, bei Narkose,
durch eine kräftige äußere Expression unterstützen lassen.

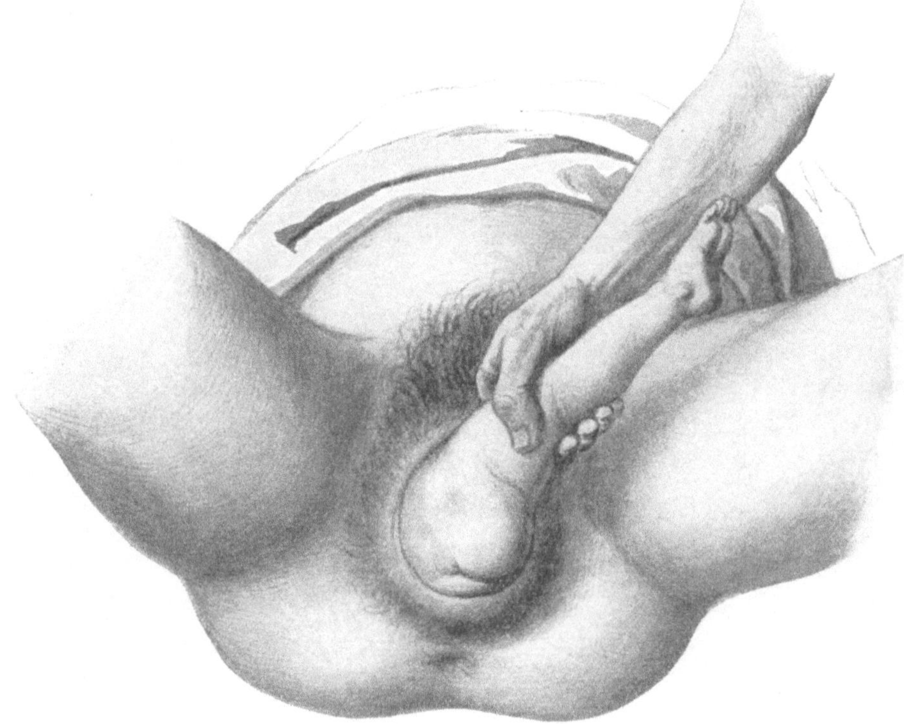

Fig. 44.
Extraktion am Bein. II. Position.

Der Zug am Bein wird so lange stark nach unten gerichtet, bis die andere
Hinterbacke, deren Bein nach oben geschlagen ist, fest auf dem Beckenboden
aufsteht. Dann muß der Steiß, wie auch bei der normalen Geburt, entsprechend
der Richtung des Geburtskanales, eine Bewegung nach oben machen, die man
durch ein starkes Anheben des geborenen Beines nach oben hin fördert (Fig. 44).
Die bereits geborenen Teile des Kindes werden wegen ihrer Schlüpfrigkeit, um sie
besser und fester fassen zu können, am besten mit einem sterilen Gazetuch oder
einem anderen sauberen Tuch gepackt. Sowie man mit dem Zeigefinger der
anderen Hand über dem Damm vordringend an die hintere Hüftbeuge herankommen kann, hakt sich dieser Finger hier fest und unterstützt die Entwicklung des Steißes.

Ist die hintere Hüfte über den Damm geboren, so wird der Zug nun mit
beiden Händen wieder vollständig nach unten gerichtet. Das aufgeschlagene

Bein fällt hierbei entweder von selbst heraus oder, wenn es ziemlich vollständig geboren ist, so packt man es dicht an dem Saum der Vulva und zieht es einfach hier vor.

Während dieses Aktes der Extraktion umfassen beide Hände des Operateurs das Becken des Kindes, die Daumen auf der Rückseite. In dieser Haltung wird das Kind extrahiert bis ungefähr zur Gegend der Scapula. Sollte die Nabelschnur zwischen den Schenkeln des Kindes liegen, so daß das Kind, wie man sich ausdrückt, darauf reitet, so muß sie natürlich gelockert werden und über die hintere oder vordere Hüfte um den kindlichen Körper herumgeschoben werden. Sollte dies unmöglich sein, so wird sie durchschnitten und das Kind schnell herausbefördert.

Die Lösung der Arme.

Sind die kindlichen Teile vollständig in der normalen Haltung zueinander geblieben, so liegen die Arme meist mit den Ellbogen etwas nach unten vor der Brust, und es kann genügen, während man den kindlichen Körper mit der einen Hand etwas emporhebt, daß man mit der der Bauchseite des Kindes entsprechenden Hand am Kind entlang geht und die Arme hier vor der Brust einfach herunterzieht. Sehr häufig haben aber die Arme diese natürliche Haltung verlassen, indem sie infolge des Zuges am Rumpf des Kindes entweder durch das Becken oder durch die straffen Weichteile festgehalten wurden und dadurch am kindlichen Kopf „heraufgeschlagen" sind, so daß sie nun nicht mehr neben der Brust, sondern mehr oder weniger hoch neben dem Kopf des Kindes liegen. Da nun ein gleichzeitiges Durchtreten der Arme mit dem Kopfe durch das Becken nicht gut möglich ist, so muß man sie herunterholen, „lösen".

Dieser Akt der Operation kann in verschiedener Weise ausgeführt werden. Wir führen ihn regelmäßig so aus, daß wir prinzipiell die Arme in der Kreuzbeinaushöhlung lösen, d. h. zunächst den nach hinten liegenden Arm herunterholen und daß wir nach dessen Lösung das Kind herumdrehen, so daß nun der früher nach vorn liegende Arm gleichfalls nach hinten kommt. Um den hinteren Arm zu lösen, packt man nach der Geburt des Rumpfes, bei dem hier (Fig. 45) abgebildeten Beispiel also mit der linken Hand das Kind an beiden Beinen, hebt es stark nach oben und in die rechte Seitenbeuge der Mutter. Hierdurch bekommt man 1. einen besseren Spielraum für die lösende Hand und 2. wird die entsprechende Schulter dadurch tiefer gezogen und zugänglicher. Die rechte Hand geht nun mit zwei Fingern, bei hochliegendem Arm nötigenfalls auch mit der halben Hand am Rücken des Kindes herauf nach der rechten Schulter, am Oberarm entlang möglichst bis zum Ellbogen, hakt sich über den Oberarm hier fest und zieht diesen an der vorderen Fläche des Kindes langsam herunter. Ist der Arm vorgezogen, so wird er voll gepackt und an ihm die entsprechende Schulter vollends herausgezogen. Darauf umfassen beide Hände den Thorax dicht an der Vulva und drehen nun das Kind so um seine Achse, daß jetzt die linke, bisher nach vorn liegende Schulter nach hinten kommt, wo nun der Arm in der gleichen Weise gelöst wird.

So sehr man auch unwillkürlich versucht ist, bei Schwierigkeiten der Armlösung infolge ihrer hohen Lage, den Rumpf des Kindes tiefer zu ziehen, so darf man dies doch nicht zu energisch ausführen, weil man damit die Arme und den Kopf des Kindes zugleich tiefer ins Becken hereinziehen würde. Hierdurch aber werden die Teile nur noch fester aneinandergepreßt und die Lösung wird erschwert.

Wir halten diese beschriebene Methode der Armlösung in den gewöhnlichen
Fällen für die einfachste und beste. Es muß aber zugegeben werden, daß in
Fällen von starker Raumbeschränkung diese Umdrehung des Kindes, um die
vordere Schulter nach hinten zu bringen, ihre Schwierigkeiten hat und natürlich
auch eine gewisse Zeit in Anspruch nimmt, und daß auch der Kopf des Kindes
dieser Drehung des Rumpfes nicht ohne weiteres immer folgt, so daß man nachher
bei der Entwicklung des Kopfes unerwarteten Schwierigkeiten begegnet. Wir
halten in solchen Fällen die Lösung des zweiten Armes vorn, hinter der Symphyse, wie sie übrigens von manchen Autoren ja grundsätzlich empfohlen ist,
auch für sehr empfehlenswert und praktisch. Man senkt zu diesem Zwecke nach
der Entwicklung des ersten Armes den kindlichen Körper stark nach unten,
dringt mit der dem zu lösenden Arm gleichnamigen Hand hinter der Symphyse

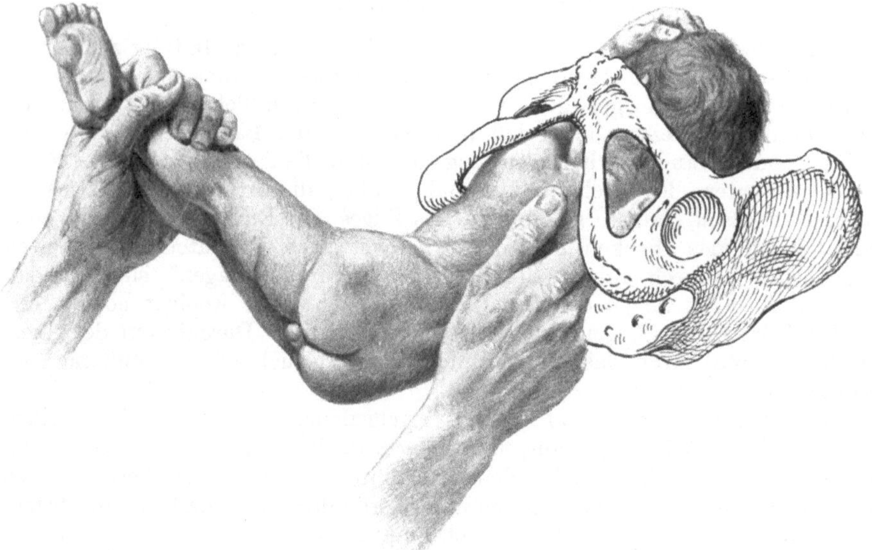

Fig. 45.
Lösung des hinteren Armes.

energisch herauf bis über die Schulter, zieht sich den Arm, soweit es angängig,
herunter und entwickelt ihn dann unter der Symphyse (Fig. 46).

Ein erheblich anderes Verfahren der Armentwicklung wurde besonders
von A. Müller[1]) empfohlen, welcher der Ansicht ist, daß es in den meisten
Fällen gar nicht nötig wäre, die Arme so, wie beschrieben, zu lösen, sondern daß
es genüge, durch einen sehr energischen Zug nach unten und hinten die vordere
Schulter so tief zu ziehen, daß sie hinter der Symphyse von selbst geboren würde,
so daß der Arm hier leicht vorgezogen werden kann. Darauf wird das Kind gehoben und nun der hintere Arm in der gleichen Weise im wesentlichen spontan
entwickelt. Unter einfachen Verhältnissen führt dies Verfahren, wie die mitgeteilten Erfolge und unsere eigenen Erfahrungen zeigen, gewiß zum Ziel. Doch
ist ja hierbei auch die oben beschriebene „Lösung" der Arme meistens einfach.
Bei knappen Verhältnissen aber, wie besonders beim engen Becken, würde das
gleichzeitige Hereinziehen der Arme mit dem Kopfe doch unmöglich sein, da es

---

[1]) Monatsschr. f. Geburtsh. u. Gyn. Bd. 8 u. Zentralbl. f. Gyn. 1921. Nr. 16.

ja auch oft schon vollständig unmöglich ist, die Schultern auch nur so tief zu
ziehen, daß man einigermaßen zur Lösung der Arme an diese herankommen

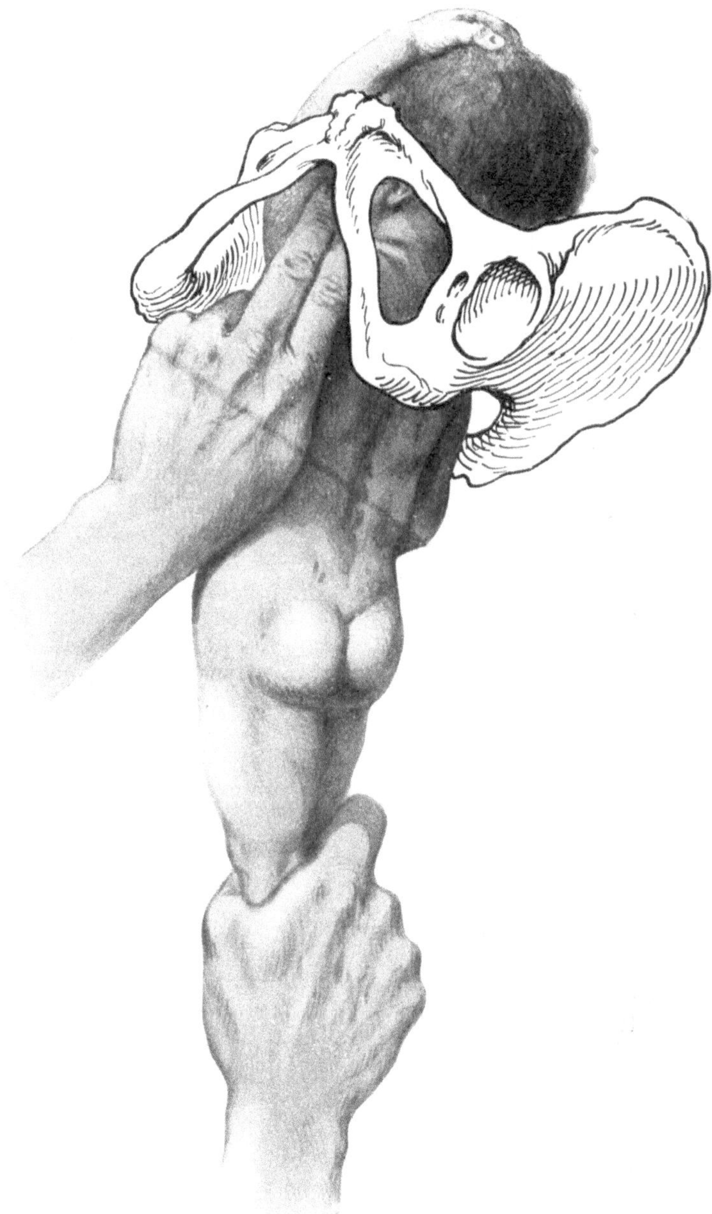

Fig. 46.
Lösung des vorderen Armes.

größerer Erfahrungen mit der Methode von Müller lebhaft für ihre Anwendung ausgesprochen haben [Lovrich[1]) und Labhardt[2]) Abernatty[3])], heben die Unmöglichkeit hervor, bei engem Becken damit zum Ziel zu kommen. Denn wenn man die Extraktion in dieser Weise zu gewaltsam macht, so ist die Gefahr von Verletzungen nicht gering.

Die Entwicklung des Kopfes.

Während man bis zur Mitte des vorigen Jahrhunderts in ausgedehntem Maße für die Entwicklung des nachfolgenden Kopfes die Zange verwendete, wurde von dieser Zeit an durch die Einführung des Prager Handgriffes und später durch den Smellie-Veitschen Handgriff dieses Verfahren fast vollkommen verlassen und es wird jetzt so gut wie ausschließlich der nachfolgende Kopf nur durch manuelle Nachhilfe entwickelt. Auch hierfür ist im Laufe der Zeit eine große Anzahl von einzelnen Handgriffen angegeben worden, von denen hier im wesentlichen nur zwei als die allgemein gebräuchlichsten beschrieben werden sollen, nämlich der von Smellie eingeführte, später von G. Veit wieder empfohlene Handgriff und der von Martin und Winckel.

Beide Handgriffe haben das Gemeinsame, daß zuerst versucht wird, durch direkte Einwirkung auf den Kopf die meist verlorengegangene natürliche Flexionshaltung des Kopfes zum Rumpf wieder herzustellen. Diese natürliche Haltung besteht in einer starken Flexion, d. h. einer völligen Beugung des Kinnes auf die Brust, und diese ist für den Durchtritt des Kopfes von großer Wichtigkeit, weil nur hierbei die kleinste Ebene des Kopfes, nämlich das Planum suboccipitofrontale zum Durchschneiden kommt. Durch die vorangegangenen Extraktionsgriffe ist der Kopf fast immer stark deflektiert, und in dieser Haltung würde ein sehr viel größerer Durchmesser des Kopfes: nämlich, das Planum mento-occipitale, durchtreten müssen. Hierdurch würde die Extraktion nicht nur viel schwieriger, sondern auch für die mütterlichen Weichteile sehr viel gefährlicher. Man hat also zunächst die Aufgabe, den Kopf wieder in die natürliche Haltung zu bringen. Dies geschieht nach der Veit-Smellieschen Methode am besten in der Weise, daß nach der Lösung des zweiten, nach hinten liegenden Armes gleich mit derselben Hand, die den Arm gelöst hat, während noch die andere Hand das Kind an den Beinen stark in die Höhe hält, über die Schulter hinweg vorgedrungen und versucht wird, in den Mund des Kindes zu kommen. Gewöhnlich lautet die Vorschrift allerdings so, daß diejenige Hand, welche der Bauchfläche des Kindes entspricht, diese Aufgabe übernehmen soll. Ich finde aber, daß es 1. Zeit erspart, wenn man die Hand nicht erst wechselt, und 2. auch für schwierigere Situationen, wenn das Kinn etwas weiter nach vorne steht, wesentlich praktischer ist, wenn man um die Schulter herum in der Richtung von unten her versucht, an den Mund heranzukommen. Sobald der Finger den Mund erreicht hat, werden 1 oder 2 Finger in ihn eingeführt, bis zum Zungengrund vorgeschoben und nun wird durch einen sanften Zug versucht, den Kopf wieder in Flexion zu bringen und zu gleicher Zeit, wenn das Gesicht noch zur Seite steht, durch den Zug nach unten hin den Kopf in den geraden Durchmesser zu bringen (Fig. 47). Die eigentliche Extraktion des Kindes soll aber nicht mit dieser Hand, sondern mit der anderen gemacht werden, die natürlich zuerst den Körper des Kindes loslassen muß. Damit dieser nicht unnötig und störend herunterhängt, wird er rittlings auf den Arm gelegt, dessen Hand sich am Mund des Kindes

---

[1]) Monatsschr. f. Geburtsh. u. Gyn. Bd. 21.
[2]) Arch. f. Gyn. Bd. 84.
[3]) Zeitschr. f. Geb. u. Gyn. Bd. 87.

befindet. Nun fassen die Finger der freigewordenen Hand hakenförmig über den
Nacken und ziehen hier kräftig an dem Rumpf des Kindes, um den Kopf zu
entwickeln. Dieser Zug muß so lange direkt nach unten gerichtet sein, bis der
Kopf ganz auf dem Beckenboden aufsteht. Hierbei muß wohl acht gegeben
werden, daß nicht mit dem Rumpf unnötig starke Drehungen gemacht werden,
da Überdrehungen der Wirbelsäule und evtl. Zerreißungen der Muskulatur des

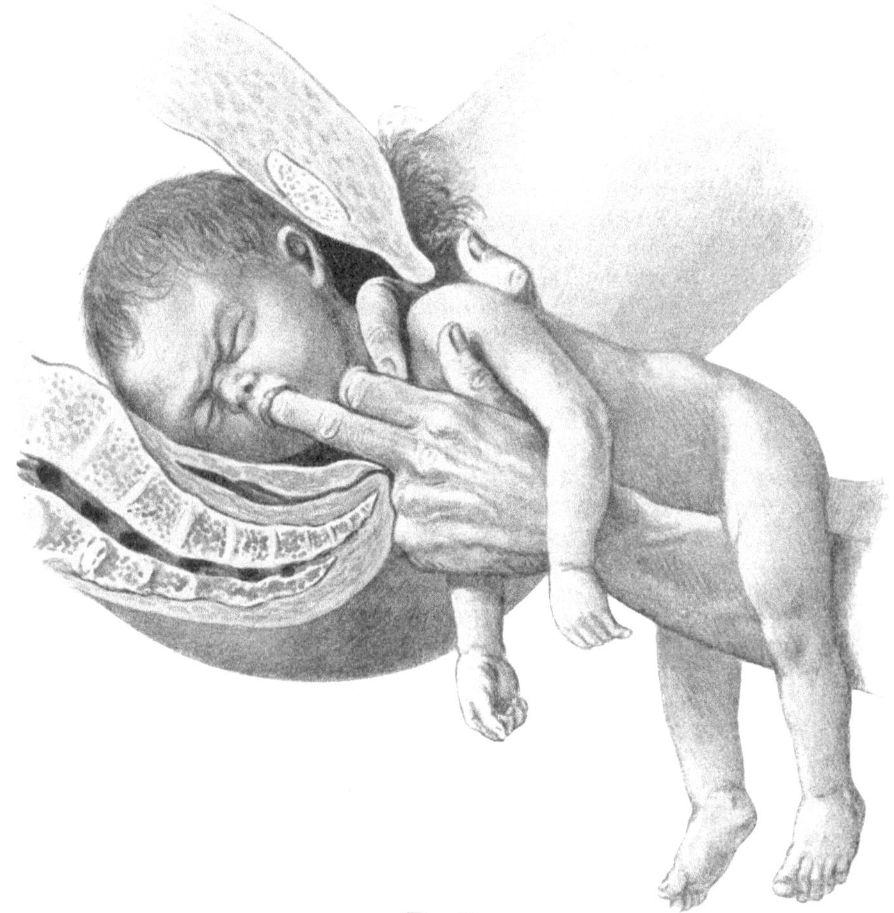

Fig. 47.
Entwickelung des Kopfes nach Veit-Smellie.

Halses hierbei zustande kommen können. Bei der Entwicklung des Kopfes
muß nun wieder wohl berücksichtigt werden, daß der Kopf nur durch eine Rotationsbewegung austreten kann, indem die Nackengegend sich unter die Symphyse anlegt, und um diesen Punkt herum rotierend der Kopf austritt. Es ist
dies der kritische Augenblick, in welchem am häufigsten infolge von überstürztem
Hervortreten des Kopfes große Dammrisse entstehen. Man muß also in diesem
Augenblick der Geburt dem Dammschutz seine ganze Aufmerksamkeit widmen
und muß sich vergegenwärtigen, daß von dem Augenblick an, wo das Gesicht
in der Vulva erscheint, eine Überstürzung der weiteren Entwicklung des Kopfes

ja auch nicht notwendig ist, indem das Kind nun atmosphärische Luft atmen kann. Man übergibt zu diesem Zwecke am besten einer anderen Person den stark nach oben gehobenen Rumpf des Kindes und widmet seine eigene Aufmerksamkeit der langsamen und vorsichtigen Entwicklung des Kopfes. Man kann diesen auch hier ebenso, wie es bei den Zangenentwicklungen beschrieben ist, durch Druck vom Hinterdamm oder durch Eingehen mit einem Finger in das Rektum unter gleichzeitiger Fassung des Gesichtes mit dem Daumen und Zurückstreifen der Weichteile mit der anderen Hand langsam entwickeln. Oder man kann nötigenfalls eine Episiotomie machen, indem man vorsichtig das eine Blatt einer gedeckten Schere zwischen dem Kopf und dem gespannten Saum der Vulva einführt und hier einschneidet. Bei nicht chloroformierten Kreißenden muß man in diesem Stadium der Entwicklung des Kopfes besonders achtgeben, weil sie unter dem Einfluß des starken Schmerzes besonders geneigt sind, durch plötzliches und heftiges Pressen den Kopf herauszudrücken, wobei es dann ganz unversehens zu einem tiefen Dammriß kommen kann.

Wenn auch bei dieser Methode der Extraktion der Hauptzug durch die übergehakten Finger an den Schultern ausgeübt werden soll, so ist doch kaum zu vermeiden, daß besonders bei schwierigen Extraktionen auch am Mund gezogen wird, und die Gefahr, daß hierdurch Verletzungen hervorgerufen werden könnten, ist nicht ganz von der Hand zu weisen. Deswegen versuchte auch Smellie ursprünglich, nicht in den Mund des Kindes einzugehen, sondern die zwei Finger der eingeführten Hand neben der Nase in die Fossae caninae einzulegen und durch Druck nach unten den Kopf zu flektieren und dann so herauszuziehen. Doch ist die Kraft, die hierbei aufgewendet werden kann, natürlich eine ungenügende, und Smellie führte dann selbst den Eingriff später so aus, daß er die Finger in den Mund einführte. Auch ist zu bemerken, daß tatsächlich selbst bei schweren Extraktionen Verletzungen im Munde recht selten sind. Diese Methode der Entwickelung des nachfolgenden Kopfes ist in der Literatur allgemein unter dem Namen des Veit- Smellieschen Handgriffes bekannt, weil er zuerst ausführlich von Smellie beschrieben und später besonders von G. Veit im Gegensatz zu dem damals viel gebrauchten Prager Handgriff wieder empfohlen ist. Er wird auch sonst wohl nach den beiden französischen Geburtshelfern Mauriceau und Levret benannt. Der erwähnte, aber wohl kaum noch angewendete Prager Handgriff wird so ausgeführt, daß eine Hand, wie oben beschrieben, über den Nacken des Kindes greift, während die andere die Füße ergreift und beide Hände zugleich kräftig ziehen, um das Kind zu entwickeln. Dadurch, daß hierbei auf eine richtige Stellung des Kopfes verzichtet wird und eine viel weniger kontrollierbare Kraft ausgeübt wird, steht dieser Handgriff dem Veit- Smellieschen durchaus nach.

Auch durch den Zug der über den Nacken gelegten Finger können bei sehr starker Kraftaufwendung Verletzungen der Wirbelsäule und der Halsmuskulatur zustande kommen. Es lag deswegen der Gedanke nahe, diesen Zug am Kind zu ersetzen durch einen entsprechenden Druck von oben. Dieses schon von Wiegandt eingeführte Verfahren wurde ganz besonders von A. Martin und dann von Winckel aufs neue empfohlen und ist unter dem Namen des Martin- Winckelschen Handgriffes bekannt. Er wird in der Weise ausgeführt, daß der Finger der inneren Hand, wie oben beschrieben, in den Mund gebracht und zunächst versucht wird, den Kopf richtig zu stellen, dann aber, ohne am Kopf oder an den Schultern besonders zu ziehen, im wesentlichen von außen her durch Druck auf den Kopf derselbe tiefer befördert werden soll. Bei hochstehendem Kopf gelingt dies auch ganz gut; ist der Kopf aber bereits ins Becken eingetreten, so ist die alleinige Wirkung der äußeren Hand nicht mehr sehr erfolgreich.

In schwierigen Fällen von Extraktionen, besonders bei engem Becken, ist eine Kombination beider Handgriffe von größter Wichtigkeit. Indem der Operateur selbst versucht, das Kind mit dem Veit-Smellieschen Handgriffe energisch herauszubefördern, versucht eine andere vorher instruierte Person, durch einen

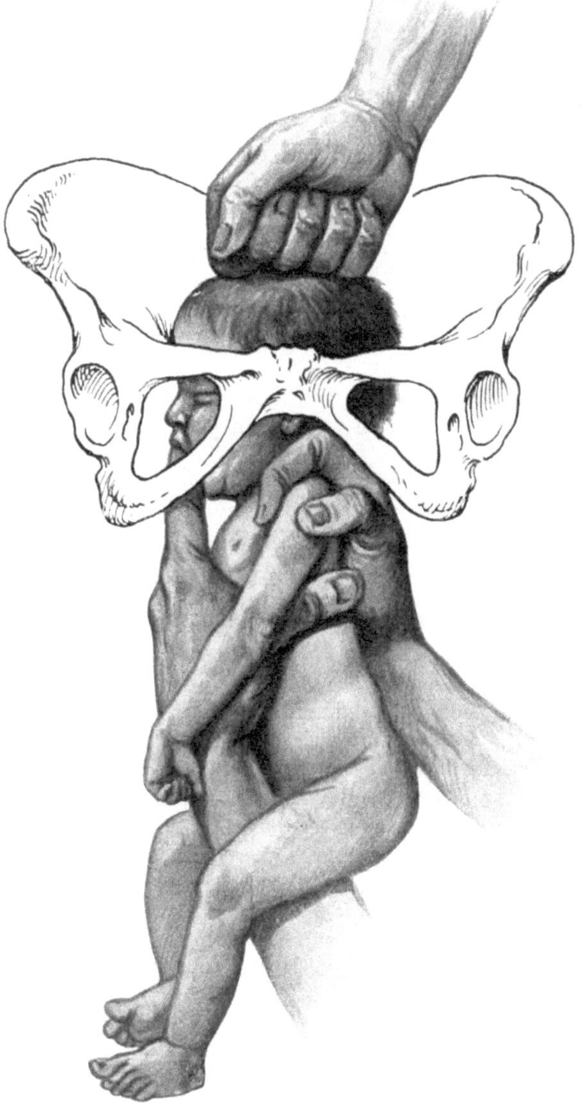

Fig. 48.
Entwickelung des Kopfes mit gleichzeitiger Impression.

festen Druck von oben auf den Schädel, und zwar am besten unter Anwendung der Walcherschen Hängelage, den Kopf hereinzudrücken. Dieser Druck wird in der Weise ausgeübt, daß mit der zur Faust geballten Hand der Kopf in der Richtung von vorne nach hinten zusammengedrückt und dann in das Becken hereingedrückt wird (Fig. 48). Dieses letztere geschieht oft mit einem fühlbaren Ruck.

Über die eventuelle Anwendung der Zange an dem nachfolgenden Kopfe habe ich mich S. 196 bereits ausgesprochen.

Die Extraktion bei vollkommenen Fußlagen unterscheidet sich von dem bisher beschriebenen Verfahren nur darin, daß von vornherein jeder Fuß, in die entsprechende Hand genommen und daran gezogen wird. Es gilt für diese Geburten das gleiche, was überhaupt für die Geburten bei völligen Fußlagen gilt, daß nämlich der erste Teil der Entwicklung bis zur Geburt der Schultern wesentlich leichter und einfacher zu sein pflegt, daß aber dann die Schwierigkeiten oft erheblich größer sind, weil durch den aufgeschlagenen Fuß die Weichteile im allgemeinen erheblich besser für die nachfolgenden voluminöseren kindlichen Teile vorbereitet zu werden pflegen, als wenn beide Beine heruntergeschlagen sind.

Besondere Schwierigkeiten bei der Extraktion.

Abweichungen von dem bisher geschilderten einfachen Verfahren können bei jedem Akt der Operation nötig werden und können diese in der erheblichsten Weise erschweren.

Bei der Extraktion des Rumpfes kann es geschehen, daß entweder von vornherein das hintere Bein vorlag oder eventuell bei der Wendung heruntergeleitet ist. Würde das Kind in dieser Haltung herausgezogen, so stemmt sich unter Umständen die vordere Beckenpartie fest gegen die Symphyse und außerdem könnte durch den Zug am Bein das Kind sich leicht so drehen, daß die Bauchseite vollends nach vorn kommt. Dies kann für die weitere Entwicklung der Arme und des Kopfes später die größten Schwierigkeiten bereiten. Man wird also bei der Extraktion unter allen Umständen versuchen müssen, sie so zu leiten, daß die Hüfte, an welcher man zieht, schließlich nach vorn kommt. Diese Drehung darf man nun allerdings nicht gewaltsam ausführen, sondern man soll beobachten, möglichst während einer Wehe oder indem man von außen von einer anderen Person energisch exprimieren läßt, in welcher Richtung sich das bereits geborene Bein beim Tieferrücken drehen wird, und diese Rotation soll man während der weiteren Extraktion unterstützen. Sollte dies nicht gelingen, so wird man versuchen müssen, möglichst energisch in der Richtung nach unten zu ziehen, dann hinter der Symphyse in die Hüftbeuge des aufgeschlagenen Beines heraufzudringen und durch Einwirkung mit beiden Händen den Steiß beim Durchschneiden in den geraden Durchmesser zu bringen.

Ganz bedeutende Schwierigkeiten können sich nun weiter ergeben bei der Lösung der Arme, wenn sie, wie z. B. bei engem Becken, stark nach oben neben dem Kopf aufgeschlagen sind, oder gar, wenn sie, meist durch abnorme Drehung des kindlichen Körpers, hinter die Tubera parietalia oder in den Nacken geschlagen sind oder wenn, wie schon erwähnt, der Bauch bei der Extraktion vollkommen nach vorn gekommen ist. Man kann allerdings sagen, daß an diesen verhängnisvollen Situationen der Geburtshelfer selbst nicht schuldlos ist, indem sie meistens durch ungeeignete Manipulationen, fehlerhafte Drehungen des kindlichen Rumpfes oder ungeschickte Wendungen zustande gekommen sind. Da in diesen Fällen auch zunächst die ganze obere Rumpfhälfte noch hoch steht, so sind die Schwierigkeiten bei der Armlösung hierdurch doppelt groß, und sie werden, wie oben schon erwähnt, nicht dadurch erleichtert, daß man versucht, das Kind immer noch tiefer herunter zu ziehen. Als Grundsatz muß man aussprechen, daß es in solchen Fällen notwendig werden kann, mit der halben Hand, ja zuweilen mit der ganzen Hand energisch am Kinde heraufzugehen und zu versuchen, den Arm herunterzuholen. Gelingt dies hinten nicht, so kann man unter Umständen den vorderen Arm besser lösen. Meistens ist die Lösung des zweiten Armes, besonders wenn man die Schulter an dem gelösten Arm energisch mit vorgezogen hat, wesentlich erleichtert. Doch gilt für diese Fälle, wie ich oben schon erwähnte, daß man besser hierbei den Rumpf des Kindes nicht noch einmal gewaltsam dreht, um den nach vorneliegenden Arm nach hinten zu bekommen, weil dabei noch stärkere Verlagerungen an die Hinterfläche des Kopfes zustande kommen können.

Sollte der Arm gar in den Nacken des Kindes geschlagen sein oder, richtiger gesagt, durch abnorme Drehung dorthin gelangt sein, so könnte man zunächst versuchen, den Rumpf des Kindes wieder etwas emporzuschieben und so zu drehen, daß der Arm wieder etwas mehr nach vorne kommt [Sellheim[1])]. Doch nehmen diese Drehungen naturgemäß Zeit fort und sind nach meiner Erfahrung bei der Beengtheit des Raumes auch nicht sehr wirksam. Es bleibt deswegen kaum etwas anderes übrig, als den Arm dann einfach am Rücken des Kindes herunterzuführen, da wir dann nur die Wahl haben, entweder das Kind absterben zu lassen oder durch diese Manipulation gelegentlich den Oberarm zu brechen. Vom ärztlichen Standpunkte aus kann die Wahl nicht schwierig sein, denn ein gebrochener Arm kann wieder geheilt, ein totes Kind kann aber nicht wieder lebendig gemacht werden. Für den Ruf des Geburtshelfers wäre es vielleicht richtiger, umgekehrt zu verfahren; denn, daß ein Kind bei einer schwierigen Geburt einmal absterben kann, ist allbekannt, daß es aber mit gebrochenen Extremitäten zur Welt kommt, wird meist auf die Ungeschicklichkeit des Geburtshelfers zurückgeführt werden.

Sollte bei völlig nach vorn gerichtetem Bauch der Arm direkt über der Symphyse liegen, so wird man zunächst gleichfalls versuchen müssen, ob man nicht durch Drehung des kindlichen Rumpfes die Situation etwas günstiger gestalten kann. Nötigenfalls muß man versuchen, durch ein energisches Heraufdrängen der Hand entlang dem Rücken des Kindes bei hocherhobenem Rumpfe über die der eingeführten Hand gleichnamige Schulter von hinten herüberzugleiten und von hier her den emporgeschlagenen Arm tiefer zu ziehen. Ist der eine Arm einmal gelöst und die Schulter heruntergezogen, so wird die Entwicklung des anderen Armes wesentlich geringere Schwierigkeiten bereiten.

Sollte es infolge eines zu großen Mißverhältnisses zwischen Kind und Becken, sei es durch zu bedeutende Größe des Kindes, sei es durch zu große Enge des Beckens schließlich unmöglich sein, die Arme herunterzubekommen, so bleibt kaum etwas anderes übrig, als den Versuch zu machen, den stumpfen Haken über die Schulter zu bringen und diese und den Arm mit Gewalt herunterzu holen. Da die Kinder ja inzwischen doch regelmäßig abgestorben sind, so muß die Verletzung des Armes natürlich gleichgültig sein.

Die Entwicklung des Kopfes kann gleichfalls in den verschiedensten Richtungen erschwert sein, besonders dann, wenn durch ungeschickte Extraktion oder zu große Raumbeengung das Gesicht sich mehr nach vorne gedreht hat, so daß es schwierig sein kann, mit der inneren, eingeführten Hand in den Mund zu kommen. Je mehr das Kinn nach vorn gedreht ist, um so schwieriger ist dies natürlich, unter Umständen sogar vollkommen unmöglich. Man wird zunächst bei solchen abnormen Stellungen immer sofort versuchen müssen, durch äußeren Druck nachzuhelfen, indem man an der Seite des Gesichtes durch die zur Faust geballte Hand energisch das Gesicht nach hinten und unten zu drücken versucht (Fig. 49). Gerade für diese Fälle empfiehlt es sich nun auch, nicht mit der der Bauchfläche des Kindes entsprechenden Hand, sondern, wie

---

[1]) Zeitschr. f. Geburtsh. u. Gyn. Bd. 68.

ich es oben schon empfohlen habe, mit der Hand, die den letzten Arm gelöst
hat, sofort von unten her um die Schulter herum nach dem Mund des Kindes
vorzudringen, sich hier einzuhaken und unter möglichst starkem äußeren Druck
das Kinn von der Symphyse weg nach unten zu ziehen. Für die schlimmsten
Fälle der Art kann man, wie S. 196 schon erwähnt, gelegentlich mit gutem Erfolg
noch zur Zange greifen, oder man kann den sog. umgekehrten Prager Handgriff versuchen. Dieser besteht darin, daß man das Kind an beiden Beinen
erfaßt, möglichst hoch nach oben hebt, mit den Fingern der anderen Hand von
unten her über den Nacken faßt und so durch einen starken Zug nach oben
versucht, das Hinterhaupt am Promontorium oder neben dem Promontorium
herunterzuziehen.

Dies ist selbstverständlich ohne eine sehr starke Gewaltanwendung nicht
möglich, und es wird sich im einzelnen Falle immer fragen, ob es im Interesse
des Kindes noch geboten erscheint, die Mutter einer solchen Gewaltanwendung
auszusetzen, oder ob es nicht richtiger ist, das doch schon bereits stark gefährdete
Kind durch die Perforation zu entwickeln.

Auch abgesehen von diesen, durch eine abnorme Drehung des Kopfes
entstandenen Schwierigkeiten können Hemmnisse für die Entwicklung des
Kopfes in zwei Richtungen entstehen, entweder dadurch, daß durch ein zu
enges Becken der Kopf am Tiefertreten verhindert wird oder dadurch, daß die
Weichteile noch nicht genügend vorbereitet waren und sich so um den Kopf
spannen, daß er nicht ohne weiteres herausbefördert werden kann. Da es für
das weitere operative Vorgehen sehr wichtig ist, möglichst schnell über die wahre
Ursache der Verhinderung sich zu orientieren, so mögen hier einige Punkte als
in dieser Beziehung wichtig aufgeführt sein.

Abgesehen von den wenigen Fällen, wo die Schwierigkeiten durch einen
unerwarteten Hydrozephalus verursacht sein können, ist weitaus das häufigste
mechanische Hindernis gegeben durch Beckenenge, und zwar handelt es sich
in der Regel um die mittleren Grade des platten Beckens, die bei nicht darauf
gerichteter Aufmerksamkeit sehr leicht der Beobachtung entgehen und auch
bei früheren Geburten vielleicht keine besonderen Schwierigkeiten gemacht
haben. Geringere Grade von Hydrozephalus sind allerdings am nachfolgenden
Kopf nicht zu erkennen. An einen stärkeren Hydrozephalus wird man aber
denken müssen, wenn man bei der äußeren Betastung oberhalb der Symphyse
einen ungewöhnlich großen Kopf fühlt. In diesem Falle bleibt natürlich nur die
Punktion oder Perforation übrig. Handelt es sich nun aber um einen mittleren
Grad von Beckenenge bei normalem Schädel, so bleibt der Kopf ja ganz gewöhnlich im Beckeneingang oder etwas über dem Beckeneingang stecken. Er
steht infolgedessen noch auffallend hoch und ziemlich im queren Durchmesser. Man wird ja auch aus dem ganzen Verlauf der Geburt schon bis dahin
einigermaßen ein Urteil haben können, ob eventuell durch die Weichteile Schwierigkeiten vorhanden sein können. Glaubt man aber, nach diesem Befunde das
letztere ausschließen zu können, so liegt die einzige Möglichkeit der Rettung
des Kindes in einer energischen Impression in der S. 215 geschilderten und Fig. 48
abgebildeten Weise.

Liegen die Hindernisse für den Durchtritt des Kopfes aber in den Weichteilen (innerer Muttermund, Cervix, äußerer Muttermund), so ist in der Regel
der Kopf bereits vollständig eingetreten, steht also viel tiefer im Becken
und annähernd im geraden Durchmesser; ja zuweilen erscheint beim
Zug der äußere Muttermund in oder vor der Vulva. Man wird ja auch durch
den Befund vor der Extraktion auf die Möglichkeit derartiger Schwierigkeiten
aufmerksam gemacht sein, oder man wird sich von dem Widerstand überzeugen

können, indem man unter der Symphyse am Hals heraufdringt und nach dem äußeren Muttermund und der Cervix fühlt. Hier kann man oft die feste Umschnürung um den Kopf feststellen. Doch mag ausdrücklich bemerkt sein, daß der größte Widerstand in der Regel nicht vom äußeren Muttermund, sondern von höher liegenden Teilen der Cervix gesetzt wird, welche sich um die Furche

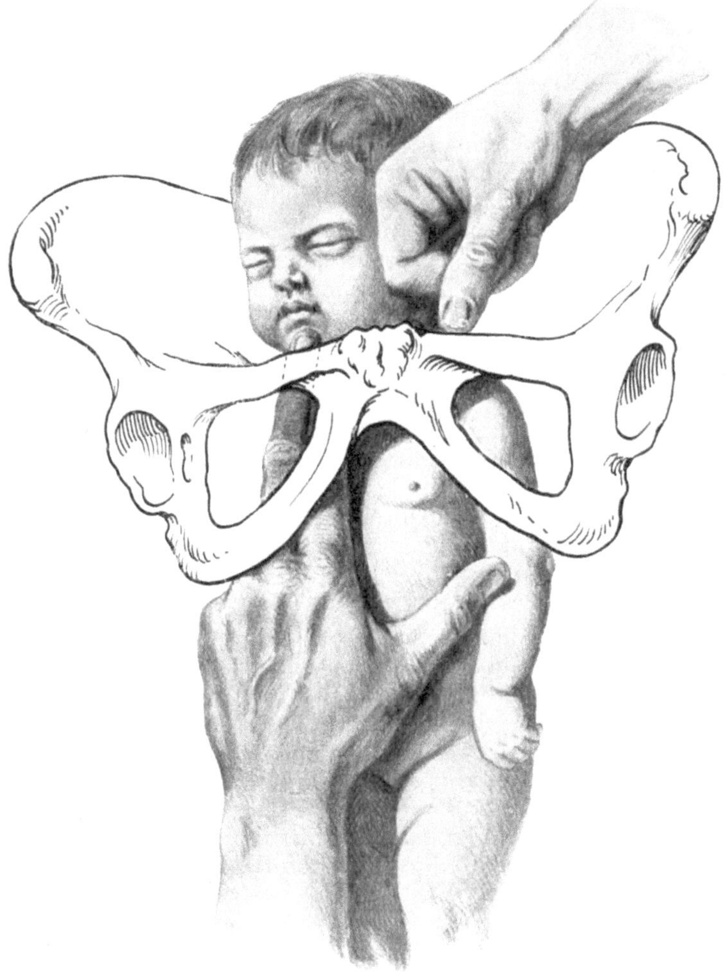

Fig. 49.
Entwickelung des Kopfes bei nach vorn rotiertem Kinn.

von der Nasenwurzel nach dem Teil des Kopfes unter der Protuberantia occipitalis fest herumlegen. Diese Widerstände können selbst bei unreifen Kindern des 7. oder 8. Monats gelegentlich so groß sein, daß nichts weiter übrig bleibt als die Perforation, wenn man es nicht zu einem Abreißen des Kopfes kommen lassen will. Bei lebendem reifen Kinde wird man natürlich versuchen müssen, die Widerstände zu überwinden.. Vor allen Dingen wird man aber in diesen Fällen nicht mit energischer Gewalt, wie beim engen Becken, den Kopf durchziehen wegen der außerordentlichen Gefahr der tiefen Zerreißungen der Cervix. Zunächst kann man versuchen, dem Kind, falls es Atembewegungen macht, was ja jetzt regelmäßig geschieht, provisorisch etwas Luft zuzuführen, indem man die beiden in den Mund geführten Finger ein wenig spreizt und so einen Luftkanal nach außen herstellt. Dies ist dadurch ermöglicht, daß das Kinn ja in diesen Fällen schon immer sehr tief steht. Man hat zu diesem Zwecke sogar entsprechende Instrumente empfohlen, die in den Mund eingebracht werden, die aber ziemlich zwecklos sein dürften. Sodann muß man versuchen, den umschnürenden Ring etwas zu erweitern. Der Gedanke, dies durch Einschnitte mit einer geeigneten Schere am äußeren Muttermunde zu machen, ist allerdings in der Regel unausführbar, da bei der außerordentlichen Raumbeschränkung die Handhabung eines solchen Instrumentes zum mindesten äußerst erschwert wäre, falls nicht etwa der Muttermund bis vor die Vulva gezogen wird. Außerdem liegt auch das Hindernis, wie schon oben hervorgehoben, meist gar nicht am äußeren Muttermund, sondern es liegt höher, wo man mit schneidenden Instrumenten überhaupt nicht ankommen kann. Man kann nun nach dem Vorschlag von Fritsch versuchen, indem man zwei Finger möglichst hoch am Hals entlang an die Peripherie des Kopfes führt, durch Hebelung mit den Fingern den umschnürenden Ring zurückzuschieben. Nach meiner Erfahrung ist das Resultat dieser Manipulation im ganzen auch nicht sehr befriedigend, weil die erzielte Kraft gegenüber dem Widerstand viel zu gering ist. In der Hauptsache wird kaum etwas anderes übrig bleiben, als durch langsame, vorsichtige drehende und ziehende Bewegungen am Kopf den Versuch zu machen, das Hindernis allmählich zu überwinden, wobei der Operateur allerdings gelegentlich den Schmerz erlebt, daß ihm noch in diesem Stadium der Extraktion das Kind unter den Fingern abstirbt. In diesem letzteren Falle ist natürlich die Perforation das einzig Richtige.

Die Extraktion bei den gemischten oder gedoppelten Steißlagen, bei denen die Füße neben dem Steiß liegen, unterscheidet sich von dem bisher geschilderten Verfahren nur insofern, als es darauf ankommt zunächst einmal einen Fuß herunterzuholen. Im allgemeinen ist ja die Prognose der gemischten Steißlagen gerade deswegen, weil das Volumen des vorangehenden Teiles dadurch größer ist, etwas günstiger wegen der stärkeren Erweiterung der Weichteile. Sie sind auch in dieser Beziehung günstiger, als die reinen Steißlagen, weil es eben jederzeit möglich ist, falls sich eine Indikation einstellen sollte, sich einen Fuß herunterzuschlagen. Dies könnte nur dann Schwierigkeiten begegnen, wenn der Steiß schon sehr tief steht. Doch aber wird es auch dann wohl stets möglich sein, ohne die Gefahr, das Bein zu brechen, nötigenfalls in Narkose und bei starker Seitenlagerung der Kreißenden unter Zurückschieben des Steißes den betreffenden Fuß herunterzuschlagen und sich so eine geeignete Handhabe für die Extraktion zu schaffen. Sollte dies nicht möglich sein, so würde nach dem gleich zu schildernden Verfahren bei den reinen Steißlagen vorgegangen werden müssen.

Operationsverfahren bei reinen Steißlagen.

Sehr viel schwieriger wie die operative Beendigung der Fußlagen ist diejenige der reinen Steißlagen, weil es hier durchaus zunächst an einer geeigneten Handhabe fehlt, an der man anfassen könnte, und weil auch alle Zugmittel, die man künstlich anbringen kann, schwierig zu handhaben und nicht ungefährlich sind. Man wird deswegen in jedem einzelnen Fall sich sorgfältig überlegen

müssen, ob man operativ eingreifen soll oder nicht, und sich von vornherein
sagen müssen, daß die operative Beendigung von Steißlagen, z. B. bei Erstgebärenden und etwas höherstehendem Steiß durchaus nicht zu den einfachen
geburtshilflichen Operationen gehört und kaum je rasch durchgeführt werden
kann. Die operativen Verfahren unterscheiden sich indessen, je nachdem der
Steiß hoch oder tief steht. Im Prinzip ist unter allen Umständen daran fest-

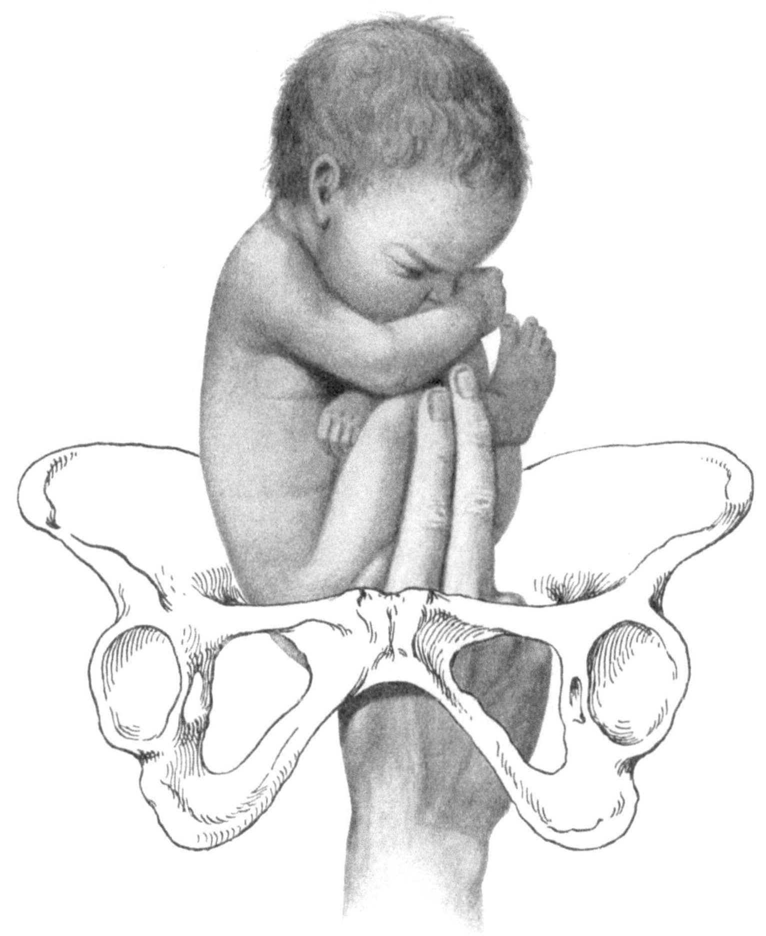

Fig. 50.
Herabschlagen des vorderen Beins bei Steißlage.

zuhalten, daß das weitaus beste und wirklich einzig gute Extraktionsmittel am Steiß der Fuß ist, so daß man unter allen Umständen versuchen
muß, wenn es möglich ist, noch den Fuß herunterzuholen. Das ist natürlich
am leichtesten, wenn der Steiß noch hoch steht, so daß man die Hand neben
ihm in den Uterus einführen kann. Doch gelingt es selbst bei tiefstehendem Steiß
gelegentlich noch überraschend leicht, besonders bei Mehrgebärenden, unter
Zuhilfenahme der Narkose und stärkerer Seitenlagerung der Kreißenden den
Steiß zurückzudrängen, am Bein heraufzugehen und den Fuß herunterzuleiten.
Jedenfalls sollte man, bevor man zu irgendeinem anderen Extraktionsmittel

greift, diesen Versuch vorausschicken; gelingt er nicht, so ist ja nichts damit verloren, gelingt er, so ist die Situation wesentlich verbessert.

Das Herunterholen des Fußes wird nun in der Art gemacht, daß man bei genügend erweitertem Muttermund und in Narkose, die kaum zu umgehen ist, am besten in Seitenlage, und zwar derjenigen, die der Bauchseite des Kindes

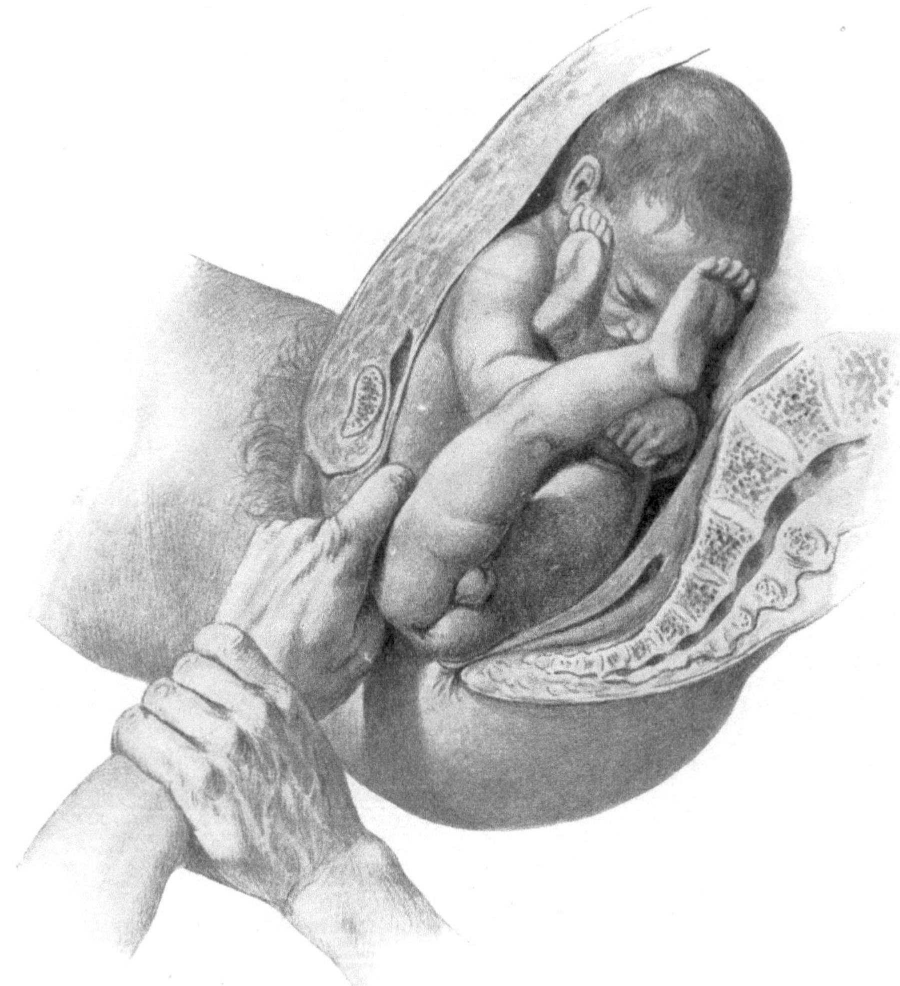

Fig. 51.
Manuelle Extraktion bei Steißlage.

entspricht, die ganze Hand in die Scheide einführt, mit zwei oder vier Fingern in den Uterus eindringt, möglichst am vorderen Schenkel herauf und mindestens bis über das Knie vordringt. Darauf wird der Unterschenkel im Knie gebeugt und, indem man den Steiß zur Seite drängt, wird dann vorsichtig der Oberschenkel herabgestreckt (Fig. 50). Je nachdem die Weichteile straff oder fest sind, je nachdem die Füße hoch oben neben dem Kopf oder vielleicht schon im Knie gebeugt liegen, ist dieser Eingriff leichter oder schwieriger. Das vordere Bein

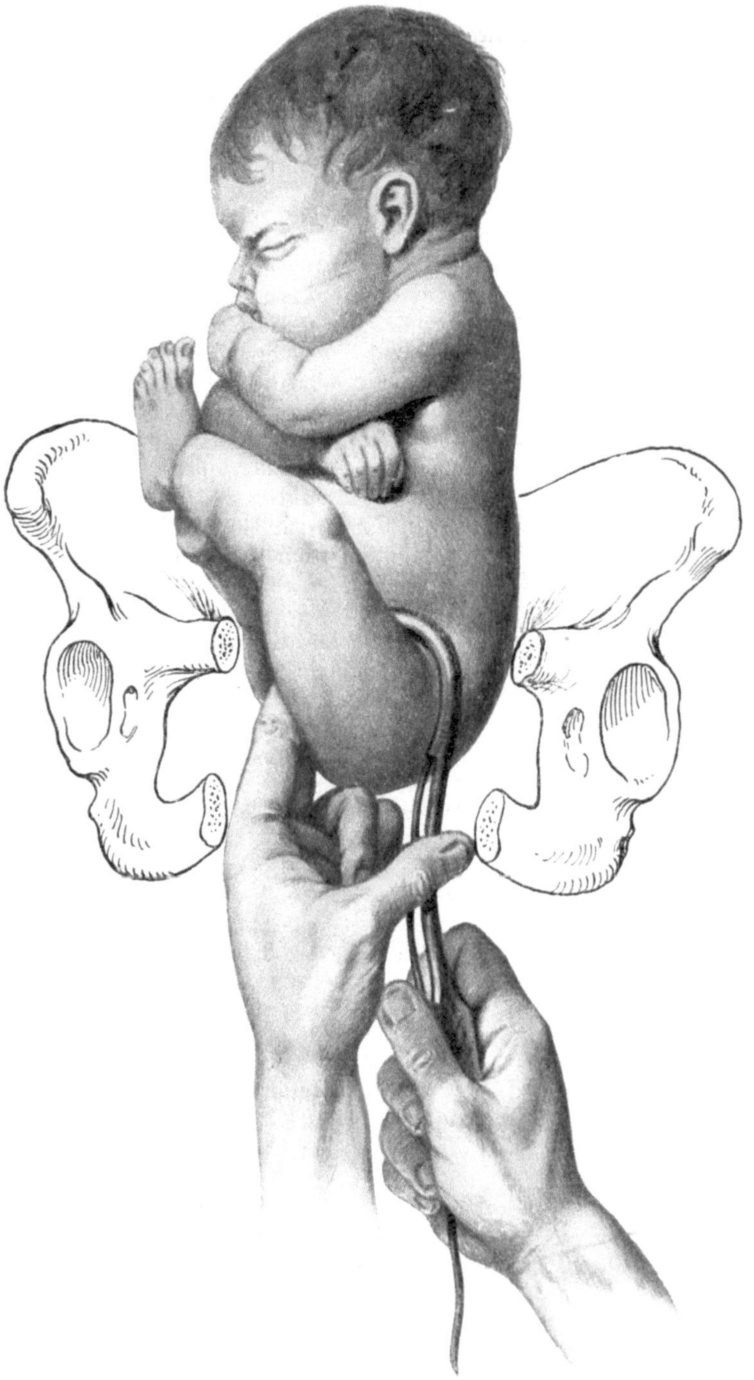

Fig. 52.
Anlegen der Schlinge um die vordere Hüfte.

nimmt man möglichst deshalb, weil man dann die für die weitere Extraktion günstigste Haltung des Kindes hergestellt hat, wie oben auseinandergesetzt.

Gelingt es nun nicht, in dieser Weise den Fuß herunterzuholen, und steht andererseits der Steiß noch nicht so tief, daß man ihn direkt mit den Fingern umfassen könnte, so bleibt nichts weiter übrig, als sich ein künstliches Extraktionsmittel an ihm zu verschaffen. Das Beste ist natürlich auch hier der Finger, und man wird allemal zunächst versuchen müssen, ob man nicht mit dem Finger als dem unschädlichsten Instrumente auskommt. Doch da es nur möglich ist, mit einem Finger in die vordere Hüftbeuge sich einzuhaken und da die Kraft, die man auf diese Art ausüben kann, selbst wenn man sie durch die den Arm der operierenden Hand umspannende zweite Hand (wie Fig. 51 zeigt) möglichst verstärkt, im ganzen doch im Verhältnis zu der Größe der Widerstände sehr

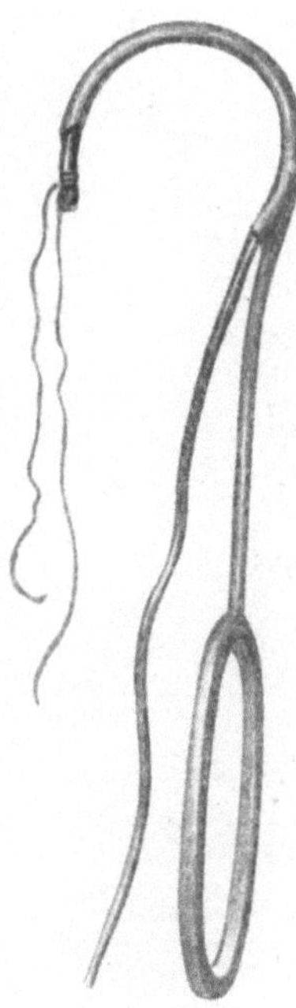

Fig. 53.
Schlingenführer
nach Bunge.

geringfügig ist, so sind diese Versuche in der Regel resultatlos. In diesen Fällen bleibt nur die Anwendung des stumpfen Hakens oder die Anlegung der Schlinge um die vordere Hüfte übrig. Das erstere Extraktionsmittel besteht entweder in dem gewöhnlich gebräuchlichen stumpfen Haken oder in einem eigens dafür angefertigten Steißhaken. Der stumpfe Haken, den man in jedem geburtshilflichen Instrumentarium mit sich führt, ist zu diesem Zweck sehr wohl verwendbar. Nur darf er nicht zu dünn und das gebogene Ende selbst, wegen der Schwierigkeit der Herumführung, nicht zu lang sein. · Wegen der Möglichkeit, mit der Spitze des Hakens Verletzungen an den sehr leicht verletzbaren Weichteilen des Kindes oder auch bei stärkerem Anziehen Frakturen des Oberschenkels zu machen, wird von manchen Autoren empfohlen, derartige Instrumente überhaupt nur bei toten Kindern anzuwenden. Ich kann mich diesem Standpunkte nicht anschließen, wenngleich sicher betont werden muß, daß die Anwendung des Hakens vorsichtig, ohne starke Gewalt und nur unter energischer Mitwirkung der äußeren Expression gebraucht werden kann. Die Anwendung erfolgt in der Art, daß das Instrument unter vorsichtiger Leitung der Hand am Rücken des Kindes oder an der Seite heraufgeführt wird, mit der Spitze nach der Bauchseite des Kindes hin. Dann wird es an den kindlichen Körper angeschmiegt und so weit nach vorn um den Körper herumgeführt, bis die Spitze des Hakens den Oberschenkel etwa vollkommen umfassen kann.

Dann geht die innere untersuchende Hand zwischen den beiden Schenkeln möglichst hoch herauf und sucht die Spitze des Hakens zu erreichen, während man diesen selbst vorsichtig herunterzieht. Während des Zuges selbst soll auch die innere Hand die Spitze des Hakens möglichst nicht verlassen. Dadurch wird jede direkte Verletzung durch die Hakenspitze ausgeschlossen. Man zieht nun vorsichtig möglichst nur während der Wehe oder während von außen fest exprimiert wird. Niemals darf mit dem Haken allein ausgiebig gezogen werden. Durch das festere Herunterpressen des Steißes wird auch die Bauchpresse wieder angeregt und dadurch die Geburt gefördert.

Wegen der Gefährlichkeit des starren eisernen Instrumentes wurden schon von vielen Autoren Schlingen angewendet, welche um die vordere Hüfte herumgeführt werden sollen. Doch ist zu bemerken, daß die Anlegung der Schlinge bei hochstehendem Steiß recht schwierig ist, und die Gefahr bei der Extraktion bei unvorsichtiger Handhabung nicht viel geringer sein dürfte als wie die des

Hakens, denn die Schlinge rollt sich, indem sie naß wird, bandartig zusammen und kann dann ebenfalls bei stärkerem Zug in die Weichteile einschneiden oder eventuell gleichfalls zur Fraktur des Oberschenkels führen. Man bedient sich am besten einer ausgekochten Wendungsschlinge oder eines breiteren sterilen Leinenbandes oder nach dem Vorschlag von Liepmann eines Lampendochtes. Das Band wird zum Teil in einer festen Rolle aufgerollt. Dieser feste Teil wird zwischen Zeige- und Mittelfinger gepackt und nun zwischen Becken und Kind so hoch heraufgestopft, bis man es mit dem Zeigefinger über die Hüftbeuge möglichst ausgiebig herüberführen kann. Dann versucht man zwischen den Schenkeln einzugehen und das Band hier mit der Fingerspitze zu fassen und hervorzuziehen. Der Zug an der Schlinge ist aber auch nur erlaubt unter denselben Bedingungen, wie der Zug am Haken als Unterstützungsmittel für die Expression. Besonders förderlich ist hier die Anwendung der Schlinge bei dem Akt der Geburt, bei dem der Steiß die Rotationsbewegung nach oben machen muß. Die brauchbarste von den zu diesem Zwecke empfohlenen Schlingen ist ganz entschieden die mit einem besonderen Schlingenführer von Bunge angegebene Modifikation (Fig. 53). Sie besteht in einem stark gekrümmten Haken, der von unten her hohl ist. In diesen Haken wird eine dicke, mit einem Metallknöpfchen versehene, starke solide Gummischnur hereingelegt und nun mit Hilfe des Hakens um die vordere Hüfte herumgeführt. Ein an den Metallknöpfchen angebrachter starker Faden erlaubt, dieses Ende zu fixieren, und indem man so beide Enden der Gummischnur festhält, kann man sie von dem Haken befreien und diesen zurückziehen, während man jetzt nur die elastische Schnur als Extraktionsmittel benutzt.

Alle diese Mittel, Finger, Haken und Schlinge, werden an der vorderen, leichter zugänglichen Hüftbeuge angelegt (Fig. 52). Doch ist von Küstner noch ein Steißhaken (Fig. 54) konstruiert worden, dessen Zweck es sein soll, ihn gerade an der hinteren, schwer zugänglichen Hüfte anzulegen und diese herunterzuziehen. Es ist nicht zu verkennen, daß an sich ein solches Verfahren sehr wirksam wäre, besonders gerade wieder bei dem oben genannten Akt der Geburt. Der ganze Haken zeichnet sich vor den gewöhnlich gebräuchlichen, stumpfen Haken durch seine besondere Stärke und einen festen, gut faßbaren Griff aus. Er soll

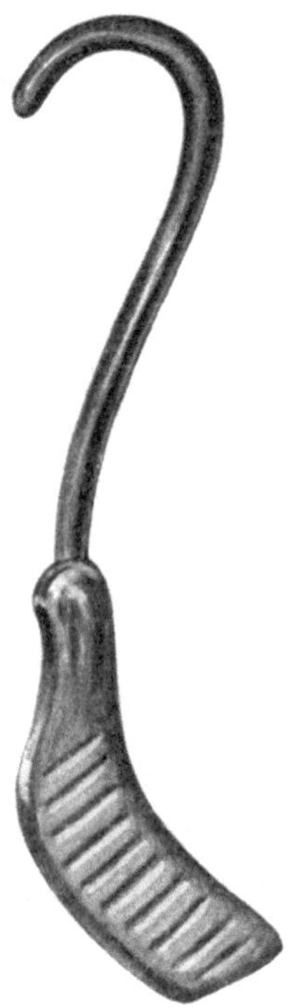

Fig. 54.
Steißhaken nach
Küstner.

so angelegt werden, daß er an der hinteren Hüfte flach ans Kind angeschmiegt heraufgeschoben wird, mit der Spitze natürlich gleichfalls nach dem Bauch des Kindes gerichtet. Dann soll er um das Kind herumgeführt und ohne Leitung des Fingers in die hintere Hüftbeuge eingeführt werden und nun ebenfalls in der geschilderten Weise zur Unterstützung der Extraktion benutzt werden. Gerade dieses Anlegen an die hintere Hüfte ist bei noch hochstehendem Steiß aber jedenfalls außerordentlich schwierig und für den wenig Geübten kaum ausführbar. Wir haben den Haken aber mit sehr gutem Erfolg auch in der oben geschilderten Weise für die Anlegung an die vordere Hüfte benutzt und möchten ihn, seiner größeren Handlichkeit und besseren Führungsmöglichkeit wegen, hierfür sowie überhaupt für alle Fälle, in welchen es sich um ein Herunterholen hochstehender und schwer zugänglicher Kindesteile handelt, durchaus empfehlen. Er hat uns wiederholt bei sehr schwierigen Situationen die besten Dienste geleistet.

Steht der Steiß noch tiefer im Beckenausgang und ist es möglich, mit dem Zeigefinger einigermaßen leicht unter der Symphyse in die vordere Hüfte zu kommen, so wird man natürlich versuchen, mit dem Finger allein auszukommen, wie auch die obengenannten Instrumente im allgemeinen entfernt werden sollen, sobald der Steiß so tief heruntergetreten ist. Doch kann auch jetzt noch die Vollendung der Extraktion mit den Fingern allein sehr schwierig sein, da man beim Einhaken mit dem Finger von oben her und bei kräftigem Zuge hier zunächst ebenfalls, wie wir es erlebt haben, den Oberschenkel brechen kann, besonders bei nicht ganz reifem Kinde, und da man unwillkürlich bei diesem Zuge den Steiß im ganzen immer nach unten drückt, während er in dieser Zeit der Entwicklung nur hervortreten kann, wenn er die Rotation nach oben macht. Man muß also diese letztere Bewegung des Steißes unter allen Umständen so weit als möglich unterstützen und muß eventuell, da dies bei starkem Steiß und derben Weichteilen sehr schwierig sein kann, eine kräftige Scheidendamminzision nicht scheuen.

Zum Schluß möge noch einmal darauf hingewiesen sein, daß man sich unter solchen, gelegentlich recht schwierig zu beendigenden geburtshilflichen Situationen daran erinnern kann, einen Versuch mit der Kopfzange zu machen[1]). Die Zange wird im queren Durchmesser des mütterlichen Beckens angelegt und umfaßt so den ganzen Steiß des Kindes mit den Oberschenkeln. Sie gibt auf die Art ein sehr wirksames Mittel, die Austrittsbewegung des Steißes, auf die es gerade jetzt ankommt, zu unterstützen. Die vielfach früher ausdrücklich zu diesem Zweck konstruierten Steißzangen haben sich absolut nicht bewährt und würden nur eine unnötige Vermehrung unseres Instrumentariums bedeuten.

Prognose der Extraktion für Mutter und Kind.

Es ist recht schwierig zu beurteilen, wie weit die gesundheitlichen Verhältnisse von Mutter und Kind durch die Extraktion am Beckenende allein beeinflußt werden, weil es sich hier eben so außerordentlich häufig um Komplikationen handelt, welche an sich den ganzen Eingriff notwendig gemacht haben und welche an sich schon die Gesundheit von Mutter oder Kind schwer beeinträchtigen oder bereits beeinträchtigt haben. Es kann deshalb nicht wundernehmen, wenn ein erheblicher Teil der durch die Extraktion entwickelten Kinder bei der Geburt oder nach der Geburt zugrunde geht. Es hat auch im allgemeinen deswegen wenig Zweck, große Statistiken hierüber anzulegen, weil eben der Einfluß der einzelnen pathologischen Affektionen auf den Tod der Frucht daraus gar nicht hervorgeht. Es ist doch auch immer zu berücksichtigen, daß die Beckenendlagen an sich schon eine schlechtere Prognose für das Kind ergeben wie die Schädellagen.

Aus den in der Literatur zusammengestellten statistischen Zahlen erhellt auch dementsprechend eine durchschnittliche Kindersterblichkeit von $14-18\%$[2]), wechselnd natürlich nach den verschiedenen in Betracht kommenden Eingriffen.

Ebenso ist natürlich der Einfluß auf die mütterliche Gesundheit ein verschiedener, doch auch hier in Zahlen nicht bestimmt auszudrücken, da eben aus den gleichen Gründen wie für das Kind eine große Anzahl anderer Faktoren darauf von Einfluß sind. Die Hauptgefahr für die Mutter besteht natürlich in Infektion und in Verletzung der weichen Geburtswege.

Die Gefahr der Infektion durch die Extraktion allein dürfte heutzutage allerdings sehr gering sein. Man kann ja auch niemals wissen, ob die betreffende

---

[1]) Gauss, Zeitschr. f. Geb. u. Gyn. Bd. 55.
[2]) S. D. i. Brüning, Würzburg 1921.

Mutter nicht bereits vorher infiziert war. Die Hauptgefahr besteht daher in Zerreißungen an den beiden engsten Stellen der weichen Geburtswege, nämlich an der Cervix und am Damm. Über die Ursachen und Gefahren der tiefen Cervixrisse haben wir uns ja wiederholt schon ausgesprochen, ebenso darüber, wie sie am ehesten zu vermeiden sind. Auch sind die Ursachen und die Gesichtspunkte für die Vermeidung größerer Damm- und Scheidenrisse bereits oben gewürdigt. Wie bei der Zangenoperation, so kann es auch hierbei, besonders bei energischer Impression des Kopfes von außen, vorkommen, daß ein Beckengelenk, entweder die Symphyse oder eine Articulatio sacro-iliaca zerreißen. Auch hier möchte ich betonen, daß dies aber durchaus nicht von der Größe des Mißverhältnisses oder von der Energie der ausgeübten Kraft allein abhängig ist, sondern gelegentlich sich unter Verhältnissen findet, wo man gar nicht an die Möglichkeit gedacht hat.

Auch kann es — glücklicherweise nur sehr selten — gelegentlich vorkommen, daß bei sehr starker Impression des Kopfes eine Zerreißung des unteren Uterinsegmentes stattfindet. Dies kann wohl dadurch zustande kommen, daß es, früher schon stark verdünnt, von der exprimierenden Hand zu stark über den Kopf nach hinten gezerrt wird und hierbei einfach platzt. Doch ist es schwer zu beurteilen, wieviel in solchen Fällen etwa allein durch den scharfen oberen Symphysenrand bewirkt ist, da hier vollständige Durchreibungen auch ohne Impression durch den erschwerten Geburtsakt gelegentlich einmal vorkommen. Es kann natürlich kein Zweifel sein, daß in solchen Fällen die Impression besser unterblieben wäre oder daß sie mit zu großer Gewalt gemacht worden ist. Ich habe in einem solchen, in der Klinik beobachteten Falle unmittelbar nach Feststellung der Verletzung die Köliotomie gemacht und den Riß vernäht. Die Patientin kam nach einiger Zeit abermals in der Klinik nieder und wurde durch künstliche Frühgeburt normal und glücklich entbunden.

Weitaus mehr als die Mutter ist natürlich das Kind durch die Extraktion gefährdet. Ganz besonders spielen hierbei die Verhältnisse mit, die eben schon bei jeder Beckenendgeburt das Kind durch die mangelhaftere Versorgung mit Sauerstoff in Gefahr bringen. Besonders wenn sich der letzte Teil der Extraktion etwas verzögert, so wird durch die unfehlbar stattfindende Kompression der Nabelschnur und durch die Zusammenziehung des Uterus, der ja schon so gut wie vollkommen entleert ist, die Sauerstoffversorgung des Kindes vollkommen unterbrochen, und so kann es nicht wundernehmen, wenn eben diese vielfach so oft schon vorher geschädigten Kinder während der Extraktion vollends zugrunde gehen. Ein großes Kontingent der Schädigungen der Kinder stellen weiter bei allen schwierigeren Extraktionen die direkten Verletzungen dar, und zwar hier in erster Linie die Verletzungen der Extremitäten, als derjenigen Teile, die am leichtesten mechanischen Insulten ausgesetzt sind. Auf die Ursachen und Gefahren der Oberschenkelfraktur ist schon wiederholt hingewiesen worden, und man kann sich eigentlich nur wundern, daß nicht noch mehr Zerreißungen oder Verletzungen an den unteren Extremitäten bei dem oft sehr starken Zug an ihnen zustande kommen Sehr viel häufiger sind die Verletzungen der oberen Extremität und des Schultergürtels, besonders der Clavikula. Die letztere wird oft schon durch den über den Nacken gelegten Finger bei stärkerem Zuge direkt gebrochen, andere Male bei schweren Armlösungen durch die starke Kompression des Schultergürtels. Die Fraktur erfolgt entweder in der Mitte oder etwas mehr gegen das sternale Ende zu. Gelegentlich kommen auch Zerreißungen der inneren Gelenkverbindung, Luxationen des sternalen Endes der Clavikula vor. Recht häufig sind aber auch leider die Frakturen des Oberarms, bewirkt durch direkten oder indirekten Druck auf ihn und Absprengungen der Diaphyse von der Epiphyse am oberen Ende des Humerus. Während die Brüche in der Regel, abgesehen von der Störung der Funktion, durch die Beweglichkeit der Knochenenden gegeneinander, durch das leichte Krepitieren und neuerdings durch die Röntgenaufnahmen relativ leicht zu erkennen sind (Fig. 55), sind die Absprengungen der Diaphyse von der Epiphyse durchaus nicht so ganz einfach festzustellen. Die mangelnde Bewegungsfähigkeit des Armes, die starke Einwärtsrotation des Humerus bei sonst vollständig negativem Befunde werden diese Diagnose wahrscheinlich machen.

Lange[1]) macht darauf aufmerksam, daß ähnliche Funktionsstörungen wie durch die Diaphysenverletzung durch die Zerreißung und nachträgliche Schrumpfung der Gelenkkapsel zustande kommen können. Er gibt auch beherzigenswerte Ratschläge über die eventuelle Behandlung dieser Komplikation.

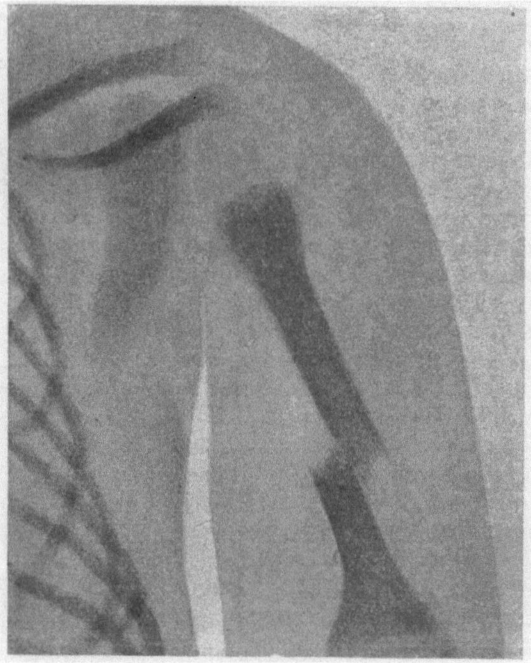

Außer den Brüchen am Schultergürtel kommen nun aber auch Paresen des Oberarms vor, die nur darauf zurückzuführen sind, daß mit den Fingern direkt oder indirekt Quetschungen des Plexus brachialis nach seinem Austritt aus den Wirbelöffnungen an dem sog. Erbschen Punkt zustande kommen. Leichte Lähmungen, welche übrigens vielleicht auch mit leichten, intrazerebralen Blutergüssen zusammenhängen, verschwinden nach einigen Tagen wieder. Schwere Lähmungen sind recht verhängnisvoll und müssen sorgfältig nach der Geburt in entsprechender Weise (Massage, Elektrizität) behandelt werden, da sich in ihrem Gefolge vollkommene Atrophien der gesamten Extremität einstellen können.

Fig. 55.
Humerusbruch nach Hammerschlag.

Außer diesen Verletzungen an den Extremitäten kommen nun noch weiter gelegentlich Verletzungen an der Wirbelsäule in Form von vollständigen Zerreißungen vor, besonders am Halse oder am Brustteil. Es scheint sich auch hierbei weniger um ein Auseinanderreißen der Wirbelsäule, als um eine Trennung der Epiphyse von der Diaphyse der Wirbelkörper zu handeln. Bemerkenswerterweise können derartige Kinder, wie wir mehrfach gesehen haben, längere Zeit noch leben, und wenn wenn man nicht direkt genau bei der Sektion auf die Verletzung achtet, kann sie überhaupt der Beobachtung entgehen. Auch hier ist zu bemerken, daß sich diese durchaus nicht immer, wie es von vornherein wahrscheinlich scheint, bei den schwersten Extraktionen finden. Für das Zustandekommen dieser Verletzungen an der Wirbelsäule und überhaupt an den Weich-

---

[1]) Münch. med. Wochenschr. 1912. Nr. 26.

teilen des Halses sind ungewöhnliche Drehungen des Kindes während der Extraktion besonders verhängnisvoll.

Außer den Zerreißungen der Wirbelsäule kommen auch Zerreißungen und Absprengungen von einzelnen Muskeln vor, von denen besonders die des Sterno-cleido-mastoideus dadurch bemerkenswert sind, daß sie zu einem bleibenden Caput obstipum führen können, wenn auch wohl nicht alle Fälle von Schiefhals auf solche Traumen zurückzuführen sind. Zertrümmerung der einzelnen Muskel-elemente mit Blutergüssen ist jedenfalls nicht selten.

Daß bei ungeschickter Ausführung der Extraktion gelegentlich auch einmal Zerquetschungen der inneren Organe (Leber, Milz, Niere) vorkommen können, ist wohl verständlich.

Eine Reihe schwerer Verletzungen findet sich nun noch weiter am Kopf, gleichfalls unter der Einwirkung der starken Kompression von seiten des engen Beckens und der starken Impression von außen während der Operation. Die einfachste Form der Verletzung ist die Fissur, besonders an den Scheitelbeinen, d. h. Sprünge im Scheitelbein vom Tuber parietale aus nach der freien Peripherie zu. Wieweit diese von Blutungen gefolgt sind und wie oft sie zum Tode führen, das ist jedenfalls sehr schwierig zu sagen, da wir ja nicht wissen, ob nicht ein großer Teil der am Leben bleibenden Kinder derartige Verletzungen davon getragen haben. Zu erkennen am lebenden Kind sind sie jedenfalls nur, wenn sie ziemlich groß sind, durch die Verschieblichkeit der Knochenränder gegen einander.

Sehr viel schlimmer sind natürlich die eigentlichen Frakturen der Schädelknochen, die so häufig mit Impressionen des ganzen Schädelknochens einhergehen. Dabei mag freilich bemerkt sein, daß die Impression an sich, selbst wenn sie zunächst bleibend ist, durchaus noch keine tödliche Verletzung darstellt;

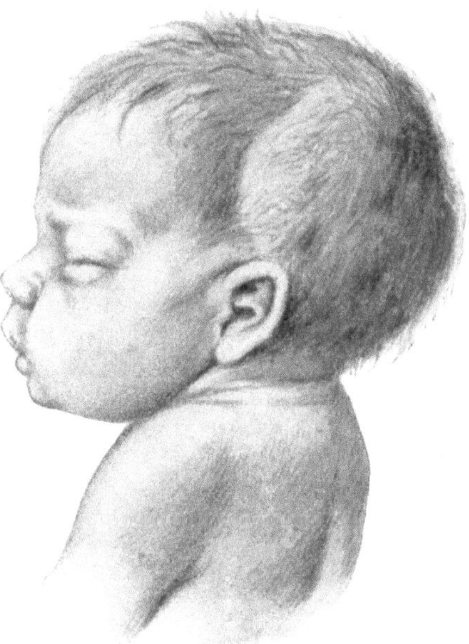

Fig. 56.
Impression des hinteren Scheitelbeins.

denn der kindliche Knochen ist so elastisch, daß er auch in sehr erheblicher Weise eingebogen werden kann, ohne zu brechen. Nicht so ganz selten sieht man sogar, daß unmittelbar nach der Geburt eine derartige „löffelförmige Impression" sich ganz von selbst durch die Elastizität des Knochens wieder ausgleicht. In anderen Fällen (Fig. 56) bleibt sie aber bestehen, ohne das Kind zu töten, und wir haben uns in einer Reihe von Fällen durch jahrelange Beobachtung überzeugt, daß sie sich allmählich ziemlich ausgleichen kann und auf die geistige Entwicklung dieser Kinder keinen Einfluß ausgeübt hat[1]. Ein erheblicher Teil dieser so verletzten Kinder geht aber freilich nach der Geburt zugrunde, entweder weil sie schon vorher schwer geschädigt waren oder weil mit der Impression erhebliche Blutungen im Innern des Schädels verbunden sind. Der

---

[1] Gfrörer, Zeitschr. f. Geb. u. Gyn. Bd. 75. — Hofmeier, Zentralbl. f. Gyn. 1913. S. 1510.

Sitz der Impression ist fast immer das hintere, am Promontorium liegende
Scheitelbein. Ausnahmsweise wird durch den direkten Druck der außen wirkenden Hand das vordere Scheitelbein eingedrückt. Fig. 57 zeigt ferner eine ungewöhnliche, durch den Druck des Promontorium bei schwerer Geburt entstandene Impression der Stirnbeine, die nur dadurch möglich wurde, daß der
Kopf ganz ausnahmsweise im Beckeneingang im geraden, anstatt im schrägen
oder queren Durchmesser stand.

Eine sehr verhängnisvolle Verletzung besteht ferner in der Absprengung
der Hinterhauptsschuppe von der Pars basilaris, weil erstens damit schwere
Blutungen verbunden sein können und zweitens direkt durch Druck auf die
Medulla das Kind getötet werden kann. Diese Absprengung (Fig. 58) kommt
augenscheinlich dadurch zustande, daß an der Pars basilaris vermittels der
Wirbelsäule stark gezogen wird, während zugleich die Hinterhauptsschuppe

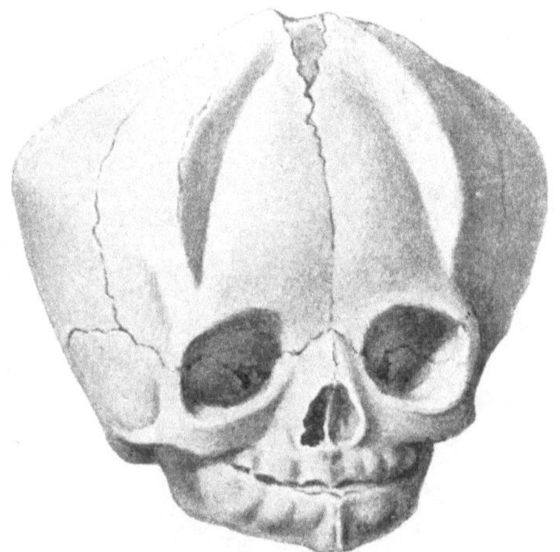

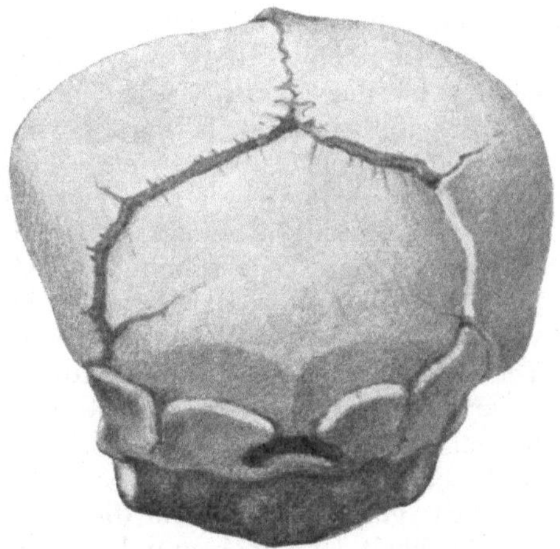

Fig. 57.

Fig. 58.

Impression der Stirnbeine nach Extraktion.   Absprengung der Hinterhauptsschuppe.

durch das enge Becken zurückgehalten und stark nach innen gedrückt wird.
Durch sehr starke Verschiebungen der einzelnen Scheitelbeine kommen auch
zuweilen direkte Zerreißungen der großen Blutsinus zustande mit immer töd-
licher Folge. Durch neuere Untersuchungen von Seitz[1] ist weiter nachgewiesen,
daß selbst bei geringeren traumatischen Einflüssen und durch kleine Verletzungen
am Tentorium cerebelli tödliche Blutungen ausgelöst werden können.

Mit Rücksicht auf diese außerordentlich mannigfaltigen Möglichkeiten
und ihre durchaus nicht immer leichte Diagnose ist es absolut notwendig, nach
jeder etwas schwierigeren Extraktion das Kind genau zu untersuchen und eine
entsprechende Behandlung einzuleiten. Was die Verletzung am Schädel betrifft,
so ist hier in den letzten Jahren mehrfach empfohlen worden (Küstner), die
löffelförmigen Impressionen in der Art auszugleichen, daß man mit einem feinen
Pfropfenzieher den Knochen durchbohrt und versucht, die Einbiegung durch
Anziehen des Knochens wieder auszugleichen. Ich möchte glauben, daß diese
Versuche ziemlich zwecklos sind. Wenn die Kinder zugrunde gehen, so gehen

<hr>

[1] Seitz, Arch. f. Gyn. Bd. 82. — Münch. med. Wochenschr. 1908. Nr. 12. — Be-
necke, Verh. d. deutsch. Gesellsch. f. Path. 1910. — Pott, Zeitschr. f. Geburtsh. u. Gyn.
Bd. 69.

sie nicht an der Impression an sich zugrunde, sondern an den anderweitigen, mit der schweren Geburt zusammenhängenden Schädigungen; und wenn solche vorhanden sind, so wird auch der Ausgleich der Impression die Kinder nicht retten. Wenn sie aber nicht vorhanden sind, so ist, wie schon erwähnt, die Impression als solche kein Grund gegen eine durchaus normale weitere Entwicklung (s. Gfrörer: l. c.).

Die Verletzungen der Extremitäten und der Clavikula müssen nach allgemein chirurgischen Grundsätzen behandelt werden. Zu bemerken ist, daß die kindlichen Knochen im ganzen sehr leicht wieder heilen, und daß eine völlige Immobilisierung der Knochen, wie sie beim Erwachsenen notwendig ist, beim Neugeborenen in dieser Weise nicht notwendig erscheint. Sie wäre auch kaum ausführbar wegen der Unruhe des Kindes, aber auch wegen der Unmöglichkeit, durch feste Verbände die kindlichen Extremitäten dauernd festzuhalten. Man muß sich und kann sich auch mit einfacheren Verbänden begnügen. Zur Heilung der Clavikulafrakturen genügt es, wenn der kindliche Arm in Beugestellung eine Zeitlang durch einfache Bindentouren am Oberkörper des Kindes fixiert wird. Bei Humerusfrakturen empfiehlt es sich ebenfalls, den rechtwinklig gestellten Arm nach leichter Unterpolsterung mit Watte durch eine Gazebinde am Thorax zu befestigen, oder man kann versuchen, durch leichte unterpolsterte Schienen von Pappe ihn festzustellen; doch müssen wegen der notwendigen Reinigung des Kindes diese etwas festeren Verbände alle paar Tage einmal abgenommen werden.

Bei Trennung der Diaphyse von der Epiphyse ist die Difformität zunächst durch starkes Anziehen des Armes auszugleichen und der Unterarm in stärkerer Rotation nach außen und in gestreckter Haltung durch Bindentouren am unteren Teil des Körpers zu fixieren. Paralysen der Nervenstämme sind am besten durch elektrische Behandlung und Massage zu beseitigen. Bei Oberschenkelfrakturen ist vielleicht das einfachste und auch das beste Verfahren, das von Credé empfohlene Emporschlagen des gebrochenen Beines am Rumpf und Fixation des Beines hier nach leichter Unterpolsterung durch eine Gazebinde. Es wird hierdurch einerseits durch die Hüfte eine leichte Extension und durch die Fixierung des Schenkels am Oberkörper eine Kontraextension ausgeübt. Eine völlige Geradstellung der Knochen kann natürlich nicht stattfinden. Doch kann, sobald sich einmal ein Kallus gebildet hat, durch die weiteren Wachstumsvorgänge des Knochens die entstandene Difformität mit der Zeit wieder ausgeglichen werden. Im allgemeinen muß man sich hüten, die kindlichen Extremitäten wegen der nicht unerheblichen Gefahr der dann eintretenden Muskelatrophie zu lange fest zu fixieren.

VIII. Die zerstückelnden Operationen.

Von

A. Döderlein, München.

Mit 35 Abbildungen im Text.

Die Erfahrung lehrt, daß sehr zum Nachteil der Frauen die zerstückelnden Operationen bei den Ärzten im allgemeinen so gefürchtet sind, daß sie nur im äußersten Notfalle und deshalb häufig zu spät angewandt werden, während ihre jetzt hoch entwickelte Technik keineswegs eine solche Zurückhaltung, ja sogar Scheu rechtfertigt. Gerade hier hat in der jüngsten Entwicklungszeit der Geburtshilfe der menschliche Erfindungsgeist so ausgezeichnete Werkzeuge geschaffen, die die Verkleinerung des Kindes in verhältnismäßig einfacher und für die Mutter mehr und mehr ungefährlicher Weise gestatten, daß es wohl an der Zeit ist, daß mit den alten, eingewurzelten und ungerechtfertigten Vorurteilen aufgeräumt wird und die Ärzte das Vertrauen gewinnen, daß sie nunmehr wohl imstande sind, gegebenenfalls Geburtsschwierigkeiten auf diese Weise viel leichter und ungefährlicher zu überwinden als durch das nutzlose Erzwingen der Geburt des unzerstückelten, toten Kindes mit Hilfe von Zange oder Wendung und Extraktion. Als Grundsatz muß hier aufgestellt werden, daß es in allen Fällen für die Mutter eine Erleichterung des Geburtstraumas darstellt, wenn die schon tote oder verlorene Frucht nicht im ganzen, sondern verkleinert oder zerlegt zutage gefördert wird.

Es ist mehr als eine bloße geschichtliche Reminiszenz, wenn ich hier Worte zitiere, die einer der angesehensten Geburtshelfer seinerzeit, J. H. Wigand, vor jetzt 100 Jahren geschrieben hat und die auch heute noch dieselbe Geltung haben wie damals. Man vergegenwärtige sich, daß am Anfang des 19. Jahrhunderts, 100 Jahre nach dem Bekanntwerden der „unschädlichen" Kopfzange Palfyns, Geburtshelfer wie Osiander der Ältere in ihr das Allheilmittel sehen wollten, hat er doch kategorisch die vollkommene Entbehrlichkeit der Perforation gefordert, die immer durch die Zange ersetzt werden könnte.

Wigand[1]) schreibt dazu: „Die Methode, nach welcher noch immer „die meisten deutschen Geburtshelfer zu perforieren pflegen und die wir „auch in allen Lehrbüchern angezeigt finden (?), ist folgende: Nachdem man „sich mittels der Untersuchung überzeugt hat, daß das Becken in der Konjugata um ein Bedeutendes zu enge ist, wird zuerst ein starke und festhal„tende Zange angelegt und mit dieser solange operiert, bis man findet, daß „das Kind auf diese Art nicht zur Welt gebracht werden kann. Jetzt erst, „nachdem man die Geburtsteile der Kreißenden oft erbärmlich genug zer„quetscht und auch dem Kinde nebenher einen Gnadenzug nach dem anderen

---

[1]) J. H. Wigand, Die Geburt des Menschen usw., herausgegeben von F. C. Naegele, Berlin 1820. 2 Bände.

„gegeben hat, wird dann die Indikation gemacht, daß hier nur durch Per-
„foration zu helfen sei. — Anstatt aber nun die Operation auf der Stelle
„zu unternehmen, läßt man die Gebärende noch mehrere Stunden lang die
„Wehen auf das Zerdrücken und Zermalmen ihres armen Kindes verwenden,
„bis es dann am Ende wahrscheinlich ist, daß dasselbe seinen Geist schon
„aufgegeben hat. In diesem Glauben wenigstens wird jetzt der Kopf ange-
„bohrt, das Hirn mit Fingern oder Löffeln, und gar zu oft vor aller Welt
„Augen, aus der Hirnschale geschöpft und sonst noch manches getan, was
„leider nicht die Delikatesse und Humanität unseres Standes dokumentiert.
„Nachdem nun dieses gleichsam als Vorbereitung geschehen ist, wird wieder,
„sobald es nur die beiderseitigen Kräfte erlauben, zur Gewalt geschritten
„und an dem verkleinerten Kopfe, allem Flehen und Klagen der Gebärenden
„zum Trotze, mit Zangen, Haken u. dgl. solange gezerrt und gerissen, bis er
„endlich samt dem Rumpfe geboren worden ist." Und an anderer Stelle[1]):
„Bei dieser Gelegenheit will ich noch einmal den Mut fassen, meinem,
„beim Rückblick auf die unter uns bis jetzt noch immer gebräuchliche Per-
„forationsmethode, von Wehmut und Indignation gleich stark gepreßten
„Herzen vor aller Welt Luft machen. Vielleicht daß meine Stimme zum
„dritten Male endlich durchdringt, und ich so glücklich bin, dem Tode
„wenigstens doch ein paar von den vielen unglücklichen Schlachtopfern, die
„ihm leider noch immer zugeführt werden, zu entreißen."

Die Zeiten haben sich seitdem gewaltig geändert, gebessert aber nicht,
wie die praktische Erfahrung immer wieder lehrt, wenigstens nicht entsprechend
den geburtshilflichen Fortschritten auf diesem Gebiete, die im folgenden dar-
zulegen meine Aufgabe sein soll, um den zerstückelnden Operationen auch in
der Allgemeinheit den ihnen gebührenden Platz zu erringen.

Die Geschichte der Geburtshilfe lehrt, daß es dem menschlichen Geist
viel früher, also leichter gelang, Mittel und Wege zu ersinnen, durch Zerstücklung
der Frucht die Geburt zu vollenden, als ein lebendes Kind auf natürlichem
Wege zu entwickeln. Forscht man den Gründen hierfür nach, so liegt auf der
Hand, daß vor allem die Schwierigkeit in der Ausziehung unverletzter Früchte
darin gelegen war, daß die Kinder in den allermeisten Fällen, nämlich in 96%,
mit dem Kopf vorausgehen. Werkzeuge zu erfinden, die ihn so fassen, daß
man das Kind entwickeln kann, ohne daß es dabei tödlich verletzt wird, war
eines der schwierigsten geburtshilflichen Probleme, das erst durch die seit etwa
zwei Jahrhunderten der Allgemeinheit geschenkten Zange gelöst wurde. Die
Bekanntmachung mit diesem wundertätigen Instrumente durch Jon Palfyn
aus Courtrai[2]) (1650—1730) bildet einen Markstein in der Entwicklung der
ganzen wissenschaftlichen Geburtshilfe. Die Häufigkeit der Kopflagen und
die Ohnmacht, die die Geburtshelfer vorher diesen gegenüber an den Tag legen
mußten, prägen ohne weiteres diesem Instrument seinen Wert auf, über das
heutzutage kein Wort des Lobes mehr nötig ist. Im Gegenteil, es erscheint
heute geradezu notwendig, vor einem allzu freigebigen Gebrauch der Zange
und vor allem vor einer unzweckmäßigen Anwendung zu warnen. Wird die
Zange dazu benutzt, ohne Berücksichtigung der jeweiligen besonderen Verhältnisse in jedem Falle bei Kopflage und Verzögerung oder Stillstand der
Geburt mit ihr das Kind zutage fördern zu wollen, wie dies leider gang und gäbe
ist, so wird dieses hochgepriesene Instrument bei solch mißbräuchlicher Anwendung zu einer nicht zu unterschätzenden Gefahr für die Mütter. Das Ziel

---

[1]) a. a. O. Bd. 2, S. 52.
[2]) Vlämisch Kortryk, wo sein Denkmal steht.

der Zangenoperation ist, ein lebendes Kind auf natürlichem Wege zu entwickeln, und dies kennzeichnet für denjenigen scharf ihre Grenzen, der die Ursachen wohl kennt und zu beurteilen vermag, die dem Erreichen eines derartigen Zieles entgegenstehen.

In allen Fällen, in denen ein räumliches Mißverhältnis zwischen Kind und Mutter besteht, sei es infolge Verengerung der Geburtswege oder ungewöhnlicher Entwicklung der Kinder, und in denen der Geburtsverlauf selbst, wie der augenblickliche Befund, also etwa Hochstand des Kopfes bei leerer Beckenhöhle, dem sachkundigen Geburtshelfer die dem Austritt des Kindes entgegenstehenden Schwierigkeiten anzeigen, muß man sich von vornherein beim Überlegen, welche Operation angewandt werden soll, darüber klar sein, daß der Entwicklung des unzerstückelten Kindes Hindernisse für die Durchführung der Zangenoperation entgegenstehen, die es verbieten, aufs Geratewohl einen nach Kraft und Zeit unbegrenzten Versuch mit ihr zu machen. Das rücksichtslose Erzwingen der Zangenoperation fördert in solchen Fällen niemals ein unverletztes, lebendes Kind zutage, gefährdet die Mutter aber durch Quetschung und Zerreißung der Weichteile mit der damit verbundenen Blutungs- und Infektionsgefahr auf das Schwerste. Erleichtert man aber in solchen Fällen durch die Verkleinerung des ohnedem verlorenen Kindes die Geburt, so entfallen für die Mütter alle diese Gefahren, ohne daß sie durch ein Opfer erkauft werden.

Noch mehr leuchtet der Vorteil zerstückelnder Operationen bei jenen Fällen von Querlage hervor, in denen die Wendung, die gefährlichste aller geburtshilflichen Operationen, wegen Unbeweglichkeit des Kindes, straffer Umschnürung seitens der Gebärmutter unter gleichzeitiger Verdünnung ihrer unteren Wandpartien, auf das Äußerste und bis zur Unmöglichkeit erschwert ist, was am besten dadurch erkannt werden kann, daß schon das Einführen der Hand in den Uterus, noch mehr aber das Fassen des Fußes schwierig ist, wobei dann die Umdrehung des Kindes mit der großen Gefahr der Zerreißung der Gebärmutter verbunden ist. Auch hier wird man auf diese rohe Weise nur Gefahren für die Mutter heraufbeschwören, ohne daß man dabei den Preis der Erhaltung des Lebens des Kindes zu erringen vermag, während die Ausführung zerstückelnder Operationen mit Aufgabe des kindlichen Lebens die Mutter dieser Gefahren enthebt.

Es wäre ein großer Fortschritt, wenn diese grundsätzliche Stellungnahme den zerstückelnden Operationen gegenüber den Geburtshelfern viel mehr ins Fleisch und Blut überginge. Die heutige Generation ist viel zu sehr bestrebt, die ihr geläufigere Zangenoperation und die Manualextraktion in jedem Fall und solange erzwingen zu wollen, bis man, meist aber zum Schaden der Mutter, von der Unmöglichkeit ihrer Durchführbarkeit überzeugt wird, um dann nur als Ultima ratio notgedrungen und widerwillig zu den zerstückelnden Operationen die Zuflucht zu nehmen.

Aber auch noch in ganz anderer Richtung muß die Berechtigung der zerstückelnden Operationen in Schutz genommen werden.

Die Entwicklung der großen chirurgischen, geburtshilflichen Eingriffe, Kaiserschnitt und beckenerweiternde Operationen, hat in den letzten Jahrzehnten die zerstückelnden Operationen mehr und mehr verdrängt. Sie erlauben, räumliche Schwierigkeiten und sonstige Geburtshindernisse unter gleichzeitiger Erhaltung des Lebens der Frucht zu beseitigen, und es ist ganz klar, daß bei der modernen Wertschätzung des kindlichen Lebens ihre Entwicklung einen großen Fortschritt in der Geburtshilfe darstellt. Aber auch hier droht die Gefahr, daß unter Verkennung der diesen Eingriffen naturgemäß innewohnenden, in der größeren Verletzung der Mutter gelegenen Gefahren das Wagnis leicht zu groß werden kann. Man muß sich darüber klar sein, daß die zerstückelnden Operationen die Mutter an Gesundheit und Leben viel weniger gefährden. Eine gefahrlose Durchführung dieser chirurgischen Eingriffe ist an so viele innere und äußere Bedingungen geknüpft, daß nur derjenige diesen höheren Einsatz wagen darf, der die Bedingungen zum Gelingen des Eingriffes vollkommen beherrscht. Man kann ruhig behaupten, daß dies für die Geburtshelfer des Privathauses in der Regel schon aus äußeren Gründen unmöglich ist. So wird die Wahl unter diesen Eingriffen beschränkt und auch hier muß in der Geburtshilfe des Privathauses aus vielen Gründen, will man das Wohl der Mutter wahren, den zerstückelnden Operationen von vornherein der Vorzug gegeben werden.

Ein solches Handeln schließt nun freilich bedauerlicherweise vielfach ein Todesurteil des Kindes in sich und es ist über die ethische, juridische und medizinische Berechtigung hierzu seit alters her ein lebhafter Streit entbrannt, der ein beträchtliches Schwanken der Anschauungen zu den verschiedensten Zeiten erkennen läßt. Wer sich für die einschlägigen Fragen auf diesem Gebiete interessiert, den verweise ich auf die auf meine Anregung hin entstandene und von der medizinischen Fakultät in Tübingen preisgekrönte Arbeit von Sippel[1]), in der dies Thema nach allen Richtungen hin auf Grund sorgfältiger und erschöpfender historischer Forschungen ausführlichst behandelt ist.

Es möge hier nur kurz hierzu Stellung genommen sein. Die rein akademischen Erörterungen der Moraltheologen, von denen die Berechtigung einer Unterbrechung der Schwangerschaft sowie der Perforation lebender Kinder strikte abgelehnt sind, können wohl für den die praktische Seite dieses Problems bearbeitenden Geburtshelfer keine bindende Richtschnur bilden. Ein hochgestellter Vertreter der katholischen Moraltheologie hat mir gegenüber den meines Erachtens vorbildlichen Ausspruch getan, daß hier nur die Geburtshelfer das Wort haben, die allein kompetent zur Beurteilung eines derartigen Eingriffes erscheinen.

Wenn von den theologischen Autoren, die auf Grund der päpstlichen Erlasse[2]) die Lehre von der Perforation der lebenden Kinder unter allen Umständen verurteilen, als Hauptgrund angegeben wird, daß die neuere Geburtshilfe über andere Mittel und Wege verfüge, die auch unter Rücksichtnahme auf die Mutter die Erhaltung des kindlichen Lebens ermöglichen, so muß dagegen hervorgehoben werden, daß auch in der Jetztzeit wie in alle Zukunft die großen chirurgischen Eingriffe, die dabei in Betracht kommen, Kaiserschnitt und beckenerweiternde Operationen, niemals im Privathause für die Mutter diejenigen Aussichten für Erhaltung ihres Lebens bieten können, die unter Einschaltung der zerstückelnden Operationen die Entbindung auf natürlichem Wege und ohne Verletzung des mütterlichen Körpers bietet. Besonders ist dabei auch darauf Rücksicht zu nehmen, daß gerade so schwere, durch enge Becken komplizierte Geburten in sich selbst die besonderen und unvermeidbaren Gefahren entwickeln, die unter solchen Umständen den chirurgischen Eingriffen drohen, die nur bei sehr sorgfältiger und sachkundiger Untersuchung der Kreißenden jeweils erkannt werden können und die nach aller Erfahrung eine strenge Kontraindikation gegen solche chirurgischen Eingriffe bieten, das ist die in dem

---

[1]) Sippel, Fritz, Über die Berechtigung der Vernichtung des kindlichen Lebens zur Rettung der Mutter vom geburtshilflichen, gerichtlich-medizinischen und ethischen Standpunkt. Tübingen, Franz Pietzcker 1902.

[2]) The medical Record, New York 1885. Vol. 28. S. 492 und Zentralbl. f. Gyn. 1898. Nr. 11. S. 296.

Gebärorgan selbst sich entwickelnde Infektion. Es ist durchaus nicht berechtigt, heutzutage schlechtweg zu sagen, man könne in jedem Falle mit annähernd gleicher Aussicht auf Erhaltung des mütterlichen Lebens die zerstückelnden Operationen durch andere, die das kindliche Leben zu erhalten vermögen, ersetzen, und es würde eine derartige Verallgemeinerung eines solchen Verbotes aus moraltheologischen Gründen wohl das Leben der Kinder, nicht aber das der Mütter berücksichtigen. Die Folge wäre, daß dann in den entsprechenden Fällen die Mütter das Leben der Kinder mit ihrem Tode erkaufen würden. Würden diejenigen Theoretiker, die solche Lehren verbreiten, ohne das medizinische Verständnis für solche Fragen besitzen zu können, mit dem Verstandesrüstzeug der modernen Medizin ausgestattet werden können, dann würden sie zweifellos ihrem Gewissen folgend verstummen müssen.

Vom juridischen Standpunkt aus stellt sich die Frage nach dem geltenden Gesetz so dar, daß den Ärzten zwar nirgends im Strafgesetzbuch direkt das Recht eingeräumt wird, ein lebendes Kind im Mutterleib zu töten, ebensowenig wie uns ja auch irgendwie ausdrücklich das Recht eingeräumt wäre, eine bestehende Schwangerschaft zu vernichten. Nach der Auffassung des Reichsgerichts und hervorragender juridischer Autoren schließt aber eine wissenschaftlich begründete Perforation lebender Kinder keine Rechtswidrigkeit in sich und es fehlt damit die Strafbarkeit der Handlung, weil die pflichtmäßige Ausübung des Berufes dem Arzt die Rettung der Mutter, nötigenfalls unter Vernichtung des Lebens des Kindes, gebietet. Es beruhe auf einem Gewohnheitsrecht, daß der Embryo zur Rettung des Lebens der Mutter geopfert werden dürfe. Als selbstverständlich wird dabei angesehen, daß diese Opferung der Frucht bei Einleitung des künstlichen Aborts oder Perforation lebender Kinder aus rein medizinischen, nicht etwa sozialen oder anderweitigen Erwägungen heraus begründet werden muß, so daß den Arzt und die Mutter der Notstandsparagraph des Strafgesetzbuches[1]) zu schützen vermag. Nach dem geltenden Gesetz allerdings würde dieser Notstandsparagraph dem Arzt nur dann zur Seite stehen können, wenn die Schwangere zu seinen Angehörigen gehört. De lege ferenda soll nun dieses persönliche Verhältnis zwischen Arzt und Schwangerer zukünftig nicht mehr in Betracht gezogen werden müssen, wie das ja doch wohl auch der Vernunft entspricht; es soll sich der Arzt vielmehr bei der Perforation stets auf den Notstandsparagraphen berufen dürfen, „wenn es sich um eine gegenwärtige, nicht anders abwendbare Gefahr für die Schwangere handelt und der Wille der Schwangeren der Perforation nicht entgegensteht. Dies bedeutet einen wesentlichen Fortschritt zum Schutz der Ärzte[2])".

Die Frage kann also abschließend kurz dahin beantwortet werden, daß vom ethischen und juristischen Standpunkt aus derjenige Arzt das beste Gewissen haben darf, der in seinen Erwägungen die in dem Geburtsverlauf selbst gelegenen Gefahren richtig einzuschätzen weiß und danach sein Handeln richtet, das ihn dann allerdings aus den verschiedensten Gründen zur Vernichtung des kindlichen Lebens führen kann. Sieht er sich dazu gegebenenfalls gezwungen, so hat er den Rechtsschutz auf seiner Seite. Je weiter die medizinische Wissenschaft in der Erforschung der die Kreißende umlauernden Gefahren gedrungen

---

[1]) St.G.B. § 54: „Eine strafbare Handlung ist nicht vorhanden, wenn die Handlung außer dem Falle der Notwehr in einem unverschuldeten, auf andere Weise nicht zu beseitigenden Notstande zur Rettung aus einer gegenwärtigen Gefahr für Leib und Leben des Täters oder eines Angehörigen begangen worden ist."

[2]) Die strafrechtliche Verantwortlichkeit des Arztes bei operativen Eingriffen nach geltendem und künftigem deutschen Strafrechte. Von Reichsgerichtsrat Dr. Ebermayer in Leipzig, Leipziger Zeitung f. D. Recht 1914, Nr. 12.

ist, um so mehr hat sie anerkennen müssen, daß das Gelingen der großen, chirurgisch-geburtshilflichen Eingriffe an vielerlei äußere und innere Voraussetzungen gebunden ist, die durchaus nicht immer und überall gegeben sind. Aus alledem geht hervor, daß die Vornahme zerstückelnder Operationen, auch beim lebenden Kinde, als zwar bedauerliche, aber gegebenenfalls unbedingt nötige Eingriffe angesehen werden müsse.

Wieweit dies nicht nur, wenn auch in erster Linie, für die Hausgeburtshilfe, sondern auch noch für die klinische Tätigkeit zutrifft, möge aus folgender Statistik[1]) der Münchener Klinik ersehen werden.

In den Jahren 1884—1918 kamen unter 61 244 Geburten 529 zerstückelnde Operationen vor. 1884—1907 (Winckel) entfielen auf 32 175 Geburten deren 319 = 0,99%, 1908—1918 (Döderlein) dagegen auf 29 069 Geburten deren 210 = 0,72%. 41 mal mußten lebende Kinder perforiert werden. In 26 dieser Fälle zeigten aber die Kinder bei der Vornahme der Entbindung bereits so schwere Störungen, daß es nicht berechtigt gewesen wäre, ihretwegen andere, die Mutter mehr gefährdende Operationen zu wählen. In den anderen 15 Fällen waren zwar noch keine Schädigungen der Kinder objektiv nachweisbar; 3 mal waren außerhalb der Klinik wiederholte, energische Zangenextraktionsversuche vorausgegangen.

5 mal bestand hohes Fieber der Mutter mit Tympania uteri. Eine früher durch Kaiserschnitt Entbundene lehnte diesmal jeden anderen Eingriff ab. Einmal wurde erst eine Dermoidzyste durch Colpotomia posterior entfernt. 5 mal bestand Deflexionslage, 2 mal Stirnlage, 3 mal Gesichtslage, bei denen vorher anderweite Eingriffe, Umwandlung in Flexionslage, Zange, vergeblich versucht worden waren.

Von den Müttern starb nur eine vier Wochen nach der Geburt an Sepsis. Sie war nach langem, vergeblichem Kreißen schon septisch in die Anstalt verbracht worden. Zum Vergleich führe ich aus Lichtensteins Arbeit[2]) die Statistik der Leipziger Klinik (Zweifel) an. Auf 15 055 Geburten der Jahre 1898—1908 kamen 114 = 0,75% Perforationen, von 1908—1918 auf 13 850 Geburten aber nur 25 = 0,18%.

Kraniotomie.

Das Größenverhältnis zwischen einem ausgetragenen Kinde und dem Geburtskanal ist unter normalen Verhältnissen schon derartig, daß es der Natur in der Regel nur unter Aufwendung erheblicher Kräfte gelingt, den vorangehenden Kopf unter bestimmten, den Raumverhältnissen sich anpassenden Drehungen hindurchzuarbeiten. Schon Störungen in diesem Geburtsmechanismus können den Geburtsvorgang ungünstig beeinflussen und hindern. Ebenso vermögen die Abweichungen von der normalen Schädellage, also Vorderhauptslagen, Stirnlagen und Gesichtslagen, auch bei günstigen Größenverhältnissen Hemmungen im Geburtsverlauf herbeizuführen, die bei der relativen Ungunst dieser Lagen ein Eingreifen erzwingen. So ist es einleuchtend, daß schon geringgradige Verengerungen des Geburtskanals den Geburtsvorgang auf das Empfindlichste zu stören vermögen und höhergradige Verengerungen ihn unmöglich machen. Aus zahlreichen Beobachtungen, die sich in großen statistischen Erforschungen zu Gesetzen haben formen lassen, geht hervor, daß als untere Grenze für die Gebärmöglichkeit lebender, reifer Kinder bei den engen Becken eine Conjugata vera von 7,5 cm angenommen werden kann.

---

[1]) v. Redwitz, Monatsschr. f. Geburtsh. u. Gynäkol. Bd. 53 (Festschrift Döderlein).
[2]) Arch. f. Gynäkol. Bd. 112, S. 57.

Hieraus ergibt sich für die praktische Geburtshilfe die beherzigenswerte Regel, daß bei allen Beckenverengerungen innerhalb der Grenze der Conjugata vera von 11—7,5 cm, wenigstens bei den am häufigsten vorkommenden, platten Becken, bei der Geburtsbehandlung von vornherein mit der Möglichkeit einer Spontangeburt per vias naturales gerechnet werden kann und dementsprechend ein abwartender Standpunkt in der Geburtsleitung solange eingenommen werden darf, bis etwa auftretende gefahrdrohende Erscheinungen von seiten der Mutter eine Beendigung der Geburt auf künstliche Weise erfordern. Je nach Lage des Falles wird dann hier wenn möglich das Interesse der Kinder dadurch gewahrt werden, daß man eine derjenigen Operationen wählt, die das Ziel verfolgen, ein lebendes Kind auf natürlichem Wege zu entwickeln, also Zangenoperation oder Wendung und Manualextraktion.

Ergibt sich aus dem Geburtsverlauf jedoch die Unmöglichkeit der Durchführung eines derartigen, beiden Teilen gerecht werdenden Verfahrens, dann tritt an dessen Stelle eine zerstückelnde Operation, wenn nicht chirurgische Eingriffe auch das Kind zu berücksichtigen erlauben.

Ist die Conjugata vera bei einer Schwangeren am Ende der Schwangerschaft kleiner als 7,5 cm, so ist von vornherein die Möglichkeit der Spontangeburt eines lebenden Kindes ausgeschlossen und ebenso auch die Entwicklungsmöglichkeit eines lebenden Kindes auf natürlichem Wege. Ein abwartendes Verhalten der Geburtshelfer zum etwaigen Erreichen eines solchen Zieles wäre in diesen Fällen falsch und es muß die Geburtsleitung von Anfang an darüber schlüssig werden, ob sie in solchem Falle die Zerstücklung des Kindes ins Auge fassen will oder aber einen der großen chirurgischen Eingriffe, zu deren Ausführung die Kreißende am besten zur richtigen Zeit einer Anstalt zugeführt wird.

Die unterste Grenze für die Durchführbarkeit der Entbindung mit Hilfe der zerstückelnden Operationen ist bei einer Conjugata vera von 5 cm gelegen. Bei allen denjenigen Becken, bei denen nicht die Conjugata vera zum Maßstab der Beurteilung der Verengerung genommen werden kann, also bei den osteomalazischen, den querverengten, schrägverengten oder bei den durch Tumoren mißgestalteten gibt einen guten Anhaltspunkt zur Beurteilung der Möglichkeit, ob die zerstückelnden Operationen zum Ziele führen können, der Versuch, mit der ganzen Hand durch den Beckenkanal durchzudringen, eine einfache praktische Beckenmessung, die nie versäumt werden soll, wenn Zweifel an der Durchführbarkeit einer derartigen künstlichen Entbindung gegeben sind. Es ist viel besser, dann auf jeden Versuch einer solchen Operation zu verzichten, als erst durch Mißlingen einer solchen die Unmöglichkeit einsehen zu müssen, nachdem vielleicht die Mutter schon unheilbaren Schaden erlitten hat.

Ist die Conjugata vera kleiner als 5 cm und kann die flache Hand des Geburtshelfers durch den Beckenkanal nicht mühelos hindurchdringen, dann ist die einzige Entbindungsmöglichkeit der Kaiserschnitt, der in solchen Fällen bei absoluter Indikation unter allen, auch ungünstigen Umständen ausgeführt werden muß, wenn man nicht die Mutter rettungslos verloren geben will; denn eine Kreißende, die nicht entbunden wird, muß samt ihrem Kinde zugrunde gehen, und zwar stirbt sie entweder bei kräftiger Wehentätigkeit an der sich selbst entwickelnden und von selbst entstehenden Uterusruptur oder bei Trägheit der Uterustätigkeit an der infolge der vergeblichen, langen Geburtsdauer nach Eröffnung des Eies nach einer entsprechenden Zeit stets, auch von selbst eintretenden Fäulnis des Eies, Sepsis.

Die gleichen Folgen treten natürlich ein, wenn aus irgendeinem anderen Grunde der Austritt des Kindes verhindert ist, z. B. wegen von Weichteilen ausgehenden Geschwülsten oder in ihnen gelegenen Verengerungen. Auch hier bietet die Prüfung der Gebärmöglichkeit durch die Hand den besten Maßstab für die Beurteilung, ob überhaupt auf natürlichem Wege entbunden werden kann oder nicht.

Neben diesen von der Mutter ausgehenden Schwierigkeiten kommen auch solche des Kindes ursächlich in Betracht, und hier sind es namentlich Mißbildungen, wie Hydrozephalus, große Meningozelen, Hydrothorax, Doppelbildung, die zu zerstückelnden Operationen Anlaß geben können.

Auch hierfür möchte ich vor allem den dringenden Rat geben, bei Unklarheiten in der Diagnose oder sonst unerklärlichem Stillstand der Geburt von der Untersuchung mit der ganzen Hand Gebrauch zu machen. Die bekannten Merkmale des Hydrozephalus vermögen ja auch durch das gewöhnliche Tuschieren mit zwei Fingern die Aufmerksamkeit des kundigen Untersuchers auf die Diagnose zu lenken, die Weite der Nähte und Fontanellen sind auch bei ganz hochstehendem Kopf leicht zu erkennen. Aber bei den anderen, vom Kinde ausgehenden Gebärschwierigkeiten genügt das einfache Tuschieren nicht, während das Abtasten des vorliegenden Teiles über den Umfang des gewöhnlichen Tuschierbefundes hinauf mit der ganzen Hand sofort den Grund der Erschwerung der Geburt feststellen und dann vielleicht leicht beseitigen läßt. Eine Scheu vor diesem etwas gewaltsamen Untersuchen ist angesichts der daraus entspringenden diagnostischen und therapeutischen Vorteile nicht berechtigt. Führen wir doch auch zur Ausführung der Wendung ohne irgendein Bedenken die ganze Hand ein, um bis zum Fundus uteri dem Kind entlang zu gleiten, und gerade dabei kann man sich überzeugen, wie leicht es ist, dann wirklich die ganze Oberfläche des Kindes auf etwaige Geburtshindernisse abzusuchen. Durch die rechtzeitige Erkennung solcher Hindernisse aber wird man vor Überraschungen bewahrt, die manches Unheil für die Mütter bieten können. Dabei kann man sich zugleich durch Betasten der Nabelschnur am sichersten über Leben und Tod des Kindes vergewissern, wenn die Auskultation kein ganz sicheres Ergebnis gibt.

1. Vorbedingungen und Indikationen.

Wie alle geburtshilflichen Operationen, die die Entwicklung des Kindes auf natürlichem Wege zum Ziele haben, ist auch für die Ausführung der Kraniotomie eine gewisse Vorbereitung durch die Wehentätigkeit erforderlich, die die Umformung der Geschlechtsorgane zum Geburtskanal bewerkstelligt. Wir sind ja wohl jetzt in der Lage, durch Schnittentbindung auch auf vaginalem Wege bis zu einem gewissen Grade auf solche Vorbereitungen zu verzichten. Aber ganz abgesehen davon, daß die Ausführung des vaginalen Kaiserschnittes im Privathause doch nur ganz ausnahmsweise unter günstigen Verhältnissen möglich ist, kommt er für gewöhnlich bei zerstückelnden Operationen deshalb nicht in Betracht, weil der Einsatz für eine solche Operation ein lebendes Kind ist, um dessentwillen man die Mutter auch einer größeren Gefahr unterziehen darf. Außerdem ist aber eine gewisse Wehentätigkeit vor allen entbindenden Operationen auch aus dem Grunde erwünscht, weil damit die atonischen Gefahren der Nachgeburtsperiode eher vermieden und die Rückbildung im Wochenbett begünstigt wird. Es empfiehlt sich deshalb, selbst in Fällen, in denen von vornherein die Spontangeburt ausgeschlossen war, doch eine gewisse Geburtsarbeit wirken zu lassen, nur darf man hierin nicht so weit gehen, daß daraus wiederum Gefahren hervorgehen. Am besten bestimmt man den Zeitpunkt so, daß man bis zur Eröffnung des Muttermundes wartet, womit eben dann auch jene Voraussetzung für die Durchführung der zerstückelnden Operationen gegeben ist, die zur Gefahrlosigkeit der Entbindung Grundbedingung ist, so daß die Mutter unter den gleich günstigen Aussichten ins Wochenbett übertreten kann wie nach einer Spontangeburt.

Freilich ist dabei zu berücksichtigen, daß gerade in den Fällen, in denen durch Beckenverengerung der Eintritt des vorliegenden Teiles in das Becken verhindert ist, die Mechanik der Muttermundserweiterung gestört ist und auch die Beurteilung über die Weite des Muttermundes deshalb erschwert ist, weil kein vorliegender Teil wie sonst sich in ihn hineinpreßt und ihn spannt. Man findet dann bei hochstehendem, beweglichem Kopf die Muttermundsränder meist schlaff in die Beckenhöhle hereinhängend und muß erst durch Spreizen der Finger oder durch den Versuch, mit der Hand durchzudringen, die Eröffnungsgröße und Dehnungsfähigkeit feststellen. Auch hier ist wiederum das Durchführen der Hand ein äußerst wichtiger Behelf zur Beurteilung der Sachlage.

Wie lange man auf die Eröffnung des Muttermundes warten darf, darüber können keine Zeitbestimmungen maßgebend sein, wenn auch namentlich für den Anfänger die Berücksichtigung der Durchschnittsdauer der Geburt bei Erst- und Mehrgebärenden schon gewisse Anhaltspunkte gibt. Von größter Bedeutung ist dabei das Verhalten der Fruchtblase, und zwar deshalb, weil, solange als die Fruchtblase steht, die bei diesen pathologischen Geburten im Vordergrund stehende Gefahr des Eindringens von Bakterien in das Eiinnere mit folgender Verjauchung nicht besteht, vom Augenblick des Blasensprunges an aber befürchtet werden muß. Auch hier kommen gerade bei durch Mißverhältnis getrübten Geburten eigenartige Verhältnisse in Betracht, insofern hier, wo der Schutz der Blase so nötig wäre, vorzeitiger Blasensprung begünstigt wird. Da der Kopf nicht eintreten kann, wird nicht wie bei der regelrechten Geburt Vorwasser und Nachwasser geschieden. Die Eiblase steht dann im Muttermund bei der Wehe unter dem vollen Inhaltsdruck des Eies, und so erklärt sich die Häufigkeit ihres vorzeitigen Platzens.

Unter welchen Umständen die Kraniotomie in Betracht kommt, ist bereits ausführlich dargelegt. Man kann es kurz dahin zusammenfassen, daß sie eben dann notwendig ist, wenn der Durchtritt des unzerstückelten Kindes durch den Geburtskanal aus irgendwelchen Gründen der Raumbehinderung unmöglich ist. Bei der Indikationsstellung kommt aber nun weiterhin in Betracht, wann sich der Geburtshelfer in solchen Fällen veranlaßt sehen muß, in dieser Weise einzugreifen. Ist das Hindernis so groß, daß von vornherein die Unmöglichkeit der Geburt klar ist, dann ist aus den Ausführungen über die Vorbedingungen der Zeitpunkt leicht zu ersehen. Es genügt, in Erfüllung dieser Vorbedingungen dann die Möglichkeit der Ausführung der Operation zu besitzen, ohne daß eine weitere Bedrohung des mütterlichen Lebens in Betracht zu kommen braucht. Bei der Schmerzhaftigkeit der Geburtsarbeit ist es ganz natürlich, daß man sie, wenn sie für den Zweck der Ausstoßung des Kindes weiterhin ganz nutzlos ist, der Mutter gern erspart und eingreifen wird, bevor irgendwelche bedrohliche Erscheinungen aufgetreten sind.

Ganz anders ist dies jedoch in jenen ungleich häufigeren Fällen, in denen wegen Beckenverengerungen ersten und zweiten Grades Gebärschwierigkeiten wohl auch erwartet werden müssen, aber die Möglichkeit einer Spontangeburt vorliegt und somit für den Geburtshelfer die Pflicht erwächst, auch auf das Kind so viel Rücksicht zu nehmen, als es sich irgendwie mit dem Wohl der Mutter verträgt, dadurch daß er bis zum Äußersten die Wirkung und den Erfolg der Geburtsarbeit abwartet und nur dann mit zerstückelnden Operationen eingreift, wenn wirklich gefahrdrohende Erscheinungen von seiten der Mutter auftreten, die rechtzeitig zu erkennen keine leichte Aufgabe ist.

Gerade die neue Forschung über die Geburtsbehandlung beim engen Becken von Krönig[1]), Baisch[2]), Bürger[3]), Glöckner[4]), Leisewitz[5]), Peham[6]) und Nebesky[7]) hat zu einem Ergebnis geführt, das für diese abwartende Behandlung solcher Geburtserschwerungen sehr wichtige, aber schwierige Regeln aufstellt. Dies kann dahin zusammengefaßt werden, daß die günstigsten Ergebnisse für die Mutter wie für die Kinder jene Geburtsleitung erzielt, die den Naturkräften innerhalb der gegebenen Grenzen möglichst freien Lauf läßt. Dabei ist zu berücksichtigen, daß die Natur selbst für solche Geburten Mittel und Wege in Reserve hat, die der künstlichen Geburtshilfe verwehrt sind. Es ist dies die Möglichkeit, den Kopf des Kindes bis zu einem gewissen Grade Beckenverengerungen durch Konfiguration anzupassen sowie auch durch bestimmte Einstellungsmechanismen Hindernisse, die ja in der Regel im Beckeneingang gelegen sind, zu überwinden. So erklärt es sich, daß durch Einschaltung dieser der Erweiterung des Muttermundes und dem Blasensprung folgende Konfigurationsperiode der Durchtritt von Kindern durch einen solchen verengten Geburtskanal möglich ist, wo die Zangenoperation und auch die Manualextraktion dies nicht zu leisten imstande wären.

Die Vorteile der auf solche Grundsätze aufgebauten Geburtshilfe bei engem Becken ersten und zweiten Grades sind in obigen Arbeiten zahlenmäßig festgelegt. Es erwächst daraus für den Geburtshelfer die Pflicht, in allen Fällen, in denen mit der Möglichkeit der Spontangeburt gerechnet werden kann, so lange auf sie zu warten, als es sich mit dem Interesse der Mutter verträgt. Treten dann Erscheinungen auf, die die Beendigung der Geburt erheischen, so wird man in den Anstalten bei lebenden Kindern in erster Linie diejenigen Operationen wählen, die auch das Leben des Kindes zu retten ermöglichen, also Kaiserschnitt und beckenerweiternde Operationen, während im Privathause die zerstückelnden in ihr Recht treten.

Mit dem Augenblick des intrauterinen Todes des Kindes wird die Sachlage für den Geburtshelfer natürlich unendlich erleichtert, da dann mit dem Wegfall jeder Rücksichtnahme auf das Kind die Beendigung der Geburt durch zerstückelnde Operationen keinerlei Bedenken begegnen wird, während die Scheu vor der Anwendung dieser Eingriffe bei lebendem Kinde äußerste Zurückhaltung begreiflich, ja sogar nötig macht. Nie und nimmer darf dies jedoch dazu führen, daß man, um sich aus einem bei lebendem Kind auftauchenden Gewissensbedrängnis zu befreien, ohne Rücksicht auf die Mutter bis zum Tode des Kindes wartet, um dann an seiner Leiche zu operieren, ein Grundsatz, der in früheren Zeiten, besonders von theologischer Seite, befürwortet wurde. Wir können darin nur eine angebrachte Spitzfindigkeit erblicken, die dem menschenfreundlichen Arzt übel ansteht.

Die Indikationsstellung zu der Vornahme zerstückelnder Operationen lebender Kinder ist natürlich eine viel verantwortungsvollere als bei jenen Operationen, die das Ziel verfolgen, ein lebendes Kind auf natürlichem Wege

---

[1]) Krönig, Die Therapie beim engen Becken. Leipzig 1901 und Vers. d. Naturf. u. Ärzte, Köln 1908.

[2]) Baisch, Reformen in der Therapie des engen Beckens. Leipzig 1907.

[3]) Bürger (Schauta), Die Geburtsleitung bei engem Becken. Wien 1908.

[4]) Glöckner, Beitrag zur Lehre vom engen Becken. 3. Teil. Leipzig 1908.

[5]) Leisewitz, Arch. f. Gyn. Bd. 86.

[6]) Peham, Das enge Becken. Wien 1908.

[7]) Nebesky, Die Geburtsleitung bei engem Becken usw. Arch. f. Gyn. Bd. 103, S. 395.

zu entwickeln, wie die Zangenoperation und die Manualextraktion. So erklärt es sich wohl, daß die Ärzte bei solchen Geburten leicht in Versuchung geraten, wenn ihre Geduld zu sehr in Anspruch genommen wird, dem Drängen der Kreißenden und ihrer Angehörigen nachzugeben und einen Versuch zu machen, ob es nicht vielleicht doch gelingt, mit der Zange das Hindernis zu überwinden und ein lebendes Kind auf natürlichem Wege zu entwickeln. Führt dieser Operationsversuch nicht zum Ziele, dann pflegt der Arzt anscheinend mit gutem Recht zu sagen, er habe sein Äußerstes getan, um die Qualen der Mutter abzukürzen. Es kämen nun aber nur mehr zerstückelnde Operationen in Betracht, zu deren Ausführung jedoch der Zeitpunkt noch nicht gekommen wäre und so wolle er noch etwas abwarten, ob nicht vielleicht doch überraschenderweise die Geburt von selbst vor sich gehe. Dieses nicht unbeliebte und in den Augen des Laien auch sehr verlockende Verhalten der Ärzte muß auf das schärfste verurteilt werden; denn es ist ein wichtiger Grundsatz, gegen den nicht ungestraft gesündigt werden kann, daß, wenn man die Geburt operativ zu beenden begonnen hat, unter allen Umständen dann auch die Vollendung der Geburt in kürzester Zeit durchgeführt werden muß, wenn nicht die Mutter aus diesen erfolglosen Versuchen aus den verschiedensten Gründen die schwersten Nachteile gewärtigen soll und so ergibt sich, daß man zu der Vornahme von Zangenoperationsversuchen in diesen Fällen die gleich strenge Indikationsstellung gelten lassen muß wie für die Ausführung der zerstückelnden Operationen, die mißglückten Zangenversuchen unmittelbar folgen müssen.

Als Indikationen zur Ausführung zerstückelnder Operationen können alle jene Vorkommnisse gelten, die auch für die übrigen geburtshilflichen Eingriffe zur Vollendung der Geburt Anlaß geben. Soweit sie nicht aus dem Geburtsverlauf bei engem Becken selbst entspringen, verdienen sie hier keine besondere Betrachtung; Nierenerkrankungen, Herzfehler, interkurrente fieberhafte Erkrankungen, Eklampsie, also alles Störungen, die eine möglichst rasche Beendigung der Geburt bedingen, geben bei toten Kindern ohne weiteres, bei lebenden Kindern je nach dem Zustand der Mutter und nach dem Stadium der Geburt Anlaß, Zuflucht zu solchen Eingriffen zu nehmen.

Schwieriger ist die rechtzeitige Erkennung der bei langwierigen Geburten durch den Geburtsverlauf selbst hervorgerufenen Störungen und gerade bei dem neueren Grundsatze, auf die spontane Geburtskraft bis zum äußersten zu vertrauen, muß der Geburtshelfer mit dem Auftreten solcher gefahrdrohenden Erscheinungen sehr vertraut sein, wenn nicht andererseits aus diesem Grundsatze Unheil entspringen soll. Es sind dies die ersten Erscheinungen jener aus der Geburt selbst hervorgehenden Gefahren, an denen Frauen, die nicht gebären können, schließlich zugrunde gehen müssen: Uterusruptur und Fäulnis.

Die Uterusruptur ist von diesen beiden zweifellos das größere Gespenst; denn sie ist ein aus der physiologischen Geburtsmechanik sich herausentwickelndes Ereignis, das nur durch eine rechtzeitige Beendigung der Geburt verhütet werden kann. Der Gang der Dinge ist dabei folgender: Wie bei jeder normalen Geburt steigert sich die Wehentätigkeit mit der Dauer der Geburt auch hier. Der Wehencharakter wird immer intensiver, die Wehen werden stärker, demzufolge schmerzhafter, dauern länger, kehren häufiger wieder, die Pausen verkürzen sich. Im Verhältnis zur Kontraktion des Uteruskörpers steht nun aber die Retraktion des Uterushalses. Solange die Wehentätigkeit in physiologischen Grenzen bleibt, führt dies einfach zur Erweiterung des Gebärmutterhalses und damit zur Umformung des weiblichen Genitales zum Gebärkanal, so daß sodann die Ausstoßung des Kindes ohne Weichteilschwierigkeiten vor sich gehen kann und in der Regel auch in kürzester Zeit erfolgt, ohne daß bedrohliche Ausziehungen und Verdünnungen des unteren Uterusabschnittes eintreten.

Anders wenn das Kind nicht nach dieser vollendeten Umformung geboren werden kann. Dann geht die Wehentätigkeit weiter, ja sie verstärkt sich immer noch mehr und die Folge davon ist dann die gefahrdrohende Verdünnung des unteren Teiles mit der schließlichen Zerreißung. Di s wird geradezu eine Naturnotwendigkeit bei Geburtshindernissen.

Es ist sehr wichtig, daß die Geburtshelfer sich über diese unausbleibliche Folge im Verlaufe so schwerer Geburten klar werden, damit sie eben fortwährend ihr Augenmerk auf diese Veränderungen richten, die Zerreißung des Uterus nicht als eine plötzliche Überraschung erfahren, sondern die der Zerreißung vorhergehenden Veränderungen zur rechten Zeit erkennen, um daraus eine dringende Veranlassung zur Verhütung des drohenden Unglücks durch Vollendung der Geburt zu nehmen.

Faßt man die Sachlage in diesem Zusammenhang auf, dann ergibt sich ganz von selbst, bei welchen Geburten man auf dieses Vorkommnis gefaßt sein muß. Den Grund zu dem Ganzen legt das Geburtshindernis, mag es in der Mutter, in ihrem Becken oder Weichteilen, oder im Kind gelegen sein. Lange Geburtsdauer bei ununterbrochener, kräftiger Wehentätigkeit muß schon an die Möglichkeit gefahrdrohender Verdünnung des unteren Uterussegments mahnen und dies besonders, wenn der Charakter der Wehen immer stürmischer wurde. In gleichem Maße steigt die Aufregung der Kreißenden, und man hüte sich, in solchen Fällen diese einfach durch eine Morphiuminjektion zu bekämpfen und auf Überempfindlichkeit zu beziehen. Viel richtiger ist, den Gründen für solch auffallendes Verhalten nachzuspüren.

Wird die Aufmerksamkeit des Geburtshelfers schon durch diese Erscheinungen erregt, dann wird sein Untersuchungsergebnis viel leichter die objektiven Erscheinungen, die auf die drohende Uterusruptur hinweisen, zu erfassen wissen. Als solche sind zu erwähnen: Steinharte Konsistenz des Uterus in seinem kontrahierten Teil, auffallende Weichheit dagegen oberhalb der Symphyse und dazwischen ein etwas vorspringender Wulst, der ,,Kontraktionsring''. Je höher dieser dem Nabel zugerückt ist, um so größer ist die Ausziehung und Zerreißungsgefahr des unteren Uterusabschnittes. Besonders sei darauf aufmerksam gemacht, daß wenn man nicht den ganzen Uterus unter Berücksichtigung dieser Möglichkeiten sorgfältig abtastet, sondern etwa bloß an irgendeiner Stelle des Abdomens fühlt, man dann diese besonderen und charakteristischen Palpationskontraste zwischen kontrahiertem und gedehntem Teil nicht gewahr wird. Dem sorgfältigen Untersucher aber zeigt gerade die Feststellung dieses verschiedenen Verhaltens des Uterus in seinem oberen und seinem unteren Teil die drohende Gefahr unverkennbar an. Da sich der Uterus nicht ganz gleichmäßig über das Kind zurückzieht, sondern in der Regel schief, und zwar stärker über Hinterhaupt und Rücken, so daß die eine Seite mehr ausgezogen wird als die andere, werden auch im Uteruskörper die einzelnen Teile verschieden hochgerückt. Diese Verschiebung erstreckt sich bis zum Fundus uteri, was zur Folge hat, daß die Einpflanzung der Ligamenta rotunda und damit deren Spannung nicht gleich ist, woraus sich wiederum ein wichtiges Zeichen für die Erkennung der drohenden Uterusruptur ergibt. Dasjenige Ligament, dessen Ansatz im Uterus höher gerückt ist, ist straffer gespannt als das andere, dessen Ansatzpunkt tiefer steht.

Die richtige Deutung all dieser Veränderungen ist nicht nur für die Indikationsstellung zur Beendigung der Geburt überhaupt von größter Bedeutung, sondern auch für die Art des in Frage stehenden Eingriffes, der die größte Schonung des gedehnten, zerreißlichen, unteren Uterinsegmentes berücksichtigen muß. Alle Operationen, die das Segment durch Zerrung bedrohen, sind streng zu vermeiden, namentlich Wendungsversuche, die die drohende Ruptur auch bei allergrößter Vorsicht „artifiziell" hervorrufen können. Hier herrscht die Kraniotomie als schonendstes Entbindungsverfahren.

Die zweite Möglichkeit, an der eine Kreißende bei Gebärunmöglichkeit zugrunde geht, wenn sie nicht künstlich entbunden wird, ist die Fäulnis des Eies. Von grundlegender Bedeutung ist dabei, daß diese Zersetzung des Eiinhaltes nicht etwa durch von außen eingeschleppte Infektionen veranlaßt und also durch entsprechende antiseptische Maßnahmen verhütet werden kann, sondern vielmehr ganz von selbst zustande kommt, auch bei Kreißenden, die gar nicht berührt worden sind, wenn entsprechende Zeit nach dem Blasensprung das Ei nicht aus dem Uterus entfernt worden ist. Bei allen nach dem Blasensprung über Gebühr lange dauernden Geburten ist mit diesem Infektionsfaktor zu rechnen, der schließlich zu der längst bekannten Erscheinung der „Tympania uteri" gehört.

Die Erkennung des Beginnes einer solchen Zersetzung ist sehr einfach durch die steigende Temperatur der Mutter gegeben. Man mache sich deshalb zum Grundsatz, bei jeder lange dauernden Geburt die Kreißende in bestimmten Zwischenräumen zu messen und wie bei Wöchnerinnen Temperaturkurven anzulegen. Ein Steigen über die normale Grenze von 37,6 bis höchstens 38,0° zeigt die Gefahr. Die Lehre, daß bei Kreißenden durch Wärmestauung auch ohne Bakterieneinwirkung Temperaturerhöhung kommen kann, muß fallen gelassen werden zugunsten dieser neueren, durch bakteriologische Untersuchungen gestützten Anschauung, die ihre Bestätigung namentlich auch in den Erfahrungen findet, die man beim abdominellen Kaiserschnitt machen mußte, wobei man erkannte, daß in dem Eiinnern eine sehr viel häufigere Infektionsquelle gesucht werden muß, als man bis dahin geglaubt hatte. Die Verhütung dieser Sepsisgefahr liegt allein in der rechtzeitigen Vollendung der Geburt.

Zu diesen beiden lebensgefährlichen Folgezuständen solcher schwerer Geburten kommen nun noch mehr lokale Schädigungen, die aber auch vollständig genügen, die Indikation zu zerstückelnden Operationen abzugeben. Dahin gehört in erster Linie das Auftreten von blutigem Urin, eine Erscheinung, die so zu erklären ist, daß durch allzulangen Druck des Kopfes gegen den Rand der Symphyse die dazwischen eingeklemmten Weichteile, zu denen ja auch die Blase gehört, in ihrer Zirkulation so gestört worden sind, daß Blutaustritt aus der Blasenschleimhaut erfolgt. Eine weitere Folge ist Ernährungsstörung des Gewebes mit der Gefahr folgender Gangrän und Fistelbildung. Sie zu verhüten, wissen diejenigen ganz besonders zu schätzen, die sich abmühen müssen, die durch Gangrän entstandenen Defekte operativ zum Verschluß zu bringen. Bei diesen Fisteloperationen macht es einen großen Unterschied aus, ob die Fistel durch irgendwelche Verletzung, also „artifiziell" entstanden ist, in welchem Falle sie dann bewegliche, leicht anfrischbare und durch Naht verschließbare Ränder hat oder durch Gangrän mit der demarkierenden Entzündung, wodurch das Gewebe in einem für die Operation sehr viel ungünstigeren Zustande ist, das Loch auch sehr viel größer ist und die kallösen Ränder oftmals mit der narbigen Umgebung verschmelzen, so daß ihre Mobilisierung und Naht unmöglich wird.

Eine so einfache Erscheinung wie blutiger Urin bei einer Gebärenden läßt unschwer die Entstehung eines solchen Unglückes vermeiden, wenn man sie zur Indikation für Entbindung nimmt. Meistens ist in diesen Fällen dann gleichzeitig auch eine Anschwellung im Bereiche des Geburtskanals selbst zu konstatieren, Ödem der Muttermundslippen, pralle Füllung etwa vorhandener Varizen, welche Zeichen ebenfalls den Entschluß zur Beendigung der Geburt bestärken werden.

Es mag sonderbar berühren, wenn in diesem Zusammenhang auch der Indikationen von seiten des Kindes Erwähnung geschieht, denn es ist ja ganz klar, daß vom Kinde niemals eine Indikation zu einer zerstückelnden Operation ausgehen kann. So absurd dies aber erscheint, so muß man doch auf Gedankengänge hinweisen, die unversehens, aber natürlich ganz unberechtigterweise darauf hinauslaufen. Langsamerwerden der kindlichen Herztöne bei über dem Becken stehenden Kopf wird natürlich von niemand als Veranlassung zur Ausführung einer Perforation angesehen, wohl aber zu einem Zangenversuch, wogegen an sich eigentlich, sofern nur überhaupt eine entfernte Möglichkeit für dessen Gelingen besteht, nichts einzuwenden ist. Wie oben aber schon dargelegt wurde, muß die Konsequenz eines mißlungenen Zangenversuchs unbedingt die alsbaldige Vollendung der Geburt durch Perforation sein. Lag zum Zangenversuch keine Indikation von seiten der Mutter vor, so ergibt sich daraus die verfehlte Logik. Indes ist der Schaden ja dabei nicht sehr groß, wenn man berücksichtigt, daß das Kind doch wahrscheinlich dann überhaupt nicht spontan hätte geboren werden können, und der Verlust des kindlichen Lebens ist in diesem Falle eben unvermeidlich, der Entschluß zu dessen Vernichtung aber durch Erschöpfung aller anderen Möglichkeiten erleichtert.

2. Ausführung der Kraniotomie.

Wie alle geburtshilflichen Operationen, so kann schließlich auch eine zerstückelnde Operation ohne Narkose gemacht werden, da die Mutter ja nicht direkt Angriffsobjekt ist. Wenn es aber irgend angängig ist, so empfiehlt sich gerade hierbei schon wegen der Äußerlichkeiten die Ausschaltung des Bewußtseins und auch des Schmerzes, worüber wohl kein Wort weiter zu verlieren ist.

Für das Operationslager empfiehlt sich dringend, die Kreißende nicht im Bett zu operieren, sondern wenn irgend möglich auf einen Tisch zu legen und sie dort in Steinschnittlage festhalten zu lassen oder zu befestigen. Da es sich hierbei doch meist um hochstehende Köpfe handelt, so müssen die Instrumente entsprechend tief eingeführt werden. Aber noch wichtiger ist zu bedenken, daß dabei wegen der Krümmung des Geburtskanals die Griffe der Instrumente stark nach dem Damm zu gesenkt werden müssen, um senkrecht nach oben geführt werden zu können. Achtet man nicht darauf, so geschieht das nicht selten beobachtete Unglück, daß diese schneidenden Instrumente am Kopf abgleiten oder daß man sie gar an die hintere Beckenwand anstoßen kann. Ein solches Senken der Instrumente ist aber nur dann möglich, wenn die Genitalgegend frei über den Tisch oder Bettrand herausragt. Im Querbett lassen sich solche Operationen schon durchführen; jedoch hat das Bett den Nachteil, daß es nicht die entsprechende Höhe hat, was wiederum Unbequemlichkeiten für den Geburtshelfer mit sich bringt, die vermieden werden können, wenn man die Operation auf einem Tisch ausführt, auf den man eine Matratze mit wasserdichtem Tuch und reiner Auflage gelegt.

Nach vollendeter Desinfektion erfolgt nun als erster Akt die Eröffnung des Kopfes durch die Perforation.

Wenn man die geschichtliche Entwicklung der zur Kraniotomie dienenden Werkzeuge verfolgt, dann ist auffallend, daß ein merkwürdiger Gegensatz in der Auffassung über deren Wirkungsweise zwischen früher und jetzt sich geltend macht. Während jetzt die Eröffnung des Schädels durch schneidende oder sägende, trepanförmige Perforation nur als Vorakt dieser nachfolgenden Verkleinerung des Kopfes aufgefaßt wird, der die Bedingungen für den Austritt des Gehirns beim Zusammendrücken des Schädels setzt, sah man früher in der Perforation selbst den Eingriff zur Verkleinerung des Kopfes, in der irrigen Anschauung befangen, daß nach der Entleerung des Gehirns der Kopf von selbst zusammenfalle. So war man auch nach der Eröffnung des Schädels sehr darauf bedacht, mit besonderen Löffeln oder sonst passenden Werkzeugen das Gehirn sorgfältig herauszuschaffen und dann den zusammengefallenen Kopf mit Zangen herauszuziehen, denen lediglich die Wirkung des Zuges, nicht aber die des Druckes und damit des Zerbrechens des Kopfes zufiel. Statt dieser Zangen waren auch scharfe Haken in Verwendung, von denen der von Levret sich sogar bis in unsere Zeit im Gebrauch erhielt.

Wir betrachten die Perforation dagegen nur mehr als Vorakt zur folgenden Verkleinerung und Ausziehung des Kopfes, halten sie aber hierzu unbedingt erforderlich.

Zur Vornahme der Perforation dienen noch verschiedene Verfahren. Bei der Eröffnung des kindlichen Schädels machen wir uns den Vorteil der vielen häutigen Verbindungen der Schädelknochen in den Nähten und Fontanellen gegenüber dem Schädel Erwachsener zunutze. Der Geburtshelfer soll in erster Linie darauf bedacht sein, eine solche schwache Stelle im Schädel zu seiner Eröffnung zu wählen und nicht wahllos an einem beliebigen Punkt sein Instrument anzusetzen. Dann ist er auch im Vorteil in der Wahl der anzuwendenden Instrumente.

Man kann natürlich wie beim Erwachsenen bei der Eröffnung des kindlichen Schädels den Trepan verwenden, und es gibt eine Reihe ganz guter Modelle für trepanförmige Perforatorien, z. B. Pajot (Fig. 59), die vor den anderen spitzen und schneidenden Instrumenten durch den Vorteil verlocken, daß man bei zurückgeschraubtem Bohrer- und Sägeteil ein vollkommen stumpfes Instrument hat, mit dem der weniger Geübte viel sorgloser umgeht als mit den anderen. Es ist jedoch ein Irrtum, wenn man meint, daß man mit diesem Trepanen innerhalb des Geburtskanals vollständig gefahrlos arbeiten kann, denn es hat Unglücksfälle gegeben, die das Gegenteil beweisen. Wenn der Trepan während des Vorschraubens des Bohrers und der Säge, bevor der Bohrer gefaßt hat, unversehens am Kopf abgleitet, kann bei weiterem Arbeiten das Becken der Mutter angebohrt werden, wofür es unglückliche Beispiele gibt.

Aus diesem Grunde, aber namentlich in dem Bestreben, das Instrumentarium des praktischen Geburtshelfers möglichst zu vereinfachen, empfehle und verwende ich nur schneidende Perforatorien. Es kommen unter den vielen Modellen heute in der Hauptsache zwei in Betracht, die nach den scherenförmigen, nach außen schneidenden Perforatorien von Smellie (Fig. 60), Busch (Fig. 61a und b) und Levret (Fig. 62) gebildet sind und der Blotsche Dolch (Fig. 63), welch letzteren ich als das beste und ungefährlichste Instrument empfehle. Schon die nähere Überlegung, aber namentlich die praktische Erprobung gibt mir recht. Die Überlegung zeigt, daß je spitzer ein Instrument ist, es um so weniger Gewalt bei der Durchdringung der Gewebe erfordert. Nichts sticht besser als der scharfe Dolch und so ist es ganz selbstverständlich, daß er spielend leicht in irgendwelche Lücke des Schädels des Kindes eindringt und deshalb die Gefahr viel geringer ist, daß er am Kopf abgleitet und die Mutter verletzt. Gebraucht man beim Einführen noch die Vorsicht, das Instrument bohrend, nicht stoßend zu verwenden, so halte ich jede Gefahr für die

Mutter für ausgeschlossen. Durch Druck auf den Bügel werden dann die beiden Branchen des Instrumentes geöffnet, wodurch das Loch im Schädel beliebig erweitert wird. Es bedarf übrigens nur einer kleinen Öffnung, um beim folgenden Verkleinern des Kopfes das Gehirn austreten zu lassen.

Bei lebendem Kind hat man, teils um dem Kinde Zeit zum Absterben zu lassen, teils um dies auch sicherer herbeizuführen, seit alters her die Gehirn-

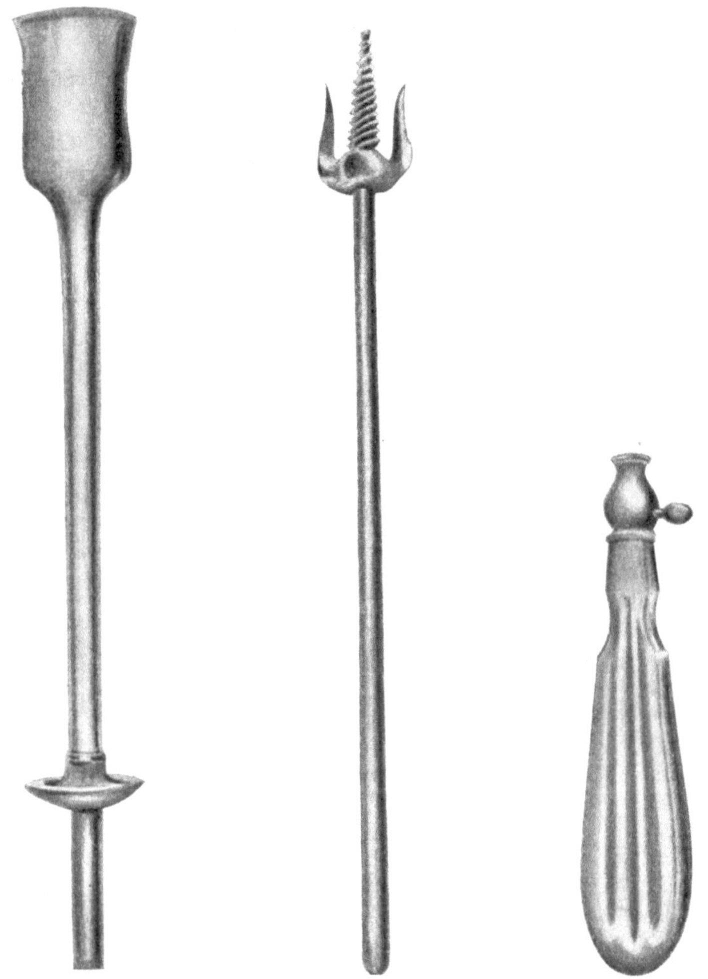

Fig. 59.
Trepanförmiges Perforatorium nach Pajot.

massen entfernt und womöglich die Medulla oblongata besonders zerstört. Zur folgenden Verkleinerung des Kopfes ist dies jedoch nicht nötig, denn hierbei wird das Gehirn ganz von selbst ausgepreßt. Bei totem Kind hat man deshalb überhaupt nichts weiteres zur Entfernung des Gehirns zu tun. Bei lebendem Kind empfiehlt sich allerdings deshalb eine solche besondere Vorsicht, weil man sicher vermeiden muß, daß das Kind nach der Geburt Lebenserscheinungen zeigen kann, sind doch Fälle bekannt, daß solche Kinder nicht nur sich bewegt und geschrien haben, sondern sogar mit den Zeichen schwerster Gehirndefekte, ja sogar vollkommen idiotisch am Leben geblieben sind, was unter allen Umständen vermieden werden muß. Aus diesem Grunde gehört auch zu den Vorbereitungen der Kraniotomie bei lebendem Kind, daß vor dem Operationstisch ein entsprechend großes Gefäß mit Wasser gefüllt steht, in das das Kind mitsamt den anliegenden Instrumenten unmittelbar nach Austritt aus den Genitalien versenkt wird. Auch ist es zweckmäßig, daß der Geburtshelfer sofort ein bereitgehaltenes Tuch über dieses versenkte Kind breitet, was mehr zufällig als absichtlich geschehen zu sein scheinen kann; denn es ist nicht mit voller Sicherheit vorauszusehen, daß das Kind nicht doch noch irgendwelche Bewegungen im Wasser macht und die kleinste Lebensäußerung hinterläßt bei den Umstehenden, namentlich Angehörigen, einen entsetzlichen Eindruck.

Zur mechanischen Entfernung des Gehirns bedienen wir uns am einfachsten der Ausspülung des Schädelinnern durch irgendein Spülrohr mit Hilfe des Irrigators. Früher bediente man sich dazu besonderer Gehirnlöffel, die jedoch wegen der Weichheit der Gehirnmasse nicht nötig sind.

Nun folgt die **Verkleinerung** und **Extraktion** des Kopfes. Die Zahl der hierzu angegebenen Instrumente ist außerordentlich groß, und auch heute noch sind die Meinungen über die Zweckmäßigkeit der einzelnen Modelle recht geteilt. Ich betrachte es aber nicht als meine Aufgabe, hier, wie es in der Regel gemacht wird, all diese verschiedenen Möglichkeiten aufzuzählen, bin vielmehr der Anschauung, daß erfahrene Autoren gerade in solchen Streitfragen die Aufgabe haben, einen ganz bestimmten Standpunkt einnehmen zu sollen, sofern sie in der Lage sind, ihn wirklich vertreten zu können, und dies ist jetzt dank besonderer Neuerungen gerade in diesem schwierigen Teil der geburtshilflichen operativen Technik wohl möglich. Nur soweit dies zum Verständnis der neueren, zunächst etwas kompliziert erscheinenden Instrumente nötig ist, seien die beiden grundsätzlich verschiedenen Haupttypen unter den vielerlei Modellen beschrieben, um an ihnen dann den Wert des Instrumentes zu bemessen, das jetzt aus diesen heraus entstanden ist.

Man mache sich einen Augenblick klar, was die Instrumente zu leisten haben, die den knochenstarren Kopf nach der Perforation zur Überwindung der räumlichen Mißverhältnisse durch Verkleinerung herauszubefördern berufen sind und vergleiche dies mit der Wirkungsweise der „unschädlichen" Kopfzange.

Die große Schwierigkeit der Konstruktion der Zange war, bei aller Kraftanwendung, die zur Extraktion des Kopfes dabei notwendig wird, das Kind doch vor schädlichem Druck zu bewahren. Das wurde erzielt durch die Kopfkrümmung, deren Krümmungsradius dem der Kopfwölbung über den Scheitelbeinen, wo der Kopf in der Regel gefaßt wird, entspricht. Ganz vor Druck wird der Kopf aber auch bei der „unschädlichen" Kopfzange nicht bewahrt. Das zeigen die fast nie fehlenden Zangenmarken und die so häufig vorkommenden Lähmungen von Nervenästen, z. B. des Nervus facialis, die von den Rippen und Spitzen der Zange gedrückt werden. Diese bauliche Eigentümlichkeit der Zange bringt es aber andererseits naturgemäß mit sich, daß der Umfang des Kopfes bei der Zangenoperation selbst nicht oder jedenfalls nicht wesentlich verkleinert wird. Darauf ist es ja zurückzuführen, daß es grundsätzlich falsch ist, räumliche Mißverhältnisse mit Hilfe gewaltsamer Zangenoperationsversuche überwinden zu wollen, wie dies leider zum Schaden der Frauen unter Überschreiten der für unschädliche Zangenoperationen erlaubten Kraftanwendung und Zeitdauer noch vielfach geschieht. Dem widerspricht nicht, daß gelegentlich Zangenversuche am hochstehenden Kopf bei engem Becken zu dem Ziele führen, lebende Kinder zu entwickeln, und wir sind weit entfernt, damit jene Zangenversuche überhaupt ablehnen zu wollen. Wenn in solchen Fällen bei

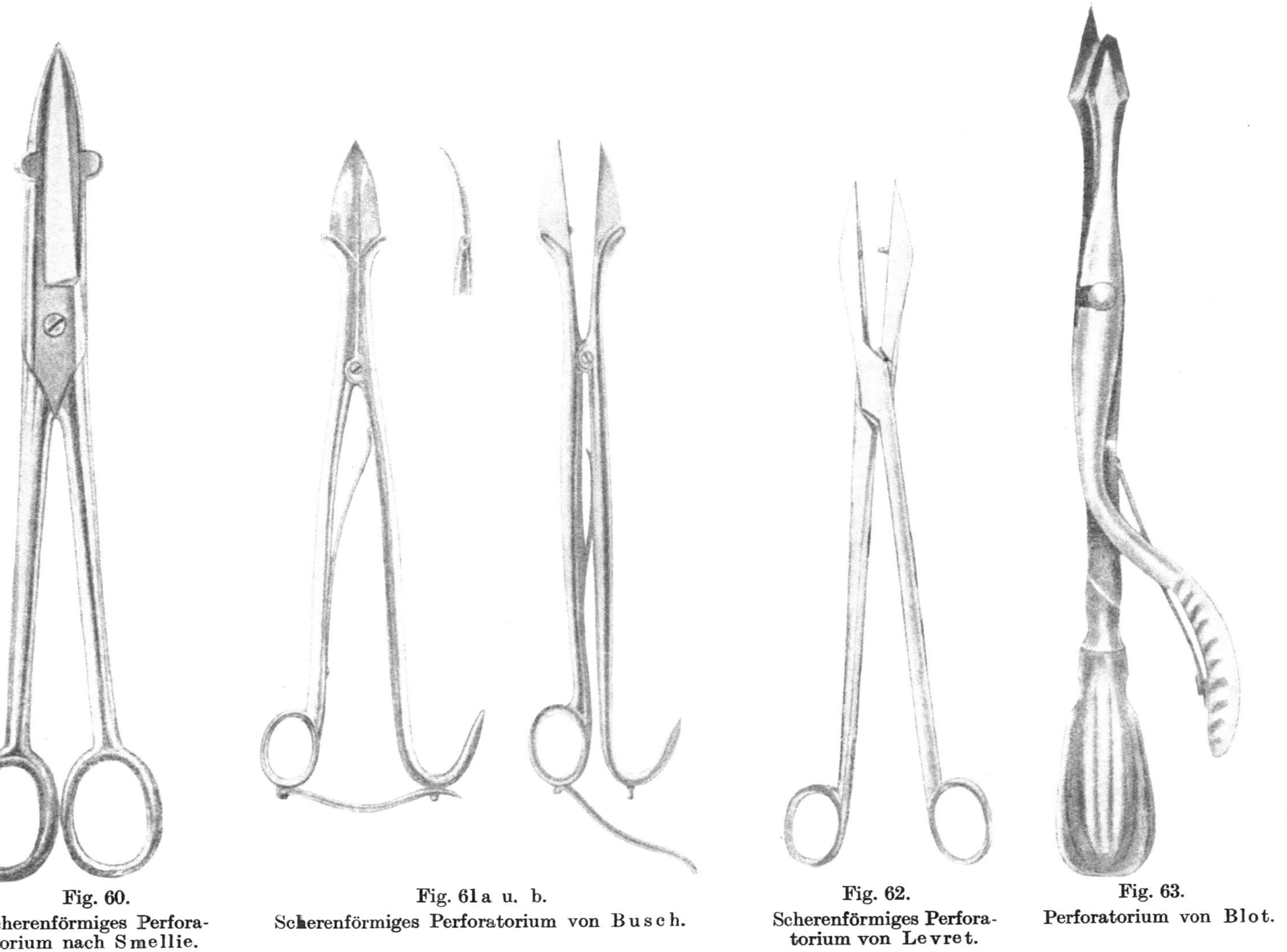

Fig. 60.
Scherenförmiges Perforatorium nach Smellie.

Fig. 61a u. b.
Scherenförmiges Perforatorium von Busch.

Fig. 62.
Scherenförmiges Perforatorium von Levret.

Fig. 63.
Perforatorium von Blot.

geringgradigen Hindernissen die Ursache für den Nichteintritt des Kopfes weniger in der räumlichen Behinderung des Beckens als in mangelnder Geburtskraft liegt, dann vermag der Zangenversuch einen Erfolg zu erzielen, weil er eben in wirksamer Weise die Geburtskraft ersetzt. Unbedeutende Geburtshindernisse können auch mit der Zange überwunden werden. Es wird jedem erfahrenen Geburtshelfer vorgekommen sein, daß vielleicht zu seiner Überraschung der Kopf doch mit der Zange am Promontorium vorbei tiefgezogen und dann entwickelt werden konnte, wobei es zu den charakteristischen Impressionen des Scheitelbeins gekommen ist, die eben dann die Überwindung des Hindernisses ermöglichen. Das sind besondere Fälle, die uns den Anlaß geben,

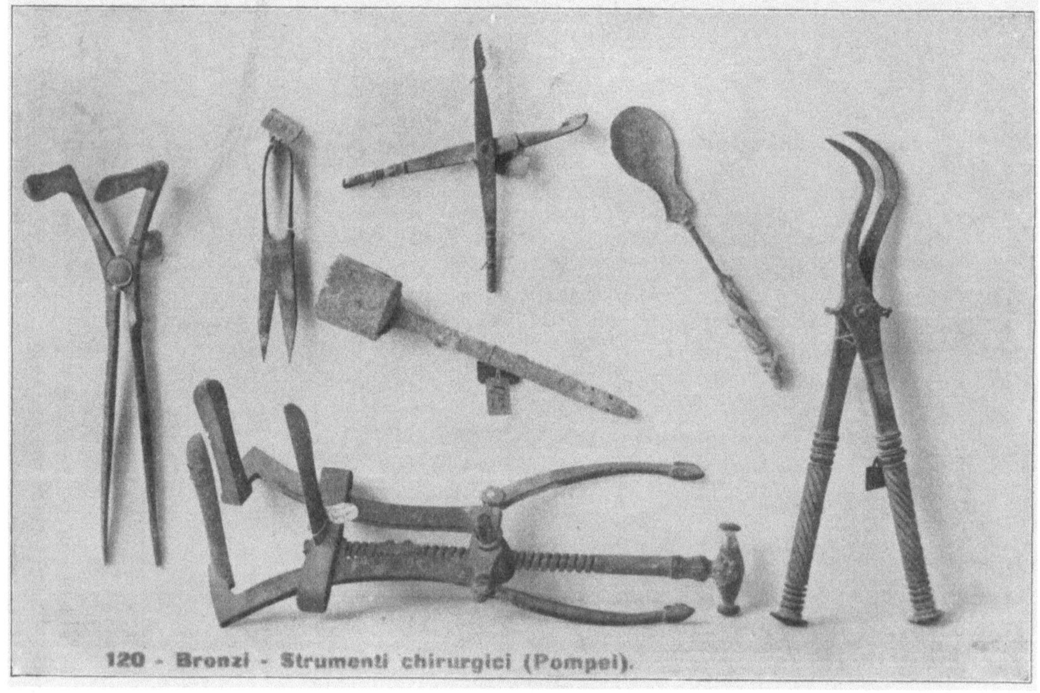

Fig. 64.

In Pompeji ausgegrabene chirurgisch-geburtshilfliche Instrumente, Museo nazionale in Neapel.

der Perforation lebender Kinder einen solchen nach Zeit und Kraft begrenzten Zangenversuch vorauszuschicken.

Die Aufgabe der Instrumente, die nach der Perforation des Kopfes dessen Ausziehung bewerkstelligen sollen, ist im Gegensatz hierzu eine ganz andere. Sie haben keinerlei Rücksicht auf Schonung des Kopfes zu nehmen; im Gegenteil, sie sollen ihn zerkleinern und andererseits müssen sie ihn so kräftig wie möglich zu fassen vermögen, um auch bei größeren Schwierigkeiten ihn während der Extraktion nicht loszulassen, also abzugleiten.

Ein Rückblick in die geschichtliche Entwicklung der geburtshilflichen Operationen läßt die Entstehung dieser Werkzeuge bis in jene Vorzeiten zurückverfolgen, aus denen wir überhaupt Überlieferungen besitzen.

In dem ersten Buche von Hippokrates über „die Krankheiten der Frauen" ist schon von der Ausziehung der toten Frucht die Rede: der durch ein *μαχαίριον* eröffnete Kopf soll mit einem *πίεστρον* herausgezogen werden. Näheres über die Konstruktion dieses *πίεστρον* ist nicht bekannt; doch entnimmt man aus der betreffenden Stelle, daß es dazu diente, den Kopf zusammenzudrücken (*φλάω = θλάω* zerdrücken), wenn möglich sogar so weit, daß er in einzelne Stücke zerfiel, um dann „*τὰ ὄστεα ἕλκειν*" (Embryothlasis, Fruchtzermalmung).

Die vernichtende Katastrophe von Herkulanum und Pompeji hat seltsamerweise auch hier in dem tausendjährigen Schutt und der Asche Zeugen alter Zeiten bis in unsere Tage zu erhalten vermocht, die wohl sonst vergangen wären. In dem Museo nazionale in Neapel finden sich solche in Pompeji ausgegrabene Instrumente, die wohl soviel Interesse erwecken, daß sie hier abgebildet seien.

Eine sorgfältige historische Darstellung der in den ältesten Werken enthaltenen Beschreibungen verdanken wir Karl Christoph Hüter[1]), der erwähnt, daß auch von Aetius[2]), Avicenna[3]), Albucasis[4]) genaue Beschreibungen dieser Operation und der dazu nötigen Werkzeuge gegeben sind. Ambrosius Paraeus[5]) bildet zweierlei Arten von „Greiffüßen" zum Ausziehen des abgerissenen Kopfes ab.

Anmerkung: In Busch, Die theoretische und praktische Geburtskunde durch Abbildungen erläutert, Berlin 1838, finde ich in der 5. Abteilung, die Werkzeuglehre S. 548, folgende Schädelzangen aufgeführt:

Die Knochenzange des Hippokrates.
Hippocrates, de morb. mulierum ed. Foesii. Sect. V, p. 183.

Die Knochenzange des Aetius.
Aetius, de foetus extractione et exsectione (ex Philumeno) Tetrabibl. 4. Serm. 4. c. 23.

Scherenartig verbundene, mit Zähnen versehene Zange, die zur Verkleinerung des Kopfes und bequemeren Extraktion gebraucht wurde.
(Albucasis, De Chirurg. arab. et lat. Tom. II. cura Channing. Oxon 1778. 4. p. 333.)

Die Zange des Fabricius Hildanus
ist ebenfalls gezähnt.
Hildani, Observat. et curat. chirurg. centur. Lugd. 1641. 4. c. II. Ob. 52. p. 217.

Die Zangen von C. Solingen (1673 Haag)
sind auch auf der inneren Fläche mit Zähnen versehen; eine gleicht dem Rueffschen Entenschnabel (Crocodile Beks Tang).
Alle de medicinale en chirurgicale Werken mitsgaders Embryulcia vera. etc. Amsterd. 1689. 4. Tweede Deel p. 318. Tb. I. Fig. 11, 12 u. 13.

Der gezähnte Kopfzieher von Puisseau
war wenig gekrümmt und breitblätterig.
Thebesius, Hebammenk. Taf. XXI, Fig. 56.

Die gezähnte Zange von Schurer.
Eine Zange mit Zähnen, sehr breiten, krummen Löffeln und einer die Griffe feststellenden Klammer.
Levrets Wahrnehm.; übers. v. Walbaum Taf. 111. Fig. 13.

---

[1]) K. Chr. Hüter, Die Embryothlasis oder Zusammendrückung und Ausziehung der toten Leibesfrucht in die geburtshilflichen Operationen eingeführt und den ausübenden Geburtshelfern empfohlen. Leipzig, O. Wigand 1844.
[2]) Aetius, De foetus extractione ac exsectione (Philomeni). Tetrabibl. 4. Serm. 4. cap. 23.
[3]) Avicenna, Canonis Avicennae cum Lentilis Fulginatis commento. Venetiis 1494, Lib. III. fen. 21. Tractat. 2, Caput. 29.
[4]) Albucasis, Edit. Channingii Oxoniae 1778. Tom. II. sect. 76, p. 335.
[5]) Opera chirurgica Francofurti ad Moemun 1594. p. 684.

Mesnards gezähnte Hirnschädelzange
(Tenette a conducteur)

ist vorn gekrümmt und mit geschlossenen Griffen zur Aufnahme der Finger versehen.
Levtre, a. a. O. Taf. III. Fig. 22.

Steins d. ä. Verbesserung der Mesnardschen Zange.

Stein d. ä. versah die Mesnardsche Zange mit S-förmig gebogenen Armen und
statt der Zähne mit Furchen.
Steins Geburtshilfe. II. T. Taf. VI, Fig. 2.

Die Zange Joh. Jac. Frieds d. ä. (geb. 1669 Straßburg)

besteht aus zwei breitblätterigen, gezähnten und ungekreuzten Löffeln, die unten im
Handgriffe beweglich sind und durch einen Schieber festgestellt werden; zwischen ihnen
läuft eine unten mit einer Schraube versehene Stange, die in die Schädelknochen eingeschraubt wird.
Levter, a. a. O. Taf. III, Fig. 12. (Siehe Fig. 81, Seite 264.)

G. Albr. Frieds d. j. Zange (Sohn des vorigen)

hat mäßig gekrümmte, gezähnte Blätter; der Griff des einen Blattes ist offen, der des
anderen ringförmig geschlossen.

Boers Exzerebrationspinzette.

Eine 10 Zoll lange Pinzette mit ringartigen Handgriffen und gezähnten, olivenförmigen
Löffeln; sie dient hauptsächlich, um einzelne Knochenstücke loszubrechen und wegzu-
nehmen.
Boers Abhandlungen und Versuche geburtshilflichen Inhalts. III. T. S. 131.

Conquests Knochenzange.

Eine stark gezähnte, gekrümmte und mit Holzbekleidung am unteren Ende der
Griffe versehene Zange. An dem einen Blatte befinden sich 12 Zähne, an dem anderen
12 Löcher zur Aufnahme derselben.
Conquest, Grundriß der Geburtshilfe. Deutsch bearbeitet von S. J. Otterburg.
Heidelberg 1834. Taf. XIII, Fig. 4.

Außer den eben angeführten Zangen verdienen hier noch die von Plenk, Pole und
Davis erwähnt zu werden.

Plenk, Anfangsgründe der Geburtshilfe. 5. verb. Aufl. Wien 1795. 8. Davis,
a. a. O. Planche XVIII u. XIX.

Die Figuren 66—69 sind Ed. Casp. Jac. von Siebolds Tafelwerk entnommen:
„Abbildungen aus dem Gesamtgebiete der theoretisch-praktischen Geburtshilfe, 2. Aufl.
Berlin 1835, A. Herbig“.

Mit Ausnahme von Rueffs ungezähnter Zange (Fig. 68) haben alle diese
Instrumente das Gemeinsame, daß ihre Anwendung ein Loch im Schädel zur
Voraussetzung hatte, in das man die eine Branche dieser Faßzangen einführte,
so daß sie dann wie eine Beißzange den Kopf erfaßten. Siebold schreibt in
seinem Lehrbuch, daß die Palfynsche Zange deshalb die „unschädliche“ genannt wurde, um sie von jenen längst bekannten, gezähnten, zermalmenden
Zangen zu unterscheiden. Sie konnten auf zweierlei Weise gebraucht werden,
und dies ist gerade auch für die heutigen Werkzeuge von grundsätzlicher Bedeutung. Man versuchte zunächst, den Kopf mit dem Instrument direkt herauszuziehen, was in all den Fällen möglich ist, in denen kein größeres Hindernis
zu überwinden ist, so daß der Kopf auf verhältnismäßig nicht zu starken Zug
zu folgen vermag, hier wirkte das Instrument als „Forceps attractoria“, im
Gegensatz zur „Forceps compressoria“, Kephalotribe. Gelingt dies aber nicht,
dann tritt eine zweite Aufgabe an den Operateur mit der Verwendung dieser
Instrumente heran, nämlich wie dies schon bei Hippokrates erwähnt ist,
damit einzelne Teile des Kopfes abzutragen, ihn also in Stücken herauszubefördern, wozu ein oftmaliges Eingehen mit dem Instrument notwendig ist, um
den Kopf in einzelne Stücke zu zerreißen, Kranioklasie ($\varkappa\lambda\acute{\alpha}\omega$ = zerbrechen).

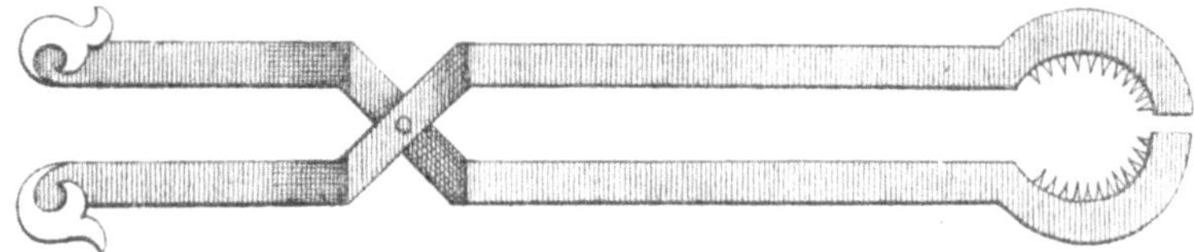

Fig. 65.

„Almishdach“ des Albucasis († 1122 Alzalwa bei Cordova): contusor, quo caput foetus contunditur.

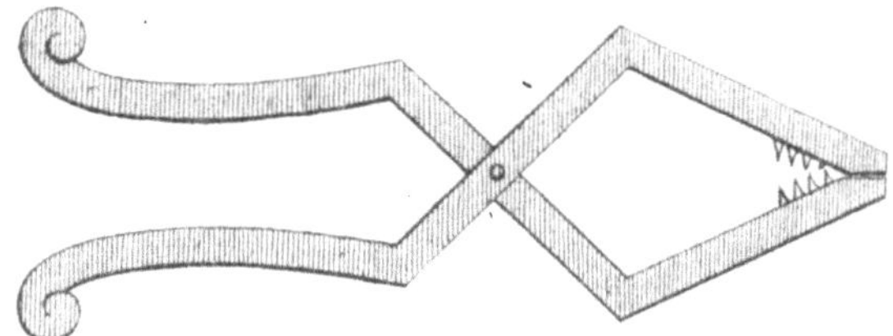

Fig. 66.

„Misdach“ des Albucasis. Forma forcipis, cui sunt dentes serrae, cum quibus conteritur caput foetus.

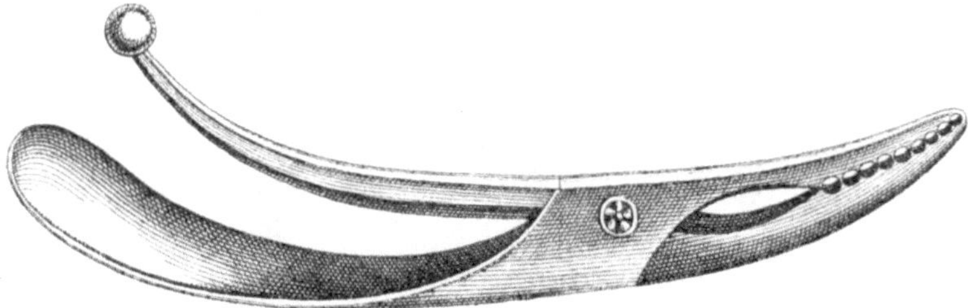

Fig. 67.

Rueffs Entenschnabel (1554 Zürich).

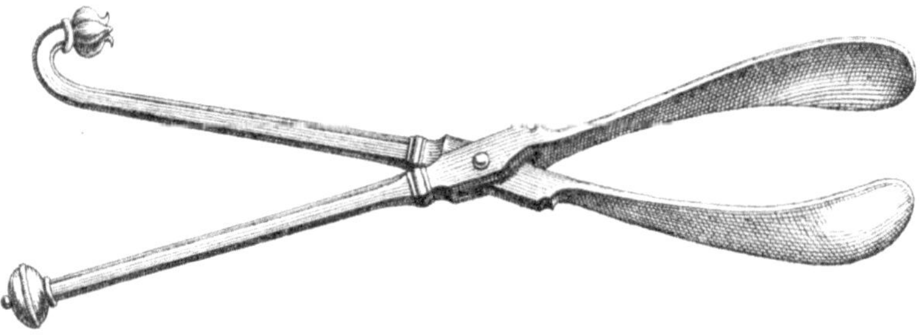

Fig. 68.

Rueffs zahnlose Kopfzange zur Extraktion toter Früchte.

Eine mit scharfen Zacken versehene Zange, die einen breiten nud einen schmalen, am Griffende in einen Knopf ausgehenden Löffel hat. Die zweite Zange ist ohne Zähne und hat Veranlassung zu der falschen Annahme mancher gegeben, daß Rueff sich dieser Zange als wirklicher Kopfzange bedient habe. Er empfahl ausdrücklich, sie nur bei totem Kinde zu verwenden.

Rueffs Hebammenbuch usw. Frankf. a. M. 1600. 4. p. 71.

Die gleiche Wirkung hat das heute am meisten in Gebrauch befindliche Instrument, der Kranioklast von **Karl Braun** (1859). **Als Vorläufer** dieses Instrumentes kann das von James Simpson (1836) angegebene gelten, das

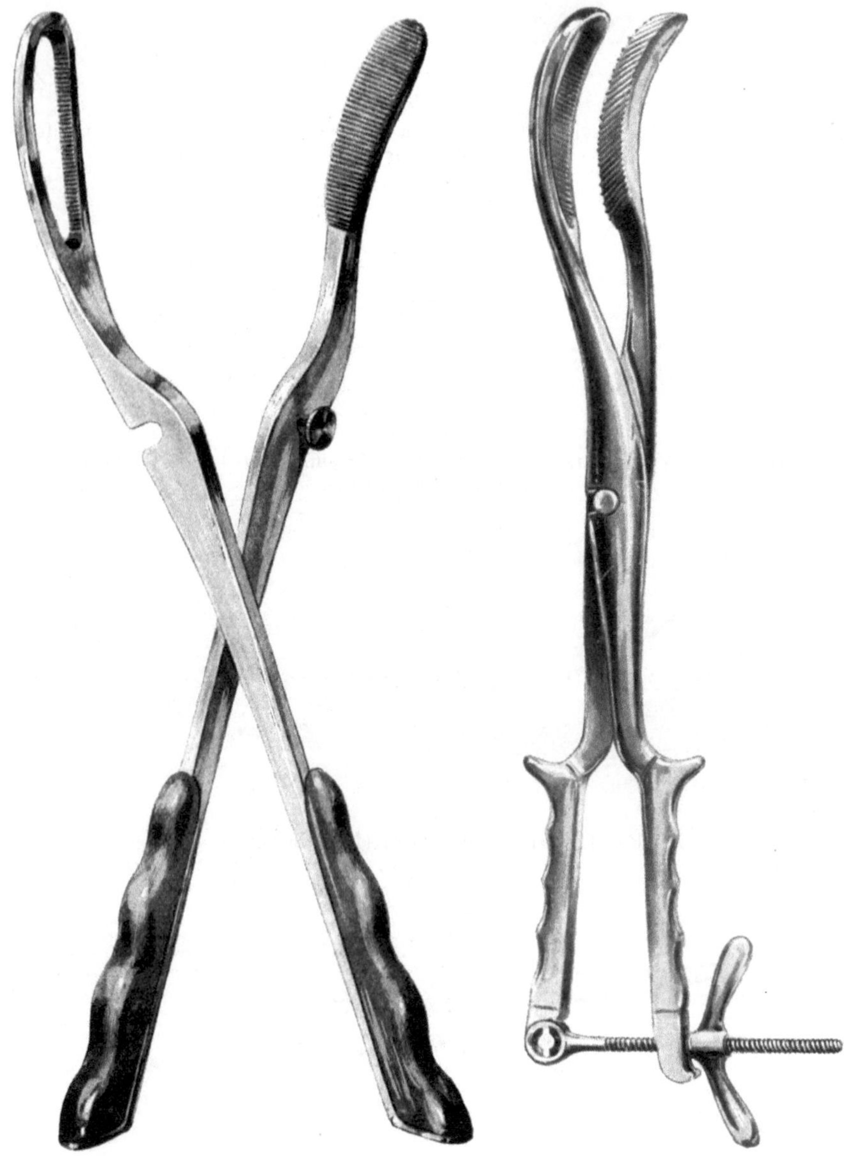

Fig. 69.
James Simpsons Kranioklaster (1836).
Fig. 70.
Karl Brauns Kranioklast (1859).

sich nur dadurch von dem modernen Instrument unterscheidet, daß es, wie aus der beigegebenen Originalabbildung zu ersehen ist, kein Kompressorium hat, so daß die Griffe mit der Hand zusammengepreßt werden mußten. **Karl Braun** brachte an diesem Simpsonschen Instrument eine Schraube an, die natürlich einen wesentlichen Fortschritt bedeutet, da nunmehr das Instrument

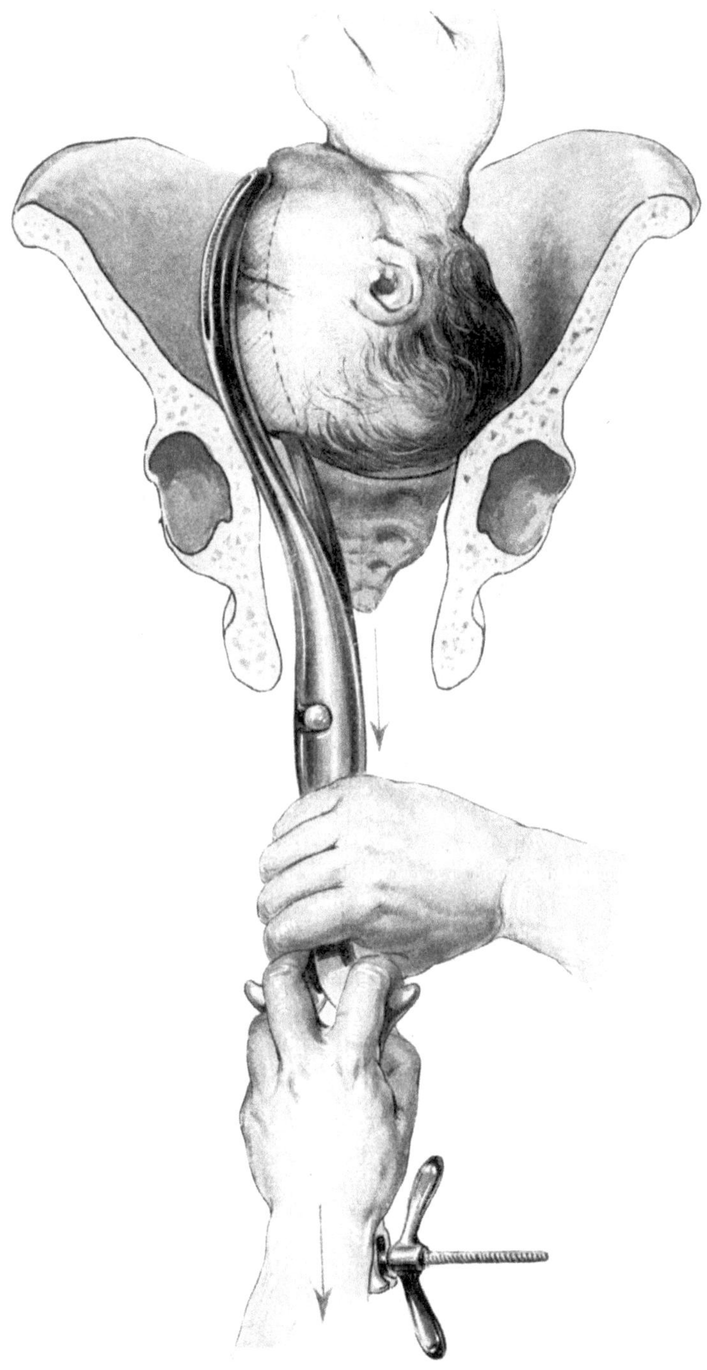

Fig. 71.
Karl Brauns Kranioklast am Kopf, zur Veranschaulichung, daß der Kopf damit nur
gefaßt, nicht aber verkleinert wird.

viel besser am Kopf haftet und so auch zur Extraktion besser verwendet werden kann.

Von grundsätzlicher Bedeutung ist aber, daß man dabei darüber klar ist, daß dieses Instrument den Kopf nicht im ganzen zusammendrückt und zerkleinert, wie man aus seinem Namen entnehmen sollte, sondern daß es nur den schmalen, von ihm selbst erfaßten Teil des Kopfes zerbricht. Natürlich wird es mit diesem Instrument viel leichter als mit den alten Faßzangen gelingen, den Kopf herauszuziehen, da es eben unvergleichlich viel fester am Kopf zu ziehen erlaubt, weshalb es auch besser „Kraniotraktor" oder richtiger „Kraniohelktor" genannt werden sollte, nicht Kranioklast oder wie man früher sagte „Kranioklaster". Es hat wie die alten Instrumente den Nachteil, daß es dann, wenn ein größeres räumliches Hindernis der Ausziehung des Kopfes entgegensteht, schließlich entweder am Kopf abgleitet oder die gefaßten Knochenpartien abreißt, so daß in solchen Fällen dann auch damit der Kopf in einzelnen Stücken, in die er zerbrochen wird, herausgeholt werden muß, ein Verfahren, das, so verlockend es vielleicht auch erscheint, unter keinen Umständen mehr empfohlen werden kann. Ist schon das öftere Eingehen in die Genitalien der Kreißenden wegen der damit verbundenen Infektionsgefahr verwerflich, so wird mit jedem Stück Kopf, das man abträgt, die Ausziehung des Kindes immer schwieriger. Es ist zu berücksichtigen, daß die Schädelbasis mit dem Instrument niemals verkleinert werden kann. Macht diese aber zum Schluß dennoch Schwierigkeiten, wie dies bei großen, harten Köpfen unvermeidlich ist, dann stehen die Geburtshelfer schließlich vor geradezu unmöglichen Situationen, in denen sie sich bestenfalls nur dadurch helfen können, daß sie die Kreißenden in die Kliniken zu verbringen pflegen, da sie mit ihrer Kunst am Ende sind. Außerdem kommt noch in Betracht, daß mit dem Ausreißen einzelner Knochenstücke scharfe Ränder und Knochenspitzen entstehen, an denen sich der Geburtshelfer

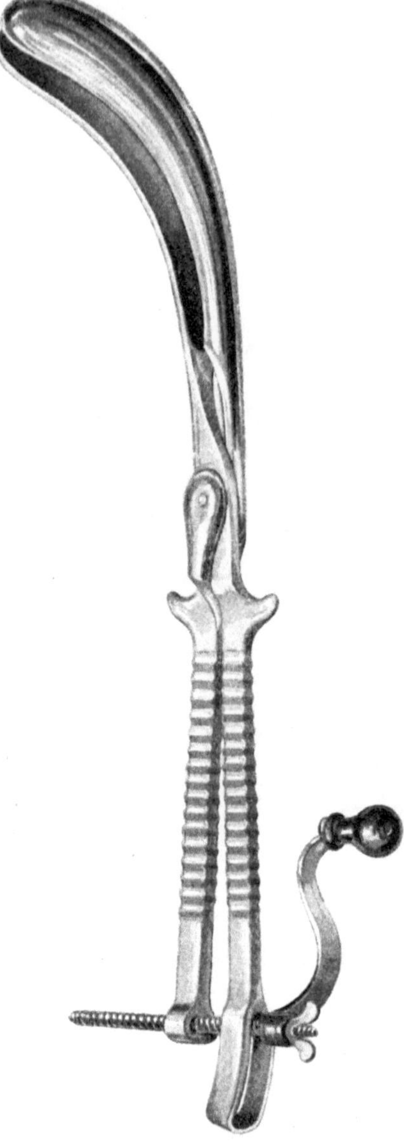

Fig. 72.
Kephalothryptor von Busch (1841).

bei der weiteren Operation leicht verletzen kann oder die dann bei der schließlichen Herausziehung des Kindes auch die Mutter schwer gefährden.

Karl Braun war sich dieser Nachteile wohl bewußt und gab deshalb den Rat, man solle das äußere weibliche Blatt über das Gesicht des Kindes

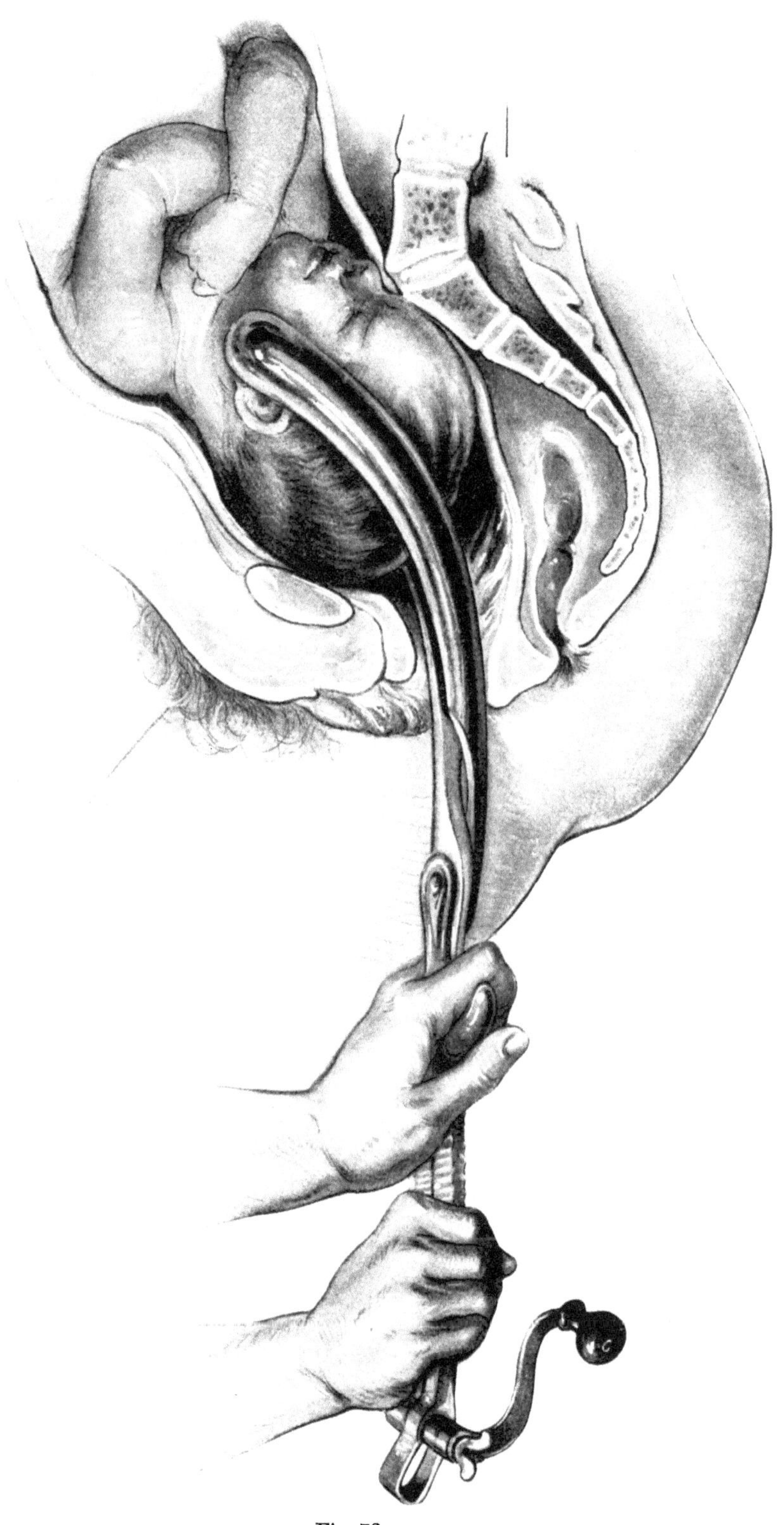

Fig. 73.

Buschs Kephalothryptor am Kopf.

legen, damit größere Knochen- und Weichteilmassen gefaßt würden und dadurch das Instrument einen besseren Halt gewänne, der das Abgleiten und Ausreißen verhindere. Es ist ganz richtig, daß diese Vorsicht einen Schutz gegen diese Nachteile bietet. Hat man das Instrument so angelegt und zieht man jetzt einen über dem Beckeneingang stehenden Kopf in das Becken herein, so kann durch den Gegendruck der Beckenwände der Kopf sogar dadurch verkleinert werden, daß er durch den Gegendruck der mütterlichen Teile beim Zug zerbrochen wird. Aber selbst in diesem Falle würden wir mit einer gewissen Gefahr für die Mutter rechnen müssen, weil die mütterlichen Weichteile damit doch einem solchen Druck ausgesetzt werden, daß sie Schaden leiden würden.

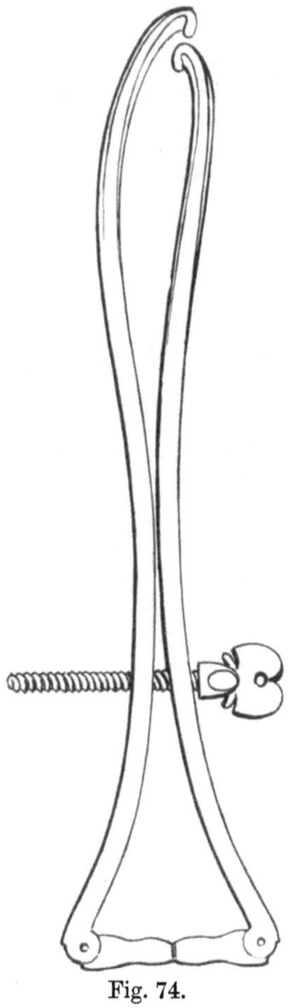

Es kann nicht in Abrede gestellt werden, daß für die günstigsten Fälle geringgradiger Verengerungen der Braunsche Kranioklast zum Ziele führt, wie vielfache Erfahrungen zeigen. Seine Handlichkeit, sein geringes Raumbedürfnis und die Leichtigkeit der Handhabung haben ihm so große Zuneigung unter den Geburtshelfern erworben, daß wohl die große Mehrzahl kein anderes Instrument kennt und benutzt; und doch können wir nicht umhin, auszusprechen, daß es eine solche Anerkennung nicht verdient. Denn sobald dem Austritte des Kopfes, sei es wegen seiner Größe und Härte, sei es wegen großer Beckenverengerung, beträchtliche Hindernisse entgegenstehen, so daß er nur unter wesentlicher Verkleinerung seines Umfanges entwickelt werden kann, dann versagt das Instrument, das ja gar keine Volumsverminderung des Kopfes erzeugt. Derjenige Geburtshelfer, der sich ausschließlich auf dieses vielgepriesene Werkzeug verläßt, kommt dann, wofür ich viele Beispiele kenne, in recht schwierige Lagen. Gerade für solche aber braucht der Operateur ein zuverlässig wirkendes Instrument, zu dem er das volle Vertrauen haben kann, daß es ihn niemals im Stiche läßt. Aus diesem Grunde möchte ich den Braunschen Kranioklasten wie alle in gleicher Weise wirkenden Instrumente grundsätzlich verwerfen, und wir können dies heute um so leichter, als wir andere Werkzeuge besitzen, die uns niemals im Stiche lassen.

Der Vollständigkeit halber bleibe nicht ohne Erwähnung, daß von verschiedenen Autoren der Kranioklast auch zur Extraktion am Steiß, natürlich nur bei sicherem Tod des Kindes, pulsloser Nabelschnur, empfohlen wurde. Das äußere Blatt kommt dann über das Kreuzbein, das innere in den Anus zu liegen.

Eine ganz neue Entwicklung erfuhr die Frage der Kraniotomie, als am 14. I. 1829 Baudelocque[1] der Neffe der Académie des sciences in Paris Mit-

Fig. 74.

Assalinis nova forceps seu volsella pro extractione basis cranii peracta excerebratione aus: Karl Christoph Hüter, Die Embryothlasis oder Zusammendrückung und Ausziehung der toten Leibesfrucht. Leipzig, Otto Wigand 1844. Taf. I.

---

[1] Baudelocque, Gemins, deutsche Zeitschr. f. Geburtskunde. Weimar 1826. Vgl. Bd. 6, H. 2, S. 181 u. 200. Derselbe, Revue med. franc. et étrang. etc. Aout 1829. Derselbe, Gaz. méd. de Paris 44 u. 45. 1834.

teilung von einem neuen geburtshilflichen Instrument machte, das er „Cephalotribe" ($\tau\varrho i\beta\omega$ zerreiben, zermalmen, oder auch $\vartheta\varrho\acute{v}\pi\tau\omega$ zermalmen, daher auch die Schreibweise „Kephalothryptor") nannte, womit er eine von der seit alters gebräuchlichen vollkommen abweichende Operationsweise zur Entwicklung des Kindes bei engem Becken empfahl. Wie die Originalabbildung zeigt, legte Baudelocque eine ungefensterte, gekreuzte Zange mit einer beträchtlichen Becken-, aber geringen Kopfkrümmung zur Prüfung vor, an deren unterem Griffende ein Getriebe angebracht ist, mittels dessen es möglich ist, die Blätter mit so großer Gewalt zusammenzupressen, daß der dazwischen gelegene Kopf vollkommen zerdrückt wird. Die Wirkungsweise dieses Werkzeuges war also eine ganz andere als die der bis dahin gebrauchten zangenförmigen Instrumente zum Fassen des perforierten Kopfes, und es war weiterhin der grundsätzliche Unterschied zwischen dieser Operation und den bis dahin gebräuchlichen, daß keine Eröffnung des Schädels vorherging, ja eine solche geradezu als nachteilig vermieden wurde. Um die Wirkung des Instrumentes zuverlässig zu gestalten, war es auch entsprechend schwer gearbeitet, was deshalb besonders hervorgehoben sei, weil gerade daraus in der späteren Zeit Vorwürfe abgeleitet wurden, die das Instrument in Mißkredit brachten.

Baudelocque beabsichtigte mit diesem folgende Wirkung: Es solle dadurch, daß die Knochen des Kopfes zusammengebrochen werden, der Schädel wohl verkleinert werden, ohne daß er aber zu haltlos wäre, was durch vorangegangene Enthirnung befürchtet werden müßte. Die zerbrochenen Knochen würden einwärts gebogen und nur an der Stelle des stärksten Druckes zerbrochen; da die darüber befindliche Kopfschwarte aber erhalten bleibt, so bestehe keine Gefahr mehr, daß wie sonst Knochenränder und -spitzen den Operateur oder die Kreißende verletzen, wenn nicht etwa gerade besonders scharfe Ecken die Kopfschwarte durchspießen. Das Gehirn werde aus seiner Höhle herausgepreßt und könne sich dann durch die Augenhöhlen, durch die Nasenlöcher und den Mund, soweit es möglich ist, entleeren oder auch nur unter die Kopfhaut zwischen den zertrümmerten Knochen gepreßt werden. Immer aber werde so viel innerhalb des Schädels zurückbleiben, daß das Instrument noch einen genügend festen Halt am Kopf findet, um damit den so verkleinerten Kopf durch das enge Becken hindurchziehen zu können. In seinem Bau wie auch in seiner Wirkungsweise stellte das Baudelocquesche Instrument somit etwas ganz Neues dar.

Es sind wohl auch schon aus dem 18. Jahrhundert Zangen bekannt, die Kompressionsvorrichtungen entweder in der Mitte oder am Ende der Griffe enthalten, somit ein gewisses Zusammendrücken des Kopfes ermöglichten, aber doch wohl mehr, wie Osiander[1]) angibt, um dem Geburtshelfer das Zusammendrücken der Zangengriffe bei der Extraktion zu erleichtern, als um den Kopf damit zu zertrümmern. Immerhin konnten die Zange von Coutouly[2]) und namentlich die von Aitken[3]) und Assalini[4]) schon eine solche Wirkung ausüben. Um jedoch Assalinis Instrument, das vielfach als der direkte Vorläufer von Baudelocques Erfindung angesehen wird, zu charakterisieren, gebe ich ein Originalbild, aus dem ohne weiteres zu ersehen ist, daß eine eigentliche

---

[1]) Osiander, Neue Denkwürdigkeiten für Ärzte und Geburtshelfer, 1. Bd. 2. Bogenzahl, Göttingen 1799. S. 282—297.

[2]) Coutouly, Diss. sistens comparationem inter versionis negotium et operationem instrumentalem. Gött. 1788. 8.

[3]) Aitken, Grundsätze der Entbindungskunst nach der 3. u. verbesserten und mit neuen Kupfern vermehrten Ausgabe. Nürnberg 1789.

[4]) Assalini, Nuovi stromenti etc. und Observationes pract. de tutiori modo extrahendi foetum jam mortuum. Mediolani 1810.

Zertrümmerung des Kopfes damit, wie sie Baudelocque so zielbewußt bei dem Bau seines Instrumentes verfolgte, schon deshalb nicht möglich war, weil es dazu zu schwach gebaut war und die Kompressionsvorrichtung eine solche Gewaltanwendung nicht erlaubte.

Die Erfindung Baudelocques hat seinerzeit berechtigtes Aufsehen erregt, wurde jedoch nicht widerspruchslos aufgenommen; gerade aus dem darüber entbrannten Streit geht seine Bedeutung erst recht hervor. Ein vielfach geäußertes und nicht ganz unberechtigtes Bedenken wurde namentlich von Jörg[1]) erhoben. Seine ganze Ausdrucksweise ist so charakteristisch für die Beurteilung des Instrumentes, namentlich seitens der Deutschen Papius, Osiander d. J., Schwarzer, Grenser, Siebold, Roßhirt, Stein u. a., daß es hier teilweise im Wortlaut wiedergegeben sei: Es sei zwar nicht zu bezweifeln, „daß das aus zwei Zangenblättern zusammengesetzte, sechs Pfund schwere Baudelocquesche Brechwerkzeug durch die anderthalbpfündige Schraube und Kurbel verengt, den nicht angebohrten Kopf bis zum Austreten des Gehirns aus Mund, Nasenlöchern und Augenhöhlen zusammenquetschen könne, dagegen wird ihm niemand einreden, daß eine so heftige, von zwei Seiten her bewirkte Kompression auch eine allgemeine Verkleinerung des Kopfes hervorbringe. Nein! Der Kopf wird dadurch in der entgegengesetzten Richtung vergrößert und des Geschicks zum Durchschlüpfen durch die enge Konjugata beraubt“. Richtig an dieser Ausstellung ist, daß der Kopf in der Hauptsache nur in dem Durchmesser verkleinert wird, in dem der Kephalothryptor angelegt ist, während der Kopf in dem dazu senkrechten Durchmesser gewissermaßen aus dem Instrument herausquillt und verlängert wird. Die gegenteilige Behauptung, daß der Kopf innerhalb der Löffel in die Länge gepreßt wird, kann wohl nicht mehr verteidigt werden. Legt man bei einem platten Becken das Werkzeug an dem über dem Beckeneingang stehenden Kopf im queren Durchmesser an, wie sein Bau erfordert, dann wird, wie jede Kephalothrypsie lehrt, der in dem verengten geraden Durchmesser liegende Teil des Kopfes nicht nur nicht verkürzt, sondern sogar vergrößert; würde man jetzt einfach nach abwärts ziehen, so könnte der Kopf, trotzdem er vom Instrument zerquetscht ist, nicht entwickelt werden. Es ist vielmehr erst nötig, was auch heute bei allen Kephalothrypsien, mit welchen

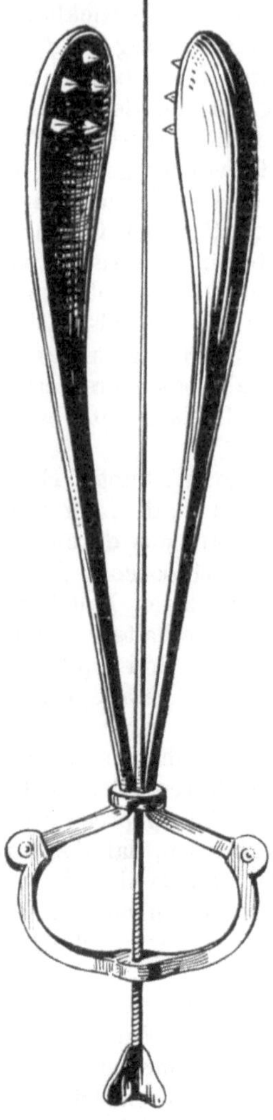

Fig. 75.

Zange Frieds d. Ä.
aus: Levrets Wahrnehmungen von den Ursachen und Zufällen vieler schweren Geburten.   Aus dem Französischen übersetzt von J. J. Walbaum, Lübeck u. Altona 1758.   Tab. III. Fig. 25.

<hr>

¹) Jörg, Handbuch der Geburtshilfe für Ärzte und Geburtshelfer. 3. umgearbeitete und vermehrte Auflage. Leipzig 1833. S. 512 u. 513.

Instrumenten man sie auch ausführt, berücksichtigt werden muß, daß das Instrument nach dem Zusammenschrauben um einen rechten Winkel gedreht wird, so daß es in den geraden Durchmesser des Beckens zu liegen kommt, wodurch die verkleinerte Stelle des Kopfes der verengten Stelle des Beckens angepaßt wird. Nun folgt er dem Zug des Instrumentes, und, ist der Kopf im Becken, dann wird das Instrument zurückgedreht und der Kopf vollends entwickelt. Credé[1]) hat mit besonderem Nachdruck gemahnt, daß man den Drehungen des Kopfes beim Eintritt und Durchtritt durch das Becken Rechnung trage, indem man weniger am Instrument zieht, sondern es vielmehr „leitet". Ein starker Zug sei dringend zu widerraten, man könne sogar gelegentlich den Wehen selbst die Geburt des zerdrückten Kopfes überlassen und solle nur vorsichtig nachhelfen.

Von einer gewissen Bedeutung ist in dem Jörgschen Angriffe die harte Ausdrucksweise über die Schwere des Instruments; denn gerade seine Plumpheit war bis heute vielfach der Grund der Ablehnung und spätere Abänderungen in dieser Hinsicht wollten diesem Übelstand abhelfen, wofür das bekannte Instrument von Breisky das beste Beispiel ist. Aber es war dies ein großer Fehler, denn damit beraubte man sich des hauptsächlichsten Vorteiles des Instrumentes, daß es große, harte Köpfe bis auf die Schädelbasis vollständig zerbrach, während die leichteren Nachbildungen dazu nicht imstande waren, wodurch aber dann die ganze Wirkungsweise verfehlt wurde, so daß die Operation als solche mehr und mehr an Gunst verlor. Bezeichnend hierfür ist die auf der Münchener Tagung der deutschen Gynäkologen im Jahre 1879 stattgehabte Verhandlung[2]), in der Credé, der Schüler Buschs, noch die Kephalothrypsie verteidigte, der mit dem Kephalothryptor von Busch[3]) gearbeitet hat, der dem Baudelocqueschen gleich war, während die Mehrzahl der übrigen Redner, deren Erfahrungen mit dem Breiskyschen Kephalothryptor gewonnen waren, sich von dieser Operation abgewandt haben, um dem Braunschen Kranioklasten zu huldigen.

Der langjährige Streit zwischen diesen beiden Instrumenten und diesen beiden grundverschiedenen Operationsweisen, der Kranioklasie einerseits und der Kephalothrypsie andererseits ist nun am besten dadurch geschlichtet worden, daß sich aus diesen Verfahren ein kombiniertes entwickelt hat, das die Vorzüge jedes einzelnen in sich vereinigt und uns in die glückliche Lage versetzt, mit diesem einen Instrument allen, auch den schwierigsten Lagen leicht gewachsen zu sein. Dabei ist vor allem zu betonen, daß wir jetzt grundsätzlich nicht wie Baudelocque auf die vorherige Eröffnung des Schädels durch Perforation verzichten, sondern im Gegenteil dies in jedem Falle als Grundbedingung für eine erfolgreiche Verkleinerung des Kopfes ansehen. Dieser Grundsatz kommt in der Bauart dieser neuen Instrumente dadurch zur Geltung, daß ein Teil als Perforatorium ausgebildet ist.

Das erste derartige Instrument stammt von Fried d. Älteren, weitere folgten in der Mitte des vergangenen Jahrhunderts: Finizio 1842, Valette 1847, Cohen 1857, Hüter Sohn 1859[4]).

---

[1]) Arch. f. Gyn. 1877. Bd. 12. S. 275.
[2]) Arch. f. Gyn. 1877. Bd. 12. S. 275.
[3]) Busch, Atlas geburtshilflicher Abbildungen. Berlin 1841. S. 131. T. 45.
[4]) Eine genaue Beschreibung dieser Instrumente findet sich bei Walthard, Über Perforation und Kranioklasie mit dem dreiblätterigen Kranioklasten. Monatsschr. f. Geburtsh. u. Gyn. 1899. Bd. 9, S. 1.

Den Ausgangspunkt für die neueren Werkzeuge bildete die „Basiotribe" Tarniers[1]) aus dem Jahre 1883, welches Instrument dann Truzzi im Jahre 1884 dadurch verbesserte, daß er das Perforatorium nach Art des inneren Blattes des Braunschen Kranioklasten krümmte, wodurch es sich dem äußeren besser anpaßte. Aus diesen Werkzeugen entstand dann das Modell Auvards, das er am 27. Mai 1888 der Academie de medicine vorlegte und dem er den Namen „L'embryotome céphalique combiné" gab[2]).

Das in diesen Instrumenten enthaltene Kombinationsprinzip wurde dann von Zweifel, Fehling und mir in verschiedener Form verwirklicht, und ich gebe nachstehend eine genaue Beschreibung dieser drei Instrumente, die sich uns bewährt haben und die nun alle bisherigen aus dem Felde schlagen sollten. Sie sind berufen, den im ganzen vorigen Jahrhundert so lebhaft geführten Kampf um das Kraniotomieinstrumentarium endgültig zu schlichten, die praktischen Geburtshelfer sind in der glücklichen Lage mit einem einzigen, zuverlässigen Werkzeug allen, auch den schwierigsten Geburten gewachsen zu sein und manches mütterliche Leben könnte damit gerettet werden.

Die Kranio-Kephaloklasie Zweifels.

Der große Vorzug des Zweifelschen Kephalo-Kranioklasten liegt darin, daß er als Ganzes verwendet die denkbar größte Verkleinerung des Kopfes ermöglicht. Der Grund hierfür liegt nicht nur darin, daß es sich hier wie beim Tarnierschen Instrument um die Kombination von Kranioklasie und Kephalothrypsie handelt, sondern daß durch den besonderen Bau des inneren Blattes einer der Hauptfehler sowohl der alleinigen Kranioklasie wie der alleinigen Kephalothrypsie vermieden wird, nämlich der, daß bei hochstehenden Köpfen und demzufolge großen Schwierigkeiten beim Anlegen der Instrumente nur ein kleiner Teil des Kopfes gefaßt wird und das Instrument dann leicht abgleitet. Es muß deshalb besonders darauf geachtet werden, daß diese Werkzeuge möglichst hoch am Kopf hinaufgeschoben werden, bevor sie geschlossen werden; dies stößt aber beim Braunschen Kranioklasten schon deshalb auf gewisse Schwierigkeiten, weil er zu kurz ist, so daß das Schloß dann weit in den Genitalien verschwindet, ein Nachteil, der dem Instrument noch besonders zur Last gelegt werden muß.

Das innere Blatt des Zweifelschen Instrumentes endet mit einem Bohrergewinde, das dazu dient, daß man mit diesem perforieren kann, so daß man auf andere Perforatorien verzichten darf, wodurch das Instrumentarium des praktischen Geburtshelfers, ohne lückenhaft zu sein, vereinfacht wird. Der Hauptgrund aber für diese besondere Ausgestaltung des inneren Blattes zu einer Bohrerspitze war für Zweifel der, daß man nun, nachdem das Instrument in den Schädel eingedrungen ist, es noch in die Schädelbasis selbst bohrt, wozu man es durch die Schädelhöhle so weit vorschieben muß, bis es aufs Neue einen Widerstand findet, in den es mit einigen Zügen noch eingebohrt wird, was daran erkannt werden kann, daß es nicht mehr leicht zurückgezogen werden kann. Zweifel gibt den Rat, das innere Blatt womöglich in das Foramen magnum einzubohren. Man müsse zu diesem Behufe mit der Spitze des Instrumentes die Schädelbasis gewissermaßen wie mit einer Sonde absuchen, bis man das Tentorium cerebelli durchstößt und dann in der Hinterhauptsgegend das Foramen magnum findet. Es stößt dies praktisch nicht selten auf Schwierigkeiten, die der Geübte aber leicht überwinden kann. Gelingt es nicht, das

---

[1]) Le basiotribe Tarnier. Annales de Gyn. 1885.
[2]) Bericht über die Vers. d. 8. Abt. d. 10. internat. Kongresses zu Berlin. Beilage zum Zentralbl. f. Gyn. 1890. S. 65.

Foramen magnum zu finden, dann ist beim Einbohren an einer anderen Schädelbasis Bedingung für die Hauptwirkung des Instrumentes, daß es hoch genug

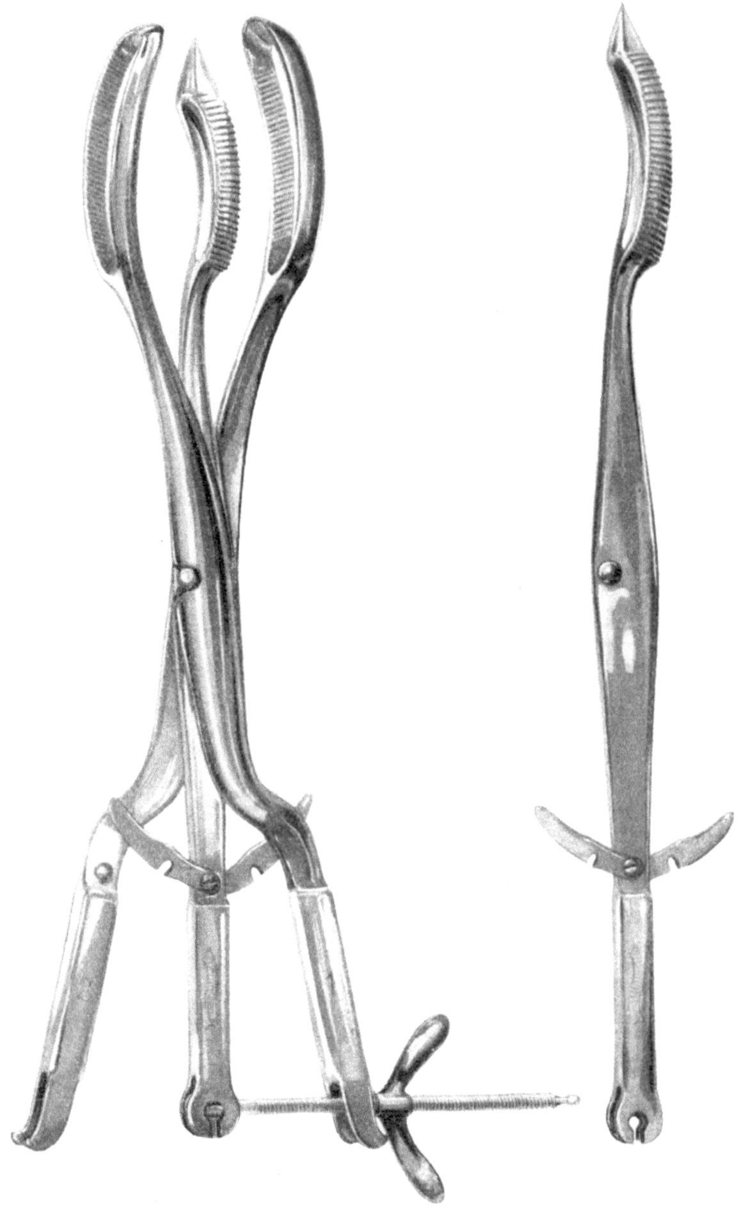

Fig. 76.
L'embryotome céphalique combiné von A u v a r d (1888).

am Schädel hinaufgeführt wird. Man darf sich also bei dieser grundsätzlich so
wichtigen Bedeutung dieses inneren Blattes nicht mehr wie sonst begnügen, es
mehr oder weniger weit in den Schädel hineinzuführen. Verfolgt man die Ab-

sicht der Einbohrung in die Schädelbasis, dann ist damit auch der weitere Vorteil verknüpft, daß der Operateur den Fehler nicht begeht, dieses innere Blatt
ungenügend zu senken, ein Fehler, der die Kranioklasie vollkommen nutzlos

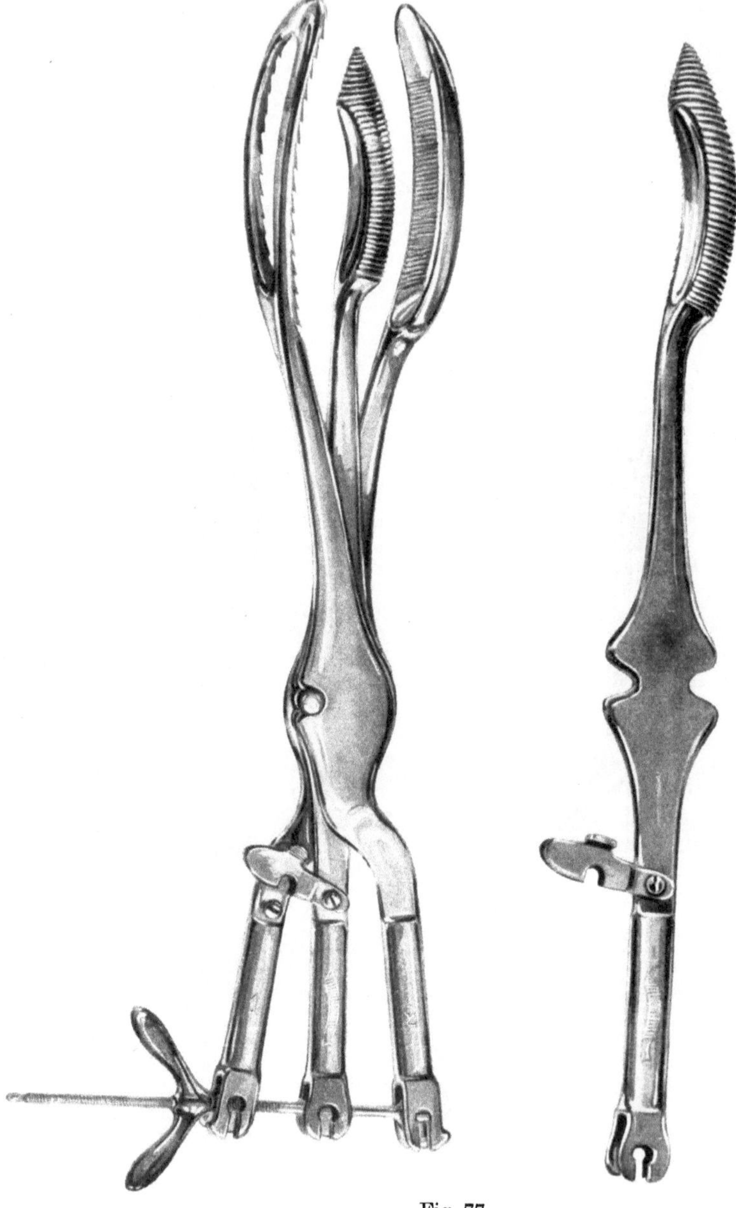

Fig. 77.
Zweifels Kephalokranioklast.

macht. Man wird bei diesem Bestreben der Erreichung der Schädelbasis unweiger-
lich gezwungen, das Instrument senkrecht zum Schädel einzuführen und vorzuschieben, was starkes Senken des Instrumentes nach dem Damm zu erfordert.

Ist dieses innere Blatt auf diese Weise fest am Schädel verankert, wobei man beachten muß, daß das am Griff vorhandene Kennzeichen für die Krümmung des Bohrers nach oben sieht, dann wird das erste äußere, linke, mit 1 bezeichnete Blatt in der linken Mutterseite am Kopf hinaufgeführt und mit dem inneren Blatt verschraubt. Das Schloß paßt nur ineinander, wenn die Spitzen dieser beiden Blätter in gleicher Höhe liegen. Da das innere Blatt in der Schädelbasis verankert ist, muß also auch das äußere entsprechend hoch am Kopf hinaufgeführt sein, wenn es mit dem inneren vereinigt werden soll, und gerade in dieser Sicherheit, daß das Instrument am Kopf entsprechend hoch hinaufgeführt wurde, liegt die Güte des Instrumentes.

Diese beiden Blätter zusammen erfassen den Kopf jetzt als Kranioklast, und, wenn seiner Extraktion kein großes Hindernis entgegensteht, dann kann man ganz gut sich auf die Wirkung dieser beiden Blätter verlassen und ohne weiteres den Kopf extrahieren. Handelt es sich aber darum, nun zur Kranioklasie auch die Kephalothrypsiewirkung hinzufügen, durch die ja eigentlich der Kopf erst in seinem Umfang verkleinert wird, wie dies zur Überwindung eines größeren Hindernisses notwendig wird, dann kommt zu diesen beiden Blättern noch das dritte, also das zweite äußere, rechte, mit 2 gekennzeichnete Blatt. Nachdem die beiden zuerst angelegten Blätter zusammengeschraubt und in maximaler Verschraubung durch den Haken am Griff fest miteinander verankert sind, wird das Kompressorium abgenommen und das dritte Blatt rechts am Kopf hinaufgeführt. Nun wird mittels des Kompressoriums auch dieses mit den beiden anderen wiederum maximal verschraubt, so daß jetzt der Kopf, und zwar dank der Grundlage, die die Einbohrung des ersten inneren Blattes in die Schädelbasis für die ganze Zerquetschung des Kopfes geschaffen hat, in seiner ganzen Länge und in größtmöglicher Stärke verkleinert wird.

Aber damit sind die Vorzüge des Zweifelschen Instrumentes noch nicht erschöpft und es ist ein ganz besonders glücklicher Gedanke von Zweifel gewesen, daß er durch Ausschaltung des inneren Blattes und dessen Ersatz durch eine Schloßplatte ermöglicht, daß man unter alleiniger Benutzung der beiden äußeren Blätter das Instrument auch als Kephalothryptor allein benutzen

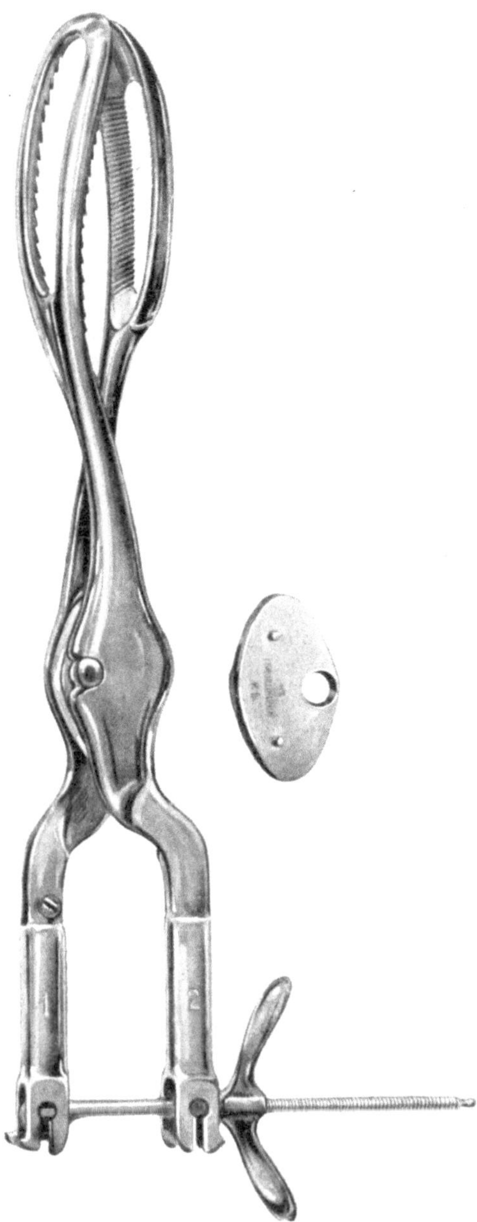

Fig. 78. Die beiden äußeren Blätter Zweifels Kephalokranioklasten mit Hilfe der Schloßplatte als Kephalothryptor verwendet.

kann. Dieses wird für den vorangehenden Kopf kaum je notwendig werden, da eben hier die Kephalo-Kranioklasie das wirkungsvollste Verfahren darstellt. Wohl aber benötigt der Geburtshelfer einen Kephalothryptor für die Extraktion des nachfolgenden und des dekapitierten Kopfes.

So darf Zweifels Instrument in der Tat mit vollem Recht ein Universalinstrument genannt werden, das nicht nur eine wesentliche Verbesserung der sonst im Gebrauch befindlichen darstellt, sondern jene unglücklichen und für den Arzt so sehr folgeschweren Fälle aus der Welt schafft, in denen wegen eines ungenügenden Instrumentariums ein Mißerfolg eintrat, der bei gerichtlicher Verfolgung, wie ich dies mehrfach obergutachtlich erfahren mußte, den Ärzten neben dem Vorwurf kunstwidrigen Handelns den ungenügender Ausrüstung eintrug. Bedauerlicherweise scheint das Zweifelsche Instrument nicht genügend bekannt und geschätzt zu sein. Sehr warm wurde es von Zangemeister[1]) empfohlen, der all die vorgenannten Vorzüge in gleicher Weise anerkennt.

Der Kephalo-thrypt-helktor Fehling ($\xi\lambda\varkappa\omega$ ziehen).

Fehling hat an dem Zweifelschen Instrument ausgesetzt, daß es keine Kopfkrümmung habe. Da aber gerade die Kraniotomie vorzugsweise am hochstehenden Kopf ausgeführt wird, so wird es bei dem Gebrauch gerader Instrumente der Beckenkrümmung wegen notwendig, das Instrument ungewöhnlich stark nach dem Damm zu senken, wenn es nicht etwa nur ein kleines Segment des Kopfes erfassen will, sondern in der Mitte. Berücksichtigt man diesen Umstand beim Anlegen des Instrumentes, dann kann man auch schon mit den geraden Instrumenten den Nachteil vermeiden; aber es ist nicht zu verkennen, daß darin eine gewisse Schwierigkeit liegt und die Gefahr besteht, daß das Instrument nicht ganz günstig an den Kopf angelegt wird. Es ist deshalb schon ein Vorteil der Konstruktion von Fehling[2]), daß er ein kombiniertes Instrument erfand, das wie die Zange eine Beckenkrümmung besitzt. Er mußte dabei auf die Ausgestaltung des inneren Blattes zu einem Perforatorium verzichten und war auch genötigt, zwei innere Blätter vorzusehen für den Fall, daß das Instrument als Kranioklast verwendet wird, damit man dann das äußere korrespondierende Blatt sowohl nach links wie nach rechts verwenden kann, wie dies am leichtesten aus der Abbildung Fig. 82 zu ersehen ist. Wir haben am Schloßteil des Blattes 2 die Einzelplatte des Zweifelschen Instrumentes anbringen lassen, daß dies mit Blatt 1 allein ohne inneres Blatt als Kephalothryptor verwendet werden kann.

Den „Perforations-Kephalothryptor" Döderleins.

Verf. hat nun in der Konstruktion dieser Instrumente die alte Idee der „perforatorischen Kephalotribe" wieder aufgenommen, ging dabei jedoch von anderen Gesichtspunkten als die früheren Autoren aus. Anregung dazu gab ihm die Erfahrung, daß es namentlich bei ungenügender Assistenz nicht ganz leicht ist, einen über dem Beckeneingang ganz beweglichen Kopf so zu fixieren, daß der Operateur sorglos das Perforatorium in den Schädel einführen kann. Angesichts der Gefahr, die durch ein Ausweichen des Kopfes und Abgleiten des schneidenden oder bohrenden Instrumentes der Mutter droht, baute ich ein Instrument, bei dem die Perforation der Anlage der äußeren Blätter nicht vorausgehen muß, sondern nachfolgen kann. Es entspricht dies dem

---

[1]) Medizinische Klinik. 1914. Nr. 23, S. 961.
[2]) Zentralbl. 1898. S. 1180.

schon in früheren Zeiten gegebenen Rate, bei schwierigen Fällen von Perforation den Kopf in der Zange zu fixieren, wie dies besonders nach mißlungenen Zangenversuchen ja sehr nahe liegt, wo die Zange noch am Kopf liegt.

Die Handhabung des Instrumentes ist sehr einfach. Es werden genau wie bei der Einführung der Zange zuerst das linke und dann das rechte Blatt hochgeführt und mit dem Kompressorium festgeschraubt, so weit als dies ohne große Gewalt möglich ist. Nun sitzt das Instrument zunächst am Kopf fest, ohne ihn natürlich zu zertrümmern; ein Assistent fixiert das Instrument und der Operateur führt nun durch das Innere des besonders konstruierten

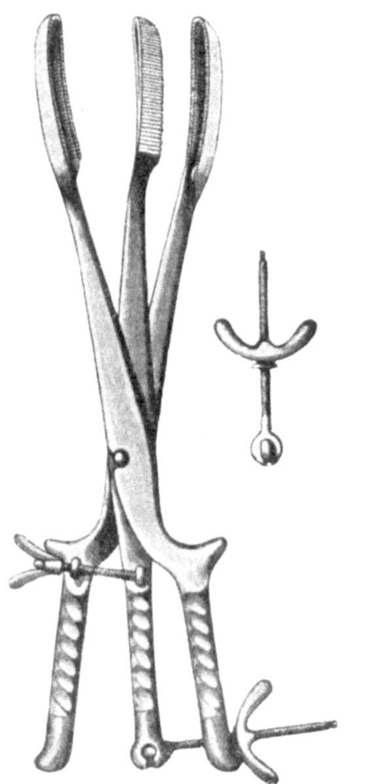

Fig. 79.
Kephalothrypthelktor nach
Fehling.

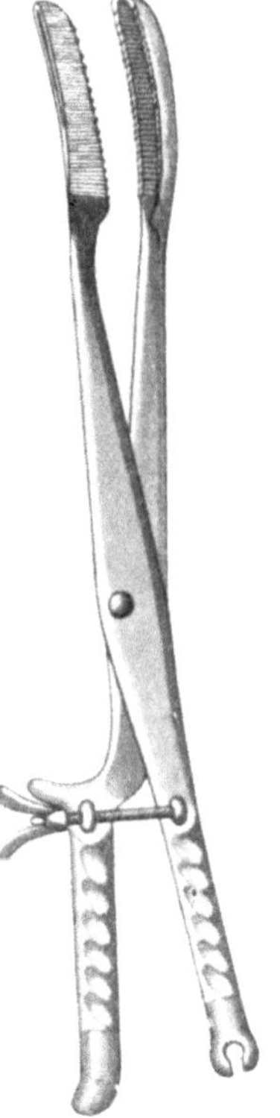

Fig. 80.
Kranioklast (Fehling)
für 1. Schädellage.

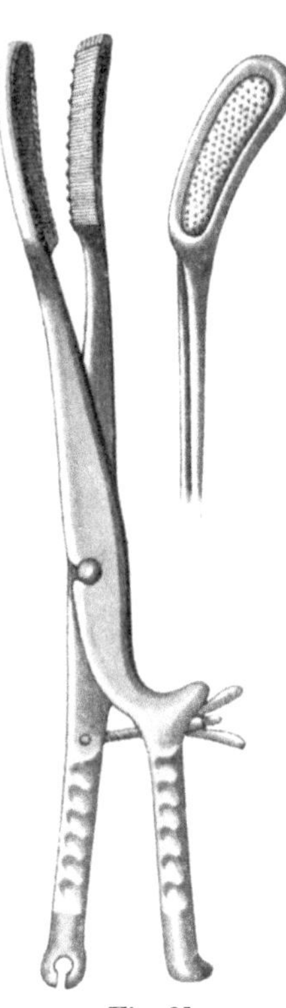

Fig. 81.
Kranioklast (Fehling)
für 2. Schädellage.

Schloßteiles das Perforatorium hinauf. Da dies in einem Schraubengewinde läuft, bedarf es gar keiner Gewalt; es schraubt sich ganz von selbst an den Schädel an und zwar so hoch, als es der Anlage der äußeren Blätter entspricht, die zu diesem Behufe so hoch wie möglich eingeführt werden müssen. Nun wird die Kompressionschraube weiter angezogen, so daß die Kephalothrypsiewirkung zur Geltung kommt, was aus dem Ausfließen des Gehirns ersichtlich ist.

Die Schloßkonstruktion meines Instrumentes gestattet, daß es wie das Zweifelsche Instrument sowohl nur als Kranioklast Verwendung findet, in welchem Falle natürlich das innere Blatt zuerst eingeschraubt würde, als auch als Kephalothryptor allein, wobei nur die beiden äußeren Blätter zur Verwendung kommen.

Mein Urteil über diese Instrumente stützt sich auf 118 in der Münchener Klinik von mir und meinen Assistenten ausgeführte Kraniotomien, wozu noch 12 aus meiner Tätigkeit in Tübingen kommen. Von diesen starben 8 Frauen

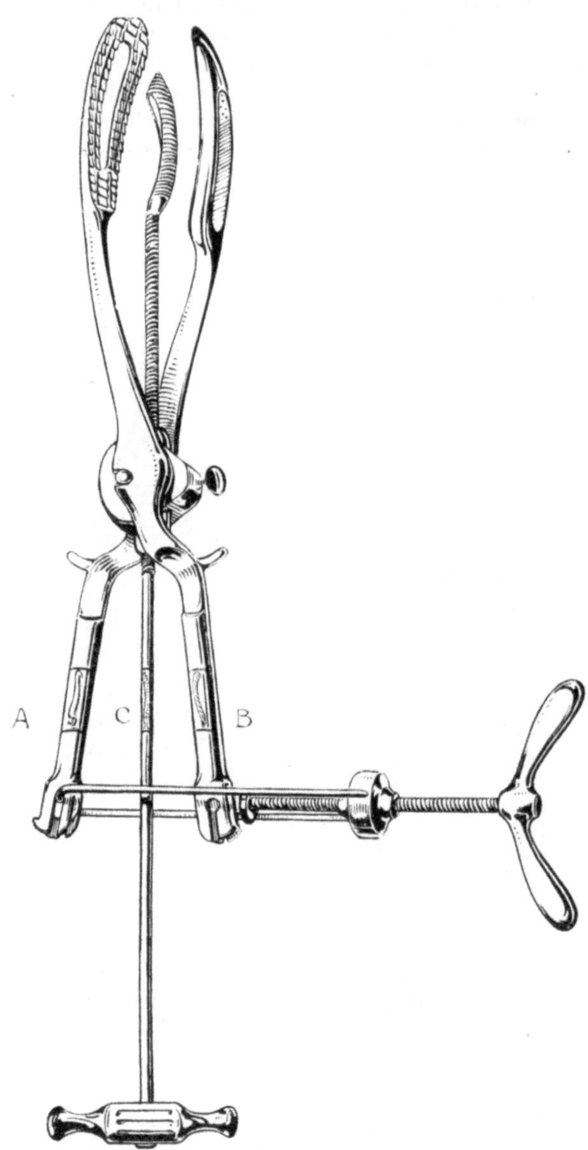

Fig. 82.
Döderleins Perforations-Kephalothryptor.

2 an Eklampsie, 4 an Sepsis, die sie vor ihrem Eintritt empfangen hatten, 1 an Verblutung bei vorzeitiger Lösung der normal sitzenden Plazenta und 1 an auswärts erfolgter Uterusruptur. Eine Anzahl dieser Fälle wurde uns eingebracht, nachdem es den auswärtigen Kollegen nicht gelungen war, die Entbindung zu vollenden. In manchen Fällen war durch die vergeblichen Versuche

mit dem Kranioklasten das Schädeldach ganz oder zum größten Teil abgetragen. Auch in solchen Fällen hat uns das kombinierte Instrument nicht im Stich gelassen, da es mit ihm möglich ist, die Schädelbasis anzubohren, so daß das

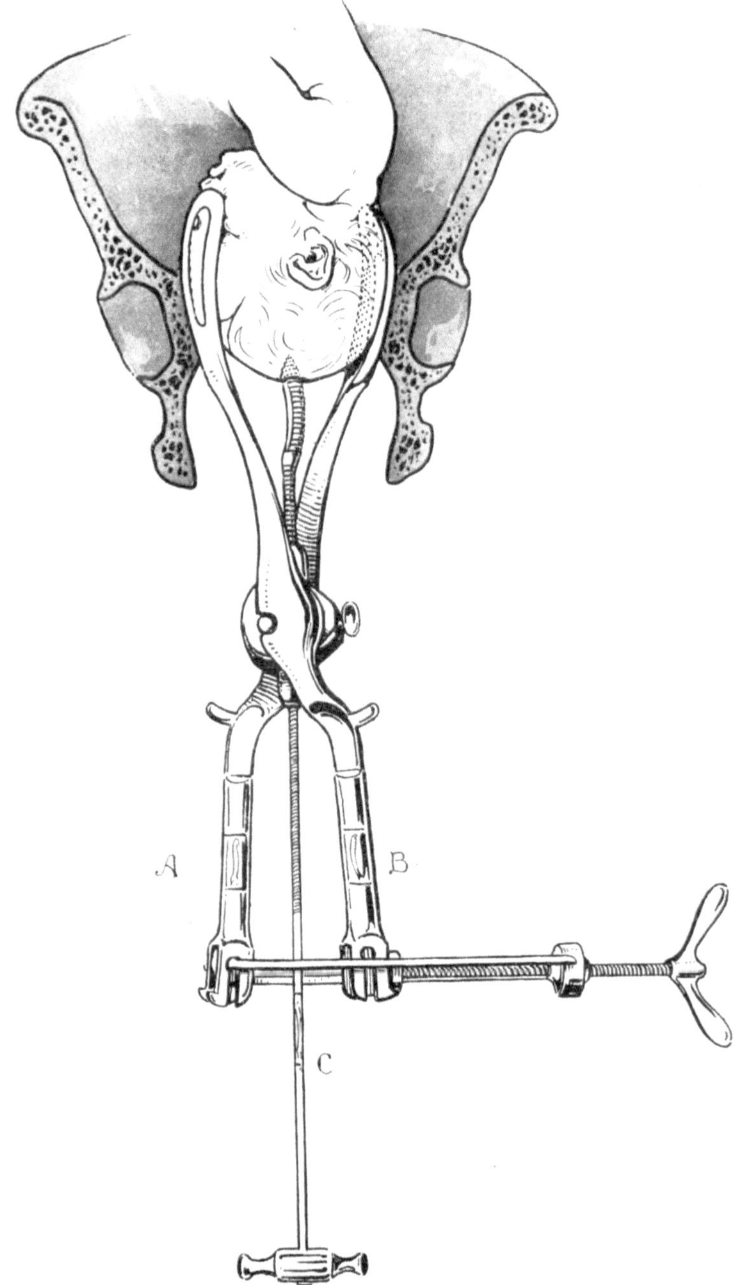

Fig. 83.
Döderleins Perforations-Kephalothryptor am Kopf im Augenblick der Einbohrung des Perforatoriums bei angelegtem Kephalothryptor.

Instrument an dem noch vorhandenen Rest des Kopfes genügenden Halt findet, um ihn extrahieren zu können. Gerade solche Fälle überzeugten uns immer mehr von der Überlegenheit des Instrumentes.

Der Anfänger und der ausschließlich mit dem Kranioklasten eingeübte Arzt mag freilich zunächst an der scheinbaren Kompliziertheit des Baues dieser dreiblättrigen Instrumente Anstoß nehmen. Natürlich ist die Handhabung des Kranioklasten wie auch die des Kepahlothryptors viel einfacher; aber die kleine Mühe, sich mit dem Bau und dem Gebrauch des Instrumentes vertraut zu machen, lohnt sich überreichlich durch die Zuverlässigkeit seiner Wirkungsweise.

Besonders hervorheben möchte ich weiter noch den Vorteil, daß diese Werkzeuge nicht immer als Ganzes verwendet werden müssen, sondern daß man für dazu geeignete Fälle ihre einzelnen Teile sowohl als Kranioklast wie als Kephalothryptor allein verwenden kann; sie vereinen in sich alle Vorteile, die der Verwendung des einen oder des anderen Instrumentes nachgerühmt wurden, ohne daß man aber deren Schattenseiten mit in Kauf nehmen muß.

Der Geburtshelfer hat also wirklich an diesem einen Instrument alle zur Kraniotomie nötigen Instrumente vereinigt mit Ausnahme des scharfen Hakens. Wenn dieser damit endgültig aus der Geburtshilfe verschwindet, so betrachte ich dies noch als einen ganz besonderen Erfolg, weil immer noch die scharfen Haken von Levret, Guyon u. a. empfohlen werden, in denen ich aber eine erhebliche Gefahr für die Mutter wie für den Operateur sehe. Es kann nicht verkannt werden, daß man in wenigen, besonders passenden Fällen auch mit einem solchen Haken den Kopf, wenn eben nicht größere Schwierigkeiten entgegenstehen, aus dem Becken herausziehen kann, etwa wie einen Fisch mit der Angel aus dem Wasser. In dem Maße aber als die Kraft zur Extraktion des Kopfes wegen der entgegenstehenden Schwierigkeiten wächst, nimmt auch die Gefahr des Ausreißens und damit der schweren Nebenverletzungen mit dem scharfen Haken zu; wir dürfen aber den Ärzten keine Instrumente in die Hand geben, die eine so eminente Gefahr in sich bergen. Habe ich doch in einem vor Gericht verhandelten Falle erlebt, daß ein Arzt angesichts der Unmöglichkeit, mit dem Braunschen Kranioklasten das Kind zu extrahieren, sich in seiner Verzweiflung vom Dorfschmied rasch einen scharfen Haken hämmern ließ, mit dem er seine Entbindungsversuche fortsetzte, unter denen die Mutter unter schrecklichen Verletzungen das Leben lassen mußte. Die Zeiten, in denen man zu solch gefährlichen und unzuverlässigen Werkzeugen seine Zuflucht nehmen mußte, sind glücklich vorbei und man sollte nicht aus einer gewissen Anhänglichkeit an Überlieferungen Schlechtes, Altes beibehalten, wo man Gutes, Neues an seine Stelle setzen kann.

Zum Beweis dafür, wie sehr der Kopf bei richtigem Anlegen des Kephalothryptor-Kranioklasten zusammengedrückt wird, gebe ich eine Abbildung wieder, die unmittelbar nach der Operation aufgenommen wurde und aus der zu ersehen ist, wie der Kopf in seiner ganzen Länge, besonders auch in der Schädelbasis, dadurch zu einem schmalen Körper zusammengedrückt wird, der durch alle Becken durchgezogen werden kann, durch die der Geburtshelfer mit der flachen Hand von unten her gelangen kann. Die Ausziehung des Kopfes erfordert auch bei hochgradigen Beckenverengerungen keine große Gewalt. Ja, ich möchte den Rat Credés wiederholen, daß man sich ihrer enthalten soll und daß man vielmehr den Kopf durch geschicktes Dirigieren, so daß sich sein verkleinerter Durchmesser der engsten Stelle des Beckens anpassen kann, durch das Becken „durchleitet".

Für das Anlegen des Instrumentes möchte ich noch den Rat geben, daß man dem Hochstand des Kopfes, der ja bei Beckenverengerungen immer gegeben ist, dadurch Rechnung trägt, daß man die Griffe der Blätter beim Schließen möglichst stark nach dem Damme senkt, um nicht etwa nur eine kleine Partie des Kopfes zu erfassen, was zur Folge hätte, daß der Kopf nicht nur nicht genügend verkleinert wird, sondern daß das Instrument zu wenig Angriffsfläche hat und abgleitet. Wenn dies vorkommt, ist es ein Fehler des Operateurs, nicht ein solcher des Instrumentes. Natürlich hat man beim Schließen und nach Schluß des Instrumentes aufzupassen, daß nicht Weichteile zwischen die Blätter, namentlich in der Gegend des Schlosses, eingeklemmt werden.

Die Entwicklung des Körpers des Kindes macht in der Regel keine größeren Schwierigkeiten, da der Körper, auch der Thorax, doch so nachgiebig ist, daß er sich durch gewisse Verschiebungen auch hochgradigen räumlichen Mißverhältnissen anpassen kann, wenn man an ihm kräftig zieht, wozu der geborene Kopf die beste Handhabe bietet. Immerhin können auch hier noch recht schwierige Aufgaben entstehen, namentlich bei übermäßiger Entwicklung des Kindes oder besonders bei Mißbildungen, merkwürdigerweise sogar bei Anenzephalen, bei denen die Entwicklung des Körpers oft im grellen Widerspruch zu dem kleinen Stück des Kopfes steht. Übersteigt das Kindesgewicht 4000, 5000 oder gar 6000 g, dann ist es nicht bloß die größere Masse, die hier die Schwierigkeiten bereitet, sondern auch die dabei gleichzeitig in Betracht kommende größere Härte, die durch ein starkes Fettpolster ganz besonders auch in der Schulterbreite Widerstand bietet. Liegt das Extraktionsinstrument am geborenen Kopf noch gut an, dann kann man es gleich dazu benutzen, durch einen senkrechten Zug nach abwärts die vordere Schulter hinter der Symphyse herunterzuziehen. Sonst umgreift man den Kopf über Hinterhaupt und Unterkiefer mit beiden Händen und zieht mit diesen, wobei man immer besonders darauf achten muß, daß man so stark wie möglich nach abwärts zieht, um eben keine Kraft durch Anstemmen der Schulter an der Symphyse zu verlieren, sie vielmehr an der hinteren

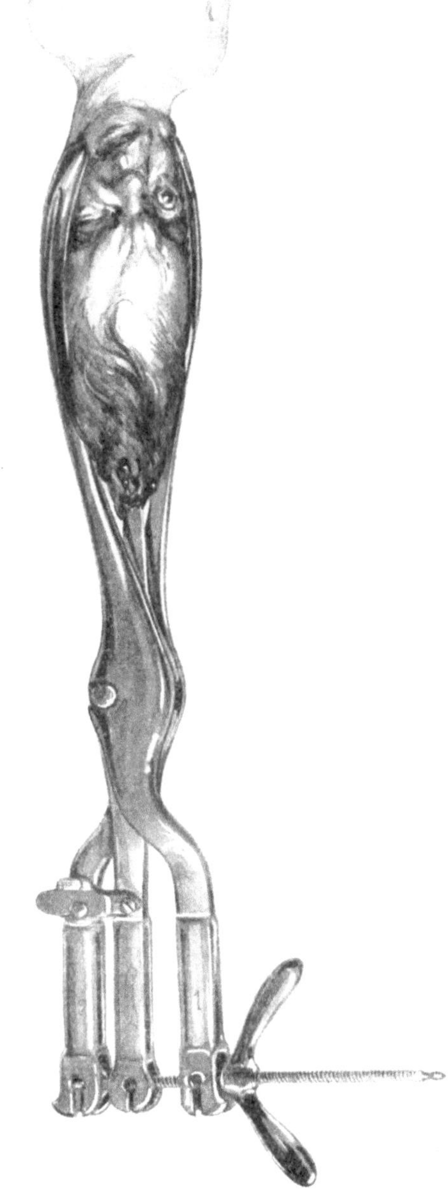

Fig. 84. Zweifels Kephalokranioklast in seiner Wirkung am Kopf.

Wand der Schamfuge herunterzuziehen. Es kommt alles darauf an, daß es gelingt, die vordere Schulter in das Becken herunterzubekommen, dann hat man gewonnenes Spiel. Sehr geholfen hat uns in solchen schwierigen Fällen ein leicht auszuführender Handgriff, nämlich um den Hals des Kindes ein nicht zu kurzes, kräftiges Handtuch herumzulegen und zusammenzudrehen. Es gelingt, an diesem trockenen Handtuch einen außerordentlich kräftigen Zug zu entfalten und dadurch, daß man dann auch etwas mehr oben, also am Hals des Kindes und nicht an seinem Kopf zieht, hat man eine noch etwas bessere Einwirkung auf die Schulter selbst. Ich habe es freilich erlebt, daß bei sehr großer Kraftanwendung dann die Symphyse rupturierte, was man durch das charakteristische Knacken, Auseinanderbrechen des Beckens und plötzliches Nachlassen des Widerstandes erkennen kann. Wie bei so manchen Schädigungen bei geburtshilflichen Operationen, so gilt auch hier, daß, wenn auch die anzuwendende Gewalt die direkte Ursache war, sie doch nicht beschuldigt werden darf, denn in letzter Linie ist es eben die Größe des Mißverhältnisses, die sich auf diese Weise von selbst beseitigt. Im übrigen ist eine solche ja rein subkutane Symphysenruptur keineswegs eine bedrohliche Verletzung; ist sie doch der Heilung gegenüber ungleich günstiger als die von uns operativ ausgeführten Durchtrennungen des Beckens.

Diese Gefahr der Symphysenruptur sollte aber doch eine Warnung gegen allzu große Gewalt bilden; denn wenn man schließlich auch derartige Verletzungen der Mutter in jenen Fällen in Kauf nehmen will, in denen diese um den Preis der Erhaltung des Lebens des Kindes riskiert werden, so sollte man gerade bei den zerstückelnden Operationen die Mutter vor jeder Gefährdung bewahren und lieber den Kindeskörper noch weiter verkleinern, als zu große Gewalt bei der Entwicklung des Kopfes anzuwenden. v. Herff[1]) hat deshalb angegeben, in solchen Fällen .den Schultergürtel bei der Entwicklung des nachfolgenden Rumpfes zu zertrümmern, „Kleidotomie“, ein Vorschlag, der dann von Phenomenoff[2]), Knorr[3]) und Strassmann[4]) aufgenommen und modifiziert worden ist.

v. Herff ging in einem Falle von Geburt eines Anenzephalen so vor, daß er ein Levretsches scherenförmiges Perforatorium von der Rückenseite her in die oberen Brustabschnitte einführte und durch starkes Spreizen die oberen Rippenpaare samt einem der Schlüsselbeine zerbrach. Durch die damit ermöglichte Verkleinerung der Schulterbreite gelang es jetzt sofort, was vorher mit aller Mühe unmöglich war, den Rumpf in das Becken hineinzuziehen und einen ungewöhnlich großen Anenzephalen zu entwickeln. Die anderen Autoren durchtrennten das Schlüsselbein mit Hilfe einer Sieboldschen Schere.

Diese Kleidotomie von v. Herff verkleinert zweifellos den Ring des Schultergürtels; aber gerade in den Fällen, in denen übermäßige Entwicklung des kindlichen Körpers diese Operation notwendig macht, ist ihre Ausführung nicht so einfach, da der bereits geborene Kopf und der im Becken steckende Hals die Zugänglichkeit zu dem über dem Beckeneingang stehenden Schlüsselbein wesentlich erschwert. Deshalb ist auch das Herunterholen der Arme recht schwierig bis unmöglich, ebenso wie auch der Notbehelf, mittels eines in die Achselhöhle eingeführten Schenkelhakens die vordere Schulter herunterzuziehen, unausführbar werden kann.

In einem solchen besonders schwierigen Falle bei einem über 6 kg schweren Kinde half mir nun die Abtrennung des Kopfes, ein Vorgehen, das ich auf das wärmste empfehlen möchte. Der vorangehende Kopf des Kindes war bei nor-

---

¹) v. Herff, Die Zertrümmerung des Schultergürtels. Kleidotomie bei der Entwicklung des nachfolgenden Kopfes. Arch. f. Gyn. Bd. 53, S. 542.
²) Phenomenoff, Zeitschr. f. Gyn. 1895, S. 585.
³) Knorr, Zeitschr. f. Geb. u. Gyn. Bd. 34, S. 105.
⁴) Strassmann, Arch. f. Gyn. Bd. 53.

malem Becken spontan geboren worden. Die Entwicklung der Schultern gelang aber auf gar keine der obengenannten Arten. Auch die doppelseitige Kleidotomie änderte nichts an der Unmöglichkeit, die Schultern in das Becken hereinzuziehen.

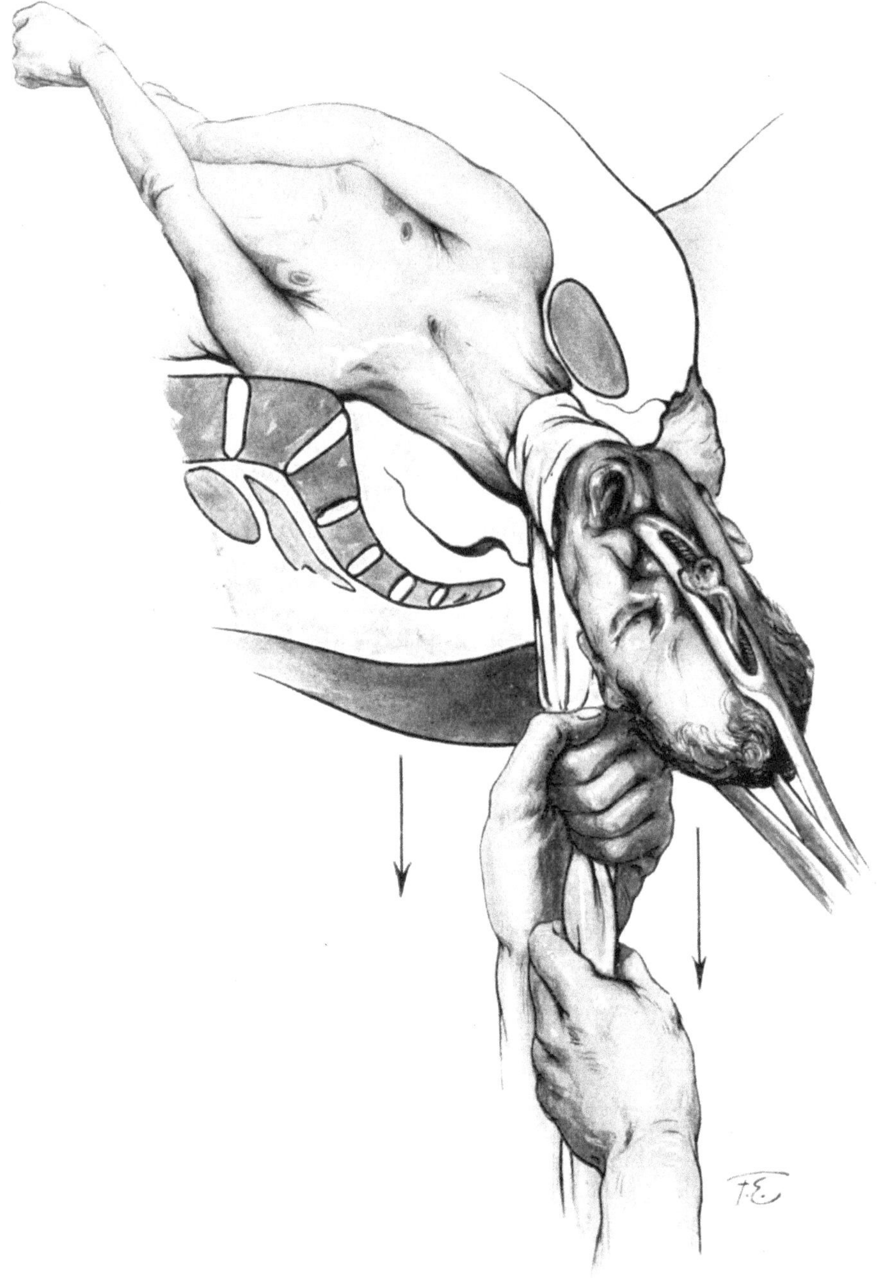

Fig. 85.
Extraktion des Rumpfes durch ein sehr enges Becken mit Hilfe eines um den Hals festgedrehten Handtuches.

Durch die ausgiebigen Zerschneidungen des Schultergürtels mit der großen Sieboldschen Schere war aber die Verbindung zwischen Kopf und Rumpf geschwächt, und unter den äußerst kräftigen, am Kopf ausgeführten Extraktionsversuchen riß schließlich der Kopf ab. Danach war ich nun überrascht über die Leichtigkeit, mit der man durch das nunmehr leere Becken zu dem kopflosen Rumpf des Kindes gelangen konnte; was vorher unmöglich war, gelang jetzt leicht, nämlich beide Arme herunterzuholen und an ihnen den übergroßen, starren Rumpf des Kindes zu entwickeln.

Es ist dieses Verfahren jedenfalls auch viel einfacher als die sonst hier in Betracht kommenden Möglichkeiten, mittels eines in den Thorax eingesetzten Kranioklasten den Rumpf zu extrahieren. Ich werde mich in künftigen Fällen keinen Augenblick mehr besinnen, wenn nach der Entwicklung des perforierten Kopfes die Schultern nicht sofort dem Zuge am Kopfe folgen, ihn ohne weiteres mit einem Messer abzuschneiden und an den beiden heruntergeholten Armen den Rumpf zu entwickeln.

3. Kraniotomie am nachfolgenden Kopf.

Die Verkleinerung des nachfolgenden Kopfes ist ein ungleich selteneres Vorkommnis als am vorangehenden Kopf. Es ist dies dadurch begründet, daß eben die Schädellagen viel häufiger sind wie die anderen. Dabei ist aber zu berücksichtigen, daß hier nicht nur die spontanen Beckenendlagen in Betracht kommen, sondern die durch Wendung auf den Fuß entstandenen, und es ist deshalb nötig, darauf hinzuweisen, daß man bei Ausführung einer Wendung wohl in Betracht ziehen muß, ob die Beckenverhältnisse so beschaffen sind, daß die Extraktion des nachfolgenden Kopfes voraussichtlich nicht auf größere Schwierigkeiten stößt; denn es ist selbstverständlich ein großer Fehler, dieses zu übersehen, um erst bei der Unmöglichkeit der Entwicklung des nachfolgenden Kopfes darauf aufmerksam zu werden. Muß man dies nach Lage der Verhältnisse mit Sicherheit vorhersehen, dann ist die Wendung zu unterlassen, die man ja doch nur im Interesse des Kindes ausführt, und an ihrer Stelle von vornherein eine zerstückelnde Operation zu wählen, womit die Mutter den Vorteil eintauscht, daß sie viel weniger Gefahren ausgesetzt ist. Ist das Mißverhältnis freilich derart, daß man mit der Möglichkeit der Entwicklung des nachfolgenden Kopfes rechnen darf, die ja bekanntermaßen etwas größer ist als diejenige der Zangenoperation am vorangehenden Kopf, dann wird man es darauf ankommen lassen. Entscheidend ist auch hier die Größe des Beckens und des Kindes. Diese Rücksichtnahme auf die Mutter ist um so nötiger, als die Perforation des nachfolgenden Kopfes keineswegs etwa leichter, sondern im Gegenteil beträchtlich schwieriger ist als die des vorangehenden.

Wenn der vorangehende Kopf auch noch so hoch steht, so ist die Zugängigkeit zu ihm durch nichts gestört und man hat sogar in der Auswahl der Perforationsstelle einen ziemlichen Spielraum, je nachdem man etwas mehr nach vorn oder nach hinten oder von links nach rechts von der Mittellinie günstigere, also weichere Partien zwischen den Knochen findet. Anders beim nachfolgenden Kopf, namentlich wenn er hoch über dem Beckeneingang steht, wie das ja auch hier in der Natur der Verhältnisse liegt. Man ist dann genötigt, neben dem Hals des Kindes sich nicht ohne gewisse Schwierigkeiten bis zu seinem Kopf mit dem Instrument hinaufzuarbeiten.

Dieser Schwierigkeit entspricht auch die Mannigfaltigkeit der Ratschläge, wie man sich da helfen soll. Die einen empfehlen, den Rumpf des Kindes zu

senken und so stark wie möglich nach abwärts drängen zu lassen, um hinter
der Symphyse Raum zum Emporschieben des Perforatoriums zu gewinnen. In

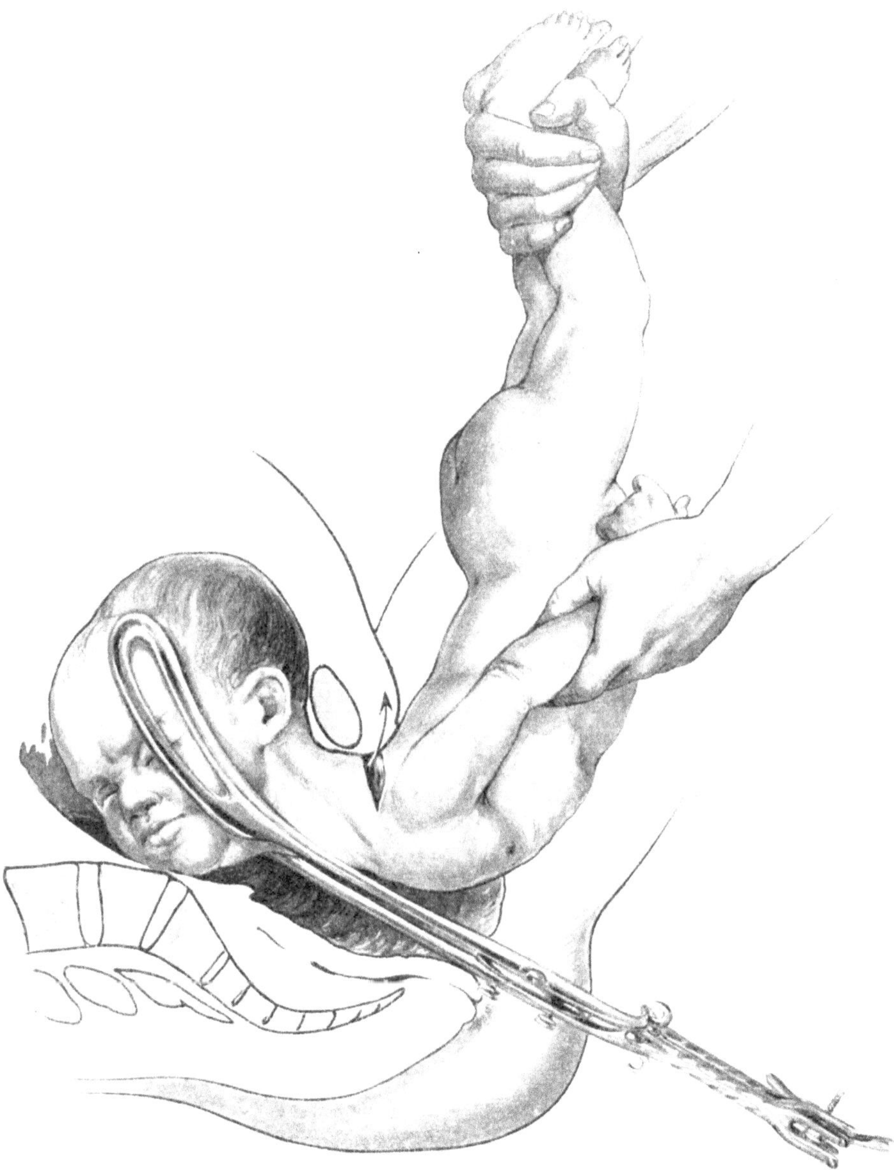

Fig. 86.
Kephalothrypsie des nachfolgenden Kopfes mit Eröffnung der Halswirbelsäule durch
Schnitt anstatt der Perforation des nachfolgenden Kopfes.

der Regel wird hier dann das Foramen magnum liegen, als eine sehr günstige
Stelle zum Vorwärtsdringen in das Schädelinnere. Die mütterlichen Weichteile kann man leicht dadurch decken, daß man unter der Haut des Nackens

das Blotsche Perforatorium in das Foramen magnum einführt. Ist der Raum hinter der Symphyse zu stark beengt, dann versuche man, den Rumpf stark seitlich zu ziehen und rechts oder links an den Kopf zu gelangen, etwa in der Gegend des Ohres an einem Schläfenbein die Perforation auszuführen.

Straßmann[1][2]) dagegen empfiehlt, den Rumpf stark zu erheben, um dann durch den Mundboden oder vom Mund aus durch den harten Gaumen emporzudringen.

Wenn man bedenkt, wie schwierig es ist, am Kindeskörper entlang zu dem hoch über dem Beckeneingang stehenden Mund zu gelangen, um den Finger in ihn einzusetzen, und wie vollends durch die hochgeführte Hand der Raum im Becken noch verengt ist, dann kann man sich vorstellen, welche Schwierigkeiten es nun macht, wenn man dann mit dem verhältnismäßig viel zu kurzen Perforatorium in dieser Höhe durch den Mundboden unter Kontrolle der in den Mund eingeführten Finger durch das Cavum pharyngonasale zur Schädelbasis gelangen will. An welcher Stelle auch immer man also die Perforation des nachfolgenden Kopfes wählt, stets stößt man auf nicht unerhebliche Schwierigkeiten, wenn der Kopf über dem Beckeneingang steht und namentlich der Ungeübte wird sich nicht leicht vor Nebenverletzungen der Mutter schützen können.

Ich kann es gar nicht begreifen, daß man sich mit diesen verschiedenen Verfahren abmüht, wo wir einen so einfachen, leichten und gänzlich ungefährlichen Weg haben, nämlich den, durch den Rückenmarkskanal und das Foramen magnum hindurch zum Gehirn zu gelangen. Außerhalb der Genitalien wird bei Senkung des Rumpfes mit einem einfachen Messer zwischen zwei Halswirbeln ein kleiner Querschnitt gemacht, der den Rückenmarkskanal eröffnet; ein leichter Zug am Fuß genügt, um den Schnitt so weit zu spreizen, daß man mit dem Finger oder mit einem Metallrohr leicht zum Rückenmark vordringen und einen männlichen silbernen Katheter durch den kurzen Rest des obersten Teiles des Wirbelkanals in die Schädelhöhle einführen kann. Wer es vorzieht, kann jetzt durch Ausspülen die Schädelhöhle vollkommen vom Gehirn entleeren. Es ist dies aber nicht einmal unbedingt notwendig, denn durch einfachen Zug am Rumpf, wobei sich der Gegendruck des Beckens auf den Kopf geltend machen wird, quillt das Gehirn durch die Öffnung am Halsteil der Wirbelsäule ohne weiteres wurstförmig heraus. Dies einfache Verfahren hat sich uns in 53 Fällen vollkommen bewährt; stets konnte nach Eröffnung des Rückenmarkskanals der Kopf wirksam verkleinert werden. Das Gehirn quoll bei der Kephalothrypsie wurstförmig aus der Wirbelsäulenöffnung heraus.

Dieses von mir ausschließlich zur Verkleinerung des nachfolgenden Kopfes verwandte Verfahren ist nicht neu, vielmehr schon im Jahre 1874 von Cohnstein[3]) angegeben worden und wird auch in Lehrbüchern, so von Spiegelberg, Zweifel, Ahlfeld, erwähnt. Zweifel[4]) gibt an, daß er „mehrmals", „mit entschiedenem Nutzen" von diesem Verfahren Gebrauch gemacht hat. Ahlfeld[5]) hat schon 1881 „die Verkleinerung des hydrozephalischen Schädels bei Beckenendlagen durch Aspiration der Zerebralflüssigkeit durch den Spinalkanal" empfohlen, ein Verfahren, das durch die heutige Technik der Lumbalpunktion erst zur richtigen Geltung kommt. Ahlfeld schlug damals vor, mit einem kräftigen Messer 2 Wirbelkörper des Brustteiles zu durchtrennen,

---

[1]) Berl. klin. Wochenschr. 1894. Nr. 25/26.
[2]) Zentralbl. f. Gyn. 1895. Nr. 14.
[3]) Arch. f. Gyn. Bd. 6, S. 503.
[4]) Zweifel, Lehrbuch der Geb. 5. Aufl. Stuttgart 1903. S. 546.
[5]) Ahlfeld, Berichte und Arbeiten usw. Bd. 1, S. 240.

dann einen biegsamen Katheter durch den Spinalkanal in die Schädelhöhle vorzuschieben und mit einer Spritze die Flüssigkeit auszusaugen. Dieser leider unbeachtet gebliebene Vorschlag der Entleerung der Schädelhöhle durch den Spinalkanal ist nach Ahlfeld auf van Huevel zurückzuführen.

Weitere Erfahrungen mit diesem Verfahren liegen merkwürdigerweise nicht vor, und es erscheint dies um so unbegreiflicher, als einerseits die ver-

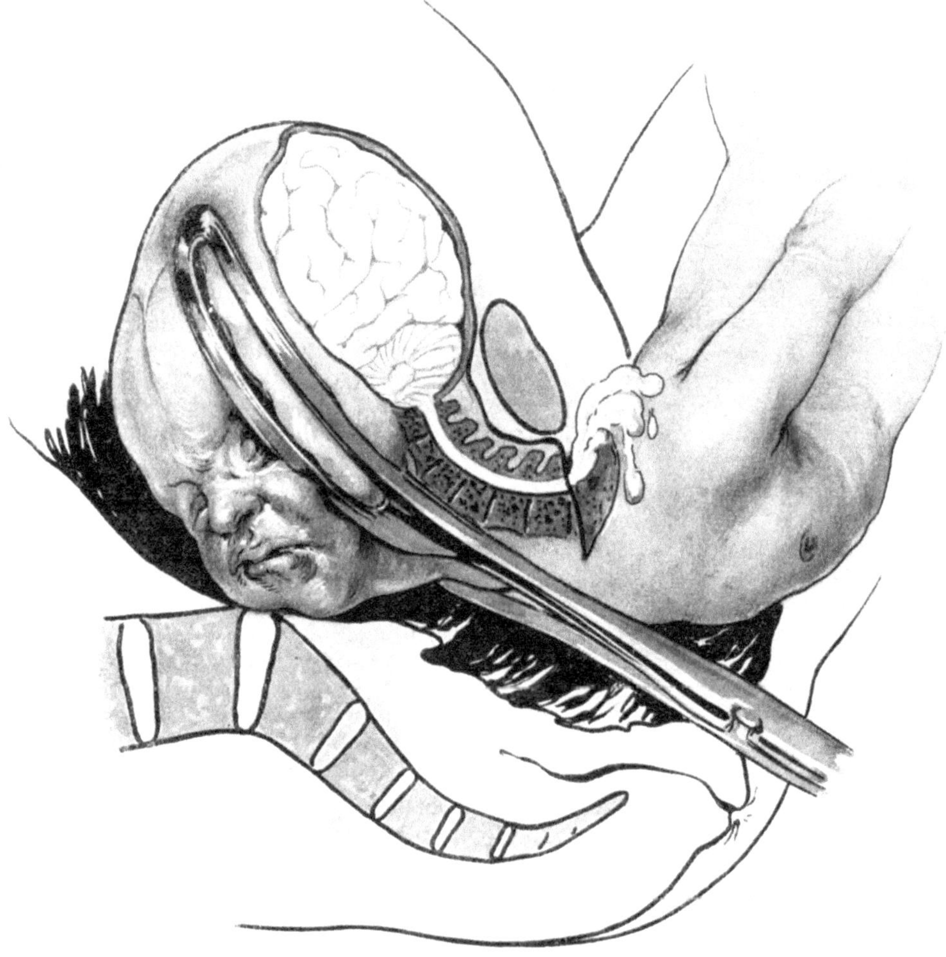

Fig. 87.
Veranschaulicht den Austritt des Gehirns durch den in der Halswirbelsäule eröffneten Rückenmarkskanal.

schiedensten Verfahren zur Perforation des nachfolgenden Kopfes wegen ihrer Schwierigkeit sehr vielfach verhandelt wurden und andererseits diese indirekte Inangriffnahme des Schädelinnern so sehr leicht ausführbar ist. Vielleicht liegt der Grund darin, daß Cohnstein ganz unnötigerweise eine umständliche Technik empfahl; man solle in der Gegend zwischen Hals- und Brustwirbeln oder tief abwärts die Weichteile bis auf die Processus spinosi durch Längsschnitt trennen, 4—6 Wirbelbögen mit dem Messer entfernen und sodann die Dura mater und das Rückenmark soweit als möglich mit der Pinzette herausziehen.

Nach Einführung eines Katheters durch den Rückenmarkskanal in das Foramen magnum zur Schädelhöhle wird dann in diese mit einer starken Injektionsspritze warmes Wasser injiziert und damit das Gehirn neben dem Katheter zum Austritt gebracht. An Kindesleichen führte er den Nachweis, daß damit der Schädel seines Inhaltes entleert werden konnte. Da dieser Eingriff an dem bereits außerhalb der Genitalien befindlichen Teile des kindlichen Rumpfes sich vollziehen müßte, so wäre seine Durchführung auch bei dieser Technik keineswegs schwierig und immer noch viel leichter als das Abmühen mit der direkten Eröffnung der Schädelhöhle. Aber das alles ist ja gar nicht nötig, es genügt, bei der Weichheit der Gehirnmassen eine kleine Öffnung zwischen den Wirbeln anzulegen, wie dies Ahlfeld vorgeschlagen hat, um bei dem auf den Kopf sich geltend machenden Druck bei der Extraktion nicht nur die Zerebrospinalflüssigkeit, sondern auch das Gehirn herauszudrücken.

Es wäre überflüssig, zu erwähnen, daß man selbstverständlich die Geburt nach geschehener Perforation beendet dadurch, daß man den nachfolgenden Kopf durch Druck von außen oder mit Hilfe eines Extraktionsinstrumentes löst, wenn nicht unvernünftigerweise der Vorschlag gemacht worden wäre, die Geburt des nachfolgenden Kopfes spontan vor sich gehen zu lassen, was in früherer Zeit bei dem Mangel geeigneter Extraktionsinstrumente begreiflich war, heute aber wohl gänzlich überholt ist. Es ist dies jetzt ebenso unbegreiflich wie der gleiche Rat früherer Geburtshelfer, nach der Perforation des vorangehenden Kopfes und sogar nach Kephalothrypsie die spontane Geburt des so verkleinerten Kindes abzuwarten. Eine solche Empfehlung kann nur aus der großen Verlegenheit erklärt werden, die ungeeigneten Werkzeugen entsprang, sie muß aus dem Grunde aber jetzt a limine abgewiesen werden, weil die Vornahme der zerstückelnden Operationen beim lebenden Kinde doch nur bei dringender Indikation auszuführen ist, die dann die alsbaldige Beendigung der Geburt ohne weiteres erfordert.

Seit Zangemeister[1]), der unter Berufung auf Schröder, Spiegelberg, Zweifel, Winckel u. a. noch für die Trennung von Perforation und Extraktion eingetreten ist, hat sich keine Stimme mehr dafür erhoben. Ich könnte mir höchstens bei totem Kind und uneröffnetem Muttermund einen Vorteil davon versprechen.

Gelingt es nicht, den nachfolgenden Kopf durch Druck von außen oder Zug am Rumpf zu entwickeln, wobei man nicht zuviel Kraft aufwenden soll, da ja gerade die Perforation den großen Vorteil bietet, daß man die mütterlichen Weichteile vor zu großer Inanspruchnahme bei der Geburt schützen kann, so extrahiert man den nachfolgenden Kopf mit dem Kephalothryptor. Es ist sehr verdienstlich von Zweifel, daß er bei der Konstruktion seines dreiblättrigen Kephalokranioklasten darauf Rücksicht genommen hat, daß das Instrument auch als Kephalothryptor verwendet werden kann, was bei den Vorläufern dieses Instrumentes ja nicht der Fall war, und es kommt dieses Instrumentenprinzip hier deshalb noch besonders zur Geltung, weil ja die Anwendung des Kranioklasten mangels einer Perforationsöffnung im Schädel, namentlich wenn man die Eröffnung am Rückenmark vornimmt, untunlich ist. Aus diesem Grunde habe ich auch bei meinem Instrumente Rücksicht darauf genommen, daß es als Kephalothryptor verwendbar ist. Gerade so wie bei der leider nicht genügend geschätzten Zangenextraktion des nachfolgenden Kopfes, die den mehr gebräuchlichen bimanuellen Handgriffen vielfach überlegen ist, muß man auch bei Anwendung der Kephalothrypsie am nachfolgenden Kopf darauf

---

[1]) Zentralbl. für Gyn. 1899. Nr. 60. S. 1233.

achten, wie Fig. 86 zeigt, den Rumpf bis auf den Bauch der Mutter zu erheben und von unten her über die beiden Seiten des Kopfes die beiden Blätter unter starkem Senken der Griffe anzulegen, so daß das Instrument längs des Gesichtes bis in die beiden Temporalgegenden zu liegen kommt. Man läßt dann den Rumpf hängen, damit dem Gehirn nicht durch Knickung des Rückenmarkskanals der Austritt erschwert ist.

Eigene Erfahrung belehrte mich indessen, daß es Fälle gibt, in denen das Anlegen des Kephalothryptors an den nachfolgenden Kopf auf erhebliche, bis zur Unmöglichkeit sich steigernde Schwierigkeiten stoßen kann. Natürlich handelt es sich in diesen Fällen um besondere Komplikationen, enges Becken, starre, unnachgiebige Weichteile und große Kinder. E. Sachs[1]) machte den Vorschlag, in solchen Fällen den bereits geborenen Rumpf abzutrennen. Er ging dabei von der Absicht aus, den dekapitierten Kopf danach im Uterus so zu drehen, daß er wie ein vorangehender unter Fixation von außen perforiert und mit dem Kranioklasten entwickelt werden konnte. Ehe er dies ausführte, versuchte er jedoch den Wigand-Martin-Winckelschen Handgriff und war überrascht, ihn nun leicht ausführen zu können, da es ohne weiteres gelang, zum Munde des Kindes zu kommen. In seinem Falle lag die Schwierigkeit in einer Raumbeengung im Vulvarring, die, solange der Rumpf noch am Kopfe hing, das Eingehen außerordentlich erschwerte. Sigwart[2]) hat gegen diesen Vorschlag von Sachs lebhafte Bedenken erhoben, denen ich mich aber auf Grund eigener Erfahrung nicht anschließen kann. In mehreren derartigen Fällen hat sich mir das Abschneiden des Rumpfes so außerordentlich bewährt, daß ich nicht anstehe, dies nicht nur für die äußersten Notfälle zu empfehlen, sondern geradezu als ein regelmäßiges Verfahren in allen jenen Fällen, in denen das Hinzugelangen zum nachfolgenden Kopf mit den Händen oder mit Instrumenten erschwert ist. Die althergebrachte Lehre, daß es falsch ist, den Rumpf in diesen Fällen vom Kopf abzutrennen, muß verworfen werden. Die Abtrennung des Kopfes macht sich sowohl für die Entwicklung des nachfolgenden Rumpfes, wie auch umgekehrt die Abtrennung des Rumpfes für die Entwicklung des nachfolgenden Kopfes, als eine außerordentliche Erleichterung für schwierige Fälle geltend, so daß ich diese „Dekapitation bei Längslagen" geradezu als eine Neuerung in die operative Geburtshilfe eingeführt wissen möchte, die dem Geburtshelfer in schwierigen Situationen seine Aufgabe wesentlich erleichtert und die Mütter vor der Gefahr weiterer Verletzungen schützt.

Embryotomie. Dekapitation. Exenteration. Dissectio foetus.

Während bei der Kraniotomie das Geburtshindernis meist in einem engen Becken, also der Kreißenden selbst, gelegen ist, gibt die Veranlassung zur Ausführung der Embryotomie und ihrer verschiedenen Eingriffe vom Kinde ausgehende Geburtsunmöglichkeit, und zwar kommt hier fast nur die Querlage in Betracht, die ja deshalb als „absolut ungünstige" Lage bezeichnet wird, weil das Kind in ihr, abgesehen von seltenen Möglichkeiten, Versio spontanea, Evolutio spontanea und Partus conduplicato corpore, nicht durch die Naturkräfte ausgetrieben werden kann. Wie schon eingehend dargelegt worden ist, müssen bei vollkommener Gebärunmöglichkeit Mutter und Kind rettungslos zugrunde gehen, und zwar an Uterusruptur oder Fäulnis, wenn nicht rechtzeitig künstlich entbunden wird.

---

[1]) Zentralbl. f. Gyn. 1921, S. 742.
[2]) Zentralbl. f. Gyn. 1921, S. 1033.

Für gewöhnlich besteht die ärztliche Hilfe bei Querlage in der kombinierten oder inneren Wendung auf den Kopf oder die Füße. So erfolgreich nun diese beide bedrohte Leben zu retten vermag, wenn die richtige Hilfe rechtzeitig einsetzt, so gefährlich kann das Erzwingen der Wendung andererseits werden, wenn die Bedingungen für ihre Ausführung nicht mehr gegeben sind. Auch hier möchte ich die dringende Warnung einfügen, daß man ja nicht in jedem Falle ohne weiteres bei Querlage die Wendung versucht, sondern sich vielmehr vorher durch sorgfältige Untersuchung unter Berücksichtigung aller besonderen Verhältnisse davon überzeugt, ob sie ohne zu große Gefährdung der Mutter möglich ist; denn die Erfahrung lehrt, wie Baisch gezeigt hat[1]), daß unter den gewöhnlichen geburtshilflichen Eingriffen des Privathauses die Wendung die gefährlichste Operation ist. Mit Aufzählung der ihr entgegenstehenden Kontraindikationen sind zugleich dann die Indikationen für die Ausführung der Embryotomie und das gegenseitige Verhältnis dieser beiden Operationen zueinander gekennzeichnet.

Die Hauptgefahr liegt bei der Wendung in der Möglichkeit, dabei den Uterus zerreißen zu können, und die Gefahr rückt auch hier wie bei sonstigen Gebärschwierigkeiten um so näher, je länger die Geburt seit dem Blasensprung gedauert hat, weil nach Abfluß des Fruchtwassers die Wehentätigkeit kräftig einsetzt und damit die Retraktion, die Verdünnung des unteren Segmentes erzeugt. Hat sich so der Uterus selbst für den Eintritt der Ruptur vorbereitet, so ist ganz klar, daß das geringste Trauma, wie es schon das vorsichtige Einführen der Hände darstellt, genügen kann, um die Katastrophe zu vollenden. Es ist ganz falsch, wenn die Ärzte meinen, daß zum Zustandekommen einer Ruptur eine größere Gewalt notwendig ist und daß somit das Vermeiden einer solchen sie davor bewahrt. Man sei sich vielmehr darüber klar, daß gerade bei Querlagen die Vorbereitung zur Uterusruptur bereits soweit gediehen sein kann, daß nur das gänzliche Unterlassen jedes Wendungsversuches die Mutter vor dieser tödlichen Verletzung bewahren kann. Die Beachtung des Zeitpunktes des Blasensprunges, des seitdem vorhandenen Wehencharakters, des Standes des Kontraktionsringes mit dem charakteristischen Kontrast in der Konsistenz des oberhalb gelegenen harten Teiles des Uterus gegenüber der unterhalb vorhandenen Weichheit der überdehnten Partien, verschiedene Spannung der Ligamenta rotunda kennzeichnen die Sachlage. Gleichzeitig bildet sich der Zustand der eingekeilten Schulterlage aus, der untere, meist vorgefallene Arm ist blaurot geschwollen, die Schulter ins Becken eingetreten, das Kind unbeweglich. Schon der Versuch, die ins Becken eingekeilte Schulter herausdrängen zu wollen, führt in solchen Fällen die Ruptur des Uterus herbei. In einem von mir begutachteten Falle behauptete der Geburtshelfer, es wäre ihm mit leichter Mühe gelungen, nach ganz kurzem Widerstand das Kind an der Schulter beweglich zu machen, und er glaubte, das zu seiner Entschuldigung anführen zu müssen, während gerade das ihn am schwersten belastete, weil beim Herausdrängen der Schulter aus der Beckenhöhle die Ruptur des Uterus eingetreten war und der Widerstand gebrochen war, so daß das Kind leicht gewendet werden konnte, allerdings nicht mehr in der Uterushöhle, sondern in der Bauchhöhle, ein Umstand, der zur äußersten Vorsicht mahnt, wenn man es überhaupt unternimmt, die eingekeilte Schulter aus der Beckenhöhle herauszudrängen, was in der Regel ein Fehler ist.

Aber auch bei verhältnismäßig günstiger Ausführbarkeit der Wendung kann eine solche falsch sein, und zwar dann, wenn die Beschaffenheit des

---

[1]) Deutsche med. Wochenschr. 1910, S. 2369.

Geburtskanals derart ist, daß man von vornherein mit Sicherheit erkennen kann, daß der nachfolgende Kopf das Becken nicht passiert. Es hat dann gar keinen Zweck, die Mutter der Gefahr der Wendung zu unterziehen, um den nachfolgenden Kopf perforieren zu müssen. Vielmehr ist es richtiger, sich vorher zu entscheiden, ob man etwa auf chirurgischem Wege unter Rettung des Kindes entbinden will oder aber durch zerstückelnde Operation, die bei dem in Querlage befindlichen Kind ebenso leicht ausgeführt werden kann wie bei den übrigen Lagen.

Das gegenseitige Verhältnis von Wendung und Dekapitation bei Querlage ist so, daß sie sich ergänzen in der Art, daß die Embryotomie an die Stelle der Wendung tritt, wenn diese nicht mehr möglich ist oder wenn sie aus anderen Gründen, etwa der Unmöglichkeit der Extraktion des Kindes, erfolglos wird. Die Unmöglichkeit der Wendung ist bei der eingekeilten Schulterlage vollkommen klar; schwierig wird dagegen der Entscheid und damit die Wahl der einschlägigen Operation in jenem Übergangsstadium der Geburt, wo das Kind wohl schwer beweglich geworden ist, aber doch noch nicht eingekeilt. Einen ausgezeichneten Maßstab für die Beurteilung der Durchführbarkeit der Wendung und die mit ihrer Erschwerung proportional wachsende Gefahr gibt die Prüfung mit der zur Ausführung der Wendung in den Uterus eingeführten Hand, ob und wie es gelingt, zum Fuß des Kindes zu kommen. Man schiebe die Hand an der unteren Seite des Kindes entlang. Gelangt man ohne Schwierigkeiten zum Fuß, dann ist die Wendung, sofern man nicht etwa in diesem Stadium schon eine Uterusruptur erzeugt hat, ungefährlich. Findet die Hand dagegen Schwierigkeiten, mit der erlaubten Kraft am Kind entlang zu gleiten und den Fuß zu ergreifen, dann stehe man unverzüglich von weiteren Versuchen ab, weil sie zu gefährlich sind; denn wenn man schon nicht einmal wegen Raumbehinderung im Uterus zum Fuß des Kindes kommt, dann ist dessen Umdrehung viel zu gewaltsam und gefährlich. Die Schwierigkeit, zum Fuß zu gelangen, ist darauf zurückzuführen, daß hier das Fruchtwasser längst vollkommen abgeflossen ist, der Uterus sich fest um das Kind herumgeschnürt hat, so daß in ihm eben gar kein Hohlraum mehr ist, der die Umdrehbarkeit des Kindes ermöglicht. Dazu kommt noch, daß die Reizbarkeit der Uterusmuskulatur dann so zugenommen hat, daß das Einführen der Hand und das Gegendrängen des Kindes gegen die Wandung immer wieder, trotz Narkose Kontraktionen auslöst, die ja wegen ihrer Einwirkung auf die Verdünnung des unteren Uterusabschnittes so zu fürchten sind. Der Anfänger bedarf für das geburtshilfliche Operieren unbedingt ganz bestimmter Regeln, wenn er nicht erst durch eigene schlimme Erfahrungen Lehrgeld zahlen will, und gerade, weil die Wendung so sehr zu fürchten ist, ist es wichtig, daß er durch diese von jedem leicht festzustellenden Merkmale zur rechten Zeit gewarnt wird, daß in diesem Falle nicht die Wendung, sondern vielmehr die Dekapitation die Operation der Wahl sein muß.

Ausführung der Dekapitation.

Der Grund dafür, daß Querlagen nicht geboren werden können, liegt darin, daß bei vorangehender Schulter der Kopf sich an die eine Darmbeinschaufel, der Steiß an die andere anlegt, und beide das Tiefertreten der Schulter dann verhindern. In dem Augenblick, wo nun der Kopf abgetrennt wird, vermag die Schulter in das Becken hereinzutreten und das Kind den Geburtskanal zu passieren. Aus dieser einfachen Überlegung heraus ergibt sich schon, daß die Dekapitation unter den zerstückelnden Operationen bei Querlage das zweckmäßigste Verfahren ist. Dazu kommt aber, daß die Durchtrennung des Halses mit den jetzigen Hilfsmitteln viel leichter und einfacher ist, als das Entzweischneiden des Körpers an irgendeiner anderen Stelle ist, und es ist deshalb nicht richtig, die übrigen in Betracht kommenden Möglichkeiten als gleichberechtigt anzusehen. Es muß vielmehr als erster Grundsatz gelten, daß man mit allen Mitteln die Durchführung der Dekapitation erstreben soll, bevor man andere Verfahren wählt, und es ist dies zu betonen um so mehr nötig, als in manchen Fällen die Durchführbarkeit der Dekapitation anfänglich sehr in Frage gestellt erscheint und nur derjenige, der den großen Vorzug dieses Eingriffes vor allen anderen in Betracht kommenden zu schätzen weiß, die Vollendung mit der entsprechenden Energie anstreben wird.

Die Vorteile der Dekapitation liegen einmal darin, daß der kleinere Umfang des Halses gegenüber allen anderen in Betracht kommenden die Durchtrennung wesentlich erleichtert und andererseits, und dies ist wohl viel wichtiger, daß die Extraktion des dekapitierten Rumpfes an dem vorgefallenen Arm in der Regel mit einem einzigen Zug in der leichtesten Weise möglich ist, während die Herausbeförderung irgendwelcher anderer, abgeschnittener Rumpfteile wesentlich schwierigere Aufgaben stellt. Auch die Entwicklung des abgetrennten Kopfes ist, wie aus den Ausführungen über die Kraniotomie ersichtlich ist, unschwer zu bewerkstelligen.

Wie für das Kraniotomie-Instrumentarium gilt auch für das zur Dekapitation zur Verfügung stehende, daß sich im Laufe der Zeiten eine große Anzahl grundsätzlich verschiedener Instrumente angesammelt hat, so daß die Wahl unter ihnen und den damit gegebenen Möglichkeiten schwierig geworden ist, zumal wenn bei ihrer Aufzählung die Kritik unterbleibt oder zum mindesten zurückhält. Ich halte es deshalb auch hier für meine Aufgabe, reinen Tisch zu machen. Ich möchte kurzweg zugunsten eines einzigen Instrumentes alle bisherigen verwerfen und vor allem den noch fast ausschließlich in Gebrauch befindlichen Dekapitationshaken von Karl Braun (1850), der ebenso unberechtigterweise wie der Kranioklast noch allgemein verwendet wird, während er längst durch viel bessere Instrumente überholt ist.

Ich stimme der von Küstner[1]) und Zweifel[2])[3]) ausgesprochenen grundsätzlichen Abweisung des Braunschen Hakens vollkommen bei. Wenn diesem Haken von seinen Anhängern nachgerühmt wurde, daß er deshalb ein ungefährliches Instrument sei, weil er die Mutter vor Nebenverletzungen bewahre, so muß das als eine Täuschung bezeichnet werden; denn um die Dekapitation mit diesem auszuführen, ist die Anwendung einer Gewalt nötig, die Küstner nicht mit Unrecht „roh" genannt hat mit der trefflichen Begründung, daß das Werkzeug eine solche „nicht nur gestattet, sondern sogar erheischt". Zweifel hat sehr richtig darauf hingewiesen, daß „bei den Drehungen, welche der Operateur mit dem Querhebel ausführt, eine Stelle der Halswirbelsäule Angriffspunkt der Kraft, eine andere dicht daneben Angriffspunkt der Last wird". Ist das Kind nicht ganz unbeweglich eingepreßt, dann muß der Braunsche Haken sehr kräftig angezogen werden, um wirken zu können; denn „jede Umdrehung am Querhebel bedingt eine Schiebung des Instrumentes in der Richtung seiner Längsachse. Die Folge davon ist ein Abgleiten". Ich selbst habe erlebt, daß trotz möglichster Fixation des Kindes von außen die ungewöhnlich starre Halswirbelsäule eines übergroßen Kindes nicht nachgab, sondern der Kopf bei stärkerer Gewaltanwendung sich mitbewegte. Welche eminente Gefahr liegt

<hr>

[1]) Zentralbl. f. Gyn. 1880. Nr. 8, S. 169.
[2]) Zentralbl. f. Gyn. 1895. Nr. 20, S. 521.
[3]) Ebenda 1900. Nr. 15, S. 385.

aber darin, wenn, wie dies ja stets zu fürchten ist, das untere Segment schon verdünnt ist und durch ein Andrängen des Kopfes infolge Mitbewegung die Wände des Uterus gezerrt werden. Auch bei bestem Gelingen ist endlich nicht zu vermeiden, daß man mehrmals mit dem Instrument eingehen muß, um sämtliche Weichteile abzudrehen. Kurz, die Dekapitation kann mit dem Braunschen Haken bei übergroßen Kindern, sehr hochstehendem Hals auf sehr große technische Schwierigkeiten stoßen, und es liegt gar kein Grund mehr vor, diesem Instrument ein einziges empfehlendes Wort beizugeben. Es gehört, wie Küstner gesagt hat, auch zum alten Eisen.

Zweifel hat zur Verminderung der dem Braunschen Haken innewohnenden Nachteile ein eigenes Instrument konstruiert, den Doppelhaken, dem er den Namen „Trachelorhekter" gab. Zweifellos ist dies eine wesentliche Verbesserung des Braunschen Hakens, wie wir auch erfahren haben.

Mir scheint aber doch eine grundsätzlich andere Durchtrennung der Halswirbelsäule außerordentlich viel empfehlenswerter, nämlich mit Hilfe der Draht- oder Kettensäge. Die Schwierigkeit, die Säge um den Hals zu führen, hat es wohl bisher verhindert, daß diese Säge nicht schon lange alle anderen Dekapitationsverfahren verdrängt hat; denn wenn man ein einziges Mal gesehen hat, mit welch spielender Leichtigkeit und mit wie wenig Sägezügen der Hals des Kindes glatt durchtrennt wird, so daß die Enthauptung mit der Guillotine gemacht zu sein scheint, dann wird man niemals einen Augenblick im Zweifel sein, daß dieses das einfachste und auch für die Mutter schonendste Verfahren ist.

Die Schwierigkeit des Umlegens der Säge ist jetzt so vollkommen überwunden und auch das Sägematerial selbst hat so wesentliche Verbesserungen erfahren, daß auch dieses Instrument jetzt vollkommen durchkonstruiert ist und jedem Praktiker in die Hand gegeben werden kann.

Gigli[1]) hat im Jahre 1893 die von ihm erfundene Drahtsäge zur Dekapitation empfohlen und zu deren Anlegung um den Hals einen besonderen Haken konstruiert. Bong[2]) hat dann im Jahre 1903 eine von Ribemont angegebene Vorrichtung ebenfalls unter Bevorzugung der Giglischen Drahtsäge an Stelle der von Ribemont empfohlenen Kordel zweckmäßig etwas abgeändert. Auf Grund meiner Erfahrungen mit der Giglischen Drahtsäge bei der Hebosteotomie habe ich Bedenken gegen ihre Anwendung, da es eben doch unvermeidbar ist, daß dieser feine Draht gelegentlich reißt, und ich habe deshalb an Stelle des Giglischen Drahtes die Aitkensche Kettensäge gewählt und dazu kleine Abänderungen an dieser Vorrichtung von Ribemont und Bong angebracht. Das in Fig. 89 abgebildete Instrument besteht aus zwei ineinandersteckbaren Hülsen, deren oberen Teile zum Austritt der Säge zu einer Halbrinne ausgestaltet sind. Die eine größere Hälfte ist genau nach dem Muster des Braunschen Hakens gebaut, nur etwas länger und, da hohl, natürlich auch etwas dicker. Doch trägt dies so wenig auf, daß die Einführung des Hakens über den Hals des Kindes genau so leicht gelingt wie beim Braunschen Haken, ja dadurch noch etwas leichter, daß das Instrument länger ist, was bei sehr hoch liegendem Hals ein großer Vorteil ist. Wie bei der Dekapitation mit dem Haken geht zuerst eine Hand zur Deckung des Instrumentes in die Genitalien ein und umgreift den Hals des Kindes mit dem Zeigefinger von hinten her. Nun führt die andere Hand den Haken von vorn her über den Hals, indem man ihn flach zwischen Kind und der vorderen Wand des Geburtskanals hochschiebt und dann durch Drehen über den Hals des Kindes leitet. Wenn

---

[1]) Della sezione della sinfici con una sega in filo mettalico. Annali di ost. e gyn. 1893. Nr. 7 und 1897. Nr. 12.

[2]) Zentralbl. f. Gyn. 1903. Nr. 7, S. 201.

es möglich ist, wird dann das zweite kürzere Stück mit seiner oberen Öffnung
an die des Hakens angesetzt und mit dem ersten am Griff verschraubt, so daß
jetzt eine in sich geschlossene Hohlrinne von außerhalb der Genitalien her

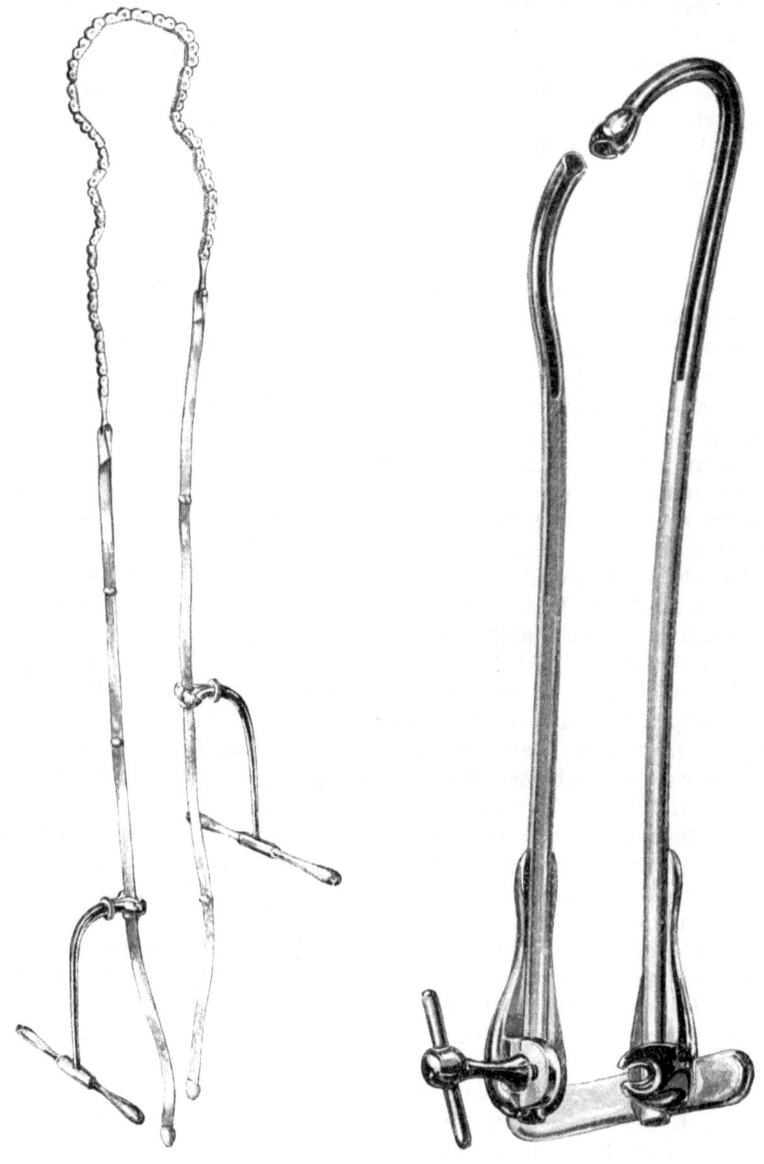

Fig. 88.
Kettensäge zur Dekapitation.

Fig. 89.
Instrument von Ribemont-Bong zum
Anlegen der Kettensäge bei Dekapitation.

über den Hals des Kindes bis wieder nach außen liegt, durch die hindurch man
nun mittels eines Stahlbandes die Kettensäge sicher und leicht über den Hals
legen kann. Eine bestimmte Markierung der an den beiden Enden der Kettensäge angebrachten Bänder zeigt die Lage der Säge an. Nun werden die

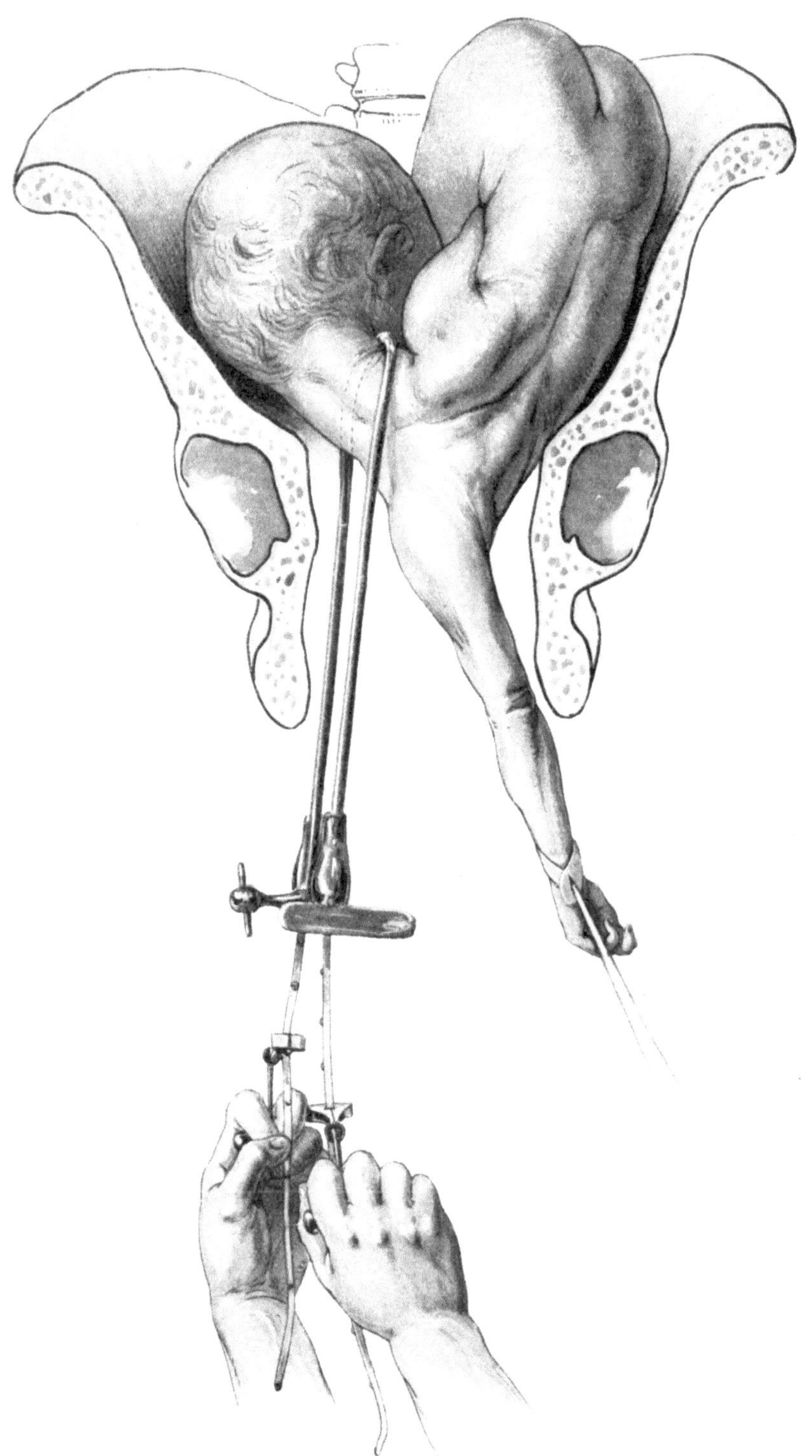

Fig. 90.
Dekapitation mit Kettensäge innerhalb des Führungsinstrumentes von Ribemont - Bong.

Handgriffe an diesen Stahlbändern eingesetzt und mit wenig Zügen der Hals durchtrennt. Da das Durchsägen innerhalb der liegenden Führungshülsen und unter ihrem Schutz erfolgt, ist jegliche Verletzung der mütterlichen Weichteile vollkommen ausgeschlossen, ebenso wie auch jede bei stumpfer Gewalt so gefährliche Belastung der Uteruswand, Vorzüge, die dieses Werkzeug vor allen zur Dekapitation dienenden auszeichnet. Ich glaube somit, daß es keines weiteren Wortes darüber bedarf, daß die Durchtrennung des Halses mit der Säge ungleich schonender, rascher und leichter ist als mit dem Braunschen Haken. Alle Bedenken über etwaige Schwierigkeiten beim Anlegen fallen in sich zusammen, wenn man berücksichtigt, daß das Umführen des hakenförmigen Teiles dieser Hohlrinne genau dasselbe ist wie das Umführen des Braunschen Hakens.

Wir haben das Instrument in 55 Fällen erprobt und keinen einzigen Versager mit ihm erlebt. 4 Frauen sind gestorben, aber keine an den Folgen der Operation: 2 waren bereits mit Uterusruptur eingeliefert, eine 3. kam infiziert, starb am 10. Wochenbettstag an Sepsis, und die 4. erlag einer Bronchopneumonie. Wir machten allerdings dabei die Erfahrung, daß es nicht immer leicht, ja manchmal unmöglich ist, Anschluß an den Haken mit dem zweiten Teile zu finden, wenn das Ende des Hakens eben bei sehr hoch gelegenem Halse versteckt ist. Die Anlage des zweiten Stückes ist aber gar nicht unbedingt erforderlich. Es ist gewissermaßen nur eine Vorsicht, um die Weichteile der Mutter vollkommen zu schützen. Man kann aber unbedenklich auch darauf verzichten. Das starre Stahlband findet von selbst seinen Weg hinter dem Hals des Kindes herunter, und es ist wohl ganz ausgeschlossen, daß dieses elastische Band Nebenverletzungen macht. Man schiebt es einfach in den ersten Teil hinein, bis sein Ende in der Scheide von selbst erscheint. Beim Sägen kann man dann leicht die Vorsicht einschalten, mit einem Spekulum die hintere Scheidenwand vor den Sägezügen zu schützen. Übrigens schiebt sich die Säge mit dem ersten Zug gleich so tief in den Hals des Kindes hinein, daß auch da eine besondere Gefahr nicht besteht.

Wie beim Braunschen Haken, so kann man auch bei der Einführung des hülsenförmigen Instrumentes Schwierigkeiten finden, zum Hals zu gelangen, und diese können so sein, daß man schließlich sogar auf die Dekapitation verzichten muß, um dann an ihrer Stelle eine andere zerstückelnde Operation zu wählen. Bevor man jedoch zu diesem äußersten Mittel greift, das deshalb wirklich nur die Ultima ratio sein sollte, weil alle anderen zerstückelnden Operationen Schwierigkeiten für die Durchtrennung des kindlichen Körpers, mehr aber noch für die Herausbeförderung der einzelnen Teile bieten, sollte man jene Hilfsmittel anwenden, die wir zur Erleichterung für das Hinaufgelangen zum Halse besitzen und die recht wertvoll sind.

In erster Linie ist hier zu betonen, daß der bei verschleppter Querlage meist vorgefallene Arm nicht nur nicht hindert, sondern eine willkommene Handhabe für die Leitung der Hand und auch des Instrumentes bietet. Man läßt mittelst der um das Handgelenk gelegten Wendungsschlinge den Arm nach der dem Kopf entgegengesetzten Seite abwärts und stark nach hinten ziehen. Also: liegt der Kopf rechts, II. Querlage, dann wird der Arm nach links und hinten gezogen. Dadurch rückt die Schulter so tief wie möglich in das Becken herein und es nähert sich der Hals der suchenden Hand, die dann an ihm entlang von hinten her über den Hals greift, ebenso wie das einzuführende Instrument am Arm entlang den Weg zur Vorderseite des Halses findet. Schon aus diesem Grunde ist es ganz falsch, diesen Arm etwa, um Raum zu gewinnen, abzuschneiden, auch wenn er geschwollen ist und scheinbar den

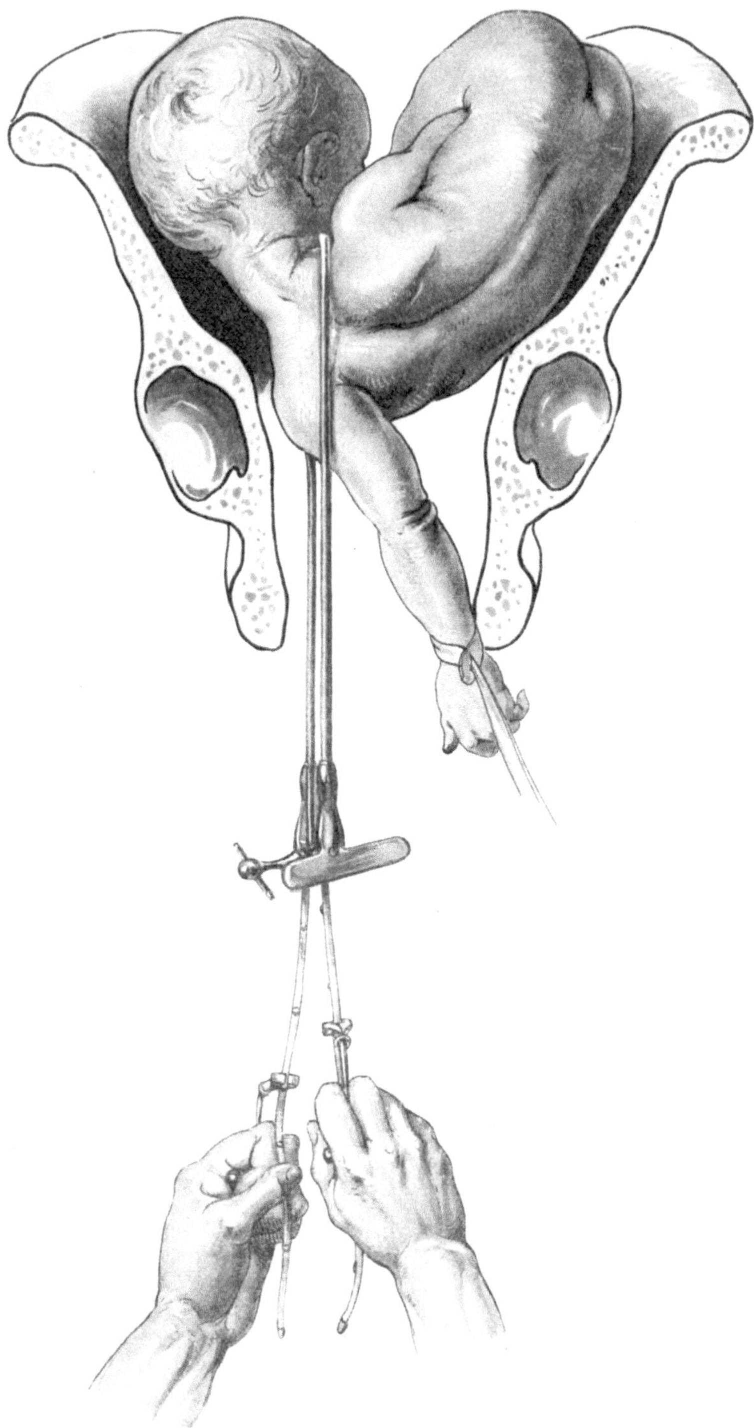

Fig. 91.

Veranschaulicht die Leichtigkeit der Dekapitation, auch wenn gleichzeitig kleinere oder größere Teile des Rumpfes mit abgetrennt werden.

Weg verengt. Dadurch, daß man ihn auf die Seite schiebt, gewinnt man in jedem Falle genügend Platz.

Bei sehr großen Kindern, und die bieten gerade wie bei der Kraniotomie auch bei der Dekapitation unter Umständen große Schwierigkeiten, kann in der Tat die Schulter und mehr dann noch der Hals so hoch stehen, daß wir nicht zu ihm hinaufgelangen. Dann empfehle ich, die Eviszeration des Kindes der Dekapitation vorauszuschicken. Durch die Herausnahme der Brust- und Baucheingeweide werden die der Dekapitation entgegenstehenden Schwierigkeiten, die in der Massigkeit des kindlichen Körpers gelegen sind, beiseite geschafft. Man eröffnet zu diesem Behufe an der am besten zugänglichen Stelle mit einem Blotschen Perforatorium eine Körperhöhle des Kindes und holt dann mit dem Finger oder zweckmäßigerweise mit der Boërschen „Exzerebrationspinzette" (Fig. 92), an der ich eine Crémaillière zum besseren Fassen habe anbringen lassen, den Inhalt der Körperhöhlen heraus. Danach fällt der Rumpf des Kindes zusammen. Zieht man jetzt an der vorgefallenen Hand, so wird die Schulter leicht tiefer rücken, der Hals zugänglich werden und damit die Dekapitation ausführbar. Nur 3 mal unter 47 Fällen konnten wir auch trotz dieser Vorbereitung die Dekapitation nicht erzwingen und mußten deshalb zu einem anderen Verfahren Zuflucht nehmen, nämlich zur Entzweischneidung des kindlichen Körpers an einer anderen Stelle, „Dissectio foetus".

Auch hierfür hat sich uns wiederholt die Kettensäge sehr bewährt. Dabei kommt es ja nicht so sehr darauf an, ob der zu durchtrennende Umfang ein großer oder ein kleiner ist wie bei der Verwendung des Dekapitationshakens, bei dem die aufzuwendende Mühe im Verhältnis zu der Größe des Umfanges beträchtlich zunimmt. So ist es z. B. vorgekommen, daß die Säge von einer Schulter schräg durch den Thorax schnitt, so daß der vorgefallene Arm am Halse hing. Liegt der Körper des Kindes quer, so daß etwa die Mitte der Wirbelsäule als tiefster Punkt sich präsentiert,

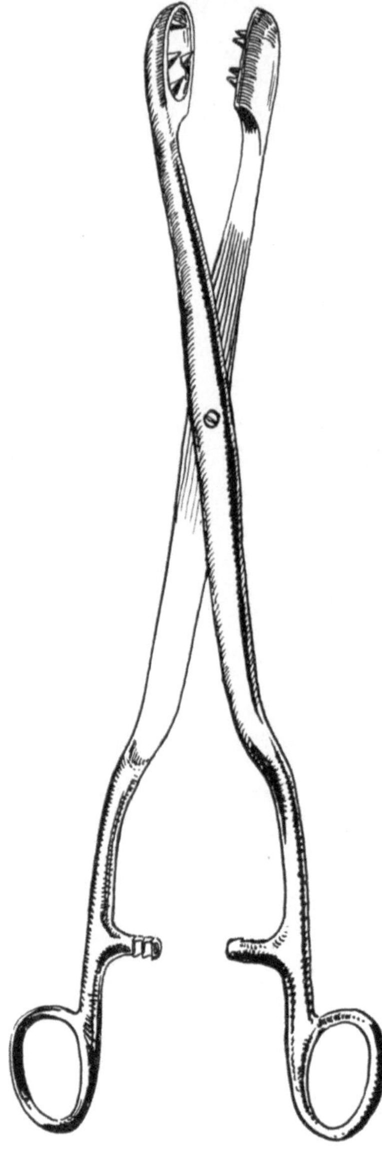

Fig. 92. Boers „Exzerebrationspinzette" mit Crémaillière.

dann hat man den kindlichen Körper in der Mitte durchzuschneiden.

Alle anderen Werkzeuge, die dazu empfohlen worden sind, gestalten diese Operationen zu recht schwierigen Eingriffen, während das Anlegen des Sägeträgers und das Durchsägen auch hier denkbar einfach ist.

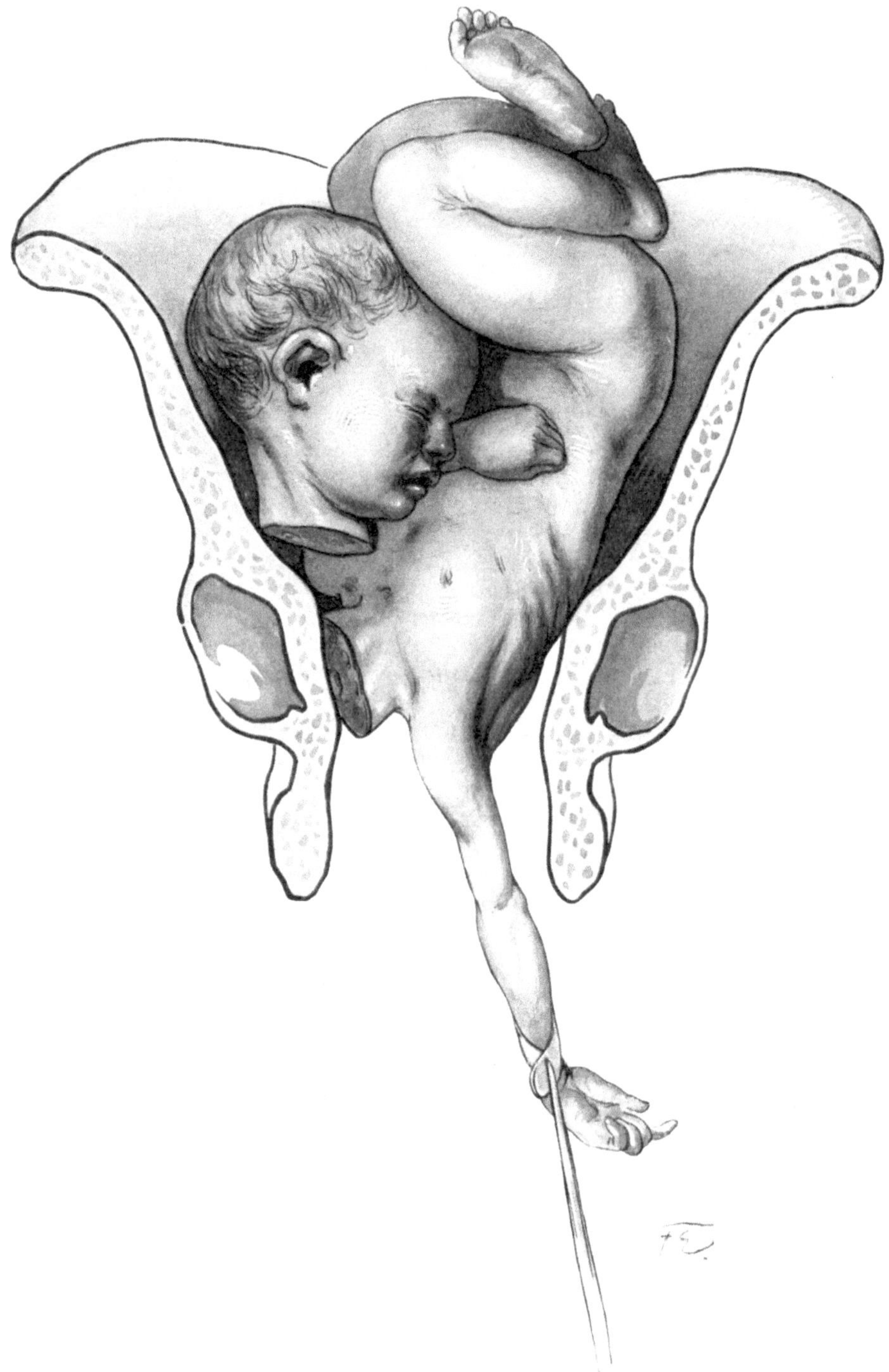

Fig. 93.
Das Kind nach De ka pit a tio n, um zu zeigen, wie leicht sich nun der Hals einstellt, so daß
der Rumpf durch Zug am angeschlungenen Arm entwickelt werden kann.

Küstner[1]) hat zum Entzweischneiden der Wirbelsäule ein Instrument angegeben, das uns in mehreren Fällen, bevor wir die Säge kannten, recht zweckdienlich war. Sein „Rhachiotom" ist nach Art des Kranioklasten

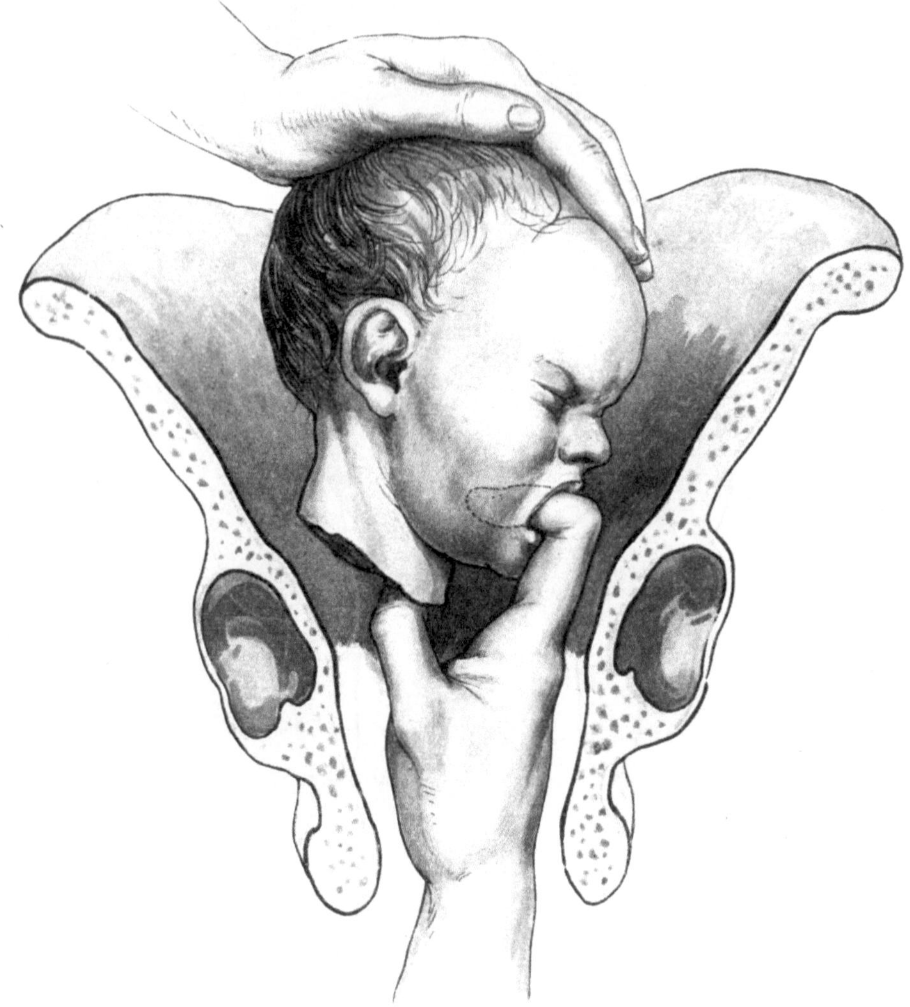

Fig. 94.
Handgriff zur Entwicklung des dekapitierten Kopfes.

gebaut, nur so, daß das Innenblatt zu einem Messer ausgestaltet ist, das in das Fenster des äußeren einpaßt.

Die Extraktion des dekapitierten Rumpfes geschieht durch einfachen Zug am vorgefallenen oder zu diesem Behufe herabgeholten Arm (s. Fig. 93). Reißt dieser etwa ab, dann holt man den zweiten Arm herab. Falsch ist unter allen

<hr>

[1]) Zentralbl. f. Gyn. 1909, S. 1009.

Umständen, nach der Dekapitation die Wendung auf die Füße zu machen, da in diesen Fällen stets mit der großen Gefahr der Uterusruptur zu rechnen ist.

Hat man das Kind an einer anderen Stelle als dem Hals entzweigeschnitten, dann ist damit der Nachteil verknüpft, daß man die folgende Extraktion der Teile nicht mehr nach einem Typus ausführen kann, wie dies eben gerade der große Vorzug der Dekapitation ist, die die weitere Behandlung der Geburt so sehr vereinfacht.

Bei diesen atypischen Fällen muß man sich dann helfen, so gut es geht, und man kann nur bestimmte Direktiven geben. Die dazu brauchbaren Werkzeuge sind die beiden als Kranioklast zu verwendenden Blätter des Kephalokranioklasten und die Boёrsche Exzerebrationspinzette. Mit letzterer lassen sich namentlich die Eingeweide sehr leicht entfernen, und mit dem ersteren kann man die derberen Rückenpartien des Kindes, namentlich die Wirbelsäule wohl zu fassen bekommen. Wenn irgend möglich, soll man Extremitäten zu erreichen suchen, an denen sich die größeren Körperstücke noch am leichtesten extrahieren lassen, also für den unteren Rumpfteil die Füße, für den oberen die Arme. Gelingt es nicht, das mit dem Kopf noch zusammenhängende Stück herauszubekommen, vielleicht wegen der übergroßen Entwicklung des kindlichen Körpers, dann wird man noch einmal am Hals eine Entzweischneidung des Kindes vornehmen, sofern dieser zugänglich ist.

Bei der Dekapitation sowohl wie bei der Embryotomie ist der Kopf stets als letzter Teil zu entwickeln, da er als härtester und größter nicht neben noch vorliegenden anderen Kindesteilen extrahiert werden kann. Meist ist die Entwicklung des dekapitierten Kopfes nicht schwierig, aber es können durch besondere Größe und Härte des Kopfes und starke Verengung des Beckens doch recht erhebliche Besonderheiten zu bekämpfen sein. In einfachen Fällen ist es das Zweckmäßigste, den Kopf von außen in das Becken hereinzudrücken, von unten her dann in den Mund zu fassen und den Kopf mit dem Finger zu extrahieren. Ist das Einpressen wegen räumlichen Mißverhältnisses nicht möglich, dann muß man den Kopf verkleinern, und hierzu dient am besten der Kephalothryptor. Es sei hier noch einmal ausdrücklich darauf hingewiesen, welch großen Vorteil das geburtshilfliche Werkzeug dadurch gewonnen hat, daß die neueren kombinierten Instrumente für alle diese Eingriffe in der verschiedensten Weise angewandt werden können, so daß man wirklich von einem Universalinstrumentarium reden darf, das nicht bloß für die Kraniotomie, sondern für alle übrigen zerstückelnden Eingriffe bestens verwendet werden kann. Eine Perforation ist vor der Kephalothrypsie des abgetrennten Kopfes nicht nötig, da ja durch das Foramen magnum und das kurze Stück der noch stehenden Halswirbelsäule das Gehirn freien Austritt hat. Es muß dann der Kopf durch assistierende Hände über dem Beckeneingang festgehalten werden und der Operateur legt den Kephalothryptor am queren Durchmesser an den Kopf an, wobei es ganz gleichgültig ist, wie er gefaßt wird.

IX. Die beckenerweiternden Operationen und der Kaiserschnitt.

Von

A. Döderlein, München.

Mit 34 Abbildungen im Text.

Ihre Stellung in der gegenwärtigen Geburtshilfe.

Die beckenerweiternden Operationen und der Kaiserschnitt stellen jene beiden großen, chirurgischen Eingriffe in der Geburtshilfe dar, denen unter allen eine Sonderstellung gebührt. Im Gegensatz zu den anderen reihen sie sich jenen großen, verantwortungsvollen, chirurgischen Operationen an, deren erfolgreiche Durchführung an besondere Voraussetzungen gebunden ist. Sie zu erfüllen, erfordert, sie nur in Anstalten vorzunehmen, wo die geeigneten Hilfskräfte und alle technischen Einrichtungen, insbesondere für die Durchführung der Antisepsis, gegeben sind. In der Geburtshilfe des Privathauses stehen der Durchführung dieser Eingriffe große Schwierigkeiten gegenüber, fehlen doch zu ihrem Gelingen so gut wie alle Voraussetzungen. Vor allem fehlen dem Operateur meist irgend geeignete Hilfskräfte. Die einzige Hilfe, die ihm zur Verfügung steht, bietet nur die Hebamme, die ihm alle möglichen Dienste, sogar auch zur Durchführung der Narkose, leisten muß. Dazu kommt, daß er als praktischer Arzt oft nicht in der Lage gewesen ist, sich solche spezialistische Kenntnisse und Fähigkeiten anzueignen, wie dies dem Fachchirurgen möglich und nötig ist. Oft recht unzweckmäßige Räume, schlechte Beleuchtung, improvisiertes Operationslager und der Mangel aller besonderen, antiseptischen Apparate erschweren nach allen Richtungen hin seine Tätigkeit. Glücklicherweise lassen sich die häufigsten geburtshilflichen Eingriffe, wie die Ausführung der Zangenoperation, der Wendung, Extraktion, der Kraniotomie, Dekapitation, auch unter solchen Verhältnissen durchführen, da eben hierbei, abgesehen von verhältnismäßig leicht zu versorgenden Zerreißungen, die vorwiegend nur die äußeren Genitalien betreffen, die Mutter selbst nicht verletzt wird. Ganz anders wird dies nun, wenn es sich um die Ausführung solcher Operationen handelt, die in einer ganz besonderen, nicht ohne weiteres zu beherrschenden Technik chirurgische Eingriffe bei der Mutter benötigen, deren Ausführung ein besonderes persönliches Wissen und Können voraussetzt und deren Gelingen an so viele äußere Bedingungen geknüpft ist, die im Privathause nur ganz ausnahmsweise gegeben sein können.

Mit der Aufnahme dieser chirurgischen Entbindungsoperationen entstand nun ein schwerer Konflikt zwischen den ihrer Durchführung im Privathause entgegenstehenden Schwierigkeiten und den von der wissenschaftlichen Geburtshilfe ermöglichten Erweiterungen ihres Machtbereiches. Niemals noch waren die Geburtshelfer vor solch schweren Entscheid gestellt, wie uns ein Rückblick in die geschichtliche Entwicklung der geburtshilflichen Operationen ohne weiteres klarmacht.

Die allerlängste Zeit stand dem Geburtshelfer zur künstlichen Vollendung der Geburt nur die Möglichkeit der Zerstücklung der Kinder zur Verfügung. Sah er sich, zur Kreißenden gerufen, genötigt, einzugreifen, so hatte er keine Wahl zu treffen. In besonderen Fällen, bei Beckenendlagen oder nach Einführung der Wendung durch Ambroise Paré, konnte er ausnahmsweise auch einmal ein lebendes Kind auf natürlichem Wege entwickeln.

Von 1723 ab erfuhr die praktische Geburtshilfe die Bereicherung der Zangenoperation, womit erst das Problem der geburtshilflichen Indikationsstellung aktuell wurde.

Der von alters her geübte Kaiserschnitt galt bis zum Jahre 1600 nur bei der Toten als berechtigt und auch von da ab ist er bis auf unsere Zeit hinein eine nahezu tödliche Operation gewesen, so daß es sich ganz von selbst ergab, daß er nur dann ausgeführt werden durfte, wenn außerdem Mutter und Kind unfehlbar verloren waren. Seine Indikationsstellung war ebenso einfach als selten. Die Aufnahme der Symphyseotomie (1777) stellte zum ersten Male diese verhältnismäßig einfache Sachlage der operativen Geburtshilfe vor größere Aufgaben, nicht bloß bei der Ausführung der Operation und der Nachbehandlung, sondern schon vor allem bei der Wahl des Eingriffes. Als dann in unserer Zeit auch der Kaiserschnitt zu einer lebenserhaltenden Operation ausgebildet wurde, gestaltete sich die Sachlage immer verwickelter, zumal nun bei der Operationswahl auch die Rücksicht auf das Kind mitsprechen durfte. Mit dieser neueren Entwicklung der operativen Geburtshilfe ist sie aus ihrem alten Rahmen ganz herausgetreten, und es muß sich die jetzige Generation darüber klar sein, daß sich daraus Folgerungen ergeben, die früher nicht vorhanden waren und deren Berücksichtigung manche anfänglich überraschende und auch nach manchen Richtungen hin sogar unangenehme Notwendigkeit ergibt.

Die theoretischen Voraussetzungen für das Gelingen dieser sog. „Schnittentbindungsverfahren" und ihre praktische Erprobung verlangen, daß sie nicht im Privathause, sondern wie alle großen chirurgischen Eingriffe nur in Anstalten ausgeführt werden, in denen die so notwendigen Bedingungen zum Erfolg solcher Operationen gegeben sind.

Die Folgerung war, bei der Wahl des Eingriffes einen Unterschied zu machen, ob die Kreißende im Privathaus oder in einer Anstalt entbunden werden muß. Im ersteren Fall erfordert die Rücksichtnahme auf ihr Wohl einen anderen Eingriff als im letzteren, wo dem ärztlichen Handeln ein größerer Spielraum gegeben ist. Abgesehen von der äußerst seltenen absoluten Indikation zum Kaiserschnitt ist ja glücklicherweise die Entbindung in solchen Fällen auch durch zerstückelnde Operation möglich, und die Opferung des Kindes ist dann zur Erhaltung des mütterlichen Lebens unvermeidlich.

Damit ist eine Scheidung in der Indikationsstellung zu den geburtshilflichen Operationen zwischen dem Privathaus und der geburtshilflichen Anstalt ausgesprochen, die eine vielfach sehr unbeliebte Neuerung in der gegenwärtigen Geburtshilfe darstellt. Es hat nicht an Stimmen gefehlt, die eine derartige grundsätzliche Trennung der geburtshilflichen Richtung aus verschiedenen Gründen abwiesen und an ihrer Stelle die Forderung aufstellten, bei der Weiterentwicklung der geburtshilflichen Eingriffe die Rücksichtnahme auf die praktische Geburtshilfe des Privathauses obenan zu stellen, eine Forderung, die ich für vollkommen verfehlt halte.

Leitstern für die Ausbildung der geburtshilflichen Eingriffe kann einzig und allein die Rücksichtnahme auf die Mutter und nur soweit möglich auf das

Kind sein. Ihr werden wir aber nur gerecht, wenn wir bei der Auswahl der jeweils auszuführenden Operation alle äußeren und inneren Bedingungen in Rechnung stellen, aus denen die Aussichten auf den Erfolg hervorgehen. Die Rücksichtnahme auf das Kind allein darf nie und nimmer dazu verleiten, die Mutter einer größeren Gefahr auszusetzen, als es die Verhältnisse möglich machen.

In dem moraltheologischen, juridischen und medizinischen Literaturstreit über die Berechtigung der Vernichtung des kindlichen Lebens kommt in neuerer Zeit noch schärfer als früher vielfach zum Ausdruck, daß die Entwicklung der Kaiserschnittoperation die Perforation lebender Kinder vollständig und unter allen Umständen überflüssig mache. Dies ist jedoch ein schwerwiegender Irrtum, der nur dazu führen würde, kindliche Leben durch das mütterliche zu erkaufen. Würde die Zeit kommen, wo dieser Grundsatz allgemeine Geltung hat und wäre es dann möglich, durch eine zuverlässige Statistik die Ergebnisse zu prüfen, dann würde man, das getraue ich mich zu prophezeien, nach kurzer Zeit entsetzt sein, welche Ergebnisse eine solche geburtshilfliche Richtung für die mütterliche Sterblichkeit hervorbrächte.

Wie schwierig die Beurteilung dieser Frage liegt, geht aus der neueren Erkenntnis der Kaiserschnittoperateure hervor, daß nicht bloß äußere, sondern fast mehr noch innere Gegenanzeigen, die in der Kreißenden selbst sich im Laufe der Geburt entwickelt haben, zu berücksichtigen sind, Vorgänge, die die akademische Bearbeitung dieser Frage durch Theologen und Juristen künftighin erheblich erschweren dürften, wenn sie nicht mit einer oberflächlichen Redensart, sondern mit verständnisvoller Gewissenhaftigkeit an das Problem herantreten. Dem Mediziner wurden hierfür erst durch die mit den klinischen Erfahrungen Hand in Hand gehenden bakteriologischen Untersuchungen die Augen geöffnet.

Bakteriologische Untersuchungen, die vor und während des Kaiserschnitts bei Kreißenden ausgeführt wurden, ergaben, daß die Einwanderung von Mikroorganismen in die geöffnete Eihöhle bei diesen langdauernden Geburten schon vor der Vornahme der Operation ihr Schicksal besiegelten, da diese „endogene" Infektionsquelle zum Keim des Todes wurde. Wie sehr gefürchtet diese Unheilsursache wurde, geht daraus hervor, daß diejenigen Kaiserschnittoperateure, die in der Befürchtung der Gefährlichkeit der der Operation vorangehenden Vorkommnisse, Untersuchungen und Geburtsvorgänge so weit gingen, daß sie nur in „reinen" Fällen operierten. Sie verstanden unter reinen Fällen solche, in denen keinerlei innere Untersuchung außerhalb der Anstalt stattgefunden, somit keinerlei Infektionsmöglichkeit überhaupt gegeben war. Bezeichnenderweise haben gerade diese Kaiserschnittoperateure die besten Resultate, ein Beweis dafür, daß diese von den Kreißenden selbst ausgehenden Infektionsgefahren eine wichtige Rolle spielen.

Zu den vielen äußeren Erschwerungen, die dem Gelingen dieser Operationen im Privathause entgegenstehen, kommen somit noch innere Gefahren, deren Verhütung naturgemäß im Privathaus, wo bis zur Ankunft des Arztes die Kreißende der Hebamme ausgeliefert war, ungleich schwieriger als in den Anstalten ist, und so ergibt sich der Schluß, dem die meisten gegenwärtigen geburtshilflichen Lehrer auch Ausdruck gegeben haben, daß die Perforation lebender Kinder im Privathause auch heute noch eine durchaus notwendige, wenn auch bedauernswerte Operation zum Schutze der Mutter bleibt und daß der Kaiserschnitt und die beckenerweiternden Operationen auch in ihrer heutigen hochentwickelten Technik keine für das Privathaus empfehlenswerten Operationen sind. Derjenige, der eine solche Verallgemeinerung anstrebt, übernimmt eine schwere Verantwortung.

Diese grundsätzliche Stellungnahme schaltet nicht aus, daß gelegentlich unter besonderen Verhältnissen, namentlich bei längerer Vorbereitungszeit, unter Heranziehung der geeigneten Kräfte und Hilfsmittel auch außerhalb der Anstalten solche Eingriffe gemacht werden können, wie z. B. auch große chirurgische Eingriffe unter solchen Ausnahmezuständen improvisiert werden können. Aber das sind eben Ausnahmefälle, auf die wir unsere Empfehlungen und Lehren nicht zuschneiden dürfen. Diese müssen vielmehr der Allgemeinheit Rechnung tragen, in der die Verhältnisse anders liegen.

Die Befürchtung, daß dadurch die geburtshilflichen Lehren verwickelter würden, halte ich für ganz und gar nicht angebracht; im Gegenteil, durch diese reinliche Scheidung der Geburtshilfe des Privathauses und der der Anstalt in der Indikationsstellung zu den Operationen wird der praktische Geburtshelfer der Schwierigkeit der Wahl in der denkbar einfachsten Weise enthoben.

Außerdem hielt ich es entsetzlich doktrinär, in einer Frage von so eminent praktischer Bedeutung didaktische Gegengründe in die Wagschale zu werfen. Niemand wird das Wohl der Kreißenden unter solch akademischen Erörterungen leiden lassen wollen.

Aber ganz abgesehen davon gibt es gar keine solchen Schwierigkeiten im Unterricht; im Gegenteil, sowohl in Vorlesungen, wie in den Prüfungen habe ich immer die Erfahrung gemacht, daß das geburtshilfliche Denken durch eine solche Stellungnahme außerordentlich erleichtert wird.

Mit dieser Beschränkung dieser beiden „kinderrettenden" geburtshilflichen Operationen auf die Anstalten ist aber, so hörte ich sagen, ihr Umfang so eingeschränkt, daß der dadurch erzielte Gewinn keine Rolle spielt und diese Operationen aus der Geburtshilfe dann gestrichen werden können. Wenn man alle Probleme nur zahlenmäßig behandelt, dann kann einem derartigen Einfall eine gewisse Berechtigung nicht abgesprochen werden. Ich habe ihn in England vernommen, wo die Ausgestaltung dieser chirurgischen Geburtshilfe wenig Gegenliebe findet, ganz im Gegensatz zu Frankreich, wo Pinard die Symphyseotomie sowohl wie auch den Kaiserschnitt bevorzugt, gemäß seinem Grundsatz „l'embryotomie sur l'enfant vivant a vécu".

Beide Richtungen schießen über das Ziel hinaus, die gänzliche Vernachlässigung der Berücksichtigung des kindlichen Lebens ebenso wie die Überschätzung der Rettung, wenn eben die letztere mit zu großer Gefährdung der Mutter verbunden ist. Frauen, die von der Gebärunmöglichkeit lebender Kinder im Privathaus überrascht werden und deshalb einmal die Perforation haben über sich ergehen lassen müssen, sind dadurch für ihr ganzes Leben gewarnt und werden rechtzeitig veranlaßt werden, im Wiederholungsfalle die Hilfe einer Anstalt aufzusuchen, geradeso wie Patienten wegen irgendwelcher schweren, operationsbedürftigen Krankheit.

Der grundsätzliche Wert von Kaiserschnitt und Beckenerweiterungen besteht darin, daß solche Frauen, die sonst überhaupt kein lebendes Kind bekommen könnten, außer etwa durch in ihrem jeweiligen Erfolg immer unsichere künstliche Frühgeburt, von reifen Kindern entbunden werden können und ihre Fortpflanzungstätigkeit also dadurch ermöglicht wird, ohne daß die dazu nötigen Eingriffe mit so hoher Lebensgefahr verbunden sind.

Indikationen und gegenseitige Abgrenzung der beckenerweiternden Operationen und des Kaiserschnitts.

Der Häufigkeit nach ist unter den Ursachen zur Vornahme dieser Eingriffe in erster Linie das enge Becken zu nennen; für den Kaiserschnitt kommen außerdem noch Weichteilschwierigkeiten der verschiedenen Arten, wie Tumoren, Stenosen, Komplikationen mit Placenta praevia oder Eklampsie in Betracht.

Bei Beckenverengerungen ist die absolute Indikation zum Kaiserschnitt von der relativen zu trennen. Die absolute Indikation ist gegeben, wenn es auf keine andere Weise möglich ist, die Geburt zu vollenden, also auch nicht mit Zuhilfenahme einer zerstückelnden Operation. Für die am häufigsten vorkommenden rachitischen Verengerungen kann als untere Grenze für deren Ausführbarkeit eine Conjugata vera von 5 cm angenommen werden, womit gegenüber der früheren Grenze von 6,5 cm die größere Leistungsfähigkeit unserer Werkzeuge zur Durchführung solcher Operationen gekennzeichnet ist.

Zuverlässiger noch als die Beckenmessung vermag sich der Geburtshelfer über die Ausführbarkeit solcher Entbindungsverfahren zu orientieren, wenn er prüft, ob es ihm gelingt, mit der ganzen Hand von unten her durch den Beckenkanal durchzukommen, ein Verfahren, das um so brauchbarer ist, als es nicht bloß für die typisch verengten, sondern auch alle anderen Arten von engen Becken gilt, bei denen das Maß der Conjugata vera zum Urteil versagt. Kann die Hand des Geburtshelfers den Beckenkanal nicht durchdringen, dann sind die räumlichen Verhältnisse derartig ungünstig, daß auch die besten zerstückelnden Verfahren nicht zum Ziele führen können. Dann kommt als einziges Entbindungsverfahren der abdominelle Kaiserschnitt in Betracht, absolute Indikation.

In solchen Fällen muß natürlich auch im Privathause ohne jede Rücksichtnahme auf die äußeren Verhältnisse der Kaiserschnitt ausgeführt werden, wenn die Kreißende nicht in eine Anstalt gebracht werden kann; denn wenn er vielleicht auch nur eine geringe Hoffnung auf Erhaltung des mütterlichen Lebens bietet, so steht demgegenüber beim Unterlassen des Kaiserschnittes, daß bei der sonstigen Entbindungsunmöglichkeit der Kreißenden Mutter und Kind rettungslos verloren sind.

Vermag die Hand des Geburtshelfers den Beckenkanal zu durchdringen, dann kommt außer dem Kaiserschnitt zerstückelnde Operation in Frage, relative Indikation. Die Richtlinie dafür, welche der beiden Entbindungsmöglichkeiten im einzelnen Falle gewährt werden soll, ist im obigen ausführlich dargelegt. Daß man lediglich im Interesse des Kindes so eingreifende Operationen bevorzugen darf, hatte zur natürlichen Voraussetzung, daß gleichzeitig die Aussichten für die Lebenserhaltung der Mutter entsprechend günstige waren.

Solange der Kaiserschnitt eine fast absolut tödliche Operation war, konnte selbstverständlich von einer relativen Indikation keine Rede sein. Als die Zeiten sich dann besserten, verstand man sich wohl leichter dazu, die Kreißende einem solchen Eingriff zu unterziehen, wenn ihre Vorgeschichte oder die Beurteilung ihrer Gebärfähigkeit auf Grund der Untersuchung die Schlußfolgerung ergab, daß die Frau auf andere Weise keine lebenden Kinder zur Welt gebracht hat oder bringen kann. Der Entschluß wird dann durch den Wunsch der Frau selbst begreiflicherweise sehr erleichtert.

Aber es war doch noch ein bedeutender Schritt weiter, als man sogar in Fällen, in denen die Frauen vorher spontan lebende Kinder geboren hatten, sich zur Vornahme des Kaiserschnittes entschloß, weil dieses eben zur Geburt sich stellende Kind ungünstige Verhältnisse bot, z. B. wegen größerer Entwicklung oder ungünstigerer Einstellung als die früheren, so daß der Kaiserschnitt nicht ausgeführt wurde, um der Frau überhaupt einmal ein lebendes Kind zu verschaffen, sondern um gerade diesem Kinde das Leben zu erhalten. Stehen der Vornahme eines Kaiserschnittes in einem solchen Falle keine bestimmten, aus dem Falle sich ergebende Gegengründe gegenüber, so wird heute kaum ein klinischer Geburtshelfer Bedenken tragen, ihn auszuführen. Daraus ergibt sich, daß eine obere Grenze für die Vornahme des Kaiserschnittes nicht gegeben ist, sondern daß wir ganz einfach sagen können, es wird der Kaiserschnitt in jedem Falle gemacht, wo die Geburt des lebenden Kindes auf natürlichem Wege aus welchem Grunde auch immer unmöglich ist, sofern nicht aus äußeren oder inneren Gründen zerstückelnde Operationen herangezogen werden müssen.

Da beim Kaiserschnitt das Kind oberhalb des Beckens dem Uterus entnommen wird, so ist seine Durchführbarkeit in keiner Weise durch die Größe und Form der Mißgestaltung des Beckens behindert. Ganz anders liegen in dieser Hinsicht die beckenerweiternden Operationen, die wohl gewisse Verengerungen des Beckens dadurch überwinden lassen, daß die seitlichen Beckenbeine nach der Durchtrennung auseinanderweichen können, aber deshalb an gewisse Grenzen gebunden sind, weil die anatomischen Verbindungen der Beckenknochen auch nach erfolgter Durchtrennung des vorderen Beckenringes doch nur eine gewisse Bewegung gestatten, wenn nicht das Becken einfach planlos demoliert werden will. Es ergibt sich daraus ohne weiteres eine gewisse Abgrenzung zwischen Kaiserschnitt und beckenerweiternden Operationen, insofern als man sagen kann, daß bei allen Becken, deren Conjugata vera unter 7 bis höchstens 6,5 cm beträgt, nur mehr Kaiserschnitt für die Entwicklung lebender Kinder in Betracht kommen kann, während für die Entwicklung zerstückelter Kinder die Grenze in der Conjugata vera noch bis 5 cm herabreicht.

Auch eignen sich nicht alle Formen der Beckenverengerung für diese Operationen. So soll man bei den unregelmäßig verengten Becken beckenerweiternde Operationen nicht vornehmen, namentlich wenn der Verdacht auf Ankylose eines oder beider Hüftkreuzbeingelenke besteht, da gerade deren Beweglichkeit Grundbedingung für eine günstige Mechanik in der der Durchschneidung folgenden Beckenbewegung ist. Auch bei Hüftgelenkserkrankungen, doppelseitigen Luxationen, Koxalgien sollte das Becken einer solchen Belastungsprobe nicht ausgesetzt werden, so daß also in der Hauptsache nur die rachitischplatten, die einfach-platten und vielleicht geringgradig allgemein verengten Becken in Betracht kommen.

Des weiteren erleichtert sich die Wahl zwischen diesen beiden Eingriffen dadurch, daß man Erstgebärende von der Vornahme beckenerweiternder Operationen lieber ausschließt, und zwar deshalb, weil bei ihnen die Gefahr größerer Weichteilverletzungen vorliegt, diese aber bei den gleichzeitigen operativen Knochenverletzungen sehr unwillkommen sind.

Auf Grund eines unglücklichen Erlebnisses möchte ich auch davor warnen, in Fällen, bei denen größere Varizenbildungen in der Gegend der äußeren Genitalien auf eine ausgebreitete Erweiterung des Venengebietes des Operationsfeldes hindeuten, die Operation zu machen, da unvermeidbarerweise beim Durchsägen solche größere Venenäste verletzt werden und zu stärkeren, ja sogar tödlichen Blutungen Anlaß geben können.

Eine derartige Einschränkung wird den Wert der beckenerweiternden Operationen nicht nur nicht vermindern, sondern dadurch erhöhen, daß die dabei zur Beobachtung gekommenen Schädigungen und Unglücksfälle künftighin vermieden werden. Wie so oft bei neuen Behandlungs- und Operationsmethoden in der Medizin waren Mißerfolge Veranlassung, daß man die Operation grundsätzlich verwarf. Es erscheint jedoch richtiger, wie stets so auch hier, aus diesen üblen Vorkommnissen die entsprechende Lehre zu ziehen und damit diesen geburtshilflichen Eingriffen den Platz zu erobern, der ihnen zweifellos gebührt.

Welche der beiden Operationen nun bei dieser ausgewählten Gruppe von Kreißenden, Mehrgebärenden mit einer Beckenverengerung nicht unter 6,5 cm Conjugata vera, und ohne besondere Gegenanzeigen gegen die eine oder andere jeweils die günstigere Aussicht für Mütter und Kinder darbietet, ist schwer zu entscheiden. Die zur Veröffentlichung gekommenen Anschauungen der verschiedenen Autoren geben ebenfalls kein einheitliches Bild. Dabei konnte man schon wiederholt die Beobachtung machen, daß der gegenseitige Wert dieser Eingriffe beträchtlich schwankte, je nachdem gerade wiederum eine Neuerung in die Technik der einen Operation eingeführt wurde, die deren Ergebnisse zu bessern vermochte und ihr somit wieder einen Vorrang über die andere verschaffte.

So war die Stimmung bald mehr für die Vornahme des Kaiserschnitts, bald mehr für die einer beckenerweiternden Operation. Zurzeit scheint mehr Neigung zur Ausführung des Kaiserschnitts zu herrschen. Doch hielte ich es nicht für richtig, wenn nunmehr wiederum die beckenerweiternden Operationen vollständig von der Tagesordnung verschwinden würden.

Es kann nicht verkannt werden, daß der Kaiserschnitt durch die neueste Entwicklung seiner Technik wieder einen gewissen Vorrang erlangt hat, der die Anhänger der beckenerweiternden Operationen zu doppelter Vorsicht veranlassen muß, sie auf dasjenige Gebiet zu beschränken, auf dem sie für Mütter und Kinder die günstigsten Aussichten bieten.

Ein nicht zu unterschätzender Grund für Beibehaltung der beckenerweiternden Operationen innerhalb dieser günstigen Grenzen ist darin zu erblicken, daß dadurch nicht allein die augenblicklichen Geburtsschwierigkeiten behoben werden wie beim Kaiserschnitt, sondern daß auch die künftige Gebärfähigkeit der Frau günstig beeinflußt werden kann.

Schon die Erfinderoperateure, Sigault und Le Roy, haben die Erfahrung gemacht, daß eine symphyseotomierte Frau später von selbst niedergekommen ist. Mißgunst schloß aber daraus nun nicht etwa auf eine bleibende Erweiterung des Beckens, sondern folgerte vielmehr aus dieser Tatsache den Vorwurf, daß die Operation in solchem Falle ganz unnötigerweise ausgeführt worden wäre, da ja durch die spätere Spontangeburt bewiesen worden sei, daß die Gebärfähigkeit einer solchen Frau gar nicht beeinträchtigt war. Diese Frage der späteren Geburten nach beckenerweiternden Operationen ist in neuester Zeit sehr eingehend untersucht worden.

Zuerst wies Zweifel[1]) darauf hin, daß ein großer Vorteil der Symphyseotomie darin liege, daß „eine aufweichbare, nachgiebige" Narbe entstehe, die ohne Beeinträchtigung der Gebrauchsfähigkeit der Beine für spätere Geburten den Vorteil einer gewissen Nachgiebigkeit des Beckenringes und deshalb auch günstigere Gebärfähigkeit biete. Er hebt diesen Vorzug der Symphyseotomie gegenüber der Hebosteotomie hervor, weil die Knochenverletzung durch Kallusbildung heile, wodurch eben der der Symphyseotomie innewohnende Vorteil der nachgiebigeren, aufweichbaren, knorpeligen Narbe verloren ginge. Zweifel selbst erwähnt, daß in seinem Material 10 Frauen sich fanden, die nach Symphyseotomie später zusammen 29 Kinder von selbst zur Welt brachten.

In einer kritischen Arbeit untersuchte Baisch[2]) die in der Literatur hierüber niedergelegten Erfahrungen, und er konnte seit 1776 in der gesamten in- und ausländischen Literatur 100 Fälle ausfindig machen, in denen die Frauen nach Symphyseotomie späterhin wieder geboren hatten, und zwar im ganzen 132 Kinder. Bei 34 Frauen mußte bei den späteren Geburten wiederum

---

¹) Verhandl. d. deutsch. Ges. f. Gyn. Bd. 12,
²) Beiträge z. Geb. u. Gyn. v. A. Hegar. Bd. 11. S. 236.

durch Symphyseotomie oder Kaiserschnitt entbunden werden, so daß also hier die Gebärfähigkeit nach wie vor gleich schlecht war; in 3 Fällen (Pinard, Bar, Hirigojen) wurde die Symphyseotomie sogar 2 mal wiederholt. 5 mal wurde durch Perforation und Kranioklasie entbunden; bemerkenswerterweise befinden sich darunter aber 3 Frauen, die außerdem auch später von selbst lebende Kinder geboren haben, ein Beweis für die Mannigfaltigkeit der Erscheinungen und die Schwierigkeit, ohne weiteres Schlüsse zu ziehen, da eben zweifellos bei jeder Geburt andere Verhältnisse in Betracht kommen können.

Bei den übrigen Frauen konnte nun Baisch mit Ausnahme von 9 feststellen, daß die späteren Geburten deshalb günstiger verliefen, weil es sich entweder um Frühgeburten, zum Teil sogar künstlich erzeugte oder um Geburten mazerierter Kinder handelte, andererseits aber, soweit dies festgestellt werden konnte, es sich um kleinere Kinder handelte.

Eine besondere Gruppe stellen jene Frauen dar, die bereits vor der Symphyseotomie spontan ausgetragene Kinder zur Welt gebracht haben, bei denen also das Becken nur so wenig verengert war, daß eben verhältnismäßig geringe Schwankungen der Kindergewichte nach oben oder unten entscheidend für den Geburtsverlauf waren.

Bei den 9 Frauen, die ausgetragene Kinder nach Symphyseotomie zur Welt gebracht haben, darunter auch solche, die schwerer waren als die bei der Symphyseotomie zur Welt gekommenen, bezieht nun Baisch die zweifellos günstigere Gebärfähigkeit auf den Umstand, daß die Symphyse nicht fest, knorpelig verheilt war, sondern beweglich, woraus ohne weiteres eine Erweiterung und wenigstens Erweiterungsfähigkeit des Beckens abzuleiten ist.

Zweifel hat sich gegen den von Baisch gebrauchten Ausdruck eines „Schlottergelenkes" gewendet. Baisch hat darunter nicht etwa eine derartige Störung der Heilung verstanden, daß eine schwere Funktionsbehinderung die Folge gewesen sei, wohl aber war eine gelenkartige Beweglichkeit der Symphyse geblieben. Die Ursache dazu bildete, wie Baisch nachweisen konnte, der Heilungsvorgang; dieser war nicht per primam, sondern per secundam, also durch Eiterung erfolgt, und die Folge dieser Wundheilungsstörung war wiederum die bleibende Beweglichkeit. Er weist aber selbst darauf hin, daß wenigstens bei der Mehrzahl der Operierten eine dauernde Beeinträchtigung des Gehens nicht zurückgeblieben war, so daß man beinahe versucht wäre, im Interesse der späteren Gebärfähigkeit der Frau diese ungünstigere Wundheilung für die wünschenswertere zu halten.

Diese klinische Erfahrung steht vollkommen im Einklang mit den von Bumm zuerst ausgeführten experimentellen Untersuchungen über die Heilung der Symphyseotomiewunde[1]). Bumm unterscheidet dreierlei Arten von Heilungen, nämlich:

1. mit der Herstellung der knorpeligen Vereinigung durch neue Knorpelmassen, die er die vollkommenste Art der Heilung der Symphysenwunde nennt,
2. Heilung durch Bindegewebe und
3. durch Eiterung und Granulationsgewebe, die häufig unter Abstoßung größerer oder kleinerer Knorpelstücke erfolgt.

Überträgt man diese Versuchsergebnisse auf die klinischen Verhältnisse, so ergibt sich im Verein mit den Feststellungen von Baisch, daß die knorpelige Heilung zugleich die beste Verbindung des Beckens zur Folge hat, also den geringsten Einfluß auf spätere Gebärbegünstigung, daß die bindegewebige

---

[1]) Verhandl. d. deutsch. Ges. f. Gyn. V. Kongr.

Verbindung, namentlich unter der Auflockerung der folgenden Schwangerschaft, eine wesentlich günstigere Erweiterungsfähigkeit des Beckens veranlaßt und vielleicht die Gruppe repräsentiert, bei der Zweifel eine nachgiebige, aufweichbare Narbe anerkennt. Die mit Eiterung einhergehende Ausheilung per granulationem hinterläßt die beweglichste Narbe.

Thies hat diese Frage an dem Leipziger Material später dann einer neuen Untersuchung unterzogen und berichtet[1]) über 52 Fälle von offener Symphyseotomie der Zweifelschen Klinik, bei denen er das spätere Schicksal verfolgen konnte. 26 Frauen sind nicht wieder schwanger geworden. Von den 26, die wieder Geburten durchmachen mußten, war bei einer zum zweiten Male die Symphyseotomie nötig, 2 mal wurde später der Kaiserschnitt gemacht, weitere 3 Frauen haben nur unreife, kleine Kinder geboren; 22 mal wurden reife Kinder spontan und lebend geboren, 1 mal wurde das Kind mit der Zange entwickelt, 3 mal die Wendung und Extraktion ausgeführt. Bei 10 Fällen ist ausdrücklich bemerkt, daß die später spontan geborenen Kinder größer waren als die Symphyseotomiekinder.

Ihl[2]) fand bei 84 Geburten nach Symphyseotomien 80 mal spontane Geburt, 24 mal wurde die Symphyseotomie wiederholt, 4 mal durch Wendung und Extraktion und 1 mal durch Perforation entbunden; 5 mal wurde künstliche Frühgeburt eingeleitet.

Ob nun in dieser Hinsicht zwischen der Symphyseotomie und der Hebosteotomie, wie Zweifel glaubte, ein wesentlicher Unterschied besteht, wurde von mir auf dem Dresdener Kongreß schon bezweifelt. Inzwischen haben auch hier die Erfahrungen gezeigt, daß dies nicht der Fall ist, was auch daraus zu entnehmen ist, daß nach Hebosteotomie gerade so wie nach Symphyseotomie die Heilung der Knochenwunde verschieden vor sich gehen kann. Es ist durchaus nicht der Fall, wie Zweifel damals meinte, daß immer eine feste Kallusbildung die Knochenenden zusammenschweißt, sondern es gibt auch hier eine bindegewebige Vereinigung, die eine Lücke zwischen den Knochen läßt und wodurch eine gewisse Beweglichkeit und Erweiterungsfähigkeit zurückbleibt. Auch hier ist die Art der Heilung von Einfluß, die wiederum von der Wundbehandlung abhängt. Man ist gerade in Rücksicht auf die Zukunft deshalb auch von allen Knochennähten und immobilisierenden Verbänden abgekommen, da eine weniger feste und genaue Knochenadaptierung die bindegewebige Heilung begünstigt.

Baisch hat bereits über 7 Fälle berichtet, und zwar 3 aus der Leipziger Klinik und 4 von mir in Tübingen operierte, in denen spätere Geburten nach Hebosteotomie erfolgt waren. 4 von diesen 7 verliefen spontan oder wurden durch Wendung und Extraktion beendet, in 3 Fällen mußte die Operation wiederholt werden.

Eisenreich[3]) hat diese Untersuchungen über das Schicksal Hebosteotomierter bei späteren Geburten fortgesetzt. Er konnte in der Literatur im ganzen 92 Fälle ausfindig machen, in denen die Frauen nach Hebosteotomien später wieder schwanger wurden und 111 Kinder geboren haben. Von diesen 92 Frauen haben 27 entweder abortiert oder wesentlich kleinere Kinder als früher geboren, so daß sich aus diesen Fällen die spätere Gebärfähigkeit Hebosteotomierter nicht beurteilen läßt. Von den verbleibenden 65 Frauen sind 30 am Ende der Schwangerschaft mit gleich großen oder größeren Kindern entweder spontan niedergekommen, oder es konnte bei ihnen, wenigstens durch leichte Nachhilfe,

<hr>

[1]) Arch. f. Gyn. Bd. 84, H. 1.
[2]) Münch. med. Wochenschr. 1903. Nr. 14.
[3]) Münch. med. Wochenschr. 1912. S. 1932.

typische Zangenoperationen oder Wendung, ein lebendes Kind auf natürlichem Wege entwickelt werden. Diese Fälle sprechen also für einen bleibenden Gewinn des Beckenraumes; in den anderen 35 Fällen wurde 4 mal durch Perforation und 31 mal durch beckenerweiternde Operation oder Kaiserschnitt entbunden. Aus meiner Klinik in München konnte Eisenreich bei 36 hebosteotomierten Frauen diesbezügliche Nachuntersuchungen anstellen. 26 dieser Frauen antworteten. 9 waren überhaupt nicht mehr schwanger geworden. Bei 4 Patientinnen wurde außerhalb der Anstalt bei späterer Schwangerschaft Frühgeburt eingeleitet. 13 Frauen kamen zur richtigen Zeit mit ausgetragenen Kindern wieder zur Geburt; 2 mal wurde die Hebosteotomie wiederholt, 1 mal wurde der Kaiserschnitt gemacht, 1 mal die Perforation eines toten Kindes; bei einer 5. Patientin wurde wegen Placenta praevia außerhalb der Anstalt die Frühgeburt eingeleitet, eine Schwangerschaft wurde durch Zangenoperation beendet, das Kind starb bald nach der Geburt, 8 mal wurden später lebende, ausgetragene Kinder geboren, und zwar entweder spontan oder durch Zangenoperation.

Weitere Erfahrungen hierüber wurden aus Leopolds Klinik in Dresden von Roth[1]), aus der Charité-Frauenklinik in Berlin (Bumm und Franz) von Deus[2]), den Wiener Kliniken Schautas und Wertheims von Christofoletti[3]) und Weibel[4]), aus Knauers Klinik von Schauenstein[5]) und von Stoeckel[6]) aus seiner Klinik in Marburg und Kiel mitgeteilt.

Roth berichtet über die späteren Geburten von 20 Hebosteotomierten, von denen 19 wiederum in Dresden, eine in der Breslauer Klinik niedergekommen sind. 4 dieser Frauen kamen später mit „recht großen Kindern" nieder; ein 5. Fall wurde durch Wendung und Extraktion behandelt. In diesen Fällen war während der Geburt deutlich zu konstatieren, daß der knöcherne Beckenring an der Operationsstelle auseinanderwich; das gleiche konnte in einem 6. Falle bei der Geburt eines allerdings kleineren Kindes beobachtet werden. In 9 Fällen dagegen war keine Erweiterung des Beckens nachzuweisen, und in 4 Fällen war sogar eine starke Verengerung durch einen nach innen einspringenden, dicken Kallus zu konstatieren. Roth fügt dem hinzu, daß ihm noch über weitere 3 Fälle mündlich oder schriftlich Mitteilung gemacht worden sei, in denen die Frauen später teils spontan, teils operativ geboren hätten, ohne daß jedoch nähere Angaben über die Kinder oder den Geburtsverlauf gemacht werden konnten.

Deus hat aus der Literatur 79 Geburten nach Hebosteotomien gesammelt, unter denen 58 mal später lebende Kinder ohne Wiederholung der Hebosteotomie geboren wurden, und zwar kamen 37 Kinder spontan, 5 durch künstliche Frühgeburt, 14 durch Wendung und Extraktion und 2 durch Zangenoperation zur Welt. 15 mal wurde eine 2. Hebosteotomie nötig, 3 mal wurde durch Sectio caesarea entbunden. In den übrigen Fällen fehlten diesbezügliche Angaben. Von der 1. Gruppe von 58 Kindern waren 20 schwerer als die Hebosteotomiekinder, 30 waren leichter und von 8 fehlten genauere Angaben. In 13 Fällen ist ausdrücklich bemerkt, daß die Conj. diag. $^1/_2$—1 cm größer war als bei der Hebosteotomiegeburt. In 18 Fällen dagegen war keine Erweiterung festzustellen. 4 mal war das Becken bindegewebig vereinigt, 31 mal knöchern, 5 mal sprang

---

[1]) Arch. f. Gyn. 1910, Bd. 91, H. 2.
[2]) Gyn. Rundschau 1912. H. 11 u. 12.
[3]) Ebenda 1910. H. 18, S. 661.
[4]) Zentralbl. f. Gyn. 1913. S. 649.
[5]) Gyn. Rundschau 1912. H. 4, S. 889.
[6]) Arch. f. Gyn. Bd. 109.

der Kallus in das Beckeninnere vor, den Raum verengend, 8 mal konnte bei der späteren Geburt eine Auflockerung der Narbe und ein Auseinanderweichen der Knochenenden beobachtet werden. Deus kommt zu dem Schlusse, daß „bei ziemlich skeptischer Beurteilung“ dieser in der Literatur niedergelegten Beobachtungen ein unbestrittener Erfolg der Hebosteotomie für spätere Geburten bei 31,8% festgestellt werden konnte, während in 15,2% keine Besserung der Gebärfähigkeit zu konstatieren war.

Weibel konnte bei 39 Fällen von Hebosteotomie der Wertheimschen Klinik 5 mal spätere Spontangeburt melden, und zwar gebar 1 Frau 2 lebende Kinder über 4000 g; die anderen 4 kamen mit normal großen, lebenden Kindern nieder; 1 Kind darunter starb an Nabelschnurvorfall.

Christofoletti berichtet über die Erfahrungen an 50 Fällen von Hebosteotomie der Schautaschen Klinik, unter denen sich die von Bürger[1]) aus der gleichen Klinik früher mitgeteilten 22 Fälle befinden. Von diesen 50 hebosteotomierten Frauen haben 17 später wieder geboren, und zwar 20 Kinder. 4 mal unter diesen 20 Geburten wurde Kraniotomie nötig, 3 mal Kaiserschnitt, 2 mal Zangenoperation, 1 mal Wendung und Extraktion, 1 mal künstliche Frühgeburt, 9 mal erfolgte Spontangeburt. 3 mal wird das Gewicht der später spontan geborenen Kinder als ungefähr gleich groß angegeben. Christofoletti bezieht die hier beobachtete günstigere Gebärfähigkeit darauf, daß das Becken bindegewebig verheilt war, während bei knöcherner Vereinigung keine einzige Spontangeburt später beobachtet werden konnte.

Aus der Grazer Klinik Knauers konnte Schauenstein über 4 Fälle späterer Geburten nach Hebosteotomien Mitteilung machen, bei denen 3 mal die Kinder spontan geboren wurden, während im 4. Falle die Hebosteotomie wiederholt wurde. Einschließlich dieser 4 Fälle stellte Schauenstein 70 Fälle späterer Geburten nach Hebosteotomien zusammen, die jedoch in der obigen Sammelstatistik zum Teil enthalten sind. Schauenstein berechnet aus diesen 70 Fällen der Literatur 49 Spontangeburten, während 16 mal die Hebosteotomie wiederholt werden mußte und 5 mal der Kaiserschnitt ausgeführt wurde.

Reifferscheidt[2]) berichtet über 36 Fälle von Hebosteotomien aus der Bonner Klinik Fritschs. 9 dieser Frauen haben später geboren. 2 mal war die Wiederholung der Hebosteotomie nötig, trotzdem die Untersuchung des Beckens eine geringe Beweglichkeit der Knochenränder an der Sägestelle bei Fußwechsel erkennen ließ und trotzdem ein Kind sogar 750 g leichter, während das andere allerdings 450 g schwerer war. 1 mal wurde der Kaiserschnitt ausgeführt. In 4 Fällen wurden die Kinder spontan geboren, worunter 2 Frühgeburten waren, 2 mal wurde Wendung und Extraktion ausgeführt.

Stoeckel erlebte unter 48 Fällen 9 mal spätere Spontangeburten, zum Teil größerer Kinder.

Das Ergebnis all dieser Feststellungen geht dahin, daß man wie nach der Symphyseotomie so auch nach der Hebosteotomie in etwa $^1/_3$ der Fälle zweifellos später eine bessere Gebärfähigkeit feststellen konnte. Damit ist meine auf dem Dresdener Kongreß als Vermutung ausgesprochene Gleichberechtigung beider Operationsweisen in diesen Folgezuständen bestätigt. Ob der Knorpel oder der Knochen zur Erweiterung des Beckens durchtrennt wurde, läßt also hier keine grundsätzlichen Unterschiede erkennen, insofern in beiden Fällen sowohl feste als mehr oder weniger bindegewebige Heilung erfolgen kann.

Letztere bietet für spätere Geburten günstigere räumliche Verhältnisse, ist also die erstrebenswertere, zumal damit keinerlei Funktionsstörung des

---

[1]) Gyn. Rundschau 1907.
[2]) Zentralbl. f. Gyn. 1910. Nr. 3.

Beckens verbunden ist. Sie ermöglicht eine gewisse Erweiterung und infolge der Schwangerschaftsauflockerung noch eine gewisse Erweiterungsfähigkeit für kommende Geburten.

Thies hat zuerst darauf aufmerksam gemacht, daß außer der Beschaffenheit der Vereinigung der Trennungsflächen des Beckens auch die bei der Beckenerweiterung von mir nachgewiesenen Zerreißungen und Überdehnungen der vorderen Gelenkkapsel der Symphysis sacroiliaca möglicherweise eine größere Beweglichkeit dieses Gelenkes hinterlassen könnten, woraus sich eine gewisse Erweiterung des Beckens erklären ließe, ohne daß aber dadurch irgendwelche Funktionsstörungen bedingt würden. Auch Lehmann[1]) hält diese Verminderung in der Festigkeit des Sakroiliakalgelenkes für spätere Geburten insofern für bedeutungsvoll, als sie für etwaige Hängelage einen größeren Ausschlag gestatten, und er weist mit Recht darauf hin, daß Fälle, wie die von Reifferscheidt[2]) und mir berichteten, in welchen nach solid verheilter Hebosteotomie später sogar größere Kinder geboren wurden, eher durch die Veränderung der Sakroiliakalgelenke erklärt werden können.

Welches der Grund auch nun immer für spätere Begünstigung der Gebärfähigkeit sein mag, so viel steht fest, daß eine solche beobachtet ist und hierin liegt ein nicht zu unterschätzender Vorteil der beckenerweiternden Operationen gegenüber dem Kaiserschnitt, der für spätere Geburten sicherlich keine Vorteile, eher aber durch die keineswegs ungefährlichen Narben am Uterus Gefahren in sich schließt. Wären die beiden operativen Eingriffe also sonst Mutter und Kind gegenüber gleichwertig, so würden damit die beckenerweiternden Operationen innerhalb des ihnen zugewiesenen Machtbereiches doch einen nicht zu unterschätzenden Vorrang verdienen.

Die geschichtliche Entwicklung der beckenerweiternden Operationen und ihre wissenschaftliche Begründung.

Nur wer die geschichtliche Entwicklung der geburtshilflichen Operationen kennt, ist imstande, ihren Wert richtig einzuschätzen. Dies gilt in ganz besonderem Maße für die beckenerweiternden Operationen, deren wechselvolles Schicksal zu den lehrreichsten und unterhaltendsten Gebieten der medizinischen Geschichte überhaupt gehört. Enthusiastisch gepriesen wie kaum irgendein anderer Eingriff am menschlichen Körper wurde seine Verwirklichung zur Tat von der medizinischen Wissenschaft nicht weniger wie vom Publikum umjubelt, sind doch gerade geburtshilfliche Eingriffe viel mehr wie sonstige Operationen dazu angetan, das Volk selbst zu interessieren.

Es dauerte aber nicht lange, da erhoben sich warnende Stimmen, die es in unermüdlicher Bekämpfung dazu brachten, daß die Operation als „Wahnsinn" bezeichnet wurde, deren Erfindung nur einem „umnachteten" Geist entspringen konnte und deren Verfechter „Verbrecher an der Wahrheit"[3]) genannt wurden.

Es mögen auch hier wie sonst nicht immer nur rein sachliche Überlegungen die Feder geführt haben. Man kann hier wirklich sagen, „von der Parteien Gunst und Haß verwirrt, schwankt sein Charakterbild in der Geschichte".

[1]) Arch. f. Gyn. Bd. 86, S. 273.
[2]) Zentralbl. f. Gyn. 1906. Nr. 18, S. 512.
[3]) Jörg, Versuche und Beiträge geburtsh. Inh. Leipzig 1806, S. 33.

Gerade weil es jetzt wieder so beliebt wird, daß von solchen, die nicht mit der nötigen Erfahrung ausgestattet sind, abweisende Urteile ausgehen, die nicht einmal mehr einer bestimmten Begründung für nötig erachtet, sondern meist nur nachgebetet werden, erscheint mir der Hinweis auf die auf- und absteigende Wertschätzung dieser Operation in den verflossenen Jahrhunderten um so nötiger, um der Operation nicht wieder das gleiche Schicksal zuteil werden zu lassen.

Der Gedanke, der der Symphyseotomie zugrunde liegt, daß das Becken bei der Geburt in Fällen von Raumbehinderung auseinanderweichen soll, um dem Kind den Durchtritt zu ermöglichen, läßt sich, wenn auch in anderem Sinne, bis in das graueste Altertum zurückverfolgen[1]). Vielleicht wurde die Vorstellung durch die Beobachtung der Spaltbecken bei gewissen Tieren geweckt, deren klaffende Schambeine ja die Möglichkeit eines solchen Auseinanderweichens ohne weiteres nahelegen.

Schon bei Hippokrates findet sich die Annahme eines „Auseinanderweichens der Hüften" bei der Geburt, worauf er sogar die Geburtsschmerzen der Erstgebärenden bezieht.

Daß das menschliche Becken eine geschlossene Größe darstellt, die bei der Geburt nicht ohne weiteres sich beliebig erweitern kann, erkannte zuerst Andreas Vesale[2]), der aus der Festigkeit der Gelenkbänder die anatomische Unmöglichkeit des Klaffens der Beckenknochen bei der Geburt nachwies und wie A. Mayer[3]) berichtet, auch dem entgegengetreten sei, „daß neugeborenen Mädchen die Schamfuge durchtrennt werde, um sie für die kommenden Geburten geeigneter zu machen", ein zeitweise in Italien geübter Gebrauch, der gewissermaßen eine Parallele der Beschneidung der Knaben bildete.

Trotzdem aber kehrte die Annahme der Aufschließung des Beckens bei der Geburt, die in der Geburtshilfe seit alters her so festgewurzelt war, wieder, und zwar am bestimmtesten durch Severinus Pinäus[4]), und zwar auf Grund anatomischer Untersuchungen bei der Sektion einer 10 Tage nach der Geburt hingerichteten Kindsmörderin. Bekanntermaßen waren damals die äußerst seltenen Leichenöffnungen große Schaustellungen, und es mußte somit als ein ganz besonderes Ereignis erscheinen, daß bei einer Wöchnerin eine derartige nekroskopische Untersuchung möglich war. Es wohnten ihr deshalb auch zahlreiche hervorragende Ärzte bei, die ihr besonderes Augenmerk auf die Beweglichkeit der Schambeine richteten. Severinus Pinäus faßte bezeichnenderweise die Auflockerung des Schamfugenknorpels als eine Schwangerschaftsveränderung auf, die man schon lange durch die verschiedensten Maßnahmen im Sinne einer

---

[1]) Ausführliche geschichtliche Darlegungen über diesen Gegenstand finden sich in: H. Faßbender, Entwicklungslehre, Geburtshilfe und Gynäkologie in den hippokratischen Schriften. Stuttgart 1907, S. 29. — H. Faßbender, Geschichte der Geburtshilfe 1916. S. 3, und M. Neuburger, Geschichte der Medizin 1906, Bd. 1, S. 33. — H. Faßbender, l. c. (Entwicklungslehre usw.) S. 41. — Altindische Geburtshilfe. Henschels Janus Bd. 1. 1846. S. 242. — Th. A. Wiese, Review of the history of Med. Vol. 2. London 1867. Derselbe, Commentary of the Hindu System of Med. London 1860. — Haeser, Lehrbuch d. Gesch. d. Med. 3. Aufl. 1875. Bd. 1, S. 35. — Kleinwächter, Die geschichtliche Entwicklung der Geburtshilfe in P. Müllers Handb. d. Geburtsh. Bd. 1, S. 3. — Mayer, A., (Tübingen), Die beckenerweiternden Operationen. Berlin 1908, Karger. — P. Zweifel und Döderlein Referate auf der Vers. d. d. Gyn. in Dresden 1907.

[2]) Andreae Vesalii de human corporis fabrica. Basiliae 1543, Lib. I, Cap. 29, p. 131.

[3]) a. a. O. S. 16.

[4]) De virginitatis notis, graviditate et partu. Lugd. Batavorum apud Franciscum Hegorum, Anno 1641. Opusc. physiolog. et anatom. lib. 2, de probatione distractionis, ossium pubis et ilium ab autoritate, cap. 7. p. 159 u. 163.

Erweichung zu erhöhen versuchte. Ich entnehme Baudelocque[1]) hierüber folgende Ausführungen: Severin Pineau machte den Vorschlag, „die Schambeine zu dem Durchgang des Kindes gehörig voneinander zu entfernen", ausgehend von der Meinung, daß sich dann der Muttermund und die äußeren Geburtsteile besser erweitern würden. Er empfahl zur Beförderung des Auseinanderweichens der Schambeine „den Gebrauch von Bädern, erweichenden Bähungen, fettenden und schleimichten Mitteln". Er ging so weit, daß er darauf hinwies, daß man den Schamfugenknorpel sogar durchschneiden könne, um dadurch die Beweglichkeit zu erhöhen.

Ambroise Paré bekehrte sich auf Grund der bei der obigen Sektion gemachten Beobachtungen von seinem bis dahin festgehaltenen Skeptizismus gegen die Veränderlichkeit der Beckengröße bei der Geburt, hält aber daran fest, daß die in Italien übliche Durchtrennung der Symphyse bei jungen Mädchen zum Zweck der Erweiterung bei späteren Geburten wegen der Kallusb'ldung unzweckmäßig sei, eine Vorstellung, die den allerneuesten Erfahrungen über die Folg- zustände der Hebosteotomie entnommen sein könnte.

Diese historische Sektion festigte die alte Vorstellung von der Aufschließung des Beckens bei der Geburt, ja sie verdichtete sich in der Folgezeit bis zu dem chirurgischen Eingreifen der Beförderung dieses Auseinanderweichens durch Aufschneiden der Symphyse.

Im Jahre 1655 vollführte der französische, in Warschau praktizierende Arzt Delacourvée[2]) an der Leiche einer unentbundenen Verstorbenen die Durchtrennung der Schambeine, worauf er das Kind in der natürlichen Lage herauszog. Er sah die Todesursache der Kreißenden in der Unmöglichkeit des Auseinandertretens der Knochen wegen der Kleinheit und des Alters der Frau und wollte durch den postmortalen Eingriff den Beweis für die Richtigkeit seiner Annahme erbringen.

Doch sollte es noch lange dauern, bis dieser schüchterne Versuch an der Toten den Mut zur Vornahme des Eingriffes an der Lebenden schuf. In bestimmter Form wagte der holländische Geburtshelfer Peter Camper für die Idee einzutreten, der im Jahre 1759 für die Erweiterung des Beckens bei der Geburt die Durchtrennung der Schambeine vorschlug, diesbezügliche Versuche an menschlichen Leichen und lebenden Schweinen machte, an denen er dann den Nachweis erbringen konnte, daß die Wunden heilten, wenn die Tiere auch in der Gehfähigkeit behindert waren. Er schlug auch vor, zur Vermeidung der Perforation eingekeilter Köpfe bei fehlerhafter Lage die Operation zum teilweisen Ersatz des Kaiserschnittes auszuführen, scheute sich aber doch selbst, den ersten Schritt zu tun, eine kühne Tat, deren Ruhm Sigault im Jahre 1777 zufiel[3]).

Sigault hatte schon am 1. Dezember 1768 der Akademie der Chirurgie in Paris den Vorschlag gemacht, durch Trennung der Schambeine mittels Durchschneidung ihres Knorpels den Beckenring der Kreißenden zu vergrößern. Er fand zwar damit keine Gegenliebe, ließ jedoch den Gedanken nicht fallen und, als er Arzt der Pariser Fakultät geworden war, führte er am 2. Oktober 1777 bei der dadurch bis auf unsere Tage bekannten Frau Souchot

---

[1]) Baudelocques Anleitung zur Entbindungskunst. 2. Bd. 2. Ausgabe, mit Anmerkungen versehen von Philipp Friedr. Meckel. Leipzig, Weygandsche Buchhandlung 1794. S. 326 u. ff.

[2]) Claudii Delacourvée de nutritione foetus in utero paradoxa. Dantisci 1655, part. III, cap. 12, de partu, S. 245.

[3]) Literaturangaben siehe bei Zweifel, „Die Symphyseotomie", Med. Jahrbücher 1893. Bd. 238, H. 2, S. 197.

unter Assistenz des Arztes Le Roy die Operation mit dem Erfolge aus, daß
er bei einer wegen engen Beckens gebärunfähigen Frau dadurch ein lebendes
Kind auf natürlichem Wege entwickeln konnte. Die Frau blieb am Leben,
litt aber später wegen einer Fistel an Incontinentia urinae und soll in ihrer
Gehfähigkeit sehr gestört gewesen sein.

Den Eindruck zu schildern, den diese Operation damals machte, gebe ich
wiederum Baudelocque selbst das Wort: „Keine Erfindung in der Heilkunde
„ist allgemeiner gut aufgenommen worden als die vom Schambeinschnitt; sie
„hatte beinahe ebenso viele Anhänger, als es einzelne Personen gab; eine große
„Anzahl von in- und ausländischen Ärzten erklärten sich dafür; kaum war die
„Operation zum ersten Male vorgenommen worden, noch wußte man nicht,
„was sie für einen Ausgang nehmen würde und schon erschallte in ganz Europa
„der Name ihres Urhebers. Sogleich ließ die Pariser Fakultät zur Ehre desselben
„eine Medaille schlagen; die Regierung setzte sowohl dem Herrn Sigault als

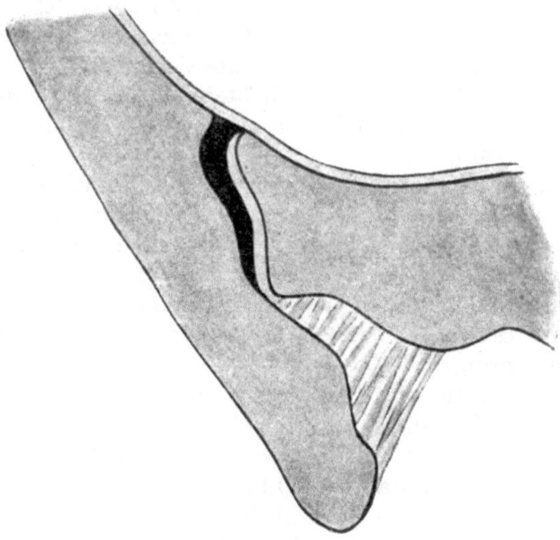

Fig. 95.
Ansicht der Symphysis sacro-iliaca zum Beweis, daß sie eine Gelenkhöhle hat.

„der von ihm operierten Frau einen Gehalt aus. Auf der einen Seite dieser
„Medaille steht das Brustbild des damaligen Dekans; auf der anderen folgende
„Inschrift: Sectio symphiseos ossium pubis lucina nova ann. 1768 invenit,
„proposuit, 1777 fecit feliciter J. R. Sigault, D.M.P. juvit Alph. Le Roy D.M.P.".

Es ist mir nicht bekannt, ob bis heutigen Tages irgendeine medizinische
Errungenschaft sofort eine solche Begeisterung auszulösen vermochte und dies
zu einer Zeit, wo die Nachrichten- und die Verkehrsverhältnisse einer solchen
Bewegung nicht gerade förderlich gegenüberstanden. Welches Aufsehen die
Sigaultsche Operation machte, erkennen wir aber nicht nur aus der begeisterten
Zustimmung, sondern fast mehr noch aus der bald einsetzenden Gegenbewegung,
die die Operation als eine schwere Verfehlung bezeichnete.

Zur Begründung hierfür wurde immer auf Baudelocque Bezug genommen,
der mit einem großen Eifer und dem Gewicht seiner ganzen Autorität gegen
den Eingriff auftrat. Schon 11 Monate vor der Sigaultschen Operation hat
Baudelocque am 5. November 1776 in der Akademie der Chirurgie in Paris
die Gründe in einem Programm, betitelt: „an in partu propter angustiam pelvis,

impossibili symphisis ossium pubis fecanda" entwickelt, die er gegen die Ausführung geltend machen zu müssen glaubte, um „die vorteilhafte Meinung, die schon einige von diesen Operationen hatten, zu vernichten".

Zwei Gründe führte Baudelocque auf Grund seiner experimentell-anatomischen Untersuchungen gegen die Symphyseotomie ins Feld, und zwar bestritt er erstens, daß die knorplige Verbindung der Kreuzbeingelenke nach der Durchschneidung der Symphyse ein derartiges Auseinanderweichen der beiden Seitenbeckenbeine erlaube, denn es fehle ihnen jegliche Beweglichkeit und die Folge wäre also, daß dann die Beckenknochen gewaltsam auseinandergerissen werden und die Verbindung der Seitenbeckenbeine mit dem Kreuzbein „irreparabel verletzt werde", woran die Frauen zugrundegehen müssen. Daraus entspringt auch der zweite Einwand, daß, wenn man nicht eben das Becken

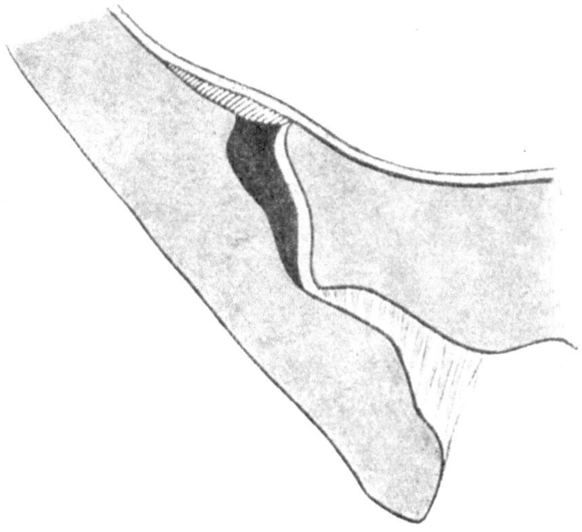

Fig. 96.
Darstellung der Vergrößerung der Gelenkhöhle der Symphysis sacro-iliaca bei der nach Symphyseotomie eintretenden Bewegung des Beckens[1]).

ganz einfach gewaltsam auseinanderbreche, die Spreizweite der getrennten Knochen nur so gering wäre, daß ein wesentlicher Raumzuwachs daraus nicht erwachse. Die Symphyseotomie wäre also auf der einen Seite eine verstümmelnde gefährliche Operation, die auf falschen anatomischen Voraussetzungen beruhe und andererseits eine nutzlose Operation, da die damit verfolgte Absicht gar nicht erreicht würde.

Diese beiden Einwände Baudelocques wurden mehr als 100 Jahre lang von den Gegnern der beckenerweiternden Operationen immer wiederum ins Feld geführt, und es bedurfte erst sorgfältiger anatomischer und neuer experimenteller Untersuchungen, um sie endgültig zu widerlegen. Sie sind beide nicht berechtigt.

Die frühere Annahme, daß die Darmbeine mit dem Kreuzbein durch eine Knorpelmasse verwachsen seien, die keinerlei Beweglichkeit der Beckenknochen gegeneinander gestattet, ist durch die anatomischen Untersuchungen von Meckel, Barkow, Kölliker, Luschka und Hermann Meier endgültig

---

[1]) Döderlein, Experimentell-anatomische Untersuchungen über die Symphyseotomie. Verhandl. d. deutsch. Gesellsch. f. Gyn., V. Kongreß 1893. S. 27.

widerlegt worden durch den Nachweis, daß die Symphysis sacro-iliaca eine
wahre Gelenkverbindung ist, in der sich eine kleine Höhle befindet, die epithel-
tragende Synovialmembran und Synovialflüssigkeit enthält.

Aus diesen anatomischen Feststellungen ergibt sich die klinisch wichtige
Folgerung, daß in der Tat eine gewisse Verschieblichkeit der Hüftbeine gegen
das Kreuzbein möglich ist, die in verschiedener Weise die Größe der Beckenhöhle beeinflussen kann. Müllerheim[1] hat auch an der Lebenden diese
Verschieblichkeit der Kreuzbeindarmgelenke dadurch feststellen können, daß
er die Frau aufforderte, sich abwechselnd auf das rechte und linke Bein zu
stellen und den belasteten Fuß zu heben. Er machte dabei die Beobachtung,

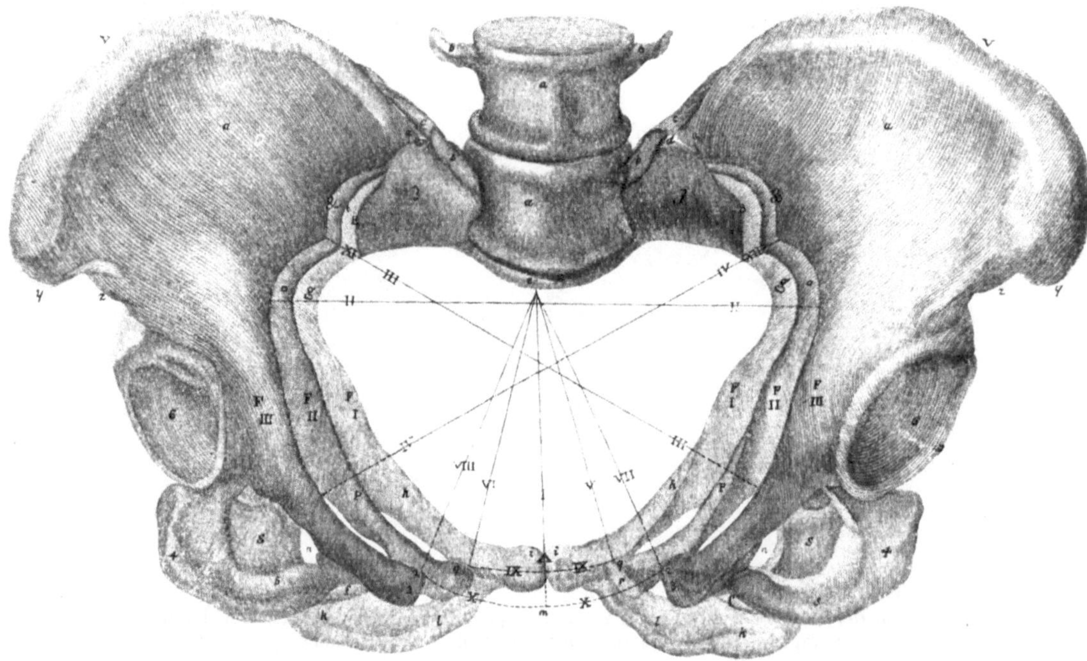

Fig. 97.

Originalabbildung Baudelocques über den durch das Auseinanderweichen der Schambeine gewonnenen Raumzuwachs der Beckenhöhle bei einem „fehlerhaft gebildeten Becken“.

daß diese Verschieblichkeit bis zu einem gewissen Grade vom Alter der Frau
abhängig ist. Je jünger die Individuen waren, um so beweglicher war das Becken.
Weiter besteht die Tatsache zu Recht, daß die Schwangerschaftsauflockerung
die Verschieblichkeit des Beckens bedeutend begünstigt, worauf die wichtige
Beeinflussung des Beckenraumes durch Walchers Hängelage beruht, die
ebenfalls die Ausnutzung der Beweglichkeit der Ileosakralgelenke zur Grundlage hat. Durch Wehle, Klein, Ahlfeld und mich[2] sind genauere Untersuchungen über die Mechanik dieser Beckenbewegung ausgeführt worden.

Es ist also eine wohlbewiesene Tatsache, daß entgegen Baudelocques
Behauptung die Ileosakralgelenke dem Beckenknochen eine allerdings beschränkte, aber immerhin nicht unerhebliche Bewegungsmöglichkeit gestatten.

---

[1] Die Symphyseotomie. Volkmanns Samml. klin. Vortr. N. F. 1894. Nr. 91.
[2] Döderlein, Experimentell-anatomische Untersuchungen über die Symphyseotomie. Verhandl. d. deutsch. Gesellsch. f. Gyn., V. Kongreß 1893. S. 27.

Damit fällt auch der zweite Einwand Baudelocques eigentlich von selbst in sich zusammen, daß nach Durchschneiden des Beckens kein genügender Raumzuwachs erfolgen könne, so daß die Operation nutzlos wäre. Trotzdem ergab sich aber die Notwendigkeit, auch hierfür exakte Beweise zu erbringen, zumal Baudelocque sich hierbei auf Leichenuntersuchungen und Messungen stützte, die immer wieder gegen die Berechtigung der Symphyseotomie ins Feld geführt wurden.

Betrachtet man Baudelocques Originalbilder, die ich zu dem Behufe hier beifüge, so versteht man die von ihm daraus gezogenen Schlüsse eigentlich nicht, denn sie zeigen genau wie unsere eigenen ganz richtig die Bewegung

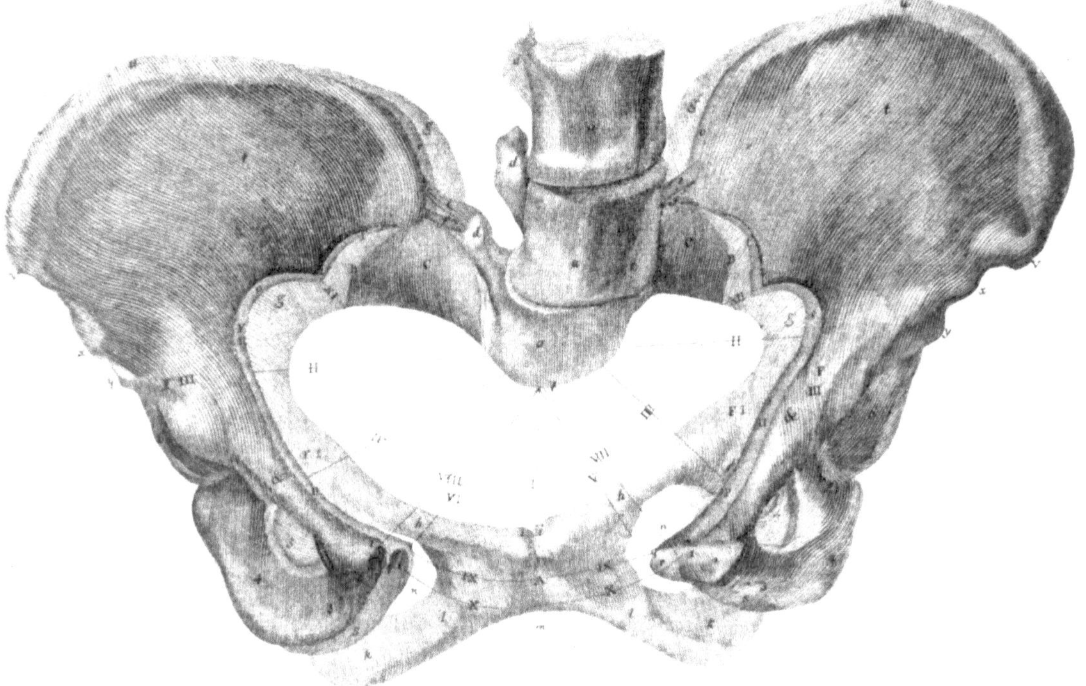

Fig. 98.

Originalabbildung Baudelocques über den durch das Auseinanderweichen der Schambeine gewonnenen Raumzuwachs des Beckens bei einem noch stärker verengten Becken als Fig. 97.

der Beckenknochen und die daraus entspringende Erweiterung an. Die Erklärung für Baudelocques Irrtum ist vielleicht darin zu suchen, daß er sich lediglich auf die Ausmessung einiger Linienmaße beschränkte. Dazu kommt, daß die vorderen Meßpunkte der geraden Durchmesser mit dem Auseinanderweichen der Symphyse verschwinden, womit einer größeren Willkür Tür und Tor geöffnet sind.

Er folgert selbst[1]), daß „der kleine Durchmesser der oberen, mehrerenteils fehlerhaften Öffnung, wenn man auch denselben von der günstigsten Seite in Ansehung der Geburt betrachtet, dadurch daß sich die Schambeine um dritthalb Zoll voneinander entfernen, nicht über 4—6 Linien erweitert werden könne. Hierdurch kann aber nicht bei jedem fehlerhaften Becken das Mißverhältnis gehoben werden, das zwischen der Größe des Beckens und der Aus-

---

[1]) l. c. S. 341.

dehnung des Kindskopfes stattfindet, wenn man auch ohne besorgliche üble Folgen diese Entfernung von dritthalb Zoll an dem lebenden Körper erhalten könnte".

Baudelocque hat mit diesen anatomischen Untersuchungen sehr richtig erkannt, daß die Mechanik des Beckens der der Durchschneidung folgenden Erweiterungsmöglichkeit eine Grenze setzt, die nicht überschritten werden darf, wenn nicht die Kreißende in der Tat schweren Schaden leiden soll, und diese Erkenntnis muß auch heutigen Tages noch von grundsätzlicher Bedeutung für die richtige Abgrenzung der beckenerweiternden Operationen geschätzt werden. Aber: „In der Beschränkung zeigt sich erst der Meister." Leider ließ sich Baudelocque in seinem Eifer gegen die Operation zu weit hinreißen und schoß über das Ziel hinaus, indem er erklärte, daß der Raumzuwachs so gering wäre, daß dadurch die ganze Operation „nutzlos" würde. Daß dies falsch ist, zeigen die neueren Untersuchungen über diese Frage, die von Morisani, Wehle, Korsch, Balantin, Farabeuf-Pinard, Ahlfeld, Sellheim und Verf. ausgeführt wurden. Sie alle haben das Ergebnis, daß die Beweglichkeit des Beckens in dem Hüft-Kreuzbeingelenke so groß ist, daß der in diesen erlaubten Grenzen erreichbare Raumzuwachs den beckenerweiternden Operationen ein solches Anwendungsgebiet gestattet, das sie auch von diesen rein theoretischen Voraussetzungen aus als eine wohl berechtigte und hilfreiche Operation kennzeichnet.

Morisani und Pinard maßen noch wie Baudelocque die mit der Spreizung der Symphysenenden erzielte Vergrößerung der Conjugata vera. Bei einer Spreizung der Schambeinenden auf 6 cm vergrößere sich die Conjugata vera um 2 cm, so daß bei einem platten Becken mit einer Conjugata vera von 7 cm diese auf 9 cm sich verlängere. Dazu kommt noch, daß durch die Spreizung der Schnittflächen des Beckens vorn ein freier Raum geschaffen wird, den der Kopf selbstverständlich viel mehr ausnützen kann, als wenn man sich fälschlicherweise mit Baudelocque vorstellt, daß nur eine Linie, die Conjugata vera um 1—2 cm vergrößert würde. Zu den gleichen Resultaten kam Pinard.

Eine ganz andere Versuchsanordnung habe ich[1]) eingehalten, um einmal den Zustand der Symphysis sacroilacae und gleichzeitig den Raumzuwachs, und zwar nicht nach Linien, sondern nach Flächen zu bestimmen. Bei zwei Leichen von Wöchnerinnen, bei denen also durch die vorangegangene Schwangerschaftsauflockerung die der Kreißenden zukommende Eigentümlichkeit des Beckens gegeben war, löste ich das Becken unter Schonung der Bänder aus. Nun wurde die Symphyseotomie gemacht und durch ein Spreizinstrument die Symphyse in dem einen Fall auf 6 cm, in dem anderen auf 8 cm auseinandergezwängt und ein entsprechendes Holzstück dazwischen gelegt. Um auch die Höhenstellung des oberen Randes der Symphyse zum Promontorium festzustellen, habe ich einen langen Bohrer oberhalb der Symphyse in der Richtung der Conjugata vera in das Promontorium eingeschraubt. Nun wurde das Ganze nach der Methode von Braune bei —12° hart durchgefroren und sodann wurden in der Beckeneingangsebene wie auch weiterhin in den übrigen Beckenebenen Horizontalschnitte angelegt und gepaust. Nach dem Auftauen wurde der Holzklotz entfernt, die Symphyse wieder zusammengelegt und der Umriß auf der gleichen Pause aufgetragen, so daß man nunmehr in einem Bild in absolut getreuer Natürlichkeit die Ebene des Beckeneinganges im geschlossenen wie im erweiterten Zustand der Symphyse zur Darstellung bringen konnte. Das Ergebnis ging dahin, daß die Entfernung der Symphysenenden nicht ganz

---

[1]) Verhandl. d. deutsch. Gesellsch. f. Gyn. Breslau 1893. V. Kongreß.

gleichmäßig von der Mittellinie erfolgt war, sondern nach rechts 4, nach links 2 cm betrug. Es geht daraus hervor, daß das rechte Kreuzbeingelenk nachgiebiger war als das linke, weil es früher einriß, was insofern einen gewissen Vorzug bedeutet, als das linke so entlastet wurde, daß es ganz unverletzt blieb. Die Spreizung geht also auf Kosten eines Gelenkes vor sich, ohne daß dieses jedoch schwerer verletzt war, als daß einige Faserzüge der vorderen Gelenkkapsel zerrissen, eine Verletzung, die keinerlei klinische Bedeutung hat, wie wir auch bei unseren zahlreichen Operationen erfahren konnten. Deutlich ist aus dem Bilde auch die Gelenkhöhle zu sehen, der wir eben die ungefährliche Spreizung der Seitenbeckenbeine verdanken (Fig. 99).

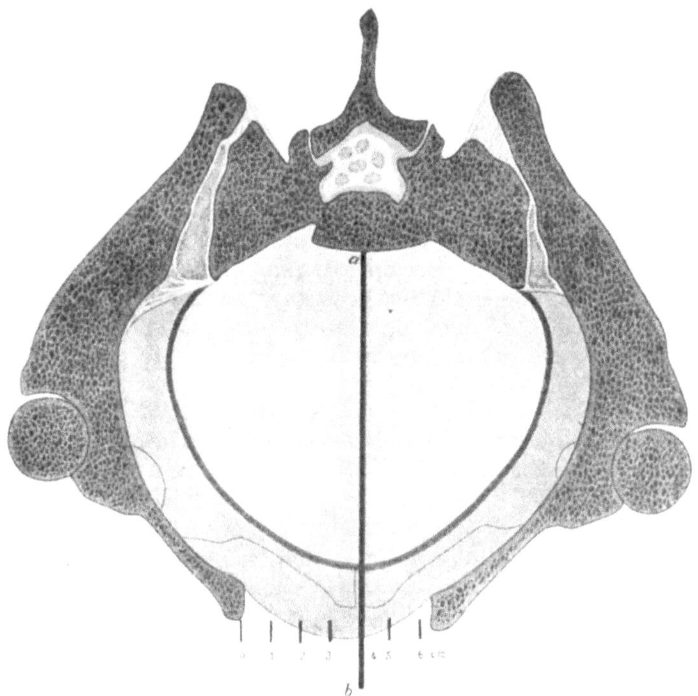

Fig. 99.
Horizontalschnitt durch den „Beckeneingang“ eines gefrorenen Beckens nach Symphyseotomie bei einer Spreizweite der Schambeine = 6 cm. a b Mittellinie, Conjugata vera. Geschlossene Beckeneingangsebene = 105 qcm. (Conjugata vera = 10,2 cm.) Erweiterte Beckeneingangsebene = 155 qcm. Zuwachs = 50 qcm. — Aus Verhandl. d. deutsch. Gesellsch. f. Gyn. V. Kongreß in Breslau 1893. S. 27. Döderlein, Symphyseotomie. Taf. V.

Um den Raumzuwachs zahlenmäßig festzustellen, habe ich auf der Pause mit dem Polarplanimeter nicht nach Linien, sondern in der Fläche die Vergrößerung feststellen können und damit dürfte der durch Baudelocques Linienmessung erzeugte Irrtum endgültig beseitigt sein. Während der geschlossene Beckeneingangsring 105 qcm ausmaß, ergab sich bei einer Spreizweite von 6 cm eine Vergrößerung auf 155 qcm, also ein Raumzuwachs von 50 qcm. In 2 Fällen betrug der Beckeneingang des geschlossenen Beckens 112 qcm, bei einer Spreizweite von 8 cm war die Beckeneingangsebene auf 178 qcm, also um 66 qcm gewachsen.

Das Resultat meiner Untersuchungen habe ich in 3 Sätzen zusammengefaßt:

1. Bei der Symphyseotomie findet die Erweiterung des Beckens auf Kosten der Verletzung nur eines Hüftkreuzbeingelenkes, und zwar in der Regel des rechten statt.

2. Die Verletzung des Hüftkreuzbeingelenkes besteht in einer Zerreißung des Ligam. sacroiliac. ant., dessen Heilung bei Fernhaltung einer Infektion leicht und vollkommen erfolgt.

3. Die Erweiterung des Beckens bei Spreizung der Symphysis pub. auf 6 cm ist eine beträchtliche, der Raumzuwachs beträgt ca. 50 qcm. Mit jedem Zentimeter Spreizweite wird jede Ebene um ca. 8 qcm erweitert.

Sellheim[1]) hat dann die Untersuchung des Raumzuwachses in glücklicher Weise noch durch körperliche Messungen ergänzt, indem er durch Gipsabgüsse Negative der geschlossenen und erweiterten Beckenhöhle herstellte und an ihnen dann den Kubikinhalt und durch Zerlegung in verschiedene Schnitte auch die Flächenmaße und die Größe der einzelnen Durchmesser genau feststellen konnte. Die sehr sorgfältigen Untersuchungen Sellheims führten auch zu dem Resultat, daß das Becken in allen Teilen einen bedeutenden Raumzuwachs erfährt und, was von besonderer Wichtigkeit ist, daß die einzelnen Arten der Beckenerweiterungen keine wesentlichen Unterschiede in der Art und Größe des Raumzuwachses erkennen lassen.

Eine Frage von untergeordneter Bedeutung ist durch Wehle in die Diskussion gebracht worden, nämlich daß infolge des Baues der Hüftkreuzbeingelenke beim Spreizen der Schambeinenden das Becken eine vermehrte Neigung erhalte. Ich habe diese Behauptung auf Grund meiner Untersuchungen bestritten und glaube, daß sie nicht für die Beckenbewegung erheblich ist.

Alle diese Untersuchungen haben die seit Baudelocque soviel umstrittene Frage der theoretischen Berechtigung der beckenerweiternden Operationen dahin geklärt, daß zweifellos dadurch bei engen Becken in einer die Mutter nicht gefährdenden Weise ein solcher Raumzuwachs gewonnen werden kann, daß es möglich wird, daß auf natürlichem Wege lebende Kinder von Frauen geboren werden können, bei denen dieses bei geschlossenem Becken nicht möglich war. Gerade die anatomische Betrachtung über die dabei stattfindenden Vorgänge zeigt uns auch andererseits, daß dieser Raumzuwachs nur innerhalb gewisser Grenzen straflos erreicht werden kann und daß ein Überschreiten der Beanspruchung des Auseinanderweichens des Beckens dauernde Schädigungen zur Folge hat, wie sie Baudelocque in allerdings übertriebenem Maße als die Regel befürchtete. Durch diese Feststellungen wird das Machtbereich der beckenerweiternden Operationen genau gekennzeichnet, innerhalb dessen sie vom theoretischen Standpunkt aus wohl berechtigt sind.

Es ist merkwürdig, daß es erst solcher Untersuchungen bedurfte, um diesen Standpunkt festzulegen, denn schon die erste Operation Sigaults zeigte durch den tatsächlichen Erfolg der Geburt eines lebenden Kindes die Erweiterungsfähigkeit des Beckens im günstigsten Maße. Bald aber wurde das Ansehen der Symphyseotomie namentlich durch die späteren ungünstiger verlaufenden Fälle Sigaults selbst geschädigt, die eben den Baudelocqueschen Einwänden recht zu geben schienen. In einem tödlich verlaufenden Fall, der auch von Sigault und Le Roy operiert worden war, waren bei der Sektion derartige Verletzungen der Kapselbänder der Ileosakralgelenke ersichtlich, daß Baudelocque recht zu bekommen schien. Wohl finden sich noch einzelne

---

[1]) Verhandl. d. deutsch. Gesellsch. f. Gyn., Kiel 1905 und Beitr. z. Geb. u. Gyn. Bd. 10 S. 436 von A. Hegar.

warme Befürworter, so namentlich der Holländer Peter Camper, der noch weit hinein in das 19. Jahrhundert die Operation ausführte und auch auf Grund seiner Tierexperimente sowohl die Vergrößerung des Beckens begründete als auch die Gefährlichkeit der Operation zu widerlegen versuchte.

Aber die weiteren Erfahrungen anderer Operateure hatten doch recht ungünstige Ergebnisse. Gleich in der allerersten Zeit kamen höchst abschreckende Erfahrungen. Stein fand 1780 10 Fälle mit nur 4 Heilungen, 5 Frauen starben, 1 blieb krüppelhaft. Von den Kindern kamen nur 2 durch, eines davon wurde nach fruchtloser Symphyseotomie durch Kaiserschnitt entwickelt. Baudelocque sammelte 33 Fälle mit 12 toten Müttern und 20 toten Kindern. Aus den Jahren 1777—1849 sind 65 Symphyseotomien in der Literatur auffindbar, die eine Sterblichkeit der Mütter von 32,4% und eine solche der Kinder von 64% ergaben, eine Tatsache, die es wohl begreiflich erscheinen läßt, daß Siebold[1]) die Symphyseotomie folgendermaßen charakterisierte:

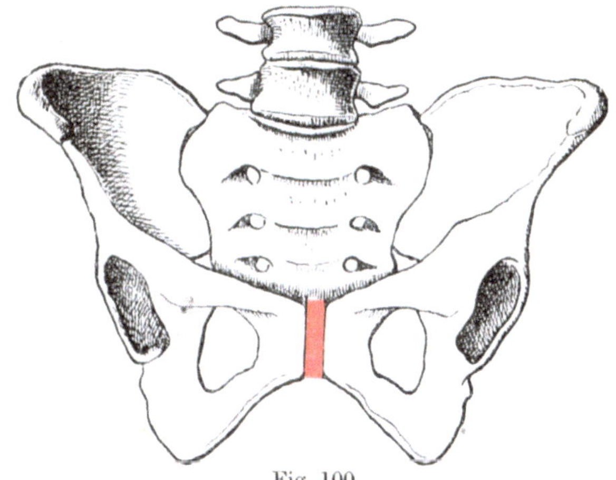

Fig. 100.
Erweiterungsstelle des Beckens bei Symphyseotomie (1777).

„Zeit und Erfahrung haben über eine Operation den Stab gebrochen ,welche jetzt nur noch verblendeten und tollkühnen Fachgenossen mehr sein kann als eine historische Merkwürdigkeit. Von ihr gilt das alte, beherzigenswerte Wort: Felix quem faciunt aliena pericula cautum.“ In einer folgenden Anmerkung fügt er noch dazu, daß er die Überzeugung habe, „daß die Akten über die Operation selbst geschlossen sind und daß diese daher gänzlich der Geschichte anheimgefallen ist“.

Es ist schade, daß Siebold nicht das weitere Schicksal der beckenerweiternden Operationen hat verfolgen können; er hätte die Lehre daraus ziehen müssen, daß der Historiker auch bei sorgfältigstem Quellenstudium doch recht vorsichtig mit der Kritik und einer daraus entspringenden Prophezeiung sein muß. Heute würde Siebold ein ganz anderes Urteil fällen müssen! Ist es doch nach den neuesten Statistiken gelungen, die mütterliche Sterblichkeit von 32,4% auf etwa 2% herabzusetzen, eine Ziffer, die in Anbetracht des Umstandes, daß es sich hier ausnahmslos um regelwidrige Geburten handelt, bei denen jedes geburtshilfliche Handeln mit einem gewissen Verlust rechnen

¹) Siebold, Versuch einer Geschichte der Geburtshilfe. Berlin, Enslin. 1. Bd. 1839. 2. Bd. 1845 (S. 523).

muß, die beckenerweiternden Operationen bei richtiger Auswahl und richtiger Durchführung als lebenssichere Eingriffe kennzeichnet.

Das Verdienst, entgegen dem Strom der Zeit die Symphyseotomie weiter gepflegt zu haben, gebührt Morisani. Im Jahre 1886[1]), zu einer Zeit, wo alle

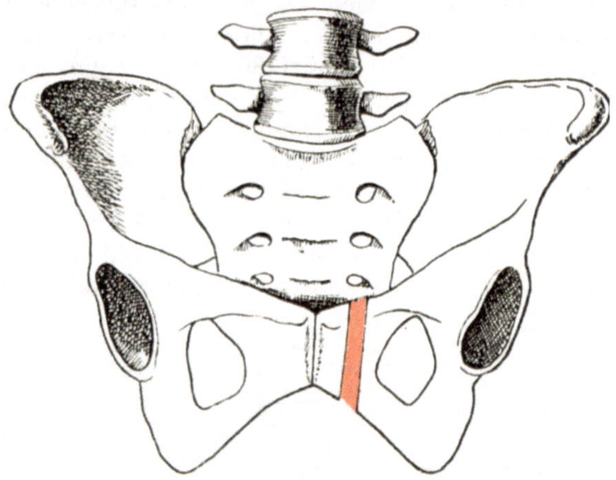

Fig. 101.
Erweiterungsstelle des Beckens bei der Hebosteotomie (1821).

deutschen Lehrbücher noch mit Siebold in dem vollkommenen Verdammungs-urteil über die beckenerweiternden Operationen einig waren, berichtet er über seine seit dem Jahre 1866 ausgeführten Operationen. Zum Vergleich für die späteren Erfolge dient die von Harris und Morisani aus der Literatur ge-sammelte Statistik über 80 Fälle im Zeitraum 1777—1858, unter denen 28—35%

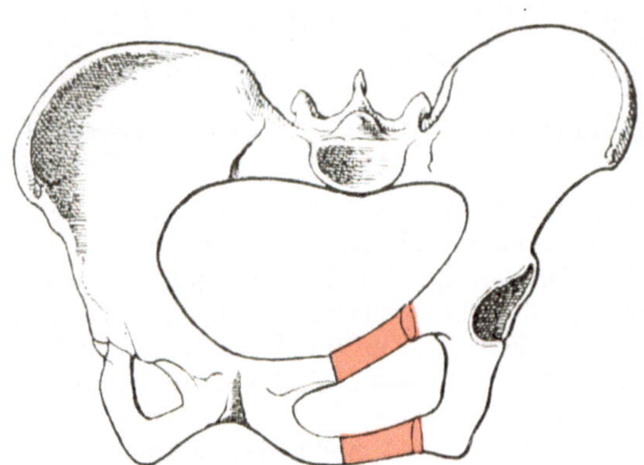

Fig. 102.
Erweiterungsstelle des Beckens bei Farabeufs „Ischiopubiotomie" (1892).

tödlich verliefen. Demgegenüber bedeutete es schon einen wesentlichen Fort-schritt, als Morisani mitteilen konnte, daß von 50 in Neapel von 1866—1881 ausgeführten Operationen 40 von Heilung gefolgt waren. Weitere 18 von ihm in der Zeit von Mai 1881 bis März 1886 operierte Fälle ergaben leider nur 10 Heilungen, Resultate, die natürlich nicht sehr ermutigend waren und die

---

[1]) Annali di ostetr. e gin. 1886, August-Oktober.

es leicht begreifen lassen, daß die Veröffentlichungen Morisanis der Operation keine Freunde zurückgewinnen konnte.

Aber auch diese Zeit sollte bald kommen, Morisanis Assistenten Caruso und Spinelli und später Morisani selbst konnten über 53 von 1887—1893 ausgeführte Operationen berichten, unter denen nur 2 Todesfälle der Mütter sich ereigneten.

Das war ausschlaggebend, und nachdem auch Pinard, namentlich auf Grund neuerer, eigener, experimenteller Untersuchungen im Jahre 1892 die Berechtigung der Operation theoretisch und praktisch durch die Veröffentlichung dreier, günstig verlaufener Fälle für die Operation eingetreten war, bahnte sich ein völliger Umschwung an und überall, namentlich aber auch in Deutschland, regte sich das Interesse an der alten Operation im neuen Gewande.

Es ist ganz selbstverständlich, daß nun die Operation mit allen Errungenschaften der Chirurgie ausgestattet wurde und daß in den zahlreichen Arbeitsstätten, an denen es ja im Beginne der Geschichte der beckenerweiternden

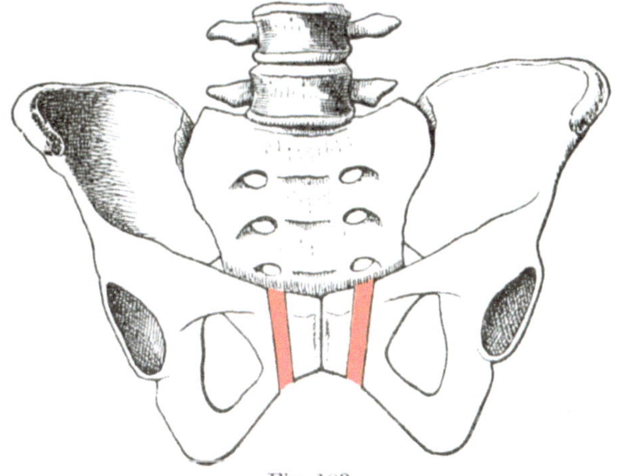

Fig. 103.

Erweiterungsstellen bei „Bipubiotomie" Pitois (1831).

Operationen fast noch gänzlich fehlte, von willigen Arbeitskräften gern dies neue Problem der geburtshilflichen Wissenschaft in Angriff genommen wurde. Mit den ungelösten alten Fragen tauchten immer wieder neue auf, und das Ende des 19. Jahrhunderts sah die Geburtshelfer werktätiger an der Arbeit, die Symphyseotomie zu pflegen, als der Anfang.

Doch diese Wiedergeburt schien wiederum kein lebensfähiges Kind hervorgebracht zu haben. Neugebauer sammelte im Jahre 1898[1]) 78 seit dem Jahre 1887 ausgeführte Symphyseotomien mit einer Mortalität von 11,1%, wobei freilich zu berücksichtigen ist, daß sich diese Fälle auf zahlreiche Operateure verteilen. Erfahrungen einzelner geübter Operateure geben ein wesentlich günstigeres Bild.

So berichtet Zweifel über 31 Symphyseotomien ohne Todesfall der Mütter, Bar über 32 Fälle ebenfalls ohne Todesfall, Küstner über 9 auch ohne Todesfall, Pinard über 89 mit 10 Todesfällen der Mütter[2]).

In gleicher Weise besserten sich auch die früher für die Kinder nicht günstigen Resultate. Bar und Küstner konnten alle Kinder lebend entwickeln,

---

[1]) Frommels Jahresbericht 1898, S. 877.
[2]) Frommels Jahresbericht 1899, S. 865.

bei Zweifel kamen 2 tot zur Welt = 6,45% und bei Pinard 12 = 13,48% Mortalität.

Diese Zahlen hätten eigentlich so befriedigen können, daß man der Symphyseotomie nun wohl einen gesicherten Platz unter den geburtshilflichen Operationen hätte einräumen lassen können. Dem war aber nicht so. Nach einer kurzen Zeit der Begeisterung mehrten sich wiederum die Stimmen, die vor ihr warnten, und es ist ja auch berechtigt, daß man bei solchen Operationen nicht die nackten Zahlen allein sprechen läßt; denn wenn die Ergebnisse auch zahlenmäßig günstig waren, so machten die Operateure doch die Erfahrung, daß, wenn auch die Operation selbst nicht mit großer Lebensgefahr verknüpft war, so doch der Heilungsverlauf und die Nachbehandlung so viele Unannehmlichkeiten bringt oder wenigstens mit sich bringen konnte, daß die Operation nicht sympathisch war.

Man muß sich darüber klar sein, um dies beurteilen zu können, daß die Gegend, in der man hier operiert, topographisch-anatomisch sehr ungünstig

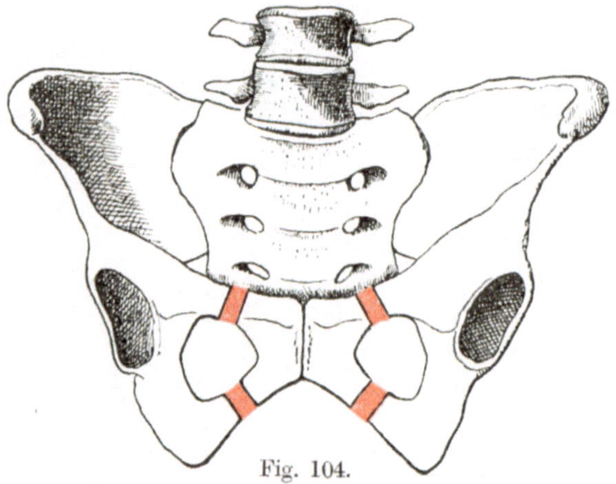

Fig. 104.

Erweiterungsstellen bei „Pelvitomie" Aitken (1785).

liegt. Die Durchschneidung der Haut und des darunterliegenden Gewebes bis auf den Knochen ist ja sehr einfach. Auch die Durchtrennung des Schamknorpels kann mit einem einfachen Messer von vorn nach hinten gemacht werden, abgesehen von den seltenen Fällen, in denen Verknöcherung eingetreten ist oder in denen die Linie des Schambeines so zackig verläuft, daß das Messer Mühe hat, durch den Knorpel durchzukommen. In beiden Fällen kann man sich dann leicht mit einer Säge helfen. Nach dem Durchschneiden des Knorpels federt das Becken nun zunächst auf etwa Querfingerbreite auseinander. Wenn nun aber die Geburt erfolgt, das Kind die sich nötige Erweiterung des Beckens erzwingt, dann weichen die beiden Knochenenden bis auf 6 cm, also 3, vielleicht sogar 4 Querfinger auseinander. Nun muß man sich aber vergegenwärtigen, daß im unteren Schambogenwinkel Weichteile angewachsen sind, die naturgemäß mit dem Auseinanderweichen der Knochen abgerissen werden. Es sind dies die Corpora cavernosa clitoridis, deren Verletzung nicht nur sehr starke Blutungen erregen muß, sondern auch der Heilung einigen Widerstand entgegensetzt. Darunter durchbricht die Harnröhre das Gewebe, und hinter der Symphyse sind die Blase und die Urethra, die ja wohl durch so lockeres Bindegewebe mit dem Knochen verbunden sind, daß sie ausweichen können, aber sie sind doch

immer bis zu einem gewissen Grade gefährdet. Kommt es dann gar noch zu
größeren Verletzungen der Scheide, die ja auch durch starkes Auseinanderweichen der Knochenenden nach beiden Seiten von der Mittellinie von ihrer
Unterlage abgelöst wird, dann sind eben doch Weichteilverletzungen in so ausgedehntem Maße möglich, daß, wenn sie auch nicht lebensgefährlicher Natur
sind, die Befriedigung an der Operation dadurch doch sehr getrübt wird.

Das deshalb abflauende Interesse an den beckenerweiternden Operationen
wurde nun neu belebt dadurch, daß Gigli im Jahre 1894[1]) einen alten Vorschlag wieder aufnahm, nämlich statt der Durchtrennung des vorderen Beckenringes in der Mitte im Symphysenknorpel durch einen seitlichen Schnitt das
Schambein zu durchtrennen, eine Operation, die unter dem Namen „Pelvitomie"
in der verschiedensten Weise schon ausgeführt worden war und der Gigli den
Namen „Lateralschnitt" (taglio lateralizato del pube). Als Vorteil führt Gigli
an, daß die gerade in der Mitte gelegenen Weichteile, die eine besonders gefährliche Nachbarschaft bildeten, nämlich die Corpora cavernosa clitoridis, die

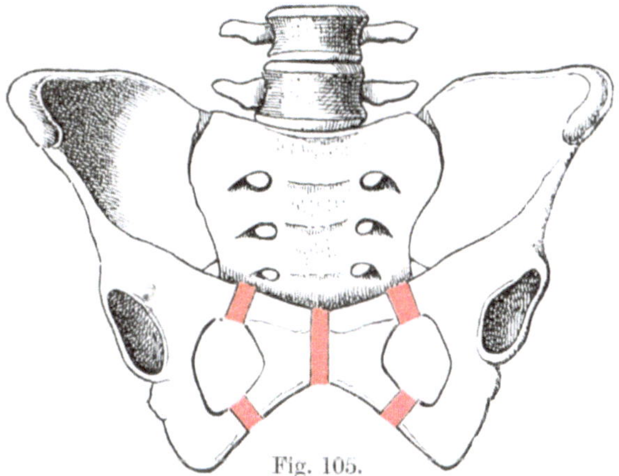

Fig. 105.

Erweiterungsstellen bei Pelvitomie Galbiati (1819).

Urethra und das Genitalrohr, aus dem Bereich des Operationsgebietes dadurch
entrückt sind; der Arcus pubis weicht nicht mehr auseinander, die untere Brücke
bleibt mit ihm verbunden und die hier vorhandenen Weichteile können mit
dem geschlossenen Schambogen auf die Seite rücken, ohne verletzt zu werden.
Auch wäre die Verletzung des Knochens weniger bedeutend als die eines Gelenkes. Endlich wäre dadurch, daß der Operationsschnitt von den Genitalien
abgerückt ist, die im Wochenbett von seiten der Lochien drohende Infektionsgefahr vermindert. Dem Giglischen Vorschlag kam, da er ja an sich nichts
Neues war, sehr zustatten, daß Gigli in seiner Drahtsäge gleichzeitig ein äußerst
handliches Instrument zum Durchsägen des Knochens angab, die nur einen
feinen Sägespalt erzeugte, worin ein wesentlicher Unterschied gegenüber der
früheren Art der Ausführung der Knochendurchsägung mit Hilfe der Aitke n-
schen Kettensäge lag.

Der erste, der mit Hilfe einer Säge die Symphyseotomie ausführte, war
Gaspard von Siebold in Würzburg, der am 4. Februar 1778 bei einer Frau
Markard die erste „Pelvitomie" ausführte, und zwar war er genötigt, bei dieser

---

[1]) Gigli, Della sezione della sinfisi con la sega in filo metallico. Annali di ostetr.
e gin. 1893, S. 557; 1894, Nr. 10 und Zentralbl. f. Gyn. 1902, S. 1298.

Operation zur Säge zu greifen, weil deren Symphyse verknöchert war, so daß
er sie nicht mit dem Messer durchtrennen konnte. Die Durchsägung des Beckens
erfolgte in diesem Falle allerdings noch in der Mitte, und Siebold verknüpfte
also damit nicht den Gedanken, der Mitte auszuweichen und den Knochen durch-
zutrennen, dem dann Aitken[1]) im Jahre 1784 Ausdruck gab dadurch, daß er
empfahl, an Stelle der Symphyseotomie die „Pelviotomie" auszuführen. Er
begnügt sich aber nicht, an einer Stelle das Becken zu durchtrennen, sondern
zweimal seitlich der Symphyse am medianen Rand des Foramen obturat., so
daß er beiderseits den horizontalen wie den absteigenden Schambeinast mit
einer von ihm zu diesem Behufe erfundenen beweglichen Kettensäge[2]) durch-

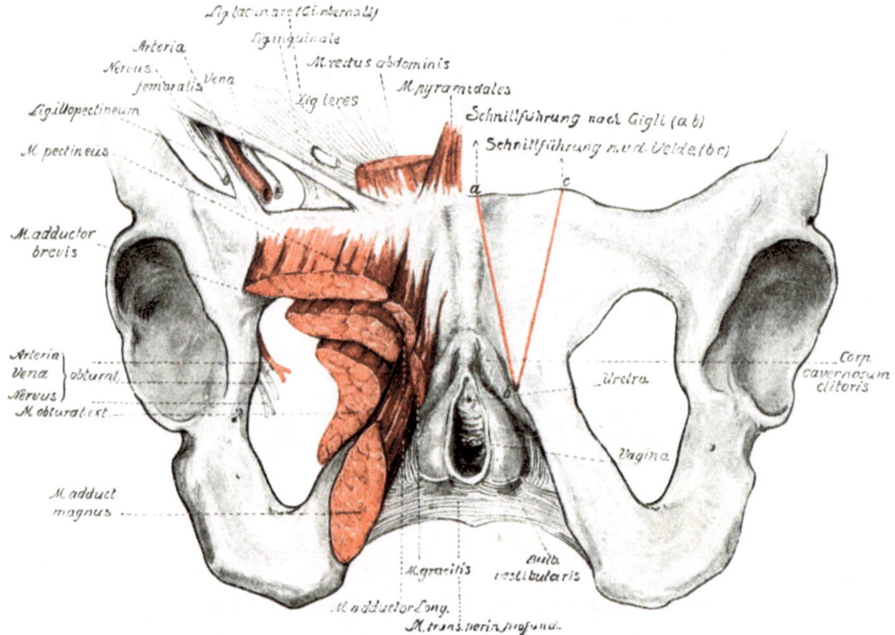

Fig. 106.
Die für die Ausführung der Hebosteotomie wichtigen, topographisch-anatomischen Ge-
bilde der vorderen Beckenwand und die Schnittführung bei den verschiedenen Verfahren.

trennte, wodurch ein ganzes Stück der vorderen Beckenwand vollkommen beweglich gemacht wird. Er meinte, daß nicht nur auch bei sehr engem Becken
Kinder per vias naturales gleich nach der Operation geboren werden, sondern
daß dadurch, daß dieses ausgesägte Knochenstück des Beckens etwas weiter
nach vorn einheilt, das Becken dauernd erweitert bleibt. Aitkens Operation
ist nicht zur Ausführung gekommen, wohl aber ein dieser Aitkenschen Operation
gleichartiger Vorschalg Galbiatis in Neapel, der bei einer Frau Negri, einer
kleinen Rachitica mit hochgradig verengtem Becken, am 30. März 1832 die
Operation ausführte. Er fügte zu den vier Knochenschnitten Aitkens noch
die Symphyseotomie hinzu, so daß er also an 5 Stellen das Becken durchtrennte.
Mutter und Kind starben. Trotzdem wiederholte Galbiati seine Operation

---

[1]) Grundsätze der Entbindungskunst, deutsch von K. H. Spohr, Nürnberg 1789,
S. 105, Tafel XXX, Fig. 2.
[2]) A. Mayer gibt a. a. O., S. 59, an, daß unabhängig von Aitken auch Jeffrey in
Glasgow die Kettensäge erfunden habe.

1841. Champion aus Bar-le-duc war der erste, der neben der Schamfuge auf einer Seite nur das Schambein zum Zwecke der Beckenerweiterung zu durchtrennen empfahl, und zwar im Jahre 1821, ein Vorschlag, mit dem sich derjenige von Gigli deckt.

Giglis Operation ist folgende: Mit einem Längsschnitt trennt er auswärts der großen Schamlippe die Weichteile bis auf den Knochen durch. Es wird dann ein Schlingenführer hinter das Schambein angelegt, dessen Führung durch zwei in der Scheide befindliche Finger kontrolliert wird. An die Spitze des Instrumentes wird dann ein starker Seidenfaden eingehängt und an diesem die Drahtsäge, die man dann hinter das Schambein zurückschiebt, um von hinten her den Knochen zu durchtrennen.

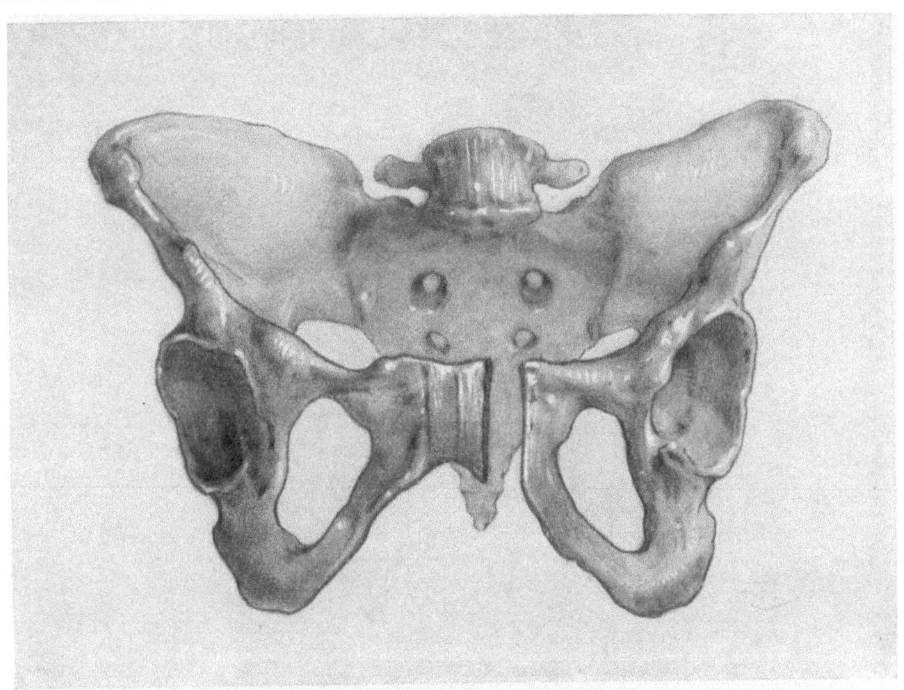

Fig. 107.
Darstellung eines Beckens bei einer 8 Tage nach einer Hebosteotomie Verstorbenen.

Eine wichtige Abänderung dieses Giglischen Verfahrens schlug dann van de Velde vor[1]), insofern er sich mit einem Hautschnitt begnügt, die darunter gelegenen Weichteile aber nicht durchtrennt. Er erreichte dadurch nicht nur den Vorteil einer kleineren Weichteilverletzung, sondern auch den der Erhaltung von Weichteilen, namentlich Muskeln, die ein zu leichtes Auseinanderweichen der Beckenknochen nach dem Durchsägen bis zu einem gewissen Grade verhindern konnten.

Verfasser[2]) ging dann noch einen Schritt weiter, indem er auf den Weichteilschnitt verzichtete und nur eine kleine Öffnung am oberen horizontalen Schambeinast anlegte, die das Einführen des Fingers hinter dem Schambein ermöglicht (Fig. 108). Zwischen Finger und Knochen wird dann eine von ihm

---

[1]) Zentralbl. f. Gyn. 1902. S. 969.
[2]) Arch. f. Gyn. 1904. Bd. 72.

angegebene Nadel eingeführt und seitlich vom Labium majus ausgestochen.
Nach Einhängen der Drahtsäge wird die Nadel zurückgezogen und nun das
Schambein von hinten her durchsägt, wobei man darauf achtet, daß die die
Vorderwand überkleidenden Weichteile nicht angesägt werden, was leicht ge-

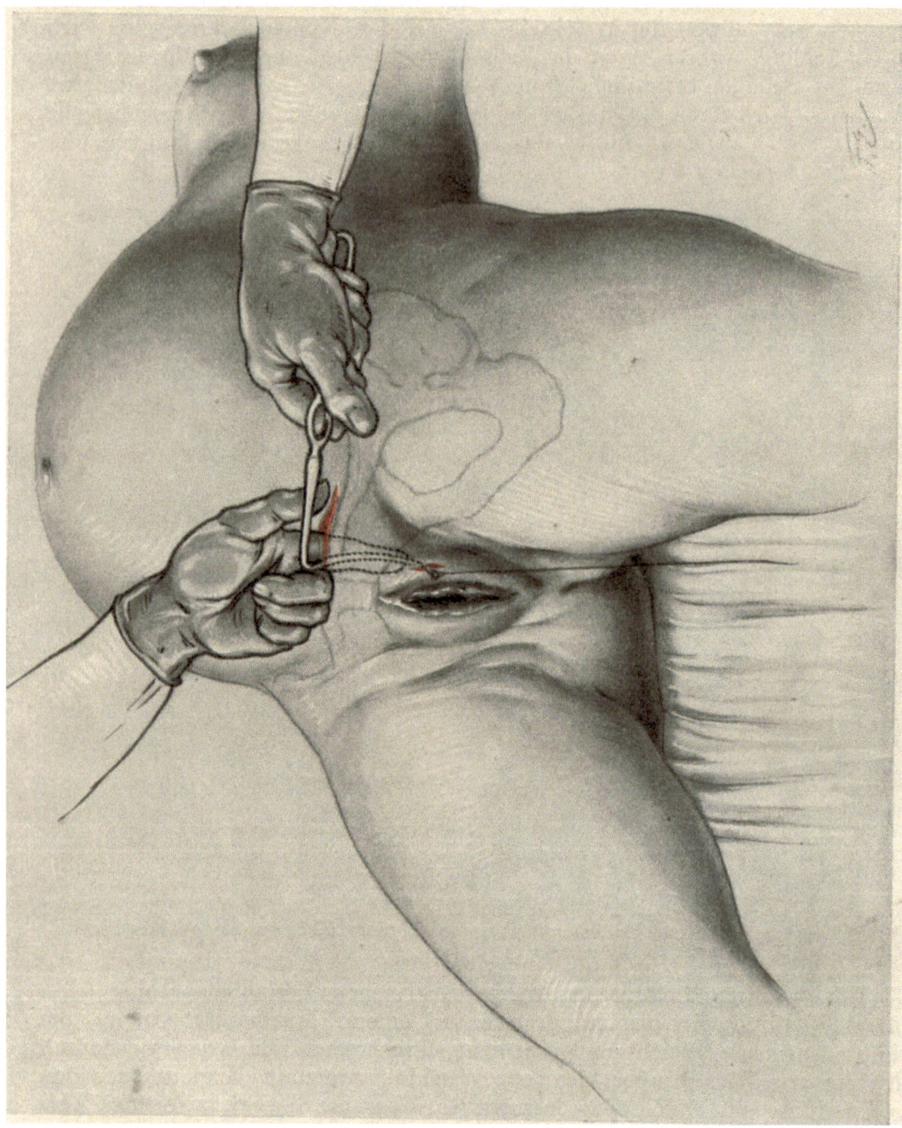

Fig. 108.

Ausführung der subkutanen Hebosteotomie nach dem Vorschlage des Verfassers.

lingt, da man beim Sägen sofort wahrnimmt, wenn der Widerstand des Knochens
aufhört und die Säge auf Weichteile gerät.

Schon seit 1825 lehrte Stoltz in Straßburg diese Operationsweise, die
er aber nur an Leichen ausgeführt hatte[1]). Statt der Aitkenschen Kettensäge,

---

[1]) Stoltz und Hubert, Bull. de thérap. 1836. Bd. 11. S. 275 und Pitois, De la
Bipubiotomie, Thèse de Straßbourg 1831. Lacour, Recherches historiques et critiques,
sur la provocation de l'accouchement premature. Thèse de Paris 1844. S. 83.

die Stoltz empfahl, gebrauchte ich das zweckmäßigere Instrument Giglis, die Drahtsäge. Mit dieser „subkutanen Schnittmethode" gewann diese alte Operation neues Vertrauen und wurde von vielen Seiten erprobt.

Anmerkung: Die alten Bezeichnungen „Pelveotomie, Pelviotomie, Pelvitomie, Pubotomie, Pubiotomie" usw. sind als falsche Wortbildungen zu verwerfen und sollten

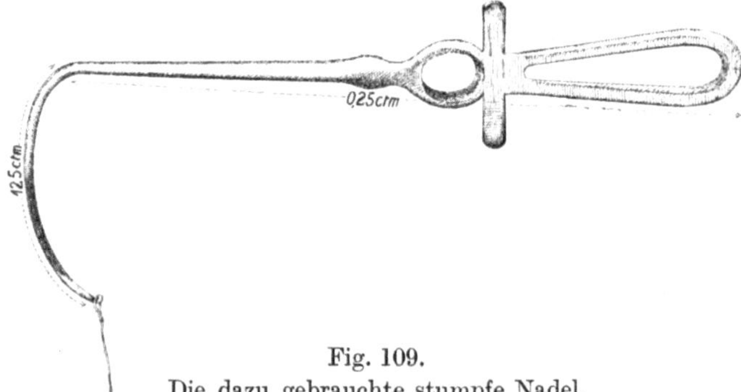

Fig. 109.
Die dazu gebrauchte stumpfe Nadel.

künftighin nicht mehr Verwendung finden. Zweifel und Döderlein haben auf dem Dresdner Kongreß der Deutschen Gesellschaft für Gynäkologie den Vorschlag gemacht, statt dieser hypriden Worte die Benennung „Hebosteotomie" aufzunehmen (Schambein = τὸ τῆς ἥβης ὀστοῦν, τέμνειν).

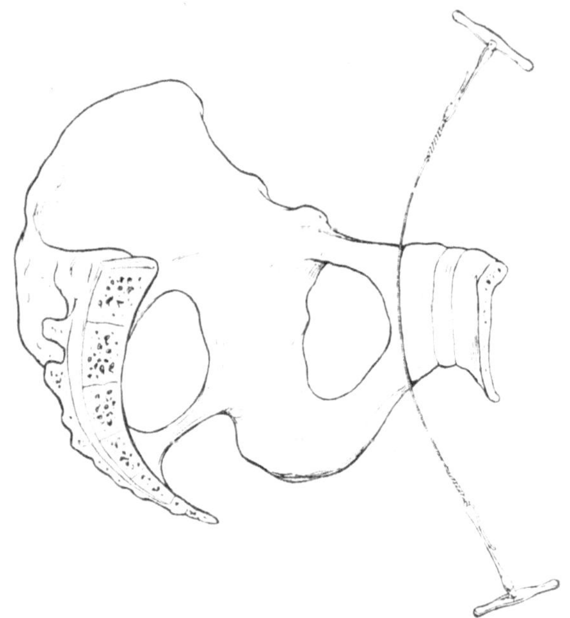

Fig. 110.
Lage der Giglischen Drahtsäge beim Beginn des Sägens.

Diese subkutane Hebosteotomie wurde dann von Bumm, Leopold, Walcher u. a. dahin modifiziert, daß man auf jeden Schnitt dabei verzichte, natürlich damit auch auf das Einführen des Fingers, sondern vielmehr nur besonders konstruierte scharfe Nadeln von unten nach oben oder von oben nach unten hinter dem Schambein unter Kontrolle durch in die Scheide eingeführten

Finger eingestochen wurden, so daß die Operation ohne jede Weichteilverletzung
ausgeführt werden konnte: „Subkutane Stichmethode".

In dem von mir auf der 12. Versammlung der deutschen Gesellschaft für
Gynäkologie in Dresden erstatteten Referat konnte ich berichten, daß bis zum
Jahre 1908 77 offene Hebosteotomien nach Gigli ausgeführt worden waren,
unter denen 8 Todesfälle sich ereigneten, was einer mütterlichen Mortalität

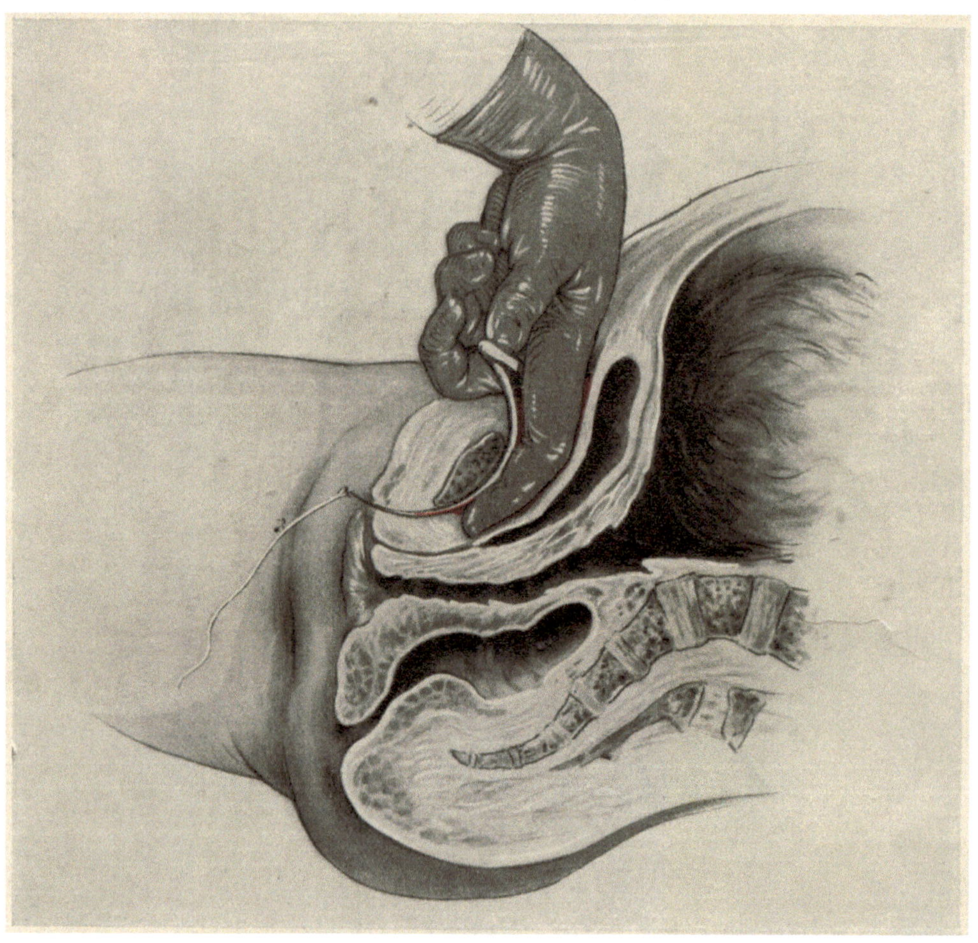

Fig. 111.
Ausführung der subkutanen Hebosteotomie nach Verf. (Schnittmethode).

von 10,4% entspricht. Demgegenüber betrug damals die Sterblichkeit der
subkutan Operierten unter 217 Fällen 9 = 4,1%, Zahlen, die wohl eindeutig
zum Ausdruck bringen, daß mit der Vermeidung der Weichteilverletzungen
die Gefährlichkeit der Operation bedeutend abnimmt.

Von späteren Zusammenstellungen ist zu erwähnen: Schläfli[1]) konnte
1909 664 Fälle mit 33 = 4,69% Mortalität der Mütter berichten; Roth[2]) 1910

<hr>

[1]) Zeitschr. f. Geb. u. Gyn. 1909. Bd. 64. H. 1.
[2]) Arch. f. Gyn. 1910. Bd. 91, S. 398.

85 Operationen mit 2 Todesfällen = 2,4% und Roemer[1]) 1911 300 neuere Operationen mit 8 Todesfällen = 2,66%. Von mir wurden in Tübingen und München 85 subkutane Hebosteotomien ausgeführt, unter denen 3 Mütter starben = 3,5%. Bei zweien war die Todesursache Sepsis, bei einer Verblutung im Anschluß an die Operation. Bei letzterer bestand ein hochgradiger Status varicosus im Bereich der äußeren Genitalien, eine Gefahr, die für zukünftige

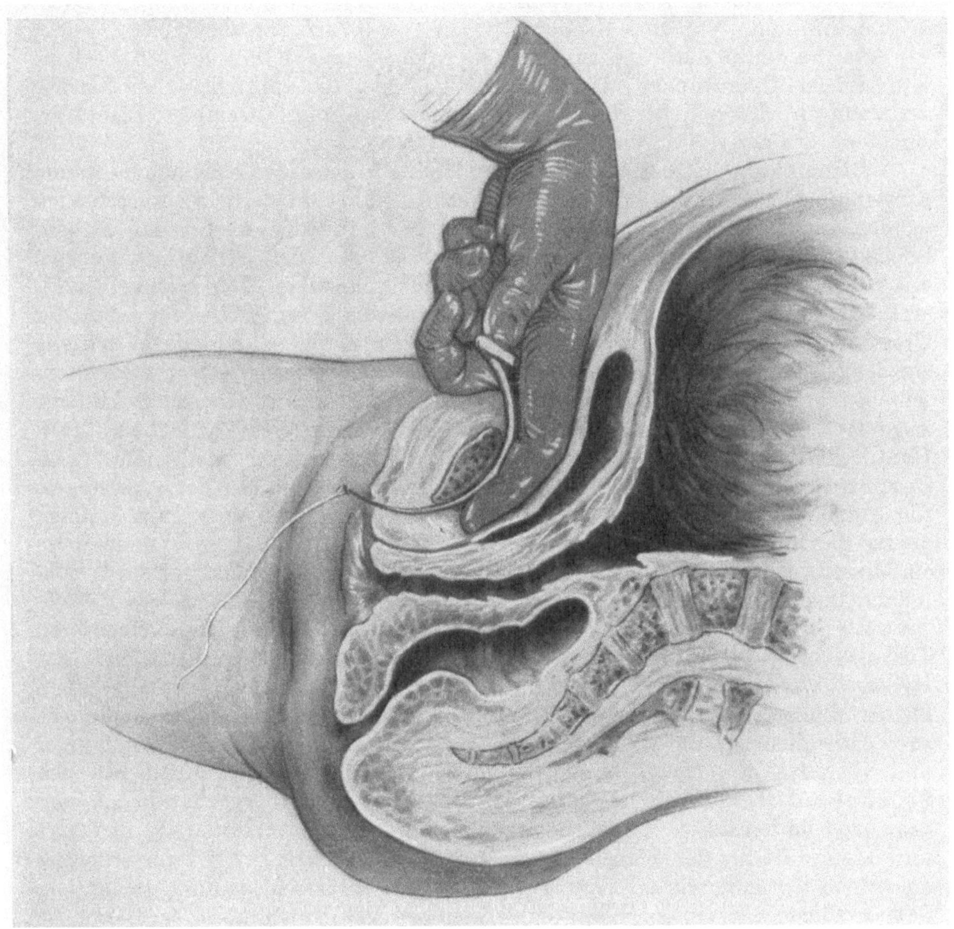

Fig. 112.
Ausführung der subkutanen Hebosteotomie nach Bumm (Stichmethode).

Fälle eine Kontraindikation abgeben muß. 4 Kinder wurden totgeboren, 6 starben im Laufe des Wochenbetts.

Stoeckel[2]) berichtet über 72 Operationen nach Bumm, von denen 2 = 2,8 tödlich verliefen, bei einer dieser Frauen trat im Anschluß an einen Blasenriß Sepsis ein, die andere litt an Herz- und Nierenerkrankung. Von den 72 Kindern starben 4 während des Wochenbettes an den Folgen von Geburtsschädigungen, ein fünftes war eine lebensunfähige Mißbildung. Außer dem obigen Fall ereignete

---

[1]) Zeitschr. f. Geb. u. Gyn. 1911. Bd. 68, S. 317.
[2]) Arch. f. Gyn. Bd. 109.

sich 4 mal Blasenverletzung, die aber ausheilten. 10 mal trat unter 48 Fällen kommunizierende, 4 mal kleine Scheidenrisse ein.

Von weiteren größeren Erfahrungen liegen Berichte von Kupferberg[1]), Sachs[2]) und Menge[3]) vor. Kupferberg vollführte 32 Hebosteotomien ohne Todesfall, dagegen verzeichnet er eine kindliche Mortalität von 20%. Die größte Zahl von Operationen und zugleich die besten Erfolge vermag Menge aufzuweisen, dem es gelang, 104 subkutane Hebosteotomien ohne mütterlichen Todesfall auszuführen. Von den Kindern kamen 7 = 6,73% tot zur Welt.

Sachs teilte die Erfahrungen der Königsberger Klinik bei 30 beckenerweiternden Operationen mit. Auffallend ist hier die Häufigkeit der Blasenverletzungen, die sich bei den verschiedenen Verfahren, zusammen 12 mal ereigneten. 3 Frauen starben an Sepsis.

Die subkutane Operationsweise fand dann auch auf die Symphyseotomie Anwendung. Auch diese Operation war schon früher wiederholt vorgeschlagen worden, niemand aber fand vor Zweifel den Mut der Ausführung an der Lebenden. Der Spanier Delgado schlug 1781 vor, den Schamfugenknorpel mit einem Messer von unten nach oben durchzuschneiden. Der Lyoner Wundarzt Imbert[4]) empfahl 1833 vom Vestibulum aus unter Beiseitedrängen der Urethra mittels Katheters mit flach gehaltener Klinge durch die Weichteile einzustechen, das Messer dann vorsichtig hinter der Symphyse in die Höhe zu schieben und, nachdem seine Schneide nach vorn gekehrt ist, durch kräftige Züge die Schamfuge von hinten nach vorn durchzuschneiden, „ohne die äußeren Hautdecken im geringsten zu verletzen". Im Jahre 1841 wiederholte dann Carbonaj den Vorschlag, die größere Weichteilverletzung bei der Symphyseotomie dadurch zu vermeiden, daß man über der Symphyse einen ganz kleinen, queren Schnitt durch die Weichteile ausführt und durch diese Wunde dann ein Messer von oben nach unten einführt, um die Schamfuge ohne weitere Weichteilverletzung von hinten nach vorn zu durchtrennen.

Zweifel[5]) vollführte 1906 die erste subkutane Symphyseotomie, deren Technik dem Döderleinschen Verfahren der subkutanen Schnittmethode der Hebosteotomie entsprach. Er legte über der Symphyse in der Linea alba einen kleinen Querschnitt an, der die Einführung des Fingers hinter der Symphyse zum Abstreifen der Blase ermöglicht. Legt man nun die Säge zwischen Finger und Symphyse an, so macht sich beim Sägen ein Nachteil geltend, auf den Stöckel auf Grund von Leichenversuchen zuerst hingewiesen hat[6]), daß von dem nach hinten konvex vorspringenden Schamfugenknorpel die Säge abgleitet und dann statt ihr den Knochen durchtrennt, so daß aus der Symphyseotomie eine Hebosteotomie wurde. Zweifel trug diesem Mißstand dadurch Rechnung, daß er zuerst mit einem gedeckten Messer an der Hinterwand der Symphyse eine Rinne in den Knorpel einkerbte, um damit der Drahtsäge den Weg zu bahnen. Es ist eigentlich nicht recht verständlich, warum man dann in einem Falle nicht versuchen will, mit einem kräftig geknöpften Messer ohne weiteres von hinten her den Knorpel der Symphyse durchzuschneiden, was doch in den meisten Fällen, in denen nicht Verknöcherung des Knorpels oder Zickzacklinie des Knochens die Messerführung stört, möglich wäre. Die zur Führung der Säge

---

[1]) Münch. med. Wochenschr. 1911. 35. — Monatsschr. f. Geburtsh. u. Gyn. 1912. 36, und Zentralbl. f. Gyn. 1912. 125.

[2]) Zentralbl. f. Gyn. 1917. 25.

[3]) Arch. f. Gyn. 109. 439.

[4]) Petrequin, Bull. gén. thérap. 1836. XI. S. 275.

[5]) Zentralbl. f. Gyn. 1906. Nr. 26, S. 737.

[6]) Zentralbl. f. Gyn. 1906. S. 84.

bestimmte Nadel führte Zweifel von unten nach oben hinter der Symphyse hinauf, und zwar nachdem er zum Schutz der Harnröhre einen Katheter eingeführt und die Haut etwa zentimeterbreit über der Klitoris eingekerbt hat. Es ist dabei von Bedeutung, möglichst dicht am Knorpel einzustechen zur Vermeidung der Art. dors. clitoridis. Den Vorteil der subkutanen Symphyseotomie gegenüber der Hebosteotomie erblickt Zweifel darin, daß dabei weniger leicht größere Arterien verletzt werden. In 2 Fällen hatte er bei Durchführung der subkutanen Hebosteotomie aus dem unteren hinteren Winkel eine stärkere Blutung aus der Art. pudenda interna erlebt, die ihn nötigte, die Weichteile zu spalten und das Gefäß zu unterbinden. Auch glaubt Zweifel, daß die Symphyseotomie günstigere Bedingungen für spätere Geburten setzte, worauf oben schon ausführlich eingegangen wurde.

Frank[1]) hat dann eine andere Operationsweise der subkutanen Symphyseotomie ausgearbeitet. Wie Imbert drängt er mit der linken Hand zuerst die Clitoris mit den Corpora cavernosa clitoridis und der Harnröhre so stark wie möglich vom unteren Symphysenrand ab, so daß zwischen diesen Gebilden und dem unteren Rande der Symphyse die Haut ziemlich tief eingestülpt wird. Nun sticht er mit einem schmalen Skalpell auf die Mitte der Symphyse ein und trennt ohne Vergrößerung des Weichteilschnittes, also subkutan, zuerst den unteren Teil der Symphyse mit dem Ligamentum arcuatum. Sodann wird das Messer im Stichkanal etwas vorgezogen, ohne daß es aber aus den Weichteilen ganz herauskommt, dessen Scheide gegen die vordere Seite der oberen Symphysenhälfte gewendet und diese dann von vorn nach hinten durchtrennt. Ein Zeichen für die vollkommene Durchtrennung der Symphyse ist ihr ruckweises Auseinanderweichen. Beim Einschneiden der Symphyse werden die Beine stark nach außen gedreht, so daß die Symphyse auseinandergezogen wird. Sobald jedoch die Symphyse klafft, werden die Beine nach innen rotiert und das Becken zusammengehalten. Frank legt Wert darauf, daß nicht nur der Symphysenknorpel allein durchtrennt wird, sondern auch die die Symphyse umschließenden Bandapparate, also die Kreuzungsstelle des Rectus abdominis und hinten das Ligamentum pubo-vesicale. Das Ligamentum arcuatum dagegen, dessen vollständige Durchtrennung am leichtesten stärkere Blutungen aus den Corpora cavernosa clitoridis veranlaßt, soll in jenen Fällen, in denen kein größeres Mißverhältnis zwischen Kopf und Becken ein weites Klaffen der Symphyse nötig macht, nicht durchtrennt werden. In jenen Fällen allerdings, in denen ein größerer Raumzuwachs nötig ist, wäre die Durchtrennung des Ligamentum arcuatum nicht zu umgehen. Zum Schutze des ins Becken eingetretenen Kopfes vor Verletzungen empfiehlt Frank die Einführung eines Scheidenspekulums. Zur Vermeidung von Blutungen oder Hämatombildung soll nach der Symphyseotomie und noch einige Zeit danach die Klitorisgegend mit steriler Gaze komprimiert werden.

Als einen besonderen Vorzug dieses verhältnismäßig einfachen Eingriffes sieht Frank den Umstand an, daß es nicht nötig ist, seinetwillen die Kreißende zu narkotisieren, da die lokale Anästhesie genüge. Damit wird auch der Vorteil eingetauscht, daß die Wehentätigkeit keine Unterbrechung erleidet und, evtl. verstärkt durch Hypophysin, nach der Symphyseotomie die Spontangeburt erfolgen kann.

Einen Vorteil gegenüber dem Verfahren Zweifels sieht Frank darin, daß nur ein Schnitt und nicht zwei zur Einführung des Messers nötig ist, daß

---

[1]) Monatsschr. f. Geb. u. Gyn. 1910. Bd. 32, S. 680; Zentralbl. f. Gyn. 1910. S. 1449; Verhandlungen des 17. internation. med. Kongresses London 1913. 8. Abteilg. f. Geb. u. Gyn. 2. T. S. 13 und Zentralbl. f. Gyn. 1913. S. 1390.

auch die Einführung des Fingers wegbleibt und die Operation mit einem einfachen Messer, ohne Nadel und Säge ausgeführt werden kann.

Von 28 von Frank so operierten Erstgebärenden haben 9 nach der Symphyseotomie spontan geboren. 8 mal wurde sofort nach der Symphyseotomie die Zangenextraktion ausgeführt und 4 mal das Kind durch Wendung und Extraktion oder Extraktion allein entwickelt. 7 mal mußte nach anfänglichem Abwarten später operativ entbunden werden.

In seiner letzten Veröffentlichung berichtet Frank über 142 Fälle, darunter 28 Erstgebärende und 19 mit einer solchen III. Grades. Von den 142 mit Hilfe der subkutanen Symphyseotomie zur Welt beförderten Kinder blieben 128 am Leben; 14 starben bei der Geburt oder im Anschluß daran. Von den 142 Müttern starben zwei, und zwar handelte es sich in einem Falle um eine gonorrhoisch Infizierte mit rechtsseitiger Pyosalpinx und davon ausgehender Perforations-Peritonitis.

Weitere Erfahrungen mit dem Frankschen Operationsverfahren liegen von Kupferberg[1]) und Kehrer[2]) vor. Kupferberg ließ durch Broer-Lindemann[3]) über 85 und dann durch Schwarz[4]) über weitere 28, also im ganzen über 113 Fälle von subkutaner Symphyseotomie berichten.

Kupferberg operiert wie Frank mit spitzem Messer, das von der Scheide aus kontrolliert wird; durchschneidet im Gegensatz zu Kehrer auch das Lig. arcuatum, dessen Schonung er wohl versucht hat, aber nicht zweckmäßig hält. Er legt besonderen Wert darauf, die Harnröhre von der Scheide aus seitwärts und den Blasenhals gleichzeitig nach oben zu schieben, um Verletzungen der Harnwege zu vermeiden.

Gestorben sind 3 Frauen, eine an Verblutung aus einem Zervixriß bei Pl. praev, 2 an Sepsis, die aber der Vorgeschichte der Geburt, nicht der Symphyseotomie zur Last gelegt werden. Ohne Abzug beträgt also die mütterliche Mortalität 2,6%. Die Kindermortalität beläuft sich auf 7%.

5 mal wurde die Blase verletzt, außerdem war in 22 Fällen der Urin blutig.

Besonders bei Erstgebärenden soll womöglich Spontangeburt abgewartet werden. Unter den ersten 85 Fällen trat 27 mal Spontangeburt ein, in der zweiten Serie erfolgte unter 15 Erstgebärenden bei 4 Frauen die Geburt spontan, bei allen 13 Mehrgebärenden dagegen mußte operativ entbunden werden.

Unter 101 Fällen trat in über 10% später Spontangeburt auf. Bei 19 späteren Geburten mußte 9 mal die Symphyseotomie wiederholt werden, 10 mal erfolgte die Geburt spontan.

Kehrer[5]) berichtet über 77 eigene Fälle, von denen 4 zugrunde gingen. Eine Frau starb an Uterusruptur. Kehrer gibt die Schuld der Wendung und dem Umstand, daß mit Ausführung der Symphyseotomie zu lange gewartet wurde. Die anderen 3 Frauen starben an Embolie. Von den 77 Kindern starben 8 unter der Geburt.

Bei seiner Technik legt Kehrer den Hauptwert auf die Schonung des Lig. arcuatum inferius. Er operiert mit geknöpften Messern, durchtrennt zuerst von einer in der Mitte der Symphyse angelegten Knorpellücke die obere Hälfte samt den hinteren und oberen Verstärkungsbändern und Sehnen, also des Lig. pubovesicale, die Kreuzungsfasern der Mm. recti abdom. und

---

[1]) Monatsschr. f. Geburtsh. u. Gyn. Bd. 36. S. 125, Münch. med. Wochenschr. 1911. 35, Zentralbl. f. Gyn. 1912, 125.
[2]) Arch. f. Gyn. Bd. 99. S. 294 und Zentralbl. f. Gyn. 1917. Nr. 38.
[3]) Arch. f. Gyn. 113. 229.
[4]) Zentralbl. f. Gyn. 1921. S. 521.
[5]) Zentralbl. f. Gyn. 1917. Nr. 38.

pyramidales und des Lig. arc. pub. sup. Nach Klaffen dieses oberen Teiles der Symphyse auf knapp Zentimeterbreite wird das Knopfmesser um 180° gedreht und nun die untere Hälfte samt ihren Verstärkungsbändern bis genau zum Ansatz des Lig. arc. inf. durchtrennt, das unter allen Umständen erhalten werden muß. Starke Annäherung der Oberschenkel bei gleichzeitiger Fixation der Darmbeinschaufeln soll ferner zu plötzliches, ruckweises Auseinanderweichen der Symphyse verhindern, was ebenfalls für das Lig. arc. gefährlich werden kann. Mit einem über die Fläche gekrümmten Knopfmesser wird nun von der Wunde aus der linke und dann der rechte Schenkel des Lig. arc. inf. von 1 cm Länge vom Schambeinast abgelöst. Von der Vagina aus schiebt dann der Operateur, mit Zeige- und Mittelfinger in die Brücke zwischen Bogenband und Knorpel eingehend, das Lig. von beiden Schambeinästen etwa $1^1/_2$ cm lang stumpf ab, wodurch es in einen flachen Rundbogen übergeführt wird. Nach der Entbindung wird für 3—5 Tage ein Dauerkatheter eingelegt. Durch diese Schonung des Lig. arc. inf. vermeidet Kehrer Einreißen der Corp. cav. und deshalb auch Hämatombildung. Es gelang ihm dies in 53 unter 65 Fällen. In 12 Fällen riß es ein, was Kehrer teils unvorsichtigem Operieren, teils Hypoplasie oder Atrophie des Bandes zur Last legt. Nach der Symphyseotomie wartet Kehrer womöglich Spontangeburt ab. Sie erfolgte in 48 Fällen = 62,3%. Als unterste Grenze der engen Becken für Symphysiotomie sieht er eine C. v. von 6,6 cm an. Erstgebärende sind möglichst auszuschließen. Unter 5 Fällen bei I p. erlebte Kehrer 3 mal kommunizierende Scheidenrisse, die den Knochen freilegten, 2 mal tiefe, aber nicht kommunizierende.

Hussy berichtet über 8 Symphyseotomien nach Frank aus der v. Herffschen Klinik in Basel. In allen Fällen wurde operativ entbunden. 2 Fälle von Blasenverletzungen heilten aus. Bei 5 Erstgebärenden traten erhebliche Störungen auf, 1 mal Harninkontinenz, 1 mal starke Blutung aus dem Corp. cavern, 1 mal Vereiterung der Wunde mit Sepsis, 1 mal kommunizierende Scheidenrisse mit Harninkontinenz und 1 mal paraurethraler Scheidenriß mit Urinaustritt aus der Hautwunde. Alle aber hatten das Glück zu heilen. Von den Kindern kam 1 tot zur Welt.

Menge berechnet die Mortalität bei der subkutanen Symphyseotomie auf 2,84% gegenüber derjenigen der subkutanen Hebosteotomie nach Römer von 2,66%.

Es stehen also zur Zeit verschiedene Verfahren zur Ausführung beckenerweiternder Operationen zur Wahl, ohne daß man für das eine oder andere ausschlaggebende Vorteile oder Nachteile geltend machen könnte.

Von den Nachteilen, die namentlich in der ersten Zeit bei beckenerweiternden Operationen beobachtet wurden, ist die Gefahr der Blasenverletzungen und der schweren Zerreißungen des Genitalrohres zu erwähnen, namentlich wenn die letzteren eine offene Verbindung zwischen den Genitalien und dem Operationsgebiet selbst herstellten.

Gegenüber vielen umstrittenen Fragen über die beckenerweiternden Operationen besteht Einheit darin, daß die subkutane Ausführung einen wesentlichen Vorteil bringt, was selbstverständlich zur Voraussetzung hat, daß nicht während der Operation Verletzungen eintreten, die diesem Grundsatz widersprechen, wie das ganz besonders bei einer Verbindung des puerperalen, bakterienreichen Genitalrohres mit dem Operationsgebiet der Fall ist. Die Erfahrung hat gelehrt, daß diese kommunizierenden Scheidenverletzungen fast ausschließlich bei Erstgebärenden zu fürchten sind, wie das ja ganz in der Natur der Sache liegt, da eben gerade bei diesen Geburten sehr leicht tiefere Scheidenrisse, namentlich durch das Aufplatzen der Scheide beim Durchtritt des Kindes, eintreten können. Vielleicht werden durch die beckenerweiternden Operationen diese Verletzungen insofern begünstigt, als das Scheidenrohr mit dem Auseinanderweichen der Knochen quer gespannt wird, so daß es etwas verhindert ist, sich in der Längsrichtung auszudehnen und bis zu einem gewissen Grad auch den im geschlossenen Beckenring gegebenen Halt des Widerlagers verliert.

Ein anderer Gesichtspunkt zur Verhütung dieser Scheidenverletzungen liegt darin, daß man auf die operative Beendigung der Geburt nach Ausführung der beckenerweiternden Operationen verzichtet, da das spontane Durchtreten des Kindes durch die Geburtskraft selbst zweifellos eine günstigere Entfaltung der Genitalien ermöglicht, und so ist namentlich Zweifel lebhaft dafür eingetreten, daß man die Geburt nach beckenerweiternden Operationen möglichst sich selbst überlassen und nur im Falle einer besonderen Indikation eingreifen soll. Auch ich habe dieses Vorgehen versucht und empfohlen, bin aber doch im Laufe der Zeit durch ungünstige Erfahrungen davon abgekommen, da ich erleben mußte, daß ein Kind trotz sorgfältiger Kontrolle im Laufe der Geburt plötzlich abstarb, ohne daß die Wiederbelebung nach sofortiger Entbindung gelang. Es sind dies abschreckende Erfahrungen, denn wenn wir schon die Mutter eines so großen Eingriffes unterziehen, um ihr zu einem lebenden Kinde zu verhelfen, so können wir andererseits doch nicht solche Gefahren für die Kinder in Kauf nehmen, denen sie eben bei operativer Entbindung nicht in dem Maße ausgesetzt sind.

Über die Kindersterblichkeit liegen folgende Zahlen vor: Baisch hat in einer Zusammenstellung von 189 subkutanen Hebosteotomien 10 Todesfälle der Kinder gefunden, also eine Mortalität von 4,3%, Schlaefli in 664 Fällen, die aus der Literatur gesammelt sind, 64 Todesfälle der Kinder; er berechnet 61, die infolge der Operation zugrunde gegangen sind, was eine Mortalität von 9,18% ergibt. Roth dagegen verzeichnet unter 85 Hebosteotomien 6 tote Kinder, das ist eine Mortalität von 7%. Roemer berechnet die Gesamtmortalität auf 6,66%, nach Abzug der nicht infolge der Operation gestorbenen Kinder 5%. Unter den Todesursachen bemerkt Roemer, daß 6 Kinder bei spontanem Verlauf der Geburt abgestorben seien und diese wahrscheinlich hätten gerettet werden können, wenn die Geburt nach der Beckendurchsägung sofort operativ beendet worden wäre.

Die Kindersterblichkeit bei der subkutanen Symphyseotomie berechnet Menge auf 10%.

Über die Art der operativen Entbindung kann man allgemeine Regeln nicht aufstellen. Steht der Kopf fest, so wird man ihn nach der Durchsägung mit der Zange entwickeln, während man bei beweglichem Kind besser durch Wendung und Extraktion die Geburt beenden wird.

In Fällen, in denen nach dem Grade der Beckenverengerung mit der Möglichkeit der Entwicklung des nachfolgenden Kopfes durch das geschlossene Becken gerechnet werden kann, habe ich mit Vorteil von dem von mir zuerst empfohlenen prophylaktischen Anlegen der Drahtsäge Gebrauch gemacht, um dann augenblicklich im Falle der Unmöglichkeit der Entwicklung des Kopfes ohne jeden Zeitverlust die Durchsägung des Beckens vornehmen zu können. Man kann dies natürlich auch bei Zangenversuchen am hochstehenden Kopf durchführen; doch empfiehlt es sich hier deshalb weniger, weil die Kinder durch den Zangenversuch am hochstehenden Kopf viel mehr gefährdet werden, so daß es nicht ratsam erscheint, danach die Mutter noch einer so eingreifenden Operation zu unterziehen. Außerdem hat man, wenn der Zangenversuch mißlingt, viel mehr Zeit, dann in Ruhe zu überlegen, ob das Befinden des Kindes die Hebosteotomie noch rechtfertigt oder nicht.

Zur Verhütung der Blasenverletzungen, die ja schon bei der ersten Operation Sigaults in der Folgezeit eine so große und unheilvolle Rolle gespielt haben, ist es von Bedeutung, um sie zu verhüten, sich darüber klar zu sein, daß solche Verletzungen auf verschiedene Weise zustande kommen können.

Zunächst können die bei der Beckendurchschneidung verwendeten Instrumente, Nadeln, Säge, Messer oder auch Meißel selbst die Blasenwand verletzen, oder es ist vorgekommen, daß die Säge in die Blasenwand oder sogar in das Lumen der Blase eingeführt wurde und dann die Wand der Blase angesägt wurde. Ferner ist es möglich, daß die Blase, namentlich wenn sie mit der vorderen Beckenwand oder auch mit der Scheide narbig verwachsen ist, beim Auseinanderweichen der Knochenenden wie die Scheide in die Quere gezogen und aufgerissen wird, und endlich hat man beobachtet, daß der Kopf des Kindes die Blasenwand an die Knochenränder gedrückt und verletzt hat. Das letztere ließ sich dadurch nachweisen, daß die Kontrolle der Blase nach der Durchsägung des Beckens klaren Urin ergab, während die Urinprobe nach Beendigung der Geburt blutige Beimischungen aufwies. A. Mayer hat letztere als sekundäre Verletzungen im Gegensatz zu den ersteren als primären bezeichnet.

Schlaefli fand in der Literatur unter 510 Fällen 63 Blasenverletzungen = 12,35%, während die spätere Statistik Roemers unter 228 Fällen nur 12 = 5,2% fand. Er konnte dabei den bemerkenswerten Unterschied feststellen, daß nach der subkutanen Stichmethode Bumms unter 45 Fällen 5 Blasenverletzungen zu verzeichnen waren, während unter 160 Fällen der subkutanen Schnittmethode Döderleins nur 3 sich fanden, die bezeichnenderweise nicht als primäre, sondern als sekundäre aufzufassen waren.

Gerade in der Befürchtung der gefährlichen Nachbarschaft der Blase habe ich von Anfang an daran festgehalten, durch Einführung des Fingers die Blase zu decken. Führt man die Nadel nach meiner Vorschrift zwischen Finger und Knochen herunter, so ist ein Anstechen und Ansägen der Blase mit Sicherheit ausgeschlossen.

Sehr gefürchtet sind die bei der Operation entstehenden Hämatome, von manchen sogar so sehr, daß sie der offenen Operationsweise den Vorzug geben, weil hier die Blutstillung durch Unterbindung möglich ist. Es ist keine Frage, daß wir mit dem subkutanen Operieren auf diese Möglichkeit von vornherein verzichten müssen und den Nachteil der Hämatome in Kauf nehmen. Es läßt sich auch nicht bestreiten, daß gerade diese Körpergegend wegen des Blutreichtums, namentlich wegen der unvermeidbaren Verletzung der Corpora cavernosa clitoridis und wegen des lockeren Bindegewebes, das im Cavum Retzii der Entstehung der Hämatome keinen Widerstand zu leisten vermag, die Hämatombildung begünstigt. In der Tat blutet es manchmal beängstigend stark, und zwar in dem Augenblick, wenn man die letzten Sägezüge macht so daß aus dem unteren Stich und aus der oberen Schnittöffnung das Blut im Strom zutage tritt. Ich lasse sofort nach Herausziehen der Säge von oben und unten von einem Assistenten mit Gazetupfern kräftig komprimieren.

Nach vollendeter Entbindung und Zusammenschluß des Beckens steht die Blutung in der Regel ohne weiteres. Tiefe Umstechungen haben uns gute Dienste dabei getan. Unglückliche Erfahrungen von Zweifel, v. Rosthorn und mir mahnen jedoch zu der Vorsicht, die ich schon oben erwähnte, bei Status varicosus im Bereich der äußeren Genitalien keine beckenerweiternde Operation auszuführen. Von Bumm wurde empfohlen, nach beendeter Geburt für einige Stunden eine feste Scheidentamponade auszuführen, um dadurch ein Widerlager gegen den Knochen zu schaffen, das die Hämatombildung beeinträchtigt.

Wenn auch die Gefahr der Vereiterung des Hämatoms und im Anschluß daran auftretende Thrombosierung nicht in Abrede gestellt werden kann, so gehen meine Erfahrungen doch dahin, daß diese nicht sehr groß ist und in den meisten Fällen das Hämatom spurlos resorbiert wird. In der Befürchtung dieser Folgen habe ich eine Zeitlang das Hämatom dräniert, bin aber wieder davon abgekommen, nicht weil ich Nachteile davon gesehen hätte, sondern weil ich es doch nicht für notwendig befunden habe.

Auch sind wir von jedem komplizierten Verband oder von aller besonderen Nachbehandlung abgekommen. Vereinigung des Knochens durch Naht oder Nägel verbietet sich bei der subkutanen Operationsweise entgegen der offenen Verfahren ganz von selbst, und ich habe deshalb in den ersten Fällen geglaubt, durch festen Gurtverband das Becken immobilisieren zu müssen, um die Sägeflächen des Knochens gut aneinanderzubringen und ruhigzustellen. Die weitere Erfahrung lehrte mich aber auch hier, daß dies nicht nur nicht nötig, sondern im Gegenteil deshalb unerwünscht ist, weil wir ja gar keine feste Verwachsung der Knochenflächen wünschen, sondern Verheilung durch Bindegewebe, das sich in den Spalt einlagert, um dadurch für spätere Geburten günstigere Bedingungen zu erlangen, wie oben ausführlich auseinandergesetzt ist. Unsere Wöchnerinnen verlassen bei glattem Verlauf schon am Ende der 2. Woche das Bett, und es ist vielleicht durch geringe Bewegung der noch nicht fest verheilten Knochen diese Bindegewebsbildung zu begünstigen und stärkere Vereinigung dadurch zu verhindern, daß die Knochen nicht ruhig aneinanderliegen.

Die plastischen Becken-Operationen.

Bevor man das spätere Schicksal der Operierten bei weiteren Geburten kannte, war der Gedanke, das Becken durch eine plastische Knochenoperation dauernd zu erweitern, sehr fruchtbar und es gibt eine Reihe von Vorschlägen, wie dies erzeugt werden kann. Seitdem man nun aber kennengelernt hat, daß nach den beckenerweiternden Operationen, wenn auch nicht immer, so doch in einer großen Anzahl von Fällen das Becken ganz von selbst erweitert bleibt, konnten diese Eingriffe nicht recht Boden fassen.

Zuerst hat B. Credé[1]) im Jahre 1879 eine partielle Resektion der vorderen Beckenwand empfohlen, und zwar nicht zum Zwecke der Beckenerweiterung, sondern um für die Freundsche Operation des Uteruskarzinoms eine bessere Zugänglichkeit zu bekommen. Im Jahre 1906 führte Credé seine „Pelveoplastik" zuerst an einer Gebärenden aus und empfahl nach dem guten Erfolg, die Operation künftighin nicht bei der Geburt selbst, sondern schon am Anfang der Schwangerschaft zu machen, wenn verengte, namentlich rachitische Becken die Gebärschwierigkeit voraussehen ließen oder wenn schon früher operativ entbunden werden mußte. Wenn man die „Pelveoplastik" nach seiner Methode nur auf einer Seite, etwa links, ausführt, dann könnte man, so empfahl Credé, bei der Geburt für den Fall, daß das Becken nicht weit genug wäre, noch die Hebosteotomie auf der anderen Seite anschließen. Ich gebe als Beispiel für diese Operationstypen Credés Abbildung wieder, die zugleich eine Beschreibung des Vorgehens überflüssig macht.

Ein anderes Verfahren hat Frank[2]) empfohlen und schon im Jahre 1893 an der Lebenden ausgeführt. Er resezierte an der Vorderfläche des Schambeins beiderseits breite Knochenstücke und verpflanzte sie durch Umklappen in die

---

[1]) B. Credé, Arch. f. Gyn. Bd. XIV. S. 430.
[2]) Frank, Zentralbl. f. Gyn. 1894. Nr. 15, S. 363 u. Nr. 16, S. 387.

Symphyse. In drei so von ihm operierten Fällen war keinerlei Störung der Funktion zu beobachten. Der dadurch gewonnene Raumzuwachs sei jedoch nicht im Verhältnis zu der Größe des Eingriffes gewesen.

Weitere solche Operationsvorschläge stammen von Pagenstecher[1]), Phaenomenoff und Koczotkow[2]), Truzzi[3]), Füth[4]), Schickele[5]), Kaiser[6]), Hammerschlag[7]), Lerda[8]). Über keine dieser Operationsmethoden liegen jedoch größere Erfahrungen von anderer Seite vor.

Ein Gegenstück zu diesen plastischen Beckenoperationen zur dauernden Erweiterung des Beckenkanals bilden die Vorschläge von H. H. Schmid[9]) und Rotter[10]), durch Abmeißeln eines $1^1/_2$—2 cm dicken Stücks vom Promontorium eine dauernde Erweiterung der Conjugata vera zu erzielen. Die Länge des abzumeißelnden Knochenstücks soll sich nach der „Verformung des Kreuzbeins" richten. Dabei ist namentlich auch darauf zu achten, daß bei doppeltem Promontorium beide Vorsprünge weggenommen werden, so daß sich die Resektion mindestens bis zum 2. oder auch bis zur Mitte des 3. Kreuzbeinwirbels erstreckt. Zu beachten ist, daß das Periost in weiterem Umfange, als es dem zu resezierenden Knochenstück entspricht, mitentfernt wird. Es werden zu diesem Behufe oben und an den Seiten 2—3 mm außerhalb der zu resezierenden Knochenstelle durchschnitten, und es dürfen hier keine kleinen Periostreste stehenbleiben. Nach Abmeißeln des Knochens wird das an dem zu resezierenden Stück hängende Periost mit der Schere einige Millimeter unterhalb des Endes des Knochens abgetrennt.

Schmid berichtet über 15 eigene Fälle von Promontoriumresektion, die er in der Prager Klinik ausgeführt hat. Eine dieser Frauen ist an Peritonitis gestorben. Von den 14 die Operation überlebenden Frauen sind 8 im ganzen 13 mal später schwanger geworden. 4 dieser Schwangerschaften endeten mit Abortus. 2 Frauen wurden nach der Operation 3 mal, die anderen 5 je 1 mal von ausgetragenen Kindern entbunden. In einem Falle handelte es sich um eine spontane Frühgeburt von Zwillingen. Bei den verbleibenden 10 Geburten wurde 5 mal ein lebendes Kind auf natürlichem Wege geboren.

In der Literatur finden sich weiterhin 18 Fälle von Promontoriumresektion, und zwar 1 Fall von Rotter[11]), 1 Fall von Mangiagalli[12]), 4 Fälle von Engelmann[13]), 10 Fälle von Seitz[14]) und 2 Fälle von Fossati[15]). Von den 18 Frauen sind 3 im Anschluß an die Operation gestorben, 2 Fälle von Seitz und 1 Fall von Mangiagalli. Im ganzen liegen somit einschließlich der Fälle von Schmid 33 derartige Operationen vor, bei denen 4 Frauen = 12% gestorben sind.

Über spätere Schwangerschaften berichtet Seitz[14]). In einem Falle wurde abermals abdomineller Kaiserschnitt nötig. In einem zweiten Falle wurde

---

[1]) Pagenstecher vgl. Bussemaker, Zentralbl. f. Gyn. 1894. S. 896.

[2]) Phaenomenoff und Koczotkow, Projekt einer modifizierten Symphyseotomie. Wratsch. 1894. Nr. 1. S. 24. Ann. de Gyn. 1894. Bd. 41 und Zentralbl. f. Chir. 1894. Nr. 18. Koczotkow, Wratsch. 1894. Nr. 51. S. 1403/4.

[3]) Truzzi, Di 2 casi di ebotomia etc. Ann. di ost. e gin. Milano 1905. Anno 27. Nr. 9, S. 229.

[4]) Füth, Münch. med. Wochenschr. 1907. Nr. 24 u. 25. Refer. ü. d. Gyn.-Kongr.

[5]) Schickele, Zentralbl. f. Gyn. 1907. Nr. 24. S. 1197.

[6]) Kaiser, Zentralbl. f. Gyn. 1906. S. 1351.

[7]) Hammerschlag, Zentralbl. f. Gyn. 1907. S. 691.

[8]) Lerda, Zentralbl. f. Gyn. 1908. S. 551. 1907. Nr. 43.

[9]) Zentralbl. f. Gyn. 1913, Nr. 44, ebenda 1923, Nr. 21.

[10]) Zentralbl. f. Gyn. 1912, Nr. 13, ebenda 1913, Nr. 48.

[11]) Zentralbl. f. Gyn. 1913, Nr. 48.

[12]) Ann. di ost. e gin. 1914.

[13]) Beitr. z. klin. Chir. 1914.

[14]) Monatsschr. f. Geburtsh. u. Gyn., Bd. 50, S. 15. Zentralbl. f. Gyn. 1916, Nr. 9.

[15]) Ann. di ost. e gin. 1919, 1922.

wegen Uterusruptur Laparotomie und Totalexstirpation des Uterus notwendig. Die Entstehung der Uterusruptur bezieht Seitz auf feste Verwachsung des Uterus an der Promontoriumnarbe. In einem Falle von Fossati gebar die Frau später ein 2840 g schweres, 49 cm langes Kind spontan.

Läßt sich schon aus diesen Erfahrungen keine wesentliche Verbesserung der Gebärfähigkeit durch die Promontoriumresektion schließen, so stehen damit

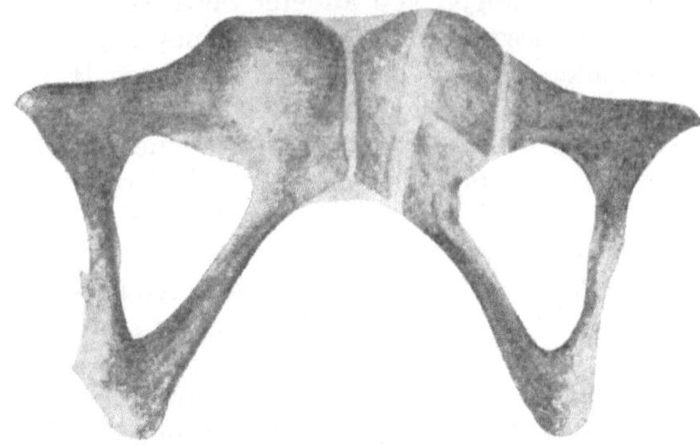

Fig. 113.
Schnittführung im Knochen bei Credés Pelveoplastik.

in Übereinstimmung die von Seitz nach $1^1/_2$—2 Jahren ausgeführten Nachuntersuchungen, der unter seinen 10 Fällen nur in einem der 8 überlebenden eine Vergrößerung der Conjugata vera von höchstens $^1/_3$ cm nachweisen konnte. In allen anderen Fällen war keine Vergrößerung der Conjugata vera erzielt worden, da sich eine ziemlich starke Callusbildung an der Operationsstelle des Promontoriums geltend machte. Auch Schmid bezeichnet deshalb die Erfolge

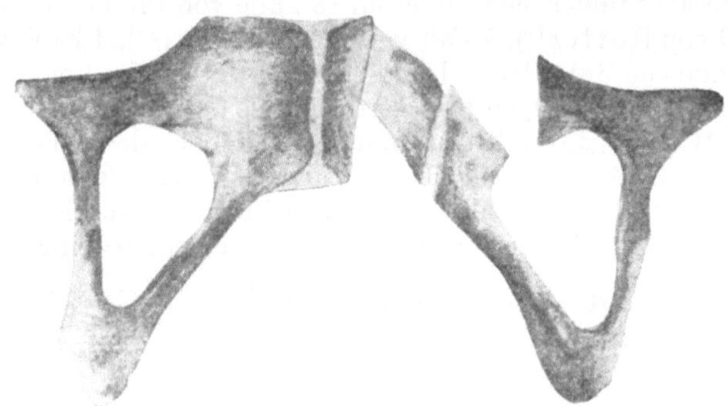

Fig. 114.
Credés Pelveoplastik, Ansicht des verpflanzten Knochenstückes.

der Operation als derartige, daß seine und Rotters Hoffnungen sich nicht vollkommen erfüllt hätten.

Für diejenigen Fälle, in denen sich an der Symphyse nach innen vorspringende Exostosen finden, schlug Seitz deren Abmeißelung vor und hat dies in 2 Fällen gelegentlich der Vornahme eines Kaiserschnittes mit dem Erfolg ausgeführt, daß die vorher 8 cm betragende Conjugata vera auf $9^3/_4$ cm und im anderen Falle von $8^1/_4$ auf $9^1/_2$ cm vergrößert wurde.

Zangemeister[1]) erweiterte dann die Indikationsstellung Seitzs zu dieser Symphysenresektion auf die bei rachitischen Becken „auffallend häufig" abnorm stark ausgebildete Symphysencrista. Von einem kleinen Faszienquerschnitt dicht oberhalb der Symphyse aus wird das Periost an dem vorspringenden Symphysenbuckel umschnitten und seitlich zurückgeschoben. Sodann wird durch einen Hohlmeißel der unter dem oberen Symphysenrand vorspringende Höcker samt dem prominenten Teil der Crista abgetragen, „so daß eine schmale, flache Rinne entsteht". 14 Tage später gebar die Frau spontan ein 50 cm langes, 2970 g schweres, lebendes Kind.

Costa[2]) ging noch einen Schritt weiter und empfahl, ein größeres Stück der Hinterwand der Symphyse zu entfernen und dadurch sowohl eine augenblickliche wie auch eine bleibende Erweiterung des Beckens zu erzielen. In zwei Fällen operierte er in der Schwangerschaft, und zwar im 4. und im 9. Monat; im letzteren Falle war die Conjugata vera vorher 7,8 cm gewesen. Die Operation wurde im 9. Monat der zweiten Schwangerschaft ausgeführt mit dem Erfolg, daß am Ende der Schwangerschaft ein übernormal großes Kind spontan geboren wurde. Auch im ersten Falle ging die Schwangerschaft ungestört zu Ende. In zwei anderen Fällen hat er während der Geburt, als der Kopf nicht eintrat, operiert und ebenfalls ausgetragene, lebende Kinder erzielt.

Seine Operationsweise ist folgende: Durch den Pfannenstielschen Querschnitt dringt er in das Cavum retzii vor der Blase ein, während er streng darauf achtet, außerhalb der Bauchhöhle zu bleiben. Nun werden die Musculi recti quer auf etwa 1 cm rechts und links von der Medianlinie abgetrennt. Sodann wird das Periost von einem Tuberculum pubicum zum anderen gespalten und bis auf die halbe Höhe der hinteren Symphysenwand abgelöst. Mit einem Skalpell schneidet er dann ein Knochen-Knorpelstück von oben nach unten und von hinten nach vorne bis auf die halbe Höhe der Symphyse aus. Eventuell glättet er die Schnittfläche noch mit dem scharfen Löffel. In zwei Fällen hat er auch das Periost entfernt, um Callusbildung zu verhindern. Eine später vorgenommene Röntgenaufnahme bestätigt das Fehlen von Callusbildung. Loschi[3]) berichtet dann weiter über günstige Erfahrungen mit dieser Operation an der Costaschen Klinik in Novarra.

Die Kaiserschnittoperationen.

Wenn das Kind aus irgendeinem Grunde nicht auf dem natürlichen Wege geboren werden kann, dann ist es so naheliegend, es durch Aufschneiden des Leibes und der Gebärmutter auf die Welt zu befördern, daß es nicht wundernehmen kann, daß diese Operation, der Kaiserschnitt, zu den ältesten geburtshilflichen Eingriffen gehört.

Nach Siebold[4]) läßt sich dieser Gedanke sogar bis in die griechische Mythologie verfolgen. Von der Geburt des Dionysos geht nach Lucian die alte Sage, „daß Hermes auf Befehl des Zeus der in den Flammen umgekommenen Semele den Leib aufgeschnitten und das siebenmonatliche Kind herausgenommen

<hr>

[1]) Zentralbl. f. Gyn. 1919, Nr. 45.
[2]) Zentralbl. f. Gyn. 1921, Nr. 6.
[3]) Zentralbl. f. Gyn. 1921, Nr. 42.
[4]) E. C. J. von Siebold, Versuch einer Geschichte der Geburtshilfe. Berlin 1839. Bd. 1, S. 64, § 25.

habe, worauf es Zeus in seine Hüfte eingenäht und bis zu seiner Reife getragen habe". Von der Geburt des Asclepios geht die Legende, daß ihn Phoebos aus dem Leib der auf dem Scheiterhaufen verbrannten Coronis, die von der Artemis getötet worden war, rettete. Siebold führte den Grundgedanken der Operation, daß man aus einer eben Verstorbenen ein lebendes Kind herausnehmen könne, auf die schon in ältesten Zeiten bei Opfertieren gemachten Erfahrungen zurück, die die Anwesenheit lebender Jungen in dem Leibe geschlachteter Tiere erkennen ließen.

Ob in Griechenland die Operation jemals an Menschen ausgeführt worden war, darüber ist nichts überliefert. Siebold meint aber, daß dies wohl möglich sei. Vielleicht ist deshalb nichts in den vielfach so wertvollen medizinischen Fachschriften aus dieser Zeit enthalten, weil der Eingriff wahrscheinlich nicht von Ärzten, sondern von Sklaven ausgeführt wäre.

Möglicherweise war der Kaiserschnitt sogar schon den alten Ägyptern bekannt, deren eingehende Beschäftigung mit der Behandlung des menschlichen Körpers nach dem Tode beim Einbalsamieren die Ausführung des Eingriffes wohl möglich erscheinen ließ. J. Rosenbaum[1]) hat in einer eigenen Schrift die Frage eingehend untersucht und kommt zu dem Schlusse, daß die Ägypter den Kaiserschnitt nicht nur gekannt haben konnten, sondern sicher auch ausgeführt haben und gibt auch eine Abbildung aus Nardius Ausgabe des Lucretius, wo zwei nackte Figuren einer Leiche Brust und Bauch öffnen, als Beispiel dafür, wie dies gehandhabt wurde.

Mit Sicherheit aber läßt sich die Geschichte des Kaiserschnittes erst in der Lex regia des Numa Pompilius (715—673 v. Chr. Geb.) verfolgen, die lautet: „Negat lex regia, mulierem, quae praegnans mortua sit, humari, antequam partus ei excidatur: qui contra fecerit, spem animantis cum gravida peremisse videtur." Das römische Gesetz gewährte also dem Fetus nach dem Tode der Mutter das Recht auf sein Leben, ein Gedanke, der dann von den christlichen Gemeinden der Taufe wegen willig aufgenommen wurde und in vielen kirchlichen Verordnungen wiederkehrt.

Der Name Sectio caesarea entstand erst im 17. Jahrhundert und ist eine Tautologie, da sowohl secare wie caedere schneiden bedeutet. Die Namensgebung erklärt sich aus einer Stelle des Plinius (Lib. VII c. IX): „Auspicatius enecta parente gignuntur: sicut Scipio Africanus prior natus, primusque Caesarum a caeso matris utero dictus: qua de causa et Caesones appelati. Simili modo natus et Manilius, qui Carthaginem cum exercitu intravit." Danach bedeutet also der Beiname „Caesones", „Caesares" (Herausgeschnittene, Schnittlinge), „durch Schnitt auf die Welt Gekommene". Aus diesem Beiwort „Caesar" entstand das deutsche Wort „Kaiser", dem wir seine Abstammung nicht mehr ansehen.

Auch aus der späteren Zeit sind manche Persönlichkeiten genannt, die auf diese Weise auf die Welt gekommen sein sollen. So berichtet Siebold[2]) von einem „Burcard, Graf von Linsgow, Abt von St. Gallen, genannt ‚Ingenitus', weil er 959 aus dem Leibe seiner verstorbenen Mutter geschnitten ward, und Gebhard, Graf von Bregenz, später (seit 980) Bischof von Constanz, der auf gleiche Weise das Licht der Welt erblickt hatte".

Die Feststellung, wer zum ersten Male den Kaiserschnitt an einer Lebenden ausgeführt, stößt auf nicht unerhebliche Schwierigkeiten. Auch hier führen die Spuren bis in das Altertum zurück zu den arabischen Ärzten.

---

[1]) J. Rosenbaum, Analecta quaedam ad Sectionis caesareae antiquitates. Hal 1836. 8.

[2]) a. a. O. Seite 323.

Gut beglaubigt ist die berühmt gewordene Operation des Schweineschneiders Jacob Nufer zu Sigershausen in der Schweiz, der im Jahre 1500
seine eigene, zum ersten Male schwanger gewordene Frau operiert hat, der er,
nachdem sie mehrere Tage unter den fürchterlichsten Schmerzen gekreißt hatte,
in Anwesenheit von Hebammen und anderen Steinschneidern wegen Gebärschwierigkeiten „nicht anders, als er es bei den Kastrationen der Schweine zu
tun gewohnt war", den Bauch mit einem einzigen Schnitt öffnete und das Kind
ohne alle Verwundung herauszog. Die Wunde wurde „veterinario modo" zugenäht und heilte ohne weitere üble Zufälle. Nach dieser „Tomotokie" gebar
die Frau später Zwillinge und wurde dann noch viermal entbunden. Jenes
Kind aber, welches aus dem Leibe geschnitten worden war, erreichte das
77. Lebensjahr. So berichtet Siebold[1]) und fügt hinzu, daß man sich doch
die Frage vorlegen müsse, ob diese Operation, wenn sie überhaupt Glauben
verdient, nicht auch etwa bloß eine Laparotomie wegen Extrauterinschwangerschaft war; denn es wäre nirgends von einem Aufschneiden der Gebärmutter
selbst die Rede. Auch wäre aus dem Umstande, daß die Frau später wieder
von selbst geboren habe, zu schließen, daß nicht etwa ein enges Becken die
Ursache für die erstmalige Gebärunmöglichkeit gewesen sein kann. Derjenige,
der diese Operationsgeschichte erzählt, Bauhin, soll sie übrigens nur vom
Hörensagen gekannt haben, so daß die ganze Erzählung vielleicht nur sensationelle Erfindung ist.

Auch in dem von Paul Dirlewang im Jahre 1549 in Wien operierten
Fall handelte es sich um eine Extrauterinschwangerschaft, denn die Frau hatte
das abgestorbene Kind bereits 4 Jahre bei sich getragen.

Sehr verdient um die weitere Entwicklung des Kaiserschnittes machte
sich der französische Wundarzt Francois Rousset durch eine im Jahre 1581
erschienene Schrift. Er nannte die Operation selbst „Enfantement caesarien"
oder mit griechischer Zusammensetzung „Hysterotomotokie" und bestimmte
sie schon im Titel als eine „Extraction de l'enfant par incision laterale du ventre
et matrice de la femme grosse". Die Indikation zu der Operation sei in den
Fällen gegeben, in denen die Geburt auf andere Weise nicht vollendet werden
kann. Er unterscheidet die von der Mutter ausgehenden Anzeigen von denen,
die im Kind gelegen sind. Bei der ersteren kommen in Betracht: enge Geburtswege, z. B. alte oder zu jugendliche Erstgebärende, mangelhaft nachgiebige
Becken, wobei ja noch die bei der Geschichte der beckenerweiternden Operationen ausführlich behandelte Frage des Auseinanderweichens des Beckens
hereinspielt, Enge oder Krankheiten der Gebärmutter, Harnsteine. Von seiten
des Kindes erwähnt er: übergroße Entwicklung, Zwillinge zugleich mit Molenbildung, Monstrosität der Frucht oder fehlerhafte Lage. Auch gibt er genaue
Anweisung, wie die Operation auszuführen wäre. Hervorzuheben ist daraus,
daß nach der Entfernung des Kindes und der Nachgeburt und nach Reinigung
der Wunde die Gebärmutter nicht genäht zu werden braucht, sondern daß sie
sich selbst zusammenziehe, ein Verfahren, das sich noch lange Zeit erhalten
hat. Die Bauchdecken seien jedoch unter Vermeidung der hervordringenden
Gedärme mit der blutigen Naht (Gastroraphie) zu vereinigen.

Die von Rousset und seinem späteren Übersetzer Bauhin aus Basel
berichteten Fälle werden alle als wenig glaubwürdig bezeichnet. Siebold hält
sie als erfundene Beispiele für die von diesen beiden Autoren aufgestellten Behauptungen. In keinem einzigen Falle sei die Eröffnung der Gebärmutter
mit Sicherheit erwiesen, und es dürften all diese Operationen Bauchhöhlenschwangerschaften betroffen haben.

---

[1]) l. c. B. II, S. 96.

Als erster einwandfreier Fall eines Kaiserschnittes wird die von dem Chirurgen Jeremias Trautmann am 21. IV. 1610 in Wittenberg ausgeführte Operation angesehen, der nach Eröffnung der Bauchhöhle, des Peritoneums und der Gebärmutter ein lebendes Kind bei einer Böttchersfrau zutage förderte, die in der Schwangerschaft durch einen losspringenden Faßreifen eine bedeutende Verletzung des Unterleibes erhalten hatte, als dessen Folge sich ein „Gebärmutterbruch" gebildet hatte. Das so entwickelte Kind blieb am Leben; die Frau starb jedoch 4 Wochen nach der Operation, nachdem sie das Bett bereits verlassen hatte. Bei der Sektion wurde die Gebärmutterverwundung nicht als Todesursache konstatiert.

In der Folgezeit bildete nun der Kaiserschnitt bis in die Gegenwart hinein ein außerordentlich großes Arbeitsfeld der wissenschaftlichen Geburtshilfe. Indessen lohnt es sich nicht, die unendlich vielen Vorschläge, die für die Vorbereitung, Ausführung und Nachbehandlung der Operation ersonnen wurden, zu verfolgen. Die meisten kamen und gingen, ohne nachhaltende Wirkungen zu hinterlassen. So lehrreich das wechselvolle Schicksal der beckenerweiternden Operationen nicht bloß geschichtlich, sondern auch für das Verständnis der geburtshilflichen Vorgänge überhaupt ist, so unbefriedigend und ergebnislos bleibt die Entwicklung des Kaiserschnittes bis in die Gegenwart, der es erst beschieden war, der alten Operation neues Leben zu erwecken und ihr Schicksal glücklich zu wenden.

Mit betrübender Sicherheit kehrte früher die Klage über die unbeugsame Gefährlichkeit der Operation immer wieder, von der der unerbittliche Todesengel nicht wich. Solange aber chirurgische Eingriffe mit so hoher Todesgefahr belastet sind, verfehlen sie von vornherein ihren Zweck, und es lohnt sich nicht, solch fruchtloses, unheilvolles Tun zu pflegen. Ein wenn auch schwacher Trost mag ja für die früheren Operateure darin gelegen gewesen sein, daß wenigstens das Kind gerettet wurde; denn nichts ist leichter, als auf diese Weise den Fetus lebend zutage zu fördern. Aber zu allen Zeiten galt das Leben der Mutter so viel mehr als das des Kindes, daß eine volle Befriedigung über diese Operation nie Platz greifen konnte, solange sie regelmäßig das Leben der Mutter als Opfer forderte. Bei gewissenhafter Anzeigestellung durfte sie deshalb nur in Fällen ausgeführt werden, in denen die Mutter außerdem rettungslos verloren und schon dem Tode nahe war.

Zahlenmäßigen Aufschluß über die Gefährlichkeit der Operationen gibt die Statistik, die aber auch hier wie überall nur dann verwertbar erscheint, wenn sie mit der nötigen Kritik gepaart wird. Die statistische Wissenschaft erfordert als Mindestzahl 300 Einzelbeobachtungen[1]), wenn den daraus abgeleiteten Lehren eine gewisse Wahrscheinlichkeit zukommen soll. Bei der Seltenheit des Kaiserschnittes, namentlich in damaligen Zeiten, aber mußte natürlich das Material von vielen Seiten zusammengetragen werden, um dem Wahrscheinlichkeitskoeffizienten nahezukommen, und hierin liegt die Ursache für die Unzuverlässigkeit der Zahlenergebnisse, die ja nur einen Wert haben können, wenn sie sämtliche in dem untersuchten Zeitraum ausgeführte Operationen in sich schließen würden. Es ist aber ganz klar, daß, wie heute, auch damals wenig Neigung bei den Ärzten bestand, Fälle zu veröffentlichen, bei denen die Mutter während oder nach der Operation gestorben ist. Um so verlockender war aber natürlich, günstig verlaufene Operationen mit seinem Namen der Öffentlichkeit zu übergeben. So müssen die überlieferten Statistiken, die ja an sich eigentlich schon traurig genug sind, doch noch als viel zu günstig angesehen werden.

---

[1]) v. Herff, Zentralbl. f. Gyn. 1908. Nr. 36, S. 1181.

Kayser hat unter möglichst sorgfältiger Kritik aus 338 Fällen aus den Jahren 1750—1839 eine Mortalität von 62% für die Mütter und von 30% für die Kinder berechnet. Murphy stellte 1851 aus England, Amerika und dem Kontinent 477 Fälle zusammen mit dem gleichen Resultat für die Mütter. Naegele berechnet aus den deutschen Fällen des 19. Jahrhunderts bei 125 Fällen eine mütterliche Sterblichkeit von 64%.

Richtiger als diese Zusammenstellungen sind solche über einzelne Länder, deren amtliche Statistik alle Fälle, auch die ungünstigen, in sich schließt. Solche Statistiken gibt es von Frieß in Württemberg, Dohrn in Kurhessen, Thorwald und v. Franqué in Nassau. Bezeichnenderweise betrug die Sterblichkeit in diesen Zusammenstellungen schon 85%. Radford Thomas sammelte die in England und Irland von 1738—1849 ausgeführten Kaiserschnitte und fand bei diesen eine Sterblichkeit von 73%. Stadfeld berechnet für Dänemark und Norwegen eine Mortalität von 95%, Gueniot für Paris bei 40 bis 1870 operierten Fällen 100%, ebenso bemerkt Späth, daß bis 1877 im Wiener Gebärhaus kein einziger Kaiserschnitt geheilt sei.

Daß diese lange vor der antiseptischen Ära ausgeführten Operationen das damalige traurige Schicksal aller Bauchhöhlenoperationen teilten und daß alle technischen Abänderungen und Verbesserungsvorschläge erfolglos abprallten, bedarf heute keiner weiteren Begründung.

Um so bedeutungsvoller aber ist nun die Erfahrung, daß auch nach der Einführung der Bekämpfung der Wundinfektion, die, wie für alle Operationen, auch für die Bauchhöhlenoperationen einen so glücklichen Umschwung herbeiführte, der Kaiserschnitt keineswegs seine Schrecken verlor. Es geht daraus die wichtige Tatsache hervor, daß die dem operativen Eingriff selbst von außen drohende Infektionsgefahr, die durch die Antisepsis so wirksam bekämpft werden kann, beim Kaiserschnitt nicht jene ausschlaggebende Rolle spielt wie bei so vielen anderen Operationen, sondern daß neben dieser damit beseitigten Gefahr andere, nicht minder bedeutungsvolle, widrige Umstände in Betracht kommen. Der Kaiserschnitt ist eine treffliche Warnung davor, die mit Recht soviel gepriesene Antisepsis zu überschätzen, wie es zum Schaden der Kranken bis in die letzte Gegenwart hinein so oft geschah, und darüber andere Bedingungen für den Erfolg zu vernachlässigen. Einen nicht geringen Anteil an der Heilung trägt die Art der Ausführung der Operation, die Gründlichkeit der Blutstillung, die Versorgung wunder Flächen, die Rücksichtnahme späterer unvermeidlicher Wundsekretionen, das Nahtmaterial, kurz vieler auf dem Gebiet der Technik liegender Fragen, die gerade hier von größter Bedeutung sind.

Seit Vornahme des Kaiserschnittes an der Lebenden mühten sich die Operateure um die Ausgestaltung der technischen Einzelheiten der Operation. Unübersehbar ist die Zahl der Vorschläge für den Bauchschnitt, die Lage des Uterusschnittes, die Versorgung der Uteruswunde, die Nachbehandlung. Bis in die Gegenwart hinein jedoch war dies Mühen vergeblich. Die größte Sorge bereitete dabei die Uteruswunde, zeigt doch eine einfache Überlegung, wie ungünstig dieses im Wochenbett so unruhige, einschmelzende Organ, allen Bakterieneinwanderungen so zugänglich, einer Wundheilung gegenüber sich verhält.

Gerade hierin vermochte auch die Antisepsis nicht viel zu bessern. Die Entmutigung darüber ging so weit, daß man schließlich resigniert dem alten Kaiserschnitt den Bankrott erklären zu müssen glaubte, dadurch daß man auf die Erhaltung dieses widerspenstigen Uterus verzichtete und die in seiner Wundheilung gelegenen Gefahren durch seine Entfernung beseitigte.

Schon lange bevor dieser Radikalismus zur Tat wurde, hatte im Jahre 1809 Philipp Michaelis[1]), ein Arzt in Harburg, die Frage aufgeworfen, „ob man nicht die Operation des Kaiserschnittes, wenn man sie mit der Exstirpation des Uterus, der doch nur ein Übel unter solchen Verhältnissen ist, verbände, weniger gefährlich machte".

Dieser Vorschlag von Michaelis wurde wohl in der Folgezeit verschiedentlich erwogen; von Stein d. J. befürwortet, lehnte ihn Kilian als eine „abenteuerliche und wunderliche Zumutung" energisch ab. Blundell machte bei Kaninchen Versuche mit der Exstirpation des Uterus nach dem Wurfe und erwies die Lebensfähigkeit der Tiere nach einer solchen Operation. Auch Jeser hatte schon 1862 entsprechende Tierversuche ausgeführt. Aus Boston wird aus dem Jahre 1869 eine solche von Storer am Menschen ausgeführte Operation berichtet. Eine 37jährige Erstgebärende litt an einem Fibrom, das die Beckenhöhle vollständig erfüllte. Wegen absoluter Gebärunmöglichkeit wurde nach 3tägigem, vergeblichem Kreißen das 8 Pfund schwere, mazerierte Kind durch Kaiserschnitt entwickelt und dann der Uterus samt Tumor abgetragen. Die Patientin starb am 3. Tage nach der Operation. Natürlich konnte diese Operation nicht den Anstoß geben, nun grundsätzlich Kaiserschnitt auch bei gesunder Beschaffenheit des Uterus mit dessen Exstirpation zu verbinden.

An die Verwirklichung der Idee, einen gesunden Uterus beim Kaiserschnitt deshalb zu entfernen, um den in ihm gelegenen Heilungsschwierigkeiten zu entgehen, wagte sich aber niemand angesichts der technischen Schwierigkeiten, die der Exstirpation des Uterus so lange entgegenstanden, und so war es in der Tat ein neues, kühnes Vorgehen, als Porro im Jahre 1876 diese Operationsweise als das typische Kaiserschnittverfahren empfahl und ausführte.

Am 21. Mai 1876 operierte er die 25jährige Erstgebärende Julia Cavallini aus Gambolò, eine hochgradige Rachitica, deren Conjugata vera 4 cm betrug, so daß also eine absolute Indikation zum Kaiserschnitt vorlag. Nach der Herausnahme des Kindes wurde der Uterus supravaginal amputiert und der Cervixstumpf nach Umschnürung mit einem in der Gegend des inneren Muttermundes angelegten Eisendraht extraperitoneal gelagert, ein Verfahren, das damals bei den Amputationen des Uterus bei Myom wegen seiner Einfachheit und Lebenssicherheit besonders bei septischen Operationen mit Recht geschätzt war. Allerdings birgt es den Nachteil in sich, daß dann in sehr langwieriger, von sehr unangenehmen Begleiterscheinungen gestörter Rekonvaleszenz der Stumpf nach etwa 4 Wochen sich abstößt und der dann verbleibende Granulationstrichter erst im Verlaufe der nächsten Wochen zur Ausheilung kommen kann.

Diese Operation Porros erregte großes Aufsehen und mit Recht; denn alle bis dahin vergeblich bekämpften Gefahren der Wundheilung des puerperalen Uterus sind damit mit einem Schlage beseitigt. Man brauchte sich nicht mehr um die Naht des Uterus und die damit verbundenen Heilungsschwierigkeiten bekümmern und auch der so sehr gefürchtete Rückbildungsprozeß des Uterus war auf die einfachste Weise beseitigt, dadurch, daß er selbst fortfiel.

Die nächsten Jahre brachten, wie dies erfreulicherweise stets im Gefolge epochemachender Neuheiten erfolgt, eine Hochflut neuer Vorschläge, die besonders die Behandlung des extraperitoneal zu lagernden Uterusstumpfes, jener Achillesferse der Porroschen Operation, zur Aufgabe hatten. Auch fehlte es in der ersten Zeit nicht an empfindlichen Täuschungen. Inzani, Hegar,

---

[1]) Siebolds Lucina. 1809. Bd. 5, S. 89.

Praevitali, Spaeth, C. Braun und Chiara versuchten vergeblich, den Erfolg Porros zu erzielen; alle diese nächst operierten Kranken starben. Nur ein von Spaeth operierter Fall hatte Erfolg. Aber Porros kühne Tat ließ die Geburtshelfer nicht ruhen.

Zahlreiche Operateure mühten sich dann um die Verbesserung der Technik nach allen möglichen Richtungen. P. Müller führte als wichtige Neuerung 1878 ein, den Uterus nicht in der Bauchhöhle zu eröffnen, wodurch sie durch Verunreinigung so sehr gefährdet wird, sondern außerhalb nach Vorwälzen und erst nach Umlegen der Ligatur um die Cervix, wodurch die Blutung erheblich eingeschränkt wurde. Von großer Bedeutung wurde ferner die Einführung der elastischen Ligatur durch Hegar an Stelle des bis dahin gebrauchten Drahtes.

Als sodann die Technik in der Behandlung der Geschwulststiele bei Ovariotomien und namentlich bei der supravaginalen Amputation des myomatösen Uterus sich weiter entwickelte, ging man naturgemäß auch bei der Porroschen Kaiserschnittoperation von der extraperitonealen Stielversorgung zur intraperitonealen über, um schließlich dann wie bei den Hysteromyomektomien an Stelle der supravaginalen Amputation die Totalexstirpation des Uterus zu setzen.

Dank all dieser Besserungen waren die primären Erfolge des Porroschen Kaiserschnittes wesentlich besser geworden als alle bis dahin erzielten, daß die Befriedigung darüber dem mutigen Vorkämpfer viel Ruhm und Ehre brachte.

Truzzi[1]) hat zum 25., festlich begangenen Jahrestage der ersten Porroschen Operation das gesamte Material für die Festschrift zusammengetragen und sich dabei noch die Mühe genommen, bei einzelnen Operateuren schriftliche Erkundigungen einzuziehen. Er konnte so 1097 Fälle von Porroschen Operationen sammeln: 375 aus Italien, 218 aus Deutschland, 201 aus Österreich, 83 aus Frankreich, 61 aus England und die übrigen aus den anderen Ländern. Wie alle Indikationen zum Kaiserschnitt, so sind auch die verschiedensten Abänderungen der Stielbehandlung dabei miteingeschlossen. Die Gesamtmortalität beträgt bei diesen 1097 Fällen 24,8%. Die einzelnen Stielbehandlungsverfahren weisen ziemlich beträchtliche Unterschiede in den Erfolgen auf. So beträgt die Sterblichkeit bei der intraperitonealen Versenkung des Stieles 30,4%, während die ursprüngliche extraperitoneale Behandlung nur 25,1% und die retroperitoneale Methode 12,5% ergibt. Die Sterblichkeit der abdominellen Totalexstirpation beträgt 25,4%. Daß die Operation mit der weiteren Entwicklung immer günstiger wurde, geht daraus hervor, daß bei extraperitonealer Stielbehandlung im ersten Quinquennium 57,4%, im letzten dagegen nur 16,5% starben, während die Sterblichkeit bei intraperitonealer Stielversorgung von anfänglich 80% zuletzt auf 23,6% gesunken war. Von 1108 Kindern dieser Geburten waren 769 lebend und ausgetragen, 61 unreife Kinder, 71 asphyktische und die übrigen vorher schon abgestorben oder mazeriert. Die mittlere Sterblichkeit der Kinder berechnet sich auf 22%.

Truzzi hat in dieser Zusammenstellung dem verdienstvollen Schöpfer dieser Operation das gebührende Denkmal gesetzt, das um so wertvoller wird, als künftighin derartiges Material wohl nicht mehr geschaffen werden wird, da diese Operation wohl nur mehr vereinzelt unter besonders gegebenen Veranlassungen zur Ausführung kommt. Die Zahlen beweisen, wie viele mütterliche und kindliche Leben durch diese gewaltsame Ablenkung der Kaiserschnittidee erhalten wurden, und es ist begreiflich und berechtigt, daß ihr ein hervorragender historischer Platz unter den geburtshilflichen Eingriffen eingeräumt wird.

---

[1]) L'operazione cesarea Porro. Nel XXV. anniversario. Roma 1901. Officina Poligrafica Romana. (Societa Italiana di Ost. e Ginec.)

Aber ihr Dasein sollte doch wider Erwarten von recht kurzer Dauer sein. Die Befriedigung über die Heilung, die zunächst die Gemüter aller Operateure gefangen hielt, wich mehr und mehr einem Unbehagen über den erreichten Erfolg, da das spätere Schicksal der Operierten mancherlei unliebsame Überraschungen brachte, und zwar machte sich dies nach zweierlei Richtungen hin empfindlich fühlbar.

Zunächst in dem Verlust der Fortpflanzungsfähigkeit selbst, was eigentlich um so weniger erwartet werden konnte, als ja bei diesen gebärunfähigen Frauen gerade darin eine ihr Leben so bedrohende Gefahr liegt, deren Beseitigung ihnen eigentlich wie die Heilung von einer schweren Krankheit nur willkommen sein konnte. Michaelis hat diesem Empfinden ganz richtig Ausdruck gegeben mit den Worten, daß der Uterus unter solchen Verhältnissen ja „nur ein Übel“ sei. Es ist aber eine bekannte Tatsache, daß diejenigen Familien, die nur ein Kind besitzen, in ihm ein Sorgenkind erblicken, dessen Verlust wie ein Damoklesschwert über ihrem Glücke schwebt. Tritt ein solches Unglück ein, dann empfinden die Eltern die Unmöglichkeit weiteren Kindersegens noch viel schwerer als solche, die nie das Glück eines Kindes besessen haben. Die mit der ersten Geburt verknüpfte, infolge des Porroschen Kaiserschnittes bestehende Zeugungsunfähigkeit wächst sich zu einem immer größeren Unglück aus. Gern möchten solche Frauen sich den mit neuen Schwangerschaften und operativen Geburten verbundenen Gefahren unterziehen, wenn dies möglich wäre.

Als zweite üble Folge machte sich dann der mit dem Verlust der Keimdrüsen einhergehende Ausfall innersekretorischer Stoffe geltend, die uns erst in der Folgezeit durch die Ausbreitung der operativen Gynäkologie in ihrem vollen Umfang bewußt werden konnte und deren Bedeutung ins richtige Licht gerückt zu haben Glaeveckes[1]) unvergängliches Verdienst ist. Es wäre ja freilich nun ein Leichtes, durch Konservierung der Keimdrüsen beim Porroschen Kaiserschnitt diesem letzteren Umstande Rechnung zu tragen. Aber auch der Fortfall der Menstruation bei diesen jungen, sonst ganz gesunden Frauen hat somatische Störungen oder zum mindesten psychische Beunruhigungen zur Folge.

All dies forderte gebieterisch ein Umkehr zur Erhaltung des Uterus. Eine innere Notwendigkeit drängte die Kaiserschnittoperation aus der Bahn heraus, in die sie durch Porro anfänglich mit so großem Erfolg und Anklang gelenkt worden war.

Schon wenige Jahre später, 1882, kamen dann zu gleicher Zeit von verschiedenen Seiten ernste Vorstellungen gegen die Porrosche Operation, die natürlich nur dann auf einen Widerhall rechnen durften, wenn ihnen zugleich reale Vorschläge angegliedert wurden, die mit der Rückkehr zur konservativen Operation nicht zugleich die Rückkehr zu den alten betrübenden Zuständen aufnötigten, sondern vielmehr Neues und Besseres an die Stelle der unbefriedigenden früheren Zustände versprachen. Wie so oft befruchtete auch hier das Neue den alten, etwas steril gewordenen Boden. Der verlorengeglaubte erhaltende Kaiserschnitt gewann sein Gebiet nicht nur zurück, sondern er entwickelte sich jetzt zu ganz neuer Blüte. Was jahrhundertelangen Bemühungen versagt war, gelang nun in kurzer Zeit. Die Technik wußte die Schwierigkeiten mehr und mehr zu überwinden. Die Erfolge belohnten die Bemühungen, konnten doch jetzt überraschenderweise ganze Serien von geheilten Fällen kundgegeben werden. Als eine natürliche Folge dieser Besserung erweiterte der Kaiserschnitt rasch sein Anwendungsgebiet. Er brauchte nicht mehr nur in Fällen

---

[1]) Archiv f. Gyn. Bd. 35, S. 1.

von absoluter Indikation ausgeführt werden, sondern er konnte zur Rettung des kindlichen Lebens auch da Anwendung finden, wo die Mutter durch zerstückelnde Operationen hätte gerettet werden können; zu der absoluten Indikation kam die relative, zumal ja nunmehr keinerlei Folgezustände, auch nicht in der Beschränkung der Fortpflanzungstätigkeit, zu fürchten waren.

Das Verdienst, die Frage mit so vielem Erfolge wieder in Fluß gebracht zu haben, gebührt Saenger[1]) und Kehrer[2]), die gleichzeitig und unabhängig voneinander die Rückkehr zum konservativen Kaiserschnitt unter positiven Vorschlägen zu seiner Besserung forderten.

Mit neuem Mut griffen sie den wichtigsten Punkt in der Kaiserschnitttechnik auf, an dem seit mehr als 100 Jahren mit so viel Scharfsinn ziemlich erfolglos gearbeitet worden war, die Naht der Uteruswunde. Ihr Mißlingen besiegelt durch die dadurch erzeugte Kommunikation der Uterushöhle mit der Bauchhöhle und das Einfließen der giftigen Lochien das Schicksal der Operierten. Durch ihr Versagen ging der klassische Kaiserschnitt zu Grabe, mit ihrem Gelingen konnte er wiedergeboren werden.

Saenger und Kehrer kamen auf den gleichen Gedanken, sich nicht mehr mit einem einfachen Vernähen der Uteruswunde mit tiefgreifenden Nähten zu begnügen, sondern außer sehr genauer, sorgfältiger, die ganze Wanddicke durchgreifender Muskelnähte noch durch besonderes Vernähen des Peritoneums ein schützendes Dach darüber zu bauen, wozu die außerordentliche Klebefähigkeit des Peritoneums hilfreiche Hand bietet. Dabei mußten sie jedoch erfahren, daß dies entgegen der Beschaffenheit der Darmwand, bei der ja diese Nahtprinzipien zuerst in Anwendung kamen, wegen der Starrwandigkeit des dicken, muskulären Uterus hier viel schwieriger ist. Saenger und Kehrer lösten die Aufgabe dadurch, daß sie unterhalb des Peritoneums die Muskulatur resezierten, so daß weitere Streifen von Peritoneum beweglich wurden, die dann über der Muskelwunde durch seroseröse Naht wie bei der Lembertschen Darmnaht zur Vereinigung kamen.

Im Jahre 1886 konnte Saenger bereits 26 nach seiner Methode operierte Fälle zusammenstellen, von denen 19, also 76%, heilten. Bei 3 der 7 Verstorbenen war schon vor der Operation septische Infektion nachweisbar. Vergleicht man damit die früheren Ergebnisse des konservativen Kaiserschnittes, so kann man von einer direkten Umkehr der Verhältnisse sprechen; die frühere Mortalität entspricht jetzt so ziemlich genau der Ziffer der nunmehr Geheilten.

Caruso[3]) hat 1888 aus der Literatur 135 Fälle gesammelt; 99 Mütter heilten = 74,44%, 36 starben = 26,6%. Caruso berechnet mit Abzug von 2 Todesfällen eine Mortalität von 25,56%. Die kindliche Mortalität betrug 8,27%.

Leopold[4]) berichtet über 200 eigene Fälle, und zwar 134 konservativ operierte mit 11 = 8,21% mütterlicher Mortalität, 66 mit Entfernung des Uterus mit 4 = 6,06% mütterlicher Mortalität. Die Kinder kamen bei den 134 konservativen Kaiserschnitten alle mit Ausnahme eines einzigen lebend

---

[1]) Saenger, Zur Rehabilitierung des klassischen Kaiserschnittes, nebst einem Anhange: Nachträge zur Geschichte der Uterusnaht beim Kaiserschnitte. Archiv f. Gyn. Bd. 19, S. 370. — Derselbe, Der Kaiserschnitt bei Uterusfibromen nebst vergleichender Methodik der Sectio caesarea und der Porro-Operation. Kritiken, Studien und Vorschläge zur Verbesserung des Kaiserschnitts etc. Mit 2 Tafel-Abbildungen. Leipzig 1882. W. Engelmann.

[2]) Kehrer, Über ein modifiziertes Verfahren beim Kaiserschnitte. Archiv f. Gyn. Bd. 19, S. 177, H. 2.

[3]) Archiv f. Gyn. Bd. 33, S. 211.

[4]) Archiv f. Gyn. Bd. 81, S. 702.

zur Welt; in der 2. Gruppe kamen 53 von 66 lebend zur Welt; im ganzen wurden von den 200 Kindern 176 = 88% lebend entlassen.

Olshausen[1]) erlebte unter 105 in den Jahren 1902—1909 ausgeführten konservativen Kaiserschnitten 11 Todesfälle, darunter 6 an Sepsis; bei einem 7. blieb die Todesursache zweifelhaft; bei den übrigen 4 war verzeichnet: 1 mal Embolie der Lungenarterie, 1 mal Eklampsie, 1 mal Pneumonie, 1 mal Ileus.

Schauta[2]) vollführte in der Zeit von 1885—1909 150 Kaiserschnitte aus relativer Indikation mit 4 Todesfällen, darunter nur einer im Jahre 1896 an Sepsis. Alle Kinder kamen lebend.

Zweifel[3]) erwähnt, daß von mehr als 100 in der Leipziger Frauenklinik unter seiner Leitung ausgeführten Kaiserschnitten 2 an den Folgen der Operation und 2 andere an Krankheiten, Urämie und Rektumkarzinom, gestorben seien.

Boden[4]) hat 32 von Winckel 1883—1907 in der Münchener Frauenklinik ausgeführte Kaiserschnitte zusammengestellt; darunter befinden sich 6 Porrosche Operationen. Eine dieser war an einer Toten vorgenommen. Von den anderen 5 starben 2, eine an Peritonitis, eine wegen Karzinom Operierte. Unter den 26 konservativ Operierten waren 5 Operationen an der Toten und eine an einer Sterbenden ausgeführt worden. Von den 20 Verbleibenden starben im Anschluß an die Operation 5, darunter 2 an Sepsis.

In einer Sammelforschung fand Routh[5]) in Großbritannien und Irland 1206 von am 1. Juni 1910 noch lebenden englischen Operateuren ausgeführte Kaiserschnitte. Von 1178 seit 1890 operierten Frauen starben 128 = 10,8% aus den letzten 5 Jahren 1906—1910 war das Ergebnis unter 680 Fällen 54 = 7,9% Todesfälle. Vor 1891 waren von den noch lebenden englischen Operateuren nur 26 Kaiserschnitte wegen engen Beckens ausgeführt worden mit 8 = 30,7% Mortalität. Zwischen 1891 und 1900 waren es 98 Fälle mit 12 = 12,2% Todesfällen. Zwischen 1901—1910 877 mit 68 = 7,9%, davon in den letzten 5 Jahren 579 mit 34 = 5,8% Mortalität.

Unter den 1001 Operationen aus den Jahren 1891—1910 wegen engen Beckens ergaben sich noch folgende Unterschiede:

245 hatten vor der Operation noch keine Wehen, davon starben . . . . 9 = 3,6%.
224 kamen mit noch stehender Blase zur Operation, davon starben . . . . 5 = 2,2%.

Von diesen bei intaktem Ei operierten

469 starben im ganzen . . . . 14 = 2,9%.
166 mal war die Blase gesprungen, davon starben . . . 18 = 10,8%.

Bei 64 hatten vorher häufige Untersuchungen oder auch Entbindungsversuche stattgefunden, von diesen starben bezeichnenderweise 22 = 34,3%. Demgegenüber betont Routh, daß bis zum Jahre 1821 in Großbritannien unter 23 Fällen nur eine Genesung vorkam, was einer Mortalität von 95% entspricht.

Pestalozza[6]) berichtet über 100 wegen engen Beckens ausgeführte Kaiserschnitte mit 6 Todesfällen.

---

[1]) Zentralbl. f. Gyn. 1909. Nr. 43, S. 1493.
[2]) Monatsschr. f. Geb. u. Gyn. 1910. Bd. 31, S. 19.
[3]) Lehrbuch d. Geb. 5. Aufl. Stuttgart, F. Enke. 1903. S. 572.
[4]) Inaug.-Diss. München 1909. Verlag Th. Schatzky, Breslau.
[5]) V. Internat. Kongreß f. Gyn. 1910. Berichte. 2. Bd., S. 233.
[6]) Ebenda S. 121.

Doléris[1]) teilt von französischen Operateuren folgende Ergebnisse mit: Bar unter 105 Fällen 6,3% Mortalität ohne Abzug, Pinard (1907—1908) 12, Lepage 14 ohne Todesfall. Fournier 52 mit 3 = 6% Mortalität, Doléris 41 Operationen mit 2 Todesfällen.

Wie diese Zahlen beweisen, war es nun endgültig gelungen, auch beim konservativen Kaiserschnitt solche Erfolge zu erzielen, daß er mit der verstümmelnden Porroschen Operation nicht nur erfolgreich konkurrieren konnte, sondern sie schon deshalb verdrängen mußte, weil er die Erhaltung für die Gesundheit wichtiger Organe und die Fortpflanzungstätigkeit ermöglichte.

Aber eine volle Befriedigung über das erreichte Ziel vermochte doch nicht auf die Dauer Platz zu greifen; denn wenn es auch in einer größeren Reihe von Fällen hintereinander gelang, Heilung zu erzielen, so traten doch immer wieder unerwartete Fehlschläge auf, die auf einen heimtückischen Feind hinwiesen, der mit den bisherigen Maßregeln nicht bezwungen werden konnte.

Die Operateure mußten hier ganz ähnliche Erfahrungen machen wie bei den abdominellen Karzinomoperationen, bei denen auch anscheinend durchaus günstig gelegene Fälle nach glatten Operationen unerwarteterweise an Infektion zugrunde gingen. Der Vergleich mit diesen Vorkommnissen ist um so gerechtfertigter, als wir jetzt wissen, daß in der Tat in beiden Fällen der Mißerfolg auf die gleiche Ursache zurückzuführen ist, nämlich auf eine aus dem Operationsgebiet selbst stammende Ansteckung. Die Krebsgeschwüre bilden so häufig einen Herd für Spaltpilzentwicklung, daß in einer gewissen Zahl von Fällen mit einem Einbruch dieser Mikroorganismen in die Lymphbahnen zu rechnen ist. Wenn dann bei der Operation diese Lymphgefäße durchschnitten werden, ergießen sich plötzlich, wie ich durch bakteriologische Untersuchungen nachweisen konnte[2])[3])[4]), Spaltpilze über das ganze Operationsgebiet, dessen Infektion dann durch keine äußere Maßnahme verhütet werden kann. Beim Kaiserschnitt handelt es sich nicht um die Lymphgefäße als Infektionsherde, sondern um das Eiinnere, das eben auch zum Operationsgebiet werden muß.

Die Bedeutung dieses Infektionsfaktors erhellt am deutlichsten daraus, daß diejenigen Operateure, die in ihrer Indikationsstellung ihn auszuschalten bemüht waren, die günstigsten Ergebnisse bei der Kaiserschnittoperation veröffentlichen konnten. Zuerst hat J. Veit[5]) die Forderung aufgestellt, daß bei der Indikationsstellung zum Kaiserschnitt sorgfältig berücksichtigt werden muß, daß in der Vorgeschichte der Geburt bis zu diesem Augenblick die Möglichkeit einer Infektion der Kreißenden gegeben sein könnte, sei es, daß von nicht ganz zuverlässiger Hand eine innerliche Untersuchung ausgeführt worden war oder daß der Geburtsverlauf selbst durch seine lange Dauer nach dem Blasensprung zur Einwanderung von Spaltpilzen in das Ei Anlaß gegeben haben konnte. In diesen Fällen wäre dann der Kaiserschnitt kontraindiziert. Sicherheit gegen diese Gefahr bietet nur, wenn die Schwangere mindestens 2—3 Wochen vor dem Termin der Geburt in der Klinik verweilte, wo diese äußeren und inneren Infektionsgefahren am sichersten vermieden werden können. Leopold, Schauta, Olshausen u. a., die Veit in dieser Einschränkung der Indikations-

---

[1]) Ebenda S. 112.

[2]) Der Bakteriengehalt aseptischer Operationswunden. Verhandl. d. Deutschen Gesellschaft f. Gyn. 1899.

[3]) Ein neuer Vorschlag zur Erzielung keimfreier Operationswunden. Deutsche med. Wochenschr. 1906. Nr. 15.

[4]) Über operative Asepsis. Verhandl. d. Deutschen Gesellsch. f. Gyn. 1907.

[5]) Hegars Beiträge 1901. Bd. IV. S. 315 und Monatsschr. f. Geb. u. Gyn. 1907. Bd. XXVI, S. 10.

stellung folgten, konnten die Richtigkeit dieser Maßnahme durch ihre Erfolge belegen. Klar und deutlich tritt diese Gefahr in der obigen Statistik Rouths zutage durch den Unterschied in der Mortalität zwischen den Operationen vor oder nach Blasensprung.

So hatte der Kaiserschnitt durch die Antisepsis mit der Verhütung der Infektion von außen, durch die Ausgestaltung der Technik, insbesondere der Naht unter der Voraussetzung scharf begrenzter Individualisierung bei der Indikationsstellung dank der Zusammenarbeit zahlreicher Forscher einen Grad von Lebenssicherheit erreicht, der ihn den übrigen „reinen" Bauchhöhlenoperationen ebenbürtig anreihte und es schien, als ob nun auch die Entwicklung dieser Operation zu einem befriedigenden Abschluß gekommen wäre.

Störend und unheimlich mußte jedoch auf die Dauer immer mehr die mit der Individualisierung verbundene Einschränkung und die im evtl. Keimgehalt des Eiinneren der Erfolg bedeutenden Gefahr empfunden werden. Ihr Ausschluß stößt nicht nur klinisch auf große Schwierigkeiten, sondern würde, wenn streng gehandhabt, eine höchst unliebsame Begrenzung des Anwendungsbereiches des Kaiserschnittes zur Folge haben, liegt es doch in der Natur der zum Kaiserschnitt Anlaß gebenden Geburten, daß gerade bei diesen Gebärenden vorher Gelegenheit zur Übertragung oder Einwanderung von Spaltpilzen in die Uterushöhle gegeben war. Nur wenige werden der J. Veitschen Forderung entsprechen, durch vorheriges längeres Verweilen in den Anstalten die Sicherheit eines solchen Ausschlusses zu verlangen, eine zwar ebenso berechtigte als jedoch leider unerfüllbare Voraussetzung. Bei den vor der Operation außerhalb der Anstalt geleiteten Geburten wird meist erst an dem Stillstand oder mangelnden Fortschritt die Gebärschwierigkeit selbst erkannt, woraus sich sofort ergibt, daß die Infektionsgefahr sowohl infolge der häufigeren Untersuchung, als namentlich auch durch die Einwanderung der Bakterien in das eröffnete Ei gegeben ist, daß also auch sogar die beste Antisepsis und der Gebrauch von Tuschierhandschuhen keineswegs sicher schützt.

Einen richtigen Einblick in diese Verhältnisse gibt uns neben unglücklichen klinischen Erfahrungen die bakteriologische Kontrolle der Operation, die uns in den aufgehenden Kulturen die Größe der Gefahr vor Augen führt und uns zugleich die besten Fingerzeige für deren Verhütung gibt. Alsbald nach der Eröffnung eines keimhaltigen Uterus wird das ganze Operationsgebiet und natürlich in der Folge auch die Bauchhöhle mit Spaltpilzen übersät und trotz vollkommener Antisepsis und genauester und bester Technik vereitelt dann Peritonitis den Erfolg der Operation.

Die neueste Bewegung in der Kaiserschnittfrage hat es sich nun zur Aufgabe gestellt, die Technik so auszugestalten, daß sie auch gegen diesen inneren Feind Schutz bot und damit diese den Wert der Operation so empfindlich beeinträchtigende Einschränkung der Indikation aus der Welt zu schaffen. Dann wird der Erfolg auch für jene heimtückischen Fälle erreichbar, in denen selbst die sorgfältigste Untersuchung die bereits stattgehabte Einwanderung von Spaltpilzen in die Eihöhle vorher nicht feststellen konnte.

Den Anstoß zu diesem außerordentlich wichtigen Fortschritt gab F. Frank in Köln, der schon in der ersten Zeit des Kampfes zwischen dem konservativen und dem Porroschen Kaiserschnitt zu den Vorkämpfern der klassischen Methode gehörte[1]). Er vertrat schon damals mit Schröder, Kehrer, Saenger u. a.

---

[1]) Zentralbl. f. Gyn. 1881. Nr. 25 und 1882. Nr. 2. Berliner klin. Wochenschr. 1885. Nr. 22.

den Standpunkt, daß der Porrosche Kaiserschnitt nur für Ausnahmefälle bei besonderen Erkrankungen statthaft sei, die dann ihrerseits die Indikation zur Entfernung des Uterus abgeben.

Im Jahre 1907[1]) machte nun Frank den bedeutungsvollen Vorschlag, die Technik des konservativen Kaiserschnittes dahin zu erweitern, daß man die Peritonealhöhle in jedem Falle vor der Verunreinigung aus der Uterushöhle bei der Operation selbst schütze, dadurch daß man vor der Eröffnung der Uterushöhle einen Abschluß der Bauchhöhle erzeuge. P. Müller hat ja wohl diesem Umstand schon längst dadurch Rechnung getragen, daß er den Uterus vor seiner Eröffnung vor die Bauchhöhle herauswälzte, im Gegensatz zu seiner Eröffnung in situ. Dies allein genügt jedoch keineswegs, auch wenn man hinter dem Uterus die Bauchwunde provisorisch verschließt. Frank ging viel weiter und versuchte die Eröffnung des Peritoneums dadurch ganz zu umgehen, daß er oberhalb der Symphyse unter Ablösung des Blasenperitoneums zum untersten Teil des Uterus sich einen Weg schaffen wollte.

Ganz den gleichen Vorschlag hatte schon 1822 Physick[2]) gemacht, auch im Verfolg der gleichen Absicht, durch Ablösen des Blasenperitoneums einen extraperitonealen Weg zur Cervix uteri zu finden, die ebenfalls quer eröffnet werden sollte. Physick hatte jedoch bei seinen Zeitgenossen keine Gegenliebe gefunden. Sein Plan kam nicht zur Ausführung. Frank versuchte nun die Verwirklichung dieser Idee, stieß jedoch dabei auf so erhebliche Schwierigkeiten, daß er davon Abstand nehmen mußte und sein Ziel auf andere Weise verfolgte. Er eröffnete durch einen Querschnitt die Bauchwand über der Symphyse, weshalb er auch seiner Operation den Namen „suprasymphysäre Entbindung" gab, vernähte dann das Peritoneum viscerale des Uterus mit dem Peritoneum parietale der vorderen Bauchwand und eröffnete erst nach diesem Abschluß der Bauchhöhle durch den Kehrerschen Querschnitt den untersten Teil des Uterus.

Die Empfehlung dieses Verfahrens stützte er auf 13 von ihm operierte Fälle, bei denen er besonders hervorhebt, daß in keinem einzigen Falle mit Sicherheit vorhergegangene Infektion ausgeschaltet werden konnte, und trotzdem war es ihm möglich, in allen Fällen Heilungen zu erzielen und alle Kinder bis auf eines am Leben zu erhalten.

Diese Mitteilung Franks wirkte nun außerordentlich befruchtend auf die Weiterentwicklung der Kaiserschnittfrage und es ist namentlich den weiteren Bemühungen Sellheims[3]) und seinen ausgezeichneten anatomischen Untersuchungen zu danken, daß der Gedanke des extraperitonealen Operierens immer weitere Kreise zog. Während Franks Verfahren ein intraperitoneales war, verwirklichte Sellheim die ursprüngliche Idee Franks des extraperitonealen Vorgehens dadurch, daß er tatsächlich das Blasenperitoneum abpräparierte. Dabei machte er die wichtige Erfahrung, daß die einzelnen Fälle hinsichtlich der Höhe der Umschlagsfalte des Bauchfells sich sehr verschieden verhielten und daß die „Überwanderung" des Bauchfells von der Blase und seitlich von ihr auf den Uterus ein Produkt der Geburtsarbeit selbst sei, so daß mit diesem die Operation begünstigenden Umstande um so eher gerechnet werden könne,

<hr>

[1]) Archiv f. Gyn. Bd. 81. S. 46.
[2]) Dewees, A compendious system of midwifery. London 1825. S. 605.
[3]) Sellheim, Der extraperitoneale Uterusschnitt. Zentralbl. f. Gyn. 1908. Nr. 5. — Weiteres vom extraperitonealen Kaiserschnitt. Zentralbl. f. Gyn. 1908. Nr. 10. — Weiteres über die modernen Bestrebungen zur Veränderung der Kaiserschnittechnik. Beitr. z. Geb. u. Gyn. v. A. Hegar. Bd. 14, S. 88 u. Bd. 16, S. 215.

je länger die die „Überwanderung" begünstigenden Wandverschiebungen des Uterus eingewirkt haben. Dieser Umstand ist von ausschlaggebender Bedeutung für die weitere Entwicklung der ganzen Kaiserschnitttechnik geworden. Liegt die Umschlagsfalte des Bauchfells sehr tief, dann ist allerdings die Ablösung des Peritoneums von der Blase ein nach zwei Seiten gefährliches Vorgehen; denn einmal ist mit der Möglichkeit der Gangrän des abgelösten Peritoneums zu rechnen und andererseits haben verschiedene Operateure dabei entweder die Blase oder das Bauchfell verletzt, womit im ersteren Falle eine sehr unangenehme Komplikation verbunden ist, im letzteren Falle der Zweck der Operation aber hinfällig wird. Sellheim mußte sich deshalb ebenso wie Frank für die Fälle, in denen die „Überwanderung" des Peritoneums die Operation noch nicht genügend vorbereitet hatte, zum intraperitonealen Operieren verstehen.

Nach Eröffnung der Bauchhöhle spaltete er das Peritoneum parietale oberhalb der Blase quer und vernähte mit doppelter fortlaufender Naht mit dem Peritoneum der vorderen Uteruswand, um dadurch vor Einschneiden des Uterus die Bauchhöhle abzuschließen. Von einem Querschnitt in der Tiefe der Plica vesicouterina wird der retrovesicale, präcervicale Raum freigelegt.

In Anlehnung an das erste Vorgehen von Frank und Sellheim haben dann Küstner[1]), Latzko[2]) und Verf.[3]) gleichzeitig und unabhängig voneinander ein Verfahren ausgestaltet, das, wenn auch nicht für alle, so doch weitaus die größte Mehrzahl der Fälle die Bauchhöhle aus dem Operationsgebiet ausschaltet, womit die größte aller Kaiserschnittgefahren, die von alters gefürchtete Peritonitis, nahezu mit Sicherheit vermieden werden kann.

Die Schwierigkeit, das Peritoneum bei nicht genügender Vorbereitung durch die Geburtsarbeit, also in größerem Umfange, von der Blase ablösen zu müssen, legte den Gedanken nahe, zu versuchen, ob es nicht möglich wäre, seitwärts der Blase Zugang zum unteren Teil des Uterus unterhalb des Peritoneums zu gewinnen, ein Vorgehen, das merkwürdigerweise auch schon lange ersonnen war und sogar mit Erfolg ausgeführt wurde, ohne daß es jedoch allgemeineren Anklang finden konnte.

Schon im Jahre 1806 hatte Jörg[4]) diese Operationsweise als „Bauch-Scheidenschnitt" empfohlen. Im Jahre 1820 war die Operation von Ritgen[5]) auch ausgeführt worden, allerdings mit unglücklichem Ausgang. Auch Baudelocque der Neffe[6]) hat dann später 1823 in 2 Fällen die Jörgsche Operation ausgeführt, indem er wie Ritgen von einem über dem Poupartschen Bande angelegten Lateralschnitt unter Abhebung des Peritoneums zur Scheide vordrang und das Kind auf diesem Wege entwickelte. Beide Patientinnen starben, und zwar die eine infolge von Verblutung, die andere an einer septischen Peri-

---

[1]) Küstner, Über Sellheims extraperitonealen zervikalen Kaiserschnitt. Zentralblatt f. Gyn. 1908. Nr. 16. — Über den extraperitonealen Kaiserschnitt, seine Technik und Indikationsstellung. Münchener med. Wochenschr. 1909. Nr. 34. — Für den extraperitonealen Kaiserschnitt. Zentralbl. f. Gyn. 1911. Nr. 27. — Über den extraperitonealen Kaiserschnitt. Münch. med. Wochenschr. 1912. Nr. 43. — Der abdominale Kaiserschnitt. Deutsche Frauenheilkunde, II. Band, 1915. J. F. Bergmann.

[2]) Latzko, Wiener klin. Wochenschr. 1908. Nr. 20 u. 28. — Verhandl. d. deutsch. Naturforscher-Gesellsch. Köln 1908. — Über den extraperitonealen Kaiserschnitt. Zentralblatt f. Gyn. 1909. Nr. 8.

[3]) Döderlein, Über den extraperitonealen Kaiserschnitt. Zentralbl. f. Gyn. 1909. Nr. 4.

[4]) Jörg, Systematisches Handbuch der Geburtshilfe. Leipzig 1807.

[5]) Ritgen, Geschichte eines mit ungünstigem Erfolg verrichteten Bauchscheidenschnittes und Folgerungen daraus. Heidelberger klin. Annalen. 1825. I. Bd. 2, H. S. 203.

[6]) Baudelocque neveu, Nouveau moyen pour délivrer les femmes contrefaites à terme et en travail, substitué à l'opération Césarienne. Revue méd. francaise et étrangère. Tome troisième. Paris 1824. S. 154.

tonitis. Diese Mißerfolge veranlaßten ihn, wieder den intraperitonealen Kaiserschnitt auszuführen, und er wandte sich später im Jahre 1844 ausführlich gegen weitere Versuche der „Gastroelytrotomie". Ebenso ungünstig verlief eine von Francesco Cianflone ausgeführte Operation mit gewissen Abänderungen des Baudelocqueschen Vorschlages, mit dem dann das Schicksal dieser extraperitonealen Kaiserschnittversuche vorläufig abgeschlossen war.

Erst 1870 haben dann Theodor Gaillard Thomas[1]) und Skene in Amerika die Jörgsche Operation in 5 Fällen durchgeführt und dabei 3 mal die Mütter erhalten und 4 lebende Kinder erzielt. Gillette, Taylor, Hime, Edis, Duncan und Jewett haben dann weitere Fälle veröffentlicht. Von 14 solchen Operationen[2]) sind 7 erfolgreiche bekannt geworden, ein Resultat, das angesichts der damaligen Verhältnisse keineswegs abschreckend genannt werden kann, und es ist zu verwundern, daß diese „Gastroelytrotomie" ganz aus dem Gedächtnis geschwunden war. Saenger erwähnt sie in seiner Kaiserschnitt-Monographie und glaubt, daß die Operation deshalb in Europa keine Verbreitung gefunden habe, weil sie einen vollen Ersatz für den klassischen Kaiserschnitt nicht zu bieten vermocht, „da sie in vielen Fällen auf unüberwindliche Schwierigkeiten stoßen wird, z. B. bei Geschwülsten, welche die Scheide aufgebraucht haben". Dann sei sie unter anderen Umständen zu gefährlich für die Nachbarorgane (Blase, Ureteren, große Gefäße); endlich habe die Entbindungsweise selbst etwas von einem Accouchement forcé an sich, sofern es leicht zu tieferen Vaginal- und Zerviko-Uterinrissen kommen und auch das Kind nicht immer mit derjenigen Schonung entwickelt werden kann, die für Erhaltung seines Lebens geboten ist. Für ein besonders starkes Kind kann überhaupt der Bauchscheidenschnitt nicht groß genug angelegt werden, um alle diese Gefahren zu vermeiden.

Ausführung der Kaiserschnittoperationen.

Dank der überaus regen Zusammenarbeit erfahrener Operateure stehen uns heute ganz im Gegensatz zu den früheren Zeiten zur Ausführung des Kaiserschnittes zahlreiche Verfahren zur Verfügung, unter denen die Wahl nicht ganz leicht wird; denn jede dieser Operationsweisen hat ihre Verteidiger und auch ihre besonderen Vorzüge. Auch hier betrachte ich es als meine Aufgabe, eine bestimmte Stellung einzunehmen, die dahin geht, daß ich dem extraperitonealen Vorgehen vor allen anderen den Vorzug gebe und nur unter bestimmten, näher zu kennzeichnenden Voraussetzungen andere Operationsweisen wähle.

Die meisten gegenwärtigen Operateure bevorzugen dagegen das intraperitoneale Vorgehen als das technisch einfachere Verfahren, alle sind sich aber einig darin, daß die Verlegung des Uterusschnittes in den untersten, also zervikalen Teil des Uterus, das wichtigste an der neuen Methode ist, so daß der Korpusschnitt so gut wie ganz verlassen ist. Vielleicht nur mehr bei Placenta praevia berechtigt ist.

---

[1]) Americ. journ. of obstetr. 1870. 1878. S. 225. 1879. S. 125 und Med. rec. 1892. Mai.

[2]) Duncan, Mc kim, The present status of Laparo-Elytrotomie with report of a successful case. The New York med. journ. 1887. Nr. 24.

Anmerkung: Ausführlich ist die Geschichte des extraperitonealen Kaiserschnittes in der vortrefflichen Dissertation meines Schülers Nürnberger, München 1909, behandelt. Derselbe auch Zentralbl. f. Gyn. 1909. S. 899. Die neuere Entwicklung ist in den Sammelreferaten von Holzapfel, Zeitschr. f. Geb. u. Gyn. Bd. LXIII, S. 382 und Heimann, ebenda Bd. LXVIII, S. 553 dargelegt.

1. Der extraperitoneale Kaiserschnitt.

Mit Bumm, Küstner, Latzko halte ich das extraperitoneale Operieren für alle Fälle, nicht etwa bloß die infizierten oder infektionsverdächtigen, günstiger als das intraperitoneale.

Die Operation wird von mir jetzt folgendermaßen ausgeführt:

In steiler Beckenhochlagerung wird die Bauchwand von der Symphyse bis etwa handbreit unter den Nabel bis auf das präperitoneale Fett durchschnitten, wobei man die einzelnen Schichten sehr vorsichtig trennen muß, da bei der manchmal außerordentlich starken Verdünnung der vorderen Bauchwand infolge der Schwangerschaftsdehnung und weitgehender Diastase der Musculi recti anderenfalls die Peritonealhöhle beim ersten Schnitt miteröffnet werden könnte.

Ich ziehe jetzt den Längsschnitt nach mehrfachen Versuchen allen anderen Schnittrichtungen vor. Von dem von Dührssen vorgeschlagenen und anfänglich von mir bevorzugten Inguinalschnitt wie auch vom Pfannenstielschen Querschnitt bin ich wieder abgekommen, und zwar deshalb, weil beide eine größere Verwundung zur Freilegung des eigentlichen Operationsgebietes am Uterus erfordern und außerdem in den Fällen, in denen aus irgendeinem Grunde zum intraperitonealen Verfahren übergegangen werden muß, zum Inguinalschnitt noch ein Längsschnitt gesetzt werden muß. Franks Querschnitt durch die ganze Dicke der Bauchwand habe ich niemals anzuwenden für nötig befunden. Ich halte die Durchschneidung der geraden Bauchmuskeln bei dem starken Retraktionsbestreben für eine größere Verletzung als den Längsschnitt. Frank freilich berichtet, daß die Verheilung der queren Wunde ohne Störung vor sich gehe.

Zu beachten ist besonders, daß der Schnitt bis ganz an den oberen Rand der Symphyse geht, da das Freilegen des in den untersten Schnittbereich fallenden Blasengebietes für die Durchführung der Operation von besonderer Bedeutung ist.

Nun erfolgt der schwierigste Teil der Operation durch das Freilegen desjenigen Abschnittes des Uterus, der von Blase, Peritoneum und Bauchwand bedeckt wird. Wenn so vielfach von den der Operation entgegenstehenden Schwierigkeiten gesprochen wird und dies einer der Hauptgründe ist, daß sich diesem extraperitonealen Operationsverfahren so wenige Operateure anschließen, so ist ganz klar, daß es viel leichter ist, nach Eröffnung der Bauchhöhle den ohne weiteres zugänglichen Uterus an irgendeiner Stelle vorn oder hinten aufzuschneiden, während wir hier erst uns die Schnittstelle aus gefährdeten Organen herausholen müssen. Operateure, die mit einer gewissen Überzeugungstreue an die Vorteile des extraperitonealen Operierens glauben und den bestimmten Willen haben, überwinden aber selbstverständlich diese Schwierigkeiten, und sie werden durch die Vorteile, die bei und nach der Operation in jedem Falle in erfreulicher Weise zur Beobachtung gelangen, für die geringe Mühe reichlich belohnt. Ich möchte hier zum Vergleiche auf die Nephrektomie verweisen. Auch hier ist es viel leichter, intraperitoneal die Niere aufzusuchen, auszulösen und abzutragen, als extraperitoneal durch den Lendenschnitt. Niemand wird aber die Vorzüge der letzteren, wenn auch mühevolleren und schwierigeren Methode verkennen, die in der größeren Gefahrlosigkeit der Operation und den günstigeren Heilungsaussichten liegen.

Am leichtesten gelingt das Freilegen des Uterus dadurch, daß man mittels trockener Tupfer oder Gaze zunächst die Blase von ihrer seitlichen, ganz lockeren Verbindung mit dem Uterus etwas nach der Mitte zu verschiebt. Ihre seitliche Anheftung ist so locker, daß sie dem leichten Druck folgt, und es genügt die dadurch ermöglichte Raumgewinnung vollständig, so daß die Blase selbst gar nicht gefährdet ist; insbesondere ist es durchaus nicht nötig, mit Schere oder Messer zu arbeiten, was der Blasenwand gefährlich werden könnte. In den

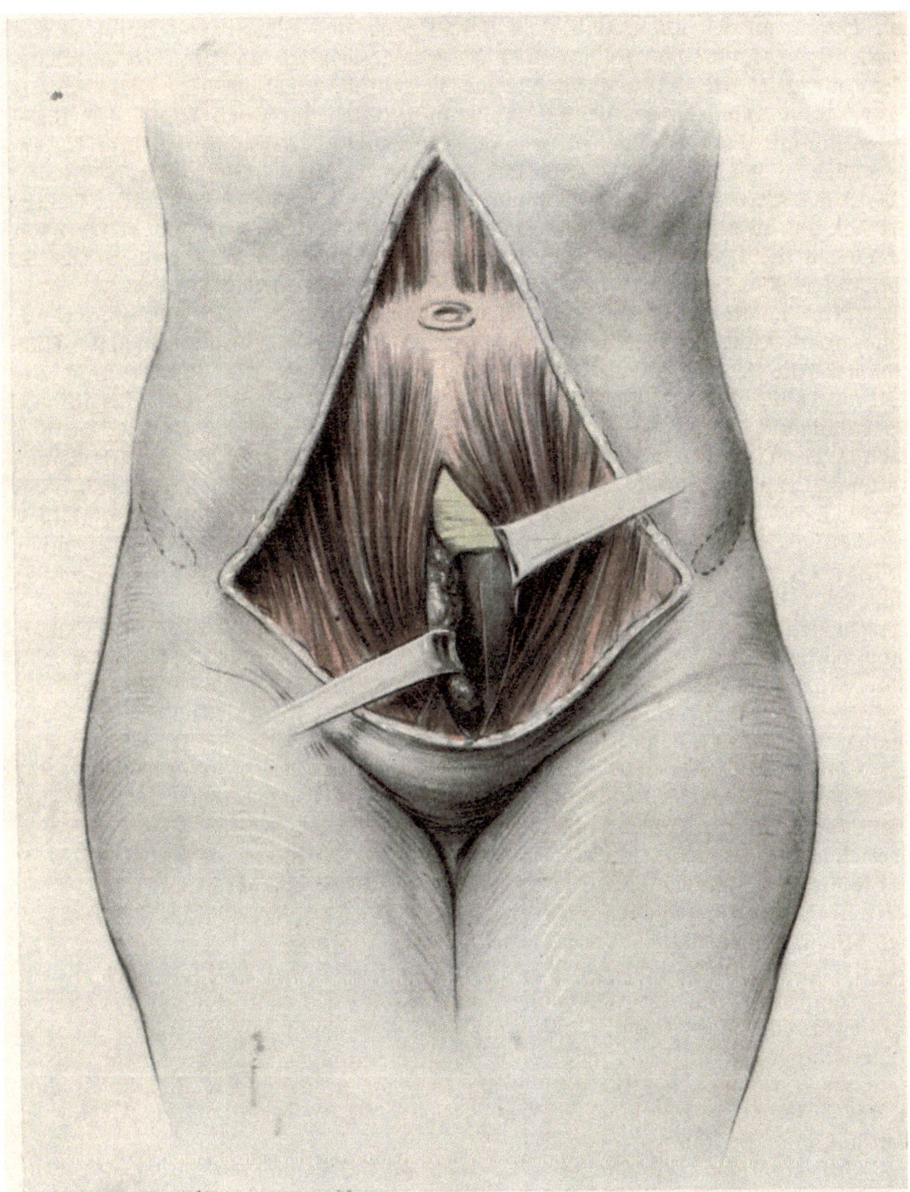

Fig. 115.
Abbildung eines anatomischen Präparates zur Darstellung der Topographie des extraperitonealen Uterusschnittes.

ersten Fällen habe ich mich zur Orientierung über die Blasengrenzen einer Blasenfüllung bedient, eines Verfahrens, das schon Physick angewandt hat und seither vielfach empfohlen wurde und das dem Ungeübten ganz gute

Fingerzeige bei der Operation selbst gibt. Zweckmäßig kann man auch in die
gefüllte Blase ein Kystoskop einführen, so daß man durch die Beleuchtung
die Grenzen der Blase schärfer hervortreten sieht. Wer jedoch in der Topographie dieser Gegend bewandert ist, bedarf dieses Hilfsmittels nicht mehr.
Ich betone ausdrücklich, daß eine Schädigung der Blasenwand durch dieses
vorsichtige Abschieben vollkommen ausgeschlossen ist und daß es durchaus
nicht nötig ist, die Blase etwa bis zur Mittellinie oder gar über diese hinaus
zu verlegen, sondern es genügt vollständig, den lateralen Rand der Blase
gegen die Mitte zu zu schieben, was ohne größere Abtrennung von ihrer Unterlage leicht möglich ist. Die durch das mediane Verlegen der Blase freiwerdende
Fläche des Uterus befindet sich wenig seitlich der Mittellinie, da wo die Gefäßentwicklung in seiner Wand gewöhnlich nicht störend ist, während weiter nach
außen ein die Operation sehr hinderliches Gefäßnetz und auch größere Gefäße
vorhanden sind, weshalb vor dieser Gegend gewarnt werden muß.

Nun kommt das Aufsuchen der Bauchfellfalte, die sich als eine weiß-
liche, quere Linie deutlich von dem rötlichen Bindegewebe unterscheidet. Hier
kommen die Verschiedenheiten der „Überwanderung“ des Peritoneums zur
Geltung, auf die Sellheim unsere Aufmerksamkeit gelenkt hat. Ist infolge
einer längeren Geburtsarbeit die Umschlagsfalte hochgerückt, so tritt sie uns
nach Wegschieben der Blase ohne weiteres entgegen, und es bedarf keiner
weiteren Präparation oder nur eines geringen Verschiebens der Falte nach oben
(Fig. 117 und 118). Das Gegenteil ist in jenen Fällen gegeben, wo diese „Überwanderung“ wegen geringer Geburtsarbeit und des Fehlens eines vorliegenden
Teiles noch gar nicht eingeleitet ist und die Umschlagsfalte tief in der Beckenhöhle sich befindet. Vielleicht handelt es sich hierbei auch um anatomische
Verschiedenheiten bei den einzelnen Individuen. Würde man in diesen Fällen,
ohne vorher die Bauchfellfalte gesehen zu haben, einschneiden, dann würde
man natürlich in jedem Falle die Peritonealhöhle öffnen und das extraperitoneale
Operieren vereiteln. Ich versuche nun, wenn ich die Umschlagsfalte nicht
ohne weiteres zu Gesicht bekomme, nach dem Verdrängen der Blase nach der
Mitte mit dem Tupfer das Gewebe über dem Uterus nach oben zu verschieben,
und man erkennt dann an der Nachgiebigkeit des Bindegewebes oder an der
leichteren Verschieblichkeit der beiden Peritonealblätter, ob man noch im
Bereich der Peritonealhöhle oder unterhalb der Umschlagsfalte arbeitet. Aber
erst wenn man die Umschlagsfalte selbst zu Gesicht bekommt, ist das extraperitoneale Vorgehen gesichert.

Dank der lockeren Verbindung des Peritoneums an dem unteren Abschnitt des Uterus gelingt es, das Peritoneum noch beträchtlich über diesen
Teil stumpf nach oben zu verschieben, so daß jetzt das Schnittgebiet des Uterus
die gewünschte Breite und Länge unterhalb und somit außerhalb der Bauchhöhle erlangen kann. Ich wiederhole hier den obigen Rat nochmals, dabei
nicht zu stark nach der Seite zu gehen, wo die größeren Gefäße, die in den
Uterus ein- und ausmünden, und auch der im Bogen verlaufende Ureter in
Konflikt geraten können.

Mit stumpfen Wundhaken oder dem sehr brauchbaren Bauchspekulum
von Fritsch werden nun die Blase und die Bauchwand etwas fern gehalten,
und es erfolgt die Eröffnung des freigelegten Uterusteiles durch einen Längsschnitt, der dicht unterhalb der Bauchfellfalte beginnt und unten so weit reicht,
als der Uterus freigelegt ist. In der Regel trifft man dann hier direkt die Gegend
des äußeren Muttermundes, der dann nach Entleerung des Uterus von innen
leicht sichtbar ist. Ich kann deshalb den Rat von Dührssen und Solms[1])

---

[1]) Berliner klin. Wochenschr. 1909. S. 194 u. 199.

nicht verstehen, daß man zuerst von der Scheide her die Cervix wie beim vaginalen Kaiserschnitt aufschneiden soll, um dann von oben weiter zu operieren. Man kann von oben her leicht die ganze Cervixwand bis zum Scheidenansatz durchschneiden.

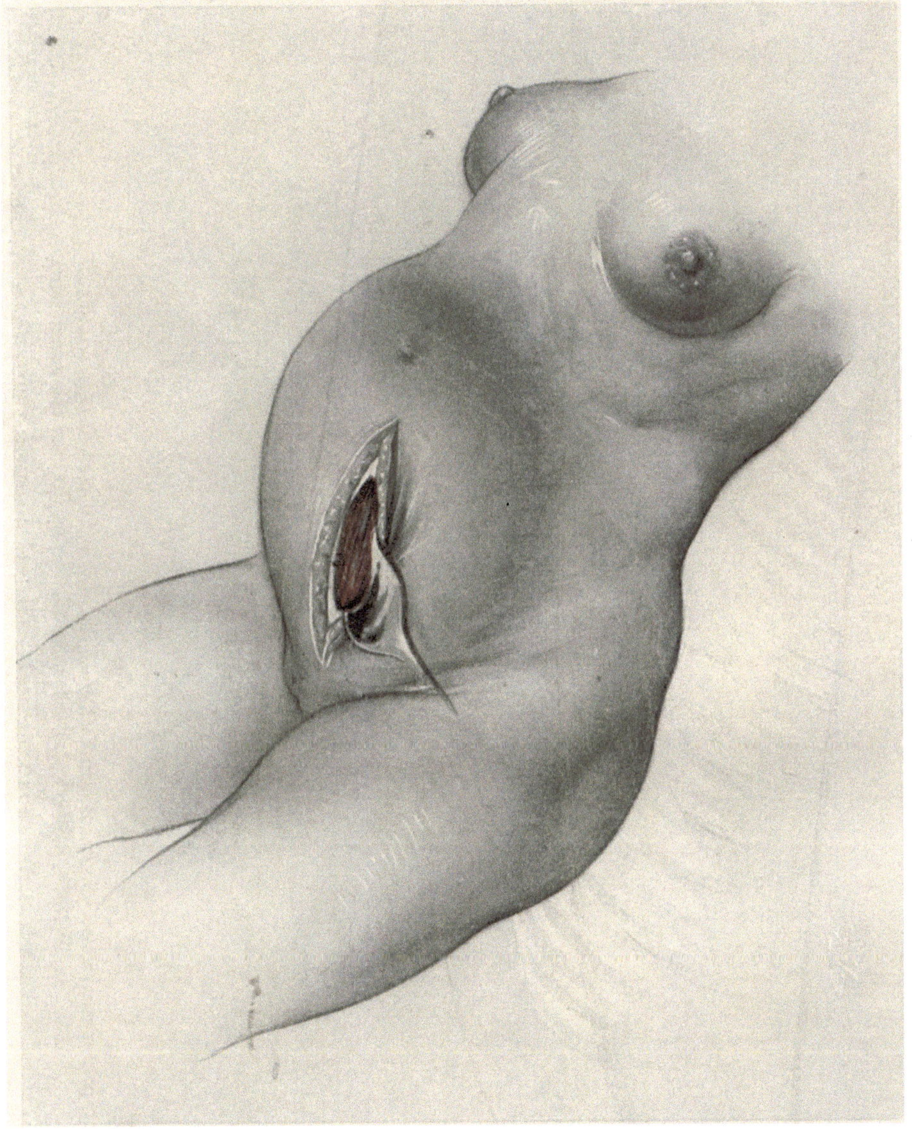

Fig. 116. Extraperitonealer Kaiserschnitt, Anlage des Bauchwandschnittes (Beckenhochlagerung).

Die Größe der Blutung bei Eröffnung des Uterus ist sehr verschieden. Es gibt Fälle, in denen kaum ein Tropfen Blut bis dahin abgegangen, während es in anderen je nach der Gefäßentwicklung, die wohl in erster Linie von der Plazentarinsertion abhängt, recht beträchtlich bluten kann, eine Beobachtung, die bei allen Kaiserschnittverfahren gemacht wird. Ich empfehle, in diesem Augenblicke nichts zur Blutstillung zu tun, die am besten und sichersten nach der Entleerung des Uterus durch die Naht erfolgt. Die beste Bekämpfung der Blutung ist, so rasch wie möglich das Kind herauszubefördern.

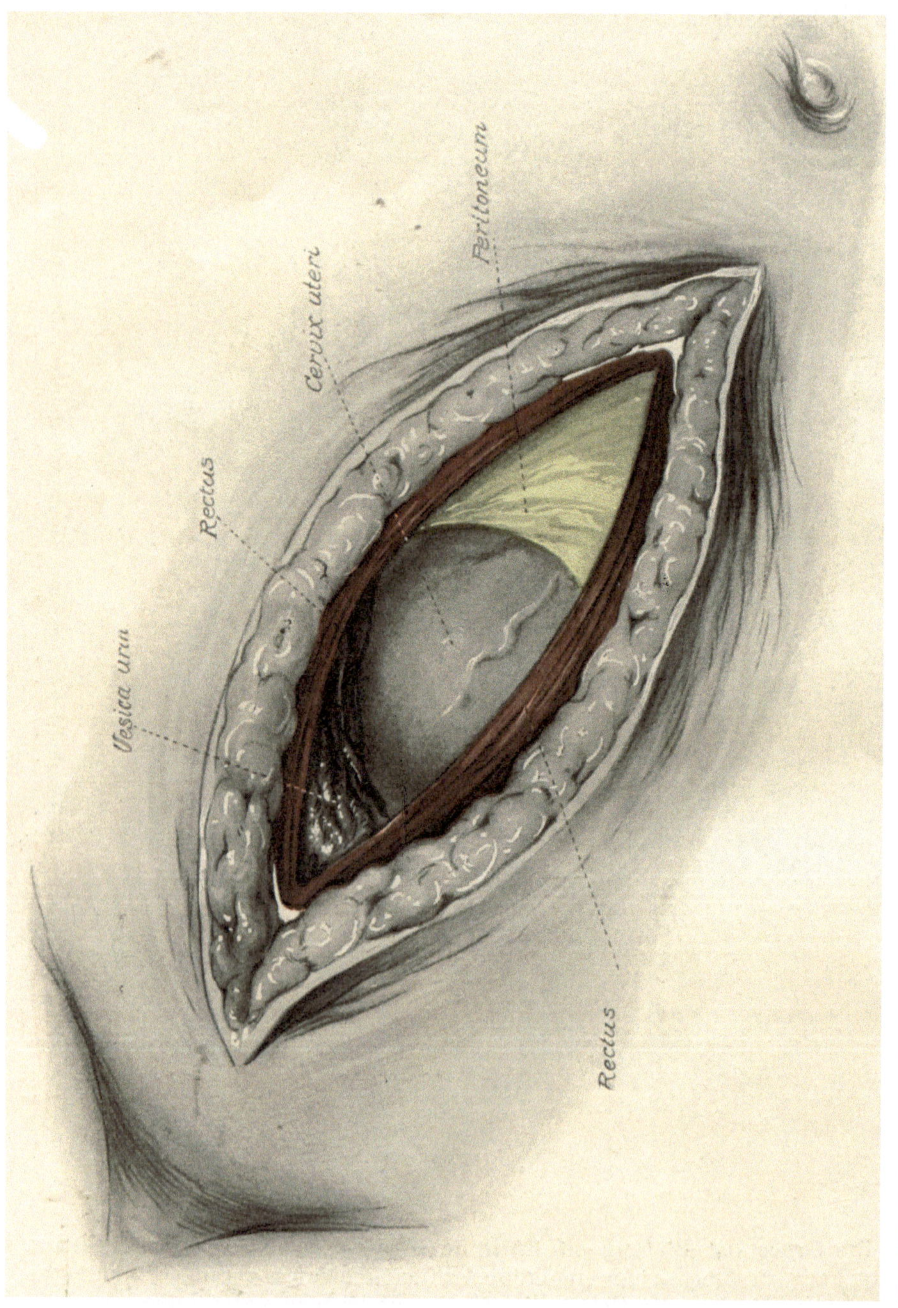

Fig. 117. Extraperitonealer Kaiserschnitt, Beckenhochlagerung, man sieht das zwischen Harnblase und peritonealer Umschlagsfalte freigelegte Stück des Cervix uteri, in das der Schnitt gelegt wird.

Haben wir bis zur Eröffnung des Uterus in steilster Beckenhochlagerung operiert, so senken wir jetzt das Becken, wozu uns der Göbelsche Operationstisch außerordentlich hilfreiche Dienste leistet.

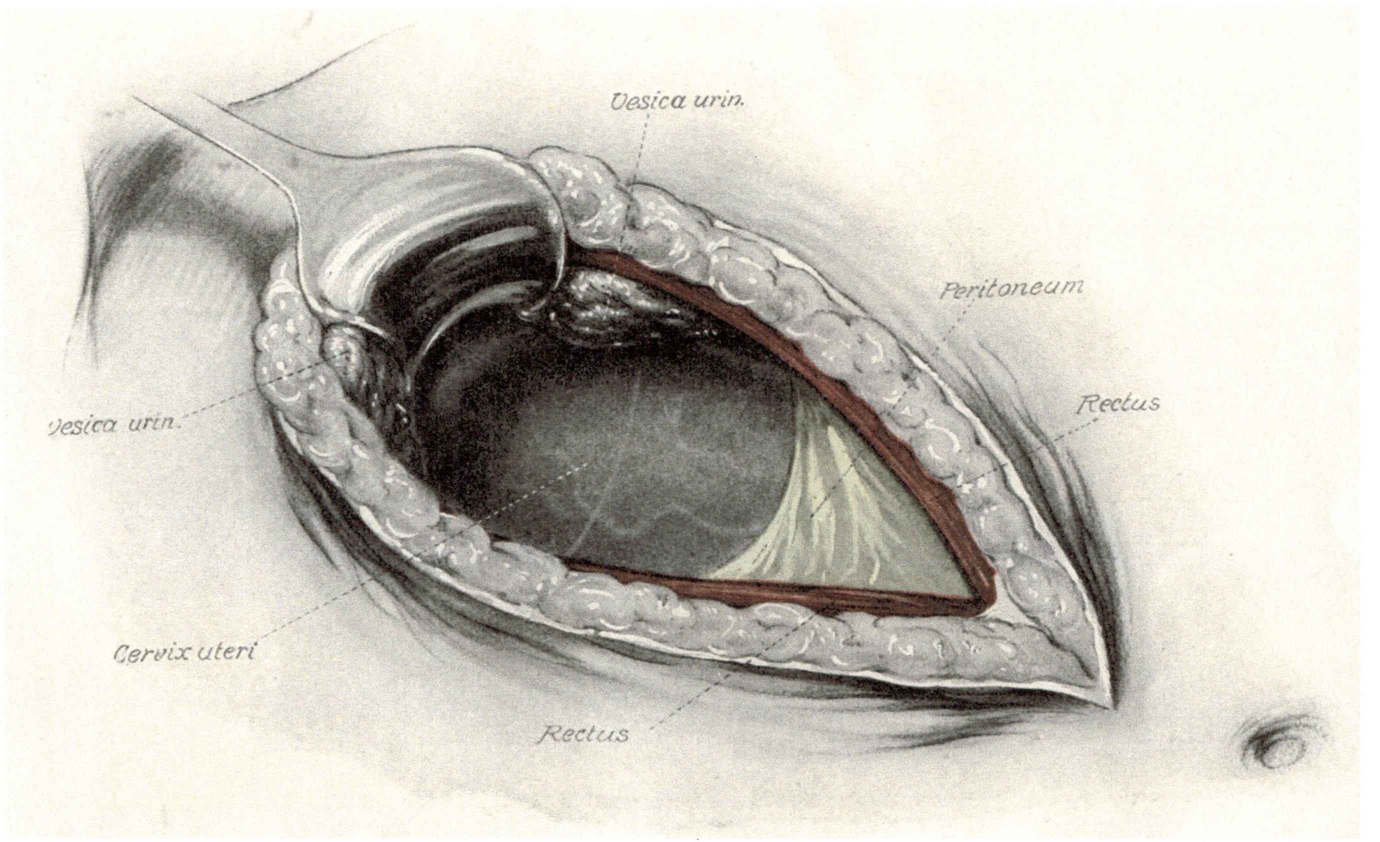

Fig. 118. Extraperitonealer Kaiserschnitt, Beckenhochlagerung, durch Abdrängen der Harnblase mit einem Spekulum wird der Operationsraum freigelegt.

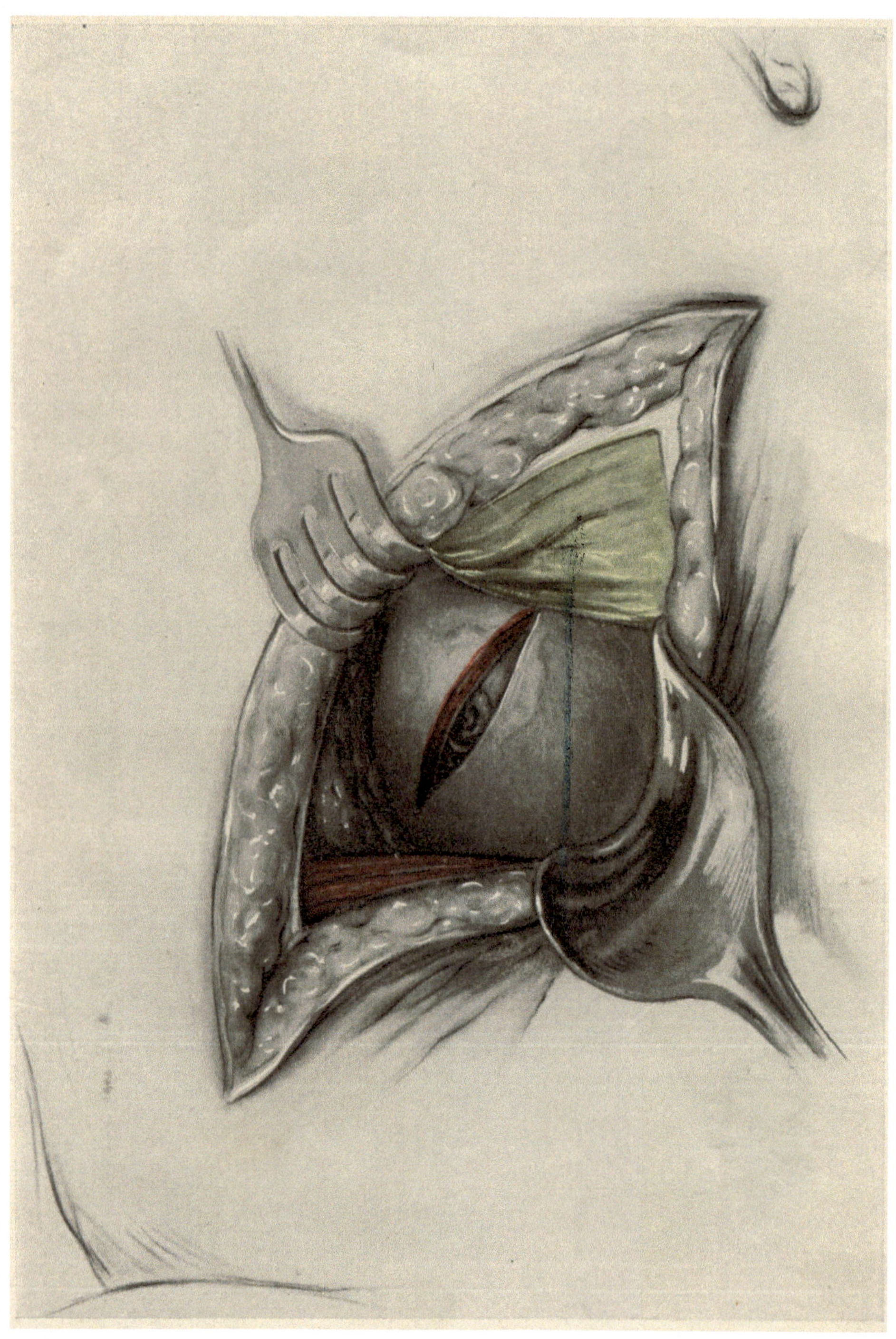

Fig. 119.   Extraperitonealer Kaiserschnitt, Lage des Uterusschnittes (Beckenhochlagerung).

Handelt es sich um Schädellage, wird mit einer gewöhnlichen Kopfzange das Kind extrahiert. Ist das Gesicht zugänglich, dann erscheint es zweckmäßig, den Finger in den Mund einzuführen und die Gesichtslinie genau in die Schnittrichtung einzustellen. Küstner empfahl, mit einer Klemme die Hinter-

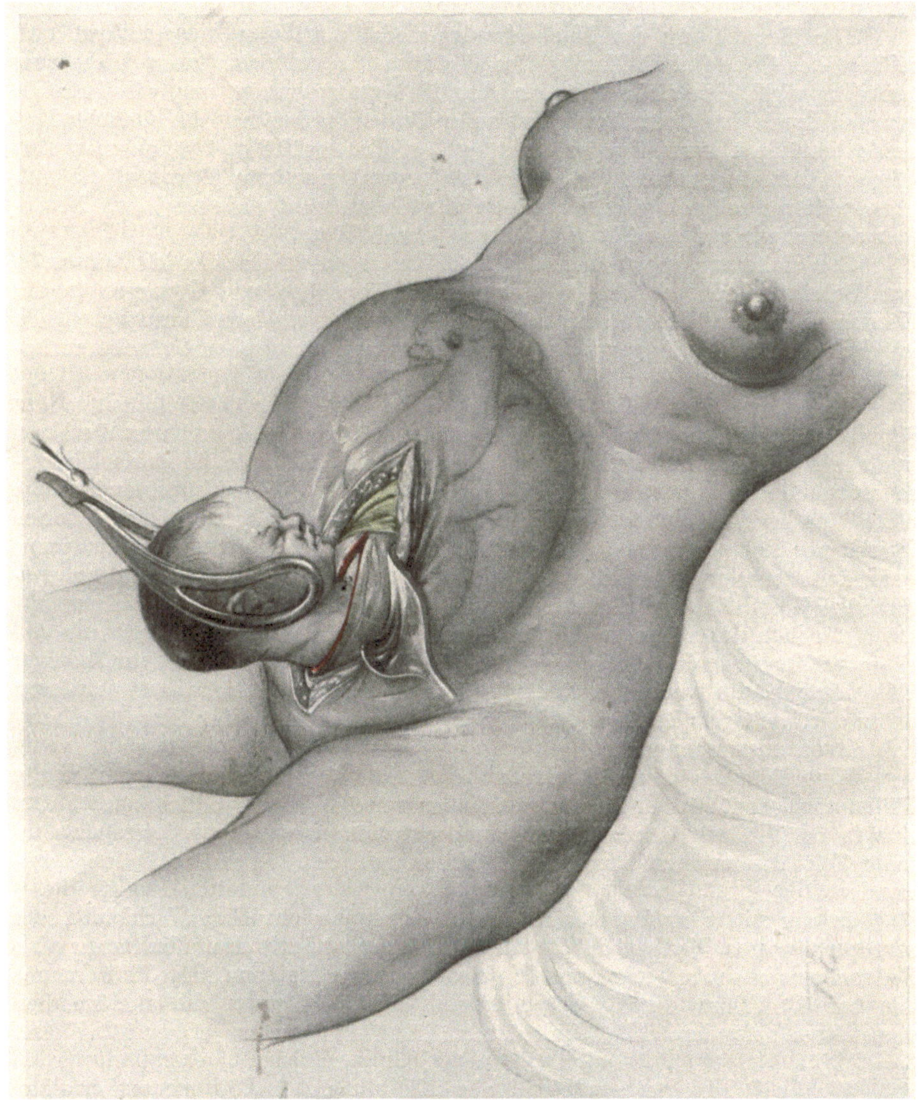

Fig. 120.
Extraperitonealer Kaiserschnitt, Entwicklung des Kindes mit der Zange (Beckentieflagerung).

hauptgegend aufzusuchen und die kleine Fontanelle in die Wundgegend einzustellen, ein Verfahren, das bei der entsprechenden Einstellung des Kopfes zweifellos Vorteile bietet. In einigen Fällen haben wir den Fuß ergriffen und das Kind nach Art der manuellen Extraktion entwickelt. Nun wird der Operationstisch wieder in Beckenhochlagerung umgestellt.

23*

Nach Reinigung des Wundgebietes findet man nun die Uterusschnittränder tief zurückgesunken, so daß sie der Naht nicht leicht zugänglich wären. Sehr erleichtert wird sie aber nun dadurch, daß man jeden Wundrand mit mehreren Klemmen faßt und hochzieht, so daß die Wunde in ihrer ganzen Länge freiliegt und übersehen werden kann.

Die Behandlung der Nachgeburtsperiode kann man so gestalten, daß mittels des Credéschen Handgriffes die Plazenta auf natürlichem Wege ausgestoßen wird. Ich ziehe indessen, um Zeit zu gewinnen, vor, die Plazenta manuell durch das Operationsgebiet zu entfernen, wobei man die einfache Tatsache bestätigen kann, daß es einen großen Unterschied macht, ob man eine Placenta accreta manuell löst oder eine normal inserierte Plazenta, die sich ohne weiteres reinlich und leicht von der Uteruswand abheben läßt. Natürlich achten wir auf sorgfältige Ablösung der Eihäute.

Zur Sicherung gegen atonische Nachblutungen verabreiche ich beiderseits vom Schnitt prophylaktisch je eine Spritze Hypophen und Gynergen in die Uterusmuskulatur. Die von mir früher geübte und empfohlene Uterustamponade ist dadurch überflüssig geworden, was auch aus ökonomischen Gründen zu begrüßen ist.

Die dünne Wand der Cervix, in die ja bei dieser Operationsweise der Schnitt fällt, und die Beweglichkeit der Schnittränder erleichtert nun die Naht in einer Weise, daß all die vielen Erörterungen über die Nahtmethode der Kaiserschnittwunde uns ganz weltfremd geworden sind. Nichts ist einfacher, als diese Wunde durch eine fortlaufende Katgutnaht zu schließen, und der Gedanke irgendeiner komplizierten Naht entfällt ganz von selbst. Über dieser ersten wird dann eine zweite fortlaufende Naht gelegt, die die unvermeidbar entstandene Wundhöhle möglichst zu verkleinern sucht. Man kann dies durch Zusammenziehen des Bindegewebes, namentlich aber auch dadurch, daß man die Blase wieder über das Operationsgebiet herüberlegt, sehr begünstigen, so daß kein toter Raum verbleibt. Zum Schlusse wird die Bauchwandmuskulatur unter gleichzeitigem Mitfassen kleiner Gewebspartien über der Blase und seitlich davon zusammengenäht.

Eine Dränage dieses Bindegewebsraumes haben wir nur in ganz wenig Fällen angewandt; in der Regel verschließen wir die Wunde vollkommen. Sollte sich in der Heilung eine stärkere Wundsekretion einstellen, so kann man zu jeder Zeit den unteren Wundwinkel öffnen und eine sekundäre Dränage anwenden.

In der Literatur findet sich nun als einer der wundesten Punkte dieses extraperitonealen Verfahrens die Gefahr der unabsichtlichen Verletzung des Peritoneums beim Aufsuchen und Empordrängen der Peritonealfalte. Roemer[1]) hat bei 83 Fällen der Literatur 26mal eine Verletzung des Peritoneums verzeichnet gefunden. Die Gesamtmortalität betrug unter diesen 83 Fällen 6 = 7,2%.

Weibel[2]) berichtet aus Wertheims Klinik, daß bei 67 extraperitonealen Kaiserschnitten in 28% unabsichtliche Eröffnung des Peritoneums erfolgte, „ohne daß daraus je ein Schaden erwuchs". 2 Kinder starben bei oder vor der Operation, 2 Mütter erlagen einer Sepsis.

Bumm[3]) ist es unter 116 Fällen der Berliner Klinik 78mal gelungen, extraperitoneal zu operieren, während 22mal das Peritoneum unbeabsichtigt eröffnet wurde.

---

[1]) Zeitschr. f. Geb. u. Gyn. Bd. 68, S. 324.
[2]) Zentralbl. f. Gyn. 1913. Nr. 45, S. 1649.
[3]) Zeitschr. f. Geb. u. Gyn. Bd. 77, H. 1, S. 228.

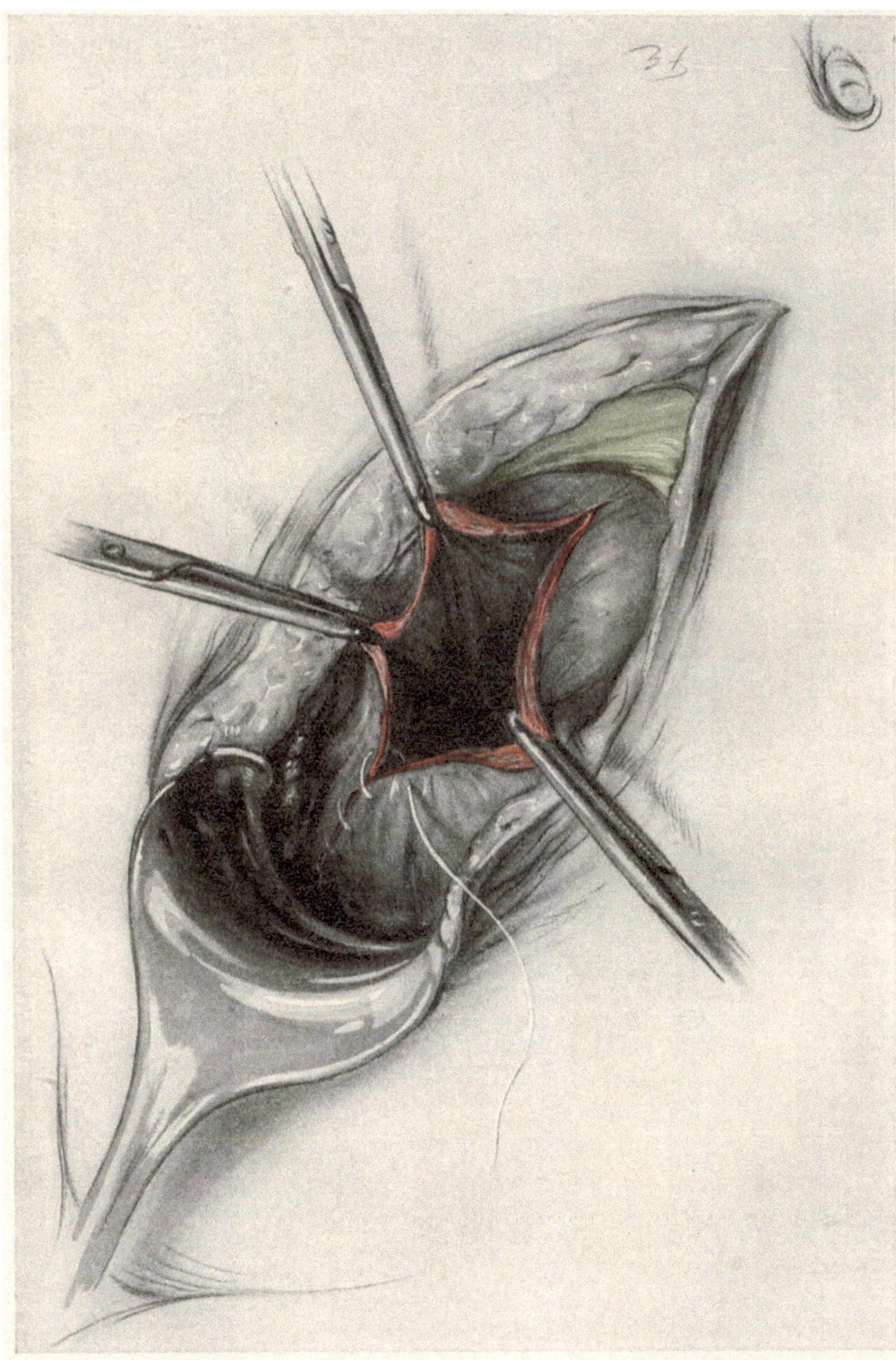

Fig. 121. Extraperitonealer Kaiserschnitt, Hervorziehen der Uteruswunde nach Entfernung des Eies und Nahtbeginn.

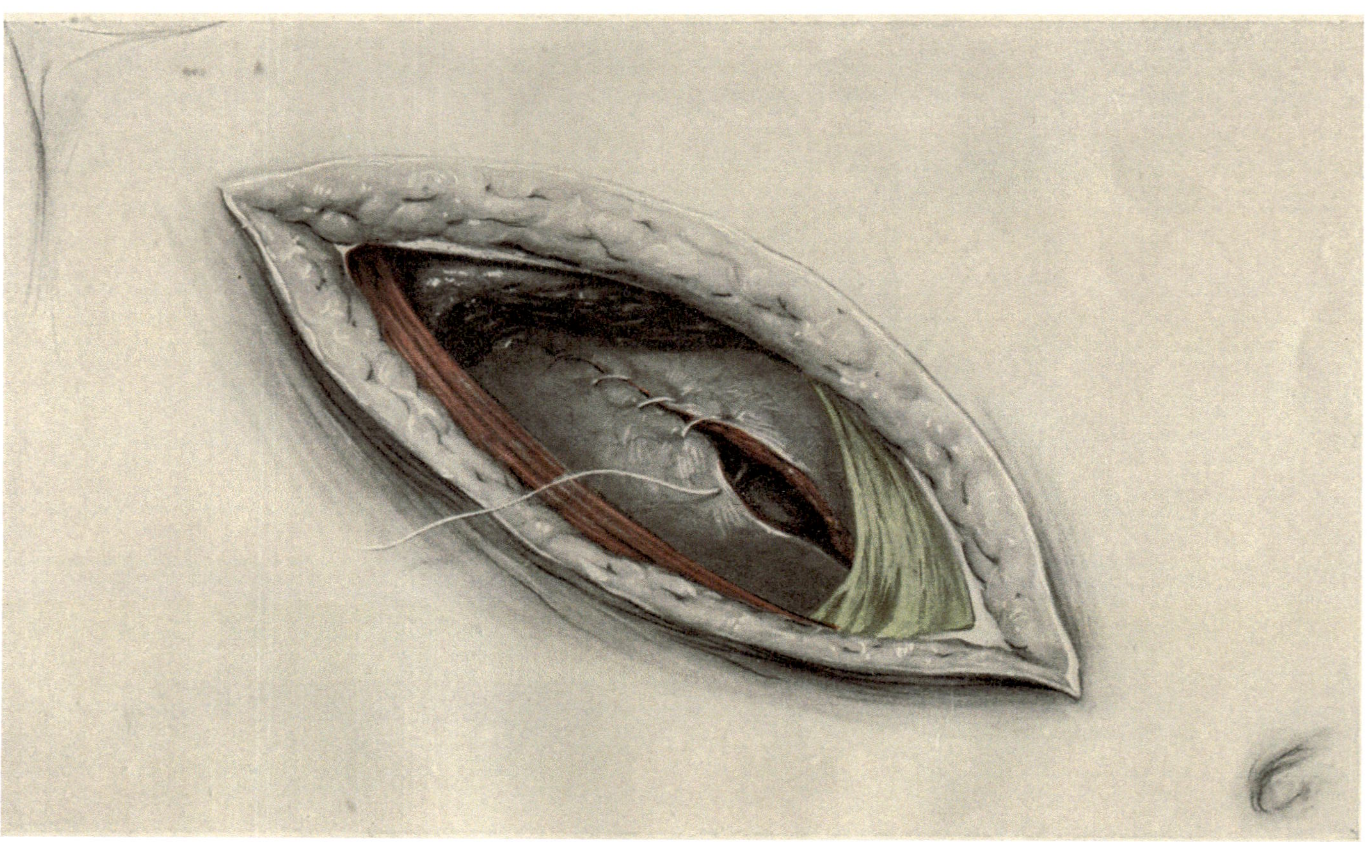

Fig. 122. Extraperitonealer Kaiserschnitt, Vereinigung der Uteruswunde mit fortlaufender Catgutnaht.

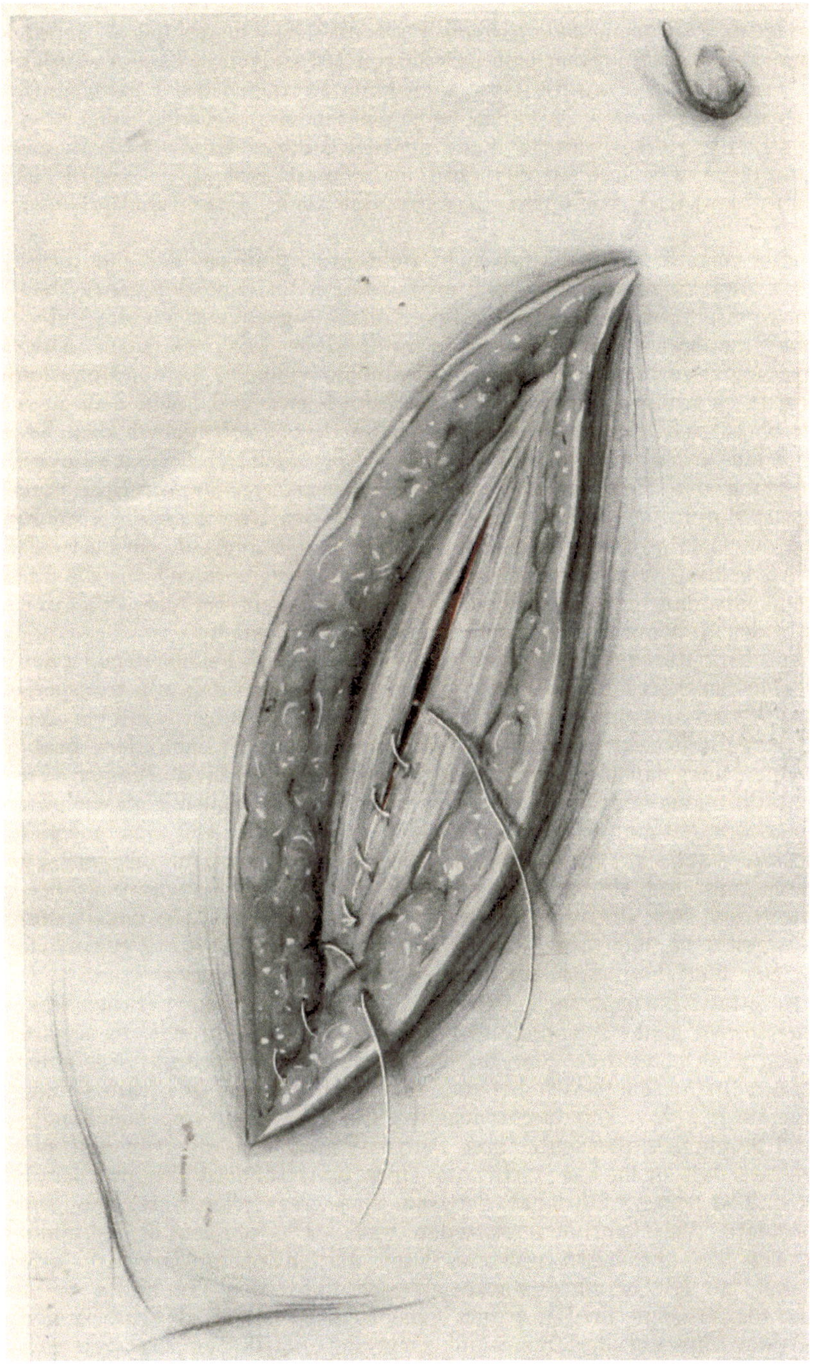

Fig. 123. Extraperitonealer Kaiserschnitt, Naht der Bauchwand.

Baum[1]) berichtet über 225 Fälle. In seiner zweiten Serie von 125 Operationen starben 7 Frauen, davon 5 an Peritonitis. Er berechnet 4% Mortalität, genau soviel wie in seiner ersten Serie von 100 Fällen. 2 Kinder wurden totgeboren. In 59,5% gelang die Operation ohne Einreißen des Peritoneums, von dem es übrigens in den 54 Fällen keinen besonderen Schaden sah.

Martius[2]) veröffentlichte 40 Fälle aus der Bonner Klinik v. Franqués mit 3 Todesfällen; 27 mal blieb das Peritoneum unverletzt, 13 mal wurde es eröffnet. Engelmann[3]) vollführte 27 extraperitoneale Kaiserschnitte ohne Todesfall.

Ich halte es nun ganz und gar nicht richtig, zu glauben, daß mit dieser meist kleinen und kurzdauernden Eröffnung des Peritoneums der ganze Operationsplan vereitelt sei und daß dies ein vollständiges Versagen des extraperitonealen Operierens bedeute. Man vergißt dabei, daß es doch einen großen Unterschied ausmacht, ob die Peritonealhöhle wie beim intraperitonealen Operieren in der gewöhnlichen Weise breit eröffnet wird und lange Zeit offen bleibt oder ob es sich um ein kleines Loch handelt, das sofort nach dem Erkennen durch eine einzige Naht geschlossen wird. Aber auch selbst wenn während der Entwicklung des Kindes die Bauchfellfalte wegen zu starker Spannung einreißt, so ist durch das starke Aneinanderpressen des Uterus an die vordere Bauchwand die Gefahr des Einfließens von Flüssigkeit ungleich geringer, als wenn dies bei geöffneter Bauchhöhle geschieht. Im übrigen haben wir die Erfahrung gemacht, daß mit zunehmender Geschicklichkeit bei der Operation diese Gefahr der Nebenverletzung mehr und mehr schwindet.

Bumm berichtet des weiteren, daß unter den 116 Fällen 16 mal nach einem vergeblichen Versuch, die Bauchfellfalte zu finden, „bewußt transperitoneal operiert" werden mußte. Die gleiche Erfahrung haben wir gemacht. Unter 145 extraperitoneal begonnenen Fällen wurden 137 nach dem beabsichtigten Operationsplan durchgeführt, während 8 mal wegen Blutungen oder wegen Nichtauffindens der Peritonealfalte zum intraperitonealen Kaiserschnitt übergegangen werden mußte. Auch diese Fälle sind jetzt mit zunehmender Erfahrung immer seltener geworden. Sie werden aber trotzdem nie ganz zu umgehen sein und deshalb bin ich zum Längsschnitt der Bauchwand übergegangen, mit dem jederzeit und ohne weitere Verletzung die Möglichkeit zum intraperitonealen Operieren gegeben ist. Daraus einen Gegengrund gegen das extraperitoneale Verfahren abzuleiten, halte ich nicht für richtig.

Die Resultate Bumms gehen dahin, daß von den 116 Operierten insgesamt 6 gestorben sind. 2 Todesfälle kommen nicht in Betracht, da sie im eklamptischen Koma eintraten, die übrigen 4 starben an Peritonitis. Nur einer dieser 4 Todesfälle ereignete sich bei rein extraperitonealem Operieren. Nach 10 Tage fieberfreiem Wochenbett entwickelte sich, ausgehend von einer Endometritis und Salpingitis purulenta, eine Peritonitis, so daß die Annahme gerechtfertigt ist, daß auch hier nicht die Operation, sondern die puerperale Infektion den Tod herbeigeführt hat, der wohl auch eingetreten wäre, wenn die Frau auf andere Weise entbunden worden wäre. Die übrigen 3 Todesfälle ereigneten sich bei transperitoneal operierten Patientinnen. Die Resultate Bumms sind um so bemerkenswerter, als sich unter den 116 Fällen nicht weniger als 46 befinden, in denen das Fruchtwasser länger als 12 Stunden abgegangen war und vor der Operation schon fieberhafte Temperaturen vorhanden waren.

---

[1]) Zeitschr. f. Geb. u. Gyn. Bd. 82.
[2]) Ebenda Bd. 83.
[3]) Löne, Zentralbl. f. Gyn. 1919, 25.

Stoeckel[1]) berichtet über 26 extraperitoneale Kaiserschnitte, von denen 1 tödlich ausging. Er gibt hier der Lumbalanästhesie die Schuld am Tode. Alle Kinder kamen lebend, eines starb nach 2 Tagen an Lebensschwäche. 3 mal wurde die Peritonealfalte eröffnet, 2 mal die Blase verletzt. Unter 22 intraperitonealen, zervikalen Kaiserschnitten verlor er keine Frau und kein Kind.

In der Münchener Klinik wurden vom 30. November 1908 bis 11. Mai 1923 von mir und meinen Assistenten 404 extraperitoneale Kaiserschnitte ausgeführt. Die Indikation war 372 mal enges Becken, 12 mal Eklampsie, 4 mal verschleppte Querlage, 8 mal Pl. praev., 1 Portio Ca, 2 Weichteilstenosen, 4 hochgradiges Ödem bei Nephritis, 1 schweres Vitum cordis. Im ganzen starben davon 29 Mütter und 32 Kinder. Von den wegen engen Becken operierten Frauen starben 21 = 5,9%, von den Eklamptischen 7, und außerdem ging die an Nephritis leidende an deren Folgen zugrunde.

Am wichtigsten sind die an Verblutung zugrunde gegangenen, da daraus der Operation leicht ein Vorwurf abgeleitet werden kann, während wir aus ihnen die Lehre gezogen haben, welche Fälle deshalb nicht extraperitoneal operiert werden dürfen. Es sind dies diejenigen, in denen nach dem Wegschieben der Blase derjenige Bereich des Uterus, der aufgeschnitten werden soll, von zahlreichen dickgeschwollenen Gefäßen durchzogen ist. Wie an den äußeren Genitalien, so gibt es auch hier Varikositäten, die ein ganzes Geflecht von größeren Venen darstellen, in das einzuschneiden bei der starken Stauung des graviden Uterus nicht ratsam erscheint. Handelt es sich nur um ein oder zwei Gefäße, wie wir es manchmal erlebt haben, dann wird man sie zwischen zwei Klemmen durchschneiden und unterbinden. Im anderen Falle aber empfiehlt es sich, die Peritonealhöhle zu öffnen und ein anderes Kaiserschnittverfahren zu wählen. Diese Fälle sind sehr selten und beeinträchtigen deshalb den numerischen Wert des extraperitonealen Kaiserschnittes so gut wie gar nicht.

Die septischen Todesfälle können uns nicht von der Vertretung des extraperitonealen Kaiserschnittes abhalten; denn hier ist zu bedenken, daß ich bei der Indikationsstellung zum Kaiserschnitt keinerlei Rücksicht auf die Antezedentien in der Geburtsgeschichte genommen habe. Fast alle Kreißenden sind uns nach längerer fruchtloser Wehentätigkeit und viele nach vergeblichen Entbindungsversuchen in die Anstalt eingeliefert worden, wie überhaupt das Geburtsmaterial der Münchener Frauenklinik hauptsächlich von auswärts eingelieferte Kreißende in sich schließt. Welche Unterschiede in dieser Beziehung bestehen, ergibt sich mir aus dem Vergleich des Tübinger und des Münchener Materials. In Tübingen verweilten die meisten Schwangeren vorher kürzere oder längere Zeit in der Anstalt, ein Umstand, der bei den Kaiserschnittsresultaten von großer Bedeutung ist. Nur ausnahmsweise wurden Kreißende von außen eingeliefert, die vorherigen, unkontrollierbaren Infektionsfaktoren spielen dort eine geringere Rolle. Von 30 von mir dort ausgeführten intraperitonealen Kaiserschnitten verlor ich deshalb nur einen einzigen. In München dagegen ist das Verhältnis der Zugänge umgekehrt, dementsprechend mit einer relativ großen, äußeren Infektionsgefahr zu rechnen.

Die Ungunst unseres Materials wird auch durch bakteriologische Untersuchungen erwiesen. In 110 Fällen habe ich bei der Operation selbst Material auf Nährböden übertragen, wenn die Blase noch stand, war der Uterusinhalt steril, wie dies ja zu erwarten war. Die Untersuchung dieser Fälle sollte eine Kontrolle geben für diejenigen, in denen die Blase kürzere oder längere Zeit vorher gesprungen war. In 30 Fällen, also in 27,2%, fand sich die Uterus-

---

[1]) Arch. f. Gyn. Bd. 109.

höhle bereits spaltpilzhaltig; 18 mal wurden Streptokokken oder Staphylokokken gefunden. Zwei dieser Fälle gingen an Sepsis zugrunde. 16 mal kam es zu Wundeiterungen, während 14 ungestörte Heilung aufwiesen.

Bondy[1]) hat in der Küstnerschen Klinik ebenfalls solche bakteriologischen Untersuchungen bei 25 Kaiserschnitten ausgeführt. Bei 7 klinisch „reinen“ Fällen fand er niemals Keime im Fruchtwasser, während unter 13 „unreinen“ Fällen 7 mal sich solche im Ei nachweisen ließen, und zwar bemerkenswerterweise auch bei solchen, die nicht fieberten. Alle Operierten genasen, eine fiebernd eingelieferte Kranke starb nach 2 Monaten an Lungenphthise.

Die allgemeine Anschauung geht nun allerdings dahin, daß das Peritoneum Infektionen gegenüber weniger empfindlich sich verhält als das Bindegewebe, und es wird dabei immer auf die Erfahrungen hingewiesen, die man gelegentlich bei Pyosalpinxoperationen macht, daß bei Eiteraustritt bei der Operation das Peritoneum dank seiner Abwehrkraft die Bakterien zu verdauen vermag, was aus dem Fernbleiben der Peritonitis geschlossen wird, während die Bauchwunde in solchen Fällen vereitert, ein Zeichen, daß das Bindegewebe weniger leicht mit solchen Spaltpilzen fertig wird. Mir scheint die daraus gezogene Schlußfolgerung nur teilweise zutreffend. Es ist doch zu bedenken, daß in der Keimart und in der Keimvirulenz zwischen den bei Kaiserschnitt in Betracht kommenden Infektionen gegenüber denjenigen bei der Pyosalpinxoperation große Unterschiede bestehen, da es sich im letzteren Falle meistens um verhältnismäßig harmlose, dem Körper angepaßte oder sogar schon abgestorbene Keime handelt, während beim Kaiserschnitt kurz vorher eingewanderte Fremdkeime eine Rolle spielen. Aber selbst zugegeben, daß es Fälle gibt, in denen das Peritoneum sich besser zu wehren vermag als das Bindegewebe, so ist andererseits zu bedenken, daß bei der entsprechenden Giftigkeit der Keime, der gegenüber dann die Abwehrkraft des Peritoneums versagt, bei dessen Infektion eine tödliche Peritonitis die Folge ist, wie dies eben bezeichnenderweise in den früheren Zeiten beim Kaiserschnitt so sehr zu fürchten war. Gelangen aber solche gefährliche Keime in Bindegewebswunden, dann ist die Folge eine Vereiterung der Wunde, die leicht nach außen aufbricht oder geöffnet werden kann. Die Lebensgefahr ist dabei zweifellos eine geringere als die der Infektion der Bauchhöhle unter solchen Verhältnissen. Einen Beleg dafür geben die von Baisch[2]) in meiner Klinik ausgeführten Untersuchungen, der die größere Gefährlichkeit peritonealer Infektion gegenüber der extraperitonealen einwandfrei experimentell bewies.

Den gleichen Standpunkt nimmt auf Grund klinischer Erfahrungen Kneise[3]) ein, der mit Recht auf die Analogie der Nierenoperationen hinweist, bei denen man sich längst darüber einig ist, daß die retroperitonealen Verfahren den intraperitonealen überlegen sind.

Unter unseren 404 durch extraperitonealen Kaiserschnitt zur Welt beförderten Kindern kamen tot und starben im Wochenbett im ganzen 28 = 6,9%, darunter befanden sich 3 Frühgeburten bei Pl. praev. im Gewicht von 1400, 1750 und 2500 g, 1 Anenzephalus, 1 Hydrops foetalis universalis, 1 Hydrozephalus mit Spina bifida, 1 mit Thymushyperplasie; nach Abzug dieser 7 nicht an den Geburtsfolgen zugrunde gegangenen verbleiben 21 tote Kinder, also eine Kindermortalität von 5,1%.

---

[1]) Verhandl. d. VI. internat. Kongr. f. Geb. u. Gyn. Berlin 1912. S. 433.

[2]) Experimentelles zur intra- und extraperitonealen Infektion. Archiv f. Gyn. Bd. 98, S. 53.

[3]) Verhandl. d. Deutsch. Gesellsch. f. Gyn. Straßburg 1909. S. 571.

Küstner[1]) hat unter 183 extraperitonealen Kaiserschnitten nur 2 Mütter an genitaler Infektion verloren, außerdem eine an den Folgen der Narkose, die zweite an Tetanie, im ganzen also 4. Küstners Resultate sind um so bemerkenswerter, als er keinerlei Auswahl bei der Indikationsstellung trifft, die auf Ausschluß „unreiner" Fälle hinzielt. Von 103 Operierten erklärt er 53 in dem Zeitpunkt der Operation bereits für infiziert oder infektionsverdächtig. Es waren darunter auch solche, die fieberten und bei denen das Fruchtwasser infiziert war und stank.

Von den Kindern konnten 7 asphyktisch geborene nicht wiederbelebt werden. 1 mal handelte es sich dabei um eine Eklampsie, beim 2. erwies die Sektion meningeale Blutungen. Bei einem weiteren am 4. Lebenstage zugrunde gegangenen Kinde stellte die Sektion Ekchymosen an Perikard und Pleura fest. Küstner meint, daß kein einziger Kinderverlust dem Kaiserschnitt zuzuschreiben sei; die Todesfälle wären vielmehr darauf zu beziehen, daß es sich um nicht mehr rettungsfähige Kinder gehandelt hätte.

Diese Erfahrungen einzelner Operateure an größerem Material sind um so beachtenswerter, als auch auf diesem Gebiete die Sammelforschung, die die Ergebnisse vieler einzelner Operateure bei einzelnen Operationen oder doch nur bei einer kleineren Anzahl zusammenstellt, kein zutreffendes Bild geben kann.

Es wird von allen Seiten, auch von den Anhängern dieser neuen Operationsmethoden des Kaiserschnittes, hervorgehoben, daß die Technik schwieriger ist als die des klassischen Kaiserschnittes. So ist es ganz selbstverständlich, daß jeder Operateur sich erst einarbeiten muß, wobei wie bei allen Operationsneuerungen unvermeidlicherweise der einzelne Lehrgeld zahlen muß. Dazu kommt, daß eine derartige Statistik bei der Vielheit der jetzt schon zur Verfügung stehenden Methoden des extraperitonealen und auch intraperitonealen, zervikalen Kaiserschnittes ganz verschiedene Operationsweisen einschließt, die zu trennen aus den Veröffentlichungen nicht immer möglich ist. So weist Küstner[2]) mit Recht darauf hin, daß man bei der statistischen Einschätzung der zervikalen Kaiserschnittmethoden die extraperitonealen scharf von den intraperitonealen trennen muß, und er zeigt beispielsweise an den Veröffentlichungen von Nicholson, Morawski, Tweedy, Kouwer, Lange, Jeannin, daß hier vielfach unrichtigerweise intraperitoneale Operationsverfahren als extraperitoneal bezeichnet wurde, was selbstverständlich zu Irrungen Anlaß geben muß. Des weiteren betont Küstner die Verschiedenartigkeit des Materials, insofern die einen Operateure eine strenge Auswahl unter ihren Fällen treffen und nur aseptische Kreißende operieren, während andere in einer Infektion des Genitalkanals keine Kontraindikation erblicken. Es ist oben ausführlich auseinandergesetzt, welchen Einfluß eine derartige elektive Indikationsstellung auf den Machtbereich der Operation überhaupt hat, und es wäre somit ganz falsch, aus den nackten statistischen Ergebnissen ohne weiteres den Wert einer Operationsmethode zu berechnen.

Ich entnehme Küstner[3]) weiterhin folgende statistische Ergebnisse, die unter der einem Sammelreferat zukommenden Einschränkung ihres Wertes wiedergegeben seien.

Czyzewicz sammelte 176 intraperitoneale, tiefe Kaiserschnitte mit 15 Todesfällen = 8,5%. In 55 extraperitonealen Operationen wurde das Peri-

---

1) Zentralbl. f. Gyn. 1914. Nr. 10, S. 361 und Monatsschr. f. Geb. u. Gyn. Bd. 53, und Festschrift Döderlein.
2) Küstner, Der abdominale Kaiserschnitt. Deutsche Frauenheilkunde. 2. Bd. Wiesbaden, Bergmann. 1915. S. 76.
3) a. a. O. Seite 78.

toneum unabsichtlich eröffnet; davon starben $3 = 5,45\%$. Bei 32 anderen wurde absichtlich in das Peritoneum eingeschnitten, um die peritoneale Um-schlagsfalte festzustellen; davon starben $5 = 15,6\%$. Unter 25 extraperitoneal begonnenen, aber intraperitoneal durchgeführten Operationen starb keine, und unter 299 extraperitonealen Kaiserschnitten starben $14 = 4,69\%$. Küstner reinigt diese Statistik insofern, als er die nicht mit der Operation zusammen-hängenden Todesursachen, Eklampsie, Narkosenwirkung, Lysolvergiftung, Pneu-monie usw., abzieht. Er berechnet dann für das intraperitoneale Verfahren eine Mortalität von $6,8\%$, für das rein extraperitoneale eine solche von $3,3\%$ und für das extraperitoneale mit Eröffnung des Peritoneums von $9,3\%$.

Küstner erwähnt weiterhin eine Zusammenstellung von Enea[1]) über 492 Fälle von extraperitonealen Operationen, die eine mütterliche Mortalität von $3,44\%$ und eine kindliche von $3,62\%$ ergibt. Er bemerkt dazu jedoch, daß es nicht sicher steht, ob diese Fälle wirklich extraperitoneal oder zum Teil wenigstens intraperitoneal operiert wurden. Taniguchi[2]) hat 449 Fälle extra-peritonealer Operationen der verschiedenen Operateure zusammengestellt und berechnet daraus $7,35\%$ mütterlicher Mortalität, die sich nach Abzug der nicht der Operation zur Last zu legenden auf $3,34\%$ reinigt; die kindliche Mortalität beträgt $5,91\%$.

2. Der intraperitoneale Kaiserschnitt.

Auch der alte klassische Kaiserschnitt hat in neuester Zeit nach ver-schiedener Richtung hin wesentliche Abänderungen erfahren, die ihren Grund in der Verhütung der im Uterusinneren gelegenen Infektionsgefahr haben und eine bessere Versorgung der Uteruswunde mit dem schützenden Peritoneal-dach beabsichtigen.

Die Eröffnung der Bauchhöhle kann durch Längsschnitt, Pfannenstiel-schem Faszienquerschnitt oder nach dem Vorschlag von Frank[3]) mit einem über der Symphyse gelegenen, die ganze Dicke der Bauchwand quer durch-trennenden Schnitt erfolgen. Dieser letztere ist nötig, wenn man nach Franks Vorschlag, dem sich auch Veit[4]) und Sellheim angeschlossen haben, vor der Eröffnung des Uterus das quer durchtrennte Peritoneum parietale mit dem Bauchfellüberzug des Uterus vernäht und das darunter gelegene Operations-gebiet gegen die darüber befindliche und somit abgeschlossene Bauchhöhle ab-trennen will. Veit hat dann nach Schluß der Operation diese nur provisorische Vernähung des Peritoneums wieder gelöst, um damit die früheren anatomischen Verhältnisse wieder herzustellen und zu starke Verwachsungen zu vermeiden. Er versuchte dann das gleiche Prinzip auf den Längsschnitt zu übertragen und heftete das Peritoneum parietale mit dem zu beiden Seiten des Längsschnittes gelösten Peritoneum viscerale mit Klammern provisorisch zusammen, um auch diese Verbindung nachträglich wieder zu lösen. Von ihm und seinen Assistenten wurden in der Hallenser Klinik 40 Fälle so operiert[5]). Er mußte dabei aber die Erfahrung machen, daß 29mal die Abklemmung gelungen war, 11mal dagegen nicht vollständig gehalten hatte; da die Öffnung für den Austritt des Kindes zu klein war, rissen bei der Extraktion des Kindes die Klemmen ab

---

[1]) Enea, Der extraperitoneale Kaiserschnitt. Archiv. di ost. e gin. Bd. 3.

[2]) Taniguchi, Über den extraperitonealen Kaiserschnitt, besonders seine Technik und Indikationsstellung. Inaug.-Diss. München 1913.

[3]) Archiv f. Gyn. Bd. 87, S. 46.

[4]) Monatsschr. f. Geb. u. Gyn. 1907. Bd. 26, S. 10.

[5]) Zentralbl. f. Gyn. 1913. Nr. 20, S. 713.

und in zwei dieser Fälle, die „unrein" waren, trat infolge davon der Tod der Mutter ein. Veit hat deshalb das Verfahren wieder aufgegeben und ist zu der alten klassischen Methode zurückgekehrt, wobei er durch völliges Abdecken der Bauchhöhle hinter dem uneröffnet hervorgewälzten Uterus die Infektion zu vermeiden suchte. Er inzidierte nunmehr den Uterus in Beckenhochlagerung im Fundus, um auch dadurch das Einfließen des Uterusinhaltes zu vermeiden. 40 so operierte Fälle sind genesen.

Im Gegensatz dazu bevorzugt die Mehrzahl der gegenwärtigen Operateure auch beim intraperitonealen Verfahren die Eröffnung des Uterus möglichst tief unten, und zwar durch einen kleinen Schnitt, der entweder quer oder längs die Uteruswand durchtrennt. Es bietet dies den Vorteil, daß die Cervixwand und der anschließende Teil des unteren Uterinsegmentes wesentlich dünnwandiger sind als der obere Teil des Korpus. Damit vergesellschaftet sich auch meist geringerer Blutreichtum. Die Naht dieser Partie ist ungleich einfacher als die der dicken und starren Korpusmuskulatur, und endlich gelingt es leicht, diese Stelle zuverlässig zu peritonisieren, so daß schließlich die Wunde ganz extraperitoneal versenkt ist, was besonders zur Vermeidung peritonealer Verwachsungen von Bedeutung ist. Des weiteren ist hier hervorzuheben, daß die Erfahrung lehrt, daß reine Zervixnarben bei späteren Schwangerschaften so gut wie gar nicht gefährdet sind, während die Korpusnarben nicht selten schon in der Schwangerschaft oder bei Eintritt der Wehen platzen.

Ohne Ablösen der Blase ist es aber bei intraperitonealem Operieren unmöglich, rein zervikal zu operieren, jene immerhin selteneren Fälle ausgenommen, in denen es bei entsprechend langer Wehentätigkeit schon zu sehr starker Ausziehung der Zervix und des unteren Uterinsegmentes unter Hochrücken des Kontraktionsauszuges gekommen ist. Es ist eine Täuschung, wenn Baisch, Franz u. a. meinen, ohne Ablösen der Blase intraperitoneal auch zervikal operieren zu können. Es muß künftighin von den Operateuren noch schärfer als bisher korporealer und zervikaler Kaiserschnitt unterschieden werden. Aus obigen Gründen scheint mir das zervikale Vorgehen, ob extra- oder intraperitoneal, dem korporealen unter allen Umständen überlegen.

Krönig[1]) geht in dem Bestreben zervikalen Operierens so weit, daß er die Blase abschiebt, wodurch er Raum für den Schnitt nach unten zu gewinnt und dann die Blase als Deckmittel für den Schnitt selbst verwenden kann. Ich glaube, daß gerade in dem Umstande der Peritonisierung der Kaiserschnittwunde ein großer Vorteil gegenüber den früheren Methoden gesehen werden muß; denn die Lage des Uterusschnittes im Korpus oder gar im Fundus, wie dies Fritsch empfohlen hat, und von mir auch eine Zeitlang ausgeführt wurde, hat nach meiner Erfahrung den großen Nachteil, daß Darmverklebungen eintreten, die dann leicht zu mechanischem Ileus Anlaß geben können.

Bei der Beschränkung des Schnittes auf den untersten Uterusabschnitt tritt auch hier die Notwendigkeit auf, das Kind mit der Zange zu entwickeln.

Die dünne Wand des Uterus erlaubt dann auch hier eine einfache fortlaufende Katgutnaht, darüber eine seroseröse und wenn möglich die Bedeckung des Schnittes mit der Blase nach Krönig. Er hat 16 Kaiserschnitte nach diesem Verfahren ohne Todesfall durchgeführt.

Franz[2]) berichtet über 130 in den letzten $3\frac{1}{2}$ Jahren ausgeführte transperitoneale Kaiserschnitte. Seine Technik ist im wesentlichen die vorher beschriebene: Eröffnung der Bauchhöhle und des Uterus durch Längsschnitt, nicht in Beckenhochlagerung, sondern in horizontaler Lage, Beschränkung des

---

[1]) Döderlein - Krönig, Operative Gynäkologie. 3. Aufl.
[2]) Zeitschr. f. Geb. u. Gyn. Bd. 77. H. 1. S. 215.

Uterusschnittes auf den untersten Teil ohne Abschiebung der Blase, Entwicklung des Kindes mit der Zange. Ist das Kind geboren, dann wird durch ein in den oberen Uteruswinkel eingesetztes kleines Bauchspekulum der Uterus gegen die Bauchwand angedrückt, um dadurch die Bauchhöhle etwas abzu-

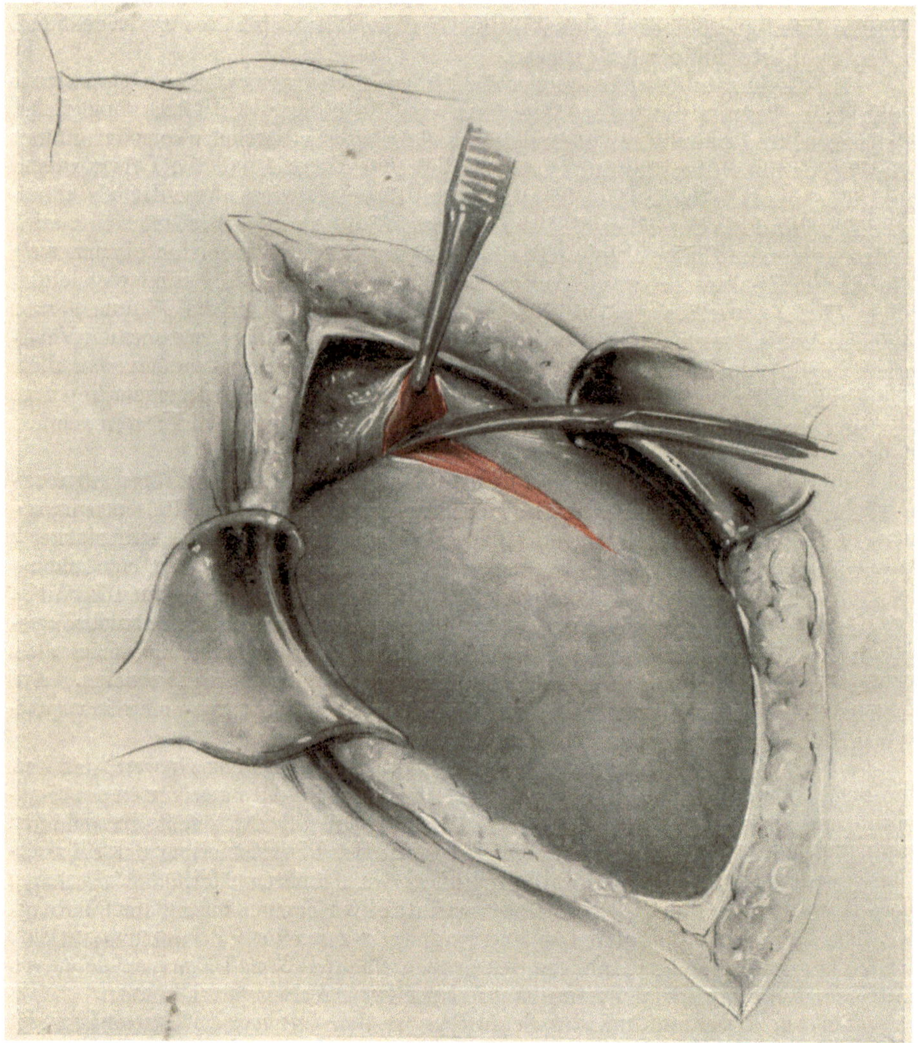

Fig. 124.
Intraperitonealer Kaiserschnitt nach Krönig, Ablösen der Harnblase vom unteren Uterusabschnitt.

schließen und das Einfließen von Blut und Fruchtwasser zu vermeiden. Sorgfältige Naht der Uteruswunde durch fortlaufende Katgutnaht des Muskels in 2facher Schicht und darüber eine fortlaufende seroseröse Naht. — Von den 130 Fällen sind 3 gestorben, und zwar eine Frau an septischer Peritonitis am 10. Tage, die zweite 8 Stunden nach der Operation im Kollaps und die dritte 7 Wochen nach der Operation an einer im Anschluß an einen geplatzten Pyosalpinx aufgetretenen Peritonitis. Wichtig ist, daß Franz hervorhebt, daß er keinerlei Auswahl bei der Indikationsstellung getroffen hat. In 36 Fällen war die Blase 1—20 Stunden, in 8 Fällen 20—30 Stunden und in 10 Fällen 30—72 Stunden vor der Operation gesprungen.

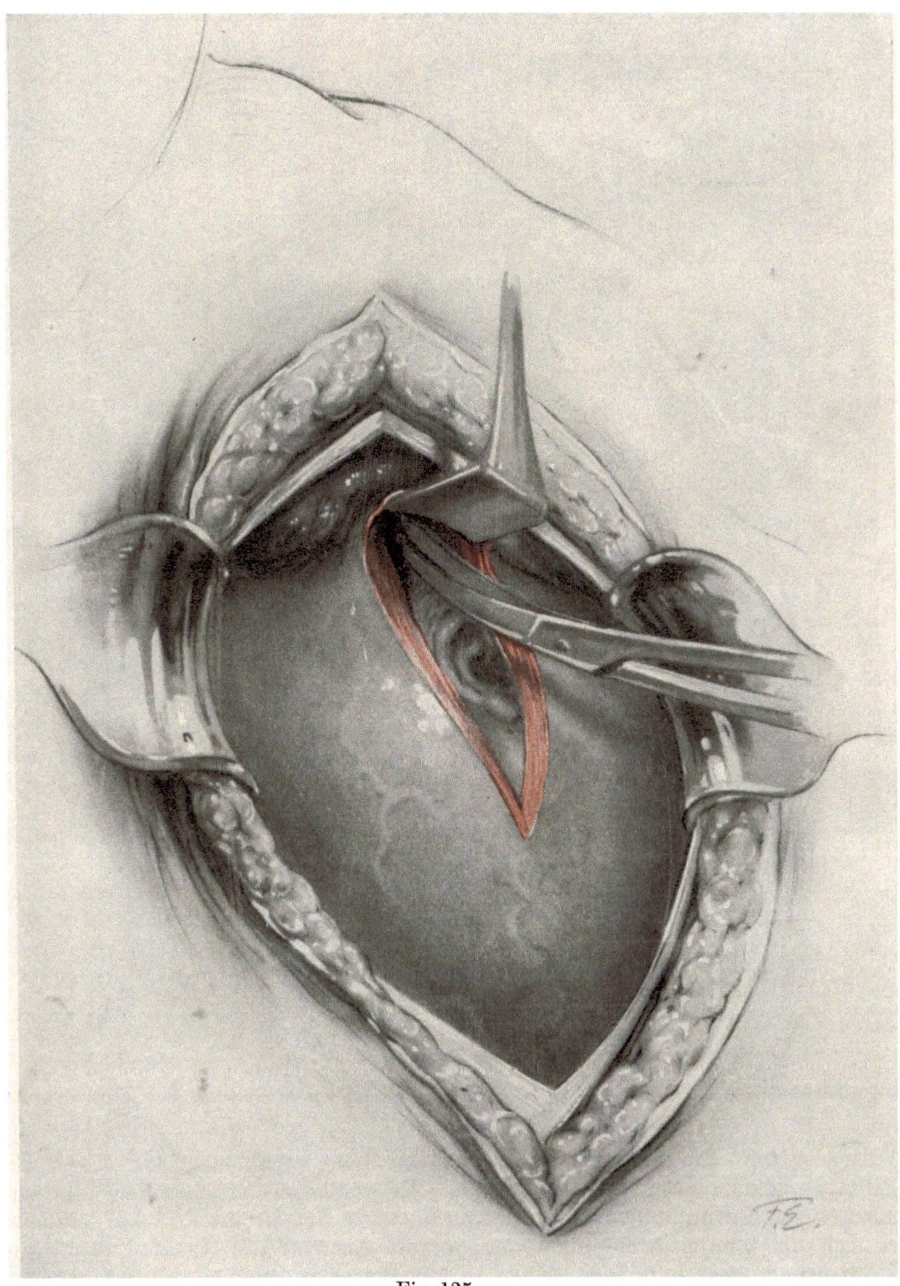

Fig. 125.
Intraperitonealer Kaiserschnitt nach Krönig, Anlage des Uterusschnittes bis unterhalb der Harnblase.

Auf dem 6. internationalen Kongreß in Berlin sind folgende Mitteilungen über den intraperitonealen Kaiserschnitt gemacht worden. Henkel[1]) berichtet über 33 Fälle, unter denen eine Patientin am 23. Tage nach der Operation starb. Nur 3 mal wurde bei stehender Fruchtblase operiert, in allen übrigen Fällen kürzere oder längere Zeit nach dem Fruchtwasserabfluß, 1 mal sogar

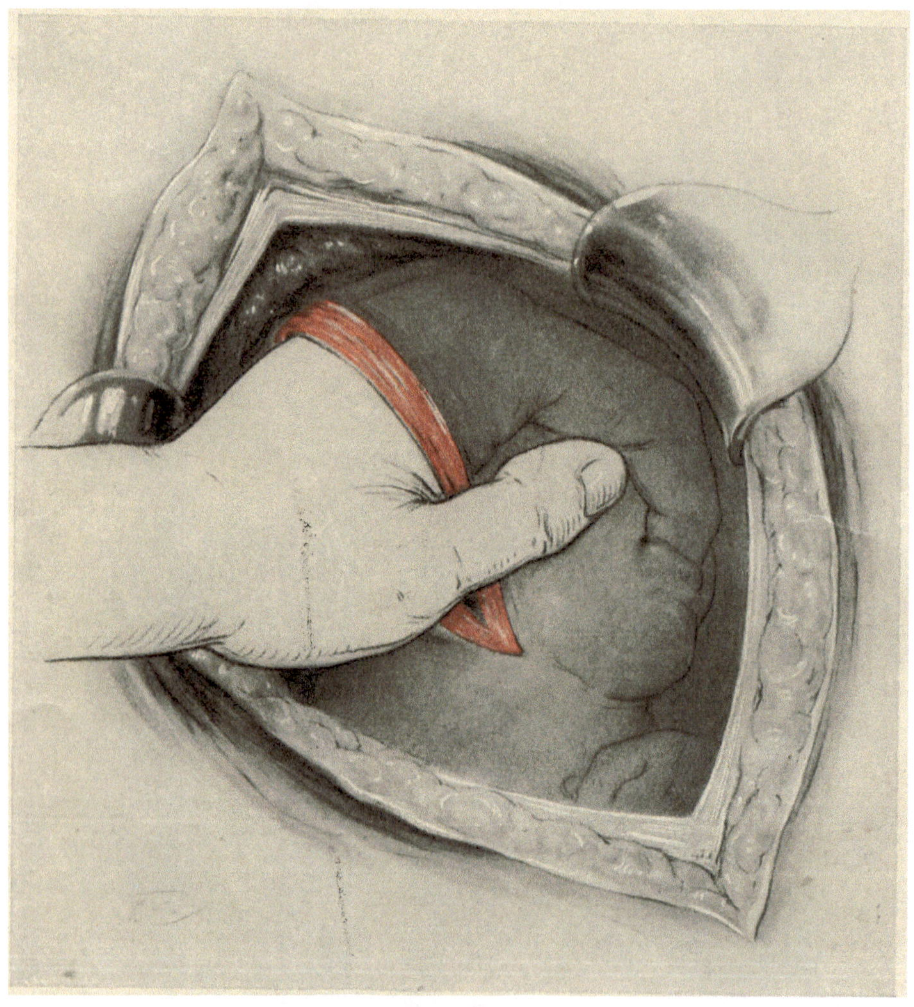

Fig. 126.
Intraperitonealer Kaiserschnitt nach Krönig, Einstellen des Gesichtes in den Uterusschnitt.

4 Tage später. Die bakteriologische Untersuchung ergab mehrfach in der Eihöhle Diplokokken und Streptokokken. Es waren auch fiebernde Fälle mit auswärtigen Entbindungsversuchen verschiedener Art darunter. 1 mal handelte es sich um eine verschleppte Querlage mit Armvorfall. Henkel deckt die Uteruswunde gegen die Bauchhöhle zu mit Blasenperitoneum ab, und zwar so, daß beide Nahtlinien gekreuzt zueinander verlaufen.

---

[1]) Verhandl. d. VI. internat. Kongr. f. Geb. u. Gyn. Berlin 1913. S. Karger. S. 434.

Opitz berichtet über 43 Fälle von zervikalem Kaiserschnitt mit Ablösen der Blase und Schutz der Bauchhöhle durch Kochsalzwassertücher. Er trennt das Peritoneum an der oberen Blasengrenze, schiebt die Blase nach unten und das Peritoneum nach oben, so daß die Zervix ca. 15 cm lang freigelegt wird. Sein Vorgehen deckt sich also mit dem von Kroenig. Zum Schluß drainiert Opitz die Zervixnaht nach der Scheide zu.

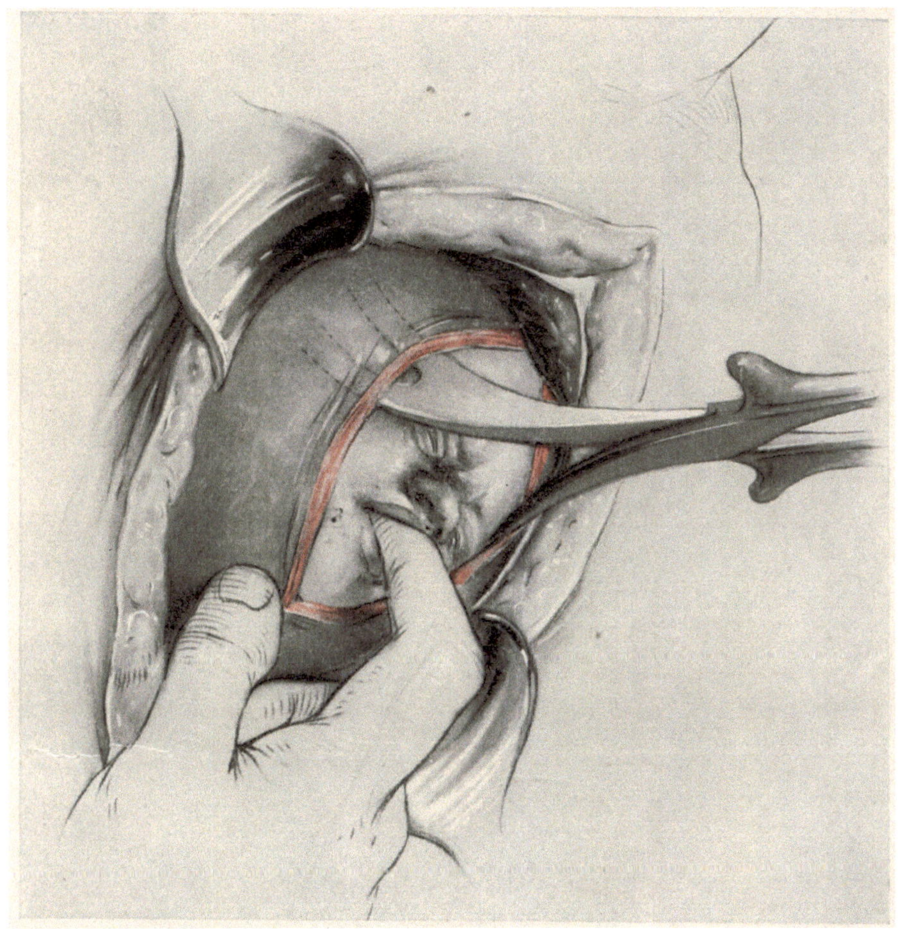

Fig. 127.
Intraperitonealer Kaiserschnitt nach Krönig, Entwicklung des Kindes mit der Zange.

Baisch[1]) läßt durch Reuß über 75 zervikale Kaiserschnitte berichten, 11 extra-, 64 intraperitoneal. Alle Mütter genasen, von den Kindern starben eins am 2. Tag an Gehirnblutung, ein anderes an Asphyxie. Er selbst teilt mit, daß er bei 170 Kaiserschnitten 3 Frauen verlor, eine an Sepsis, eine an Erstickung durch Aspiration von Mageninhalt und eine an Herzlähmung bei schwerer Myokarditis.

---

[1]) Zentralbl. f. Gyn. 1915, Nr. 44 und 1917, Nr. 40 und Monatsschr. f. Geb. u. Gyn. Bd. 53.

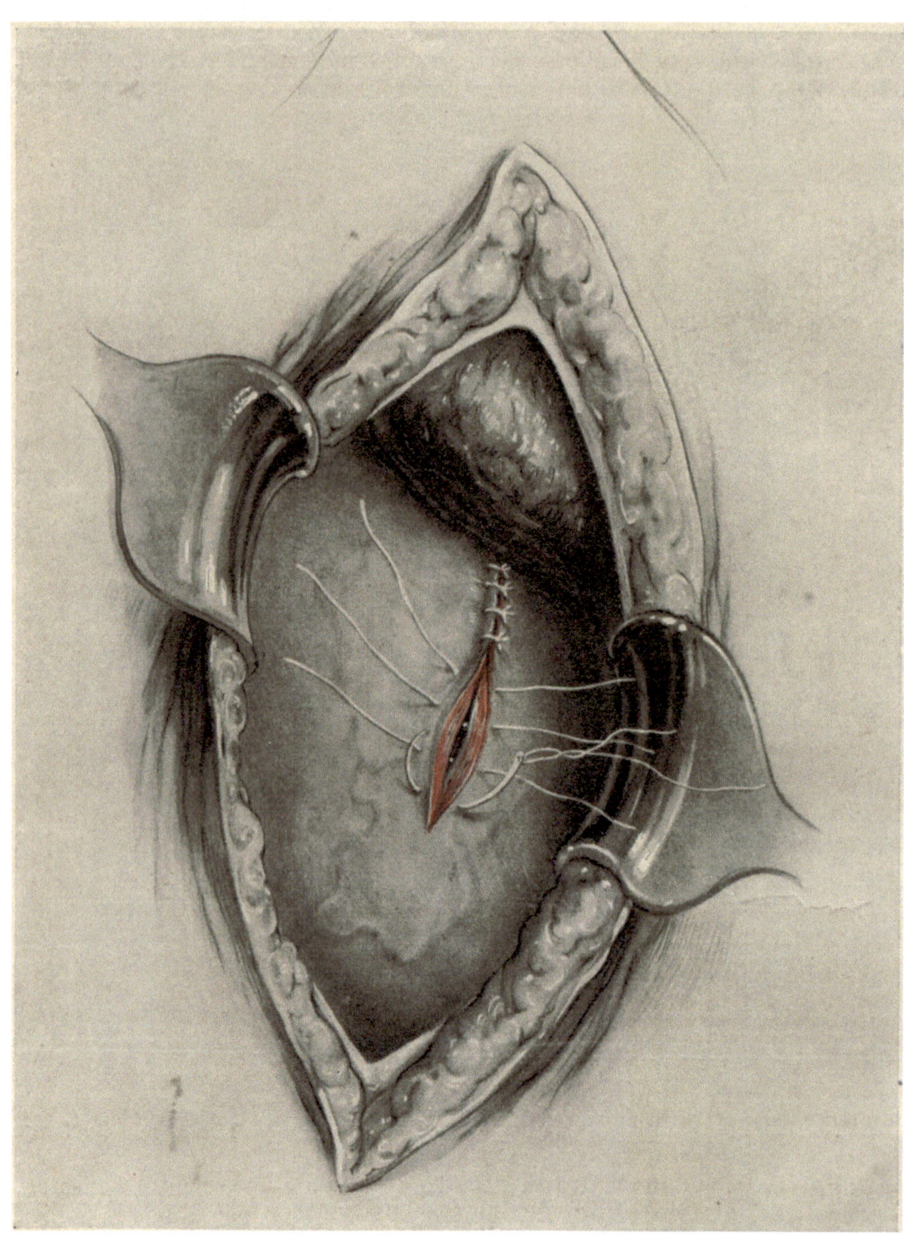

Fig. 128.
Intraperitonealer Kaiserschnitt nach Krönig, Naht der Uteruswand.

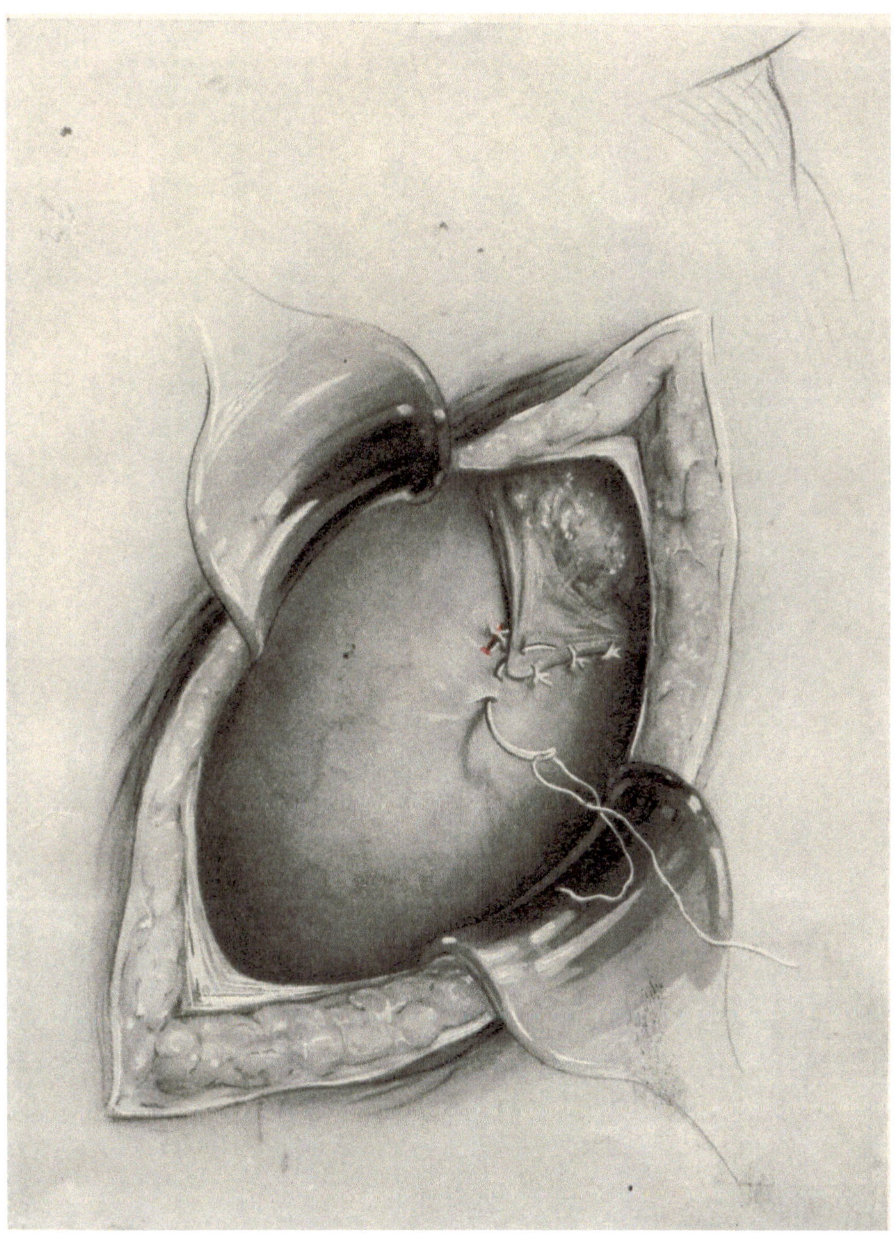

Fig. 129.
Intraperitonealer Kaiserschnitt nach Krönig, Heraufnähen der Harnblase über die genähte Uteruswunde.

Lichtenstein[1]) teilt die Erfahrungen der Leipziger Klinik unter Zweifel aus den Jahren 1908 bis 1918 mit. Es wurden 143 zervikale Kaiserschnitte ausgeführt, und zwar 127 mal wegen engen Beckens, 2 mal wegen Ovarialtumoren,

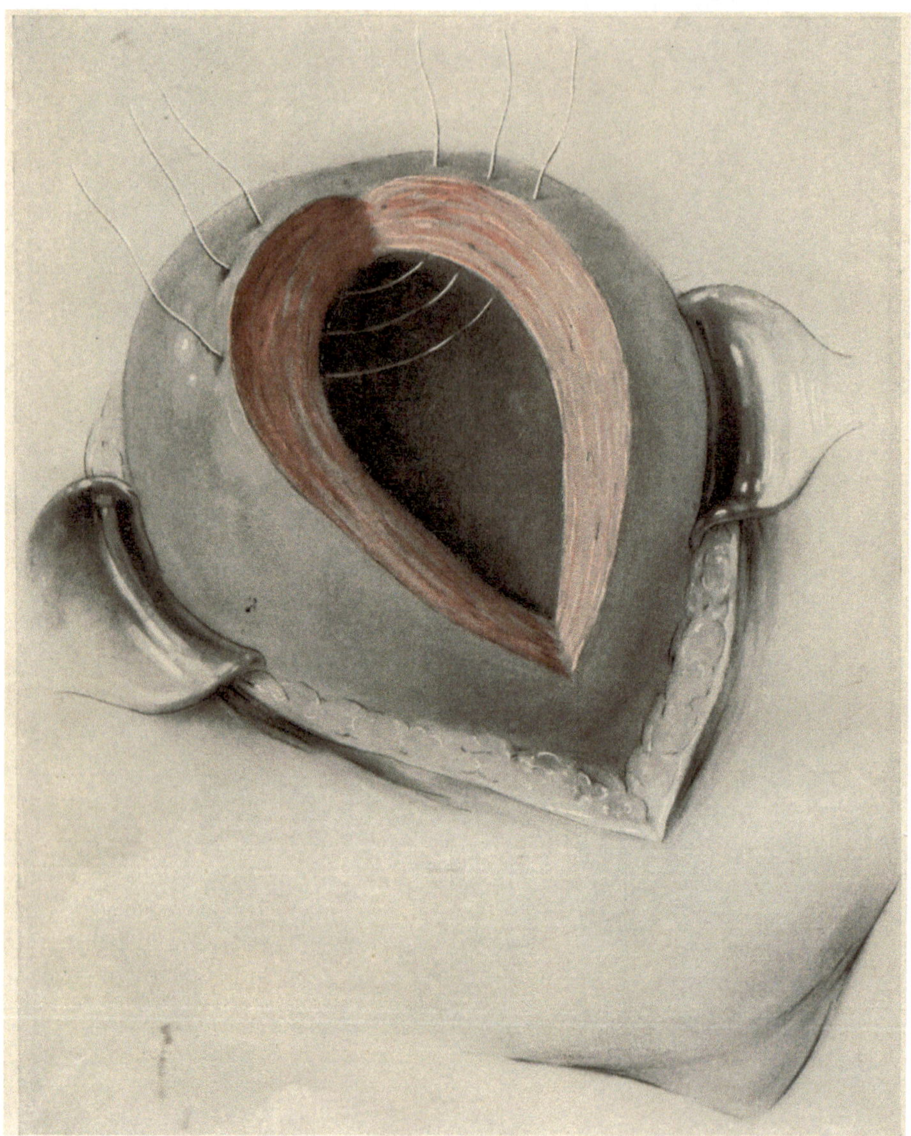

Fig. 130.
Uterusnaht bei intraperitonealem, korporealem Kaiserschnitt.

2 mal wegen Eklampsie, 7 mal wegen Plac. praev. und 1 mal wegen Neurofibroma molluscum. 106 mal wurde intraperitoneal operiert, die übrigen 37 Fälle verteilen sich auf die verschiedenen extraperitonealen Verfahren. Von den 129

[1]) Arch. f. Gyn. Bd. 112, S. 15.

wegen engem Becken und Ovarialtumoren operierten Frauen starben 2 = 1,4%, und zwar trifft je 1 Todesfall auf 94 intraperitoneale und 35 extraperitoneale. Auf alle 143 Kaiserschnitte treffen 8 Todesfälle = 5,6%, extraperitoneal 37 : 3 = = 8,1%, intraperitoneal 106 : 5 = 4,7%. Von den Kindern kamen 9 = 6,3%

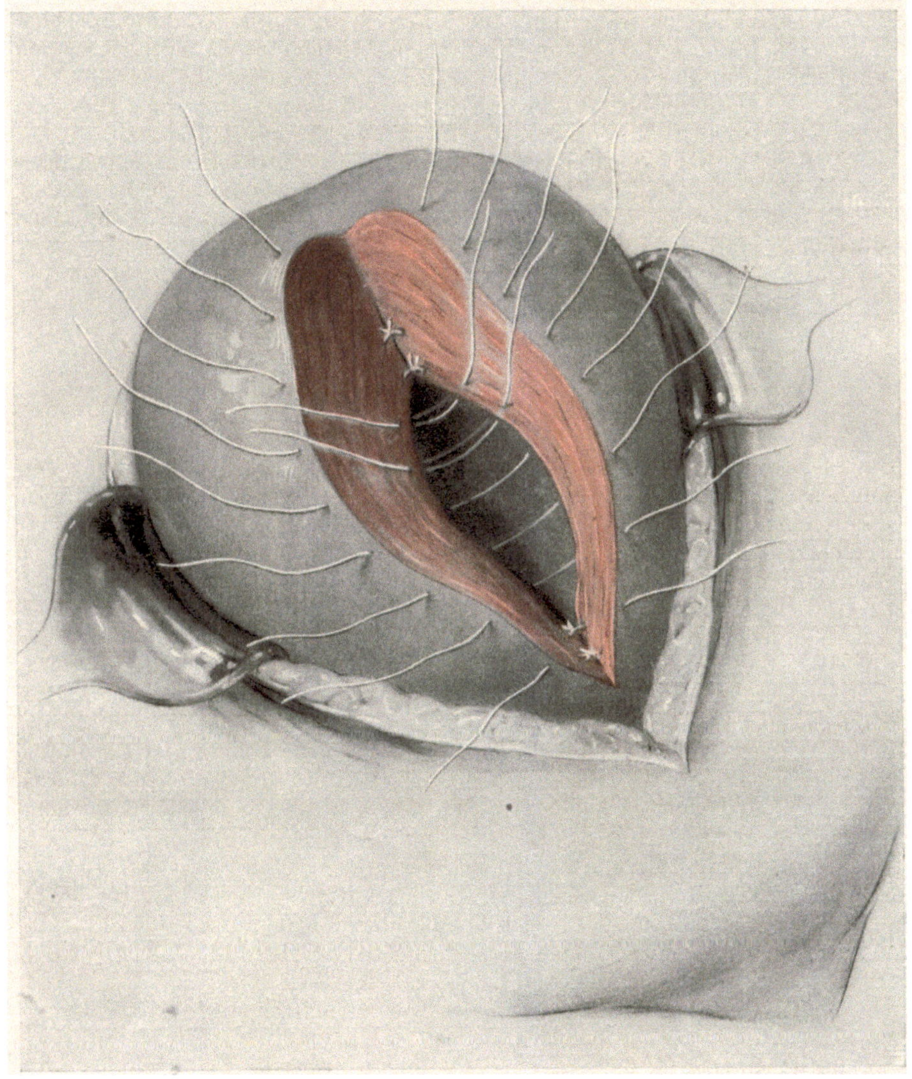

Fig. 131.
Uterusnaht bei intraperitonealem, korporealem Kaiserschnitt nach Everke. Deciduanähte.

tot zur Welt, 3 bei engem Becken, 3 bei Eklampsie, 2 bei Pl. praev. und 1 bei Angiosarkom der Ovarien. Die Kindermortalität beträgt bei intraperitonealer Operation 4,7%, bei extraperitonealer 10,8%.

Walthard[1]) vollführte in Frankfurt 1911—1919 an 71 Frauen 75 intraperitoneale, zervikale Kaiserschnitte wegen engem Becken, bei 4 zum zweitenmal.

---

[1]) Arch. f. Gyn. Bd. 101, S. 105.

Eine Patientin starb an doppelseitiger Aspirationspneumonie, von den Kindern kam 1 tot zur Welt. Von 39 aus anderen Indikationen operierten Frauen starben 5, so daß auf 114 Kaiserschnitte 6 = 5,2% Todesfälle kommen. Zum Vergleich der Indikationsstellung erwähnt Walthard, daß er in der gleichen Zeit unter den 11 670 Geburten 29 Perforationen ausführte. Küstner verlor unter 32 intraperitoneal ausgeführten Kaiserschnitten 3 Frauen an Sepsis. In der Münchener Frauenklinik trafen auf 81 intraperitoneale Kaiserschnitte 17 mütterliche und 6 kindliche Todesfälle.

Stoeckel verzeichnet 21 intraperitoneale Kaiserschnitte ohne Todesfall, ebenso Engelmann 25, v. Franqéu (Martius) 24 mit 1 Todesfall.

v. Franqué (Martius) erlebte bei 24 tiefen intraperitonealen Kaiserschnitten einen Todesfall an Sepsis, ausgehend von einem Bauchdeckenabszeß.

Bei 136 Kaiserschnitten der verschiedenen Art und aus den verschiedenen Indikationen starben in der Bonner Klinik 10 Frauen. 7,3% Mortalität.

Unter Abrechnung der Eklampsiefälle treffen auf

40 extraperitoneale Kaiserschnitte 3 Todesfälle
24 tiefe intraperitoneale   ,,   1   ,,
31 klassische   ,,   3   ,,
41 Porrosche   ,,   1   ,,
136 : 8 = 5,9%.

Die Erfahrungen der Tübinger Klinik unter Sellheim und Mayer veröffentlicht ausführlich Vogt[1]). Unter 83 wegen engem Becken ausgeführten Kaiserschnitten wurden 79 nach der oben beschriebenen Methode Sellheims ausgeführt, 4 korporeal. Bei den 79 zervikalen Kaiserschnitten starben 4 Frauen = 5,0%, von den mit Korpusschnitt Operierten keine. 2 Kinder kamen tot. 69 Kaiserschnitte wurden wegen Plac. praev. unternommen, 3 korporeal, 66 zervikal. Von letzteren starben 5 Frauen = 7,5% und 3 Kinder, von den ersteren keine. Von 9 wegen Exklampsie operierten Kreißenden starben 2; 9mal wurde wegen Nabelschnurvorfall bei uneröffneten Weichteilen operiert, alle Mütter und alle Kinder blieben am Leben. 8mal gaben narbige Verengung nach Plastik, 3mal vorausgegangene Fisteloperation, 3mal Carcinoma colli, 2mal Decubitusgeschwüre bei Prolaps Veranlassung zum Kaiserschnitt, 1mal drohende Uterusruptur nach Myomenucleation, von denen 2 wegen Karzinom oder Karzinomverdacht Operierte starben.

Menge[2]) gibt folgende Zahlen aus der gesammelten Statistik. Von 699 intra- und extraperitonealen zervikalen Kaiserschnitten starben 28 Mütter = 4%. Die kindliche Mortalität beläuft sich bei 491 dieser Fälle auf 23 = 5,21%. Bei 240 intraperitonealen, zervikalen Kaiserschnitten starben 12 Mütter = 5,0%, von 150 dieser Kinder kamen 4 = 2,66% tot zur Welt.

Bei 459 extraperitonealen, zervikalen Kaiserschnitten starben 19 Mütter = = 4,35% und 8 = 5,47% Kinder.

Lichtenstein berechnet auf 532 intraperitoneale Kaiserschnitte verschiedener Operateure 19 = 3,6% mütterliche Mortalität und auf 468 extraperitoneale 20 = 4,3%, also auf 1600 zervikale insgesamt 3,9%.

Martius zählt 677 extraperitoneale Kaiserschnitte mit 30 Todesfällen = = 4,4%. Gegenüber 385 intraperitonealen mit 14 Todesfällen = 3,6%.

Vogt sammelte 778 intraperitoneale Kaiserschnitte mit 17 = 2,1% mütterlichen und 11 = 1,7% kindlichen Todesfällen.

---

[1]) Über die Entwicklung und den Ausbau der suprasymphysären Schnittentbindung an der Universitäts-Frauenklinik Tübingen. Berlin 1921. S. Karger.
[2]) l. c.

Diese Erfahrungen zeigen übereinstimmend, daß die von Frank inaugurierten Grundsätze auf einen fruchtbaren Boden gefallen sind und daß bei der verschiedenen Art der Ausführung ungleich günstigere Ergebnisse damit erzielt werden als mit den früheren Operationsweisen.

Polano[1]) hat noch eine andere Möglichkeit aufgegriffen, nämlich das Einschneiden des untersten Teiles des Uterus an der Hinterwand im Gegensatz zu den übrigen, die Vorderwand durchtrennenden Verfahren. Er ging dabei von der Absicht aus, durch die Verlegung des Schnittes in die hintere Wand die Möglichkeit der Dränage durch den Douglasschen Raum zu geben und greift mit diesem Vorschlag das schon 1881 von Cohnstein[2]) empfohlene Verfahren wieder auf, der zugunsten dieser Schnittmethode die topographisch günstigeren Vorbedingungen und die geringeren Beziehungen der Wunde zum Darm angegeben hatte. Da zur Anlegung des Schnittes der uneröffnete Uterus vollkommen vor die Bauchhöhle gewälzt werden muß, sieht Cohnstein darin sehr richtigerweise einen Schutz vor der Infektionsmöglichkeit der Bauchhöhle bei der Eröffnung des Uterus, wie er auch schon die Möglichkeit der Dränage durch den Douglasschen Raum als einen besonderen Vorzug dieses Verfahrens hervorhebt. Das Polanosche Verfahren unterscheidet sich also von dem Cohnsteinschen nur dadurch, daß er empfiehlt, den Schnitt möglichst tief in die hintere Uteruswand zu verlegen.

Polano berichtete über 11 in der Würzburger Klinik operierte Fälle mit Heilung von 10, 1 Frau erlag einer Eklampsie. Flatau[3]) operierte 2 Frauen mit Erfolg, gute Erfahrungen machten weiter Rosner, Rüble, Präger, Peters und Späth.

Wenn Polano schließlich die Empfehlung dieses Verfahrens noch besonders damit begründet, daß die einfache Technik die Ausführung der Operation im Privathause erlaube, so habe ich dagegen bemerkt[4]), daß ich deshalb nicht beistimmen kann, weil ich die Begünstigung der Ausführung des Kaiserschnittes im Privathause überhaupt für verfehlt halte und er dort nur auf die äußersten Notfälle unter absoluter Indikation beschränkt werden soll. In welcher Form er auch ausgeführt wird, stets umgeben ihn besondere Gefahren. Es ist ganz klar, daß für diese Ausnahmefälle den praktischen Geburtshelfern eine möglichst einfache Operationsmethode an die Hand gegeben werden muß und daß so komplizierte, topographisch-anatomische und technisch nicht leicht zu beherrschende Methoden wie der extraperitoneale Kaiserschnitt oder auch der intraperitoneale mit Ablösung der Blase und Annähen des Peritoneums für solche Fälle nicht passend sind. Dort wird man sich nach wie vor mit der gewöhnlichen Methode des alten klassischen Kaiserschnittes behelfen müssen.

Technik des klassischen Kaiserschnittes.

Die Eröffnung der Bauchhöhle geschieht am besten durch einen Längsschnitt in der Linea alba, der über den Nabel hinaufreichen muß. Der Uterus wird in toto aus der Bauchhöhle hervorgewälzt und dahinter die Bauchwunde durch Klemmen provisorisch geschlossen, um die Bauchhöhle wenigstens etwas vor dem Uterusinhalt zu schützen. Der Uterus wird durch Längsschnitt in

---

[1]) Zentralbl. f. Gyn. 1911. Nr. 40 und Münch. med. Wochenschr. 1914. Nr. 15.
[2]) Zentralbl. f. Gyn. 1881. Nr. 12.
[3]) Ebenda 1914. Nr. 30.
[4]) Bayerische Gesellsch. f. Geb. u. Gyn. Sitzung v. 25. I. 1914 zu Nürnberg. Monatsschrift f. Geb. u. Gyn. Bd. 41, S. 95.

seinem Körper eröffnet, das Kind an den Füßen entwickelt und die Plazenta
auf diesem Wege herausgenommen. Die Naht dieser korporealen Schnittwunde
erfolgt mit Knopfnähten mit Seide oder besser Katgut, und zwar empfiehlt
es sich hier, zuerst in der Entfernung von je $^1/_2$ cm sämtliche Nähte anzulegen,
ohne sie zu knoten, damit man bei jeder Nadel sicher ist, daß die ganze Dicke
der Uteruswand gefaßt wird. Man sticht also die Nadel dicht am peritonealen

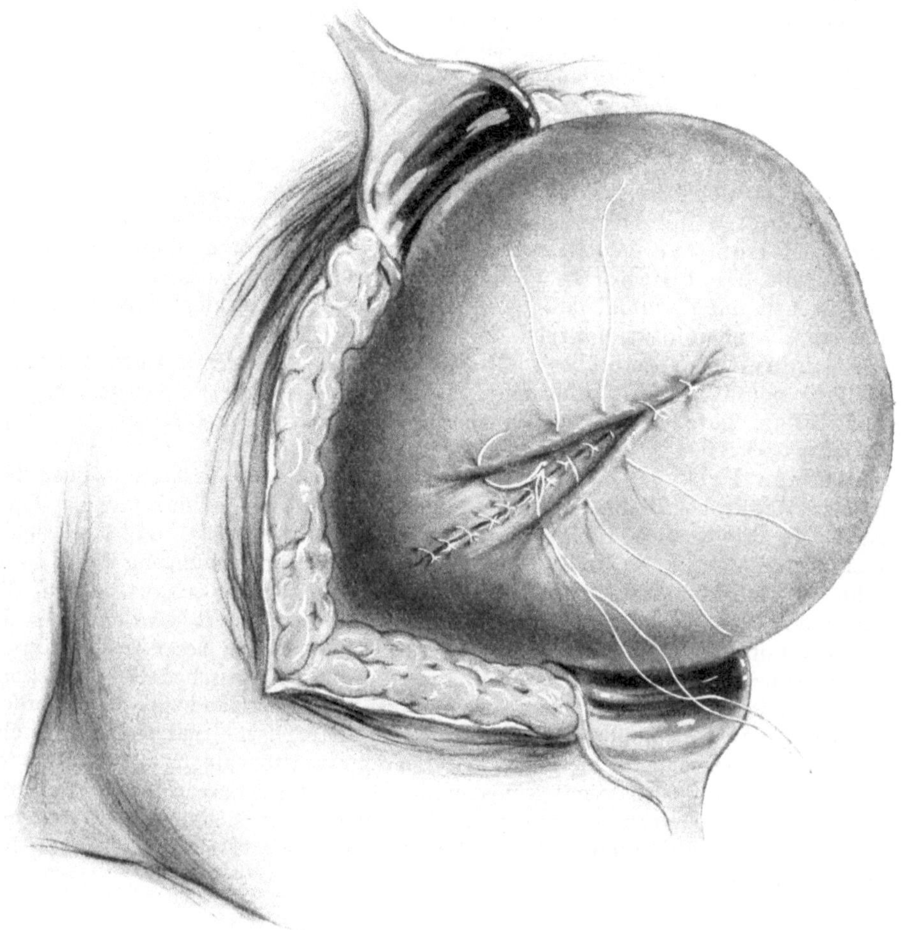

Fig. 132.
Sero-seröse Decknaht über der Schnittwunde durch Vereinigung peritonealer Falten.

Wundrand ein und unter Mitfassung der Decidua in der Uterushöhle aus, um
auf der anderen Seite in umgekehrter Reihenfolge die Nadel zu führen. Nach
dem Vorschlag von Everke ist es zweckmäßig, dann bei offenen Nähten zuerst
die decidualen Ränder der Wunde unter Mitfassung kleiner muskulärer Streifen
zu schließen. Nun werden die durchgreifenden Nähte geknotet und zum Schlusse
kommt eine seroseröse Decknaht darüber.

Es empfiehlt sich, den Schnitt auch in diesen Fällen so tief wie möglich
anzulegen, weil dann der größere Teil wenigstens in einen Teil des unteren

Uterinsegmentes fällt, über dem das Peritoneum leicht verschieblich ist, wodurch die seroseröse Naht wesentlich erleichtert wird. Nun wird der Uterus versenkt und die Bauchwunde schichtweise genäht.

Für diejenigen Fälle aber, in denen der Arzt genötigt ist, selbst bei bereits vorhandener Infektion der Uterushöhle durch Kaiserschnitt zu entbinden, da der natürliche Weg durch unüberwindliche Hindernisse verlegt ist, kommt die Exstirpation des Uterus in Frage. Für das Privathaus eignet sich aber auch hier die Totalexstirpation wegen der schwierigeren Technik nicht. Hier kommt wohl noch die Porrosche Operation, also die supravaginale Amputation des Uterus mit der extraperitonealen Stielbehandlung zu ihrem Recht.

Ausführung der Porroschen Operation.

Nach Hervorwälzen des uneröffneten Uterus aus der Bauchhöhle wird um den Zervix unter Hochhalten der Tuben und Ovarien eine feste, elastische Ligatur angelegt, die man entweder knoten kann oder unter Kreuzung der Enden mit einer Klammer verschließt. Um das Abgleiten der Ligatur nach dem Absetzen des Uterus und auch das Zurückschlüpfen des Stumpfes in die Ligatur selbst zu verhindern, empfiehlt es sich dann, etwas oberhalb der Ligatur zwei gerade, lange Nadeln kreuzweise durchzustoßen, wozu ganz zweckmäßig nicht zu dünne Stricknadeln verwendet werden können. 2—3 Querfinger oberhalb dieser wird dann der Uterus samt Anhängen quer abgeschnitten. Nadeln und Schlauch bleiben liegen; die Bauchhöhle wird so geschlossen, daß unterhalb der elastischen Ligatur das Peritoneum parietale rings um den Uterusstumpf herumgenäht wird, so daß er in der Bauchwunde selbst befestigt ist. Oberhalb des Stumpfes wird dann die Bauchwunde in der gewöhnlichen Weise vernäht. Das Schicksal dieses abgeschnürten Stumpfes ist Gangräneszierung. Nach etwa 4 Wochen fällt der Stumpf samt Nadeln und dem Schlauch von selbst ab und der verbleibende Wundtrichter granuliert in den folgenden Wochen zu. Die Nachbehandlung dieses Stumpfes geschieht am besten trocken durch tägliches reichliches Bepudern mit Dermatol, Talkum oder anderen Streupulvern, um den Geruch des gangräneszierenden Gewebes möglichst zu bekämpfen.

Diese schweren Nachteile der Operation wird man nur unter diesen besonderen Verhältnissen in Kauf nehmen müssen. Die Operationstechnik selbst ist so einfach, daß sie auch unter den mangelhaftesten äußeren Bedingungen ausführbar erscheint und verhältnismäßig lebenssicher ist.

Sieht man sich bei Operationen in der Klinik aus irgendeinem Grunde zur gleichzeitigen Entfernung des Uterus genötigt, wird man wie bei der Myomektomie entweder die intraperitoneale Stielbehandlung oder die Totalexstirpation vorziehen.

Sellheims Kaiserschnitt mit „Uterus-Bauchdeckenfistel".

Sellheim[1] hat, von dem Bestreben geleitet, auch bei den ausgesprochen septischen Fällen den Uterus zu erhalten, ein besonderes Verfahren ausgebildet, das von dem grundsätzlich richtigen Gedanken der offenen Wundbehandlung

---

[1] Zentralbl. f. Gyn. 1908. Nr. 20, S. 641.

des septischen Gebietes ausging. Er nannte sein Vorgehen „die Entbindung durch die Uterus-Bauchdeckenfistel".

Die Absicht dabei ist, sowohl die Bauchwunde wie die Uteruswunde nach der Entwicklung des Kindes offen zu lassen, den Abschluß der Bauchhöhle aber durch festes Vernähen von Uterus und Bauchwand herbeizuführen. Bedingung zur Ausführung des Operationsplanes ist, den Schnitt in der Bauchwand wie in der Uteruswand so zu legen, daß die beiden Wunden leicht samt der Uterushöhle zu einer Wundhöhle vereinigt werden, ohne dadurch die Nachbarorgane oder die Bauchhöhle in Gefahr zu bringen. Die Bauchhöhle wird durch einen möglichst nahe über der Symphyse angelegten Längsschnitt eröffnet und die Bauchdeckenwunde selbst sofort zum Schutze gegen den septischen Eiinhalt durch Vernähen des Peritoneum parietale mit dem Hautwundrande gedeckt. Den Abschluß der Bauchhöhle erreicht man dadurch, daß man das Bauchwandperitoneum mit dem Uterusperitoneum vernäht, wobei darauf zu achten ist, daß die Stelle am Uterus möglichst tief unten gewählt wird, um zu große Zerrung im Heilungsverlaufe zu vermeiden. Das Peritoneum viscerale des Uterus und der angrenzenden Blasenpartien wird median gespalten, etwas nach den Seiten zu unterminiert und ebenfalls mit dem Hautrande der Bauchwunde vereinigt, mit dem bereits das Peritoneum parietale vernäht ist. Der Hauptwert bei diesem Hervorziehen und Vernähen des Peritoneums ist darauf zu legen, daß ohne zu große Zerrung das Peritoneum mit dem Hautrand verbunden werden kann, so daß der Abschluß der Bauchwunde und der Bauchhöhle dadurch ohne Spannung erreicht werden kann. Besonders im oberen Wundwinkel nach der Bauchhöhle zu ist durch einige Nähte der Uterus fest mit der Bauchwand zu vereinigen, um an dieser besonders gefährdeten Stelle den Abschluß nach der Bauchhöhle zu zu sichern. Nun wird die Dicke der Uteruswand im Bereich des freigelegten Teiles durch Schnitt eröffnet; die Uteruswundränder werden mit breiten Klemmzangen gefaßt und nach Möglichkeit vor die Bauchwunde herausgezogen, was besonders dann leicht gelingt, wenn man den Schnitt in den unteren, distrahierten Teil des Uterus legt, dessen Wandung dünn genug ist, um solche Verschiebungen mit Leichtigkeit, auch in größerem Maßstabe durchzuführen. Nach der Entleerung des Eies werden die Uteruswundränder ebenfalls mit dem Hautrand vereinigt, um dessen Zurücksinken zu verhindern. Die Uterushöhle selbst bleibt offen.

In Sellheims Fällen verkleinerte sich dann die Fistel ziemlich rasch, bis zuletzt ein $1-1^1/_3$ cm dicker Ring das Loch der Uteruswand umgab. Heilt die Fistel im Laufe der nächsten Zeiten dann nicht selbst, so ist der Uterus wiederum von der Bauchwunde zu lösen, worauf er und die Bauchdecken vernäht werden. 2 so operierte Fälle sind geheilt. In einem Falle erfolgte 18 Tage nach der Operation die Sekundärnaht des Uterus und 5 Wochen nach der Entbindung die Entlassung in arbeitsfähigem Zustand.

Einen unglücklich verlaufenen Fall berichtet Schapiro[1]) aus dem Genfer Frauenspital. In einem infektionsverdächtigen Fall wurde durch „Uterus-Bauchdeckenfistel" entbunden; die Frau starb an Peritonitis.

Weitere Mitteilungen über dieses Verfahren liegen von anderer Seite nicht vor. Legt die Frau besonderen Wert auf die Erhaltung ihrer Zeugungsfähigkeit, so dürfte dieser Sellheimsche Vorschlag der Radikaloperation der Totalexstirpation vorzuziehen sein. Anderenfalls beseitigt natürlich die Entfernung des Uterus die augenblicklichen Gefahren wie auch die Komplikationen im Heilungsverlauf in einfacherer Weise.

---

[1]) Inaug.-Diss. Genf 1911. Abdominaler und vaginaler Kaiserschnitt im Genfer Frauenspital 1907—1911.

Spätfolgen und spätere Geburten nach Kaiserschnitt.

Hat eine Frau die Operation selbst und die ersten für die Infektion gefährlichsten Wochenbettstage überstanden, dann sind noch keineswegs alle der Operation und ihren Folgen zuzuschreibenden Gefahren vorüber. Abgesehen von nebensächlichen Störungen, wie etwa Bauchdeckeneiterungen oder auch im Uterus sich abspielenden, aber begrenzt bleibenden Infektionen, treten meiner Erfahrung zufolge bei den früheren Kaiserschnittmethoden vom Darm ausgehende Störungen häufiger als bei anderen Bauchhöhlenoperationen auf. Sowohl paralytischer Ileus als auch namentlich mechanischer infolge von Verklebungen der Darmschlingen mit der Uteruswunde nötigten mich früher wiederholt zu einer nachträglichen Wiedereröffnung der Bauchhöhle. Es gelang mir, durch Punktion der gelähmten und enorm geblähten Darmschlingen die Darmfunktion wiederherzustellen. In 3 anderen unter 29 Operationen, die ich in der Tübinger Klinik ausgeführt habe, war ich durch mechanischen Ileus zur Relaparotomie gezwungen. Auch hier gelang es durch Lösung der Darmschlingen von der Uteruswunde, die Patientinnen zu retten. Auch Ahlfeld, Leopold und Zweifel berichten über gleiche Komplikationen.

Besonders gefährlich habe ich in dieser Hinsicht den Fundusschnitt von Fritsch befunden, der naturgemäß am meisten mit Darmschlingen in Verbindung kommt und somit mehr Gelegenheit zu Verwachsungen gibt als andere. Dafür spricht auch der von Zacharias mitgeteilte Fall Menges, bei dem ebenfalls mechanischer Ileus die Relaparotomie nötig machte, die von Erfolg begleitet war. Weitere solche Fälle finden sich in der Literatur von Polosson, Küstner, Josefsohn, Selhorst, Harris und von Rossa[1]).

Die Erfahrungen bei anderen Bauchhöhlenoperationen haben mich dazu geführt, immer peinlicher die Peritonisierung aller Stümpfe und Wundflächen durchzuführen, so daß mit möglichst feiner, fortlaufender Katgutnaht alle diese zu Verwachsungen Anlaß gebenden Stellen überdeckt sind, ohne daß aus der Peritonealnaht selbst Wundsekret, wenn auch nur aus den Stichkanälen aussickern kann, das plastisches Material zu Verklebungen mit Darmschlingen abgibt.

Überträgt man diese so außerordentlich wirksame Vorsicht auf intraperitoneal gelagerte Kaiserschnittwunden am Uterus, so stößt man bei allen im Korpus gelegenen Wunden auf unüberwindliche Schwierigkeiten, da eben hier kein bewegliches Peritoneum zur Verfügung steht, das über die Wunde herübergezogen werden könnte, so wie wir das bei den Totalexstirpationen des Uterus oder Ovariotomien mit dem an der seitlichen, vorderen oder hinteren Beckenwand befindlichen Peritoneum in so außerordentlich günstiger Weise durchführen können, da eben hier stets genügend leicht verschiebliches Peritoneum vorhanden ist, das zur Deckung der Wundflächen herangezogen werden kann. Auch Saengers Rat, das Uterusperitoneum durch Unterminieren zu mobilisieren, beseitigt diese Schwierigkeit nicht, da durch diese subperitonealen Wundflächen nur noch mehr Gelegenheit zu Wundsekretion, zum mindesten aus den Stichkanälen, gegeben sei, worauf Zweifel[2]) besonders aufmerksam gemacht hat.

Will man also sicher gehen, beim Kaiserschnitt diesen Gefahren des Ileus zu entgehen, dann muß man Sorge tragen, daß die Uteruswunde nicht nachträglich in Berührung mit Darmschlingen kommen kann. Am besten schützt natürlich davor unser extraperitoneales Verfahren und ich habe bei dem Ver-

---

[1]) Baisch, Reformen in der Therapie des engen Beckens. Leipzig 1907. S. 130.
[2]) Archiv f. Gyn. Bd. 31, S. 193.

lauf der Rekonvaleszenz unserer jetzigen Kaiserschnittfälle gegenüber den
früheren, intraperitoneal operierten immer mehr die Überzeugung gewonnen,
daß gerade darin einer der Hautvorzüge des extraperitonealen vor allen intraperitonealen Verfahren liegt. Auch das Verfahren von Krönig und Sellheim,
retrovesikal den Uterus zu eröffnen und nachträglich dann die Blase über die
Uteruswunde herüberzuziehen, wird gegen Darmschlingen-Verwachsungen viel
besser schützen als die korporealen Methoden, ebenso Franks Operationsweise
mit der definitiven Vernähung der beiden Peritonealblätter, die die Bauchhöhle
und damit die Darmschlingen von der Uteruswunde fernhält.

Wie sehr die Uteruswunde zu Verwachsungen mit Peritoneum neigt,
zeigt weiterhin die Tatsache, daß, wenn der Schnitt an der vorderen Wand
des Corpus uteri angelegt war, fast in allen Fällen eine Verwachsung des Uterus
mit der vorderen Bauchwand eintritt. Es ist dies längst bekannt, und zwar
auf Grund der bei späterer Wiederholung des Kaiserschnittes gemachten Beobachtung, daß man dann ohne Eröffnung der Bauchhöhle direkt von der
Bauchwand aus durch die Uteruswand in die Uterushöhle gelangen konnte,
ein Umstand, der die Wiederholung des Kaiserschnittes wesentlich ungefährlicher gestaltete als seine erstmalige Ausführung und es erklärt dies die überraschende Tatsache, daß auch in früheren Zeiten, wo der Kaiserschnitt nahezu
tödlich war, Frauen sogar mehrmals der Operation mit stetem Erfolg unterzogen werden konnten. Dieser Antefixatio uteri, die eine ausgedehnte Ventrofixation darstellt, kommt keine weitere pathologische Bedeutung zu und es
können die Verwachsungen sogar so gedehnt werden, wenn der Uterus im
Wochenbett herabsinkt, daß sie seine Beweglichkeit auch in künftigen Schwangerschaften wenig beeinträchtigen. Die kombinierte Untersuchung läßt dann diese
Verwachsungen nicht immer erkennen. Ich habe aber darauf aufmerksam
gemacht[1]), daß man diese Verwachsungen dadurch leicht feststellen kann, daß
man mit einer nicht zu dünnen Uterussonde das Corpus uteri nach hinten zu
bewegt, wobei man dann beobachten kann, daß die vordere Bauchwand an
der verwachsenen Stelle nach innen gezogen wird. Sind diese Verwachsungen
jedoch sehr ausgedehnt, dann folgern daraus unter Umständen auch Nachteile, sei es durch die Zerrung, die der Uterus an der Bauchwand ausübt,
oder durch Behinderung weiterer Konzeptionen oder Störungen in späteren
Schwangerschaften und Geburten.

So berichtet Abel[2]), daß unter 22 nach früherem Kaiserschnitt wieder
schwanger gewordenen Frauen 7 über Schmerzen in der Gegend der Bauch-
narbe klagten, „die als zerrende, spannende bezeichnet werden, als ob der Leib
zu enge wäre". In einem weiteren Falle verhinderten diese Verwachsungen
die Entwicklung des neuerlich schwangeren Uterus in dem Maße, daß, wie
dies bei Vaginaefixation so häufig beobachtet wurde, die Entwicklung der
Vorderwand infolge Verwachsung des Uterus in der ganzen Länge der Kaiserschnittnarbe gehemmt war, infolge davon die hintere Wand überdehnt wurde
und im 6. Monat der Schwangerschaft rupturierte. Bei der Laparotomie wurde
die stark mazerierte Frucht zwischen den Dünndarmschlingen versteckt gefunden, die durch den Riß in der oberen Hälfte der Hinterwand des Uterus
ausgetreten war. Die Patientin starb. Diesem Fall der Leipziger Klinik reihte
Abel noch zwei weitere aus der Literatur an, einen aus dem Jahre 1802 von
Lorinser und einen zweiten 1864 von Ed. Martin mitgeteilten aus dem Jahre
1827 von Hasbach und Bugerhof.

---

[1]) Zentralbl. f. Gyn. 1909. Nr. 4. S. 122.
[2]) Archiv f. Gyn. 1899. Bd. 58, S. 344.

Sind somit mit dieser unvermeidbaren Verwachsungsneigung intraperitoneal gelagerter Kaiserschnittnarben am Uterus solche Nachteile verknüpft, daß es wohl gerechtfertigt erscheint, jene Kaiserschnittverfahren zu bevorzugen, die diese Verwachsungen ausschließen, so bezeugt die in diesen neueren Methoden zu begrüßende Verbesserung noch ein ganz anderer Nachteil, der allen im Corpus uteri gelegenen Narben innewohnt. Es ist dies die Tatsache, daß künftige Schwangerschaften und Geburten für sie einen locus minoris resistentiae darstellen, indem es nicht selten zu dem Verhängnis der Narbendehiszenz kommt. Schon die Dehnung in der Schwangerschaft, mehr noch aber die Geburtsarbeit kann an dieser Stelle ein Aufplatzen des Uterus veranlassen. Das Kind tritt dann samt Plazenta durch diesen rasch sich beträchtlich vergrößernden Riß in die Bauchhöhle und das Schicksal der Kranken ist besiegelt, wenn es nicht gelingt, sie rasch durch Laparotomie zu retten. Abel berichtet, daß schon in früherer Zeit diese Unglücksfälle beobachtet wurden, so von Nic. Meyer 1819 (E. v. Siebolds Journal III, S. 293) und Duprez (Monatsschr. f. Geburtskunde 1864, Bd. 24), in welchen Fällen der Uterus in der Schwangerschaft platzte, während in den Fällen von Senti (Schweiz. Korresp.-Bl. 1875, S. 477) und L. Winckel (Monatsschr. f. Geburtskunde, Bd. 22, S. 246) die Ruptur zu Beginn der Wehen erfolgte. Harris fand unter 15 in Amerika ausgeführten Kaiserschnitten 3 mal bei späterer Schwangerschaft Ruptur der Narbe. Weitere Fälle berichtet Abel dann von Cauwenberge, Martin, Woyer, Guillaume, Saint-Moulin und Kufferath. Couvelaire[1]) hat durch sorgfältige Untersuchungen die Bedingungen studiert, unter denen es zu diesem Unglück der Narbenruptur kommt und gefunden, daß, wie es von vornherein zu erwarten war, es auf einer Verdünnung der Narbe beruht, die durch bindegewebige Einlagerungen die Festigkeit der Muskulatur beeinträchtigte. Man hat wohl geglaubt, daß durch Verbesserung der Nahttechnik, wie sie namentlich Saenger erdacht hat, auch gegen diese späteren Rupturen Schutz gesucht werden könnte; aber wie Zweifel[2]) nachwies, kommt es bei der seroserösen Naht auch nur teilweise zum Verwachsen, wenn das Peritoneum mit Wundflächen in Berührung kommt, während intakte Peritonealflächen nicht miteinander verwachsen. Jedenfalls bietet kein Nahtverfahren Sicherheit, daß die durchschnittenen Muskeln in ihrer ganzen Dicke wieder solid zusammenheilen, was die Grundbedingung wäre für eine solide Narbe, die auch späteren Schwangerschaften Widerstand leistet.

In der Literatur sind mehrere Mitteilungen über die bei der Wiederholung des Kaiserschnittes gemachten Beobachtungen über Verwachsungen und Beschaffenheit der Narbe niedergelegt.

Essen-Möller hat 108 Fälle von wiederholter Sectio caesarea zusammengestellt; er fand in 20% der Fälle Adhäsionen verzeichnet, sie werden jedoch gewiß viel häufiger vorhanden gewesen sein, ohne daß sie angegeben waren. 7 mal rupturierte der Uterus, 15 mal war die Narbe verdünnt.

Haven und Jung fanden 88 Fälle von wiederholter Kaiserschnittoperation. In 26 Fällen war sie 3 mal, in 5 Fällen 4 mal und einmal sogar ein 5. Mal wiederholt werden. In 16 Fällen fand sich Adhäsion des Netzes mit dem Uterus, 15 mal mit der vorderen Bauchwand, 4 mal solche zwischen Darm und Uterus und 36 mal zwischen Darm und vorderer Bauchwand.

Martius berichtet aus der Bonner Klinik über 18 wiederholte Kaiserschnitte, 15 mal fand sich keine Spur von Verwachsung, gleichgültig, ob die

---

[1]) A. Couvelaire, Considérations sur la technique de l'opération césarienne conservatrice pratiquée à l'ancienne mode. Société obst. de France. Session de 1909.

[2]) a. a. O.

erste Operation extra- oder intraperitoneal, aber mit doppelter Peritonealnaht
ausgeführt worden war. Der Hauptgewicht wird mit Recht darauf gelegt, daß
im Dehnungsschlauch operiert wurde. Von 8 erstmals mit korporealem, klassischem Kaiserschnitt operierten Fällen zeigten dagegen 6 bei der 2. Operation
Darm- oder Netz- oder Bauchwandverwachsungen.

Neumann[1]) berichtet, daß in der Schautaschen Klinik 18 mal der
Kaiserschnitt bei der gleichen Frau zum 2. Male ausgeführt wurde und die
dabei gemachten Erfahrungen der aus der früheren Zeit übernommenen Anschauung widersprechen, daß der wiederholte Kaiserschnitt weniger gefährlich
sei als der erste. In 4 Fällen konnten bei dem 2. Kaiserschnitt nach mehr als
3 Jahren die wohl erhaltenen und im Bindegewebe eingekapselten Seidenfäden
der 1. Operation aufgefunden werden, in einem anderen Falle die alten Silber-
drahtsuturen. Eine dieser Schlingen, und zwar die oberste, war in der folgenden
Schwangerschaft eingerissen und die frei endigenden Spitzen ragten in die
Bauchhöhle. In allen 18 Fällen wurden Adhäsionen angetroffen, 12 mal zwischen
Uterus und Bauchwand, darunter zum Teil sehr dichte und flächenhafte Binde-
gewebsveränderungen. In einem Falle waren an dieser Stelle auch Dünndarmschlingen adhärent, so daß die wiederholte Operation mit großer Vorsicht durchgeführt werden mußte. 5 mal wurden sonstige Darmadhäsionen festgestellt. In
2 Fällen fand sich die Uterusnarbe etwas verdünnt.

Ähnliche Beobachtungen sind mitgeteilt von Leopold[2]), der über 35
wiederholte Kaiserschnitte berichtet, Küstner[3]), der 16 mal den Kaiserschnitt
wiederholte, Brindeau[4]) und Pinard[5]), welch letzterer über 15 diesbezügliche Fälle Mitteilung machte.

V. d. Hoeven[6]) verzeichnet die Häufigkeit der verschiedenen intraperitonealen Adhäsionen nach v. Leeuwen[7]) auf 67%, nach Wallace[8]) auf 84%.
Er hat bei 24 zwischen 1906 und 1910 operierten Frauen Nachuntersuchungen
über die spätere Fortpflanzungstätigkeit angestellt. Eine war an Lungentuber-
kulose gestorben, 2 waren verschollen, 5 unverheiratet. Von den verbleibenden
17 hatten 2 abortiert und 8 hatten weiterhin ausgetragen. Mehr als die Hälfte
war also durch die erste Operation später kinderlos geworden. Von den 8 wieder
schwanger gewordenen wurden 17 Kinder geboren. 5 Frauen wurden wiederholt
durch Sectio caesarea entbunden. V. d. Hoeven berechnet, daß diese 17 Frauen
nach der holländischen Fruchtbarkeit $17 \times 7 = 119$ Kinder zur Welt gebracht
hätten, wenn sie nicht durch den Kaiserschnitt hätten entbunden werden
müssen. Vor dem ersten Kaiserschnitt hatten sie 43 Kinder gehabt, nachher
haben sie statt der 76, die sie nach der Statistik noch hätten erwarten dürfen,
nur 17 geboren; soviel wurde also die Fruchtbarkeit durch die Operation
beeinträchtigt.

Welche Erfahrungen man nun bei den neueren Methoden, namentlich
beim extraperitonealen Kaiserschnitt in künftigen Schwangerschaften und Geburten machen wird, ist deshalb noch nicht endgültig zu beantworten, weil
die Beobachtungsdauer für diese Fälle noch zu gering ist. Unser eigenes Material
gibt uns die Berechtigung zu der Annahme, daß auch in dieser Hinsicht das
extraperitoneale Verfahren überlegen ist. Ich stütze diese Anschauung auf

---

1) Archiv f. Gyn. Bd. 79, H. 1.
2) Archiv f. Gyn. Bd. 81, S. 702.
3) Zeitschr. f. Geb. u. Gyn. Bd. 63, S. 407.
4) L'Obstétr. Jan. 1909. S. 36.
5) Annales de Gyn. et d'Obstétr. 1907. Bd. 4, S. 513.
6) Zentralbl. f. Gyn. 1912. Nr. 51, S. 1724.
7) Inaug.-Diss. Utrecht 1904.
8) Brit. Journ. of Obst. 1902. S. 555.

Beobachtungen, bei denen wir weder in der Schwangerschaft noch bei der Geburt irgendwelche bedrohlichen Erscheinungen an der Narbe selbst haben wahrnehmen können.

In Übereinstimmung damit stehen die Erfahrungen, welche wir bei späteren Geburten nach vaginalem Kaiserschnitt machen konnten. In 70 Fällen bot die zervikale Narbe keinerlei Nachteile für die weitere Fortpflanzungstätigkeit, eine Erfahrung, die uns in der Hoffnung bestärkt, daß auch der abdominelle zervikale Kaiserschnitt in dieser Hinsicht zu keinen späteren Befürchtungen Anlaß gibt.

Ferner verfügen wir über 71 Fälle, in denen der Kaiserschnitt an derselben Frau zum zweitenmal und 10 mal zum drittenmal ausgeführt wurde. Von den letzteren Frauen starb keine, von den ersteren 6.

Lichtenstein teilt aus der Leipziger Frauenklinik (Zweifel) mit, daß bei 34 Frauen nach zervikalem Kaiserschnitt spätere Schwangerschaft beobachtet wurde. 25 dieser wurden wieder durch Kaiserschnitt entbunden.

In keinem Fall wurde eine Komplikation der alten Wunde beobachtet. Er hält die diesbezüglichen Befürchtungen von Olshausen und Schantz für hinfällig.

Alle Kinder kamen lebend zur Welt, eines starb 3 Tage später an unbekannter Todesursache.

Etwas anderes ist die durch die Vernarbung geschaffene Veränderung der Gewebe für die Wiederholung des extraperitonealen Kaiserschnittes. Hier sind Schwierigkeiten zu erwarten und in der Tat auch von uns empfunden worden. Wir halfen uns in einigen Fällen dadurch, daß wir auf der anderen Seite operierten, in anderen, daß wir den transperitonealen, retrovesikalen Kaiserschnitt ausführten. Die bei der Wiederholung des Kaiserschnittes für die Durchführung der Operation selbst hinderlichen Veränderungen dürften deshalb aber nicht so sehr ins Gewicht fallen, weil die meisten Frauen den Wunsch äußern, damit endgültig von den Gefahren, die mit neuen Konzeptionen verknüpft sind, befreit zu werden, ein Wunsch, dem man durch Unterbindung der Tuben gerechterweise wird Rechnung tragen dürfen.

Bei der verhältnismäßig kurzen Zeit, seitdem extraperitoneale Kaiserschnitte ausgeführt werden, sind die späteren Beobachtungen an den Operierten nur spärlich. Immerhin lauten die bisher hierüber vorliegenden Beobachtungen nach jeder Richtung hin günstig.

So berichtet Rohrbach[1]) über an 38 Fällen ausgeführte Nachuntersuchungen aus der Küstnerschen Klinik. 28 Frauen hatten keinerlei Klagen über von der Operation herrührende Beschwerden. Bei 10 waren solche vorhanden, und zwar 4 mal über Schmerzen in der Narbe, 2 mal Beschwerden beim Gehen wegen geschwollener Beine, 1 mal Schmerzen im linken Bein und 1 mal solche in der rechten Wade. Eine weitere Patientin klagte über vorübergehende Blaseninkontinenz und eine andere hatte eine Hernie, wegen der sie operiert worden war. Größere Menstruationsstörungen waren nicht beobachtet. Über den Verlauf späterer Geburten bei diesen 38 nachuntersuchten Operierten berichtet Rohrbach, daß eine Frau später in der Klinik spontan geboren habe. Bei einer zweiten war der Kaiserschnitt wiederholt worden, ebenso bei zwei weiteren, bei denen der extraperitoneale Kaiserschnitt wieder ausgeführt werden konnte. Nur einmal war ein Abortus in späterer Zeit beobachtet worden. Mit Ausnahme von 4 Fällen war die Laparotomienarbe bei der Nachuntersuchung fest befunden worden; einige zeigten an der Stelle der früheren Drainageöffnung

---

[1]) Zeitschr. f. Geb. u. Gyn. Bd. 75, S. 530.

eine geringe, strahlige Einziehung. Niemals waren Verwachsungen oder Verzerrungen der Cervix beobachtet. Unter 33 extraperitoneal Operierten war 2 mal später eine Hernie aufgetreten, in 1 Falle von beträchtlicher Größe. In 27 dieser 33 Fälle fand sich bei der Nachuntersuchung die Lage des Uterus vollkommen normal in mobiler Anteversio-Flexio, 1 mal retroponiert, aber ohne Verwachsungen, 3 mal retroflektiert und 2 mal labil, bald anteflektiert, bald retroflektiert. In keinem Falle fanden sich besondere Verwachsungen der Cervix, die die Beweglichkeit des Uterus beeinträchtigt hätten. Abgesehen von den 2 Fällen von Hernien ist also keinerlei nachteilige Beeinflussung der Genitalien durch die Operation konstatiert worden.

Hartmann[1]) berichtet aus der Klinik von Frank über 8 Geburten nach extraperitonealem Kaiserschnitt. 2 Frauen kamen durch Frühgeburt spontan nieder, 6 mal mußte der Kaiserschnitt wiederholt werden. Irgendwelche Komplikationen von seiten der Narbe oder der Lage des Uterus sind nicht beobachtet worden. Ebenso waren in weiteren 4 Fällen spätere Schwangerschaften durch die Kaiserschnittnarbe in keiner Weise gestört. 1 mal mußte die Perforation des Kindes wegen Nabelschnurvorfall ausgeführt werden. In den 3 anderen Fällen wurde wiederum extraperitonealer Kaiserschnitt mit gutem Erfolg ausgeführt. Später berichtet Hartmann[2]) über einen weiteren Fall von Wiederholung des suprasymphysären Kaiserschnittes nach Frank. Er bemerkt dabei, daß die Zahl der nach korporealem Kaiserschnitt bei späterer Schwangerschaft beobachteten Rupturen auf 28% gestiegen sei, während bisher von den zervikalen Kaiserschnitten noch in keinem Falle eine spätere Ruptur zur Beobachtung kam. In 29 Fällen aus der Literatur von späteren Geburten hat die Kaiserschnittnarbe die Probe späterer Dehnungsfähigkeit in der Schwangerschaft und bei der Geburt anstandslos bestanden.

Sellheim[3]) hat unter 46 Fällen von intraperitonealem Kaiserschnitt 5 mal weitere Schwangerschaften beobachtet, die alle ohne Komplikation verliefen. 3 kamen spontan nieder und 2 mal mußte der Kaiserschnitt wiederholt werden.

Litschkuß[4]) berichtet über 2 wiederholte extraperitoneale Kaiserschnitte. Im 2. Falle wurde die Schwangerschaft 1 Monat vor dem Termin unterbrochen und es fand sich dabei ein Narbenstrang, der voraussichtlich die Ursache der Frühgeburt war.

Siegwart[5]) hat 10 von 27 in der Charité-Frauenklinik von Bumm operierte Frauen später nachuntersucht. Unter diesen Fällen, deren Operation bis 7$\frac{1}{2}$ Jahre zurücklag, fand Siegwart 6 mehr oder weniger starke Retroflexionen, jedoch ohne daß ,,größere Beschwerden‘‘ davon geklagt wurden.

Bei einem wiederholten Kaiserschnitt stieß Bumm auf Schwierigkeiten, die Narbe zu trennen, weshalb er zum intraperitonealen Verfahren übergehen mußte.

In einem anderen Fall fand er die vordere Zervixwand im Bereich der Narbe blasenartig vorgewölbt, so daß sie für die Harnblase gehalten wurde.

Itzkowitsch[6]) hat 60 von mir seit 1909 operierte Fälle auf spätere Fertilität nachuntersucht; er konnte von 38 Frauen Nachricht über spätere Schwangerschaft erhalten. 15 dieser Frauen waren verheiratet, 23 ledig. Von

---

[1]) Gynäkologische Rundschau 1909. Nr. 20 und Zentralbl. f. Gyn. 1910. Nr. 28.
[2]) Münch. med. Wochenschr. 1911. Nr. 24, S. 1307.
[3]) Verhandl. d. 5. internat. Kongr. f. Geb. u. Gyn. S. 311.
[4]) Monatsschr. f. Geb. u. Gyn. Bd. 36, S. 1.
[5]) Zeitschr. f. Geb. u. Gyn. Nr. 67, S. 221.
[6]) Fertilität nach beckenerweiternden Operationen und Kaiserschnitt. Inaug.-Diss. München 1913.

den 15 verheirateten waren 6 wieder schwanger geworden. 1 mal wurde der extraperitoneale Kaiserschnitt wiederholt, 6 mal war außerhalb künstliche Frühgeburt eingeleitet worden, 2 mal hatte eine dieser Frauen spontan geboren. Von den 23 Ledigen waren 4 wieder schwanger geworden. 3 mal war hier die künstliche Frühgeburt eingeleitet worden, 1 mal wurde die Operation wiederholt.

Scheffzek[1]) konnte an dem Material der Hebammenlehranstalt in Breslau von Baumm ebenfalls die Widerstandsfähigkeit der zervikalen Kaiserschnittnarbe bei späteren Schwangerschaften konstatieren und er rühmt diese im Gegensatz zu der korporealen Kaiserschnittnarbe, bei der Couvelaire die Häufigkeit der Uterusruptur bei späteren Schwangerschaften auf 2% einschätzt und weist auf die Zusammenstellung von Werth[2]) hin, der 12 Rupturen aus der Literatur sammeln konnte. Scheffzek selbst hat 2 mal nach konservativem Kaiserschnitt Spontanruptur der Narbe beobachtet, 1 mal nach Fundalschnitt. In 10 Fällen von Schwangerschaft nach früherer extraperitonealer Operation wurde bei teilweise sehr langer Wehentätigkeit niemals eine Komplikation der Narbe beobachtet. 5 mal mußte wiederum durch Kaiserschnitt entbunden werden, 4 mal wurde die künstliche Frühgeburt gemacht. Die Wiederholung des Kaiserschnittes ließ die Festigkeit der alten Uterusnarbe einwandfrei erkennen.

K. Mayer[3]) berichtet über 2 spätere Schwangerschaften, die auf 28 in der Frauenklinik in Posen von Lange ausgeführte Kaiserschnittoperationen entfallen. In dem 1 Falle wurde zum Zwecke der Sterilisierung der transperitoneale, zervikale Kaiserschnitt ausgeführt und im 2. Falle der transperitoneale, quere Fundalschnitt nach Fritsch. Die Wiederholung des zervikalen, transperitonealen oder extraperitonealen Kaiserschnittes wäre wegen der Narbenbildung unmöglich gewesen.

Küstner[4]) hat bei 20 Frauen, die von ihm früher durch extraperitonealen Kaiserschnitt entbunden worden waren, 29 Gravitäten beobachtet. 14 Frauen haben ausgetragen, und zwar 10 je 1 mal, 3 je 2 mal. 2 kamen im 7. und 8. Schwangerschaftsmonat nieder, die übrigen 4 abortierten im 3. und 4. Monat. 2 dieser Frauen gebaren am Ende der Schwangerschaft mittelgroße Kinder spontan, 5 mal wurde der extraperitoneale, 9 mal der transperitoneale und 1 mal der Porrosche Kaiserschnitt ausgeführt. In 6 dieser Fälle konnte der Operationsplan des extraperitonealen Vorgehens nicht durchgeführt werden. In allen Fällen war die alte Kaiserschnittnarbe im Cervix durchaus widerstandsfähig. Er bemerkt weiterhin, daß Czyzewicz 29 Fälle von späterer Geburt nach zervikalem Kaiserschnitt aus der Literatur gesammelt hatte; in keinem war die Narbe geschädigt worden.

Auch Wertheim ließ durch Weibel[4]) mitteilen, daß nach seinen Erfahrungen die zervikale Kaiserschnittnarbe nicht nur nicht ungünstiger, sondern widerstandsfähiger sei als die korporeale.

Baisch[5]) kommt auf Grund seiner eigenen Erfahrungen wie kritischer Durchmusterung der Literatur ebenfalls zu dem Schluß, daß die rein zervikalen Kaiserschnittnarben fester sind als diejenigen des Korpus. Wie vorsichtig man aber in der Deutung sein muß, lehrt seine treffliche Beobachtung. Unter 28 Geburten nach früheren Kaiserschnitten, wobei 24 mal der Kaiserschnitt wieder-

---

[1]) Zeitschr. f. Geb. u. Gyn. Bd. 67, S. 752.
[2]) Berliner klin. Wochenschr. 1905.
[3]) Münch. med. Wochenschr. 1913. Nr. 41. S. 2308.
[4]) a. a. O. S. 93.
[5]) Monatsschr. f. Geb. u. Gyn. Bd. 53, Festschrift Döderlein.

holt werden mußte, ereigneten sich 3 Uterusrupturen. Baisch stellt also fest, daß es stets Korpusrupturen waren, wie das auch bei den Fällen von Kästner[1]), Freund[2]), Wolff[3]) und Franz[4]) zutrifft. Entweder war der erste Schnitt in das Korpus weitergerissen oder es lag überhaupt ein korporealer Kaiserschnitt vor. Baisch rät, aus Vorsicht grundsätzlich bei späteren Geburten nach Kaiserschnitten beim engen Becken die Sectio cesarea vor Beginn der Wehen, also prophylaktisch auszuführen. Er fürchtet die Wehenlosigkeit nicht, da intravenöse Einspritzung von 2 ccm Hypophysin stets genügende Sicherung gegen atonische Blutung gab.

Wie gefährlich dagegen Korpusnarben sind, lehren die Mitteilungen von Offermann[5]) und v. Franqué[6]); 2 erstmals mit Fritschs Fundalschnitt operierte Frauen erlebten bei späterer Schwangerschaft Narbenruptur. Schröder[7]) hat 25 derartige Fälle gesammelt, E. Martin[8]) 2 weitere angefügt. Schröder hat dann weitere 28 Fälle von Narbenruptur nach klassischem Kaiserschnitt zusammengestellt, denen Martius 7 weitere aus der Literatur zuzählt.

---

[1]) Ebenda.
[2]) Zentralbl. f. Gyn. 1919, 4.
[3]) Zeitschr. f. Geb. u. Gyn. 1914, 74.
[4]) Ebenda 77.
[5]) Monatsschr. f. Geb. u. Gyn. Bd. 44, S. 173.
[6]) Ebenda S. 186.
[7]) Ebenda S. 191.
[8]) Ebenda S. 296.